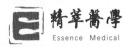

医学精萃系列

颅内动脉瘤

INTRACRANIAL ANEURYSMS

（美） A. J. 林格 主编
Andrew J. Ringer

李 侠 蒋晓帆 张 磊 主译

化学工业出版社

·北 京·

内容简介

本书以颅内动脉瘤介入治疗为核心，涉及颅内动脉瘤的流行病学、基础研究进展、临床救治最新技术以及颅内动脉瘤介入治疗材料、方法、患者康复等，图文并茂，理论和实践相结合，介入治疗和开放手术相补充，充分体现了当前颅内动脉瘤临床治疗的最新研究成果与进展，具备较高的实用性和可操作性。

本书对于从事脑血管病救治的医护人员具有重要的参考价值。

Intracranial Aneurysms
Andrew J. Ringer
ISBN 9780128117408
Copyright © 2018 Elsevier Inc. All rights reserved.
Authorized Chinese translation published by Chemical Industry Press Co.，Ltd.

《颅内动脉瘤》（李侠　蒋晓帆　张磊　主译，费舟　王茂德　主审）
ISBN：9787122411068

北京市版权局著作权合同登记号：01-2021-7475

图书在版编目（CIP）数据

颅内动脉瘤/（美）A.J.林格（Andrew J.Ringer）主编；李侠，蒋晓帆，张磊主译. —北京：化学工业出版社，2022.7
书名原文：Intracranial Aneurysms
ISBN 978-7-122-41106-8

Ⅰ.①颅… Ⅱ.①A…②李…③蒋…④张… Ⅲ.①颅内肿瘤-动脉瘤-介入性治疗 Ⅳ.①R739.41

中国版本图书馆CIP数据核字（2022）第058495号

责任编辑：杨燕玲　　　　　　　　　　　　文字编辑：李　平
责任校对：李雨晴　　　　　　　　　　　　装帧设计：史利平

出版发行：化学工业出版社（北京市东城区青年湖南街13号　邮政编码100011）
印　　装：凯德印刷（天津）有限公司
880mm×1230mm　1/16　印张33¾　字数975千字　2022年8月北京第1版第1次印刷

购书咨询：010-64518888　　　　　　　　售后服务：010-64518899
网　　址：http://www.cip.com.cn
凡购买本书，如有缺损质量问题，本社销售中心负责调换。

定　　价：699.00元　　　　　　　　　　　　　　　　　版权所有　违者必究

翻译人员名单

主　　译　李　侠　蒋晓帆　张　磊

副 主 译　贺亚龙　吕　超　毛星刚　叶玉勤

翻译人员（以姓氏拼音为序）

崔苗苗　戴舒惠　董必锋　贺亚龙

霍军丽　蒋晓帆　李　剑　李　亮

李　侠　李三中　刘　伟　鲁传豪

罗　鹏　吕　超　毛星刚　邵晓东

孙季冬　汪仁聪　王　江　王　娟

王　凯　王　利　王　毓　魏嘉良

吴普丁　谢文宇　杨永祥　叶玉勤

张　磊　张丹琦　张洪晨　周跃飞

朱　莲

主　　审　费　舟　王茂德

中文版序言

西京医院神经外科研究团队李侠等三位神经外科专家主译了《颅内动脉瘤》，为我国神经外科同道提供了一部新的参考书。

百年来，颅内动脉瘤诊断治疗水平不断发展。1808年，库珀（Astley Cooper，1768—1841）第一次采用颈动脉结扎术，成功治愈了一例颈动脉动脉瘤。1937年3月23日，丹迪（Walter Dandy，1886—1946）首先采用金属夹直接夹闭动脉瘤蒂，并保留载瘤动脉通畅，成功治疗一例后交通动脉瘤，并在1944年出版专著。丹迪建立的经典的直接夹闭动脉瘤的手术方法沿用至今。20世纪中期以来，颅内动脉瘤外科治疗取得了重大进展。1966年，世界显微神经外科先驱亚萨吉尔（M. G. Yasargil）创立翼点入路，采取开放脑池、经脑外暴露夹闭动脉瘤，创立了经典的动脉瘤显微外科手术。CT、MRI、3D-DSA等高质量的医学影像学能清晰显示脑动脉瘤瘤体大小、形态及其毗邻解剖关系。从20世纪70年代的颅内动脉瘤球囊栓塞，到世纪之交的弹簧圈栓塞，再到21世纪初的支架辅助栓塞，介入治疗颅内动脉瘤越来越广泛。近年来，复合手术室(hybrid operating room)通过DSA设备与手术室全面整合，实现了血管造影、显微手术夹闭与介入栓塞动脉瘤联合解决部分复杂动脉瘤治疗。这些技术的进步推动了动脉瘤诊断和治疗发展，降低手术风险，改善患者的生活质量。

目前，颅内动脉瘤的诊治仍面临一些新的问题，如未破裂动脉瘤的自然史及其处理原则、复杂动脉瘤的治疗、介入治疗动脉瘤规范的建立与推广、心脑血管共患疾病的病理关联性研究和"脑心同治"的临床实施，以及医师的培训与继续教育制度的完善等，这些问题是血管神经外科学有待解决的。

《颅内动脉瘤》是近年国际出版的一部颅内动脉瘤专著，侧重于临床诊断和处理，很有实用性，又注入新技术。将不同部位动脉瘤显微手术治疗与介入治疗放在同一章介绍是本书的特色，有助于针对每位患者的具体病情，制定个性化治疗方案。

担任这次翻译的是我国神经外科的后起之秀，拥有一定的临床实践经验。他们译介的这本《颅内动脉瘤》是我国血管神经外科一部新的参考书，对临床医师将大有裨益。

是为序。

赵继宗

中国科学院院士
国家神经系统疾病临床研究中心主任
首都医科大学神经外科学院院长
2021年12月 北京

原著序言

《颅内动脉瘤》由美国神经外科血管内治疗研究组（ENRG）编写。该研究组旨在提升临床医师对脑血管疾病的理解，传播相关知识，开展教育工作，以及制定临床治疗与培训标准。自2004年成立以来，ENRG致力于打造一个相互交流的学术平台，帮助所属成员不断提高，并成为血管内治疗的领导者。在Elsevier的支持下，本书得以面世。ENRG编辑和作者将其命名为《颅内动脉瘤》，涵盖了动脉瘤的全部治疗方式、解剖定位。

1944年，Walter Dandy主编了第一本关于颅内动脉瘤的教科书，使我们对这一疾病的认识和治疗发生了巨大变化。随着动脉瘤成像技术、风险因素管理和手术技术（包括显微外科、术中无创血管成像、立体定向及相关技术设备）的进步，其治疗方式得到了极大的丰富。近20年来，动脉瘤研究发展最为迅速的是血管内治疗，尤其是新材料的不断研发和应用，从根本上改变了动脉瘤的治疗方式。越来越多的研究证据表明，应将血管内治疗作为颅内动脉瘤的首选治疗方式。美国心脏协会2012年指南推荐，对于既可血管内治疗又可显微外科手术夹闭的破裂动脉瘤，应首选血管内治疗（Connolly等，2012）。因此，临床医师应根据患者的实际情况，选择个体化治疗方案，包括药物治疗、显微外科手术治疗和血管内治疗等。

为了更好地反映当前颅内动脉瘤的治疗与理念，ENRG作者重新编排本书各章节的内容格式。与其他书目不同，我们没有将每种动脉瘤的血管内治疗和显微外科治疗分开讲解。相反，像临床讨论病例一样，在每章中介绍了不同类型和部位动脉瘤的治疗方式，包括药物治疗、显微外科手术治疗和血管内治疗。因此，本书能够为临床医师提供更加丰富和实用的治疗参考。此外，我们还摄制了大量显微外科手术治疗和血管内治疗视频，可作为高效的临床培训工具❶。作者和编辑希望读者能灵活地使用全部视频，以加深对本书内容的理解。

近20年来，颅内动脉瘤的治疗材料与技术取得了巨大进步，同时，对动脉瘤的自然病史也有了更加深入的认识，这对于临床治疗决策具有重要意义。前瞻性研究数据的应用，能使临床医师对未破裂动脉瘤治疗作出更加客观的选择。多中心的前瞻性研究和专家建议，推动了治疗评分体系的建立与发展，更加有利于临床医师选择治疗策略，并可根据已发表的数据结果，验证治疗决策的合理性。本书对相关数据进行了总结与分析，旨在帮助临床医师作出正确治疗决策，改善患者长期预后。

当然，认识颅内动脉瘤离不开一些经典主题，如胚胎学、生理学以及解剖学。对于这些较难理解的主题，ENRG作者从权威著作中提炼相关内容，编写成简明扼要的章节，有助于临床医师理

---

❶ 读者可访问"相关链接网址"在 Elsevier 网站上观看视频——译者注。

解动脉瘤的自然病史、症状学和治疗决策，如血管发育、动脉瘤形成和实验模型等。以此作为后续章节的基础，更加有助于临床医师在评估动脉瘤、不明原因出血和疑似症状患者时，重点关注临床影像和治疗，并及时作出正确治疗决策。

在ENRG成员的协作努力下，《颅内动脉瘤》的内容构思和章节编写特色鲜明。本书的编写由来自美国36个中心的41名ENRG成员完成。自ENRG成立以来，各成员单位之间共享研究数据，合作开展新技术和临床试验，并为国内和国际学员提供教育平台，包括由美国神经外科组织赞助的住院医师和研究员实践课程，旨在推动这一领域的知识传播与交流。此外，ENRG独立运行的101项血管内治疗课程，可为研究员、住院医师和相关专业人员提供血管内治疗的必备技能。最近，这101项课程可通过Neuro vascular Exchange（www.neurovascularexchange.com）进行访问。

在ENRG成员的密切协作和共同努力下，《颅内动脉瘤》一书得以面世。ENRG成员将继续致力于颅内动脉瘤的研究与创新，并期待能够在世界范围内，为这一领域的未来发展贡献一份力量。

参考文献

Connolly E S，Rabenstein A A，Carhuapoma J R，et al. Guidelines for the management of aneurysmal subarachnoid hemorrhage. *Stroke.* 2012，43：1711-1737.

相关链接网址

https://www.elsevier.com/books-and-journals/book-companion/9780128117408.

译者前言

　　非常欣慰，《Intracranial Aneurysms》一书的中文译本《颅内动脉瘤》在全体编译成员的努力付出下，终于付梓。这是继《脑血管疾病血管内诊疗策略》之后，西京医院神经外科研究团队翻译出版的第2本脑血管病专著。

　　脑卒中严重影响我国人民健康已经是不争的事实，颅内动脉瘤更被喻为"不定时炸弹"。20多年来，血管内治疗材料和技术的不断推陈出新带来了颅内动脉瘤治疗理念和效果的改天换地。但是，每一位脑血管病医师在欣喜的同时，可能更要深省，对于颅内动脉瘤应该"知其全貌而不仅窥其一斑""治疗未病胜过挽狂澜于既倒"。在这些理念方面，《颅内动脉瘤》一书与我们深度契合，故决心将其推介给同样从事脑血管病医教研的国内同行。

　　原著由美国ENRG的36个中心、41位专家联合撰写，Elsevier出版，共45个章节。内容囊括了颅内动脉瘤的胚胎学、病理学、生理学、流行病学、实验动脉学、诊断学和治疗学等方面，数据丰富翔实，病例典型直观，观点鲜明准确，具有极强的理论和实践指导价值，是一本不可多得的专业参考书。

　　"东方风来满眼春"，在老一辈专家的引领下，国内的脑动脉瘤救治水平突飞猛进，中国医师正在国际学术舞台展现自信和风采。但是，我们也相信"他山之石可以攻玉"，充分的交流，丰富的病例资源会更加促进我国脑动脉瘤研究水平持续向好，造福病患。真诚希望这一著作的引进和出版能为中外学术交流铺一块砖，栽一棵树，做一点小小的贡献，也无愧于每一位医者的初心和使命。

　　参与本书翻译的所有人员均是矢志于脑血管病基础和临床研究的青年才俊，在紧张繁忙的工作之余，热情投入，反复讨论，力求以自己的文字，准确、简洁、生动地再现原著的学术思想。即便如此，由于时间和水平所限，难免有不足之处，衷心希望各位专家、同道不吝赐教。

　　书稿的最后审校阶段，我正在大西北的卫星城履职。脱离了往日繁忙的临床和科研工作，历时四月，每每夜深人静，展开书稿，字斟句酌，虽略显孤寂，但也着实是一种学术的享受。不知不觉已校毕最后一页，欣闻"神舟十三号"载人飞船成功发射，感动于祖国的繁荣和强大，亦以此译者序记之。

李　侠

空军军医大学附属西京医院

2021年10月16日

原著编写人员

Isaac J. Abecassis Department of Neurological Surgery, University of Washington, Seattle, WA, United States

Todd A. Abruzzo Pediatric Interventional Neuroradiology at Department of Radiology and Medical Imaging, Cincinnati Children's Hospital Medical Center, Cincinnati, OH, United States

Joseph G. Adel Cerebrovascular and Endovascular Neurosurgery, Ascension St. Mary's of Michigan, Field Neuroscience Institute, College of Medicine, Central Michigan University, Saginaw, MI, United States

Amin Aghaebrahim Lyerly Neurosurgery, Baptist Neurological Institute, Jacksonville, FL, United States

Pedro Aguilar-Salinas Lyerly Neurosurgery, Baptist Neurological Institute, Jacksonville, FL, United States

Marjan Alimi Department of Neurosurgery, Lenox Hill Hospital, Donald and Barbara Zucker School of Medicine at Hofstra/Northwell, New York, NY, United States

Zaid S. Aljuboori Department of Neurological Surgery, University of Louisville School of Medicine, Louisville, KY, United States

Norberto O. Andaluz Mayfield Clinic, TriHealth Neuroscience Institute, Good Samaritan Hospital, Cincinnati, OH, United States

Adam S. Arthur Department of Neurosurgery, University of Tennessee Health Science Center, Semmes-Murphey Clinic, Memphis, TN, United States

Robin Babadjouni Department of Neurological Surgery, University of Southern California, Los Angeles, CA, United States

H. Hunt Batjer Department of Neurological Surgery, University of Texas Southwestern Medical Center, Dallas, TX, United States

Ankur Bhambri School of Medicine, Michigan State University, East Lansing, MI, United States

Mandy J. Binning Department of Neurosurgery, Drexel Neurosciences Institute, Drexel University College of Medicine, Philadelphia, PA, United States

Alan S. Boulos Department of Neurosurgery, Albany Medical Center, Albany, NY, United States

Leonardo B.C. Brasiliense Division of Neurosurgery, University of Arizona, Tucson, AZ, United States

Waleed Brinjikji Department of Radiology and Neurological Surgery, Mayo Clinic, Rochester, MN, United States

Christopher P. Carroll Department of Neurosurgery, University of Cincinnati (UC) College of Medicine, and Comprehensive Stroke Center at UC Gardner Neuroscience Institute, Cincinnati, OH, United States

Ahmed Cheema Department of Neurosurgery, University of Tennessee Health Science Center, Semmes-Murphey Clinic, Memphis, TN, United States

Stephen R. Chen Department of Radiology & Neurosurgery, Baylor College of Medicine, Houston, TX, United States

Jacob Cherian Department of Neurosurgery, Baylor College of Medicine, Houston, TX, United States

Vincent Cheung Department of Neurosurgery, University of California—San Diego, La Jolla, CA, United States

Nathan L. Colon Department of Neurosurgery, Drexel Neurosciences Institute, Drexel University College of Medicine, Philadelphia, PA, United States

John C. Dalfino Department of Neurosurgery, Albany Medical Center, Albany, NY, United States

Rafael de Oliveira Sillero Department of Neurological Surgery, University of Texas Southwestern Medical Center, Dallas, TX, United States

David S. Dieppa Department of Neurosurgery, University of California–San Diego, La Jolla, CA, United States

Sabih T. Effendi Department of Neurosurgery, Baylor College of Medicine, Houston, TX, United States

Adam Elwood Department of Neurosurgery, Drexel Neurosciences Institute, Drexel University College of Medicine, Philadelphia, PA, United States

Kyle M. Fargen Department of Neurological Surgery, Wake Forest Baptist Medical Center; Wake Forest School of Medicine, Winston-Salem, NC, United States

Vernard S. Fennell Department of Neurosurgery, Jacobs School of Medicine at University at Buffalo; Gates Vascular Institute at Kaleida Health, Buffalo, NY, United States

Richard D. Fessler Division of Neurological Surgery, Department of Surgery, St. John Hospital & Medical Centers, Detroit, MI, United States

Enzo S. Fortuny Department of Neurological Surgery, University of Louisville School of Medicine, Louisville, KY, United States

Laura Galarza-Paez Department of Neurological Surgery, Wake Forest School of Medicine, Winston-Salem, NC, United States

M. Reid Gooch Department of Neurosurgery, Albany Medical Center, Albany, NY, United States

Sricharan Gopakumar Department of Neurosurgery, Baylor College of Medicine, Houston, TX, United States

Nitin Goyal Department of Neurology, University of Tennessee Health Science Center, Memphis, TN, United States

Karen Greenberg Department of Neurosurgery, Drexel Neurosciences Institute, Drexel University College of Medicine, Philadelphia, PA, United States

Christoph J. Griessenauer Department of Neurosurgery and Neuroscience Institute, Geisinger Health System, Wilkes-Barre, PA, United States

Vivek Gupta Department of Radiology, Mayo Clinic, Jacksonville, FL, United States

Ricardo A. Hanel Lyerly Neurosurgery, Baptist Neurological Institute, Jacksonville, FL, United States

Carman Wayne Hamm Medical Anesthesia Group, Memphis, TN, United States

Hirad S. Hedayat Department of Neurosurgery, Drexel Neurosciences Institute, Drexel University College of Medicine, Philadelphia, PA, United States

Daniel Hoit Department of Neurosurgery, University of Tennessee Health Science Center, Semmes-Murphey Clinic, Memphis, TN, United States

Jay U. Howington Neurological and Spine Institute, Savannah, GA, United States

Robert F. James Department of Neurological Surgery, University of Louisville School of Medicine, Louisville, KY, United States

Rashid M. Janjua Novant Healthcare, Winston-Salem, NC, United States

Lincoln Jimenez Mayfield Clinic, TriHealth Neuroscience Institute, Good Samaritan Hospital, Cincinnati, OH, United States

Peter Kan Department of Neurosurgery, Baylor College of Medicine, Houston, TX, United States

Alexander Khalessi Department of Neurosurgery, University of California–San Diego, La Jolla, CA, United States

Usman A. Khan Department of Neurosurgery, University of California—San Diego, La Jolla, CA, United States

Nicolas K. Khattar Department of Neurological Surgery, University of Louisville School of Medicine, Louisville, KY, United States

Louis J. Kim Department of Neurological Surgery; Department of Radiology, University of Washington, Seattle, WA, United States

David J. Langer Department of Neurosurgery, Lenox Hill Hospital, Donald and Barbara Zucker School of Medicine at Hofstra/Northwell, New York, NY, United States

Giuseppe Lanzino Department of Radiology and Neurological Surgery, Mayo Clinic, Rochester, MN, United States

Michael R. Levitt Department of Neurological Surgery; Department of Radiology; Department of Mechanical Engineering, University of Washington, Seattle, WA, United States

Elad I. Levy Department of Neurosurgery and Radiology, Jacobs School of Medicine and Biomedical Sciences, University at Buffalo, State University of New York; Department of Neurosurgery, Gates Vascular Institute at Kaleida Health; Toshiba Stroke and Vascular Research Center, University at Buffalo, State University of New York, Buffalo, NY, United States

Kenneth Liebman Department of Neurosurgery, Drexel Neurosciences Institute, Drexel University College of Medicine, Philadelphia, PA, United States

Yahia M. Lodi Comprehensive Stroke and NeuroEndovascular Center at UHS Wilson Medical Center, Upstate Medical University, Johnson City, NY, United States

William J. Mack Department of Neurological Surgery, University of Southern California, Los Angeles, CA, United States

Justin Mascitelli Department of Neurosurgery, Icahn School of Medicine and Mount Sinai, New York, NY, United States

Nikhil Mehta Department of Radiology, University of Texas Southwestern Medical Center, Dallas, TX, United States

Kenneth A. Moore Department of Neurological Surgery, University of Tennessee Health Science Center, Memphis, TN, United States

Juan C. Mejia Munne Department of Neurosurgery, University of Cincinnati (UC) College of Medicine, Cincinnati, OH, United States

Christopher Nickele Department of Neurosurgery, University of Tennessee Health Science Center, Semmes-Murphey Clinic, Memphis, TN, United States

Jeffrey C. Obiora Department of Neurological Surgery, University of Louisville School of Medicine, Louisville, KY, United States

Thomas Adam Oliver Department of Neurosurgery, Tallahassee Neurological Clinic, Tallahassee, FL, United States

Atilio Palma Department of Neurological Surgery, Wake Forest School of Medicine, Winston-Salem, NC, United States

Aditya S. Pandey Department of Neurosurgery, University of Michigan, Ann Arbor, MI, United States

Jeffrey S. Pannell Department of Neurosurgery, University of California–San Diego, La Jolla, CA, United States

Maunik Patel Department of Radiology, Baylor College of Medicine, Houston, TX, United States

Glenn Pollock Department of Neurosciences and Neurosurgery, Tennova Neurosciences, Tennova Physicians Regional Medical Center, Knoxville, TN, United States

Syed A. Rahman Department of Radiology, Baylor College of Medicine, Houston, TX, United States

Ralph Rahme Department of Neurosurgery, Lenox Hill Hospital, Donald and Barbara Zucker School of Medicine at Hofstra/Northwell, New York, NY, United States

Robert C. Rennert Department of Neurosurgery, University of California–San Diego, La Jolla, CA, United States

Andrew J. Ringer Mayfield Clinic, TriHealth Neuroscience Institute, Good Samaritan Hospital, Cincinnati, OH, United States

Roberta Santos Lyerly Neurosurgery, Baptist Neurological Institute, Jacksonville, FL, United States

Eric Sauvageau Lyerly Neurosurgery, Baptist Neurological Institute, Jacksonville, FL, United States

Luis E. Savastano Department of Neurosurgery, University of Michigan, Ann Arbor, MI, United States

Clemens M. Schirmer Department of Neurosurgery and Neuroscience Institute, Geisinger Health System, Wilkes-Barre, PA, United States

Joseph C. Serrone Department of Neurosurgery, Loyola University, Chicago, IL, United States

Adnan H. Siddiqui Department of Neurosurgery, Jacobs School of Medicine at University at Buffalo; Department of Radiology, Jacobs School of Medicine at University at Buffalo; Department of Neurosurgery, Gates Vascular Institute at Kaleida Health; Toshiba Stroke and Vascular Research Center, University at Buffalo, State University of New York; Jacobs Institute, Buffalo, NY, United States

Jasmeet Singh Department of Neurological Surgery, Wake Forest Baptist Medical Center; Wake Forest School of Medicine, Winston-Salem, NC, United States

Alejandro M. Spiotta Department of Neurosurgery, Medical University of South Carolina, Charleston, SC, United States

Visish M. Srinivasan Department of Neurosurgery, Baylor College of Medicine, Houston, TX, United States

Robert Starke Department of Neurosurgery, University of Miami Health System, Miami, FL, United States

Jeffrey A. Steinberg Department of Neurosurgery, University of California–San Diego, La Jolla, CA, United States

Douglas L. Stofko Department of Neurosciences and Neurosurgery, Tennova Neurosciences, Tennova Physicians Regional Medical Center, Knoxville, TN, United States

Tejaswi D. Sudhakar Department of Neurosurgery, Lenox Hill Hospital, Donald and Barbara Zucker School of Medicine at Hofstra/Northwell, New York, NY, United States

Ryan D. Tackla Department of Neurosurgery, University of Cincinnati (UC) College of Medicine, and Comprehensive Stroke Center at UC Gardner Neuroscience Institute, Cincinnati, OH, United States

Justin G. Thomas Department of Surgery, Michigan State University College of Human Medicine, East Lansing; Providence-Providence Park Hospitals, Southfield, MI, United States

Raymond D. Turner Department of Neurosurgery, Medical University of South Carolina, Charleston, SC, United States

Jan Vargas Department of Neurosurgery, Medical University of South Carolina, Charleston, SC, United States

Erol Veznedaroglu Department of Neurosurgery, Drexel Neurosciences Institute, Drexel University College of Medicine, Philadelphia, PA, United States

Prasanna Vibhute Department of Radiology, Mayo Clinic, Jacksonville, FL, United States

Shawn M. Vuong Department of Neurosurgery, University of Cincinnati (UC) College of Medicine, and Comprehensive Stroke Center at UC Gardner Neuroscience Institute, Cincinnati, OH, United States

Brian P. Walcott Department of Neurological Surgery, University of Southern California, Los Angeles, CA, United States

Arvin R. Wali Department of Neurosurgery, University of California–San Diego, La Jolla, CA, United States

Babu G. Welch Department of Neurological Surgery, University of Texas Southwestern Medical Center, Dallas, TX, United States

Andrew C. White Department of Radiology, University of Louisville School of Medicine, Louisville, KY; Department of Neurosurgery, University of Colorado Denver School of Medicine, Aurora, CO, United States

Jonathan A. White Department of Neurological Surgery, University of Texas Southwestern Medical Center, Dallas, TX, United States

Timothy G. White Department of Neurosurgery, Lenox Hill Hospital, Donald and Barbara Zucker School of Medicine at Hofstra/Northwell, New York, NY, United States

Robert T. Wicks Department of Neurological Surgery, Wake Forest Baptist Medical Center, Winston-Salem, NC, United States

David Andrew Wilkinson Department of Neurosurgery, University of Michigan, Ann Arbor, MI, United States

John A. Wilson Department of Neurological Surgery, Wake Forest Baptist Medical Center; Wake Forest School of Medicine, Winston-Salem, NC, United States

Stacey Q. Wolfe Department of Neurological Surgery, Wake Forest Baptist Medical Center; Wake Forest School of Medicine, Winston-Salem, NC, United States

Junichi Yamamoto Department of Neurosurgery, Albany Medical Center, Albany, NY, United States

Benjamin Yim Department of Neurological Surgery, University of Southern California, Los Angeles, CA, United States

Christopher C. Young Department of Neurological Surgery, University of Washington, Seattle, WA, United States

致谢

在神经外科血管内治疗研究组（ENRG）成员的积极支持下，本书得以编写完成。ENRG是一个由私人组织和赞助的脑血管外科医师团队，所有成员均经过显微外科手术和血管内治疗双重培训，旨在通过共享临床数据、教育和研究推动这一领域的发展。虽然本书的作者不全是ENRG成员，ENRG成员也并未完全成为本书作者，但每个成员都非常支持本书的编写，并为此倾注了大量心血。ENRG成员自愿地、不知疲倦地奉献了大量时间、专业知识和资源，谨此致谢。

参与本书编写的ENRG成员包括：

田纳西大学/塞姆斯-墨菲诊所	Adam Arthur	医学博士
克利夫兰临床基金会	Mark Bain	医学博士
斯科茨代尔梅奥诊所	Bernard Bcndock	医学博士
新泽西州卒中和脑血管病中心	Mandy Jo Binning	医学博士
阿尔巴尼医学中心	Alan S. Boulos	医学博士
拉什大学医学中心	Webster Crowley	医学博士
韦恩州立大学	Richard Fessler	医学博士
明尼苏达大学	Andrew Grande	医学博士
布法罗神经外科集团	Lee Guterman	医学博士
浸信会医疗系统	Ricando Hanel	医学博士
田纳西大学/塞姆斯-墨菲诊所	Daniel Ho it	医学博士
布法罗大学神经外科	L. Nelson Hopkins，m	医学博士
萨凡纳神经科学研究所	Jay Ho wing ton	医学博士
路易斯维尔大学	Robert James	医学博士
匹兹堡医学中心	Brian Jankovxdtz	医学博士
贝勒医学院	Peter Kan	医学博士
加州大学圣地亚哥分校	Alex A Klialessi	医学博士

华盛顿大学	Louis Kim	医学博士
霍夫斯特拉北岸医学院	David Langer	医学博士
罗切斯特梅奥诊所	Giuseppe Lanzino	医学博士
华盛顿大学	Michael Levitt	医学博士
布法罗大学神经外科	Elad Levy	医学博士
拉什大学医学中心	Demetrius Lopes	医学博士
南加州大学	William Mack	医学博士
HW 神经病学研究所	Robert Meric le	医学博士
哈佛 - 贝丝以色列女执事医院	Chris Ogiivy	医学博士
西奈山医院	J Mocco	医学博士
密歇根大学	Aditya Pandey	医学博士
罗切斯特大学医学中心	Robert Repiogle	医学博士
康奈尔大学/威尔医学院	Howard Riina	医学博士
辛辛那提大学	Andiuw Ringer	医学博士
波多黎各医学院	Rafael Rodriguez	医学博士
浸信会医疗系统	Eric Saugaveau	医学博士
盖辛格健康	Clemens Schirmer	医学博士
布法罗大学神经外科	Adnan Siddiqui	医学博士
南卡罗来纳医科大学	Alex Spiotta	医学博士
哈佛 - 布里格汉德女子医院	Ali Sultan	医学博士
哈佛 - 贝丝以色列女执事医院	Ajith Thomas	医学博士
杰克逊维尔梅奥诊所	Rabih Tawk	医学博士
南卡罗来纳医科大学	Raymond Turner	医学博士
新泽西州卒中和脑血管病中心	Erol Veznedaroglt	医学博士
得克萨斯大学西南医学中心	Babu Welch	医学博士
得克萨斯大学西南医学中心	Jonathan White	医学博士

　　ENGR全体成员和本书所有作者，在此衷心感谢我们的家人、爱人和同事。本书的出版离不开他们的支持与理解，我们将永远感激！

目录

第3部分

外科技术

第5部分

动脉瘤治疗专论

第 1 部分

背景

第 1 章

脑血管胚胎学及其对脑动脉瘤发生的影响

Juan C. Mejia Munnen[1]；Andrew J. Ringer[2]；
Todd A. Abruzzo[3]

摘要

虽然颅内动脉瘤和动脉瘤性蛛网膜下腔出血（SAH）的发生率在不同基因型人群中有很大差异，但其发病率和死亡率在全世界范围内均很高。脑动脉瘤的研究可以追溯到古代，很早就有对这种疾病的描述，但其病因和病理机制仍存在许多未解之谜。颅内动脉瘤曾被认为是先天性疾病，现在则被广泛认为属于后天性病变，是脑血管解剖结构、血管损伤和动脉壁适应性重塑等复杂因素相互作用的结果。本章概述了脑动脉循环的胚胎发育过程，并讨论了可能发生多种非典型解剖变异甚至诱发脑动脉瘤形成的血管生成和形成过程。

关键词

胚胎学；血管生成；血管形成；脑动脉瘤

---

[1] 美国俄亥俄州辛辛那提大学医学院神经外科系。
[2] 美国俄亥俄州辛辛那提市好撒玛利亚医院神经科学研究所梅菲尔德诊所。
[3] 美国俄亥俄州辛辛那提儿童医疗中心放射学和医学影像部小儿介入神经科。

1.1　血管生成和形成

1.1.1　血管生成

　　血管生成是原始胚胎毛细血管网形成的过程，其标志是从侧板中胚层招募的细胞转化为血管母细胞并聚集成血岛。血岛仅在局部区域形成，且局限于每一个胚胎段或原始体节。当血岛蜕变为血管母细胞索时，其内常驻的血管母细胞进一步分化为两个细胞群：①外层的祖细胞称为血管母细胞（内皮细胞前体）；②由血管母细胞包围的原始血细胞群。内皮血管网的形成包括血管母细胞膨胀、血管母细胞索中空，以及通过裂隙延伸和融合形成细胞索这一系列过程。其中，内皮血管网会通过血管生成素-TIE 2受体相互作用招募周细胞，进而生成毛细血管。血管周细胞（毛细管周皮细胞）来自不同的外胚层和中胚层细胞群，这取决于其所在的原始体节或胚胎段。颅脑体节的周细胞来源于头神经嵴，而脊髓的周细胞来源于相关的侧板中胚层。未分化的毛细血管网，即一层由基底层支撑并进一步被周细胞包裹的内皮细胞，是通过血管生成过程重塑为成熟动静脉网的代表性物质基础。

1.1.2　血管形成

　　血管形成主要是从原始血管中萌发新生血管（新血管），修剪（内卷或复原）多余的血管，最终将幼年血管系统重塑为成熟的动脉和静脉的过程。血管生物学最新研究发现，终末器官（即肝、肾、脑）释放的血管内皮生长因子（VEGF）引发了组织内循环床中的血管形成；同时，也诱发终末器官内胚胎毛细血管网中的血管形成。在VEGF作用下，最早形成的毛细血管中含有可表达Ephrin B_2跨膜受体-配体并介导动脉表型的内皮细胞，其中Ephrin配体介导内皮细胞与其他细胞之间的相互作用，从而诱导原始血管表达动脉和静脉表型。新形成的Ephrin B_2阳性动脉毛细血管内皮细胞会诱导邻近毛细血管的未变性内皮细胞表达Ephrin B_4；而表达Ephrin B_4的这些内皮细胞则进一步形成"静脉毛细血管"。在不同的边界区，动脉毛细血管网与静脉毛细血管网发生生理连接，进而通过毛细血管-毛细血管融合及相互作用形成较大的导血管，包括具有相同内皮表型的毛细血管。最后，毛细血管逐步发育为成熟血管，其中主要包括细胞外基质促进血管中膜形成和周细胞转化为血管平滑肌细胞等过程。

1.2　大脑动脉循环胚胎学

1.2.1　循环系统的胚胎起源

对血管胚胎学的认识，很大程度上要归功于19世纪Martin Heinrich Rathke的研究。经典的"Rathke图"说明了人类颈脑血管的原始胚胎起源（图1.1），描述了原始心脏如何将血液泵入胚胎循环。该循环由一对头颅背主动脉构成，在尾部融合成一根降主动脉。

原始心脏和背主动脉起源于侧板中胚层间质细胞形成的三个血管形成细胞群。原始心脏起初仅是一个环绕胚胎头极的U形管，背主动脉则是起源于胚胎头部区域的两个线性、纵向的副乳结构。从心管的球状动脉部分延伸出来的动脉干首先产生形成腹主动脉囊，并通过头尾方向顺序编号的一系列成对胚胎主动脉弓与背主动脉囊相连。

6对弓动脉的胚胎发育始于妊娠第2周或第3周，完成于第7周。这些在不同时间出现和消失的弓动脉，被认为是起源于由未分化丛状网络形成的、环绕于咽袋或鳃弓四周的拱廊结构（Schoenwolf等，2015；Stojanovska等，2012）。随着胚胎的发育，原始心脏从头顶区域移位到胸部。当心脏逐渐发生尾部方向移动时，成对的喙主动脉弓发生移位和内卷。同时，更多成对的、更接近原始心脏的尾主动脉弓受到刺激并从各自分支弓发育。

1.2.2　颈动脉循环的发生发展

胚胎下颌弓即第一咽/支弓，在胚胎发育的第22天左右出现。随即，相应的第一主动脉弓开始发育（Osborn，1999）。通常，这些主动脉弓会内卷退变，但其残余组织可能会形成原始上/下颌动脉保留至成年。原始上颌动脉与轮匝肌动脉形成有关，而原始下颌动脉则与翼管动脉形成相关。

胚胎舌骨弓也称为第二咽/支弓，大概出现在胚胎发育的第24天。相应的第二主动脉弓则在第26天左右出现，通常与第一主动脉弓的退变同时发生。第二主动脉弓继发形成成对的原始舌动脉。镫骨动脉是原始舌动脉的主要分支，因血管位置最终被其他血管侵占吞并，故其在胚胎发育过程中大多数会内卷

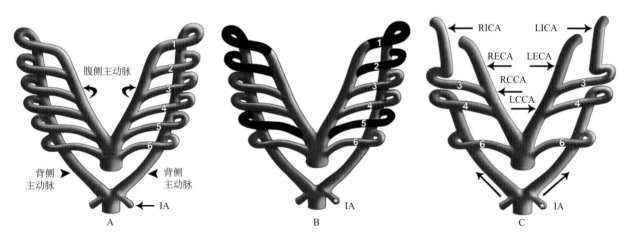

图1.1　经典的Rathke学说示意图描绘了原始心脏和胚胎循环由一对头颅背主动脉构成，并在更远的尾部融合成单一的降主动脉

RICA—右侧颈内动脉；RECA—右侧颈外动脉；RCCA—右侧颈总动脉；LICA—左侧颈内动脉；LECA—左侧颈外动脉；LCCA—左侧颈总动脉

退变，仅留少数残余血管维持至成年。镫骨动脉主干由一位于中耳的近端鼓膜段构成，两个末端主要形成脑膜中动脉、表浅的脑膜回返动脉、脑膜泪腺动脉和颌内动脉的部分分支。镫骨动脉的鼓膜段在持续到成年后延续为颈鼓管动脉。这些不同的镫骨动脉节段在各自的退化过程中会出现大量变异；当心脏下降时，腹侧咽动脉从主动脉囊开始沿第三对主动脉弓位移，形成颈总动脉分叉和颈外动脉（ECA）。

第三主动脉弓大概在正常胚胎发育的第28天出现。每个颅外颈动脉系统包括颈总动脉、ECA和颅外颈内动脉（ICA）。随着背主动脉的退化，第三主动脉弓形成颈动脉系统，它连接第三和第四主动脉弓。腹侧咽动脉是颈外动脉的前身，它直接从腹侧主动脉囊发出，并且一开始就参与第一和第二主动脉弓的血供。

每个ICA颅内段由同侧背主动脉颅内段到第三主动脉弓的血管形成，其中每个背主动脉节段对应于其原始主动脉弓交界区。ICA的岩骨垂直段由第三和第二主动脉弓之间的背主动脉形成，而第二和第一主动脉弓之间的背主动脉则形成了ICA的岩骨水平段和破裂孔段。ICA的海绵窦、床突旁和蛛网膜下段则由背主动脉喙到第五主动脉弓的血管形成，这段背主动脉终止于"颅侧部"和"尾侧部"。颅侧部随后发育为原始嗅动脉，进一步分化成脉络膜前动脉、大脑前动脉和大脑中动脉。尾侧部形成大脑后动脉（PCA）。双侧原始嗅动脉之间的丛状网络血管吻合、重塑，最终形成前交通动脉，这些吻合口的不完全对合可能导致前交通动脉形成一种解剖变异，即开窗。

第四主动脉弓通过不对称重塑，也在妊娠第28天左右形成，后续转化为部分右侧头臂动脉、近端锁骨下动脉，以及部分左侧主动脉弓。右侧背主动脉尾部到第四主动脉弓的原始血管退化收缩，遵循经典的血管发育途径形成左侧主动脉弓。

第五主动脉弓主要存在于某些动物，还未在人类发现。

第六主动脉弓形成原始导管动脉，最终发育为肺干。若左侧第六动脉弓最终不退化消失，则形成导管动脉。

1.2.3　椎-基底动脉循环的形成

纵向神经动脉由覆盖后脑腹侧面的原始丛状血管网聚合而成。每条纵向神经动脉与同侧终末背主动脉的尾部形成一系列吻合口，最终形成ICA沟通段。这些吻合口代表原始颈动脉和椎-基底动脉的联系，包括终末背主动脉尾部与同侧纵向神经动脉之间血管构成的4对过渡性吻合口。这些吻合口的发育是一个有序的形成、退缩过程，如果未发生退缩，则这种胚胎动脉循环模式将持续到成年，属于解剖变异。

随着第三和第四主动脉弓的出现，形成了从腹主动脉囊到颅背主动脉的主要循环通路，每条背主动脉上出现7条颈椎节间动脉；若这些节间动脉相互形成纵向吻合，则产生颅外椎动脉。随后，颅外椎动脉与纵向神经动脉连接，打通了颅外/颅内椎动脉通路。两侧纵向神经动脉的喙部在中线上形成一系列相互吻合的血管，从而使成对的血管融合成基底动脉。当神经纵向动脉及其侧支血管的吻合口不完全融合时，则形成一种可持续到成年的解剖变异——栅栏状结构。发育中的端脑不断扩张，大脑后动脉也随之延长，并向后方不断移位。因此，如果与基底动脉过度吻合则会导致大脑后动脉被基底动脉融合；若吻合不良，大脑后动脉则起源于ICA，也是一种永久的胚胎性解剖学变异。

1.3　大脑动脉的管壁结构

脑动脉瘤是各种因素叠加累积造成局灶性动脉壁组织结构损伤后形成的病变，其致病因素包括血流动力学应激性机械损伤、环境有害因素（如吸烟）和相关免疫-炎症性损伤反应等。动脉管壁的膜损伤及结构破坏速度由一系列遗传基因程序事件决定，因为这些事件参与调节管壁的膜结构、膜功能及膜外

损伤和修复过程等。就动脉瘤定义而言，其特征就是参与维持动脉管壁解剖结构完整性的因素缺失。因此，了解动脉管壁解剖结构是探究动脉瘤发病机制的关键。

一般来说，由于大脑动脉管壁结构更薄，与大小相当的颅外动脉能够区分开来。脑动脉管壁由三层组成：内膜、中膜和外膜。包含内皮细胞的内膜是动脉管壁的最内层，它与循环血液形成分界面；外膜是动脉管壁的最外层，在厚壁动脉中表现为玻璃样外观，特别是在晚期动脉粥样硬化的情况下；中膜是动脉壁的肌肉层，位于内膜和外膜之间。与一般血管相比，大脑动脉的中膜很薄，外膜几乎不存在（Krex等，2001）。

内膜是由单层内皮细胞和一层形成基底层的、很薄的胶原纤维构成。这些内皮细胞通过紧密连接形成一个不可渗透层，参与构成血脑屏障。与类似于主动脉的大型弹性动脉（内膜中弹性组织丰富且呈栅栏状排列）相反，蛛网膜下腔导动脉的内膜中弹性组织排列成离散的、高度聚集的薄片，即内弹性膜。内弹性膜作为内膜和中膜间的分界，是脑动脉管壁中最重要的承压结构。

蛛网膜下腔导动脉的内弹性膜明显且发达，主要由血管平滑肌细胞及相关的细胞外基质（主要是胶原蛋白）组成。Willis环所属血管和附近大型蛛网膜下腔导动脉被认为是大型或中型肌性动脉（分布动脉），与主动脉等大型弹性动脉的中膜不同，这些动脉的中膜内弹性组织相对较少。

大脑动脉的外膜或称脑动脉外膜，根据动脉管径粗细，其厚度有显著差异。Willis环所属的大型中央蛛网膜下腔导动脉有肉眼可见的外膜。随着动脉主干向远侧延伸时，管壁越来越薄的小型动脉的外膜也相应变薄。大脑动脉的外膜主要由松散的胶原结缔组织构成，与大小相近的颅外动脉相比，大脑动脉没有发达的外部弹性层。除了较大的、接近主干的血管会发生明显的动脉粥样硬化性外膜增厚，发育不良的大脑动脉很少出现外膜玻璃样变化。

1.4　大脑动脉分叉：一种解剖学缺陷

通常，脑囊状动脉瘤易发生于邻近Willis环的血管分叉处。因此，大脑动脉分叉作为一个与动脉瘤形成密切相关的重要解剖学缺陷，已成为指导脑动脉瘤发病机理相关研究的重要原则。这种缺陷的理论基础可能与血流动力学因素或结构因素有关，也可能与两者均相关。大量数据似乎表明，血流动力学因素是造成囊状动脉瘤多发于动脉分叉的主要原因。最新研究显示，脑动脉分叉点的解剖学缺陷在某些方面是可以遗传的（Mackey等，2013）。中缝，即动脉分叉处肌肉层相交处的胶原纤维带，曾被认为是容易形成动脉瘤的解剖结构薄弱区，但这已然是个过时的概念（Finlay等，1998；Forbus，1930）。仔细观察可发现，动脉瘤通常不会出现在有中缝的动脉血管分叉点上，而是在它们的远端。

1.5　永存胚胎循环解剖变异

永存胚胎循环解剖变异见图1.2。

1.5.1　胚胎型大脑后动脉

与后交通动脉（PComA）相关的大脑后动脉（PCA）结构，已经明确有3种主要变异形式（Van Overbeeke等，1991）。成年型PCA结构特点：正常发育的PComA直径比PCA的P1段更细（Saeki和Rhoton，1977）。过渡型PCA结构特点：PComA与P1段直径相同。胚胎型PCA结构特点：P1段血管直径明显小于同侧PComA。

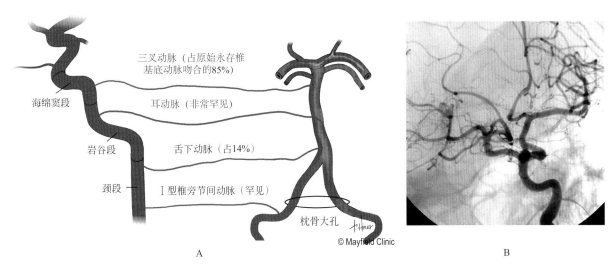

图 1.2 颈内动脉（ICA）

A.表示4种类型的原始ICA和椎-基底动脉吻合；B.左侧ICA右前斜位的非减影血管造影显示永存三叉动脉（PTA）对基底动脉上段的灌注

经梅菲尔德诊所授权转载

4%～29%的人群只有单侧胚胎型大脑后动脉（Bisaria，1984；Horikoshi等，2002；Zada等，2008）。一项关于ICA动脉瘤和胚胎循环变异的研究发现，胚胎型PCA是最常见的解剖亚型（Horikoshi等，2002）。这种变异的理论解释是：更粗大的PComA与更多的血流流量和更大的血流动力学压力相关。

1.5.2 原始颈动脉－椎基底动脉吻合

胎儿8周内，连接ICA和椎基底动脉循环的临时吻合被称为节前动脉，这4对动脉的名称来自于邻近结构。从头到尾，分别是原始三叉、耳、舌下和寰前节间动脉（Caldemeyer等，1998）。

在发育6周内，在终末ICA（终末背主动脉）尾部与基底动脉（融合纵向神经动脉）之间形成的吻合促进原始耳、舌下和三叉动脉有序退化（Zhang等，2009）。这种发育中的吻合动脉形成了PCA的P1段，并确定了PComA是后脑发育的主要供血动脉。PComA和寰前节间动脉向后脑供血，直到椎动脉发育完全。

尽管有许多报道将脑动脉瘤与持续存在的原始颈动脉-椎基底动脉吻合相联系，但没有明确的证据表明，相对于普通人群，这些解剖变异可成倍增加脑动脉瘤形成的风险（Cloft等，1999；Kimball等，2015；Zhang等，2009）。所有的颈动脉-椎基底动脉吻合都必然与一个动脉分支点相关；因此，这种解剖学缺陷与邻近Willis环的任何其他脑动脉分叉没有任何不同，在文献中发现与永存性/残存性原始颈动脉-椎基底动脉吻合有关的动脉瘤病例报告和病例分析不足为奇。无须关注永存性/残存性原始颈动脉-椎基底动脉吻合的存在，它并不是脑动脉瘤形成的指标性解剖变异。如果无创脑影像学研究中偶然发现这种解剖变异，那么仅凭这个发现，无须进行其他的影像学评估或影像学随访来排除动脉瘤，特别是数字减影血管造影。

1.5.3 永存三叉动脉

三叉动脉是最后一支退化的颈动脉-椎基底动脉吻合，其退化通常发生在胚胎发育的第6周左右，代表了永存颈动脉-椎基底动脉循环的最常见形式。

永存三叉动脉（PTA）起源于海绵窦ICA，有内侧型和外侧型两种变异。内侧型变异的硬膜外段穿

透蝶鞍，在其自身的沟槽内行进，直到穿透斜坡附近硬膜，与基底动脉汇合（Luh等，1999）。外侧变异与三叉神经根或三叉神经感觉根并行至蝶鞍外侧，并沿床岩韧带顶部行进，然后在小脑上动脉（SCA）和小脑前下动脉（AICA）的起源位置之间汇入基底动脉。发生于小脑动脉（SCA或AICA直接从海绵窦ICA起源）的三叉动脉变异较为少见，但有时可在血管造影中发现。

大多数情况下，三叉动脉内血流方向由前向后。具有这种变异的患者，三叉-基底动脉吻合近端的基底动脉大多数发育不良。在一些病例中，近端发育不良的基底动脉主干和由三叉动脉供血的三叉神经干远端之间没有解剖联系。

PTA很罕见，仅占所有脑血管造影病例的0.1%～1%（Ladner等，2014；Luh等，1999）。在绝大多数病例中，PTA无任何临床症状，包括三叉神经痛和眼肌麻痹在内的神经血管压迫综合征很少报道。

尽管一些病例报告和病例分析认为PTA与脑动脉瘤发生之间存在关联，但大多数此类报告都受到选择偏倚的影响。在这些报告中，患者因为有相关的症状和/或体征，在进行血管影像学检查排除脑血病疾病时才可能发现PTA。虽然这些病例同样存在脑动脉瘤，但在PTA患者的系列血管造影中，并未发现动脉瘤和PTA之间呈正相关。在一系列血管造影证实存在PTA的患者中，动脉瘤的发生率与普通人群相当（Cloft等，1999）。尽管如此，由于PTA与多个动脉分支点相关联，动脉瘤的发生有时会与之相关。与PTA相关的动脉瘤通常位于硬膜外，如海绵窦内ICA-PTA分叉处。较少见的是，PTA相关的动脉瘤起源于PTA主干或PTA与基底动脉交界处（Li等，2004）。

1.5.4　永存耳动脉

原始耳动脉通常是第一个退化的颈动脉-椎基底动脉吻合，因此是成人中最罕见的永存胚胎循环方式（Caldemeyer等，1998）。它起源自颞骨岩部的ICA，直至内耳道，仅为发育中的一小部分椎基底动脉覆盖区域供血。

影像学观察可见永存耳动脉被定义为一条从岩骨内ICA内侧转弯处发出，横跨内耳道，并向AICA远端的基底动脉中段供血的血管（Croft，2004）。

文献中很少有关于永存耳动脉的报道。Patel等报告了第二例永存耳动脉，也是第一例动脉瘤相关的永存耳动脉病例（Patel等，2003）。由于文献罕有报道，研究者甚至怀疑永存耳动脉的存在。一些学者认为，Patel等和早期报道的永存耳动脉实际上是低位的永存三叉动脉（Croft，2004）。

1.5.5　永存舌下动脉

永存舌下动脉是第二位常见的未退化颈动脉-椎基底动脉吻合，发生率为0.02%～0.09%（Baldi等，2009），其血管造影特征包括以下几点：①起源于C1和C3椎体水平之间的颅外ICA，形成一个反向C形结构；②穿过舌下管到达舌下神经的内侧；③在桥延髓连接处水平与近端基底动脉桥接，并靠近椎基底动脉交界处。同侧小脑后下动脉（PICA）通常源于舌下动脉，而同侧椎动脉发育不良，同侧PComA也常缺如。有时会有舌下动脉变异，即PICA直接起源于颈段ICA，并经过舌下管进入后颅窝。

永存舌下动脉通常在影像学检查中偶然发现，也可以和动脉瘤一起发现（Hui等，2011）。舌咽神经和舌下神经麻痹也可能是永存舌下动脉的临床症状（Al-Memar和Thrush，1998；Kempe和Smith，1969）。

1.5.6　寰前节间动脉

寰前节间动脉（proatlantal intersegmental artery，PISA）完全走行于硬膜外，它与同侧和对侧椎动脉近端发育不全相关。Padget（1954）最早发现两种PISA变异。Ⅰ型PISA起源于C2至C3椎体水平ICA，

然后沿C1横突上方向后走行，进而与同侧椎动脉并行，最后进入枕骨大孔。Ⅱ型PISA起源于ECA，穿过C1横突孔，在进入枕骨大孔前与椎动脉并行。

1.5.7　先天性ICA缺如

先天性ICA缺如非常罕见（Alexandre等，2016；Ryan等，2000）。一项2194例颈动脉血管造影研究中，只有两例ICA缺如（Tran-Dinh等，1986）。该种缺如代表一类解剖变异谱系，表现为不同动脉节段的缺如和颅内ICA重建模式。已经报道的几种不同重建模式中，每一种都对应着不同水平动脉节段的发育不全或不发育。在许多先天性ICA缺如患者中，同侧颈动脉管通常很小并发育不良，这是一个天然的诊断线索。

一种先天性ICA缺如的解剖变异模式中，ICA循环重建是通过基底动脉与PComA或永存三叉动脉的交通来实现的；而另一种变异模式中，通过前交通动脉重构大脑前动脉和中动脉。还有的是由咽升动脉和颌内动脉形成的动脉网重建床突旁硬膜内ICA供血。在某些情况下，原始上颌动脉可在海绵窦内双侧ICA间形成跨蝶鞍的血管吻合。也有代偿性重建模式被报道，如下外侧干和镫骨动脉之间的吻合。在所谓的变异ICA病例中，颈段ICA退化，伴有近端咽升动脉及鼓膜下支的增粗，后者可在中耳内重建岩骨段ICA，这种颈动脉的异常发育类型可能与搏动性耳鸣有关。

由于有充足的侧支循环，许多先天性ICA缺如患者并无显著的临床症状；但部分患者，尤其是年龄较大或合并获得性血管疾病（如动脉粥样硬化等）时，由于先天性脑血管储备不足，患者会出现短暂性脑缺血发作（TIA）、癫痫或头痛。ICA发育不良引发Horner综合征的病例多有报道（Ryan等，2000；Tubbs和Oakes，2005）。ICA缺如与脑动脉瘤的发生有关，通常见于前交通动脉，可能因特殊的血流负载和天然的解剖缺陷导致（Afifi等，1987；Teal等，1973）。同样的，治疗颈动脉闭塞也会增加脑动脉瘤形成风险，特别在前交通动脉区域。Hashimoto构建的啮齿类和非人灵长类动物脑动脉瘤实验模型正是利用了单侧颈动脉闭塞促进动脉瘤发生这一效应所建立的。

1.5.7.1　动脉开窗

动脉开窗是因为原始丛状血管网的血管不完全融合，未形成单一血管干。从结构上看，动脉开窗由许多支柱组成，这些支柱将血管腔分割成2个或多个不同的通道，每个通道都有自己的内膜，而分界柱由不完全融合的血管壁并列构成。

动脉开窗最常发生于前交通动脉和椎-基底动脉，因为这些动脉由原始丛状血管网聚合而成。脑动脉开窗和动脉分叉的结构相似，其共同特点是内侧隔膜和内膜垫。重复血管与动脉开窗不同，前者常见于胚胎发育过程中，指持续存在的整个血管的纵向长节段退化；后者则是指局部的、短节段血管开窗。

由于动脉分叉是一种动脉瘤易于形成的解剖缺陷，而脑动脉开窗也是动脉分叉结构，因此动脉瘤也易于在脑动脉开窗处形成。但是，血管造影研究并未提示脑动脉开窗与动脉瘤之间有明确的病理关系。在一项5190例动脉瘤的系列研究中，Sanders等发现37例患者有38个脑动脉开窗，其中7名患者有13枚动脉瘤（但只有1枚动脉瘤位于动脉开窗处）（Sanders等，1993）。系列研究发现，动脉开窗处动脉瘤发生率为3%，这与正常脑血管分叉点的动脉瘤发生率没有明显区别。在另一项1992—2011年进行的11000例脑血管造影研究中，Cooke等也得出类似结论（Cooke等，2014）。

1.6　结论

脑动脉循环的胚胎发育是一个复杂的血管生成和血管形成过程，可以产生许多非典型的解剖变异，

表现为多种模式的早期胚胎发育缺陷。正常脑动脉的管壁结构及其分叉是脑动脉瘤发病的病理基础。胚胎发育的某些变异，如动脉开窗，与正常脑动脉分叉相比，并不更容易形成脑动脉瘤。胚胎发育的其他变异，如ICA缺如或发育不全，若叠加侧支循环血流量增加等因素（尤其是前交通动脉区域）时，更容易诱发脑动脉瘤形成。尽管一些原始的永存颈动脉-椎基底动脉吻合被认为是脑动脉瘤形成的风险因素，但在文献检索中没有发现令人信服的证据。

（译者：张　磊　孙季冬　王　娟）

参考文献

Afifi, A. K., Godersky, J. C., Menezes, A., Smoker, W. R., Bell, W. E., & Jacoby, C. G. (1987). Cerebral hemiatrophy, hypoplasia of internal carotid artery, and intracranial aneurysm. A rare association occurring in an infant. *Archives of Neurology, 44,* 232-235.

Alexandre, A. M., Visconti, E., Schiarelli, C., Frassanito, P., & Pedicelli, A. (2016). Bilateral internal carotid artery segmental agenesis: Embryology, common collateral pathways, clinical presentation, and clinical importance of a rare condition. *World Neurosurgery, 95,* 620.e9-620.e615.

Al-Memar, A., & Thrush, D. (1998). Unilateral hypoglossal nerve palsy due to aneurysm of the stump of persistent hypoglossal artery. *Journal of Neurology, Neurosurgery, and Psychiatry, 64,* 405.

Baldi, S., Zander, T., Rabellino, M., & Maynar, M. (2009). Stent-assisted coil embolization of a wide-neck aneurysm of a persistent primitive hypoglossal artery. *Cardiovascular and Interventional Radiology, 32,* 352-355.

Bisaria, K. K. (1984). Anomalies of the posterior communicating artery and their potential clinical significance. *Journal of Neurosurgery, 60,* 572-576.

Caldemeyer, K. S., Carrico, J. B., & Mathews, V. P. (1998). The radiology and embryology of anomalous arteries of the head and neck. *American Journal of Roentgenology, 170,* 197-203.

Cloft, H. J., Razack, N., & Kallmes, D. F. (1999). Prevalence of cerebral aneurysms in patients with persistent primitive trigeminal artery. *Journal of Neurosurgery, 90,* 865-867.

Cooke, D. L., Stout, C. E., Kim, W. T., et al. (2014). Cerebral arterial fenestrations. *Interventional Neuroradiology, 20,* 261-274.

Croft, H. J. (2004). Persistent otic artery. *American Journal of Neuroradiology, 25,* 162. author reply 162.

Finlay, H. M., Whittaker, P., & Canham, P. B. (1998). Collagen organization in the branching region of human brain arteries. *Stroke, 29,* 1595-1601.

Forbus, W. (1930). On the origin of miliary aneurysms of the superficial cerebral arteries. *Bulletin of the Johns Hopkins Hospital, 47,* 239-284.

Horikoshi, T., Akiyama, I., Yamagata, Z., Sugita, M., & Nukui, H. (2002). Magnetic resonance angiographic evidence of sex-linked variations in the circle of willis and the occurrence of cerebral aneurysms. *Journal of Neurosurgery, 96,* 697-703.

Hui, F. K., Schuette, A. J., & Cawley, C. M. (2011). Endovascular treatment of an aneurysm of a persistent primitive hypoglossal artery with complete resolution of brainstem compressive symptoms: Case report. *Neurosurgery, 68,* E854-E857. discussion E857.

Kempe, L. G., & Smith, D. R. (1969). Trigeminal neuralgia, facial spasm, intermedius and glossopharyngeal neuralgia with persistent carotid basilar anastomosis. *Journal of Neurosurgery, 31,* 445-451.

Kimball, D., Ples, H., Miclaus, G. D., Matusz, P., & Loukas, M. (2015). Persistent hypoglossal artery aneurysm located in the hypoglossal canal with associated subarachnoid hemorrhage. *Surgical and Radiologic Anatomy, 37,* 205-209.

Krex, D., Schackert, H. K., & Schackert, G. (2001). Genesis of cerebral aneurysms—An update. *Acta Neurochirurgica, 143,* 429-448.

Ladner, T. R., Ehtesham, M., Davis, B. J., et al. (2014). Resolution of trigeminal neuralgia by coil embolization of a persistent primitive trigeminal artery aneurysm. *BML Case Reports, 6,* e22. 2013. https://doi.org/10.1136/neurintsurg-2013-010703.rep.

Li, M. H., Li, W. B., Pan, Y. P., Fang, C., & Wang, W. (2004). Persistent primitive trigeminal artery associated with aneurysm: Report of two cases and review of the literature. *Acta Radiologica, 45,* 664-668.

Luh, G. Y., Dean, B. L., Tomsick, T. A., & Wallace, R. C. (1999). The persistent fetal carotid-vertebrobasilar anastomoses. *American Journal of Roentgenology, 172,* 1427-1432.

Mackey, J., Brown, R. D., Jr., Moomaw, C. J., et al. (2013). Familial intracranial aneurysms: Is anatomic vulnerability heritable? *Stroke, 44,* 38-42.

Osborn, A. G. (1999). *Diagnostic cerebral angiography.* Philadelphia, PA: Lippincott Williams & Wilkins.

Padget, D. H. (1954). Designation of the embryonic intersegmental arteries in reference to the vertebral artery and subclavian stem. *The Anatomical Record, 119*, 349-356.

Patel, A. B., Gandhi, C. D., & Bederson, J. B. (2003). Angiographic documentation of a persistent otic artery. *American Journal of Neuroradiology, 24*, 124-126.

Ryan, F. H., Kline, L. B., & Gomez, C. (2000). Congenital Horner's syndrome resulting from agenesis of the internal carotid artery. *Ophthalmology, 107*, 185-188.

Saeki, N., & Rhoton, A. L., Jr. (1977). Microsurgical anatomy of the upper basilar artery and the posterior circle of Willis. *Journal of Neurosurgery, 46*, 563-578.

Sanders, W. P., Sorek, P. A., & Mehta, B. A. (1993). Fenestration of intracranial arteries with special attention to associated aneurysms and other anomalies. *American Journal of Neuroradiology, 14*, 675-680.

Schoenwolf, G. C., Bleyl, S. B., Brauer, P. R., & Francis-West, P. H. (2015). *Larsen's human embryology* (5th ed.). Philadelphia, PA: Elsevier Saunders.

Stojanovska, J., Cascade, P. N., Chong, S., Quint, L. E., & Sundaram, B. (2012). Embryology and imaging review of aortic arch anomalies. *Journal of Thoracic Imaging, 27*, 73-84.

Teal, J. S., Rumbaugh, C. L., Bergeron, R. T., & Segall, H. D. (1973). Congenital absence of the internal carotid artery associated with cerebral hemiatrophy, absence of the external carotid artery, and persistence of the stapedial artery. *The American Journal of Roentgenology, Radium Therapy, and Nuclear Medicine, 118*, 534-545.

Tran-Dinh, H., Jayasinghe, L. S., & Merry, G. M. (1986). The absence of the internal carotid artery: Report of two cases. *The Australian and New Zealand Journal of Surgery, 56*, 85-88.

Tubbs, R. S., & Oakes, W. J. (2005). Horner's syndrome resulting from agenesis of the internal carotid artery: Report of a third case. *Child's Nervous System, 21*, 81-82.

Van Overbeeke, J. J., Hillen, B., & Tulleken, C. A. A. (1991). Comparative study of the circle of Willis in fetal and adult life. The configuration of the posterior bifurcation of the posterior communicating artery. *Journal of Anatomy, 176*, 45-54.

Zada, G., Breault, J., Liu, C. Y., et al. (2008). Internal carotid artery aneurysms occurring at the origin of fetal variant posterior cerebral arteries: Surgical and endovascular experience. *Neurosurgery, 63*, ONS55-ONS61. discussion ONS61-52.

Zhang, C. W., Xie, X. D., Yang, Z. G., et al. (2009). Giant cavernous aneurysm associated with a persistent trigeminal artery and persistent otic artery. *Korean Journal of Radiology, 10*, 519-522.

第 2 章

脑动脉瘤形成、生长和破裂的生物学特性

Luis E. Savastanon[1]；Ankur Bhambri[2]；
David Andrew Wilkinson[1]；Aditya S. Pandey[1]

摘 要

　　脑动脉瘤破裂会导致严重残疾或死亡。关于动脉瘤生长和破裂相关生物学的认识会有效预防蛛网膜下腔出血发生。本章重点介绍动脉瘤生长和破裂相关生物化学和血流动力学变化最新发现，提出湍流损伤内皮细胞并进一步诱发内弹性膜和肌层增生的观点。动脉粥样硬化是缺血性脑卒中发生发展的必要条件，本章阐述了其与动脉瘤生长和破裂的关系。此外，也讨论了基质金属蛋白酶和白介素-1等促炎分子，这些标志物更常见于破裂动脉瘤，较少见于无症状动脉瘤。章节最后也介绍了包括患者和动脉瘤两个方面在内的动脉瘤破裂易感和诱发因素。

关键词

脑动脉瘤生长；动脉瘤破裂；脑动脉瘤生物学；动脉瘤破裂风险；动脉瘤生长风险

---

[1] 美国密歇根州安娜堡密歇根大学神经外科系。
[2] 美国密歇根州东兰辛密歇根州立大学医学院。

2.1　引言

颅内动脉瘤为脑动脉管壁局部薄弱区不同程度的向外囊性膨出，好发于40～60岁，女性多见，发病率约为3.2%。准确地说，未破裂颅内动脉瘤（UIA）是一个非常危险的疾病，因为它可能随时破裂，继而导致蛛网膜下腔出血（SAH）和相关并发症。SAH致死率很高，即便能够存活，也可能遗留非常严重的残疾（Korja等，2017）。随着更高分辨率无创影像平台的逐步普及，UIA的检出率越来越高。脑动脉瘤的偶然发现具有天然的随机性，这涉及临床诊治水平。

动脉瘤治疗主要依靠显微外科（夹闭重建）或血管内介入手术（弹簧圈栓塞或血流导向），达到阻断动脉瘤和载瘤动脉交通的治疗目标。上述两种手术并非没有风险，考虑到UIA的年破裂风险较低，须要慎重地认识到积极治疗的风险可能会超过自然破裂风险。由于各家报道的手术和介入治疗结果存在显著差异，且年破裂风险也变化较大，因此UIA的最佳治疗方法仍然存在争议。

国际未破裂颅内动脉瘤研究指出大于7mm的动脉瘤破裂风险较高，但该研究存在一定的纳入标准偏差。多个有关小动脉瘤出血的报道也提示我们需要更好地认识动脉瘤生物学（Korja等，2017），包括揭示容易导致颅内动脉瘤形成、生长和破裂的关键结构，生物学因素以及相关患者特征，从而帮助开发更精确的诊断平台以有效控制动脉瘤风险，指导医师更加准确地告知患者应该治疗还是保守观察。此外，关于动脉瘤认识的提高和改善不仅可以促进基于动脉瘤生物学特征的介入或外科手术技术改进，也能有效促进保守治疗的发展，达到预防动脉瘤生长和破裂的目标。

本章主要介绍颅内囊状动脉瘤，通常称为"浆果"动脉瘤，一般位于大脑动脉的分支点，被认为由血流动力学压力和生物学因素共同诱发形成。我们将聚焦生物学因素，总结脑动脉瘤形成、生长和破裂的最新研究成果。

2.2　颅内动脉瘤的形成

颅内动脉瘤的形成涉及血管壁成分和结构的病理变化，多因易感基因遗传、环境和流行病学风险因素等叠加所致。这些病理改变会终生存在，这解释了年轻人中动脉瘤发病率较低的原因（Korja等，

2017）。虽然血流动力学、动脉硬化、动脉粥样硬化、高血压和吸烟等可能都参与动脉瘤的发生和发展，但影响动脉瘤早期形成的确切因素尚不清楚。

2.2.1　流行病学风险因素

　　UIA家族史、明确诊断的SAH、吸烟史、高血压、女性和常染色体多囊肾病等是颅内动脉瘤发生的主要流行病学风险因素。其中，长期吸烟和高血压是UIA最终形成的两大主要风险因素（OR＞8）（Vlak等，2013）。与普通人群相比，UIA或既往有SAH病史患者的一级亲属发生UIA的可能性提高3倍，这也支持目前的指南，即2个或2个以上的一级亲属诊断为脑动脉瘤时有必要进行家族性筛查（Brown等，2008）。与散发性脑动脉瘤相比，这类有家族史的UIA往往在较小体积、较小年龄时就有破裂风险和倾向。此外，女性UIA发病率是男性的2倍。最近，针对结缔组织病（如Marfan综合征、Ehlers-Danlos综合征、神经纤维瘤病Ⅰ型和Loeys-Dietz综合征）患者的流行病学研究发现，这类疾病与UIA发病无关，似乎与早期病例研究报告的结论相反（Kim等，2016；van denBerg等，1996）。另外，既往有SAH病史的患者新发颅内动脉瘤的年风险率约为0.2%～1.8%。

2.2.2　基因遗传因素

　　鉴于动脉瘤的形成、破裂与遗传、环境和流行病学之间复杂的相互作用关系，判断其形成的决定性遗传因素一直很有挑战性。尽管家族史和颅内动脉瘤发育密切相关，但其责任基因尚未明确。全基因组关联分析研究已在4q31.23（*EDNRA*）、5q31.3、6q24.2、8q12.1（*SOX17*）、9p21.3（*CDKN2A/CDKN2B/CDKN2BAS*）、10q24.32（*CNNM2*）、12q22、13q13.1（*KL/STARD13*）、18q11.2（*RBBP8*）、20p12.1和靠近HDAC9（7p21.1）的7号染色体上确定了一些相关基因（Yasuno等，2010）。许多基因产物，包括血管细胞外基质、基底膜聚糖、弹性蛋白和Ⅰ型胶原A2蛋白等均参与动脉瘤形成。然而，这些位点的单核苷酸多态性（SNP）占家族性风险的比例不足5%，预测价值不大。上述研究也存在一定局限性，主要包括患者选择的地域偏差、样本量较小和对动脉瘤表型的分析不全面等（Khurana等，2006；Ko等，2008）。有趣的是，对于有家族史同时合并吸烟的患者，UIA发病率增加3倍，提示基因与环境因素的相互作用可能在颅内动脉瘤的发病中发挥重要作用。此外，一些研究也发现SNPs与散发性颅内动脉瘤相关，这种多态性倾向于发生在多种血管病相关基因中，包括内皮素受体、*SOX17*和*CDKN2B-AS1*（一种RNA基因）（Bilguvar等，2010；Kremer等，2015）等。寡核苷酸芯片的遗传分析已经将一些与抗原加工和呈递相关基因的差异表达与颅内动脉瘤的发生联系起来。但是，这种相关性用于预测的价值也很有限（Bilguvar等，2010）。

2.2.3　结构和分子变化

　　脑动脉由于其独特的结构特性，容易形成动脉瘤（图2.1A）。与循环系统其他血管相比，脑动脉血管的外膜层很薄，内膜层的弹性纤维密度减低。另外，这些血管被蛛网膜下腔的脑脊液而不是结缔组织所包围，易于扩张。位于内膜层和中间层之间的环形内弹性膜（IEL）主要与保持血管壁的几何形状有关。IEL损伤及其诱导的血管弹性丧失是囊状颅内动脉瘤形成的重要原因（Jayaraman等，2008；Mizutani等，1999；Valen-Sendstad等，2011）。组织学分析显示，IEL损伤通常发生在动脉分叉点，这也是动脉瘤形成的典型部位。这种由血流动力学剪切力导致的撕裂，更多地在易患动脉瘤的患者身上发生（Valen-Sendstad等，2011）。

　　IEL撕破后，血管平滑肌细胞（SMC）开始穿过新形成的孔洞并不断渗入内膜，随即在此处定植增生；这种血管结构重组是机体对结构损伤的适应性反应（图2.1B）。此外，内皮细胞凋亡导致管腔表面

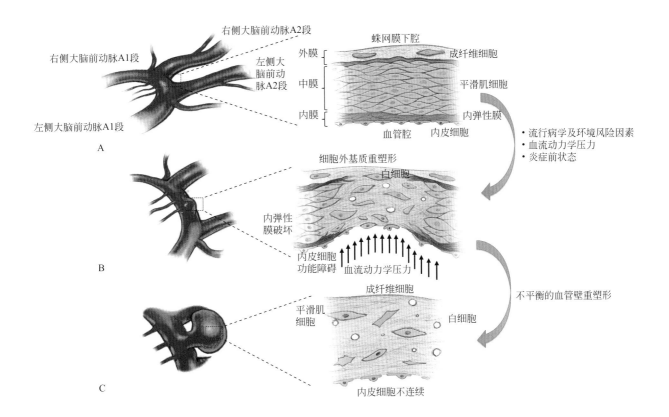

图 2.1 颅内动脉瘤的形成和生长

正常脑动脉血管壁（A）是由3层同心排列的结构组成。①内膜，是最内层，由紧密连接的单层内皮细胞（EC）及其下方的纤细基底膜和富含弹性纤维的致密内弹性膜（IEL）组成。②中膜，主要由弹性蛋白和胶原纤维较少的血管平滑肌细胞（SMC）形成。③外膜，即最外层，主要由薄层胶原纤维、成纤维细胞（FB）和一些白细胞（WBC）形成。由于环境、流行病学和遗传风险因素的综合作用，脑动脉生理和结构稳态被破坏，进而在血流动力学高剪切力或异常血流模式作用下导致动脉瘤形成，且多见于动脉分叉处或血流量不均衡的交通段。例如，与前交通动脉动脉瘤相关的最常见血管构筑之一是前交通动脉（AComA）复合体，由占优势的左侧大脑前动脉（左A1）和发育不全的右侧大脑前动脉（右A1）组成。随着时间的推移，异常的血流动力学作用与促炎环境相结合导致进行性结构损伤，表现为内皮功能障碍和分解、IEL破坏、细胞凋亡和SMC从收缩型到促炎症细胞外基质（ECM）重塑型等（B）。所有这些变化都被炎症反应进一步放大，其特征是大量炎症细胞侵袭、细胞因子（如TNF、单核细胞化学吸引蛋白-1、IL-1β、NF-κB）和基质金属蛋白酶表达增加。局部变弱的动脉壁无法承受机械负荷和剪切力形成动脉瘤穹顶，富含胶原和一些SMC重构的ECM参与其形成，炎症细胞变稀少，EC层呈缺失或不连续（C）。动脉瘤囊的血流动力学影响瘤壁重塑，其特点是细胞死亡、ECM分解、细胞增生及胶原蛋白沉积，这种微妙的平衡决定了动脉瘤穹顶是否保持稳定、生长或破裂

异常和内皮下胶原蛋白暴露也依次发生。中膜内，SMC出现紊乱或丢失，正常管壁被富含胶原蛋白I的透明样基质大量取代，而在外膜，胶原纤维的扩张也促进了动脉瘤形成。由于血管结构明显削弱，出现内皮细胞凋亡和中膜SMC紊乱或丢失等特征的动脉瘤最终破裂可能性最大（Chatziprodromou等，2007；Hosaka和Hoh，2014；Jayaraman等，2008）。与正常动脉相比，微阵列分析表明颅内动脉瘤壁的细胞凋亡、炎症和体液活性相关基因表达更高（Wang等，2017）。上述所有生物因素都是高度动态变化的，例如，最近一项研究采用放射性碳测年法评估了动脉瘤壁中占主导地位的I型胶原纤维生长时间，得出的

结论是其生长时间不依赖于动脉瘤的大小、形状、破裂状态或患者年龄；然而，吸烟或高血压患者中，Ⅰ型胶原生长时间明显缩短，表明易发生全身性血管炎的患者胶原蛋白重塑加速（Etminan等，2014）。

2.3　动脉粥样硬化和囊状颅内动脉瘤

颅内囊状动脉瘤壁的组织学研究发现，其特征性病理改变是动脉粥样硬化（Etminan等，2014），且粥样硬化的进展与动脉瘤生长有关。小动脉瘤可出现肌内膜增生，伴有少量泡沫细胞和淋巴细胞浸润；而大动脉瘤往往出现更严重的动脉粥样硬化及更多的泡沫巨噬细胞、T淋巴细胞和表达主要组织相容性复合体（MHC）Ⅱ的血管平滑肌细胞（SMC）（Hasan等，2015；Starke等，2014）。这种关联性表明，除了吸烟和高血压等常见风险因素之外，动脉粥样硬化也是颅内动脉瘤的重要病因（Nakayama等，1999）。以往研究也证实动脉粥样硬化与腹主动脉瘤的发展密切相关，表明动脉粥样硬化在各种动脉瘤发病中发挥相似的作用。因此，有理由推测动脉粥样硬化固有的炎症反应可能是动脉瘤形成、生长和最终破裂的驱动因素。当然，还有更多的证据支持炎症介导的动脉瘤发病机制。例如，有研究发现全身性血管炎症的致病因素（高血压和吸烟）是腹腔和颅内动脉瘤的风险因素（Chalouhi等，2012）。

2.4　血流动力学和生物学

颅内动脉瘤往往发生在动脉分支处，因为这些部位普遍存在较大的剪切应力和湍流。动脉分叉处组织与形态结构的变化，如血管发育不良、更尖锐的角度或更复杂的曲率，会进一步增加血流动力学应力，从而使得动脉瘤易感性增加（Krzyzewski等，2014）。就血流动力学而言，动脉壁上较高的剪切力和正向剪切力梯度都主要集中在动脉壁的一小段上，目前认为这是动脉瘤产生和形成的关键因素。由于此类动力学特征通常发生在特定位置，故动脉瘤也常发生在Willis环中相对固定的位置（Nam等，2015）。研究显示，大约90%的脑动脉瘤发生于前循环，更准确地说，约30%～35%的动脉瘤发生于前交通动脉，30%发生于颈内动脉，20%发生于大脑中动脉；其余10%发生于后循环，一半位于基底动脉顶端，另一半分布于其他动脉，如小脑后下动脉、椎-基底动脉交界处及小脑上、下动脉。

如上所述，关于动脉瘤生物学的最新研究指出，血管壁内可发生各种病理变化。例如，基质金属蛋白酶（MMP）可消化并破坏血管壁内的纤维支撑性结构，这些病理变化对未破裂动脉瘤命运的影响，主要是通过改变血管壁的机械性能及瘤内血流动力学，而非通过改变病变大小和形状来实现（Aoki等，2007；Gaetani等，1999）。

因此，基于三维成像数据，研究人员开发了动态的流体计算机模型，从而更好地研究血流动力学模式，以及动力学变化对作用于血管壁的剪切力和摩擦力的影响。有意思的是，血管壁的剪切力过高和过低都与动脉瘤的发生有关，并且其强度可能会影响动脉瘤的类型（Lott等，2009）。遗憾的是，目前的计算机模型中，通常没有考虑到有重要作用的生物物理方面的致病因素，如血管壁剪切力的空间梯度和血管的弹性和张力，因而降低了其预测价值。此外，模型获取的数据来自破裂或未破裂动脉瘤，而不是动脉瘤持续生长的动态序列数据。因此，这些模型的临床意义也很有限。

血管壁剪切力的长期升高会导致环形内弹性膜（IEL）退化，从而导致拉伸力分布的不平衡。随着这种变化，去分化的SMC也迁移到内膜并在内膜增生，最后形成复杂的细胞外基质。更确切地说，这些SMC与成纤维细胞共同合成大量的Ⅰ型和Ⅴ型胶原蛋白，而这些都是颅内动脉瘤的主要结构成分（图2.1C）。SMC的这种表型调控变化，可能在修复损伤血管中起作用。但是，SMC也会发生凋亡，导致血管壁中膜变薄。此外，血流动力学压力增加，也伴随内皮细胞的功能障碍和表型变化，如细胞延长和重

新排列。一旦血流动力性损伤力量超过维持结构完整性的力量，由白介素-1β（IL-1β）和肿瘤坏死因子（TNF）等细胞因子诱发的炎症反应就会加速病理性进展（Zhang等，2016）。此时，促炎性SMC和浸润性巨噬细胞开始释放能够降解胶原蛋白和弹性蛋白的MMP，从而削弱血管壁的拉伸强度和弹性（van der Pluijm等，2016；White等，1993）。

　　作用于动脉瘤壁剪切应力的强度可决定瘤壁的病理变化过程，影响动脉瘤发展。在动脉瘤形成后，由于血液在动脉瘤内再循环，瘤壁内剪切力持续降低，会促进炎症介导的动脉瘤生长。这种炎症的特点是大量淋巴细胞、中性粒细胞和巨噬细胞的浸润，多余的巨噬细胞可促进MMP大量表达，进一步破坏血管结构和形态的完整性，从而导致血管扩张，动脉瘤体积增加（Aoki等，2007）。

　　相反，在动脉瘤形成后由于血流的冲击，会造成瘤壁的剪切力持续升高，从而引起血管SMC介导的动脉瘤进展。表型调控后的SMC，通过释放大量MMP导致血管壁破坏。但是，随着细胞外基质（ECM）的丧失，许多SMC和成纤维细胞开始发生凋亡（Welleweerd等，2015）。这种情况下形成的动脉瘤瘤壁很薄，但同时又具有足够的机械强度，可阻止其继续扩张并破裂。不过，这2种类型的剪切力，以及两种病理生理途径，可能会同时存在于同一动脉瘤中，其最终结果尚不清楚。因此，以壁面剪切力强度进行病理生理学分类，更像是一种理想化的分类，难以全面反映不断波动的血流动力学因素对动脉瘤的最终影响。

2.5　动脉瘤生长

　　根据目前的研究理论，当面临急性突发损伤时，新形成的动脉瘤壁可能会在"年轻"时迅速增大并破裂；反之，也可能随着时间推移，受损的瘤壁结构不断修复，从而使得"老年"动脉瘤的未来出血风险显著降低。"老年"动脉瘤可能在一段时间内保持"静止"，或可能在外力作用下继续生长并发生破裂（图2.2）。统计学分析显示，动脉瘤形成后的8周内是破裂高风险期（Mitchell和Jakubowski，2000）。此时，血管壁内炎症加剧，二者时间上也似乎相吻合，再加上瘤壁结构薄弱，预示其即将破裂。因此，脆弱的动脉瘤在形成后不久就会破裂，因此很少被诊断为未破裂颅内动脉瘤（UIA）。这些现象解释了如下结论：SAH研究中，小动脉瘤破裂比例很高；但在小UIA研究中，由于UIA很可能是"老年"病变，因而其预期破裂风险很小（Forget等，2001）。

　　生物学研究和数学模型都表明，颅内动脉瘤在任意随机的时间间隔内，都可能出现偶然的突发性增长；由于时间间隔的随机性和不规则性，动脉瘤在其存续的多年间始终存在该种风险，这也使得保守治疗中如何规划监测时间点非常具有挑战性。处于生长期的动脉瘤更容易破裂，对其进行动态监测在临床上非常重要。队列研究发现，生长期动脉瘤破裂风险是稳定期的12倍，达到每年18.5%/人（Inoue等，2012）。在一项荟萃分析中，3990例患者、4972枚未破裂动脉瘤，发现9%的动脉瘤在平均2.8年的随访期内出现增长（Backes等，2016）。另一项最近发表的荟萃分析纵向研究了颅内动脉瘤生长的风险因素，发现生长的总体比例为每年3.0%/动脉瘤（95% CI，2.0% ～ 4.0%）（Brinjikji等，2016）。根据这项研究，患者动脉瘤生长的相关风险因素包括年龄大于50岁（3.8%/年 vs 0.9%/年，$P < 0.01$）、女性（3.2%/年 vs 1.3%/年，$P < 0.01$）、吸烟史（5.5%/年 vs 3.5%/年，$P < 0.01$）。而具有较高生长率的动脉瘤，其相关特征包括颈动脉海绵窦段（每年14.4%）、非囊状（每年14.7%，囊状为每年5.2%，$P < 0.01$）和动脉瘤大小（$P < 0.01$）。研究还表明，生长动脉瘤的破裂率为每年3.1%，而稳定的、非生长动脉瘤的破裂率为每年0.1%（$P < 0.01$）（Brinjikji等，2016）。上述研究提示，对保守治疗的UIA患者进行血管成像随访具有重要意义，如果证实动脉瘤生长后应立即进行治疗。

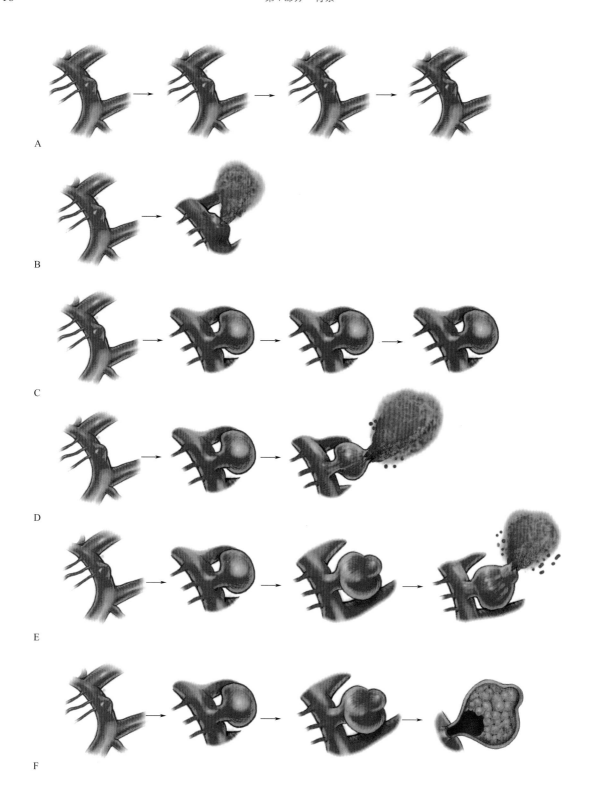

图 2.2　动脉瘤形成、生长和破裂过程可能出现的次序

动脉瘤形成后，破裂和修复之间的力量可能达到一种平衡，从而使得动脉瘤可以长期保持稳定（A）。然而，如果"年轻"动脉瘤壁的机械完整性遭到严重破坏，动脉瘤在形成后不久就可能破裂（B）。也可能通过代偿机制，修复并重塑血管壁，从而导致动脉瘤持续生长（C）。通过这种代偿机制，可能实现动脉瘤的稳定性，但也可能达不到维持平衡的程度从而导致动脉瘤破裂（D）。随着动脉瘤囊壁脆弱区的不断扩大，尤其是形成子囊后，很容易很快发生破裂（E）。在其他情况下，随着时间的推移，动脉瘤可能会变得非常大，并伴有血栓形成，导致邻近神经结构受压（F）

2.6　动脉瘤壁炎症反应

颅内动脉瘤的病理改变同时存在着降解和修复两种截然相反的过程。细胞外基质分解、胶原蛋白异常更新和SMC凋亡，这些因素可促进动脉瘤壁降解；而SMC增殖、细胞外基质合成和胶原蛋白再生则可促进动脉瘤壁修复，正反作用力的总和决定了动脉瘤壁整体结构的稳定性。

当降解占主导地位时，动脉瘤壁变得脆弱，容易破裂。降解主要是由IEL破坏和血流动力学剪切力升高引起，进一步导致内皮细胞功能障碍/凋亡和SMC表型调控，刺激NF-κB、TNF、MCP-I和IL-1β等炎症细胞因子合成，巨噬细胞、嗜中性粒细胞、肥大细胞和T淋巴细胞浸润，巨噬细胞和SMC分泌MMP。RNA测序和组织学分析研究结果同样支持免疫反应在动脉瘤破裂中的作用。尽管炎症反应导致动脉瘤破裂的具体分子机制尚不清楚，但对于UIA的免疫组化染色显示瘤壁中具有促炎作用的非极化M1型巨噬细胞比例显著增加，破裂动脉瘤组织的染色也得到了类似结果。目前研究揭示，M1型巨噬细胞可分泌MMP，降解包括IEL在内的细胞外基质，并通过上调其他蛋白酶和血管生成因子进一步加剧损伤。此外，在破裂和未破裂动脉瘤内皮细胞中均发现环氧化酶-2（COX-2）表达增加，该酶可参与炎性前列腺素的合成，而阿司匹林具有显著抑制作用。因此，临床中应用阿司匹林有可能通过抑制COX-2表达，降低炎症反应，发挥阻止动脉瘤进展的保护作用（Starke等，2015）。

越来越多的组织病理学研究揭示了动脉瘤壁炎症与其不稳定性之间的相关性。研究者们试图利用在体研究发现动脉瘤炎症的特征，以便前瞻性地评估其与破裂的关系。也有研究证实增强磁共振检测发现铁氧体清除可表示巨噬细胞在动脉瘤壁中大量存在，这里巨噬细胞是炎症的特征标志，所使用的铁氧体则是一种超顺磁性氧化铁纳米颗粒，在静脉注射24h内，纳米氧化铁可被巨噬细胞吞噬，而此过程可被MRI检测到。一项22名患者、30例UIA的前瞻性研究结果显示在注射纳米氧化铁1天后，MRI显示7个动脉瘤对其有明显摄取，随后其中4个动脉瘤接受手术夹闭，另外3个保守治疗（Hasan等，2012）。但在随后6个月内，3个保守治疗的动脉瘤相继破裂，免疫组化染色显示切除的动脉瘤囊壁组织中存在丰富的M1型巨噬细胞，结果表明动脉瘤壁内炎症增强容易导致其破裂。

此外，研究也发现钆增强MRI可用于识别脑动脉瘤的血管炎症区域。一项前瞻性研究利用钆增强MRI技术检测发现87例患者、108枚UIA的瘤壁强化与动脉瘤不稳定性密切相关（Edjlali等，2014），这进一步支持了炎症促进动脉瘤发展的结论。国际未破裂颅内动脉瘤研究病例对照结果显示，每周至少服用3次阿司匹林可明显降低动脉瘤SAH发病率。另外一项前瞻性随机研究（Hasan等，2013）通过MRI随访发现，11例患者（12枚UIA）在3个月疗程内每天服用阿司匹林，动脉瘤内纳米氧化铁的摄入量可明显降低；随后的组织学分析也证实动脉瘤中巨噬细胞与对照组相比明显减少，提示非甾体抗炎药物可能是抑制UIA进展的潜在治疗策略，其机理值得进一步探讨。

2.7　动脉瘤破裂

2.7.1　动脉瘤破裂的风险因素

为确定动脉瘤破裂风险因素，研究者开展了无症状UIA的前瞻性队列研究。然而，这些研究在人群选择上存在偏倚，并且缺乏外部数据的有效验证。例如，有症状UIA因比无症状者破裂风险更高，通常会接受治疗而未被纳入前瞻性队列研究。此外，研究的随访时间也存在差异，使得研究结果不能在普通人群中推广。为弥补上述缺陷，研究者进行了一项荟萃分析，纳入6个队列研究，8382例患者、10272

枚UIA的数据（Greving等，2014）。

在这项荟萃分析中，确定了以下独立的破裂风险因素：动脉瘤大小和解剖位置、高血压、年龄大于70岁、居住国家、既往有其他部位动脉瘤SAH史。基于此，研究者建立了PHASES评分系统用于评估5年的绝对破裂风险，尽管直径增大与破裂风险增加密切相关，但并不能否认小于5mm的动脉瘤也常发生破裂，可能与以下诱因相关：病毒或细菌感染诱发的全身性炎症、阵发性血压升高、血管壁剪切力升高导致的结构脆性增加等。遗憾的是，由于各数据库的差异，无法将一些已知风险因素，如吸烟状态、SAH家族史等，纳入PHASES评分系统。因此，PHASES评分系统只能用于相对破裂发生率的评估。

2.7.2　患者相关的风险因素

在评估脑动脉瘤是否易于破裂时，家族史和吸烟状况是必须考虑的重要因素。一项芬兰患者的前瞻性研究随访中位时间为21年，结果显示与终生不吸烟者或不再吸烟者相比，吸烟者的动脉瘤破裂风险增加3倍（Juvela等，2013；Korja等，2014）。另外一项汇总26个前瞻性队列研究的荟萃分析涉及了亚洲-太平洋地区的306620名患者，其结果也支持上述结论（Feigin等，2005）。家族史被认为是动脉瘤破裂的一个主要风险因素，但是目前尚未发现任何单一基因突变与其直接相关。在一项家族性颅内动脉瘤研究中，对113例患者、148枚UIA进行了前瞻性分析，发现与无阳性家族史的人群相比，阳性家族史患者的动脉瘤年破裂率增加17倍（Brown等，2008）。另一项458例患者的前瞻性队列研究中，入组患者均有2个或2个以上的一级亲属发生过SAH，结果发现全组携带UIA的风险增加4倍，且一生中发生SAH的风险增加50倍（Bor等，2014）。因此，阳性家族史患者的UIA似乎有更高的破裂概率。研究者在寻找破裂相关遗传风险因素中，发现一些动脉瘤风险相关基因，包括纤连蛋白产生相关基因、5-氨基乙酰丙酸合成酶2、干扰素、补体因子H、弹性蛋白、MMP-1、MMP-9、Jun、α-突触核蛋白、内皮型一氧化氮合酶（eNOS）等（Kleinloog等，2017）。

2.7.3　动脉瘤相关的风险因素

动脉瘤形态和血液流入动脉瘤的角度是预测UIA破裂的重要变量。日本的一项前瞻性队列研究包括了5720例新发现、无症状或症状轻微的UIA患者，发现动脉瘤合并子囊是一个独立风险因素，可诱导动脉瘤破裂风险增加1.6倍（Ucas Japan Investigators等，2012）。另一项SAH和多发性UIA的研究中，不规则动脉瘤（指具有突起、小泡或叶状）的破裂风险增加3倍（Lindgren等，2016）。动脉瘤的纵横比（动脉瘤高度与瘤颈宽度的比值）和大小比（动脉瘤高度与载瘤血管直径的比值）也是预测破裂风险的重要因素（Lindgren等，2016）。研究发现，大小比＞3、纵横比＞1.6的动脉瘤易发生破裂。当载瘤血管与动脉瘤入口的角度大于主分支血管的角度时，血流路径是直线型的，这种情况下会有更多的血液进入动脉瘤。最近一项病例对照研究显示更多的血流量会使动脉瘤破裂易感性增加（de Rooij等，2009）。

组织病理学研究揭示了易破裂动脉瘤的结构特征（图2.3），各种细胞减少、大量内皮细胞凋亡坏死，血管结构完整性严重破坏，动脉瘤壁变薄（Frosen等，2004）。与层状SMC缺失为主的动脉瘤相比，以下特征的动脉瘤破裂风险更高：内膜的SMC组织丧失为主、具有血栓形成、内膜具有SMC组织侵袭和增生特征；而具有以下组织学特征的动脉瘤破裂风险最小：具有功能完好的内皮细胞、SMC呈同心排列。

关于破裂易感性的其他研究表明，破裂动脉瘤往往出现弥漫性炎症浸润，且这种病理特征在破裂后即刻就可观察到，并且没有进一步加剧，表明炎症反应在动脉瘤破裂之前已经存在，它是导致动脉瘤破裂的原因，而非破裂后的结果（Frosen等，2004）。

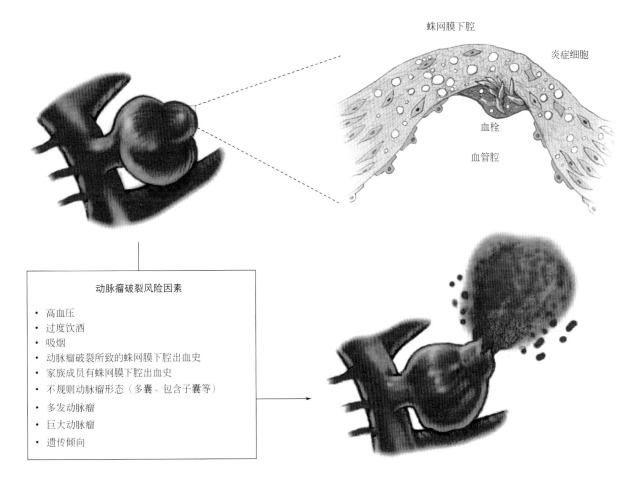

图 2.3　颅内动脉瘤破裂

对于存在某些风险因素的患者，在动脉瘤壁容易破裂的时期，如动脉瘤形成后不久、动脉瘤生长期，因维持动脉瘤壁结构完整性的力量很可能被淹没；而诱导动脉瘤壁变薄弱的一系列因素，如ECM减少、滋养细胞稀少、内皮层不连续或缺失、伴有腔内血栓形成、炎症性反应等加剧，这种不平衡打破动脉瘤壁结构的机械稳态，最终导致动脉瘤破裂

2.7.4　动脉瘤破裂诱因

目前已经发现，阵发性血压升高会引发动脉瘤破裂。诱发血压升高的因素包括惊吓、性行为、肠痉挛、可卡因摄入等，可使动脉瘤相对破裂风险增加2倍（如喝咖啡）到20倍（如受到惊吓等）不等（Vlak等，2011）。然而，由于脑动脉瘤破裂的绝对风险很低，避免这些活动对降低个体动脉瘤破裂风险的影响很小。因此，改变生活习惯更可能的结果是影响了生活质量，而并不能显著减少潜在的SAH风险。

综上所述，进行性内皮细胞功能障碍、炎症加重和血管SMC表型变化等因素可诱发血管壁的病理进展，最终导致血管壁力学性能变化，使得其与瘤内的血流动力学条件不再匹配，从而决定了未破裂动脉瘤的转归和结局。

（译者：张　磊　孙季冬　王　娟）

参考文献

Aoki, T., Kataoka, H., Morimoto, M., Nozaki, K., & Hashimoto, N. (2007). Macrophage-derived matrix metalloproteinase-2 and -9 promote the progression of cerebral aneurysms in rats. *Stroke*, *38*(1), 162-169. https://doi.org/10.1161/01. STR.0000252129.18605.c8.

Backes, D., Rinkel, G. J., Laban, K. G., Algra, A., & Vergouwen, M. D. (2016). Patient- and aneurysm- specific risk factors for intracranial aneurysm growth: A systematic review and meta-analysis. *Stroke*, *47*(4), 951-957. https://doi.org/10.1161/STROKEAHA.115.012162.

Bilguvar, K., Ozturk, A. K., Louvi, A., Kwan, K. Y., Choi, M., Tatli, B.,et al. (2010). Whole-exome sequencing identifies recessive WDR62 mutations in severe brain malformations. *Nature*, *467*(7312), 207-210. https://doi.org/10.1038/nature09327.

Bor, A. S., Rinkel, G. J., van Norden, J., & Wermer, M. J. (2014). Long-term, serial screening for intracranial aneurysms in individuals with a family history of aneurysmal subarachnoid haemorrhage: A cohort study. *Lancet Neurology*, *13*(4), 385-392. https://doi.org/10.1016/S1474-4422(14)70021-3.

Brinjikji, W., Zhu, Y. Q., Lanzino, G., Cloft, H. J., Murad, M. H., Wang, Z.,et al. (2016). Risk factors for growth of intracranial aneurysms: A systematic review and meta-analysis. *American Journal of Neuroradiology*, *37*(4), 615-620. https://doi.org/10.3174/ajnr.A4575.

Brown, R. D., Jr., Huston, J., Hornung, R., Foroud, T., Kallmes, D. F., Kleindorfer, D., et al. (2008). Screening for brain aneurysm in the Familial Intracranial Aneurysm study: Frequency and predictors of lesion detection. *Journal of Neurosurgery*, *108*(6), 1132-1138. https://doi.org/10.3171/JNS/2008/108/ 6/1132.

Chalouhi, N., Ali, M. S., Starke, R. M., Jabbour, P. M., Tjoumakaris, S. I., Gonzalez, L. F., et al. (2012). Cigarette smoke and inflammation: Role in cerebral aneurysm formation and rupture. *Mediators of Inflammation*, *2012*, 271582. https://doi.org/10.1155/2012/271582.

Chatziprodromou, I., Tricoli, A., Poulikakos, D., & Ventikos, Y. (2007). Haemodynamics and wall remodelling of a growing cerebral aneurysm: A computational model. *Journal of Biomechanics*, *40* (2), 412-426. https://doi.org/10.1016/j.jbiomech.2005.12.009.

de Rooij, N. K., Velthuis, B. K., Algra, A., & Rinkel, G. J. (2009). Configuration of the circle of Willis, direction of flow, and shape of the aneurysm as risk factors for rupture of intracranial aneurysms. *Journal of Neurology*, *256*(1), 45-50. https://doi.org/10.1007/s00415-009-0028-x.

Edjlali, M., Gentric, J. C., Regent-Rodriguez, C., Trystram, D., Hassen, W. B., Lion, S., et al. (2014). Does aneurysmal wall enhancement on vessel wall MRI help to distinguish stable from unstable intracranial aneurysms? *Stroke*, *45*(12), 3704-3706. https://doi.org/10.1161/STROKEAHA.114.006626.

Etminan, N., Dreier, R., Buchholz, B. A., Beseoglu, K., Bruckner, P., Matzenauer, C., et al. (2014). Age of collagen in intracranial saccular aneurysms. *Stroke*, *45*(6), 1757-1763. https://doi.org/10.1161/ STROKEAHA.114.005461.

Feigin, V., Parag, V., Lawes, C. M., Rodgers, A., Suh, I., Woodward, M., et al. (2005). Smoking and elevated blood pressure are the most important risk factors for subarachnoid hemorrhage in the Asia- Pacific region: an overview of 26 cohorts involving 306,620 participants. *Stroke*, *36*(7), 1360-1365. https://doi.org/10.1161/01.STR.0000170710.95689.41.

Forget, T. R., Jr., Benitez, R., Veznedaroglu, E., Sharan, A., Mitchell, W., Silva, M., et al. (2001). A review of size and location of ruptured intracranial aneurysms. *Neurosurgery*, *49*(6), 1322-1325. discussion 1325-1326.

Frosen, J., Piippo, A., Paetau, A., Kangasniemi, M., Niemela, M., Hernesniemi, J., et al. (2004). Remodeling of saccular cerebral artery aneurysm wall is associated with rupture: Histological analysis of 24 unruptured and 42 ruptured cases. *Stroke*, *35*(10), 2287-2293. https://doi.org/10.1161/01. STR.0000140636.30204.da.

Gaetani, P., Rodriguez y Baena, R., Tartara, F., Messina, A. L., Tancioni, F., Schiavo, R., et al. (1999). Metalloproteases and intracranial vascular lesions. *Neurological Research*, *21*(4), 385-390.

Greving, J. P., Wermer, M. J., Brown, R. D., Jr., Morita, A., Juvela, S., Yonekura, M., et al. (2014). Development of the PHASES score for prediction of risk of rupture of intracranial aneurysms: A pooled analysis of six prospective cohort studies. *Lancet Neurology*, *13*(1), 59-66. https://doi.org/10.1016/ S1474-4422(13)70263-1.

Hasan, D., Chalouhi, N., Jabbour, P., Dumont, A. S., Kung, D. K., Magnotta, V. A., et al. (2012). Early change in ferumoxytol-enhanced magnetic resonance imaging signal suggests unstable human cerebral aneurysm: A pilot study. *Stroke*, *43*(12), 3258-3265. https://doi.org/10.1161/ STROKEAHA.112.673400.

Hasan, D. M., Chalouhi, N., Jabbour, P., Dumont, A. S., Kung, D. K., Magnotta, V. A., et al. (2013). Evidence that acetylsalicylic acid attenuates inflammation in the walls of human cerebral aneurysms: Preliminary results. *Journal of the American Heart Association*, *2*(1), e000019. https://doi.org/ 10.1161/JAHA.112.000019.

Hasan, D. M., Starke, R. M., Gu, H., Wilson, K., Chu, Y., Chalouhi, N., et al. (2015). Smooth muscle peroxisome proliferator-

activated receptor gamma plays a critical role in formation and rupture of cerebral aneurysms in mice in vivo. *Hypertension*, *66*(1), 211-220. https://doi.org/10.1161/ HYPERTENSIONAHA.115.05332.

Hosaka, K., & Hoh, B. L. (2014). Inflammation and cerebral aneurysms. *Translational Stroke Research*, *5*(2), 190-198. https:// doi.org/10.1007/s12975-013-0313-y.

Inoue, T., Shimizu, H., Fujimura, M., Saito, A., & Tominaga, T. (2012). Annual rupture risk of growing unruptured cerebral aneurysms detected by magnetic resonance angiography. *Journal of Neurosurgery*, *117*(1), 20-25. https://doi. org/10.3171/2012.4.JNS112225.

Jayaraman, T., Paget, A., Shin, Y. S., Li, X., Mayer, J., Chaudhry, H., et al. (2008). TNF-alpha-mediated inflammation in cerebral aneurysms: A potential link to growth and rupture. *Vascular Health and Risk Management*, *4*(4), 805-817.

Juvela, S., Poussa, K., Lehto, H., & Porras, M. (2013). Natural history of unruptured intracranial aneurysms: A long-term follow-up study. *Stroke*, *44*(9), 2414-2421. https://doi.org/10.1161/ STROKEAHA.113.001838.

Khurana, V. G., Fox, D. J., Meissner, I., Meyer, F. B., & Spetzler, R. F. (2006). Update on evidence for a genetic predisposition to cerebral vasospasm. *Neurosurgical Focus*, *21*(3).

Kim, S. T., Brinjikji, W., Lanzino, G., & Kallmes, D. F. (2016). Neurovascular manifestations of connective-tissue diseases: A review. *Interventional Neuroradiology*, *22*(6), 624-637. https://doi.org/ 10.1177/1591019916659262.

Kleinloog, R., de Mul, N., Verweij, B. H., Post, J. A., Rinkel, G. J. E., & Ruigrok, Y. M. (2017). Risk factors for intracranial aneurysm rupture: A systematic review. *Neurosurgery*. https://doi.org/10.1093/ neuros/nyx238.

Ko, N. U., Rajendran, P., Kim, H., Rutkowski, M., Pawlikowska, L., Kwok, P. Y., et al. (2008). Endothelial nitric oxide synthase polymorphism (-786T->C) and increased risk of angiographic vasospasm after aneurysmal subarachnoid hemorrhage. *Stroke*, *39*(4), 1103-1108. https://doi.org/10.1161/ STROKEAHA.107.496596.

Korja, M., Kivisaari, R., Rezai Jahromi, B., & Lehto, H. (2017). Natural history of ruptured but untreated intracranial aneurysms. *Stroke*, *48*(4), 1081-1084. https://doi.org/10.1161/STROKEAHA.116.015933.

Korja, M., Lehto, H., & Juvela, S. (2014). Lifelong rupture risk of intracranial aneurysms depends on risk factors: A prospective Finnish cohort study. *Stroke*, *45*(7), 1958-1963. https://doi.org/10.1161/ STROKEAHA.114.005318.

Kremer, P. H., Koeleman, B. P., Pawlikowska, L., Weinsheimer, S., Bendjilali, N., Sidney, S., et al. (2015). Evaluation of genetic risk loci for intracranial aneurysms in sporadic arteriovenous malformations of the brain. *Journal of Neurology, Neurosurgery, and Psychiatry*, *86*(5), 524-529. https://doi.org/10.1136/ jnnp-2013-307276.

Krzyzewski, R. M., Tomaszewska, I. M., Lorenc, N., Kochana, M., Goncerz, G., Klimek-Piotrowska, W., et al. (2014). Variations of the anterior communicating artery complex and occurrence of anterior communicating artery aneurysm: A2 segment consideration. *Folia Medica Cracoviensia*, *54*(1), 13-20.

Lindgren, A. E., Koivisto, T., Bjorkman, J., von Und Zu Fraunberg, M., Helin, K., Jaaskelainen, J. E., et al. (2016). Irregular shape of intracranial aneurysm indicates rupture risk irrespective of size in a population-based cohort. *Stroke*, *47*(5), 1219-1226. https://doi.org/10.1161/ STROKEAHA.115.012404.

Lott, D. A., Siegel, M., Chaudhry, H. R., & Prestigiacomo, C. J. (2009). Computational fluid dynamic simulation to assess flow characteristics of an in vitro aneurysm model. *Journal of NeuroInterventional Surgery*, *1*(2), 100-107. https://doi. org/10.1136/jnis.2009.000463.

Mitchell, P., & Jakubowski, J. (2000). Estimate of the maximum time interval between formation of cerebral aneurysm and rupture. *Journal of Neurology, Neurosurgery, and Psychiatry*, *69*(6), 760-767.

Mizutani, T., Miki, Y., Kojima, H., & Suzuki, H. (1999). Proposed classification of nonatherosclerotic cerebral fusiform and dissecting aneurysms. *Neurosurgery*, *45*(2), 253-259. discussion 259-260.

Nakayama, Y., Tanaka, A., Kumate, S., Tomonaga, M., & Takebayashi, S. (1999). Giant fusiform aneurysm of the basilar artery: Consideration of its pathogenesis. *Surgical Neurology*, *51*(2), 140-145.

Nam, S. W., Choi, S., Cheong, Y., Kim, Y. H., & Park, H. K. (2015). Evaluation of aneurysm-associated wall shear stress related to morphological variations of circle of Willis using a microfluidic device. *Journal of Biomechanics*, *48*(2), 348-353. https:// doi.org/10.1016/j.jbiomech.2014.11.018.

Starke, R. M., Chalouhi, N., Ding, D., & Hasan, D. M. (2015). Potential role of aspirin in the prevention of aneurysmal subarachnoid hemorrhage. *Cerebrovascular Diseases*, *39*(5-6), 332-342. https://doi.org/ 10.1159/000381137.

Starke, R. M., Chalouhi, N., Ding, D., Raper, D. M., McKisic, M. S., Owens, G. K., et al. (2014). Vascular smooth muscle cells in cerebral aneurysm pathogenesis. *Translational Stroke Research*, *5*(3), 338-346. https://doi.org/10.1007/s12975-013-0290-1.

Ucas Japan Investigators, Morita, A., Kirino, T., Hashi, K., Aoki, N., Fukuhara, S., et al. (2012). The natural course of unruptured cerebral aneurysms in a Japanese cohort. *The New England Journal of Medicine*, *366*(26), 2474-2482. https://doi. org/10.1056/NEJMoa1113260.

Valen-Sendstad, K., Mardal, K. A., Mortensen, M., Reif, B. A., & Langtangen, H. P. (2011). Direct numerical simulation of transitional flow in a patient-specific intracranial aneurysm. *Journal of Biomechanics*, *44*(16), 2826-2832. https://doi.

org/10.1016/j.jbiomech.2011.08.015.

van den Berg, J. S., Limburg, M., & Hennekam, R. C. (1996). Is Marfan syndrome associated with symptomatic intracranial aneurysms? *Stroke*, *27*(1), 10-12.

van der Pluijm, I., van Vliet, N., von der Thusen, J. H., Robertus, J. L., Ridwan, Y., van Heijningen, P. M., et al. (2016). Defective connective tissue remodeling in smad3 mice leads to accelerated aneurysmal growth through disturbed downstream TGF-beta signaling. *eBioMedicine*, *12*, 280-294. https://doi. org/10.1016/j.ebiom.2016.09.006.

Vlak, M. H., Rinkel, G. J., Greebe, P., & Algra, A. (2013). Independent risk factors for intracranial aneurysms and their joint effect: A case-control study. *Stroke*, *44*(4), 984-987. https://doi.org/10.1161/ STROKEAHA.111.000329.

Vlak, M. H., Rinkel, G. J., Greebe, P., van der Bom, J. G., & Algra, A. (2011). Trigger factors and their attributable risk for rupture of intracranial aneurysms: a case-crossover study. *Stroke*, *42*(7), 1878-1882. https://doi.org/10.1161/ STROKEAHA.110.606558.

Wang, W., Li, H., Yu, L., Zhao, Z., Wang, H., Zhang, D., et al. (2017). Aberrant expression of lncRNAs and mRNAs in patients with intracranial aneurysm. *Oncotarget*, *8*(2), 2477-2484. https://doi.org/ 10.18632/oncotarget.13908.

Welleweerd, J. C., Nelissen, B. G., Koole, D., de Vries, J. P., Moll, F. L., Pasterkamp, G., et al. (2015). Histological analysis of extracranial carotid artery aneurysms. *PLoS ONE*, *10*(1), e0117915. https://doi. org/10.1371/journal.pone.0117915.

White, J. V., Haas, K., Phillips, S., & Comerota, A. J. (1993). Adventitial elastolysis is a primary event in aneurysm formation. *Journal of Vascular Surgery*, *17*(2), 371-380. discussion 380-371.

Yasuno, K., Bilguvar, K., Bijlenga, P., Low, S. K., Krischek, B., Auburger, G., et al. (2010). Genome-wide association study of intracranial aneurysm identifies three new risk loci. *Nature Genetics*, *42*(5), 420-425. https://doi.org/10.1038/ng.563.

Zhang, H. F., Zhao, M. G., Liang, G. B., Yu, C. Y., He, W., Li, Z. Q., et al. (2016). Dysregulation of CD4(+) T cell subsets in intracranial aneurysm. *DNA and Cell Biology*, *35*(2), 96-103. https://doi.org/10.1089/ dna.2015.3105.

第 3 章

实验性动脉瘤模型

Visish M. Srinivasan❶；Peter Kan❷；

摘 要

在美国，每年约3万例患者罹患动脉瘤性蛛网膜下腔出血，是人群死亡的主要原因之一。虽然对于动脉瘤病理生理学的研究已经取得巨大进展，基于其的治疗方案和手术设备也有巨大改进，但临床治疗领域的根本性突破还需要依赖基础研究，而方便、高效、能真实模拟病情的实验模型是所有科研的基石。在本章中，总结了过去到现在的各种实验性动脉瘤模型，探讨了未来的动脉瘤研究方向，以及有关动物模型的诸多问题。

关键词

血管内治疗；血流导向；颅内动脉瘤；管道；血流导向装置

❶ Visish M. Srinivasan 是得克萨斯州休斯敦贝勒医学院神经外科住院医师，研究和临床专业方向为血管神经外科，包括显微外科和介入治疗。目前在贝勒大学的神经血管研究实验室工作，师从 Peter Kan 博士。

❷ Peter Kan 是得克萨斯州休斯敦贝勒医学院神经外科副教授，也担任脑血管外科和神经外科教育与创新研究实验室主任。Kan博士的研究方向是颅内动脉瘤的血流导向治疗、神经血管手术的先进成像技术、肿瘤的介入治疗等。

3.1　模型的概念

在美国，约1%的人群罹患颅内动脉瘤（IA），平均每年有3万例动脉瘤破裂引起蛛网膜下腔出血（SAH），已成为致残、致死的主要疾病之一。过去几十年，随着显微神经外科和血管内技术的发展，动脉瘤治疗的有效方法层出不穷，但仍需从病理生理学等多个角度对动脉瘤的发展、生长和破裂进行更多、更深入的研究。

实验动物模型在基础研究、新型治疗设备和药物研发测试中发挥重要作用，不仅可用于临床技能培训，以提高手术技能；也可用于寻找新的治疗方法，或将新旧治疗方法进行比较（Massoud等，1994）。

已经在动物中发现5例自然发生的颅内动脉瘤，分布于黑猩猩、骆驼和马等3种种属（Massoud等，1994）。计算机模型分析血液动力学有很强的优势；经过20年不断发展，这些模型逐渐成熟且专业，但在应用中还存在某些不足，特别是在触觉反馈测试和技术精细度等方面。

尽管已经建立了自发或诱发的颅内动脉瘤模型，但都没有涉及动脉瘤自发破裂（Massoud等，1994）。颅内动脉瘤的形成是一个独立过程，与破裂的病理生理学机制明显不同。研究显示，美国动脉瘤总体发生率为1%，而每年只有3万例动脉瘤相关的蛛网膜下腔出血（ZAChAria等，2010）。因此，本章讨论的大多数实验模型（图3.1）可用于理解颅内动脉瘤的形成、演变，也可用于治疗和检测方法验证；但是，对于瘤壁变性和破裂的病理生理学认知，则主要来自动脉瘤破裂后的组织分析以及观察研究（Spetzler等，2015）。临床上，颅内动脉瘤形成有多种病因，包括创伤、感染及动静脉畸形（AVMs）等相关因素，本章主要讨论最为常见的原发性颅内动脉瘤。

炎症作为IA形成和破裂的重要生物学因素及相关证据，已在其他章节（第1章）讨论。

在本章，我们将从动物选择和既往模型开始，回顾常见的颅内动脉瘤动物模型，并讨论一些用于特殊研究的最新模型。

3.1.1　动物种类的选择

通过介入、化学或手术方法，可以在大多数动物上建立模型。由于与人的血管有很多相似之处，兔已成为最常用的动脉瘤模型动物（Massoud等，1994）。兔的颈总动脉（CCA）与人大脑中动脉（MCA）粗细接近，可用于人颅内动脉瘤治疗设备测试（Lee等，1994）。

以往的猪和犬动脉瘤模型手术难度低，但成本较高且存在明显的伦理要求，现已较少使用。犬存在较高的自发纤溶率，不适合用于评估依赖血栓形成的治疗方法，如弹簧圈栓塞、血流导向治疗等（Bouzeghrane等，2010）。相反，猪有较高凝血率，更易形成自发性血栓（Dai等，2005）；虽然猪模型在人心血管疾病研究中占主导地位，但实际上其与人类的相似性尚存在争议。此外，模型动物选择还需考虑其他因素，包括手术安全性、是否容易发生血管痉挛（与血管大小有关）、麻醉，以及生存分析稳定性等。

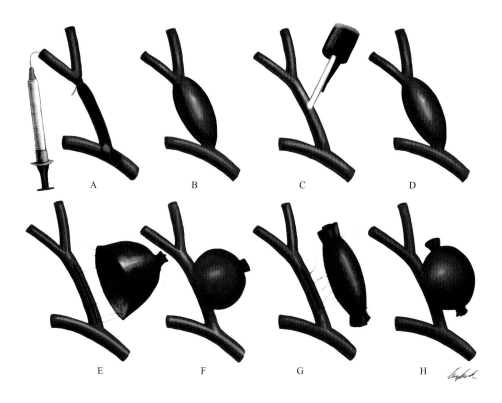

图 3.1　常见动脉瘤模型类型

常见动脉瘤模型类型包括弹性蛋白酶模型、外科静脉袋模型、山藜豆诱导和激光密封动脉切开模型等。图中显示了不同方法诱导前和诱导后的动脉瘤情况，包括弹性蛋白酶模型（A、B）、激光模型（C、D）和不同的静脉手术技术模型（E ~ H）。山藜豆诱导模型与弹性蛋白酶模型的工作原理相似，都是通过将远端结扎诱导产生动脉瘤

3.1.2　"理想"模型

每种动脉瘤模型都有其独特的优点和缺点，同时适用于机制研究和治疗检验的"理想"模型并不存在。因此，重点讨论最常用、优点多并已取得丰富成果的模型，即使其在了解动脉瘤病理生理学和治疗方面仍存在某些缺点。一般来说，理想的模型应真实模拟人颅内动脉瘤的解剖和生理特点，且花费合理、可重复性强、没有明显的伦理问题。

大型动物在研究血管大小和模拟人类生理学方面有优势，但缺点也很明显，特别是需要昂贵的基础设施（住宿、喂养、围手术期护理和其他资源）。此外，在伦理约束限制下，某些实验动物，如犬和猴的数量难以满足统计学要求，导致结果达不到足够的可信度（Oliveira，2012）。

虽然不同动物存在各种局限性，但还是有多种物种被用于颅内动脉瘤研究中。其中，大鼠（Hashimoto等，1978）、兔（Forrest和O'Reilly，1989）、猪（Massoud等，1994）、犬（German和Black，1954）和猴（Hashimoto等，1987）已用于脑动脉瘤的多种研究，包括病理生理学（Hashimoto等，1979；Hashimoto等，1979）、血流动力学（Hashimoto等，1980；Kerber和Buschman，1977；Nagata等，1979；Nagata等，1980；Nakatani等，1993）研究，以及显微外科（de los Reyes等，1990；Hashimoto等，1987）和介入技术的培训中（Oliveira，2012）。兔（*Oryctolagus cuniculus*）的凝血系统与人类相似，是手术和介入研究中最常选择的动物；此外，其作为模型动物的优势还包括成本较低、存活率高、颈总动脉和人类大脑中动脉近端（M1）血管直径相似（Altes等，2000；Hans等，2003；Kallmes等，1998；Kallmes等，1999；Short等，2001；Struert等，2008）。

3.1.3 动脉瘤的组织学

Abruzzo 等通过弹性蛋白酶模型和静脉袋移植术模型，研究了动脉瘤模型的组织学变化，并以尸检的人破裂动脉瘤组织为标准，对上述2种动脉瘤的组织学进行了比较（Abruzzo等，1998）。结果显示，人血管侧壁的囊状动脉瘤具有如下的重要特征（图3.2）。

图 3.2 动脉瘤的组织学特征，理想的动脉瘤模型应具备上述特征

引自：de Oliveira，I. A.（2012）. Main models of experimental saccular aneurysm in animals. In Y. Murai（Ed.），Aneurysm. InTech.DOI：10.5772/50310. 资料可由以下网址获取：https://www.intechopen.com/books/aneurysm/main-models-of-experimental-saccular-aneurysm-in-animals

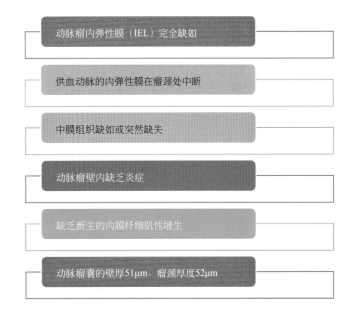

动脉瘤内弹性膜（IEL）完全缺如

供血动脉的内弹性膜在瘤颈处中断

中膜组织缺如或突然缺失

动脉瘤壁内缺乏炎症

缺乏新生的内膜纤维肌性增生

动脉瘤囊的壁厚51μm，瘤颈厚度52μm

Bouzeghrane 等对比总结了各种实验性动脉瘤栓塞后的组织学结果（Bouzeghrane等，2010），通过与患者正常栓塞后的反应进行比较，评估各类动物模型的有效性。

弹性蛋白酶诱导的动脉瘤可表现出上图（图3.2）所述的大部分特征，但有轻至中度的炎症和轻度的纤维肌性反应。例如，弹性蛋白酶诱导的动脉瘤颈部和顶部厚度在40～50μm范围内，且可出现瘤腔内结构杂乱的血栓，这些都与人类动脉瘤相似。与此不同，静脉性的动脉瘤则具有完整弹性层、延展性外膜以及显著的炎症反应和纤维肌性增生，因此其瘤壁显著增厚了5～7倍。猪侧壁和犬分叉部动脉瘤具有重度炎症、纤维化或厚的新生内膜，而并未出现预期的线圈反应（Bouzeghrane等，2010）。因此，兔弹性蛋白酶模型已成为介入器材测试和组织病理学研究的首选模型。

诱导动脉壁损伤并产生动脉瘤的最常用药物是胰弹性蛋白酶，也可选择其他药物。例如，de Oliveira等将木瓜蛋白酶直接注射入兔的右侧颈总动脉建立动脉瘤模型，此模型在血管造影受限时具有应用价值（de Oliveira等，2011）。

3.2 早期模型和历史

实验性动脉瘤研究的发展与颅内动脉瘤临床治疗进展是相辅相成的（Massoud等，1994）。Cruickshank指出John Hunter曾通过剥离血管壁制作过动脉瘤模型，故曾尝试将动脉瘤壁的内外层之间切开来制造动脉瘤，但未获成功。1924年，Halsted用可收缩的金属环将一个大动脉的管腔缩小至正常管径的25%，通过改变血流动力学成功诱导了动脉瘤形成。最早广泛应用的动脉瘤模型，是1954年由German和Black通过手术制作的犬颈总动脉囊状动脉瘤模型，也是目前流行的猪静脉袋模型的前身，但该模型仍存在缝合部纤维化和自发性血栓形成等问题。

1953年，McCune等首次报道了一种化学诱导模型：将氮芥注射入动脉中膜，可建立容易破裂的小动脉瘤模型。1978年，Hashimoto描述了另一种化学模型，通过使用3-β-氨基丙腈破坏动脉的弹性纤维和胶原蛋白，导致大鼠动脉壁局部变薄，从而形成动脉瘤。

3.3　模型分类

目前有多种方法可对动脉瘤模型进行描述和分类（图3.2）。一种是以动物种属为分类标准，如兔弹性蛋白酶模型、兔手术动脉瘤模型等；另一种是以技术为核心，根据诱导动脉瘤形成的方法进行分类。Massoud等依据技术方法将动脉瘤模型分为4大类：

① 化学损伤法诱导动脉壁中膜坏死，动脉瘤形成。所用药物包括芥末、高渗盐水、乌洛康/乙酰氨基三碘苯甲酸、弹性蛋白酶等。

② 用手术方法将静脉袋接至动脉上。

③ 颈动脉闭塞+高血压+诱发山黧豆中毒。

④ 动脉切开术+激光封堵术（Quigley等，1987）。

其中，①和②是目前大多数实验室经常使用的模型，新近创造的模型大体上也可归入上述类别。值得关注的是，一类新型的、通过介入技术建立的动脉瘤模型使用球囊闭塞替代手术结扎，并结合动脉段局部注射弹性蛋白酶，类似于①类模型。

3.3.1　兔弹性蛋白酶模型

Cloft等于1999年报道的兔弹性蛋白酶模型，是迄今为止动脉瘤研究中使用最多的模型。在过去20年里，该模型及其改进型广泛应用于大量新设备和新技术的开发及病理生理学研究中。兔弹性蛋白酶模型经过充分验证，长期通畅性良好（Ding等，2006）、可重复性强（Brinjikji等，2016）。

20世纪90年代，人们逐渐了解了弹性蛋白酶作用于动脉产生动脉瘤的机制。其中，猪胰弹性蛋白酶是最常用的致瘤弹性蛋白酶。据研究，囊状动脉瘤的形成取决于以下机制，包括动脉壁局部薄弱、炎症反应，以及血流动力学变化引起的张力性扩张。弹性蛋白酶诱导动脉壁损伤，参与炎症反应，进一步破坏弹性蛋白和胶原蛋白，最终导致动脉壁囊性扩张。1996年，Cawley等报道利用弹性蛋白酶建立侧壁动脉瘤模型，通过手术结扎颈外动脉（ECA）之后再向动脉内注射弹性蛋白酶从而构建动脉瘤。然而，由于血流稳定性等问题，该模型的管腔通畅率非常低（Cawley等，1996）。

此后到1999年，Cloft等完全采用血管内的方法改进了上述模型。通过使用高流量的左颈总动脉（CCA）完全避免了因血流稳定性差导致的血栓问题，所诱导的动脉瘤平均大小为3mm×5mm，可保持长达3个月的血管通畅。与人动脉瘤相似，该模型在组织学上保留了完整的内皮细胞，并模拟了局灶性内弹性膜损伤灶。该模型总体非常安全，动物死亡率约为8.4%，但仍存在一些潜在的并发症，如卒中等。若不慎将弹性蛋白酶注射到甲状腺上动脉的气管食管分支处，也可导致出血坏死，所以在推注弹性蛋白酶时特别要避开这些血管；其次，弹性蛋白酶的体积和浓度及输液时长也是需要考虑的重要变量。

兔弹性蛋白酶模型的主要优点是可完全在血管内完成，并产生真正的动脉瘤。但是，它更接近于颈内动脉床突上段（眼动脉瘤、后交通动脉动脉瘤）侧壁动脉瘤的解剖结构；而对于分叉部动脉瘤的解剖学研究，需要使用相应的规范化模型（将在下文讨论）。

总之，该类模型已进行了诸多改良，包括使用各种动脉作为"残端"，调整球囊或夹闭位置从而影响血管长度等，如在较高位置处结扎可使动脉瘤体积变大。此外，还可通过细微调整控制动脉瘤的高度、宽度或颈部大小。

3.3.2 手术模型

如上所述，最早的实验动脉瘤模型之一是1954年由German和Black提出的犬手术模型。基于此模型，进一步在兔和猪等实验动物上建立动脉瘤获得成功，其复杂程度各不相同。Bouzeghrane等对动脉瘤动物模型总结发现，使用最多的动物是犬，共有43篇文献报道了1051枚侧壁动脉瘤；其次是猪（共有31篇文献、756枚动脉瘤）和兔（44篇文献、313枚动脉瘤）（Bouzeghrane等，2010）。采用手术方法在不同动物建立的动脉瘤模型存在细微差别，但核心原则是相同的。

手术模型对于精确控制动脉瘤形态具有重要作用，通过改变分支血管解剖特点，控制动脉瘤大小、颈部和瘤顶形状，最终可准确塑造动脉瘤的几何形态。只要血管保持畅通，每次手术都可稳定地产生至少一个动脉瘤。但使用山黧豆和其他物质"诱导"的方法则达不到类似效果。同时，与手术治疗人颅内动脉瘤一样，技术上的细微差别非常关键，有可能影响结果的可重复性。

3.3.2.1 动物选择

犬模型的优点是具有确切的麻醉效果、较少的手术并发症发生率、合适的血管大小和理想的长期存活率。但也有人认为，猪是更为理想的模型，因为具有如下优点：与人类有相似的生理特点、比犬模型有更少的伦理问题、已广泛用于心血管研究等。

3.3.2.2 吻合类型

吻合类型见图3.3。

（1）German和Black技术　先将静脉与动脉进行端-侧吻合，再将吻合后的静脉结扎，在动脉上形成静脉性的侧壁动脉瘤。

（2）侧-侧吻合术　将动脉和静脉进行侧-侧吻合，然后将吻合静脉的近端和远端结扎，可在动脉上形成静脉性的侧壁动脉瘤。

（3）动静脉内膜瘘　可采用上述任何一种技术（端-侧吻合或侧-侧吻合），在动静脉瘘管成熟后再将静脉结扎。

（4）静脉袋吻合术　用一段静脉建立静脉袋，并将其吻合到动脉侧壁上。

（5）Guglielmi技术（Guglielmi等，1994）　此方法为上述静脉袋模型的优化版本，先将静脉的开口段缝合到动脉壁上，然后通过静脉腔将动脉切开，最后关闭静脉的远端段形成一个袋，此方法可显著缩短颈总动脉的临时阻断时间。

3.3.2.3 外科技术的一般原则

与临床吻合术相似，动脉瘤建模时应仔细剥离待吻合静脉和动脉血管的边缘。在某些模型血管中，可能有较高的痉挛发生率，局部使用罂粟碱可有效预防血管痉挛。动脉切开可以形成各种形状：线形、椭圆形、圆形或"V"形。实践证明，椭圆形动脉切

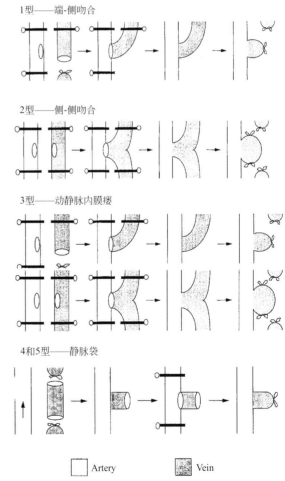

1型——端-侧吻合

2型——侧-侧吻合

3型——动静脉内膜瘘

4和5型——静脉袋

□ Artery　　▨ Vein

图3.3　吻合类型

1型为German和Black技术，端-侧吻合；2型为侧-侧吻合；3型为动静脉内膜瘘；4型为静脉袋吻合术；5型为Guglielmi技术。经Guglielmi等（1994）许可转载

开具有较高的通畅率。缝合时，开始和结束的位置都应沿着切口的侧面而非顶端，以便于将线结放在更牢固的位置。无论是动脉、静脉还是囊袋，受体血管和供体血管的管径都应适当匹配，以避免血管出现褶皱，从而防止血栓形成。可采用手术常用的辅助用品控制缝合口的轻度出血，如明胶海绵、吸收性止血纱布等。另外，可通过多种方法评估动脉瘤内是否存在血流，如肉眼观察、感受血管震颤的存在、湍流震动、使用微型多普勒或进行血管造影等。

3.3.2.4　并发症

上述动脉瘤建模手术，可能出现的并发症包括自发性或早期血栓形成、出血、感染及由喉返神经损伤引起的吸入性肺炎（特别是兔颈动脉模型）。造成血栓形成的因素包括静脉瓣膜不慎缝合入动脉瘤囊、吻合处血管内皮细胞不光滑等。抗凝或抗血小板药物可用于提高动脉瘤通畅性，尤其是对于侧壁动脉瘤，因这种情况下血流无法直接流入囊内从而更易形成血栓。

3.3.2.5　其他技术因素

一般来说，使用颈部血管进行手术容易实现且技术成熟。然而，部分作者指出，颈部肌肉可限制动脉瘤生长，且颈部动脉瘤的炎症较为稳定，故颈部血管动脉瘤通常较小。相比之下，由于腹腔血管在腹膜中生长，受到的限制很小，故使用腹腔血管也是一种选择。

实验性动脉瘤的形成、生长、破裂或自发愈合，取决于两种力量之间的平衡，即促进动脉瘤形成的因素和促进动脉瘤修复愈合的因素。手术模型成功的关键，是控制手术本身导致的愈合力量的上升。正是由于这个原因，以及下节中将要讨论的组织学因素，弹性蛋白酶动脉瘤模型的使用更为广泛。

3.3.3　分叉模型

根据动脉分叉的几何形状，最大剪切力一般位于血管分叉的远端隆突处，因而动脉瘤往往发生在这个部位。正常情况下，血管系统遵循最优的流动原理。当远端动脉的大小和/或角度发生变化，偏离血液流动的最佳状态时，剪切力将会增加，随着时间延长，将逐渐导致动脉瘤形成（Ingebrigtsen等，2004）。

大多数颅内动脉瘤发生在动脉分叉处，这个与Rhoton提出的动脉瘤第一原则相符合（Brisman等，2006；Rhoton，2002）。然而，上述大多数颅内动脉瘤模型往往产生的是侧壁动脉瘤，而不是分叉动脉瘤。由于手术过程中出现的并发症或动脉瘤血栓发生率很高，构建真正的分叉动脉瘤模型仍是一个挑战。目前已有几种技术用于建立分叉模型，但还未广泛使用。Stehbens通过在兔子主动脉分叉处缝合静脉袋建立了一种分叉处动脉瘤模型，但其通畅率只有8/13。采用同样方法在大鼠颈动脉分叉处建立的动脉瘤模型通畅率较高，这可能是因为大鼠具有较高的心率，从而相应具有较低的血液黏度。颈总动脉分叉处内膜和中膜的穿透性损伤后，随着时间延长也可产生动脉瘤，但这种类型的动脉瘤体积较小。此外，还有研究采用动静脉吻合及静脉结扎等方法对分叉动脉瘤模型进行改进。

目前最常用的分叉处动脉瘤模型最初是由Forrest和O'Reilly提出，其方法是将右侧颈总动脉与左侧颈总动脉进行端-侧吻合，之后再将静脉袋植入到这个新"分叉"的下角。目前在兔和犬体内已经成功建立了此模型，其主要缺点是可重复性差，而且因手术需进行多处吻合，操作具有一定挑战性。此外，控制分叉"角度"的操作难度较大，且难以模拟真实动脉瘤的自然分叉。为了模拟"终末"端动脉瘤，如基底动脉尖端动脉瘤或颈内动脉终末段动脉瘤，Strother等建立一个模型，也需要类似复杂的血管吻合操作：首先，将右侧颈总动脉和左侧颈总动脉的远端残端吻合形成一个"T"形或"U"形结构，之后将右侧颈总动脉"T"形结构的近端作为基底，并在顶点植入一个静脉袋。

同一实验室的Kallmes和Cloft改良了兔的弹性蛋白酶模型，他们在右侧颈总动脉留出一个残端，从

而在头臂动脉和升主动脉之间模拟了一个"分叉"模型。但此模型在解剖学上不是一个真正意义上的血管分叉，并且在精确程度方面逊于手术模型（Cloft等，1999）。

3.3.3.1　未来的分叉动脉瘤模型

理想的分叉动脉瘤模型还需要进一步研发。静脉袋模型构建的分叉动脉瘤，从解剖学角度而言更加真实，但就组织学而言缺乏动脉壁特征。兔弹性蛋白酶模型是采用纯动脉构成的侧壁型动脉瘤，故不能建立人基底动脉顶端或大脑中动脉分叉处所见的分叉解剖结构。一个理想的分叉动脉瘤，不仅可准确模拟人类分叉动脉瘤的几何结构，还要同时具有相似的组织学特点，这样的模型将为下一代介入治疗器材的研发和测试提供基础。

3.3.4　小鼠模型

不同于大型动物模型，小鼠动脉瘤模型已经逐渐引起人们的广泛兴趣。这是因为位于颅内的小鼠动脉瘤模型，可发生突然破裂并引发相关的后遗症。但是，小鼠动脉瘤的体积比人类的小得多，因而就动脉瘤尺寸而言尚无法达到前述动物模型的水平。

3.3.4.1　小鼠颅内弹性蛋白酶模型

通过诱导全身性高血压，同时在右侧基底池一次性注射弹性蛋白酶，可诱导建立雌性小鼠的颅内动脉瘤模型（Sata，2016）。该模型可模拟人类颅内动脉瘤的几个特征，包括可自发性破裂造成蛛网膜下腔出血，并伴有相应的神经功能障碍。因此，该模型主要用于研究动脉瘤破裂机制，并检验潜在的药物干预方法以预防破裂，而不是用于动脉瘤治疗技术和动脉瘤形成的研究。将小鼠肾脏切除，之后再给予醋酸去氧皮质酮（DOCA）和/或联合使用血管紧张素 II，可诱导全身性高血压。通过立体定向技术将弹性蛋白酶注射入基底池，注射位置可通过注射染料进行验证。之后进行观察，通过检测神经功能障碍以判断是否发生了蛛网膜下腔出血。60% ～ 70%的小鼠在 7 天内产生动脉瘤，70% ～ 80%的动脉瘤在成瘤 7 天后破裂。此类模型形成的动脉瘤体积大，基本上肉眼可见。该模型可进一步建立在转基因或基因敲除的小鼠上，从而用于各类药物的测试。

3.3.4.2　Hashimoto模型——肾性高血压和山黧豆模型

Hashimoto等最初采用大鼠建立此模型，他们通过结扎肾后动脉同时喂食盐水，从而诱发肾性高血压。结果表明，该方法成功诱发了动脉瘤，且具有与人类动脉瘤相接近的病理特点。该模型在1978年首次报道（Hashimoto等，1978）；之后，课题组不断改进并将此方法应用于其他动物。例如，在猴子身上，研究者用类似方法诱导高血压，同时联合使用β-氨基丙腈山黧豆素，成功诱导出了 Willis 环动脉瘤（Hashimoto等，1987）。

3.3.4.3　切除卵巢的大鼠模型

Hashimoto大鼠动脉瘤模型还有另外一种方式，即通过人为的雌激素缺乏诱发颅内动脉瘤。临床研究指出，女性绝经与动脉瘤破裂密切相关。因此，在Sprague-Dawley大鼠模型中，Hashimoto等采用双侧卵巢切除造成雌激素缺乏，从而诱导血管内皮功能障碍及损伤；同时结扎肾动脉诱发高血压，进一步激活血管炎症反应，导致动脉壁损伤，最终在血流动力学压力最大部位形成动脉瘤。从病理生理学角度看，这与人类动脉瘤的发生过程相似。然而，在该模型中，自发性破裂和蛛网膜下腔出血发生率依旧很低。此外，还有研究尝试诱导游离钠离子的积累，以增加动脉瘤破裂的比率。动脉瘤壁组织的基因表达分析指出，此类模型与人类动脉瘤有很好的相关性。目前，这种模型广泛应用于多种医学治疗的研究，包括激素替代疗法、他汀类药物和降压药物的使用（Sata，2016）。

3.4 特殊动脉瘤模型

3.4.1 无颈动脉瘤模型

一些特殊动脉瘤无法通过普通的弹性蛋白酶模型建立，因而许多实验室广泛采用了改进的外科静脉袋模型。Kuczewski等建立了一种特殊手术方式，用以模拟无颈动脉瘤模型（Greim-Kuczewski等，2018），其方法是将静脉段纵向切开并将其缝合到颈总动脉前端的表面。这类特殊的动脉瘤模型不适用于传统弹簧圈栓塞治疗的检验，但适合用于支架辅助弹簧圈栓塞、血流导向装置等类似治疗方法的测试。

3.4.2 用于血流导向治疗研究的动脉瘤模型

在现代颅内动脉瘤治疗中，血流导向（FD）已成为一种重要的治疗方式。这一技术的研发，最初是为了治疗颈动脉虹吸部动脉瘤，因为这类动脉瘤采用传统手术和介入方法都难以治疗。现在，FD已扩展应用于其他部位动脉瘤的治疗。为了应对新一代血流导向装置的研发，需要对现有的动物模型进行改良或建立新的模型（Fahed等，2016）。尽管血流导向装置在临床已广泛使用，但截至目前，最近的一项系统性回顾研究发现，针对血流导向装置动物模型的研究只有42项（Fahed等，2016），其中兔模型最受欢迎，占比2/3；其次是犬模型，占比1/3；而最常用的是经典的兔弹性蛋白酶模型。此外，手术方法建立的侧壁静脉袋动脉瘤模型（包括兔和犬模型）也常用于血流导向装置研究。在犬模型中，可进一步精细调整动脉瘤及分支血管的几何形状，从而建立复杂的动脉瘤模型，包括带分支的侧壁动脉瘤、弯曲的侧壁动脉瘤、Y-分叉动脉瘤和梭形动脉瘤，这些模型代表了临床中血流导向装置所适用的主要类型，但还需进一步改进。

3.5 当前模型的局限性

如前所述，现有的每个动脉瘤模型都存在一些缺陷，但同时也各自有其独特的优势。然而，尽管已建立了大量不同种类的模型，但仍有少数种类的人类动脉瘤未能建立起相应的理想模型。其中包括两类特殊的动脉瘤，即宽颈的复杂分叉动脉瘤和梭形椎-基底动脉动脉瘤，而这两类动脉瘤的介入治疗仍存在很大的困难，其中对于梭形椎-基底动脉动脉瘤，也缺乏良好的开颅手术方法。因此，同时在生物学和手术解剖学方面都可真实模拟上述2种病变的动脉瘤模型，仍需进一步探索研究。

3.6 结论

实验性动物模型在研究动脉瘤方面具有重要意义，其应用范围很广，涵盖了动脉瘤发病机制、生长、破裂机制探索，以及新型治疗方法开发和评估。目前，兔弹性蛋白酶模型基本能够满足动脉瘤研究需求。然而，神经介入手术领域仍需探索新的实验研究模型，尤其是针对一些极具挑战性的动脉瘤类型，如梭形和宽颈分叉动脉瘤。

（译者：张 磊 魏嘉良 董必锋）

参考文献

Abruzzo, T., Shengelaia, G. G., Dawson, R. C., 3rd, Owens, D. S., Cawley, C. M., & Gravanis, M. B. (1998). Histologic and morphologic comparison of experimental aneurysms with human intracranial aneurysms. *American Journal of Neuroradiology, 19*, 1309-1314.

Altes, T. A., Cloft, H. J., Short, J. G., DeGast, A., Do, H. M., Helm, G. A., et al. (2000). 1999 ARRS Executive Council Award. Creation of saccular aneurysms in the rabbit: a model suitable for testing endovascular devices. American Roentgen Ray Society. *American Journal of Roentgenology, 174*, 349-354.

Bouzeghrane, F., Naggara, O., Kallmes, D. F., Berenstein, A., Raymond, J., & International Consortium of Neuroendovascular C (2010). In vivo experimental intracranial aneurysm models: a systematic review. *American Journal of Neuroradiology, 31*, 418-423.

Brinjikji, W., Ding, Y. H., Kallmes, D. F., & Kadirvel, R. (2016). From bench to bedside: utility of the rabbit elastase aneurysm model in preclinical studies of intracranial aneurysm treatment. *Journal of NeuroInterventional Surgery, 8*, 521-525.

Brisman, J. L., Song, J. K., & Newell, D. W. (2006). Cerebral aneurysms. *The New England Journal of Medicine, 355*, 928-939.

Cawley, C. M., Dawson, R. C., Shengelaia, G., Bonner, G., Barrow, D. L., & Colohan, A. R. (1996). Arterial saccular aneurysm model in the rabbit. *American Journal of Neuroradiology, 17*, 1761-1766.

Cloft, H. J., Altes, T. A., Marx, W. F., Raible, R. J., Hudson, S. B., Helm, G. A., et al. (1999). Endovascular creation of an in vivo bifurcation aneurysm model in rabbits. *Radiology, 213*, 223-228.

Dai, D., Ding, Y. H., Danielson, M. A., Kadirvel, R., Lewis, D. A., Cloft, H. J., et al. (2005). Histopathologic and immunohistochemical comparison of human, rabbit, and swine aneurysms embolized with platinum coils. *American Journal of Neuroradiology, 26*, 2560-2568.

de los Reyes, R. A., Boehm, F. H., Jr., Ehler, W., Kennedy, D., Shagets, F., Woodruff, W., et al. (1990). Direct angioplasty of the basilar artery in baboons. *Surgical Neurology, 33*, 185-191.

de Oliveira, I. A., Mendes Pereira Caldas, J. G., Araujo Oliveira, H., & de Abreu Costa Brito, E. (2011). Development of a new experimental model of saccular aneurysm by intra-arterial incubation of papain in rabbits. *Neuroradiology, 53*, 875-881.

Ding, Y. H., Dai, D., Lewis, D. A., Danielson, M. A., Kadirvel, R., Cloft, H. J., et al. (2006). Long-term patency of elastase-induced aneurysm model in rabbits. *American Journal of Neuroradiology, 27*, 139-141.

Fahed, R., Raymond, J., Ducroux, C., Gentric, J. C., Salazkin, I., Ziegler, D., et al. (2016). Testing flow diversion in animal models: a systematic review. *Neuroradiology, 58*, 375-382.

Forrest, M. D., & O'Reilly, G. V. (1989). Production of experimental aneurysms at a surgically created arterial bifurcation. *American Journal of Neuroradiology, 10*, 400-402.

German, W. J., & Black, S. P. (1954). Experimental production of carotid aneurysms. *The New England Journal of Medicine, 250*, 104-106.

Greim-Kuczewski, K., Berenstein, A., Kis, S., Hauser, A., & Killer-Oberpfalzer, M. (2018). Surgical technique for venous patch aneurysms with no neck in a rabbit model. *Journal of NeuroInterventional Surgery, 10*, 118-121.

Guglielmi, G., Ji, C., Massoud, T. F., Kurata, A., Lownie, S. P., Vinuela, F., et al. (1994). Experimental saccular aneurysms. II. A new model in swine. *Neuroradiology, 36*, 547-550.

Hans, F. J., Krings, T., Moller-Hartmann, W., Thiex, R., Pfeffer, J., Scherer, K., et al. (2003). Endovascular treatment of experimentally induced aneurysms in rabbits using stents: a feasibility study. *Neuroradiology, 45*, 430-434.

Hashimoto, N., Handa, H., & Hazama, F. (1978). Experimentally induced cerebral aneurysms in rats. *Surgical Neurology, 10*, 3-8.

Hashimoto, N., Handa, H., & Hazama, F. (1979a). Experimentally induced cerebral aneurysms in rats: Part II. *Surgical Neurology, 11*, 243-246.

Hashimoto, N., Handa, H., & Hazama, F. (1979b). Experimentally induced cerebral aneurysms in rats: Part III. Pathology. *Surgical Neurology, 11*, 299-304.

Hashimoto, N., Handa, H., Nagata, I., & Hazama, F. (1980). Experimentally induced cerebral aneurysms in rats: Part V. Relation of hemodynamics in the circle of Willis to formation of aneurysms. *Surgical Neurology, 13*, 41-45.

Hashimoto, N., Kim, C., Kikuchi, H., Kojima, M., Kang, Y., & Hazama, F. (1987). Experimental induction of cerebral aneurysms in monkeys. *Journal of Neurosurgery, 67*, 903-905.

Ingebrigtsen, T., Morgan, M. K., Faulder, K., Ingebrigtsen, L., Sparr, T., & Schirmer, H. (2004). Bifurcation geometry and the presence of cerebral artery aneurysms. *Journal of Neurosurgery, 101*, 108-113.

Kallmes, D. F., Helm, G. A., Hudson, S. B., Altes, T. A., Do, H. M., Mandell, J. W., et al. (1999). Histologic evaluation of platinum coil embolization in an aneurysm model in rabbits. *Radiology, 213*, 217-222.

Kallmes, D. F., Williams, A. D., Cloft, H. J., Lopes, M. B., Hankins, G. R., & Helm, G. A. (1998). Platinum coil-mediated implantation of growth factor-secreting endovascular tissue grafts: an in vivo study. *Radiology, 207*, 519-523.

Kerber, C. W., & Buschman, R. W. (1977). Experimental carotid aneurysms: I. Simple surgical production and radiographic evaluation. *Investigative Radiology*, *12*, 154-157.

Lee, J. S., Hamilton, M. G., & Zabramski, J. M. (1994). Variations in the anatomy of the rabbit cervical carotid artery. *Stroke*, *25*, 501-503.

Massoud, T. F., Guglielmi, G., Ji, C., Vinuela, F., & Duckwiler, G. R. (1994). Experimental saccular aneurysms. I. Review of surgically-constructed models and their laboratory applications. *Neuroradiology*, *36*, 537-546.

Nagata, I., Handa, H., & Hashimoto, N. (1979). Experimentally induced cerebral aneurysms in rats: Part IV—cerebral angiography. *Surgical Neurology*, *12*, 419-424.

Nagata, I., Handa, H., Hashimoto, N., & Hazama, F. (1980). Experimentally induced cerebral aneurysms in rats: Part VI. Hypertension. *Surgical Neurology*, *14*, 477-479.

Nakatani, H., Hashimoto, N., Kikuchi, H., Yamaguchi, S., & Niimi, H. (1993). In vivo flow visualization of induced saccular cerebral aneurysms in rats. *Acta Neurochirurgica*, *122*, 244-249.

Oliveira, I. A. (2012). Main models of experimental saccular aneurysm in animals. In Y. Murai (Ed.), *Aneurysm*. InTech. https:// doi.org/10.5772/50310. Available from: https://www.intechopen.com/books/aneurysm/main-models-of-experimental-saccular-aneurysm- in-animals.

Quigley, M. R., Heiferman, K., Kwaan, H. C., Vidovich, D., Nora, P., & Cerullo, L. J. (1987). Laser-sealed arteriotomy: A reliable aneurysm model. *Journal of Neurosurgery*, *67*, 284-287.

Rhoton, A. L., Jr. (2002). Aneurysms. *Neurosurgery*, *51*, S121-S158.

Sata, M. (2016). *Mouse models of vascular diseases.* Tokyo: Springer.

Short, J. G., Fujiwara, N. H., Marx, W. F., Helm, G. A., Cloft, H. J., & Kallmes, D. F. (2001). Elastase- induced saccular aneurysms in rabbits: Comparison of geometric features with those of human aneurysms. *American Journal of Neuroradiology*, *22*, 1833-1837.

Spetzler, R. F., Kalani, Y., & Nakaji, P. (2015). *Neurovascular surgery* (2nd ed.). New York: Thieme. 1,400 p.

Struffert, T., Roth, C., Romeike, B., Grunwald, I. O., & Reith, W. (2008). Onyx in an experimental aneurysm model: histological and angiographic results. *Journal of Neurosurgery*, *109*, 77-82.

Zacharia, B. E., Hickman, Z. L., Grobelny, B. T., DeRosa, P., Kotchetkov, I., Ducruet, A. F., et al. (2010). Epidemiology of aneurysmal subarachnoid hemorrhage. *Neurosurgery Clinics of North America*, *21*, 221-233.

第 4 章

神经介入手术培训标准

Jay U. Howington❶

摘 要

自1991年Guglielmi开展了第一例可解脱线圈栓塞术以来，神经介入手术（NES）治疗颅内动脉瘤得到长足发展。最初的NES从业者只是神经放射科医师，且缺乏正规的NES培训。现在，神经外科和神经内科医师已开始接受NES培训，但现有培训仅仅包括一些建议性指南。最近，来自这三个学科的所有权威专家共同合作，编纂了NES培训标准，以评估是否获得了充分的NES培训。本章旨在回顾这些标准及制订每个标准的根本原因。

关键词

神经血管内治疗手术培训标准；神经外科血管内治疗培训标准

---

❶ 美国佐治亚州萨凡纳神经和脊柱研究所。

4.1　引言

过去几十年里，脑血管疾病治疗方法发生了巨大变化，很多曾经只能采用开放性手术治疗的疾病现在更适合通过介入技术来治疗。血管神经外科领域这种治疗方式的变化，促使对培训标准进行重新评估，也需要特定的教学材料以训练血管内治疗的必要技能，学习血管疾病相关的病理和管理，以及辐射生物学和安全性的相关知识。受训者需要具有一定数量神经外科手术病例的经验。实践证明，这种将经验、能力与安全防护联系起来的原则，在许多领域都是有效的，包括脑血管造影本身（Barr 等，2003；Dion 等，1987）。对神经介入手术（NES）而言，诊断性脑血管造影是衡量手术经验的基石。然而，随着技术进步，无创成像方式变得更准确、方便和普及，诊断性造影这种单一的手术数量已经明显减少，使得建立实用的培训标准更为困难。也就是说，为了使受训者达到诊断性颈脑血管造影和 NES 的基本能力，要求他们必须完成最低数量的手术操作是合理的。直到几年前，在神经科各学科中，NES 培训标准还没有获得明确定义或达成共识。2017 年，在神经外科医师协会（SNS）及其高级亚专业培训委员会（CAST）、美国神经外科医师协会（AANS）、脑血管外科联合分会（JSCVS）和神经外科医师大会（CNS）的支持下，神经介入外科学会（SNIS）和血管介入神经病学学会（SVIN）发布了一份文件，该文件定义了 NES 教育所应达到的培训标准，并且涵盖了所有 3 个专业的人员。

4.2　背景

美国神经外科医师委员会（ABNS）建议对住院医师课程进行修改，将介入技术培训作为神经外科的必要轮转亚专业之一。通过这样的培训，至少可为受训者提供接触这些技术的机会，还可进一步为神经介入专业的人员提供深入研究的机会。什么是"接触"，什么时候达到"精通"，这些问题可以得到也应该得到量化的回答。医学研究生教育认证委员会（ACGME）、SNIS、JSCVS 和美国放射学院（ACR）已经发布指南，规定完成培训所需的诊断和介入病例数量的标准（ACGME，2008；美国放射学院，2011；Connors 等，2009；Higashida，2000；Howington，2005；Wojak 等，2015）。在开始介入神经外科研究培训之前，受训者必须完成 ACGME 认证的神经外科或神经病学住院医师资格，对获得放射学住院医师资格的医师，则还需要收到 ACGME 颁发的神经放射学奖学金。此外，未来的受训者至少要花一年时间进行准备性训练，以获得学习和最终掌握 NES 所需的基本技能（包括诊断性血管造影、对神经放射学的理解及神经系统危重症患者的管理）。规定培训时间为 1 年是有原因的，因为在这段时间内，一个受训者可作为主要操作者完成 100 次基于导管的诊断性血管造影手术。颈-脑血管造影技术具有很大的挑战性，这是因为血管损伤后对大脑的影响十分巨大，因而需要特别强调这种预判性经验的重要性。Dion 等研究指出，并发症发生率和手术时间在受训者完成 100 次手术后开始线性下降，到 200 次后下降到最低水平（Dion 等，1987）。同样，Mani 等对 5000 例手术分析后发现，私立医院中脑血管造影术并发症的发生率明显高于培训机构，而这种差异主要与主刀者完成的手术数量相关（Mani 和 Eisenberg，1978；Mani，1978）。

4.3　培训先决条件

每个计划接受 NES 培训的受训者必须首先完成其主攻专业的培训要求，其中包括 ACGME 制订的共

识及其后续讨论中所涵盖的以下内容。

4.3.1　神经外科医师

① 圆满完成ACGME批准的神经外科住院医师培训。

② 获得美国神经外科医师委员会（ABNS）的资格认证。

③ 参加并圆满完成"认证维护"（MOC）要求，并在ABNS中保持良好的声誉。

4.3.2　神经内科医师

① 圆满完成ACGME批准的神经病学住院医师培训。

② 获得美国精神病学和神经病学委员会（ABPN）的资格认证。

③ 圆满完成ACGME认可的血管/卒中神经病学研究，包括至少在神经重症监护室工作3个月，或完成神经专科联合委员会（UCNS）或CAST认可的神经重症监护项目并获得认证。

④ 参加并圆满完成MOC的要求，并在ABPN中保持良好的声誉。

4.3.3　放射科医师

① 圆满完成ACGME批准的放射诊断学或介入放射学住院医师培训。

② 获得美国放射学委员会的资格认证。

③ 圆满完成ACGME认可的神经放射学研究，包括在进入NES研究项目之前，在神经外科、血管神经病学或神经危重症患者管理项目中，参加临床工作至少6个月。

④ 获得神经放射学附加资格证书（CAQ）的资格。

⑤ 参加并圆满完成MOC要求，在美国放射学委员会（ABR）保持良好的声誉。

根据机构的工作量，作为主要操作者，最低要求完成200例导管诊断和/或介入脑血管造影手术。除此之外，此项培训的价值还体现在其他一些重要的学习内容，包括：

① 正确使用针头、导管、导丝和对比剂。

② 了解辐射物理学、生物学和安全防护的基础知识。

③ 开展脑血管造影、神经血管和神经放射学研究。

④ 理解脑血管疾病的病理生理学知识。

⑤ 了解凝血机制、检测方法和处理措施。

⑥ 评价和管理脑血管病患者。

⑦ 急诊脑血管病患者中危重症患者的管理，包括植入有创监测设备等。

⑧ 介入神经外科手术的临床适应证、手术风险和局限性。

⑨ 了解介入神经外科的替代治疗方案，包括药物治疗和开放性手术方案。

⑩ 撰写手术记录，并符合现行的操作流程术语编码。

通过对上述清单的严格评估，我们发现其中部分目标现在已成为住院医师培训的常规内容。3个主要学科专业的所有住院医师，都应精通脑血管疾病的病理生理学知识并开展神经放射学研究，如计算机断层扫描（CT）和磁共振（MR）成像。此外，对于神经外科住院医师来说，根据ABNS规定，随着介入治疗培训的发展，特别是神经血管造影和神经血管科研的培训，可进一步推进系列诊断培训，如颈椎和经颅多普勒、其他神经血管生理研究如单光子发射计算机断层扫描（SPECT）、正电子发射断层扫描（PET）等。

同样的，在神经外科课程中，辐射生物学已经成为重要的组成部分。这不仅是介入神经外科自身的需求，也是其他相关技术广泛开展的需求，如放射外科和X线辅助脊柱手术等。由于术中辐射广泛暴露，掌握辐射生物学和安全预防的教学内容，应该作为初级住院医师成为高级住院医师之前的先决条件。

血管急症患者的重症监护管理，是神经内科和神经外科培训的根本要求。神经重症监护已被列为神经外科住院医师培训期间必须掌握的一种能力，并可处理重症监护室（ICU）的各类患者，包括颅内压升高并对颅内压进行监测且接受通气治疗的患者；中心静脉压升高并接受中心静脉或肺动脉导管插管进行压力监测的患者；全身感染和败血症患者；急性心功能不全和心力衰竭患者；肾功能衰竭患者；其他各类常见的神经外科ICU患者等。住院医师需要常规使用并掌握美国国立卫生研究院的卒中评分（NIHSS）系统。介入治疗的临床轮转可依据以下几个核心点进行培训：神经血管疾病患者的抗凝及促凝问题的管理；缺血患者中枢神经系统和脑血流动力学的规范化处理；神经血管患者其他特有问题的规范化管理等。

通过引入模拟教学模块，神经外科、放射科和神经内科住院医师的介入实践培训可得到明显加强（Sauvageau和Hopkins，2006）。住院医师在接诊第一个患者之前，可完成20～50个模拟操作培训。模拟器有助于住院医师手眼协调发展，这对于执行介入操作非常关键。再者，住院医师利用模拟器可更好地理解介入手术的动作和流程，这对顺利执行手术至关重要。此外，目前基于血流变化建立的模拟器，可以提升培训质量，让受训者学习更多内容，而不仅局限于导管操作和正确的血流管理。

最后，考虑到外科技能的整体发展，对每一位希望接受NES培训的住院医师，建议直接接触基于导管的诊断性脑血管造影手术量最少为100次，并最好以200次为目标。这样的手术量通常可在NES的强化轮转中完成，也可在更长的时间段内完成。如作为住院医师，可在专门进行介入轮转时一年内完成，也可在几年内完成。这种核心的介入操作经验（包括教学、放射学、临床管理和手术操作经验），可作为NES学者的前提条件。

前期培训的标准包括以下内容：

① 作为主要操作者完成200例导管诊断和/或介入性脑血管造影手术。

② 经NES研究项目主任认证的导管操作技术能力。

③ 完成ABNS脑血管疾病培训第1～4的关键阶段，完成NES，并由住院医师和NES研究项目主任共同签署认证。

需要注意的是，无论是何种专业，所有的受训者都需要证明自己的导管操作技术，并需作为主要操作者完成200例基于导管的诊断和/或介入脑血管造影手术。之后才能开始他们更为集中的NES重点培训阶段。通过引入模拟模块，可明显提高神经血管操作培训的效果（Fargen等，2013；Sauvageau和Hopkins，2006）。

4.4　计划要求

在ACGME认可的神经外科住院医师培训项目中，必须包含或密切关联于CAST批准的NES高级培训项目。此外，培训项目所在机构应设有急诊室、专业的神经重症监护室、ACGME认可的神经病学和放射学住院医师培训项目，还应设有ACGME、神经专科联合委员会（UCNS）和/或CAST认可的研究项目，研究方向包括脑卒中和血管神经病学、神经重症监护和神经放射学。在同一培训机构中，应有一个专业的、符合ACGME认证要求的神经血管开放性外科项目，以及一个特定的综合卒中中心，从而为受训者提供充分的可选项目。此外，还应保证受训者不仅能处理成人患者，也可接触并处理儿童患者。

4.5　计划人员和资源

（1）研究项目主任（或联合主任）　NES的研究项目必须有一个项目主任或联合主任，必须满足如下条件。

① 获得CAST、ABNS、美国放射学委员会（ABR）或ABPN的认证，并满足包括MOC在内的所有其他专业和亚专业的要求。

② 在NES方面有独特专长，且他/她的业务集中在此领域。

③ 由ACGME主办方授权的神经外科学、放射学或神经病学的项目主席任命或共同任命，并对其负责。

（2）其他教员　研究项目必须包括至少2名在NES方面有特殊专长的教员，必须获得ABNS认证或追踪认证、或获得ABR或ABPN认证。此外，还应拥有CAST及其下属NES咨询委员会（NESAC）认证的所有其他必要的教育资格。国际公认的在NES方面具有特殊专长的个人，将有资格担任CAST认证课程的教员。教员需提供文件，证明其有权监督患者的护理并在培训中全面指导所有学员。

（3）设备和资源　影像设备和手术室必备的相关设备均可用于所有NES手术。影像设备应包括具有数字减影和路线图功能的双平面透视仪成像系统（美国放射学院，2011；Howington等，2005；Mani和Eisenberg，1978）和旋转三维。培训计划必须以医院为基础，医院需提供足够的住院、门诊、急诊（患者），并具有NES患者所必需的神经重症护理。此外，也必须配备一些最新的辅助手段，特别是影像学检查，如MR成像、CT灌注分析软件、超声检查等（美国放射学院，2011；Hoh等，2003；Howington等，2005；Mani等，1978；Mani和Eisenberg，1978；Wojak等，2015）。在项目申请过程中，CAST和NESAC将核实每个培训项目的设施和资源是否充足。

（4）研究员的任命　包括学生与教员比例，研究员的任命不得削弱或减少神经外科住院医师、神经放射学研究员或神经内科住院医师的学习机会。受训人员（住院医师和/或研究员）的总人数必须在该项目承受能力的范围之内，以保证为每个受训人员提供充足的NES培训经验。

为确保学员接受充分的培训、监督和评估，并提高他们的学术水平，学员与教职的比例必须得到保障，确保每年第一个完成培训计划的毕业学员至少配有2名全职NES教员。教职人数的增加，是获批更多CAST研究项目的必要条件。只要不与有CAST资格的研究员竞争培训病例数量和训练所需硬件，国际学员可在CAST批准的地点接受培训。注意，此类学员得到CAST认证的前提是先获得美国医学专科委员会（ABMS）认证。CAST以教员的临床和学术经验为依据，剔除无CAST跟踪认证的研究员，并去除该机构中对ACGME住院医师/研究员培训具有负面影响的所有因素，综合制订CAST批准的参加培训人员数量。

（5）环境　毋庸置疑，一个良好的教学氛围是任何NES培训项目必须提供的。不同的学科之间必须进行多学科协作，如开放性血管神经外科、重症监护、卒中神经病学、神经放射学和最先进的神经影像学等。每个项目都应该为受训者提供参与研究及其他学术活动的机会，且必须确保项目的学习目标不能因过度依赖学员完成其他医疗服务而受到影响。在分配学员时间和工作时，必须优先安排教学特别是临床教学。安排值班必须遵循"师徒"对患者安全和获益共同负责的原则。住院医师培训期间的工作和休息时间，必须遵循ACGME的相关规章制度。

培训机构应制订严格的计划，记录本机构完成的所有介入手术，并保存在有质量保障的数据库中。该机构还应制订完善的同行评审程序，以多学科协作的方式进行讨论并评定项目的完成率。必须定期开展对学员和教员的评估，并由ACGME神经外科培训项目主任和其他适当机构的审查委员会进行审查，以确保NES项目教学的有效性。当遇到申请或审查时，项目所在机构必须按照NESAC规定的格式，向

NESAC提供NES项目及学员的全部临床实践资料。

4.6　高级研究员培训

介入神经外科培训时间最好为12个月，受训者在此期间有机会进行种类繁多的介入手术，并实施标准化教学和临床实践课程，以满足美国对该学科高质量医疗服务的要求。NES课程应包括以下方面：

① 脑、脊髓、头颈部和脊柱动静脉血管造影解剖学，包括侧支吻合、解剖变异和疾病发展过程中引起的改变。

② 脑血流及其生理学。

③ 介入神经外科技术操作，包括：

- 动静脉通路技术
- 导管系统的命名和选择
- 栓塞剂的种类
- 动脉瘤治疗
- 动静脉畸形栓塞
- 血管内手术并发症及处理
- 硬脑膜动静脉瘘治疗
- 急性脑缺血的治疗
- 脑血管痉挛的治疗
- 激发试验
- 颅外和颅内血管重建治疗动脉粥样硬化性疾病或夹层动脉瘤
- 球囊闭塞试验
- 肿瘤的血管栓塞治疗
- 鼻衄的栓塞治疗

④ 药物。

- 对比剂
- 镇静剂和麻醉剂
- 镇痛剂
- 溶栓剂
- 抗血小板药物
- 抗血栓药物
- 血管活性药物，包括血管收缩制剂和血管扩张制剂

⑤ 患者围手术期随访。

- 患者评估和决策
- 神经重症管理
- 长期随访

为使学员熟悉相关手术的预后，需保证受训者有足够长的时间持续参与这种类型的医疗实践。学员应以主要操作者的身份完成至少250例介入手术，以确保有充足的机会接触各种脑血管疾病及相应的介入治疗方式。作为一般准则，250例手术应包括以下最低限度的"核心"手术组合：

① 40例动脉瘤，其中10例破裂动脉瘤。

② 20例颅内栓塞治疗［包括动静脉畸形（AVM）、动静脉瘘（AVF）、肿瘤］。

③ 25例颅内或颅外血管支架植入（每类至少5例，可包括动脉瘤支架或血流导向装置）。

④ 30例急性缺血性脑卒中。

⑤ 10次颅内血管注射治疗（如血管痉挛、卒中治疗以及化疗等）。

⑥ 10例颅外栓塞。

⑦ 5例脊髓血管造影和/或栓塞。

上述手术类型的安排和最低手术量的要求，其依据如下：

① 总体而言，在连续12个月的专业NES培训过程中，根据核心能力要求，受训者可开展大量种类的介入手术操作。这些训练是在完成前期初步的专业或亚专业培训要求之后进行的（当然也要满足如上所述的参加介入培训的前提条件）。对于神经外科医师来说，12个月的NES培训可在住院医师期间进行，但不能在开始研究生阶段（PGY）的6个月之前进行。

② 圆满完成ACGME中第5阶段训练，可胜任脑血管疾病的诊疗，并获得NES培训项目主任签署的NES证书。无法达到规定数量的手术项目，可与其他项目/机构建立合作伙伴关系，从而使学员获得必要的培训经验。项目资源的整合可提供更多样化的病例和培训机会。若不满足这些标准，则受训者会面临无法获得CAST认证的风险。这种情况下，必须根据CAST和NESAC的要求，及时采取相应措施改正问题。

4.7　结论

在NES所涉及的3个主要专科中，专家们进行了多次尝试，目的是为这一高度专业化的领域制订培训指南。最终，顶级专家们共同制订了NES培训的量化标准。指南的目标是确保各亚专业的从业人员都能接受最高质量的教学，并希望他们能为患者提供与培训相符的高水准医疗服务。在医疗领域中，脑血管疾病的诊疗仍是一个标准严格、难以处理的疾病。如果在NES的专业培训中，没有全部遵从本章所规定的内容，那么将可能对患者和同仁带来不利因素。

（译者：张　磊　蒋晓帆　崔苗苗）

参考文献

ACGME (2008). *Program requirements for graduate medical education in endovascular surgical neuroradiology.* Available at: http://www.acgme.org/acWebsite/downloads/RRC_progReq/163_endovascular_ neuroradiology_01012008_u06102008.pdf.

American College of Radiology (2011). *ACR-ASNR-SIR-SNIS practice guideline for the performance of diagnostic cervicocerebral catheter angiography in adults.* Available at: http://www.acr.org/SecondaryMainMenuCategories/quality_safety/guidelines/iv/CTA_ cervicocerebral.aspx.

Barr, J. D., Connors, J. J., 3rd, Sacks, D., et al. (2003). Quality improvement guidelines for the performance of cervical carotid angioplasty and stent placement. *American Journal of Neuroradiology*, 24, 2020-2034.

Connors, J. J., 3rd, Sacks, D., Furlan, A. J., et al. (2009). Training, competency, and credentialing standards for diagnostic cervicocerebral angiography, carotid stenting, and cerebrovascular intervention: A joint statement from the American Academy of Neurology, the American Association of Neurological Surgeons, the American Society of Interventional and Therapeutic Neuroradiology, the American Society of Neuroradiology, the Congress of Neurological Surgeons, the AANS/CNS Cerebrovascular Section, and the Society of Interventional Radiology. *Journal of Vascular and Interventional Radiology, 20*, S292-S301.

Dion, J. E., Gates, P. C., Fox, A. J., Barnett, H. J., & Blom, R. J. (1987). Clinical events following neuroangiography: A prospective study. *Stroke, 18*, 997-1004.

Fargen, K. M., Arthur, A. S., Bendok, B. R., et al. (2013). Experience with a simulator-based angiography course for neurosurgical residents: Beyond a pilot program. *Neurosurgery, 73*(Suppl 1), 46-50.

Higashida, R. T., Hopkins, L. N., Berenstein, A., Halbach, V. V., & Kerber, C. (2000). Program requirements for residency/ fellowship education in neuroendovascular surgery/interventional neuroradiology: A special report on graduate medical education. *American Journal of Neuroradiology*, *21*, 1153-1159.

Hoh, B. L., Rabinov, J. D., Pryor, J. C., Carter, B. S., & Barker, F. G., 2nd. (2003). In-hospital morbidity and mortality after endovascular treatment of unruptured intracranial aneurysms in the United States, 1996-2000: Effect of hospital and physician volume. *American Journal of Neuroradiology*, *24*, 1409-1420.

Howington, J. U., Hopkins, L. N., Piepgras, D. G., & Harbaugh, R. E. (2005). Training standards in endovascular neurosurgery. *Neurosurgery Clinics of North America*, *16*, 445-449. xi.

Mani, R. L., & Eisenberg, R. L. (1978a). Complications of catheter cerebral arteriography: analysis of 5,000 procedures. III. Assessment of arteries injected, contrast medium used, duration of procedure, and age of patient. *American Journal of Roentgenology*, *131*, 871-874.

Mani, R. L., & Eisenberg, R. L. (1978b). Complications of catheter cerebral arteriography: analysis of 5,000 procedures. II. Relation of complication rates to clinical and arteriographic diagnoses. *American Journal of Roentgenology*, *131*, 867-869.

Mani, R. L., Eisenberg, R. L., McDonald, E. J., Jr., Pollock, J. A., & Mani, J. R. (1978). Complications of catheter cerebral arteriography: Analysis of 5,000 procedures. I. Criteria and incidence. *American Journal of Roentgenology*, *131*, 861-865.

Sauvageau, E., & Hopkins, L. N. (2006). Training in cerebrovascular disease: Do we need to change the way we train residents? *Neurosurgery*, *59*, S282-S286. discussion S3-13.

Wojak, J. C., Abruzzo, T. A., Bello, J. A., et al. (2015). Quality improvement guidelines for adult diagnostic cervicocerebral angiography: Update cooperative study between the Society of Interventional Radiology (SIR), American Society of Neuroradiology (ASNR), and Society of NeuroInterventional Surgery (SNIS). *Journal of Vascular and Interventional Radiology*, *26*, 1596-1608.

第 2 部分

动脉瘤和蛛网膜下腔出血的评估与处理

第 5 章

颅内动脉瘤影像学表现

Waleed Brinjikji❶；Vivek Gupta❷；
Prasanna Vibhute❷

摘 要

在过去的十年中，颅内动脉瘤的成像技术取得了巨大进展，数字减影血管造影（DSA）、计算机断层扫描（CT）和磁共振（MR）血管成像对大多数动脉瘤的发现与诊断已经非常敏感。目前，颅内动脉瘤影像学的研究焦点主要集中在识别与瘤体生长/破裂相关的瘤壁和血流动力学特征。得益于良好的对比剂分辨率，以及近年在空间分辨率上取得的显著进展，MRI目前已经成为描述动脉瘤血管腔外特征的优选成像方法。

关键词

动脉瘤；影像；MRI；CTA；DSA

目 录

---

❶ 美国佛罗里达州梅奥诊所放射科。

❷ 美国明尼苏达州梅奥诊所放射科与神经外科。

5.1　引言

在过去十年中，颅内动脉瘤成像技术取得了巨大进步，在动脉瘤筛查诊断、治疗决策、血管内治疗以及并发症评估等方面发挥了重要作用。明确颅内动脉瘤的最佳成像方法，不仅需要熟悉日益复杂的成像技术，还需要了解每种成像方式的优势和局限性。虽然二维数字减影血管造影术（2D-DSA）和三维旋转血管造影术（3DRA）已经是动脉瘤诊断与形态学分析的金标准，但也不应忽视影像学手段对动脉瘤血流动力学与血管腔外特征的评估。随着影像学技术的不断进步，CT血管成像（CTA）与磁共振血管成像（MRA）的空间和时间分辨率显著提高，基本接近于"金标准"DSA的分辨率。此外，横断面成像技术还提供了DSA无法获取的血管壁、脑实质和脑室状态等额外信息。因此，无创影像学技术已逐渐成为动脉瘤成像的选择之一，患者更容易接受，而且具有操作简便、容易获取、速度较快和成本低廉等优势。本章将对颅内动脉瘤成像技术进行讨论，包括动脉瘤筛查、特征分析、治疗后影像和功能成像等方面。

5.2　颅内动脉瘤影像学检查

大多数颅内动脉瘤是在自发性蛛网膜下腔出血（SAH）后才发现的。然而，未破裂动脉瘤主要是在高危患者筛查、诊断破裂动脉瘤或因其他原因进行影像学检查时发现。约80%的自发性SAH由囊状动脉瘤破裂引起，其他不常见的动脉瘤类型包括夹层动脉瘤、梭形动脉瘤、动脉粥样硬化动脉瘤、血泡样动脉瘤、霉菌性动脉瘤、蛇形动脉瘤、外伤性动脉瘤和巨大动脉瘤，临床上可能无任何症状，也可能伴有出血、血栓形成或占位效应等。

5.2.1　CT平扫

急性头痛发作后6h内进行CT扫描，对排除动脉瘤性SAH（Dubosh等，2016）极为敏感（100%）。与脑实质相比，CT影像中脑池、脑裂出现高密度改变是诊断SAH的可靠标志。高密度主要是由红细胞沉积、血液凝结、血红蛋白浓度升高引起X射线束衰减所致（图5.1）。随着SAH密度和含量减少，出血1周后CT敏感性下降至50%。延迟的CT敏感性取决于SAH发生时的出血量。当CT扫描结果为阴性

或不确定，但高度怀疑 SAH 时，应进行腰穿或 CTA 检查。当 SAH 位于 Willis 环周围、侧裂池、桥前池和外侧延髓池，可强烈提示动脉瘤的起源部位。相反，孤立的中脑周围 SAH 多来自静脉，且预后良好（Suarez 等，2006）。CT 显示 SAH 通常很明显，但出血量少时可能会被忽略，如脚间窝或枕角的少量出血很容易被忽视。SAH 高密度影中最大的血块或低密度"充盈缺损"区可能是破裂动脉瘤的所在部位（图 5.1）。当存在多个颅内动脉瘤时，可通过 SAH 位置初步判断动脉瘤的来源部位。CT 对于利用改良 Fisher 量表评估脑血管痉挛风险和脑积水也至关重要。SAH 出血量和脑室内出血（IVH）是 Fisher 量表的两个关键组成部分。

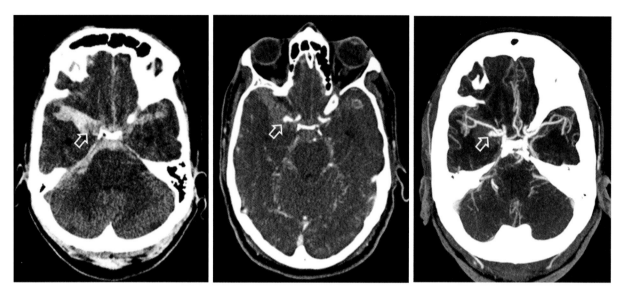

图 5.1　PComA 动脉瘤破裂后弥漫性 SAH

动脉瘤引起充盈缺损（左图中的空心箭头），CTA 显示 PComA 破裂动脉瘤（中间和右侧图中的空心箭头）

5.2.2　CTA

　　CTA 用于检查动脉瘤准确性较高。由于电离辐射和碘对比剂的潜在风险，CTA 通常不用于颅内动脉瘤筛查，但 CTA 是急性 SAH 后诊断动脉瘤的首选影像学检查，通过明确动脉瘤大小、形态、与主干血管和邻近分支血管关系，以及估算血管内治疗所使用造影导管的尺寸，对制订治疗计划具有至关重要的作用。动脉瘤检测的敏感性取决于 CTA 的空间分辨率和对比剂分辨率。微小各向同性像素对高质量成像至关重要，特别是对于三维（3D）图像重建而言。空间分辨率主要取决于螺旋扫描仪上检测器的行数，而对比剂分辨率取决于血管内对比剂的密度和 X 射线束的特性。在过去的十年中，CTA 成像技术飞速发展，目前最常用的 64-MDCT 各向同性空间分辨率为 0.4～0.7mm。更多的探测器行数（128、256、320）、单源或双源双能（DECT）扫描仪越来越多，可以使分辨率更加接近 DSA 的分辨率，即 0.2mm（Bardo 和 Brown，2008）。高速扫描有助于将运动伪影降至最低，同时降低辐射和对比剂用量。骨和钙是评估颅底附近动脉瘤的限制因素，特别是小的海绵窦内或床突旁段动脉瘤。目前 DECT 能够对骨骼进行减影，可提高 CTA 对小动脉瘤的检测敏感度。时间分辨 CTA 已被证明是检测复杂动静脉畸形内动脉瘤的有效方法。

　　CTA 的理想覆盖范围是从主动脉弓延伸至 Willis 环，这一范围对于颈部动脉的评估和规划潜在的干预措施至关重要。将获取的原始数据重建成毫米或亚毫米厚的重叠轴向切片并成像对降低信号噪声和后期图像处理非常关键。多平面重建（MPR）、最大强度投影（MIP）和容量绘制（VR）是 3 种最常用的后期图像处理技术。MPR 能够在所需平面中生成二维（2D）视图而不会丢失信息。当在适当的 CT 窗口

设置下观察时，MRP可以精确定性血管壁和分析管腔特性，包括直径测量。MIP仅显示所需投影中采集数据的最高分辨率像素，薄层MIP可快速浏览血管解剖结构，但可能会伴有深度或空间信息的丢失，如骨、钙化、血管内支架和弹簧圈等高密度成分。与MPR和MIP不同，VR通过采集数据中所有密度进行3D投影。上述方法可准确评估瘤体轮廓和尖端方向，以及瘤颈与载瘤动脉、分支血管的关系。

　　SAH急性发作时，推荐使用两步法对影像进行分析。为了快速识别动脉瘤，第一步应以CT显示的SAH平面位置为指导检测常见部位动脉瘤，如大脑中动脉（MCA）分叉的轴面，前交通和基底动脉尖段的冠状面，以及颈动脉-眼动脉、后交通动脉和脉络膜前动脉的矢状面（图5.2和图5.12）。一旦发现动脉瘤，则对其位置、大小、形态、尖端方向、瘤颈与瘤体比例、钙化和/或血栓，以及与附近分支的关系进行快速评估。对于多发动脉瘤，SAH通常来源于最大、最丑陋、不规则的动脉瘤。医师应注意可能会影响介入治疗的解剖学变异，例如A1发育不良、胚胎型大脑后动脉、椎动脉优势侧别、基底动脉开窗等，以及可能会影响夹闭治疗的因素，如动脉瘤颈钙化等。然后，应对介入治疗的通路动脉（颈动脉或椎动脉）起源、直径、曲折度和血管壁形态进行评估。这种快速而全面的评估，有助于制订针对性的治疗方案，减少手术时间、对比剂和放射线剂量，降低并发症发生率。此外，应对每根动脉进行仔细

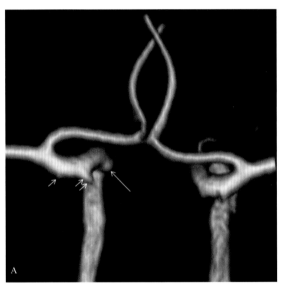
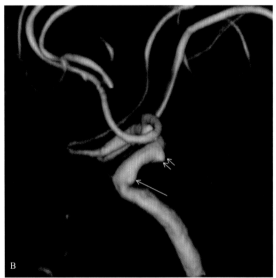
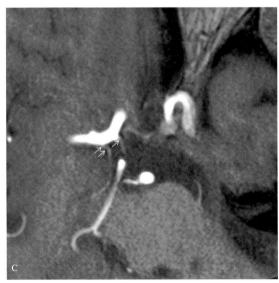

图5.2　小的宽基底动脉瘤（A，长箭头）与血管漏斗的区分。PComA特征性漏斗状圆锥（B，短箭头），MRA图像显示PComA起源于圆锥尖端（C，短箭头）

评估和分析，排除多发动脉瘤或血管病变。评估不应仅限于MRP或3D重建，还应包括各种轴位图像。最好通过沿血液流动方向滚动浏览图像，完整跟踪每一根动脉。应特别注意动脉瘤的常见部位，例如动脉分支点和终止点（前循环：眼动脉、脑膜垂体干、后交通动脉和脉络膜前动脉的起源、颈内动脉末端、A1与前交通动脉结合处、MCA分叉；后循环：小脑后下动脉，小脑上动脉起源和基底动脉末端）。此外，需注意鉴别动脉瘤位于硬膜外还是硬膜内，后者通常会出现危及生命的SAH。值得一提的是，在近环和远环之间的小动脉瘤和床突旁动脉瘤可被周围骨质掩盖，容易被忽视，DECT自动骨减影技术可最大程度降低这种情况的发生。通过CTA筛查动脉瘤并评估SAH性血管痉挛时，也应使用类似的方法。高质量的CTA能够可靠地检测到近端动脉痉挛，但对远端动脉痉挛效果欠佳。弹簧圈、支架和动脉瘤夹的伪影是限制CTA显示血管痉挛的常见因素（Namyong等，2015；Shankar等，2012）。患者CTA结果阴性也不能一定排除DSA检查，特别是存在临床症状和经颅多普勒检查有异常发现的患者。动脉瘤患者的随访应谨慎使用CT，并最大程度减少辐射剂量。

同MRA一样，CTA对于大于3mm的颅内动脉瘤检测具有高度的敏感性（Guo等，2014）。多项研究发现，CTA对于较小动脉瘤的诊断敏感性较低，约为60% ～ 70%（Li等，2014）。越来越多的证据表明，DECTA结合骨减影技术可以提高检测敏感性、特异性和诊断可靠性（Feng等，2016）。最近发表的一项研究提示，骨减影CTA的敏感性和特异性分别为99%和98%，对小于3mm的动脉瘤敏感性为94%（Aulbach等，2016）。关于动脉瘤的形态，骨减影CTA在确定瘤颈/体比、瘤壁钙化率方面具有很高的准确性，但在识别血泡或子瘤方面准确性欠佳。新近的研究显示，不同的临床医师在使用CTA测量瘤颈直径、评估瘤体形态和识别多发动脉瘤时得到的结果存在较大差异（Maldaner等，2017）。

5.2.3　MRA

由于MRA既不存在电离辐射，又不依赖对比剂，已成为动脉瘤高危人群筛查和监测的首选无创方法（Hacein-Bey和Provenzale，2011）。但对于急性SAH患者，由于头痛易致头部不自主运动，影响MRA检查的准确性，故不推荐使用。目前，由于CTA检查精度常受血管内弹簧圈和动脉瘤夹伪影影响，MRA已经成为动脉瘤治疗后随访的重要方法。

三维时间飞跃（3D-TOF）MRA成像技术无须依赖静脉对比剂，且所需时间＜5min，可提供与CTA相媲美的亚毫米级空间分辨率，越来越受到临床重视。研究表明，MRA对直径＞3mm的动脉瘤具有很高的检测敏感性，经验丰富的神经放射科医师分析动脉瘤MRA图像时敏感率可达95% ～ 100%。但对于直径＜3mm的动脉瘤，MRA敏感性仅为70% ～ 80%。此外，MRA在检测动脉瘤形态特征（包括瘤颈大小、血泡、子瘤）方面并不理想，敏感性较低。

在无检查禁忌证的情况下，应使用3.0T场强进行MRA，具有较高的信噪比和空间分辨率（3.0T为0.3mm，1.5T为0.7mm）（图5.2和图5.5）。3D-TOF MRA基于流动相关增强技术，成像容积内的静止组织受到多个射频脉冲反复激发而饱和，其稳态磁化矢量水平明显降低，形成抑制信号。相反，新鲜血液流入成像容积时，没有经过上述射频饱和，具有较高的磁化矢量，形成高信号，与背景形成鲜明对比。因此，当血流缓慢或流动方向与成像平面平行时，可导致信号丢失和管腔不显影，对于明确迂曲的血管和巨大动脉瘤尤为明显。

最常用的MRA数据包括源图像和MPR，对MIP图像进行初步评估后，应该仔细评估轴位图像，以确保不漏诊较小的动脉瘤。但MIP通常对小动脉瘤的敏感性较低，在MRA和CTA源图像上测量动脉瘤直径和瘤颈较为准确，而动脉瘤尖的方向应在MIP或3D图像上进行评估。高分辨率MRI黑血技术以动脉血管壁为成像目标，通过T_1对比增强和质子密度加权序列（VWI）等新技术，可检测出血管壁炎性改变，相关内容将在高级成像章节中进行讨论。

5.2.4 常规血管造影

2D-DSA和3DRA已成为颅内动脉瘤诊断金标准。3DRA产生于20世纪90年代中期,操作者可多角度观察颅内血管系统,并将血管旋转到理想的投影位置进行成像,更加容易识别隐藏在AComA复合体、MCA分叉等位置的动脉瘤。2D-DSA和3DRA具有很高的敏感性,甚至可以发现最小的动脉瘤,对制订治疗方案具有重要指导意义。因此,几乎所有动脉瘤性SAH患者均应接受2D-DSA和3DRA检查。

2D-DSA和3DRA图像具有出色的空间分辨率,故该方法是评估动脉瘤形态的金标准,对于明确是否存在子瘤、瘤体分叶、瘤顶方向以及载瘤血管特征具有重要意义。需要指出的是,3DRA可能会高估动脉瘤颈直径,导致瘤体-颈比小于2D-DSA,一定程度上影响治疗决策。

常规血管造影术通过X射线成像,存在电离辐射的风险,具有一定局限性。脑血管造影的射线剂量大概为3～10 mSv,相当于3～10个头部CT。尽管3DRA辐射总剂量小于2D-DSA,但使用3DRA会增加额外辐射剂量。血管造影术存在严重并发症的风险很小,包括缺血性脑卒中、对比剂反应和腹股沟穿刺点并发症等。研究表明,与造影相关的严重并发症总体发生率很低,约为1/1000(Kaufmann等,2007;Ringer等,2008)。

5.3 颅内动脉瘤特征

动脉瘤患者血管内膜弹性层和中层发育缺陷,异常流体力学和退行性变化(如血液湍流、高血压、动脉粥样硬化和遗传因素等)单独或相互作用,引起的管壁剪应力(WSS)会导致血管壁变薄。此外,动脉瘤也可能与潜在的动脉粥样硬化(Hokari等,2014)、炎症、自发性或外伤性病变有关。其中,动脉炎性改变可能是自身免疫性,也可能继发于感染性病变。

硬膜内动脉瘤的主要临床意义在于具有较高的SAH风险,当然也可能发生脑室出血(IVH)或脑实质出血(IPH)。此外,动脉瘤的占位效应、载瘤动脉闭塞或血栓等也会引起缺血症状。近年来,由于CTA和MRA等无创影像技术的广泛使用,偶然发现的动脉瘤越来越多。

颅内动脉瘤可按位置、大小、形状和病因进行分类,但目前尚无单一的分类方法用于预测动脉瘤生长、破裂,以及指导治疗方案的选择。另外,动脉瘤常以其起源的动脉段或相邻的分支血管命名。

5.3.1 囊状动脉瘤

囊状动脉瘤即"浆果"动脉瘤,是最常见的颅内动脉瘤类型,约占90%。除非受到外部解剖结构的限制和约束,瘤顶一般都朝向血流方向,而且颈部直径通常小于顶部,有利于弹簧圈盘绕或动脉瘤夹夹闭。囊状动脉瘤通常位于血管分支或分叉处,如大脑前动脉A1段-前交通动脉连接处、后交通动脉起源处、颈内动脉终末端、MCA分叉、基底动脉尖端或眼动脉起源附近、PICA等。据统计,约1/5的动脉瘤患者为多发囊状动脉瘤。

临床常需注意对宽基底小动脉瘤与血管漏斗进行鉴别,漏斗是指分支血管口的圆锥形或囊状扩张,可被误认为是动脉瘤,尤其是在VR图像上。漏斗通常为血管正常变异,分支血管起源于漏斗的顶点(非偏心性),最常见于PComA起源处。仔细阅片和图像比较有助于区分二者(图5.2)。

5.3.2 梭形和夹层动脉瘤

梭形动脉瘤通常表现为血管非囊性节段性扩张,涉及管腔整个横截面,约占颅内动脉瘤的3%～13%,多发于椎基底动脉系统,前循环受累少见,最常见累及的是颈内动脉和大脑中动脉。梭形

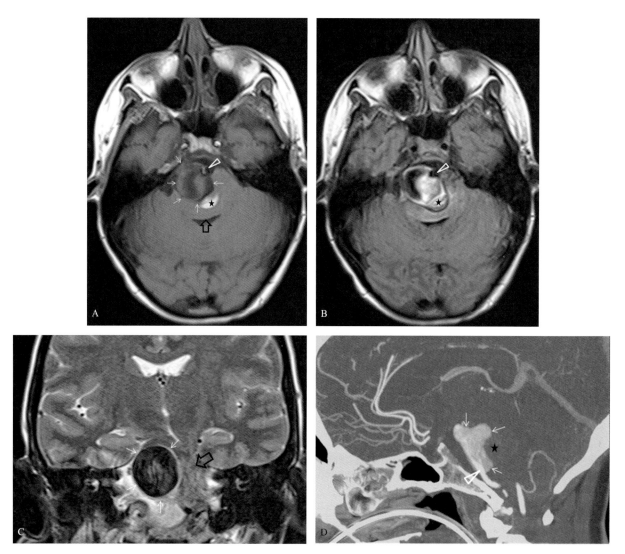

图 5.3 轴位 T₁（A）、轴位 FLAIR（B）、冠状位 T₂（C）和矢状位 CTA MIP（D）显示巨大的椎－基底动脉动脉瘤
三角箭头代表真腔，短箭头包围指向假腔，星号代表血管壁血栓

动脉瘤可能单一无分支，也可有一个或多个侧分支，其血液动力学、预后转归和治疗方案不同于囊状动脉瘤，常见症状是血管闭塞或远端血栓栓塞、占位效应和动脉破裂（Park 等，2008）（图 5.3）。当前研究表明，梭形动脉瘤主要发病机制是动脉粥样硬化、解剖变异和胶原蛋白疾病。

　　夹层动脉瘤是血管内膜撕裂和壁内血肿形成的结果，在椎基底动脉系统比前循环更为好发（图 5.3），其中 V4 段最常见。由于缺乏外部弹性层，颅内动脉更容易发生内膜下夹层，具有潜在的扩张和破裂风险。夹层动脉瘤的主要临床表现是 SAH 和局部缺血，多达 1/3 的后颅窝 SAH 与椎动脉夹层有关，而缺血主要是由动脉狭窄、血栓栓塞和穿支血管闭塞所致。颅内夹层动脉瘤的影像学表现包括不规则偏心性梭状扩张和狭窄（"串珠样"外观）、内膜瓣和双腔。应注意区分双腔和开窗，开窗是后循环中常见的解剖学变异。颅内夹层动脉瘤初次破裂后，再次出血的风险极高。由于椎动脉解剖变异可能为双侧，故需进行完整的血管造影检查和评估。

5.3.3 颈动脉窝动脉瘤

　　对于海绵窦和床突段颈动脉瘤需明确其在硬膜内外的位置，并评估其发生 SAH 的可能性。在 DSA、

CTA 和 MRA 上，将最接近眼动脉起点位置的动脉瘤定义为硬膜外动脉瘤。通过 CTA 观察视束位置，并以高分辨率 MRI 可视化技术辨认远环，可更加精确地判断动脉瘤位置。如动脉瘤位于视束近端，则认为是位于硬膜外（图 5.4）。但存在一种特殊情况，即"颈动脉窝"动脉瘤。颈动脉窝是蛛网膜下腔通过远端硬脑膜环的狭窄延伸，终止于近环。尽管颈动脉窝动脉瘤起源于远环下方，但通过窝内向上处理瘤顶可能会导致 SAH。

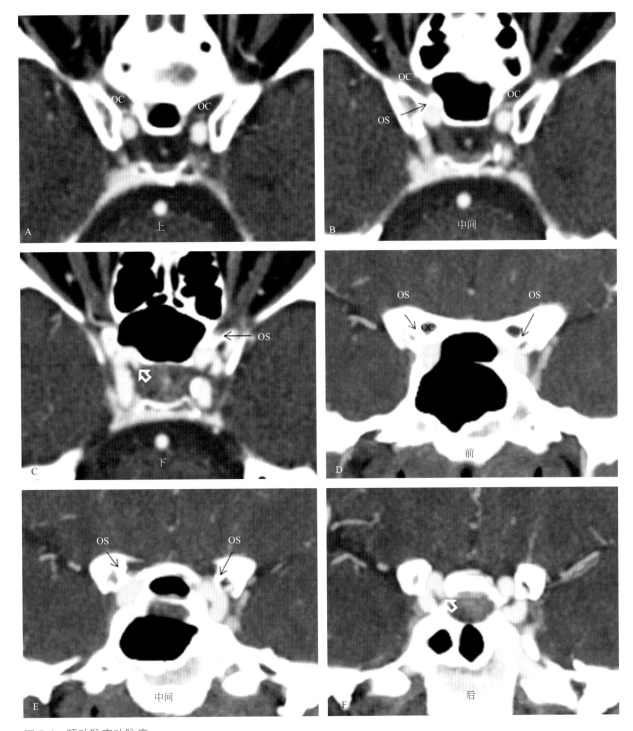

图 5.4　颈动脉窝动脉瘤

轴位（从上至下，A ～ C）和冠状位（从前到后，D ～ F）CTA MRP 显示一个小的右侧颈内动脉动脉瘤（白色空心箭头）。请注意视神经管（OC）、视柱（OS）（黑色箭头）和颈动脉窝之间的上下关系

5.3.4　巨大动脉瘤

　　巨大动脉瘤（＞25mm）好发于中年女性，具有占位效应，易对视交叉、脑干或下丘脑造成压迫，常见的位置包括海绵窦段ICA、MCA和基底动脉尖。海绵窦段颈动脉瘤通常压迫经海绵窦穿行的Ⅲ、Ⅳ、Ⅴ和Ⅵ对颅神经，导致眼肌麻痹和面部感觉障碍。PComA和基底动脉尖动脉瘤可引起动眼神经麻痹，椎动脉瘤可导致Ⅸ～Ⅻ对等后组颅神经功能障碍。若伴随血栓形成则可引起急性颅神经功能障碍。因此，通过高分辨率MRI确定动脉瘤位置时需要结合具体的颅神经功能障碍进行分析。巨大动脉瘤腔内血栓形成和瘤壁钙化极为常见，广泛的钙化不利于夹闭手术，所以夹闭手术前应通过CTA明确动脉瘤特征。部分形成血栓的巨大动脉瘤，由于血管腔内反复刺激和滋养血管的作用，动脉瘤不断生长变大，形成占位效应。MRI和CT可显示管壁血栓的同心层面，新形成的血栓常位于外周，较早期的血栓沿管腔分布（图5.5）。推荐采用CTA、CE MRA等方法对巨大动脉瘤进行全面评估，通过测量管腔还有助于与单纯血肿鉴别。由于动脉瘤和载瘤动脉内血流缓慢，非对比TOF MRA可能无法显示出真腔。巨大动脉瘤的管腔完全闭塞后，由于管壁内持续出血，动脉瘤仍可继续扩张增大。

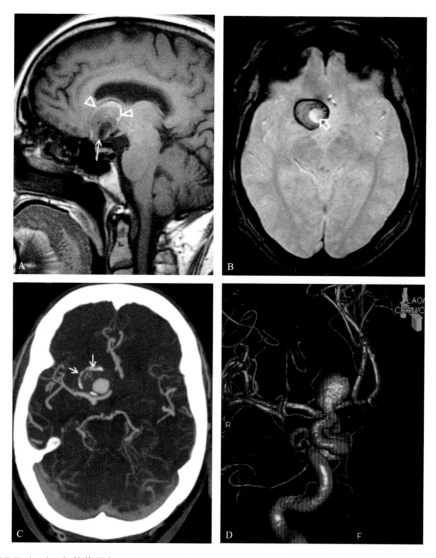

图5.5　轴位GRE T_2（A）、矢状位平扫 T_1 MRI（B）、轴位CTA MIP（C）和3DRA额叶投影图（D）显示右侧颈动脉终末端、部分血栓形成的巨大动脉瘤。MR上可见偏心管腔（三角箭头）、壁内血栓呈同心层，周边高信号 T_1 环代表最近形成的血栓（B中的空心箭头），CTA上可见周边钙化（短箭头）

5.3.5　感染性或"霉菌性"动脉瘤

感染性或"霉菌性"动脉瘤占颅内动脉瘤的3%，最常见病原体是链球菌和葡萄球菌，常继发于感染性瓣膜性心内膜炎，与菌血症导致的内皮细胞炎症和脉管败血性闭塞有关。无症状或出血性梗塞是最常见的临床表现，破裂很少见。感染性动脉瘤多呈囊状或不规则扩张，主要位于远端血管分支（图5.6），周围的脑实质可能伴有炎症；其直径通常小于3mm，较大动脉瘤可能是脑实质内破裂的假性动脉瘤，多需采用适当的抗菌治疗。侵袭性鼻窦感染，特别是真菌经血管侵入中央颅底和海绵窦，可导致ICA假性动脉瘤，易发生脑血栓和鼻出血（图5.7）。颅底骨折也可能导致岩骨段和海绵窦段颈动脉瘤，引起顽固性鼻衄。

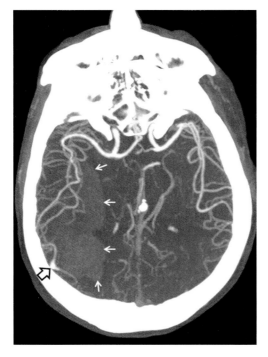

图 5.6　一例亚急性细菌性心内膜炎患者，脑血管远端不规则形状霉菌性动脉瘤破裂（黑色空心箭头），形成大量脑内血肿（白色短箭头）

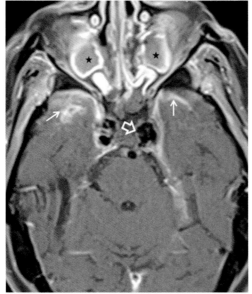
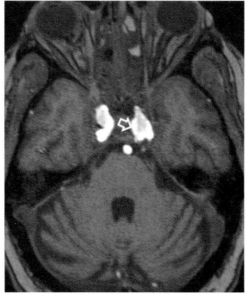

图 5.7　左侧海绵窦段颈内动脉（空心箭头）可见不规则梭状霉菌性动脉瘤，合并霉菌性颅底骨髓炎注意坏死的未增强蝶窦黏膜、斜坡骨质及受累的颞叶

5.3.6 动脉瘤破裂的预测因素

部位、大小和形状是动脉瘤破裂的最重要预测指标。根据动脉瘤的大小，可分为小动脉瘤（＜10mm）、大动脉瘤（10～25mm）和巨大动脉瘤（＞25mm）。相同大小的动脉瘤，位于后循环和PComA较位于前循环和AComA者更容易发生破裂（Wiebers等，2003）。国际未破裂颅内动脉瘤研究（ISUIA）结果表明：对于无SAH的动脉瘤，小于7mm、7～12mm、13～24mm、25mm或更大的前循环动脉瘤的5年累积破裂率分别为0%、2.6%、14.5%和40%，而后循环动脉瘤的破裂率分别为2.5%、14.5%、18.4%和50%。分叶状大动脉瘤破裂的风险最高，尺寸较大、存在子瘤或形状不规则的动脉瘤破裂可能性增加，上述特征有助于鉴别弥漫性SAH伴多发硬膜内动脉瘤的责任动脉瘤。CE MRI已证实未破裂动脉瘤壁中的局灶性炎症反应，会增加其破裂风险。

5.4 血管壁成像

MRI技术发展引领了颅内血管成像的新一轮进步，VWI是当今非侵入性颅内动脉瘤成像的研究焦点。随着对动脉瘤病理生理学认识的不断深入，研究者逐渐发现动脉瘤壁的生物学特性与其临床表现密切相关。

目前，临床上存在的多种VWI技术都实现了亚毫米级的空间分辨率，可根据血液和脑脊液信号来实现动脉瘤壁成像。大多数图像是质子密度加权或T_1加权，空间分辨率可达0.3 mm，而非增强扫描有助于评估动脉瘤壁厚度和动脉瘤血栓。MRI对比剂适用于所有患者，动脉瘤壁增强意味着存在炎性改变，通常提示预后不佳。

5.4.1 囊状动脉瘤

动脉瘤壁中如有炎症细胞渗透和滋养细胞积聚，则瘤壁不稳定，MRI有增强表现，易于破裂。Edjlali等报道的31例不稳定动脉瘤患者中，高分辨率血管壁成像（HR-VWI）显示27例（87%）瘤壁增强，其中16例破裂，5例形态改变，6例有神经系统症状（Edjlali等，2014；Kaufmann等，2007）。上述研究表明，瘤壁增强是不稳定动脉瘤的敏感特征，但非特异性，二者之间尚缺乏直接相关的证据。

HR-VWI除了能够预测囊状动脉瘤的自然病史，还可为急性SAH治疗提供可靠信息。Nagahata等研究表明，动脉瘤壁增强对于破裂的特异性为95.2%，而显著的瘤壁增强对于破裂的敏感度为74%（Nagahata等，2014）。有趣的是，在近50%的患者中，动脉瘤顶端的局灶性增强与破口位置关系密切（Nagahata等，2014），提示破裂动脉瘤局部增强的机制可能与物理推挤或破裂点局部炎症反应有关。

5.4.2 梭形动脉瘤

目前，VWI已用于研究梭形动脉瘤的特征。Nakatomi等发现有症状的梭形动脉瘤均存在血管内膜新生，并且与管壁增强程度密切相关（Nakatomi等，2000）；瘤壁出血的动脉瘤体积会逐渐增大，而壁内未出血且瘤壁无增强的动脉瘤体积变化较小（Nakatomi等，2000）。椎-基底动脉动脉瘤中，T_1高信号提示壁内出血，并且与动脉瘤体积增大相关（Mangrum等，2005；Nasr等，2016）。决定动脉瘤增大的其他因素还包括瘤壁内血栓、子瘤和破口。体积明显增大的梭形动脉瘤难以治疗，预后不佳（Nasr等，2016）。越来越多的文献表明，壁内血栓和T_1高信号等瘤壁特征可用于预测瘤体增大，了解这些特征有助于更加准确地监测或治疗梭形动脉瘤。HR-VWI的深入研究有利于进一步明确梭形动脉瘤壁内增强和

血栓形成的临床意义，并为优化临床治疗决策提供依据。

5.4.3 夹层动脉瘤

VWI在评估和诊断夹层动脉瘤方面也具有潜在的实用性。HR-VWI初步研究显示，内膜瓣、双腔和壁内血肿等颅内夹层动脉瘤特征均可被识别（Park等，2016；Wang等，2014）。夹层动脉管腔壁和动脉外缘均可显示增强，一小部分壁内血肿也呈增强表现（Park等，2016；Wang等，2014）。总体而言，HR-VWI对于识别和了解夹层动脉瘤的病情进展具有重要意义。

5.5 颅内动脉瘤功能性MRA与CTA成像

越来越多的研究表明，搏动是动脉瘤生长和破裂的风险因素。与动脉结构类似，颅内动脉瘤在心缩期时略有增大，在心舒张期时略缩小，体积变化可高达50%。因此，随着动脉瘤壁变薄，瘤体变化可能会更大（Sanchez等，2014）。

1993年，Meyer等首次通过相位对比磁共振血管成像证实了动脉瘤大小呈搏动性增加，发现破裂动脉瘤在收缩峰值时体积增大约50%，最大直径增加1.5mm（Meyer等，1993）。此后，Oubel等通过高帧数字减影血管成像（DSA）也证实了破裂动脉瘤体积明显增大，进一步表明瘤壁搏动与动脉瘤破裂存在相关性。

基于血液移动形成的相位对比成像，是评估瘤壁运动的主要MR成像技术。研究表明，相位对比磁共振血管成像对瘤壁运动敏感性高，而且可以量化评估动脉瘤体积和直径。该技术较CTA具有更高的时间分辨率，无电离辐射或碘化对比剂风险，但也存在一定的局限性，如空间分辨率有限，采集时间较长，在一定程度上限制了其广泛使用（Meyer等，1993；Oubel等，2010）。

心电门控四维CT血管成像（ECG-Gate 4D-CTA）在动脉瘤搏动研究中已展现出巨大潜力和价值。体外研究表明，基于心电门控4D-CTA检测的动脉瘤变化精度达到0.1mm（Illies等，2014）。另有研究显示，应用320层螺旋CT进行4D-CTA检查，可以显著提高动脉瘤搏动成像精确度（Hayakawa等，2014；Krings等，2009）。4D-CTA较MRA检查的优势：检查时间短、空间分辨率高；其主要缺点：存在辐射和碘化对比剂风险、时间分辨率比MRA差。

5.6 4D-MRA

4D相位对比核磁共振成像已成为评估动脉瘤血流动力学的重要工具。目前，使用4D-PC MRI可显示具有良好时空分辨率的3D流速场，以显示中、大和巨型动脉瘤的血流。4D-PC MRA成像和流体动力学（CFD）之间具有很强的相关性。4D-PC MRI中WSS测量非常精准，鉴于WSS是动脉瘤生长和破裂的有力预测因素，因此4D-PC MRI具有良好的应用前景（Pereira等，2016）。

但是，4D-PC MRI与CFD等其他成像技术相比，也存在一定不足。首先，其时间分辨率低，故需在多个心动周期获取数据，并进行汇总以提供平均流量。此外，数据后期处理时间长达数小时（Pereira等，2016）。

4D-PC MRI还有助于评估血流导向后的动脉瘤血流动力学改变。研究表明，血流导向装置植入后，4D-PC MRI可定量计算动脉瘤内血流减少量（Pereira等，2016）。一项研究显示，4D-PC MRI还有助于明确动脉瘤6个月后血栓形成的相关阈值（Pereira等，2015）。

5.7　计算流体动力学

计算流体动力学（CFD）本身不是一种成像技术，而是作为一种后处理方法，可用于CTA、MRA和3DRA图像重建，从而逼真地显示动脉瘤内血流动力学状况。有研究者指出，CFD是对于血液血流动力学特点和物理特性作出的假设。

许多研究发现，低WSS或低WSS下高动脉瘤面积与动脉瘤不稳定和/或破裂相关。Sforza等对33个动脉瘤的研究发现，低WSS和最小WSS下的动脉瘤面积在区分稳定和不稳定动脉瘤方面的准确率为94%。与稳定动脉瘤相比，不稳定动脉瘤有更高的LSA值趋势（Sforza等，2015）。另一项研究分析了7个生长动脉瘤的血流动力学特征，发现低WSS区域是WSS异常下降的结果（Boussel等，2008）。Miura等研究还发现，低WSS是动脉瘤破裂的独立相关因素（Miura等，2013）。一项关于破裂动脉瘤的血流动力学荟萃分析表明，与未破裂动脉瘤相比，破裂动脉瘤的WSS显著降低（Can和Du，2015）。

5.8　治疗后动脉瘤成像

5.8.1　CTA

CT成像的主要缺点为金属伪影导致的解剖结构模糊。但是，CTA作为非侵入性检查方法，在一定程度上可替代DSA（Wallace RC，2007）。现代剪辑技术和新一代CT扫描可显著减少伪影，从而获得满意的图像质量。通过双源扫描、较小目标区域的体积成像和减少金属伪影的处理技术，可使图像质量进一步提高（Abdulazim等，2017；Duckworth等，2016）（图5.8）。

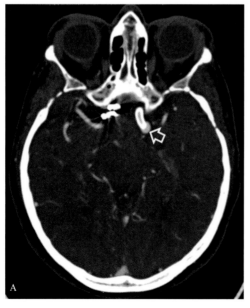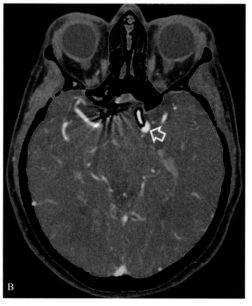

图 5.8　双能 CT 在去除骨和金属伪影前（A）和后（B），显示 2 个右侧床突上动脉瘤夹，以及血流导向装置治疗后的左侧颈动脉末端动脉瘤
注意残存动脉瘤和载瘤动脉管腔的显影效果

5.8.2　MRA

磁共振血管成像（MRA）是用于评估载瘤动脉通畅性的非侵入性成像方法，常用于动脉瘤栓塞后监测和评价。在支架辅助栓塞的随访中，CE MRA显著优于3D-TOF MRA（Marciano等，2017），与DSA的符合度大大高于3D-TOF MRA（图5.9）。同样，对于血流导向（包括WEB装置）治疗的动脉瘤术后复查也适用于MRA（Mine等，2016）。

3D-TOF MRA的主要局限性是易掩盖小的瘤颈残留和低估血管再通程度，原因在于弹簧圈栓塞动脉瘤后，导致局部磁化矢量丢失；而高分辨率梯度回波T_1 CE-MRA不存在这一限制。血管内钆标记的T_1可克服这种敏感效应，从而准确检测CE-MRA上的残留或复发（图5.10）。大量研究表明，CE-MRA具有较高的敏感性和特异性，能较好地检测栓塞后动脉瘤的复发。Kaufmann等以DSA为金标准，比较了不同场强下CE-MRA和TOF MRA对动脉瘤栓塞后的随访效果，发现MRA成像技术的敏感度为85%～90%。CE-MRA检测治疗后瘤颈部残留的敏感度为67%，TOF MRA仅为50%。此外，CE-MRA检测瘤颈残留的特异性比TOF MRA高30%。TOF MRA和CE-MRA均应使用最小回波时间（TE＜2.5ms），以减轻弹簧圈的磁化率和信号丢失。由于动脉弯曲处易形成血液湍流，动脉瘤栓塞后弹簧圈的磁化矢量降低，故TOF MRA显示该部位治疗后的动脉瘤精准度有待提高，血管内钆标记可降低T_1值，能够有效克服信号丢失。在3.0T高场强下，瘤内填塞的弹簧圈敏感性增加，并进一步改善CE-MRA显示效果。MRA随访治疗后动脉瘤的关键在于准确解释栓塞后血管解剖变化。

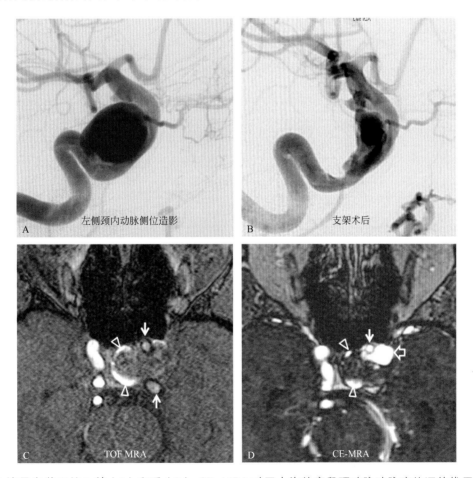

图5.9　在血流导向装置植入前（A）和后（B），CE-MRA对巨大海绵窦段颈动脉动脉瘤的评估优于TOF MRA。TOF MRA显示高信号血栓（三角箭头）和瘤体外围可能被误认为血流（C）。CE-MRA不仅能够鉴别血栓（D），还可显示TOF MRA上未见的残留充盈（空心箭头）。CE-MRA清晰显示载瘤动脉（短箭头）通畅性

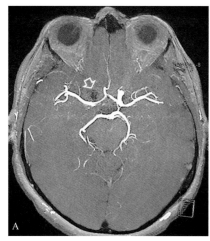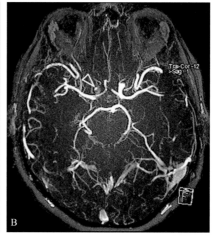

图 5.10　TOF MRA 与 CE-MRA 对比分析动脉瘤治疗后残留

TOF MRA（空心箭头，A）显示右眼动脉瘤栓塞后残瘤被弹簧圈敏感性遮盖。血管内钆标记可降低 T_1 值，能够克服这一敏感性效应，使得 CE-MRA 能够准确显示动脉瘤治疗后残留（三角箭头，B）

　　TOF 成像时，血栓内含有的高铁血红蛋白在 T_1 像呈高信号改变，可模拟 MRA 血流。通过将 TOF 图像与黑血 T_1 序列等比较，可有效解决这一问题。此外，通过与 CE-MRA 对比，也有助于克服这一潜在缺陷。术后 48h 内 MRA 检查有助于明确动脉瘤是否成功栓塞，并为后期 MRA 随访提供基线值。研究表明：在评估动脉瘤复发与否或残腔大小时，随访 MRA 与术后早期 MRA 之间的对比显著优于其和术后早期 DSA 间的比较。因此，动脉瘤栓塞后早期 CE-MRA 检查有助于随访中评估其治疗有效性。支架辅助动脉瘤栓塞后，由于载瘤动脉管腔信号会丢失，加上存在射频屏蔽效应，导致 MRA 无法精确显示动脉瘤小残腔。因此，该种治疗后唯一可靠的随访方法是常规血管造影术。

　　经血流导向装置治疗的动脉瘤，可通过 CTA 或 MRA 进行随访。在评估载瘤动脉通畅性和动脉瘤残留时，CE-MRA 优于 TOF MRA。由于血流导向装置的射频屏蔽效应，TOF MRA 较 CE-MRA 更容易低估 3D 重建的载瘤动脉管腔直径（图 5.11）。在评估动脉瘤闭塞方面，CE-MRA 也明显优于 3D-TOF MRA（Atali 等，2016）。然而，由于 CE-MRA 检测支架植入后动脉狭窄的敏感性接近 100%，所以存在高估载瘤动脉狭窄的可能性（Atali 等，2016）。经栓塞和血流导向治疗后的血管造影结果良好，但一些巨大动脉瘤仍可继续扩张。鉴于动脉瘤成功治疗的标准不仅是血管造影显示瘤体闭塞，更关键的是瘤体缩小（图 5.12）。因此，随访中应行常规 CT 或 MRI 检查。

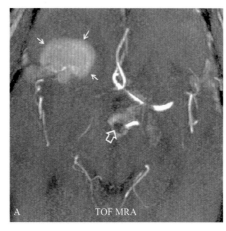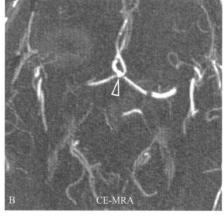

图 5.11　由于密网支架的射频屏蔽效应，TOF MRA（A）显示血流导向装置植入后载瘤动脉管径缩小（空心箭头），CE-MRA（B）显示管腔管径正常

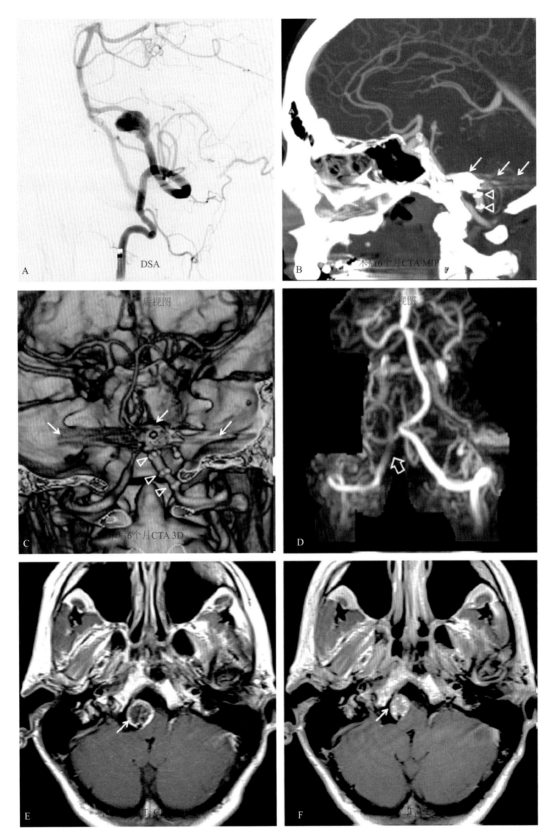

图 5.12　一例右椎动脉长节段不规则夹层动脉瘤术后的 DSA、CTA 矢状位 MIP、VR、CE-MRA MIP、T₁ CE-MRI（A ~ F）。术后 6 个月 CTA 显示支架标记（短箭头）和弹簧圈伪影（三角箭头）。术后 6 个月 CE-MRA 显示载瘤动脉上伪影消失（空心箭头），动脉瘤完全闭塞。术后 6 个月和 18 个月 T₁ CE-MRI 显示动脉瘤治疗成功

5.8.3 常规血管造影

目前，由于2D-DSA和3DRA对伪影敏感性较低，空间分辨率良好，是治疗后动脉瘤随访的金标准。在随访评估中，当非侵入性影像检查不明确时，应采用常规脑血管造影术，分析DSA图像时需注意明确动脉瘤的栓塞程度及载瘤动脉是否存在狭窄等。

评估复发动脉瘤是否需要治疗时，宜采用3DRA。由于2D-DSA的双平面投影可能会高估动脉瘤腔的填塞程度，3DRA能够更加充分了解残留动脉瘤的体积。

血流导向装置或支架辅助弹簧圈治疗后，平板CT是评估支架位置的影像学技术之一。行平板CT检查时，可通过稀释增强剂来清晰显示支架。最新研究显示，动脉瘤经血流导向装置治疗或弹簧圈栓塞后，静脉注射平板CTA也是一种评估动脉瘤残余的可靠方法。

5.9 结论

在过去的十年中，颅内动脉瘤的影像学技术飞速发展。数字减影血管造影术、CTA和MRA对大多数动脉瘤的检查、诊断和治疗都极为敏感。然而，在治疗后动脉瘤的成像方面，仍存在许多亟需改进的局限性和不足之处，如减少金属伪影、提高支架植入后动脉狭窄成像特异性等问题。目前，动脉瘤影像学技术的研究焦点，主要集中在动脉瘤生长、破裂相关的瘤壁特征和血流动力学特征识别，鉴于MRI具有良好的对比剂分辨率和空间分辨率，可作为首选影像手段。

（译者：叶玉勤　张洪晨　霍军丽）

参考文献

Abdulazim, A., Rubbert, C., Reichelt, D., Mathys, C., Turowski, B., Steiger, H. J., et al. (2017). Dual- versus single-energy CT-angiography imaging for patients undergoing intracranial aneurysm repair. *Cerebrovascular Diseases*, 43(5-6), 272-282. https://doi.org/10.1159/000464356.

Attali, J., Benaissa, A., Soize, S., Kadziolka, K., Portefaix, C., & Pierot, L. (2016). Follow-up of intracranial aneurysms treated by flow diverter: comparison of three-dimensional time-of-flight MR angiography (3D-TOF-MRA) and contrast-enhanced MR angiography (CE-MRA) sequences with digital subtraction angiography as the gold standard. *Journal of NeuroInterventional Surgery*, 8(1), 81-86. https://doi. org/10.1136/neurintsurg-2014-011449.

Aulbach, P., Mucha, D., Engellandt, K., Hadrich, K., Kuhn, M., & von Kummer, R. (2016). Diagnostic impact of bone-subtraction CT angiography for patients with acute subarachnoid hemorrhage. *American Journal of Neuroradiology*, 37(2), 236-243. https://doi.org/10.3174/ajnr.A4497.

Bardo, D. M. E., & Brown, P. (2008). Cardiac multidetector computed tomography: Basic physics of image acquisition and clinical applications. *Current Cardiology Reviews*, 4(3), 231-243. https://doi.org/ 10.2174/157340308785160615.

Boussel, L., Rayz, V., McCulloch, C., Martin, A., Acevedo-Bolton, G., Lawton, M., et al. (2008). Aneurysm growth occurs at region of low wall shear stress: Patient-specific correlation of hemodynamics and growth in a longitudinal study. *Stroke*, 39(11), 2997-3002. https://doi.org/10.1161/ STROKEAHA.108.521617.

Can, A., & Du, R. (2015). Association of hemodynamic factors with intracranial aneurysm formation and rupture: Systematic review and meta-analysis. *Neurosurgery*. https://doi.org/10.1227/ NEU.0000000000001083.

Dubosh, N. M., Bellolio, M. F., Rabinstein, A. A., & Edlow, J. A. (2016). Sensitivity of early brain computed tomography to exclude aneurysmal subarachnoid hemorrhage. *A Systematic Review and Meta- Analysis*. https://doi.org/10.1161/ strokeaha.115.011386.

Duckworth, E. A., Nickele, C., Schafer, S., Bauer, S., Scholz, B., Elijovich, L., et al. (2016). Separating the wheat from the chaff: Region of interest combined with metal artifact reduction for completion angiography following cerebral aneurysm treatment. *Journal of NeuroInterventional Surgery*, 8(11), 1163-1167. https://doi.org/10.1136/neurintsurg-2015-011911.

Edjlali, M., Gentric, J. C., Regent-Rodriguez, C., Trystram, D., Hassen, W. B., Lion, S., et al. (2014). Does aneurysmal wall enhancement on vessel wall MRI help to distinguish stable from unstable intracranial aneurysms? *Stroke*, 45(12), 3704-3706.

Feng, T. Y., Han, X. F., Lang, R., Wang, F., & Wu, Q. (2016). Subtraction CT angiography for the detection of intracranial aneurysms: A meta-analysis. *Experimental and Therapeutic Medicine, 11*(5), 1930-1936. https://doi.org/10.3892/etm.2016.3166.

Guo, W., He, X. Y., Li, X. F., Qian, D. X., Yan, J. Q., Bu, D. L., et al. (2014). Meta-analysis of diagnostic significance of sixty-four-row multi-section computed tomography angiography and three- dimensional digital subtraction angiography in patients with cerebral artery aneurysm. *Journal of the Neurological Sciences, 346*(1-2), 197-203. https://doi.org/10.1016/j.jns.2014.08.023.

Hacein-Bey, L., & Provenzale, J. M. (2011). Current imaging assessment and treatment of intracranial aneurysms. *American Journal of Roentgenology, 196*(1), 32-44. https://doi.org/10.2214/AJR.10.5329.

Hayakawa, M., Tanaka, T., Sadato, A., Adachi, K., Ito, K., Hattori, N., et al. (2014). Detection of pulsation in unruptured cerebral aneurysms by ECG-gated 3D-CT angiography (4D-CTA) with 320-row area detector CT (ADCT) and follow-up evaluation results: assessment based on heart rate at the time of scanning. *Clinical Neuroradiology, 24*(2), 145-150. https://doi.org/10.1007/s00062-013-0236-8.

Hokari, M., Isobe, M., Imai, T., Chiba, Y., Iwamoto, N., & Isu, T. (2014). The impact of atherosclerotic factors on cerebral aneurysm is location dependent: aneurysms in stroke patients and healthy controls. *Journal of Stroke and Cerebrovascular Diseases, 23*(9), 2301-2307. https://doi.org/10.1016/j. jstrokecerebrovasdis.2014.04.019.

Illies, T., Saring, D., Kinoshita, M., Fujinaka, T., Bester, M., Fiehler, J., et al. (2014). Cerebral aneurysm pulsation: Do iterative reconstruction methods improve measurement accuracy in vivo? *American Journal of Neuroradiology, 35*(11), 2159-2163. https://doi.org/10.3174/ajnr.A4000.

Kaufmann, T. J., Huston, J., 3rd., Mandrekar, J. N., Schleck, C. D., Thielen, K. R., & Kallmes, D. F. (2007). Complications of diagnostic cerebral angiography: Evaluation of 19,826 consecutive patients. *Radiology, 243*(3), 812-819. https://doi.org/10.1148/radiol.2433060536.

Krings, T., Willems, P., Barfett, J., Ellis, M., Hinojosa, N., Blobel, J., et al. (2009). Pulsatility of an intracavernous aneurysm demonstrated by dynamic 320-detector row CTA at high temporal resolution. *Central European Neurosurgery, 70*(4), 214-218. https://doi.org/10.1055/s-0029-1225355.

Li, Q., Lv, F., Yao, G., Li, Y., & Xie, P. (2014). 64-section multidetector CT angiography for evaluation of intracranial aneurysms: Comparison with 3D rotational angiography. *Acta Radiologica, 55*(7), 840-846. https://doi.org/10.1177/0284185113506138.

Maldaner, N., Stienen, M. N., Bijlenga, P., Croci, D., Zumofen, D. W., Dalonzo, D., et al. (2017). Interrater agreement in the radiological characterization of ruptured intracranial aneurysms based on CT-angiography. *World Neurosurgery*. https://doi.org/10.1016/j.wneu.2017.04.131.

Mangrum, W. I., Huston, J., 3rd., Link, M. J., Wiebers, D. O., McClelland, R. L., Christianson, T. J., et al. (2005). Enlarging vertebrobasilar nonsaccular intracranial aneurysms: Frequency, predictors, and clinical outcome of growth. *Journal of Neurosurgery, 102*(1), 72-79. https://doi.org/10.3171/ jns.2005.102.1.0072.

Marciano, D., Soize, S., Metaxas, G., Portefaix, C., & Pierot, L. (2017). Follow-up of intracranial aneurysms treated with stent-assisted coiling: Comparison of contrast-enhanced MRA, time-of-flight MRA, and digital subtraction angiography. *Journal of Neuroradiology, 44*(1), 44-51. https://doi.org/ 10.1016/j.neurad.2016.10.004.

Meyer, F. B., Huston, J., 3rd., & Riederer, S. S. (1993). Pulsatile increases in aneurysm size determined by cine phase-contrast MR angiography. *Journal of Neurosurgery, 78*(6), 879-883. https://doi.org/ 10.3171/jns.1993.78.6.0879.

Mine, B., Tancredi, I., Aljishi, A., Alghamdi, F., Beltran, M., Herchuelz, M., et al. (2016). Follow-up of intracranial aneurysms treated by a WEB flow disrupter: A comparative study of DSA and contrast-enhanced MR angiography. *Journal of NeuroInterventional Surgery, 8*(6), 615-620. https:// doi.org/10.1136/neurintsurg-2015-011644.

Miura, Y., Ishida, F., Umeda, Y., Tanemura, H., Suzuki, H., Matsushima, S., et al. (2013). Low wall shear stress is independently associated with the rupture status of middle cerebral artery aneurysms. *Stroke, 44*(2), 519-521. https://doi.org/10.1161/STROKEAHA.112.675306.

Nagahata, S., Nagahata, M., Obara, M., Kondo, R., Minagawa, N., Sato, S., et al. (2014). Wall enhancement of the intracranial aneurysms revealed by magnetic resonance vessel wall imaging using three- dimensional turbo spin-echo sequence with motion-sensitized driven-equilibrium: A sign of ruptured aneurysm? *Clinical Neuroradiology*. https://doi.org/10.1007/s00062-014-0353-z.

Nakatomi, H., Segawa, H., Kurata, A., Shiokawa, Y., Nagata, K., Kamiyama, H., et al. (2000). Clinicopathological study of intracranial fusiform and dolichoectatic aneurysms: Insight on the mechanism of growth. *Stroke, 31*(4), 896-900.

Namyong, J., Aurboonyawat, T., Chankaew, E., Chawalparit, O., Tritrakarn, S., Srirabheebhat, P., et al. (2015). Computerized tomographic angiography for detection of cerebral vasospasm after ruptured intracranial aneurysm. *Journal of the Medical Association of Thailand = Chotmaihet thangphaet, 98* (8), 804-811.

Nasr, D. M., Brinjikji, W., Rouchaud, A., Kadirvel, R., Flemming, K. D., & Kallmes, D. F. (2016). Imaging characteristics

of growing and ruptured vertebrobasilar non-saccular and dolichoectatic aneurysms. *Stroke*, *47*(1), 106-112. https://doi. org/10.1161/STROKEAHA.115.011671.

Oubel, E., Cebral, J. R., De Craene, M., Blanc, R., Blasco, J., Macho, J., et al. (2010). Wall motion estimation in intracranial aneurysms. *Physiological Measurement*, *31*(9), 1119-1135. https://doi.org/ 10.1088/0967-3334/31/9/004.

Park, K. J., Jung, S. C., Kim, H. S., Choi, C., Kim, S. J., Lee, D. H., et al. (2016). Multi-contrast high- resolution magnetic resonance findings of spontaneous and unruptured intracranial vertebral artery dissection: Qualitative and quantitative analysis according to stages. *Cerebrovascular Diseases*, *42*, 23-31.

Park, S. H., Yim, M. B., Lee, C. Y., Kim, E., & Son, E. I. (2008). Intracranial fusiform aneurysms: It's pathogenesis, clinical characteristics and managements. *Journal of Korean Neurosurgical Society*, *44*(3), 116-123. https://doi.org/10.3340/ jkns.2008.44.3.116.

Pereira, V. M., Brina, O., Delattre, B. M., Ouared, R., Bouillot, P., Erceg, G., et al. (2015). Assessment of intra-aneurysmal flow modification after flow diverter stent placement with four-dimensional flow MRI: A feasibility study. *Journal of NeuroInterventional Surgery*, *7*(12), 913-919. https://doi.org/ 10.1136/neurintsurg-2014-011348.

Pereira, V. M., Delattre, B., Brina, O., Bouillot, P., & Vargas, M. I. (2016). 4D flow MRI in neuroradiology: Techniques and applications. *Topics in Magnetic Resonance Imaging*, *25*(2), 81-87. https://doi.org/ 10.1097/RMR.0000000000000082.

Ringer, A. J., Lanzino, G., Veznedaroglu, E., Rodriguez, R., Mericle, R. A., Levy, E. I., et al. (2008). Does angiographic surveillance pose a risk in the management of coiled intracranial aneurysms? A multicenter study of 2243 patients. *Neurosurgery*, *63*(5), 845-849. discussion 849 (2008). https://doi.org/10.1227/01.NEU.0000333261.63818.9C.

Sanchez, M., Ecker, O., Ambard, D., Jourdan, F., Nicoud, F., Mendez, S., et al. (2014). Intracranial aneurysmal pulsatility as a new individual criterion for rupture risk evaluation: Biomechanical and numeric approach (IRRAs Project). *American Journal of Neuroradiology*, *35*(9), 1765-1771. https://doi. org/10.3174/ajnr.A3949.

Sforza, D. M., Kono, K., Tateshima, S., Vinuela, F., Putman, C., & Cebral, J. R. (2015). Hemodynamics in growing and stable cerebral aneurysms. *Journal of NeuroInterventional Surgery*. https://doi.org/ 10.1136/neurintsurg-2014-011339.

Shankar, J. J. S., Tan, I. Y. L., Krings, T., Terbrugge, K., & Agid, R. (2012). CT angiography for evaluation of cerebral vasospasm following acute subarachnoid haemorrhage. *Neuroradiology*, *54*(3), 197-203. https://doi.org/10.1007/s00234- 011-0876-9.

Suarez, J. I., Tarr, R. W., & Selman, W. R. (2006). Aneurysmal subarachnoid hemorrhage. *New England Journal of Medicine*, *354*(4), 387-396. https://doi.org/10.1056/NEJMra052732.

Wang, Y., Lou, X., Li, Y., Sui, B., Sun, S., Li, C., et al. (2014). Imaging investigation of intracranial arterial dissecting aneurysms by using 3 T high-resolution MRI and DSA: From the interventional neuroradiologists' view. *Acta Neurochirurgica*, *156*(3), 515-525. https://doi.org/10.1007/s00701-013-1989-1.

Wiebers, D. O., Whisnant, J. P., Huston, J., 3rd., Meissner, I., Brown, R. D., Jr., Piepgras, D. G., et al. (2003). Unruptured intracranial aneurysms: Natural history, clinical outcome, and risks of surgical and endovascular treatment. *Lancet*, *362*(9378), 103-110.

第 6 章

颅内动脉瘤的监测和筛查

Christopher P. Carroll[1]；Ryan D. Tackla[1]；
Shawn M. Vuong[1]；Andrew J. Ringer[2]

摘 要

颅内未破裂动脉瘤（UIA）筛查的价值在于预防性治疗可降低潜在的发病率和死亡率。因此，临床医师需明确以下3点：动脉瘤的患病风险何时增加，何时进行筛查，以及确诊后是否有必要进行治疗。有些UIA要么破裂风险很低，要么干预治疗风险太高，甚至在确诊后无法进行治疗。当这类UIA的破裂风险增加时，需对患者行常规的影像学监测和评估，临床医师应明确具体的监测方式和检查时机。因此，本章将对UIA患者筛查的选择、适应证、方法及模式进行讨论。

关键词

未破裂颅内动脉瘤；磁共振血管成像；计算机体层血管成像；动脉瘤监测；筛查

目 录

---

[1] 美国俄亥俄州辛辛那提大学医学院神经外科。

[2] 美国俄亥俄州辛辛那提市好撒玛利亚医院健康科学研究所梅菲尔德诊所。

6.1　引言

一项基于1998年美国人口的UIA研究显示，每100000人中约有83人可能会存在UIA（Menghini等，1998）。血管造影和尸检数据提示，美国人UIA患病率从1%～2%（Brown和Broderick，2014）到3.6%～6%（Wardlaw和White，2000）不等，总罹患人数甚至可高达2000万人。UIA约占每年非创伤性SAH总数的80%，过去20年中研究者对UIA破裂相关因素和特征进行了长期深入的探讨（Ishibashi等，2009；Juvela等，2013；Lee等，2012），推动了UIA风险分层的发展，也加深了对高风险与低风险UIA的认识（Greving等，2014）。本章将讨论UIA筛查的适应证与方法、UIA监测的患者选择和具体方案，并比较不同方案之间的差异。

6.2　筛查适应证

UIA筛查的价值在于预防性治疗可降低潜在的发病率和死亡率。目前动脉瘤性SAH的治疗重点在于预防动脉瘤再次破裂出血，稳定已破动脉瘤和处理SAH后遗症，而UIA的治疗核心在于分析不同部位和大小的动脉瘤破裂风险和预防性干预治疗的风险。研究表明，动脉瘤破裂风险最高的患者治疗后残疾率和死亡率往往也最高（Wiebers等，2003）。基于国际未破裂颅内动脉瘤研究（ISUIA）数据，美国心脏协会（AHA）专家组认为既往无SAH的偶发小动脉瘤（<10mm）出血的风险明显较低，不推荐干预治疗，可随访观察（Bederson等，2000；ISUIA Investigators，1998）。一项关于UIA治疗的研究表明对于小的、无症状、未破裂脑动脉瘤进行治疗，获益非常有限，且可能导致临床结果进一步恶化（Johnston等，2000）。同样，Brennan等推荐无SAH且UIA<10mm的患者可保守治疗（Brennan和Schwarb，2000）。ISUIA主张对UIA破裂和治疗风险进行详细评估，但研究结果表明直径<7mm的UIA治疗后预后改善并不明显，尤其是对于前循环动脉瘤和年龄>70岁的任何部位动脉瘤患者而言（Wiebers等，2003）。

在ISUIA和其他研究结果中，有些UIA患者要么动脉瘤破裂风险很低，要么是干预治疗风险很高，甚至在确诊后无法进行治疗。然而，如果UIA增大、破裂或新发动脉瘤破裂出血，应积极进行常规UIA影像学检查与监测。

6.2.1　既往蛛网膜下腔出血

既往发生动脉瘤性SAH可作为UIA再破裂的独立风险因素（Etminan等，2015；Greving等，2014）。因此，SAH提示原本低风险的UIA需进行影像学监测，特别是对于<50岁的年轻患者，其UIA破裂后总体风险超过治疗风险，导致更高的致残率和死亡率（参阅 https://www.ssa.gov/oact/STATS/table4c6.html，基于美国人口的统计数据）。

既往发生过脉瘤性SAH的患者，出现新发动脉瘤破裂的风险增加，故推荐SAH发生时立即行全脑血管成像检查。如SAH发生时未能进行检查，应限期尽快完成，并推荐对剩余UIA进行积极干预治

疗，患者往往会受益。对于拒绝预防性治疗非责任UIA（针对多发动脉瘤而言）的患者，强烈建议定期进行影像学监测。

6.2.2　动脉瘤性蛛网膜下腔出血家族史

据统计，约有18%的ISUIA纳入患者存在动脉瘤性SAH家族史（Wiebers等，2003）。通过对548例家族性动脉瘤患者分析发现，具有动脉瘤家族史的UIA患者年破裂率约为无家族史UIA患者的17倍，提示家族性UIA比散发UIA更易出现SAH（Broderick等，2009）。出现动脉瘤性SAH的患者家庭成员UIA发生率也较高，尤其对于存在两个SAH一级亲属，或者一个一级亲属具备吸烟、高血压或大量饮酒等其他风险因素（Wardlaw和White，2000）者。因此，符合以上任一条件的患者应考虑筛查UIA。

6.2.3　头痛

头痛患者约占急诊患者的2%，但SAH后的头痛仅占所有头痛人数的1%～3%。患者出现急性头痛时，临床中多种影像学检查可用以排除SAH，因此许多UIA被偶然发现（Loumiotis等，2011；Wiebers等，2003）。为了排除SAH和提高诊断率，近年来制订了大量的临床决策方案，以识别需要进行SAH筛查排除的患者（Perry等，2002）。Otawa SAH方案对SAH的敏感性为100%，特异性为15.3%（Perry等，2013）。迄今为止，尚无筛查头痛患者UIA的可靠决策性方案。ISUIA的研究提示，出现头痛的患者更乐于接受UIA治疗，但未提供有关自发性出血风险的数据。轻度或中度头痛不是进行UIA筛查的适应证。目前，尚无研究显示头痛程度与自发性出血风险程度有关，而且大多数UIA患者头痛可能与动脉瘤无关。此外，急诊评估严重头痛的重点在于明确是否有出血，而不是识别UIA，我们将在第7章对此进行详细讨论。

6.2.4　颅神经病变和神经症状

ISUIA诊断患有UIA的病例中，约8.0%存在颅神经病变，2.9%有癫痫发作，2.7%有占位效应（Bederson等，2009；Wiebers等，2003）。出现颅神经麻痹的患者比随访观察者更乐于接受干预治疗，但是未提供相关的破裂风险数据（Wiebers等，2003）。多个小样本量的观察研究表明，颅神经麻痹的动脉瘤患者接受治疗后，神经功能会得到改善，但尚无RCT研究证实（Guresir等，2012；Hassan和Hamimi，2013；Lv等，2010；Panagiotopoulos等，2011；Zhang等，2010）。若患者突然出现动眼神经麻痹，通常是动脉瘤扩张和即将破裂的先兆，需快速检查和干预治疗。

对缺血性脑血管病患者进行影像学检查也可能发现UIA（Wiebers等，2003）。动脉瘤可位于缺血区域附近，尤其是动脉瘤内血栓时，这可能是导致缺血事件的潜在因素。目前，尚无RCT研究聚焦治疗后的继发缺血性事件、UIA破裂，死亡或致残风险。对于出现症状的动脉瘤患者予以抗血小板、抗凝等非手术治疗存在一定的争议，目前尚无证据支持UIA干预治疗有助于预防缺血性脑血管病。因卒中或TIA发现的动脉瘤位于邻近缺血区且存在瘤内血栓时可考虑进行治疗，但是否会降低后期的再缺血风险需进一步深入研究。

6.3　未破裂颅内动脉瘤管理

6.3.1　UIA的治疗与监测决策

临床明确UIA诊断后，需要将适合进行预防性治疗的患者与适合监测和既不治疗也不监测的患者

区分开来，而后者是指预期寿命短、医疗条件较差、即使动脉瘤生长也不考虑治疗的患者。既往的研究尝试通过建立可靠的临床决策工具来简化UIA患者治疗风险的分析过程。Greving等荟萃分析了6项前瞻性队列研究中的8382例患者数据，发现6个预测UIA破裂的因素，包括人口数量、高血压、年龄、动脉瘤大小、部位、既往出现动脉瘤性SAH；并且基于此提出了PHASES动脉瘤风险评分，可快速计算出UIA破裂风险并指导治疗决策（Greving等，2014）。此外，另一个多学科专家组建立了UIA治疗评分（UIATS），是一项由29个变量构成的患者调查量表，最终可得出干预治疗和保守治疗得分，当两个综合得分的差异大于3分时，临床决策就依据较高得分项制订；当两个综合得分差异不超过2分时，干预治疗或保守治疗均可行（Etminan等，2015）。

动脉瘤任何形式的增长或形态学变化均提示自发性出血的风险增加（Inoue等，2012；Teo和St George，2016；Villablanca等，2013）；因此，不适合预防性治疗的UIA患者应进行影像学监测，以动态观察动脉瘤生长或形态改变。UIA影像学检查和监测的方法包括数字减影血管造影（DSA）、计算机体层血管造影（CTA）或磁共振血管造影（MRA）。

6.3.2 UIA监测

用于UIA诊断的影像学技术均可用于UIA监测（Serrone等，2016）。DSA仍然是检测破裂和未破裂动脉瘤的金标准（Bederson等，2009；Chappell等，2003；Zipfel和Dacey，2004）。随着成像质量的改善、采集速度的提高，以及3D重建技术的发展，并发症发生率低的无创影像学检查已逐渐取代DSA用于UIA监测（Chen等，2009；Franklin等，2010；Grandin等，1998；Komotar等，2008）。

6.3.3 CTA

由于DSA可能导致永久性神经损伤，通过CTA进行UIA监测逐渐被业内认可（Tipper等，2005；Willinsky等，2003）。早期，单层螺旋CTA检测UIA的灵敏度明显低于2D-DSA（White等，2000）。四排多层螺旋CTA的问世，显著提高了3mm以上UIA的检测敏感性和特异性（＞94%）；但对于＜3mm的UIA，敏感性仍较低（＞94%）。随着16排和64排CT技术的不断发展进步，图像空间分辨率有了进一步提高。

高空间分辨率使CTA的灵敏度和特异度分别提高至96%～98%和100%，对≤3mm的动脉瘤检测灵敏度也提高至92%。研究表明，16排和64排CTA对UIA的检测敏感性达到了2D-DSA的同级别水平，并可减少并发症发生；因此，高分辨率CTA适用于UIA监测（Chen等，2009；Franklin等，2010），但由于对＜3mm的动脉瘤检测敏感性相对较低，所以不排除CTA漏诊动脉瘤的可能性。然而，也有研究认为CTA对小动脉瘤的检测可能优于DSA。

Villablanca等对180例疑似动脉瘤患者进行连续的高分辨率CTA检测，诊断出41枚颅内动脉瘤，最大径＜4mm的33枚，＜3mm的15枚。对于非常小的颅内动脉瘤，高分辨率CTA的敏感性大于98%，DSA的敏感性为95%，两种检查方法特异性均为100%。成像质量的改善、重建处理技术的发展以及临床认识的深入，使得颅内小动脉瘤检测敏感性显著提高。替代DSA的无创影像学检查技术，至少需要对微小动脉瘤检测具有同等的灵敏度、特异度以及更高的可靠性。CTA作为一种无创、成本低廉、简单易行的成像方法，通过常规CT扫描和图像处理工作站即可实现高质量的CTA检查用于描述UIA形态特征，同时还避免了DSA的有创性等缺点（Villablanca等，2002）。但CTA也存在一定的局限性，如对颅底或静脉窦附近血管的检测敏感性低（图6.1），系列连续成像时会出现大剂量辐射等（Hacein-Bey和Provenzale，2011；Karamessini等，2004；Villablanca等，2002）。

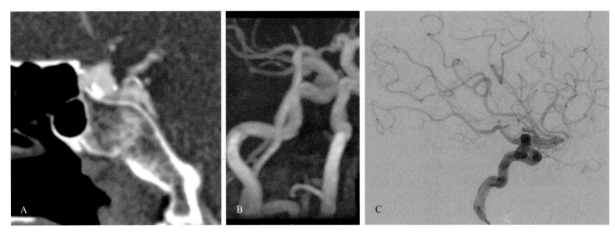

图 6.1　左颈动脉窝动脉瘤患者行 CTA（A）、MRA（B）和 DSA（C）检查，注意颅底骨骼使得精确测量瘤顶比 MRA、DSA 更困难

6.3.4　MRA

　　MRA 最初用于颅内动脉瘤高危患者的筛查，近 20 多年来一直用于 UIA 筛查和监测。Ronkainen 等通过对有 aSAH 或多囊肾病（PCKD）家族史的 400 名有症状患者进行研究发现，3D-TOF MRA 筛查 UIA 的可行性和准确性良好（Ronkainen 等，1995）。另一项对 18 例常染色体显性遗传 PCKD 和 UIA（1.5 ～ 6.5mm）患者的研究结果显示，1.5T 的 3D-TOF MRA 监测 33 个月内未发现动脉瘤生长或新发动脉瘤，认为 MRA 用于 PCKD 人群中的小 UIA 监测具有良好可行性（Huston 等，1996）。越来越多文献显示，MRA 已被广泛应用于 UIA 的筛查和监测（Blater 等，1992；Gouliamos 等，1992；Horikoshi 等，1994；Huston 等，1996；Huston 等，1991；Phan 等，2002；Ross 等，1990；Ruggieri 等，1994）。为了进一步比较 MRA 和 DSA 监测 UIA 的敏感性与特异性，Grandin 等对 140 例患者进行 0.5T TOF MRA 和 DSA 检查，结果显示 DSA 发现动脉瘤 89 枚，MRA 发现动脉瘤 83 枚。MRA 遗漏的 6 枚动脉瘤中有 3 个未包括在 MRA 采集范围内，剩下 3 枚均是颈动脉虹吸段 UIA。MRA 检测敏感性和特异性分别为 93% 和 100%，DSA 假阴性率为 6%。鉴于 MRA 的快速图像采集特性和高灵敏度、特异性，我们认为其可替代 DSA 用于 UIA 的非侵入性监测（Grandin 等，1998）。MRA 作为颅内动脉瘤的监测方法之一，具有高空间分辨率、高信号传递性、无须使用增强剂等优点，且能够同时实现颅脑解剖成像（图 6.2），这些优势使得 3D-TOF MRA 成为最广泛的 UIA 监测成像方法（Hacein-Bey 和 Provenzale，2011）。

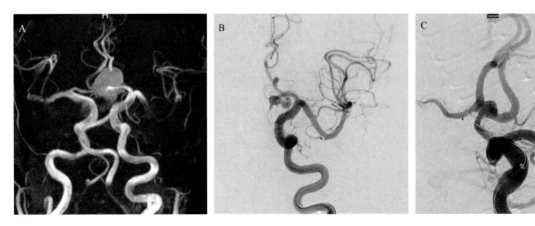

图 6.2　MRA（A）较 DSA（B 和 C）更易显示巨大前交通动脉动脉瘤（直径 3cm）的瘤顶部血栓

随着影像学技术的发展和进步，CTA、MRA 监测 UIA 的灵敏度和特异性均显著提高。2008 年，Hiratsuka 等对 CTA、MRA 和 DSA 三种技术监测效果进行比较，纳入 38 例 UIA 和 8 例非 UIA，分别接受 64 排 CTA、3T TOF MRA 和 DSA 检查，以 DSA 作为确定检测敏感性和特异性的金标准。结果显示所有在 DSA 上发现的动脉瘤经 CTA 和 MRA 均可发现，CTA 与 MRA 对于微小 UIA 的检测敏感性和特异性良好，且二者之间的敏感性和特异性无显著差异（Hiratsuka 等，2008）。CTA 和 MRA 具有非侵入性、图像采集快速、对操作者要求不高等优势；而且，MRA 具有更高的空间分辨率优势，同时又避免了使用静脉对比剂和射线辐射，因此成为众多 UIA 监测方法中的首选方式。

6.3.5　UIA 监测方案

既往大量研究通过 CTA 和 MRA 等影像学技术监测 UIA 增长率、动脉瘤新发和破裂等自然病史，结果表明动脉瘤会随时间增长且具有不可预测性和不连续性。新近研究也发现部分 UIA 不稳定且具有破裂风险（Burns 等，2009；Inoue 等，2012；Matsubara 等，2004；Matsumoto 等，2013；Miyazawa 等，2006；Phan 等，2002；Serrone 等，2016；Villablanca 等，2013；Wermer 等，2006）。另一项微小 UIA（SUAVe）研究发现，在影像学上动脉瘤在破裂前往往存在增大趋势（Sonobe 等，2010）。

Inoue 等报道在显微外科手术中发现持续性增大的 UIA 外观呈红色，且瘤壁稀薄易碎，与动脉瘤破裂时外观一致。生长性 UIA 破裂的年发生率为 18.5%，但由于其通常接受干预治疗，因而在未治疗状态下的实际破裂率可能更高。UIA 的年增长率为 1.8%，但可能因 MRA 的低分辨率而影响观察，导致其年增长率被低估（Inoue 等，2012）。此外，Villablanca 等开展了基于 CTA 的 UIA 监测方案，发现 UIA 年增长率约为 18%（高出前一篇研究结果 10 倍）。CTA 监测对动脉瘤结构变化和微小动脉瘤生长的敏感性较高，这使得 UIA 破裂的年风险率降至 2.4%。影像学证据显示生长性 UIA 比非生长性 UIA 的破裂可能性高 12 倍（2.4% vs 0.2%，$P = 0.034$）（Villablanca 等，2013）。上述研究表明，监测方式的差异直接影响关于 UIA 增长率和破裂率的观测结果，生长性 UIA 存在不稳定性，比非生长性 UIA 具有更高的破裂风险。

鉴于生长性 UIA 的破裂风险更高，故有必要进一步评估动脉瘤增长的风险因素，尤其是可变风险因素。近年来，越来越多的研究通过多元分析评估 UIA 增长的风险因素（Burns 等，2009；Chien 等，2013；Ferns 等，2011；Inoue 等，2012；Juvela 等，2001；Matsubara 等，2004；Matsumoto 等，2013；Miyazawa 等，2006；Serrone 等，2016；So 等，2010；Sonobe 等，2010；Wermer 等，2006）。在上述研究中，动脉瘤大小是 UIA 增长的公认风险因素，但仍缺乏强有力的证据。生长性 UIA 大小变化显著，从 5mm 增加到 10mm；同样，这些研究获得的 UIA 增长率、增长风险因素以及增长方式（线性与偶发）也不一致（Burns，2009；Matsubara 等，2004；Miyazawa 等，2006；Serrone 等，2016）。由于各项研究的设计和样本量有差异，缺乏一致性，所以最佳的监测方式目前仍不明确。

多项研究发现，前循环 UIA ＞ 7mm 时，破裂风险显著增加；UIA ＞ 5mm 时，增长风险显著增加。因此，5mm 大小的 UIA 可能适合常规影像学评估和预防性治疗（Serrone 等，2016），但 UIA 影像学监测的最佳时间间隔和持续时间目前并不明确。理想的监测频率应能获取足够的 UIA 更新影像，并在破裂前获得 UIA 增长的证据。然而，需要注意的是有些动脉瘤在破裂前并不生长，或者仅以不连续的方式生长。此外，临床医师也需权衡监测成本、射线辐射风险和患者的检查便利性等因素。迄今为止，尚无系统性研究揭示 UIA 的最佳监测方式、监测间隔和监测持续时间。现有的文献提示，UIA 初始影像随访应在诊断后 6 ～ 12 个月内进行，并在具有完善的影像学记录后每 12 ～ 24 个月进行后续影像学检查（Brown，2010；Ishibashi 等，2009；Loumiotis 等，2011；Wiebers，2006；Wiebers 等，2004）。Inoue 等认为在 UIA 破裂前能够发现其持续增长的可能性为 81.5%（监测间隔为 12 个月）和 90.3%（监测间隔为 6 个月）（Inoue 等，2012）。

每半年进行 1 次影像学检查可使破裂前发现 UIA 增长的灵敏度显著提高；因此，建议在首次发现

UIA后24个月内每6个月进行1次检查。在此期间，如果连续4次高质量的影像学评估中UIA均表现稳定，则在接下来的36个月中随访间隔可增加至12个月，直至患者的年龄或可能的并发症等原因不再适合进行侵入性治疗；若仍未见UIA生长，则无须进一步随访观察。

6.3.6　辛辛那提UIA监测方案

在上一节中，我们讨论了UIA系列监测方案。对于自发破裂风险低或治疗风险超过自然病史风险的UIA患者，应进行连续影像学检查，首选方法仍是MRA。UIA诊断后2年内，每6个月进行1次影像学评估，此后每12个月再进行1次评估，持续3年。如果5年内UIA的影像学表现均保持稳定，不建议再行影像学监测。对于预期寿命较长的年轻患者，推荐每5年进行1次影像学检查，直至70岁；如动脉瘤最大径增大、形态改变或出现新发动脉瘤，则建议进行预防性治疗（Serrone等，2016）。辛辛那提UIA监测方案见表6.1。

表 6.1　辛辛那提 UIA 监测方案

辛辛那提 UIA 监测方案	> 70 岁	< 70 岁
诊断后 1 ～ 2 年	MRA 1 次 /6 月	MRA 1 次 /6 月
诊断后 3 ～ 5 年	MRA 1 次 /12 月	MRA 1 次 /12 月
诊断后 6 年以上	无须影像学检查	MRA 1 次 /5 年

6.4　结论

目前，临床上对不同UIA的生长特性和破裂机制认识非常有限，所以对偶然发现的无症状UIA管理仍颇具挑战。UIA的管理基础是风险-获益分析，在患者预期生存时间内，对治疗风险与破裂风险进行比较分析。对于发生SAH风险较低或治疗风险大于破裂风险的UIA，除非有禁忌，推荐将MRA作为影像学监测手段。UIA生长是破裂的重要预测指标，监测期间UIA生长是干预治疗的可靠指征。本中心在UIA确诊后6、12、18、24、36、48和60个月进行连续影像学监测，如果UIA在此期间保持稳定，无须再进行其他影像学检查。

（译者：叶玉勤　张洪晨　霍军丽）

参考文献

Bederson, J. B., Awad, I. A., Wiebers, D. O., Piepgras, D., Haley, E. C., Jr., Brott, T., et al. (2000). Recommendations for the management of patients with unruptured intracranial aneurysms: A statement for healthcare professionals from the stroke council of the American Heart Association. *Stroke, 31*(11), 2742-2750.

Bederson, J. B., Connolly, E. S., Jr., Batjer, H. H., Dacey, R. G., Dion, J. E., Diringer, M. N., et al. (2009). Guidelines for the management of aneurysmal subarachnoid hemorrhage: A statement for healthcare professionals from a special writing group of the stroke council, American Heart Association. *Stroke, 40*(3), 994-1025. https://doi.org/10.1161/STROKEAHA.108.191395.

Blatter, D. D., Parker, D. L., Ahn, S. S., Bahr, A. L., Robison, R. O., Schwartz, R. B., et al. (1992). Cerebral MR angiography with multiple overlapping thin slab acquisition. Part II. Early clinical experience. *Radiology, 183*(2), 379-389. https://doi.org/10.1148/radiology.183.2.1561338.

Brennan, J. W., & Schwartz, M. L. (2000). Unruptured intracranial aneurysms: Appraisal of the literature and suggested recommendations for surgery, using evidence-based medicine criteria. *Neurosurgery, 47*(6), 1359-1371. discussion 1371-1372.

Broderick, J. P., Brown, R. D., Jr., Sauerbeck, L., Hornung, R., Huston, J., 3rd, Woo, D., et al. (2009). Greater rupture risk for familial as compared to sporadic unruptured intracranial aneurysms. *Stroke*, *40*(6), 1952-1957. https://doi.org/10.1161/STROKEAHA.108.542571.

Brown, R. D. (2010). Unruptured intracranial aneurysms. *Seminars in Neurology*, *30*(5), 537-544. https:// doi.org/10.1055/s-0030-1268858.

Brown, R. D., Jr., & Broderick, J. P. (2014). Unruptured intracranial aneurysms: Epidemiology, natural history, management options, and familial screening. *The Lancet Neurology*, *13*(4), 393-404. https:// doi.org/10.1016/S1474-4422(14)70015-8.

Burns, J. D., Huston, J., 3rd, Layton, K. F., Piepgras, D. G., & Brown, R. D., Jr. (2009). Intracranial aneurysm enlargement on serial magnetic resonance angiography: Frequency and risk factors. *Stroke*, *40* (2), 406-411. https://doi.org/10.1161/STROKEAHA.108.519165.

Chappell, E. T., Moure, F. C., & Good, M. C. (2003). Comparison of computed tomographic angiography with digital subtraction angiography in the diagnosis of cerebral aneurysms: A meta-analysis. *Neurosurgery*, *52*(3), 624-631. discussion 630-631.

Chen, W., Wang, J., Xing, W., Xu, Q., Qiu, J., Huang, Q., et al. (2009). Accuracy of 16-row multislice computerized tomography angiography for assessment of intracranial aneurysms. *Surgical Neurology*, *71* (1), 32-42. https://doi.org/10.1016/j.surneu.2007.08.005.

Chien, A., Liang, F., Sayre, J., Salamon, N., Villablanca, P., & Vinuela, F. (2013). Enlargement of small, asymptomatic, unruptured intracranial aneurysms in patients with no history of subarachnoid hemorrhage: The different factors related to the growth of single and multiple aneurysms. *Journal of Neurosurgery*, *119*(1), 190-197. https://doi.org/10.3171/2013.3.JNS121469.

Etminan, N., Brown, R. D., Jr., Beseoglu, K., Juvela, S., Raymond, J., Morita, A., et al. (2015). The unruptured intracranial aneurysm treatment score: A multidisciplinary consensus. *Neurology*, *85* (10), 881-889. https://doi.org/10.1212/WNL.0000000000001891.

Ferns, S. P., Sprengers, M. E., van Rooij, W. J., van den Berg, R., Velthuis, B. K., de Kort, G. A., et al. (2011). De novo aneurysm formation and growth of untreated aneurysms: A 5-year MRA follow-up in a large cohort of patients with coiled aneurysms and review of the literature. *Stroke*, *42*(2), 313-318. https://doi.org/10.1161/STROKEAHA.110.591594.

Franklin, B., Gasco, J., Uribe, T., VonRitschl, R. H., & Hauck, E. (2010). Diagnostic accuracy and inter- rater reliability of 64-multislice 3D-CTA compared to intra-arterial DSA for intracranial aneurysms. *Journal of Clinical Neuroscience*, *17*(5), 579-583. https://doi.org/10.1016/j.jocn.2009.09.015.

Gouliamos, A., Gotsis, E., Vlahos, L., Samara, C., Kapsalaki, E., Rologis, D., et al. (1992). Magnetic resonance angiography compared to intra-arterial digital subtraction angiography in patients with subarachnoid haemorrhage. *Neuroradiology*, *35*(1), 46-49.

Grandin, C. B., Mathurin, P., Duprez, T., Stroobandt, G., Hammer, F., Goffette, P., et al. (1998). Diagnosis of intracranial aneurysms: Accuracy of MR angiography at 0.5 T. *American Journal of Neuroradiology*, *19* (2), 245-252.

Greving, J. P., Wermer, M. J., Brown, R. D., Jr., Morita, A., Juvela, S., Yonekura, M., et al. (2014). Development of the PHASES score for prediction of risk of rupture of intracranial aneurysms: A pooled analysis of six prospective cohort studies. *The Lancet Neurology*, *13*(1), 59-66. https://doi.org/ 10.1016/S1474-4422(13)70263-1.

Guresir, E., Schuss, P., Seifert, V., & Vatter, H. (2012). Oculomotor nerve palsy by posterior communicating artery aneurysms: Influence of surgical strategy on recovery. *Journal of Neurosurgery*, *117*(5), 904-910. https://doi.org/10.3171/2012.8.JNS111239.

Hacein-Bey, L., & Provenzale, J. M. (2011). Current imaging assessment and treatment of intracranial aneurysms. *American Journal of Roentgenology*, *196*(1), 32-44. https://doi.org/10.2214/AJR.10.5329.

Hassan, T., & Hamimi, A. (2013). Successful endovascular management of brain aneurysms presenting with mass effect and cranial nerve palsy. *Neurosurgical Review*, *36*(1), 87-97. discussion 97. https://doi.org/10.1007/s10143-012-0404-3.

Hiratsuka, Y., Miki, H., Kiriyama, I., Kikuchi, K., Takahashi, S., Matsubara, I., et al. (2008). Diagnosis of unruptured intracranial aneurysms: 3T MR angiography versus 64-channel multi-detector row CT angiography. *Magnetic Resonance in Medical Sciences*, *7*(4), 169-178.

Horikoshi, T., Fukamachi, A., Nishi, H., & Fukasawa, I. (1994). Detection of intracranial aneurysms by three-dimensional time-of-flight magnetic resonance angiography. *Neuroradiology*, *36*(3), 203-207.

Huston, J., 3rd, Rufenacht, D. A., Ehman, R. L., & Wiebers, D. O. (1991). Intracranial aneurysms and vascular malformations: Comparison of time-of-flight and phase-contrast MR angiography. *Radiology*, *181*(3), 721-730. https://doi.org/10.1148/radiology.181.3.1947088.

Huston, J., 3rd, Torres, V. E., Wiebers, D. O., & Schievink, W. I. (1996). Follow-up of intracranial aneurysms in autosomal dominant polycystic kidney disease by magnetic resonance angiography. *Journal of the American Society of Nephrology*, *7*(10), 2135-2141.

Inoue, T., Shimizu, H., Fujimura, M., Saito, A., & Tominaga, T. (2012). Annual rupture risk of growing unruptured cerebral aneurysms detected by magnetic resonance angiography. *Journal of Neurosurgery*, *117*(1), 20-25. https://doi.org/10.3171/2012.4.JNS112225.

International Study of Unruptured Intracranial Aneurysms Investigators (1998). Unruptured intracranial aneurysms—Risk of rupture and risks of surgical intervention. *The New England Journal of Medicine*, *339*(24), 1725-1733. https://doi.org/10.1056/NEJM199812103392401.

Ishibashi, T., Murayama, Y., Urashima, M., Saguchi, T., Ebara, M., Arakawa, H., et al. (2009). Unruptured intracranial aneurysms: Incidence of rupture and risk factors. *Stroke*, *40*(1), 313-316. https://doi.org/10.1161/STROKEAHA.108.521674.

Johnston, S. C., Wilson, C. B., Halbach, V. V., Higashida, R. T., Dowd, C. F., McDermott, M. W., et al. (2000). Endovascular and surgical treatment of unruptured cerebral aneurysms: Comparison of risks. *Annals of Neurology*, *48*(1), 11-19.

Juvela, S., Poussa, K., Lehto, H., & Porras, M. (2013). Natural history of unruptured intracranial aneurysms: A long-term follow-up study. *Stroke*, *44*(9), 2414-2421. https://doi.org/10.1161/ STROKEAHA.113.001838.

Juvela, S., Poussa, K., & Porras, M. (2001). Factors affecting formation and growth of intracranial aneurysms: A long-term follow-up study. *Stroke*, *32*(2), 485-491.

Karamessini, M. T., Kagadis, G. C., Petsas, T., Karnabatidis, D., Konstantinou, D., Sakellaropoulos, G. C., et al. (2004). CT angiography with three-dimensional techniques for the early diagnosis of intracranial aneurysms. comparison with intra-arterial DSA and the surgical findings. *European Journal of Radiology*, *49*(3), 212-223. https://doi.org/10.1016/S0720-048X(03)00173-6.

Komotar, R. J., Mocco, J., & Solomon, R. A. (2008). Guidelines for the surgical treatment of unruptured intracranial aneurysms: The first annual J. Lawrence pool memorial research symposium— controversies in the management of cerebral aneurysms. *Neurosurgery*, *62*(1), 183-193. discussion 193-4. https://doi.org/10.1227/01.NEU.0000311076.64109.2E.

Lee, E. J., Lee, H. J., Hyun, M. K., Choi, J. E., Kim, J. H., Lee, N. R., et al. (2012). Rupture rate for patients with untreated unruptured intracranial aneurysms in south korea during 2006-2009. *Journal of Neurosurgery*, *117*(1), 53-59. https://doi.org/10.3171/2012.3.JNS111221.

Loumiotis, I., Wagenbach, A., Brown, R. D., Jr., & Lanzino, G. (2011). Small (<10-mm) incidentally found intracranial aneurysms, Part 1: Reasons for detection, demographics, location, and risk factors in 212 consecutive patients. *Neurosurgical Focus*, *31*(6). https://doi.org/10.3171/2011.9.FOCUS11234.

Lv, X., Jiang, C., Li, Y., & Wu, Z. (2010). Clinical outcomes of lower cranial nerve palsies caused by vertebral artery-posteroinferior cerebellar artery aneurysms after endovascular embolization. *Neurological Research*, *32*(8), 796-800. https://doi.org/10.1179/016164109X12478302362455.

Matsubara, S., Hadeishi, H., Suzuki, A., Yasui, N., & Nishimura, H. (2004). Incidence and risk factors for the growth of unruptured cerebral aneurysms: Observation using serial computerized tomography angiography. *Journal of Neurosurgery*, *101*(6), 908-914. https://doi.org/10.3171/jns.2004.101.6.0908.

Matsumoto, K., Oshino, S., Sasaki, M., Tsuruzono, K., Taketsuna, S., & Yoshimine, T. (2013). Incidence of growth and rupture of unruptured intracranial aneurysms followed by serial MRA. *Acta Neurochirurgica*, *155*(2), 211-216. https://doi.org/10.1007/s00701-012-1566-z.

Menghini, V. V., Brown, R. D., Jr., Sicks, J. D., O'Fallon, W. M., & Wiebers, D. O. (1998). Incidence and prevalence of intracranial aneurysms and hemorrhage in Olmsted County, Minnesota, 1965 to 1995. *Neurology*, *51*(2), 405-411.

Miyazawa, N., Akiyama, I., & Yamagata, Z. (2006). Risk factors for growth of unruptured intracranial aneurysms: Follow-up study by serial 0.5-T magnetic resonance angiography. *Neurosurgery*, *58*(6), 1047-1053. discussion 1047-53. https://doi.org/10.1227/01.NEU.0000217366.02567.D2.

Panagiotopoulos, V., Ladd, S. C., Gizewski, E., Asgari, S., Sandalcioglu, E. I., Forsting, M., et al. (2011). Recovery of ophthalmoplegia after endovascular treatment of intracranial aneurysms. *American Journal of Neuroradiology*, *32*(2), 276-282. https://doi.org/10.3174/ajnr.A2281.

Perry, J. J., Stiell, I., Wells, G., & Spacek, A. (2002). Diagnostic test utilization in the emergency department for alert headache patients with possible subarachnoid hemorrhage. *CJEM*, *4*(5), 333-337.

Perry, J. J., Stiell, I. G., Sivilotti, M. L., Bullard, M. J., Hohl, C. M., Sutherland, J., et al. (2013). Clinical decision rules to rule out subarachnoid hemorrhage for acute headache. *JAMA*, *310*(12), 1248-1255. https://doi.org/10.1001/jama.2013.278018.

Phan, T. G., Huston, J., 3rd, Brown, R. D., Jr., Wiebers, D. O., & Piepgras, D. G. (2002). Intracranial saccular aneurysm enlargement determined using serial magnetic resonance angiography. *Journal of Neurosurgery*, *97*(5), 1023-1028. https://doi.org/10.3171/jns.2002.97.5.1023.

Ronkainen, A., Puranen, M. I., Hernesniemi, J. A., Vanninen, R. L., Partanen, P. L., Saari, J. T., et al. (1995). Intracranial aneurysms: MR angiographic screening in 400 asymptomatic individuals with increased familial risk. *Radiology*, *195*(1), 35-40. https://doi.org/10.1148/ radiology.195.1.7892491.

Ross, J. S., Masaryk, T. J., Modic, M. T., Ruggieri, P. M., Haacke, E. M., & Selman, W. R. (1990). Intracranial aneurysms:

Evaluation by MR angiography. *American Journal of Neuroradiology, 11*(3), 449-455.

Ruggieri, P. M., Poulos, N., Masaryk, T. J., Ross, J. S., Obuchowski, N. A., Awad, I. A., et al. (1994). Occult intracranial aneurysms in polycystic kidney disease: Screening with MR angiography. *Radiology, 191* (1), 33-39. https://doi.org/10.1148/radiology.191.1.8134594.

Serrone, J. C., Tackla, R. D., Gozal, Y. M., Hanseman, D. J., Gogela, S. L., Vuong, S. M., et al. (2016). Aneurysm growth and de novo aneurysms during aneurysm surveillance. *Journal of Neurosurgery, 125* (6), 1374-1382. https://doi.org/10.3171/2015.12.JNS151552.

So, T. Y., Dowling, R., Mitchell, P. J., Laidlaw, J., & Yan, B. (2010). Risk of growth in unruptured intracranial aneurysms: A retrospective analysis. *Journal of Clinical Neuroscience, 17*(1), 29-33. https://doi. org/10.1016/j.jocn.2009.04.010.

Sonobe, M., Yamazaki, T., Yonekura, M., & Kikuchi, H. (2010). Small unruptured intracranial aneurysm verification study: SUAVe study, Japan. *Stroke, 41*(9), 1969-1977. https://doi.org/10.1161/ STROKEAHA.110.585059.

Teo, M., & St George, E. J. (2016). Radiologic surveillance of untreated unruptured intracranial aneurysms: A single surgeon's experience. *World Neurosurgery, 90*, 20-28. https://doi.org/10.1016/j. wneu.2016.02.008.

Tipper, G., U-King-Im, J. M., Price, S. J., Trivedi, R. A., Cross, J. J., Higgins, N. J., et al. (2005). Detection and evaluation of intracranial aneurysms with 16-row multislice CT angiography. *Clinical Radiology, 60*(5), 565-572.

Villablanca, J. P., Duckwiler, G. R., Jahan, R., Tateshima, S., Martin, N. A., Frazee, J., et al. (2013). Natural history of asymptomatic unruptured cerebral aneurysms evaluated at CT angiography: Growth and rupture incidence and correlation with epidemiologic risk factors. *Radiology, 269*(1), 258-265. https:// doi.org/10.1148/radiol.13121188.

Villablanca, J. P., Jahan, R., Hooshi, P., Lim, S., Duckwiler, G., Patel, A., et al. (2002). Detection and characterization of very small cerebral aneurysms by using 2D and 3D helical CT angiography. *American Journal of Neuroradiology, 23*(7), 1187-1198.

Wardlaw, J. M., & White, P. M. (2000). The detection and management of unruptured intracranial aneurysms. *Brain: A Journal of Neurology, 123*(Pt 2), 205-221.

Wermer, M. J., van der Schaaf, I. C., Velthuis, B. K., Majoie, C. B., Albrecht, K. W., & Rinkel, G. J. (2006). Yield of short-term follow-up CT/MR angiography for small aneurysms detected at screening. *Stroke, 37*(2), 414-418.

White, P. M., Wardlaw, J. M., & Easton, V. (2000). Can noninvasive imaging accurately depict intracranial aneurysms? A systematic review. *Radiology, 217*(2), 361-370. https://doi.org/10.1148/radiology.217.2.r00nv06361.

Wiebers, D. O. (2006). Unruptured intracranial aneurysms: Natural history and clinical management. Update on the international study of unruptured intracranial aneurysms. *Neuroimaging Clinics of North America, 16*(3), 383-390. vii.

Wiebers, D. O., Piepgras, D. G., Meyer, F. B., Kallmes, D. F., Meissner, I., Atkinson, J. L., et al. (2004). Pathogenesis, natural history, and treatment of unruptured intracranial aneurysms. *Mayo Clinic Proceedings, 79*(12), 1572-1583.

Wiebers, D. O., Whisnant, J. P., Huston, J., 3rd, Meissner, I., Brown, R. D., Jr., Piepgras, D. G., et al. (2003). Unruptured intracranial aneurysms: Natural history, clinical outcome, and risks of surgical and endovascular treatment. *Lancet (London, England), 362*(9378), 103-110.

Willinsky, R. A., Taylor, S. M., TerBrugge, K., Farb, R. I., Tomlinson, G., & Montanera, W. (2003). Neurologic complications of cerebral angiography: Prospective analysis of 2,899 procedures and review of the literature. *Radiology, 227*(2), 522-528. https://doi.org/10.1148/radiol.2272012071.

Zhang, S. H., Pei, W., Cai, X. S., & Cheng, G. (2010). Endovascular management and recovery from oculomotor nerve palsy associated with aneurysms of the posterior communicating artery. *World Neurosurgery, 74*(2-3), 316-319. https://doi.org/10.1016/j.wneu.2010.05.036.

Zipfel, G. J., & Dacey, R. G. (2004). Update on the management of unruptured intracranial aneurysms. *Neurosurgical Focus, 17*(5).

第 7 章

急性剧烈头痛与蛛网膜下腔出血诊断

Karen Greenberg❶；Mandy J. Binning❶；
Erol Veznedaroglu❶

摘 要

因突发剧烈头痛就诊的急症患者，临床医师最初的检查与处理方式直接影响患者预后。因此，对于急诊医师来说，认识动脉瘤性SAH（aSAH）的临床表现至关重要。本章主要概述了突发剧烈头痛的急诊评估、诊断与处置方法，并对急性SAH的排除方法、早期诊断及治疗方案进行详细讨论。

关键词

蛛网膜下腔出血；急诊医学；早期诊断

目 录

---

❶ 美国宾夕法尼亚州德雷塞尔大学医学院德雷塞尔神经科学研究所神经外科。

7.1　引言

蛛网膜下腔出血（SAH）是指各种原因引起颅内血管破裂后血液流入蛛网膜下腔。颅脑创伤是SAH的最常见原因，大部分（85%）非创伤性和自发性SAH与动脉瘤破裂有关。急诊科医师需重视动脉瘤性SAH（aSAH）患者的早期诊断与鉴别分类，以及其对中枢神经系统和周围器官的继发性损害。aSAH确诊后的早期管理和治疗直接影响患者预后（Aisiku等，2014）。

7.2　aSAH发病率与流行病学

不同人群aSAH的发病率差异较大，但致残、致死率极高，至少约1/4的aSAH患者死亡，约1/2的幸存者存在不同程度的神经功能障碍。最新的研究发现，随着吸烟率下降、高血压规律治疗、动脉瘤早期干预，以及脑积水和延迟性脑缺血的积极处理，aSAH病死率呈下降趋势。此外，得益于诊断准确率的提高（包括排除非SAH疾病）和治疗技术的进步，aSAH患者预后和转归有一定改善。

最近一项基于人口学的研究显示，aSAH发病率为2/10万～16/10万。中低收入国家的aSAH发病率几乎是高收入国家的2倍，美国aSAH的发病率为9.7/10万。根据2003年住院患者样本估计，美国成年人aSAH发病率为14.5/10万。aSAH患者死亡通常发生在入院前（约12%～15%），因此aSAH的实际发病率可能更高。

aSAH的发病率随年龄增长而增加，平均发病年龄≥50岁。女性整体发病率高于男性，年龄分段统计显示25～45岁的年轻男性、55～85岁的女性及>85岁的男性，aSAH发病率更高。人种和种族对aSAH的发病率也存在影响，黑人和西班牙裔美国人aSAH患病率高于白人。

aSAH的风险因素包括高血压、吸烟、酗酒、咖啡因和服用可卡因等交感神经兴奋药物。除了前面提到的女性性别外，aSAH风险因素还包括存在未破裂脑动脉瘤（尤其是有临床症状且位于后交通动脉或椎基底动脉系统的大动脉瘤）、既往aSAH病史（有或没有未处理动脉瘤）、家族性动脉瘤病史（至少1个一级亲属患动脉瘤，尤其是2位以上一级亲属患动脉瘤），以及常染色体显性遗传多囊肾、镰状细胞疾病、Ehlers-Danlos综合征和α_1抗胰蛋白酶缺乏症等遗传性疾病。

2012年美国心脏协会与卒中协会的新发现如下：①大脑前动脉和中动脉动脉瘤多发生于<55岁的年轻患者，后交通动脉动脉瘤在男性更容易发生和破裂，基底动脉动脉瘤破裂与酒精缺乏有关；②吸烟、高血压增加小动脉瘤破裂出血的风险；③财务或法律事件会增加aSAH患病风险；④动脉瘤直径>7mm是破裂的独立风险因素；⑤妊娠、分娩和产褥似乎没有增加aSAH的风险（Connolly等，2012；Singer等，2016）。

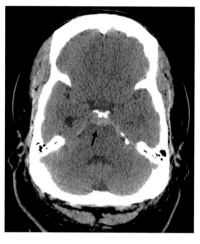

图 7.1　中脑周围非动脉瘤性出血

7.3　病因学

约 10% 的 SAH 患者为中脑周围出血，并非动脉瘤破裂所致，属于 SAH 特殊类型，病因尚不明确。这种出血患者的脑血管造影结果正常（图 7.1），多由邻近静脉异常所致。与 aSAH 患者相比，这种类型 SAH 患者的总体预后较好、并发症较少（Aisiku 等，2014）。

颅底动脉瘤破裂占 aSAH 的 85%，大部分动脉瘤位于前循环（颈内动脉、大脑中动脉和大脑前动脉），其余位于后循环（大脑后动脉和椎基底动脉）。动静脉畸形（AVM）、硬脑膜动静脉瘘（dAVF）、脊髓动脉瘤和其他血管畸形也可导致 aSAH。

7.4　SAH 临床严重程度量表

用于评估 aSAH 严重程度的量表种类繁多（表 7.1），最常用的是 Hunt-Hess 评分与世界神经外科联合会（WFNS）分级量表，其中后者主要用于科研。Hunt-Hess 评分与 WFNS 量表的得分越高，患者死亡率越高。此外，Fisher 分级常用于评估 aSAH 后脑血管痉挛风险。

表 7.1　aSAH 分级量表

Hunt-Hess 评分量表
　1 级：无症状，轻度头痛
　2 级：中度至重度头痛，颈项强直，除颅神经麻痹外，无其他神经功能缺失
　3 级：轻度意识状态改变（昏睡或意识模糊），轻度神经功能缺损
　4 级：昏迷或中至重度偏瘫
　5 级：昏迷，或去大脑僵直
WFNS 分级量表
　1 级：GCS 评分 15 分，无运动障碍
　2 级：GCS 评分 13～14 分，无运动障碍
　3 级：GCS 评分 13～14 分，有运动障碍
　4 级：GCS 评分 7～12 分，有或无运动障碍
　5 级：GCS 评分 3～6 分，有或无运动障碍
Fisher 分级（CT 表现）
　1 级：无出血
　2 级：弥漫性蛛网膜下腔出血，无血肿，无血层厚度＞ 1mm
　3 级：局部血肿或血肿厚度≥ 1mm
　4 级：弥漫性或无蛛网膜下腔出血，但存在脑内或脑室内积血

摘自 EBMedicine，publisher of Emergency Medicine Practice，Aisiku，I.，Edlow，J.，Goldstein，J.，& Thomas（2014）. An evidence-based approach to diagnosis and management of subarachnoid hemorrhage in the emergency department. Emergency Medicine Practice，16（10），1-32. © 2014. EB Medicine. www.ebmedicine.net。

7.5　临床表现

97% 的 aSAH 患者临床表现为突发剧烈头痛，常被描述为"一生中最严重的头痛"，其中约 30% 的患者头痛侧与动脉瘤位置吻合。1986 年，Day 和 Raskin 将其描述为"雷击样头痛"，这种疼痛在不到 1min

的时间内达到最大程度，是一种不同于之前任何一种头痛的经历。患者常将其比作头部爆炸或撞击样疼痛，这不仅意味着疼痛程度高，还说明达到最大程度的速度极快。雷击性头痛作为一种急症，致残率和致死率高，需对各种潜在的原因进行紧急评估，尤其是要警惕aSAH。

大多数颅内动脉瘤在破裂之前无任何症状，虽然在体力劳动或压力增大时可能发生aSAH，但在日常工作中发生率最高。头痛常伴有1种以上的其他症状或体征，如恶心、呕吐、颈强直、脑膜刺激征、畏光、短暂的意识丧失、视力减退（尤其是复视）以及局灶性神经功能障碍（颅神经麻痹）等。尽管许多患者出现意识障碍，但昏迷少见。在aSAH发病的24h内，仅有少于10%的患者出现癫痫，一旦发生则提示预后不良。aSAH死亡率高，至少10%～15%的aSAH患者到达医院前就已死亡。

临床误诊或延误诊断aSAH较为常见，但应尽量避免。aSAH在1985年之前误诊率高达64%，而最近的数据表明其误诊率约12%。对于初次就诊时缺乏典型神经功能障碍表现的患者，误诊后1年内残死率可增加4倍（Connolly等，2012）。

10%～43%的aSAH患者曾出现少量颅内出血或先兆性头痛，通常较轻微，可能会持续数天，多发生在aSAH事件前2～8周。如存在这些情况，会使动脉瘤早期破裂再出血概率增加10倍。头痛作为急诊患者最常见症状，而aSAH仅占1%，所以应充分重视和鉴别aSAH前先兆性头痛（Connolly等，2012；Schwedt，2015；Singer等，2016）。

表7.2为急诊科医师诊断aSAH时需详细询问的病史和获取的关键信息。目前，尚无可靠的鉴别要点来区分SAH和良性病因性头痛，而aSAH患者查体可能完全正常。表7.3为aSAH相关的异常查体结果。

表 7.2　需向急性头痛患者询问的关键问题

发作	头痛发作是突然发生的吗？
严重程度	是有生以来最严重的头痛吗？
特征	头痛与其他事件相比如何？是否具有不同或特殊之处？
相关症状	是否存在其他症状（晕厥、癫痫、脑膜炎、复视）？

表 7.3　aSAH 相关的体格检查结果

查体	动脉瘤位置
精神状态变化 　- 见于 25% 的 SAH 患者	任何部位
脑膜炎 　- 见于 60% 的 SAH 患者 　- 多在发病后 3 ～ 12h 出现，昏迷患者可能不会表现出相关症状	任何部位
动眼神经麻痹 　- 所有动脉瘤引起的动眼神经麻痹患者中约 90% 双侧瞳孔不等大，差异 > 2mm	后交通动脉
外展神经麻痹 　- 在 SAH 发病后 3 ～ 14d 出现 　- 与较高的凝血负荷相关 　- 逐渐缓解	任何位置
双下肢乏力	前交通动脉
眼球震颤，共济失调，头晕	后循环
偏瘫伴有失语或偏盲	大脑中动脉
玻璃体下（视网膜）出血（Terson 综合征）	任何部位

摘自 EB Medicine，publisher of Emergency Medicine Practice，Aisiku，I.，Edlow，J.，Goldstein，J.，& Thomas（2014）. An evidence-based approach to diagnosis and management of subarachnoid hemorrhage in the emergency department. Emergency Medicine Practice，16（10），1-32. © 2014. EB Medicine. www.ebmedicine.net.

7.6　诊断

目前，尚无敏感性和特异性良好的单一方法能够诊断或排除 aSAH。推荐临床医师以循序渐进的方式进行鉴别，对于有可疑病史的患者，首先需要明确有无 aSAH。

无论有无腰椎穿刺结果，头颅 CT 扫描都是诊断 aSAH 的主要方法。如果头颅 CT 和腰椎穿刺结果均为阴性，可排除 aSAH。但诊断不确定时，应考虑行脑血管造影检查。

如前所述，aSAH 经常被医师误诊，通常是由以下3个原因所致：①对 aSAH 相关的临床表现认识不足；②未行头部 CT 扫描或对其局限性认识不够；③未行腰椎穿刺术和判读化验结果（Singer 等，2016）。

7.7　CT 平扫

头颅 CT 扫描是 aSAH 的诊断基础。尽管 CT 诊断的准确性高，但也存在一定的局限性（如表7.4所述）。CT 影像学表现具有时间依赖性，由于脑脊液的持续循环，血液不断降解和稀释；因此，随着 aSAH 发病后时间延长，CT 扫描显示的出血也逐渐减少。研究表明，在发病后的前6～12h，CT 明确诊断 aSAH 的灵敏度最高（接近100%），以后随时间延长逐渐下降，到第5天时仅有58%左右。因此，大多数指南指出 CT 结果阴性的患者需进一步行腰椎穿刺检查。

表 7.4　头颅 CT 扫描的局限性

时间	随着起病时间延长，敏感度逐渐降低
出血量	CT 可能无法检测到少量出血
医师经验	缺乏经验的放射科医师、急诊临床医师 / 全科医师与经验丰富的神经放射科医师相比，检出敏感度可能降低
技术	现代扫描仪层厚较薄，没有运动伪影，与层厚较厚或有运动伪影的老式扫描仪相比，检出蛛网膜下腔出血的可能性更大
贫血	红细胞压积＜30% 的贫血患者，可能因血液密度不高出现假阴性结果

摘自 EB Medicine，publisher of Emergency Medicine Practice，Aisiku，I.，Edlow，J.，Goldstein，J.，& Thomas（2014）. An evidence-based approach to diagnosis and management of subarachnoid hemorrhage in the emergency department. Emergency Medicine Practice，16（10），1-32. © 2014. EB Medicine. www.ebmedicine.net。

神经系统检查正常且出血量较少的患者，CT 扫描可能无法发现 aSAH。此外，贫血和红细胞压积＜30% 的患者，CT 上血液可与脑脊液密度相同，脑出血易被忽略。其他考虑因素包括操作人员的经验和技术、CT 扫描质量、骨骼和伪影等。CT 显示的出血部位有助于判断动脉瘤位置，对血管造影结果阴性的 SAH 诊断也有一定指导意义。

起源于前交通动脉、后交通动脉和大脑中动脉的动脉瘤约占全部病变的70%，出血通常位于基底池周围（图7.2）。创伤性 SAH 导致的出血通常位于大脑凸面、撞击或对冲区域，如中颅窝和前颅窝（图7.3）。晕厥是急诊患者的常见主诉，甚至可能因晕厥而摔倒，上述出血部位特点可能有助于区分 aSAH 和创伤性 SAH（Aisiku 等，2014）。

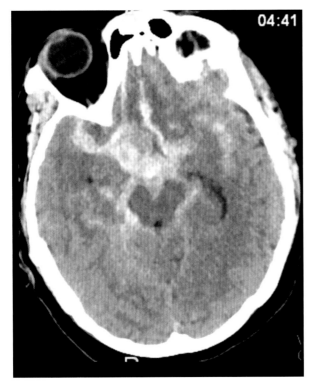

图 7.2　动脉瘤性 SAH

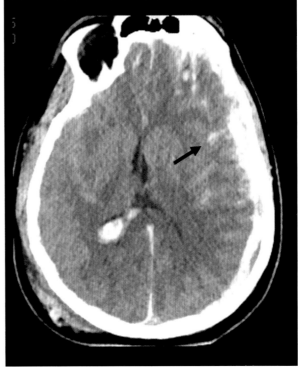

图 7.3　创伤性 SAH

7.8　腰椎穿刺术

如果头颅CT扫描正常，仍强烈怀疑aSAH，则需行腰椎穿刺。鉴于CT诊断aSAH的敏感性并非100%，因此在未行腰椎穿刺检查的情况下，无法准确排除aSAH。腰椎穿刺不仅可提高aSAH诊断的敏感性，还能够帮助确诊CT无法发现的其他疾病，如特发性颅高压和脑膜炎等。虽然腰椎穿刺对于诊断aSAH具有较高的价值，但仅有25%～50%的CT阴性头痛患者在急诊科接受腰椎穿刺检查。医师和患者可能由于多种原因推迟腰椎穿刺，如时间限制、存在禁忌证、对并发症的恐惧等。

对于意识清醒、神经功能正常的突发剧烈头痛者，腰椎穿刺尤为重要。清醒aSAH患者比具有神经功能障碍的患者更容易出现CT扫描阴性结果，因此急诊医师需更加重视，并进行腰椎穿刺检查。1994年的一项研究显示，头部CT扫描阴性的神经功能正常患者aSAH概率仍高达7%。第三代CT扫描技术发现aSAH的平均时间可延长至发病后60h（Aisiku等，2014）。

虽然目前的aSAH诊断依据中并没有明确的CSF阳性标准，但临床医师仍需仔细判读腰椎穿刺的CSF结果。此外，还需明确CSF中的血液是来自于穿刺伤（发生率约10%～15%）还是真正的颅内出血所致。

7.8.1　脑脊液压力

腰椎穿刺时应检测脑脊液压力，压力升高可见于脑静脉血栓形成或特发性颅高压，压力降低可见于自发性低颅压。约60%的aSAH患者初始压力可能＞20cmH$_2$O，为了保证测压准确，患者须保持侧卧位，并使用大于20号的针操作。

7.8.2 脑脊液红细胞（RBC）计数

为了可靠评估RBC数量，连续收集4管CSF，无论前3管的RBC计数是多少，第4管RBC数量为零时表明为穿刺伤所致。如果全部4管的RBC数量恒定（通常是数千个），则提示可能存在aSAH。研究表明4管的RBC计数百分比变化较细胞数量的绝对值差异更有意义，但目前尚无具体的数值指标用于鉴别穿刺伤与aSAH。此外，腰椎穿刺的时机也会影响RBC计数，随着脑脊液循环的进行，CSF中RBC会逐渐减少，有报道称在出血后48h可完全清除。

7.8.3 脑脊液黄变

aSAH后脑脊液中血红蛋白可分解成氧合血红蛋白、高铁血红蛋白和胆红素等产物，导致CSF黄变。由于血红蛋白分解成胆红素需要一定的时间，穿刺伤不可能导致CSF中存在胆红素，因此黄变是诊断aSAH的可靠依据。CSF黄变通常出现在动脉瘤破裂12h后，可持续至2周，目前何时行腰椎穿刺仍存在争议。如果aSAH后12h内行腰椎穿刺，可能不存在CSF黄变，仅表现为出血性CSF，RBC含量数以千计。综上所述，如果CSF化验正常，基本可排除aSAH；如果含有RBC或黄变，可诊断为aSAH。此外，须注意其他疾病也可引起CSF黄变，出现假阳性结果，包括黄疸（总胆红素＞10～15mg/dL）、CSF蛋白增加（＞150mg/dL）、服用利福平及食用过量类胡萝卜素等。

7.8.4 脑脊液分光光度法检测

如前所述，CSF中氧合血红蛋白早期分解为高铁血红蛋白，最终形成胆红素。虽然分光光度法较目视法检测CSF黄变更加敏感，但在美国未广泛使用（Aisiku等，2014；Singer等，2016）。

7.9 计算机断层扫描血管造影（CTA）

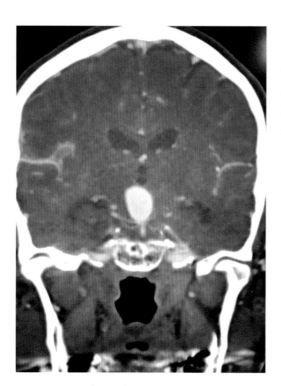

CTA具有无创诊断优势，但存在对比剂诱导并发症的风险。CTA诊断aSAH的灵敏度为77%～100%，特异性为87%～100%。对于＜4mm的动脉瘤，CTA诊断敏感性降低。图7.4中CTA显示动脉瘤外观。美国心脏协会不建议将CTA作为动脉瘤诊断的全部依据，推荐通过腰椎穿刺明确SAH（Aisiku等，2014）。

图 7.4 CTA 显示基底动脉动脉瘤

7.10　磁共振成像（MRI）/磁共振血管造影（MRA）

MRI对亚急性和慢性aSAH的诊断优于CT，尤其是液体衰减反转恢复序列成像（FLAIR）、磁敏感加权成像（SWI）和梯度回波序列成像（GRE）。结合SWI和FLAIR，MRI对SAH的检出率显著高于CT。在不同的解剖部位，SWI与FLAIR的敏感特性不同，SWI在中心区域的检出率较高，而FLAIR在周围区域的检出率较高。

MRA对＞3～5mm的动脉瘤敏感性较高。同CTA一样，MRA可以发现动脉瘤，但无法显示出血的信息，所以应联合MRI在诊断发现动脉瘤的同时确定是否存在出血。

由于MRI/MRA扫描操作和阅片过程较为复杂，导致其在急诊检查aSAH时存在一定的局限性。美国心脏协会建议仅对非诊断性CT扫描的患者使用MRI/MRA，对于疑似aSAH且MRI阴性患者，仍需行腰椎穿刺检查（Aisiku等，2014）。

7.11　数字减影血管造影（DSA）

DSA能够在骨骼或软组织中清晰观察血管形态与病变。CTA通常能够发现动脉瘤，但无法为治疗决策提供足够的参考信息。所有的aSAH检查技术中，DSA的分辨率最高，能够发现动脉瘤并明确其解剖特征，仍是诊断金标准（Aisiku等，2014；Connolly等，2012）。更重要的是，血管造影检查的同时可以进行介入治疗。

7.12　治疗与处置

一旦aSAH诊断明确，患者死亡率最高可达50%，应进行紧急神经外科会诊。早期的急诊处理重点是气道管理、血压监测、支持性护理及防治并发症。表7.5概述了美国心脏协会和神经重症监护协会推荐的aSAH管理关键点。aSAH患者的急诊干预措施非常有限，多学科协作的治疗方式往往能使患者获益最大。因此，建议大多数aSAH患者在三级医院或综合性卒中中心进行治疗。

表 7.5　aSAH 急诊科处置方案（Connolly 等，2012）

蛛网膜下腔出血的急诊处理
·神经外科会诊
·获取患者的脑血管成像结果（尽可能在三级医院或综合卒中中心）
·除药物治疗外，患者应禁食水
·根据需要，使用芬太尼、咪达唑仑或异丙酚等进行短效镇痛与镇静
·血压管理 　- 神经外科专科会诊制订订降压方案，收缩压推荐值为 160mmHg，平均动脉压推荐值为 70 ～ 90mmHg 　- 推荐使用Ⅳ类药物控制血压，如拉贝洛尔和尼卡地平
·监测低血压
·鉴于硝普钠可能增加颅内压，不推荐使用
·所有 aSAH 患者推荐口服尼莫地平
·预防短期内癫痫发作，如发作应积极抗癫痫治疗

aSAH患者必要时应行气道管理，插管前一般进行止痛、止吐和镇静。止痛首选芬太尼，镇静首选异丙酚等较短的止痛药，以便于观察病情变化。此外，还应进行持续心电监测，评估是否存在心律失常，床头抬高30°有利于静脉回流和颅内压降低。

aSAH发病后致死、致残的最风险因素之一是动脉瘤再出血，发生率约8%～23%。aSAH发病后24h内再出血风险最高，尤其6h内。再出血的独立预测因素可能包括Hunt-Hess高分级aSAH、大的动脉瘤直径、高的初始血压、aSAH前先兆性头痛、发病至入院的时间较长以及合并脑积水。再出血患者通常病情急剧恶化，死亡率可高达70%，需立即进行神经外科会诊，及时接受治疗是预防动脉瘤再出血的唯一有效方法。

血压过高会增加动脉瘤再出血风险，血压过低会导致脑灌注不足缺血。目前，尚未明确aSAH的目标血压范围和降压方案，具体的降血压措施应与神经外科、重症监护团队共同制订。2012年AHA指南建议，从发现动脉瘤开始，应通过静脉滴注药物控制血压，收缩压为160mmHg，平均动脉压（MAP）为70～90mmHg，MAP=（收缩压+2舒张压）/3。推荐使用拉贝洛尔、尼卡地平、氯维地平和艾司洛尔等药物。硝普钠具有升高颅内压的作用，长期使用具有潜在毒性，不推荐使用。

迟发性脑梗死（DCI）是aSAH的常见并发症，也是致残、致死的重要因素，而脑血管痉挛是aSAH后DCI最常见的原因。延迟性脑血管痉挛可能在aSAH后数天至2周出现，一般在7～10d达高峰。钙通道阻断剂——尼莫地平可降低aSAH后继发性缺血事件的发生率和死亡率。因此，推荐患者口服尼莫地平60mg/次、6次/日或者30mg/次、12次/日（低血压患者适用）。如果无法口服，可以通过胃管给药。尼莫地平治疗是aSAH综合治疗措施中的重要组成部分。

约6%～18%的aSAH患者会出现癫痫发作，风险因素包括蛛网膜下腔积血、脑内出血、迟发性脑梗死、严重神经功能障碍、高血压病史以及大脑中动脉动脉瘤。aSAH时的急性癫痫发作是后期癫痫反复发作的独立风险因素，这类患者预后一般较差。目前，尚无高级别的证据支持aSAH患者应常规使用抗癫痫药物，但短期预防性抗癫痫治疗十分必要，通常使用时间不超过3d。aSAH时急性癫痫发作可加重继发性脑损伤或导致动脉瘤破裂再出血。值得注意的是，长期使用苯妥英钠可导致患者预后较差，具体原因仍不明确。据统计，短期使用抗癫痫药物与长期使用的疗效接近，可使患者在院期间的癫痫发生率＜2%。

动脉瘤的治疗方法包括显微神经外科夹闭术、血管内栓塞术，具体治疗方案的选择取决于多种因素，包括动脉瘤的解剖学特征、患者的实际状况以及其他合并疾病（Aisiku，2014；Connolly，2012；Singer，2016）。

7.13　技术进展

aSAH发病后6h内，第三代CT扫描技术的检查灵敏度接近100%。对于突发剧烈头痛、在6h内完成CT扫描的患者，由经验丰富的神经科医师或放射科医师阅片，往往能够使患者受益。CT作为aSAH无创诊断方法，可避免腰椎穿刺带来的头痛、感染、出血等有创操作风险。研究表明，如果患者仅有突发剧烈头痛、意识状态正常、无神经功能障碍且不存在脑膜刺激征，在发病后6h内使用第三代薄层CT扫描结果阴性，即能排除SAH。

目前，关于单用CT扫描诊断aSAH的文献报道较少，相关研究设计也存在一定的缺陷，提供的证据级别较低，并且要求的附加诊断条件非常苛刻。因此，对于疑似aSAH患者，仍需CT联合其他检查方法进行综合评估诊断。2012年AHA指南推荐，当头部CT扫描结果阴性时应进行腰椎穿刺。期待将来会有更多说服力更强的对照研究，为进一步丰富和修正指南提供依据（Aisiku等，2014；Blok等，2015；Perry等，2011）。

7.14　结论

　　aSAH的临床处置是一项极为繁琐的工作，相关研究发展迅速，认识也不断完善。当患者出现突发剧烈头痛时，需考虑到存在aSAH的可能性。aSAH患者主诉千差万别，不典型的临床表现很容易导致漏诊。因此，临床接诊时需警惕和重视，并对患者进行正确的检查和处置。由于aSAH的高致残率和高致死率，不仅要求临床医师能够正确诊断，而且还要尽快诊断。

（译者：叶玉勤　张洪晨　罗　鹏）

参考文献

Aisiku, I., Edlow, J., Goldstein, J., & Thomas, L. (2014). An evidence-based approach to diagnosis and management of subarachnoid hemorrhage in the emergency department. *Emergency Medicine Practice*, *16*(10), 1-29.

Blok, K. M., Rinkel, G. J., Majoie, C. B., Hendrikse, J., Braaksma, M., Tijssen, C.C., et al. (2015). CT within 6 hours of headache onset to rule out subarachnoid hemorrhage in nonacademic hospitals. *Neurology*, *84*, 1927-1932.

Connolly, E. S., Rabinstein, A. A., Carhuapoma, J. R., Derdeyn, C. P., Dion, J., Higashida, R. T., et al. (2012). Guidelines for the management of aneurysmal subarachnoid hemorrhage. *Stroke*, *43*, 1-27.

Perry, J. J., Stiell, I. G., & Sivilotti, M. L. (2011). Sensitivity of computed tomography performed within six hours of onset of headache for diagnosis of subarachnoid hemorrhage: Prospective cohort study. *BMJ*, *343*.

Schwedt, T. J. (2015). Thunderclap headache. *Continuum*, *21*(4), 1058-1071.

Singer, R. J., Ogilvy, C. S., & Rodorf, G. (2016). Clinical manifestations and diagnosis of aneurysmal subarachnoid hemorrhage. *UpToDate*, 1-26.

第 8 章

蛛网膜下腔出血早期评估与处理

NathanL. Colon❶；Mandy J. Binning❶；
Erol Veznedaroglu❶

摘 要

动脉瘤性SAH常危及生命，绝大多数患者在首次破裂后死亡。对于幸存下来有机会接受治疗的患者而言，早期干预对于减轻缺氧、脑积水和二次破裂出血引起的继发性脑损伤至关重要。本章将围绕动脉瘤性SAH早期评估和干预措施进行讨论。

关键词

动脉瘤；蛛网膜下腔出血；诊断；治疗

目 录

❶ 美国宾夕法尼亚州德雷塞尔大学医学院德雷塞尔神经科学研究所神经外科。

8.1　流行病学

无论是在发展中国家还是在发达国家，脑血管意外均是致残或致死的重要病因。动脉瘤性蛛网膜下腔出血（aSAH）占自发性 SAH 的 75% ～ 80%，占所有脑血管意外的 5%，极易危及患者生命。全球范围内不同地区的 SAH 流行病学数据差异较大，在 25 ～ 64 岁人群中 SAH 平均年发病率为 6/10 万～ 20/10 万，病死率约为 50%（van Gijn 等，2007）。既往的大量研究表明，在某些人群中女性 SAH 的发病率高于男性（Ingall 等，2000），具体原因尚不明确。

8.2　风险因素

先天性和后天性因素共同构成了 aSAH 的病因。家族史是 SAH 的风险因素，说明遗传因素在 SAH 发病机制中发挥重要作用（Kissela 等，2002）。研究显示，SAH 和未破裂动脉瘤患者的 α_1 抗胰蛋白酶基因突变率较高（Kissela 等，2002），常染色体显性遗传性多囊肾病患者中囊状动脉瘤和 SAH 发病率显著增高（Flahault 等，2016）。因此，对于至少 1 个一级亲属有 aSAH 病史的个体，建议进行动脉瘤无创性筛查。此外，常见的风险因素还包括高血压、过量摄入咖啡因和酒精、吸烟、妊娠、低体重指数、感染、滥用可卡因和苯丙胺等（Broderick 等，2003；Lee 等，2013；Zhang 等，2003）。值得注意的是，在风险增加的个体中，戒烟、严格控制血压和减少饮酒可显著降低发生 SAH 的风险（Kissela 等，2002）。

8.3　病因与机制

目前，对颅内动脉瘤的病因与机制知之甚少。曾经一度认为动脉瘤是先天性疾病，但越来越多的研究证实动脉瘤是在后天生长发育过程中逐渐形成的（Rinkel 等，1998）。血流动力学压力和血管结构不良是导致 aSAH 的主要原因（Zhang 等，2003）。动脉瘤的发生率与年龄成正比（van Gijn 等，2007），约 85% 的自发性 SAH 患者是囊状动脉瘤破裂的结果（van Gijn 等，2007）。囊状动脉瘤的血管表现为浆果样突起，多位于颅底主要动脉分叉处，尤其是 Wills 环的颈内动脉、大脑中动脉和前交通动脉（Spears 和 Macdonald，2017）。由于这些血管分布于蛛网膜下腔，动脉瘤破裂出血可引起颅内压急剧升高和剧烈头痛。患者的预后很大程度上取决于破裂动脉瘤的位置、出血量、蛛网膜下腔容积等因素。如果位于脑实质的动脉瘤顶部破裂，可能会导致大量脑内出血。当血液进入脑室后，可阻断脑脊液循环导致梗阻性脑积水，蛛网膜颗粒吸收阻碍可导致交通性脑积水。患者颅内压升高、意识状态和神经功能障碍，取决于出血量、出血部位及是否存在脑积水。有些患者在出血数天后才就诊，出血及其分解产物不断在蛛网膜下腔刺激血管，导致脑血管痉挛、灌注不足和脑梗死等并发症（Spears 和 Macdonald，2017）。

8.4　临床特征

SAH 通常表现为突发的剧烈头痛，疼痛几乎是瞬间达到最大强度（雷击样头痛）。大多数 SAH 患者将其描述为"一生中最严重的头痛"。因此，对于突发剧烈头痛的患者，都应评估是否存在 SAH。约 2/3 的患者头痛伴意识或神经功能障碍，较容易确诊。约 1/3 的患者头痛是唯一症状，可能被误诊为偏头痛

或其他疾病（Linn等，1998）。此外，有些动脉瘤破裂出血量较少，仅出现轻微头痛，也称为"先兆性头痛"，可能伴有恶心、呕吐和头晕等症状。先兆性出血可能进入蛛网膜下腔，也可能附着在瘤壁上，患者的症状取决于出血量的多少和位置。动脉瘤先兆性出血通常预示可能发生二次破裂出血，死亡率极高。一项荟萃分析结果显示，10%～43%的aSAH患者曾出现先兆性出血，先兆性头痛会使再次出血概率增加10倍（Beck等，2006）。因此，对于头痛为唯一症状的患者，也应高度怀疑SAH。如果不能及时诊断，可能会导致更加严重的神经功能障碍甚至死亡。研究显示，SAH的误诊率可高达12%（Kowalski等，2004）。

SAH患者临床表现除了头痛，还可伴有一系列神经系统症状，具体类型和严重程度取决于多种因素。动脉瘤的大小和位置起主要决定作用，大动脉瘤通常具有占位效应且压迫脑组织。大脑中动脉动脉瘤破裂出血位于颞叶，引起偏瘫、偏头痛和视野偏盲。位于颈内动脉-后交通动脉连接处的动脉瘤出血，可导致动眼神经麻痹（上眼睑下垂、瞳孔散大和眼肌麻痹）和眼眶疼痛。大脑前动脉瘤破裂可引起精神和情绪改变，以及下肢一过性无力（Spears和Macdonald，2017）。

SAH也可伴有脑膜刺激征、颈强直、畏光、恶心、呕吐和意识丧失等症状。一项关于aSAH临床症状的回顾性研究显示，74%的患者出现头痛，77%的患者出现恶心和呕吐，53%的患者伴有意识丧失，35%的患者出现颈强直（Fontanarosa，1989）。

8.5 评估与处置

8.5.1 通气、呼吸、循环系统，神经系统查体以及与CT的相关性

当患者出现剧烈头痛、脑膜刺激征和意识障碍加深时，应高度怀疑SAH，并首先评估和维持通气、呼吸和循环功能。对于存在通气障碍的昏迷患者，尽快行气管插管；存在呼吸功能障碍的患者，予以呼吸机辅助呼吸。一些SAH重症患者可出现神经源性肺水肿，需快速建立静脉通路。此外，应重视早期急诊重症监护，避免缺氧、高碳酸血症、低血压和高血压等导致的继发性损伤；预防性气管插管可引起血压升高、刺激性呛咳等，导致再次破裂出血，故不做推荐。对于烦躁不安的SAH患者，根据需要使用短效镇静剂（如异丙酚），不建议使用可能会导致患者意识障碍加深和掩盖病情的长效镇静剂或者麻醉药物。除了通气、呼吸和循环功能外，还应进行详细的神经系统查体，包括意识状态、瞳孔、眼球运动及协调性。

SAH评估量表种类繁多，临床最常用的为Hunt-Hess评分和世界神经外科医师联合会（WFNS）评估量表。Hunt-Hess评分（表8.1）根据头痛程度、颈强直、神经功能障碍和意识状态，对SAH进行分级和评估。WFNS量表（表8.2）根据格拉斯哥昏迷评分和神经系统症状对SAH严重程度进行分级。需要注意的是，影响SAH患者长期预后和生存结果的众多因素中，意识状态比神经系统症状更有意义。

表 8.1 Hunt-Hess 评分

分级	描述	预计生存率 /%
1	无症状，或轻度头痛，伴有轻度颈项强直	70
2	中至重度头痛，颈项强直，除颅神经麻痹外，无其他神经功能障碍	60
3	昏睡、意识模糊或轻度神经功能障碍	50
4	昏迷，中到重度偏瘫，可能有早期去大脑僵直，以及自主神经功能障碍	20
5	深度昏迷、去大脑僵直和濒死状态	10

表 8.2　WFNS 分级量表

分级	格拉斯哥昏迷评分	运动障碍
1	15	无运动障碍
2	13 ～ 14	无运动障碍
3	13 ～ 14	有运动障碍
4	7 ～ 12	有或无运动障碍
5	3 ～ 6	有或无运动障碍

头部CT扫描是诊断SAH的快速工具，可以明确出血量、位置、占位效应、脑室内积血及是否有脑积水。CT的Fisher分级和改良Fisher分级（表8.3）都是常用评估量表，前者认为III级患者的脑血管痉挛风险最高，后者认为脑血管痉挛风险最高为IV级，更加适应于临床。

表 8.3　基于 CT 表现的 SAH 分级

分级	Fisher 分级	血管痉挛率 /%	改良 Fisher 分级	血管痉挛率 /%
0			无 SAH 或脑室内出血	0
1	无 SAH 或脑室内出血	21	局限性或弥漫性薄层蛛网膜下腔出血，无脑室内出血	24
3	纵裂、外侧裂和周边脑池弥漫性薄层积血，厚度＜1mm	25	无局限性或弥漫性薄层蛛网膜下腔出血，但伴有脑室内出血	33
3	积血厚度≥1mm 或局部形成血肿 ＞ 3mm×5mm	37	局限性或弥漫性厚层蛛网膜下腔大量出血，伴有或不伴有脑室内出血	33
4	弥漫性蛛网膜下腔出血或无蛛网膜下腔出血，但存在脑内或脑室内血肿	31		40

对CT显示的出血情况进行分级有助于预测脑血管痉挛的可能性。CT的Fisher分级结果通常与Hunt-Hess评分结果具有相关性，出血量少的患者评分较低，而大量出血伴脑积水的患者评分较高。Hunt-Hess评分5级的患者CT扫描可见弥漫性脑肿胀，虽无脑积水或血肿占位效应，但患者处于濒死状态，预后较差。

8.5.2　ICU管理

aSAH患者的早期ICU管理主要是为了防止低氧血症、脑积水和再出血引起的继发性脑损伤，确保患者能够接受介入治疗或者开颅夹闭手术。这一阶段需要由经验丰富的医护人员在神经专科重症室对患者进行监护治疗，每小时进行一次神经系统查体和评估，并完成心电图、胸片、肌钙蛋白、电解质、凝血和血常规检测等；同时，患者应禁食并准备手术治疗。如果外周静脉通畅良好，无须行深静脉穿刺置管。

aSAH患者在介入或夹闭手术治疗前，应严格控制血压，防止动脉瘤破裂再出血。美国心脏协会指南建议收缩压控制在160mmHg以下，平均动脉压应维持在70 ～ 90mmHg。推荐静脉滴注盐酸肼屈嗪、拉贝洛尔、硝苯地平等药物控制血压。但需注意的是，收缩压过低可导致脑灌注不足，增加脑缺血风险，因此对于血压不稳定的患者应行有创动脉血压监测。

目前，尚无明确的证据支持aSAH患者需使用抗癫痫药物。约26%的SAH患者在住院期间出现癫痫发作，AHA指南建议对于有脑内血肿或者癫痫发作的患者可在出血后3 ～ 7d或更长时间时予以短期预

防性治疗。由于使用苯妥英钠可能导致SAH患者认知能力下降，推荐使用左乙拉西坦。

在早期ICU监护期间，应保持患者周围环境安静，避免过度刺激引起动脉瘤二次破裂出血，这对于降低aSAH死亡率和改善预后至关重要。动脉瘤再次破裂出血的高危因素包括未及时接受手术治疗（>24h）、严重的神经功能障碍、早期出现意识丧失、既往出现先兆头痛、动脉瘤较大和收缩压较高（Connolly等，2012）。

有关动脉瘤手术时机的国际协作研究（Kassell等，2009）表明，约50%～90%的再次破裂出血发生在首次SAH后6h内，最有效的预防措施是早期介入或夹闭治疗，但最佳治疗时间窗仍不清楚。如果患者无手术禁忌，应尽早干预治疗（Kassell等，2009）。AHA/ASA指南认为，动脉瘤治疗时间越早，再破裂出血的风险越低（Connolly等，2012）。

研究显示，抗纤溶止血治疗可降低再出血风险。动脉瘤首次出血后，血小板和纤维蛋白凝集封堵破口，具有一定的止血作用。因此，抗纤维蛋白溶解能够稳定血凝块，降低再出血风险（Connolly等，2012）。对于未能在aSAH后72h内接受治疗的患者，使用氨基己酸和氨甲环酸，可预防动脉瘤再破裂出血（Connolly等，2012）。然而，这一方案并未获得美国FDA批准，而且其与患者的预后或生存关系并不明确，甚至有可能导致血栓形成。

8.5.3　SAH继发性脑积水

aSAH继发性脑积水是导致颅内压升高和意识障碍加重的高危因素，必须尽快行脑室外引流术（EVD）。一些aSAH患者首次CT扫描未显示脑积水，但在接下来的数小时内可能进展迅速，应立即再次行CT检查。EVD是急性脑积水的最常用治疗方法，通过脑室穿刺置管，向体外引流脑脊液降低颅内压。对于Hunt-Hess分级3级或以上的脑室扩张患者，推荐尽早行EVD。有研究显示，EVD可能会增加动脉瘤再出血风险，所以需要小心控制引流速率与引流量，使ICP保持在$15\sim20cmH_2O$，直至动脉瘤介入或夹闭治疗结束（Hellingman等，2007）。

8.6　迟发性脑缺血

SAH发生后几天内，脑血管痉挛可能引起迟发性脑缺血（DCI），诱导相应的神经功能障碍。DCI致残或致死率极高，且在SAH的治疗过程中容易被忽视，需高度警惕和重视。如果患者在aSAH后5～7天就诊，通常可通过CTA明确血管痉挛情况。DCI通常涉及多支动脉血管，引起意识障碍加深和神经系统症状加重（取决于缺血区域）。DCI的风险因素包括蛛网膜下腔出血、早期意识障碍、动脉瘤二次破裂出血（van Gijn等，2007）。DCI很少在aSAH后3天内出现，一般发生高峰期为出血后5～14天；在首次动脉瘤出血后易被忽视，往往在二次破裂再出血时才被发现。对于少数合并血管痉挛的UIA患者，需避免过低和过高的血压，同时尽早介入治疗动脉瘤和血管痉挛。

无论是否存在血管痉挛，aSAH患者入院后推荐常规使用尼莫地平，可改善患者预后。2007年发表的一项荟萃分析结果表明，口服尼莫地平可减轻继发性脑缺血风险，并可显著降低死亡率（Dorhout Mees等，2007）。

8.7　结论

aSAH患者在介入或者夹闭治疗前的早期处置主要是为了预防低氧血症、脑积水和再出血导致的继

发性脑损伤，这一阶段的评估与干预至关重要，直接决定了患者的预后和结局。

（译者：叶玉勤　张洪晨　罗　鹏）

参考文献

Beck, J., Raabe, A., Szelenyi, A., Berkefeld, J., Gerlach, R., Setzer, M., et al. (2006). Sentinel headache and the risk of rebleeding after aneurysmal subarachnoid hemorrhage. *Stroke*, *37*(11), 2733-2737. https:// doi.org/10.1161/01. STR.0000244762.51326.e7.

Broderick, J. P., Viscoli, C. M., Brott, T., Kernan, W. N., Brass, L. M., Feldmann, E., et al. (2003). Major risk factors for aneurysmal subarachnoid hemorrhage in the young are modifiable. *Stroke*, *34*(6), 1375-1381.

Connolly, E. S., Rabinstein, A. A., & Carhuapoma, J. R. (2012). Guidelines for the management of aneurysmal subarachnoid hemorrhage. *Stroke*. https://doi.org/10.1161/STR.0b013e3182587839.

Dorhout Mees, S., Rinkel, G. J., Feigin, V. L., Algra, A., van den Bergh, W. M., Vermeulen, M., et al. (2007). Calcium antagonists for aneurysmal subarachnoid haemorrhage. *Cochrane Database of Systematic Reviews*. https://doi. org/10.1002/14651858.CD000277.pub3.

Flahault, A., Trystram, D., Fouchard, M., Knebelmann, B., Nataf, F., & Joly, D. (2016). Screening for unruptured intracranial aneurysms in autosomal dominant polycystic kidney disease: A survey of 420 nephrologists. *PLoS ONE*, *11*(4), e0153176. https://doi.org/10.1371/journal.pone.0153176.

Fontanarosa, P. B. (1989). Recognition of subarachnoid hemorrhage. *Annals of Emergency Medicine*, *18* (11), 1199-1205.

Hellingman, C. A., van den Bergh, W. M., Beijer, I. S., van Dijk, G. W., Algra, A., van Gijn, J.,et al. (2007). Risk of rebleeding after treatment of acute hydrocephalus in patients with aneurysmal subarachnoid hemorrhage. *Stroke*, *38*(1), 96-99. https:// doi.org/10.1161/01.STR.0000251841.51332.1d.

Ingall, T., Asplund, K., Mähönen, M., & Bonita, R. (2000). A multinational comparison of subarachnoid hemorrhage epidemiology in the WHO MONICA stroke study. *Stroke*, *31*(5), 1054-1061. https://doi. org/10.1161/01.STR.31.5.1054.

Kassell, N. F., Torner, J. C., Haley, E. C., Jr., Jane, J. A., Adams, H. P., & Kongable, G. L. (2009). The international cooperative study on the timing of aneurysm surgery. *Journal of Neurosurgery*, *73*(1), 18-36. https://doi.org/10.3171/jns.1990.73.1.0018.

Kissela, B. M., Sauerbeck, L., Woo, D., Khoury, J., Carrozzella, J., Pancioli, A., et al. (2002). Subarachnoid hemorrhage. *Stroke*, *33*(5), 1321-1326. https://doi.org/10.1161/01.STR.0000014773.57733.3E.

Kowalski, R. G., Claassen, J., Kreiter, K. T., Bates, J. E., Ostapkovich, N. D., Connolly, E. S., et al. (2004). Initial misdiagnosis and outcome after subarachnoid hemorrhage. *JAMA*, *291*(7), 866-869. https:// doi.org/10.1001/jama.291.7.866.

Lee, S. M., Choi, N. K., Lee, B. C., Cho, K. H., Yoon, B. W., & Park, B. J. (2013). Caffeine-containing medicines increase the risk of hemorrhagic stroke. *Stroke*, *44*(8), 2139-2143. https://doi.org/10.1161/ STROKEAHA.111.674077.

Linn, F. H. H., Rinkel, G. J. E., Algra, A., & Van Gijn, J. (1998). Headache characteristics in subarachnoid haemorrhage and benign thunderclap headache. *Journal of Neurology, Neurosurgery & Psychiatry*, *65* (5), 791-793. https://doi.org/10.1136/jnnp.65.5.791.

Rinkel, G. J. E., Djibuti, M., Algra, A., & Van Gijn, J. (1998). Prevalence and risk of rupture of intracranial aneurysms. *Stroke*, *29*(1), 251-256. https://doi.org/10.1161/01.STR.29.1.251.

Spears, J., & Macdonald, R. L. (2017). 380—Perioperative management of subarachnoid hemorrhage. In *Youmans and Winn neurological surgery, 4-volume set,* (7th ed.), pp. 3257-3273.e7. Elsevier Inc. https://doi.org/10.1016/B978-0-323-28782-1.00380-4.

Starke, R. M., Kim, G. H., Fernandez, A., Komotar, R. J., Hickman, Z. L., Otten, M. L., et al. (2008). Impact of a protocol for acute antifibrinolytic therapy on aneurysm rebleeding after subarachnoid hemorrhage. *Stroke*, *39*(9), 2617-2621. https://doi.org/10.1161/STROKEAHA.107.506097.

van Gijn, J., Kerr, R. S., & Rinkel, G. J. (2007). Subarachnoid haemorrhage. *The Lancet*, *369*(9558), 306-318. https://doi.org/10.1016/S0140-6736(07)60153-6.

Zhang, B., Fugleholm, K., Day, L. B., Ye, S., Weller, R. O., & Day, I. N. M. (2003). Molecular pathogenesis of subarachnoid haemorrhage. *The International Journal of Biochemistry & Cell Biology*, *35*(9), 1341-1360. https://doi.org/10.1016/S1357-2725(03)00043-8.

第 **9** 章

病因不明的蛛网膜下腔出血：
自然病史与进一步评估

Waleed Brinjikji❶；Giuseppe Lanzino❶

摘要

　　病因不明的SAH约占非创伤性SAH的10%～15%。根据出血部位可分为中脑周围出血、弥漫性出血、脑沟内出血、原发性脑室内出血和CT阴性SAH。各类SAH的影像学特征不同，出血部位、范围与多少是决定治疗方案的关键因素。与弥漫性SAH相比，中脑周围、脑室内和脑沟内SAH患者的诊断率较低。病因不明的SAH预后与出血部位关系密切，中脑周围、脑沟内和CT阴性SAH患者通常预后良好，Fisher评分较高的脑室内、弥漫性SAH患者短期和长期预后均较差。本章将对病因不明的SAH诊断、治疗、随访及预后转归进行讨论。

关键词

中脑周围蛛网膜下腔出血；脑沟内蛛网膜下腔出血；非动脉瘤性蛛网膜下腔出血；影像；预后

目录

---

❶ 美国明尼苏达州罗切斯特市梅奥诊所放射科和神经外科。

9.1　引言

病因不明的SAH约占非创伤性SAH的10% ～ 15%，临床上并不少见。出血部位、范围与多少是决定该病治疗方案的关键因素。根据CT显示的出血分布，可分为中脑周围出血（pSAH）、弥漫性SAH（dSAH）、脑沟内SAH（sSAH）和CT阴性SAH（CTN-SAH）。各种SAH的影像学表现、病因机制、治疗策略和预后转归不同（图9.1）。本章将对病因不明的SAH诊断和治疗进行详细阐述，尤其是影像学检查在鉴别诊断中的作用。

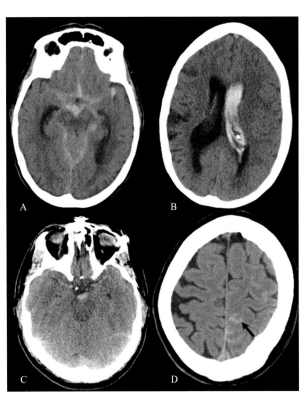

图 9.1　病因不明的蛛网膜下腔出血（SAH）的类型

A.弥漫性蛛网膜下腔出血广泛分布于基底池、侧裂和纵裂；B.孤立性脑室内出血，可见左侧脑室内高密度影；C.非动脉瘤性中脑周围出血，积血仅位于桥前池，侧裂或纵裂未见高密度影；D.左侧顶叶脑沟内可见出血（箭头）

9.2　中脑周围出血

9.2.1　定义

1985年，van Gijn首次发现中脑周围脑池积血但血管造影结果阴性的现象，将其描述为非动脉瘤性pSAH（van Gijn等，1985）。目前，各种研究对pSAH的定义不同，较为共识的pSAH诊断标准如下：①出血仅位于脑干腹侧；②纵裂、外侧裂无或少量积血；③脑室内无或少量出血；④无脑实质内出血（Wallace等，2016）（图9.1C）。基于这一标准，临床对pSAH诊断的一致性和准确性良好，kappa值为0.7～0.9（Brinjikji，2010；van Gijn等，1985；Wallace等，2016）。值得注意的是，上述标准仅适用于pSAH发病后3d内的影像结果（Marder等，2014）。

9.2.2　病因与鉴别诊断

需与pSAH鉴别诊断的疾病较多，pSAH合并囊状动脉瘤概率为1%～9%，多数位于后颅窝（Alen等，2003；Kallmes等，1996；Pinto等，1993）。此外，还包括夹层动脉瘤、后颅窝或脊髓血管畸形、血管母细胞瘤等（Coutinho等，2015；Hashimoto等，2000；Marder等，2014；Sangra等，2008；Vergouwen等，2015）。一般认为pSAH为特发性出血，不存在典型的血管器质性病变。

目前，多数研究支持pSAH是由静脉引流异常所致。一些pSAH患者在起病前有过Valsalva动作，可能会增加胸腔内压力，阻止颈内静脉回流，导致颅内静脉压升高和破裂出血（Rouchaud等，2016）。研究表明，pSAH患者的颅内静脉血不是通过Galen静脉引流至直窦，可能存在更为原始的Rosenthal基底静脉引流方式，将静脉血直接引流至硬膜窦，如中脑周围静脉引流入岩上窦或直窦（Rouchaud等，2016）。另有文献显示，Galen静脉和直窦狭窄也可引起pSAH（Mathews等，2008；Shad等，2008）。

9.2.3　早期评估与治疗

9.2.3.1　临床表现

pSAH症状通常较轻，Hunt-Hess评分为1级或2级，Fisher分级一般为1级或2级（Elhadi等，2015），最常见临床表现为突发剧烈头痛，而昏迷、脑积水、血管痉挛、癫痫及颅神经功能障碍等症状的发生率较低，仅有约5%～10%的患者需行脑室外引流（Elhadi等，2015；Sprenker等，2015）。肺栓塞、应激性心脏病、感染和低钠血症等并发症也较少见。有学者认为pSAH患者在普通病房对症治疗即可（Sprenker等，2015），但多数机构更倾向于在ICU对患者进行监护和治疗。

9.2.3.2　影像学表现

目前，pSAH的影像学诊断尚存争议。随着CT技术的不断发展，CTA诊断准确性显著提高。Mortimer等研究结果表明，CTA对pSAH阴性患者的诊断价值为98.6%～100%（Mortimer等，2016）。DSA对比研究进一步提示，仅有不到1%的CTA诊断阴性患者存在动脉瘤（Kalra等，2015）。有学者甚至大胆提出pSAH患者仅行CTA检查即可，无需DSA（Kalra等，2014）。然而，由于CTA对微小动脉瘤的检出敏感性仅为60%～70%，也有学者认为pSAH诊断不应单纯依靠CTA（Bechan等，2015）。此外，CTA也无法明确小血管畸形、炎症、夹层和血泡样动脉瘤等引起的pSAH，高达10%的CTA阴性患者DSA结果为阳性（Delgado Almandoz等，2013；Heit等，2016）。因此，pSAH患者即使CTA结果阴性，

也应行DSA检查（Delgado Almandoz等，2013；Kaufmann等，2007）。除了因动脉粥样硬化导致椎动脉导管进入困难的老年患者，应对全部的血管进行完整造影评估。

9.2.4 影像学随访

9.2.4.1 CTA、MRA和DSA

既往认为，1个月内2次DSA结果均为阴性可诊断为pSAH。新近研究表明，重复DSA检查对pSAH的检出率低于2%，不推荐采用DSA进行影像学随访观察（Dalyai等，2013；Delgado Almandoz等，2014；Poter等，2016；Topcuoglu等，2003）。单次3DRA阴性足以诊断和排除pSAH出血原因。对于DSA阴性的患者，CTA和MRA的长期随访诊断率也较低，故不推荐使用（Elhadi等，2015；Mortimer等，2016）。

9.2.4.2 头部MRI

目前，许多中心仍对DSA阴性的pSAH患者行MRI检查，以排除pSAH的其他病因，如隐匿性血管畸形、微小动脉瘤和动脉夹层等。然而，最新的大规模研究结果显示，平扫和增强MRI的随访诊断率均为0（Akcakaya等，2016；Maslehaty等，2011；Maslehaty等，2011；Topcuoglu等，2003；Wijdicks等，1998）。此外，MRI显示的腔隙性脑梗死并非pSAH的病因，而是pSAH后反应性血管痉挛的结局（Rogg等，1999）。因次，对DSA阴性的pSAH患者，不推荐进行头颅MRI随访。

9.2.4.3 脊髓MRI

理论上，颈椎MRI可排除引起pSAH的颈髓肿瘤或血管病变（Lin等，2012；Rogg等，1999；Topcuoglu等，2003；Wijdicks等，1998）。也有零星文献报道硬脊膜动静脉瘘可导致pSAH，但极为罕见（Hashimoto等，2000）。研究表明，51名DSA阴性的pSAH患者进行颈椎MRI扫描，未能发现pSAH的病因，诊断率基本为0%（Germans等，2014）。

9.2.4.4 血管壁成像

近年来，血管壁成像技术成为脑血管疾病的研究热点。pSAH常见病因是静脉变异，但也不排除穿支动脉夹层或微小动脉瘤等引起出血。高分辨率血管壁成像技术具有良好的空间分辨率（0.4mm），能够发现微小血管病变，但其对pSAH的诊断率如何，尚无相关文献报道。新近的一项研究显示，7名DSA阴性患者行血管壁成像的诊断率为0，准确性有待更大规模研究证实（Vergouwen等，2015）。

9.2.5 短期和长期预后

在短期和长期随访中，pSAH患者预后良好，早期脑积水发生率＜15%，血管痉挛发生率＜10%，迟发性脑梗死发生率＜10%（Kang等，2009；Konczalla等，2016；Raya等，2014）。仅有＜20%的脑血管痉挛患者需介入干预治疗（Konczalla等，2016；Raya等，2014），超过90%的pSAH患者可康复出院，只有不到2%的患者需行分流手术（Dalyai等，2013；Raya等，2014）。

pSAH患者长期生活质量与健康人群接近（Konczalla等，2015），远期脑积水的发生率小于＜1%，再出血事件罕见（Andaluz和Zuccarello，2008；Boswell等，2013），出院后无需影像学随访，但应合理控制血压，避免吸烟。

9.3　弥漫性蛛网膜下腔出血

9.3.1　定义

血管造影阴性的弥漫性SAH（dSAH）影像学特征与aSAH相似，出血广泛分布于外侧裂和纵裂（图9.1A），脑沟、脑室内也可见积血。

9.3.2　病因与鉴别诊断

dSAH最常见的原因是囊状动脉瘤，CTA、DSA检查时需要特别关注血肿所在部位的血管情况，动脉瘤很可能位于血肿所在位置附近，如纵裂内血肿提示可能存在前交通动脉动脉瘤，外侧裂血肿提示可能存在大脑中动脉动脉瘤。此外，血泡样动脉瘤和夹层动脉瘤也可引起dSAH，需要结合DSA仔细评估，避免漏诊漏治，导致更加严重的后果。需要注意的是，血管畸形、血管炎症、颅内肿瘤和创伤引起的颅底动脉损伤等也可引起dSAH。

9.3.3　早期评估与治疗

9.3.3.1　临床治疗

在明确诊断前应将dSAH当作aSAH进行治疗。dSAH患者的Fisher分级、Hunt-Hess评分和GCS评分，往往与aSAH患者相似（Lago等，2016）。dSAH的并发症包括脑积水、血管痉挛、迟发性脑梗死和低钠血症等，与aSAH相似（Akcakaya等，2016；Sprenker等，2015；Walcot等，2015）。不同于pSAH的是，多数dSAH患者需要在ICU进行监护治疗，而且住院时间更长（Akcakaya等，2016）。

9.3.3.2　影像学检查

目前对于pSAH患者是否需行DSA尚存争议，但所有dSAH患者均建议行DSA检查（Heit等，2016）。鉴于介入手术已成为动脉瘤的主要治疗方式，有学者提出dSAH患者可不行CTA，直接进行DSA检查，以保证在明确诊断的同时完成治疗，降低患者住院费用。

9.3.4　影像学随访

9.3.4.1　CTA、MRA和DSA

对于DSA阴性的dSAH患者，住院期间有必要行二次DSA检查。有报道显示，dSAH患者复查DSA发现动脉瘤的比率高达13%（Heit等，2016；Lago等，2016）。因此，临床应重视DSA阴性dSAH患者的二次复查，以避免漏诊动脉瘤。一些学者甚至主张dSAH患者应行三次DSA检查（Dalyai等，2013；Topcuoglu等，2003；Yap等，2015），dSAH患者行第三次DSA的诊断效率高达5% ~ 10%（Dalyai等，2013；Topcuoglu等，2003；Yap等，2015）。

9.3.4.2　头颅MRI

大量研究显示，对于病因不明的SAH患者，MRI扫描对CTA或DSA无法显示的血管壁病变或血管性肿瘤诊断率较低，基本为0%（Akcakaya等，2016）。

9.3.4.3　脊髓MRI

Akcakaya等对40例DSA阴性的dSAH患者行脊髓MRI检查，结果显示5%的患者存在引起dSAH的脊髓病变，包括1例血管性肿瘤和1例脊髓血管畸形（Akcakaya等，2016）。另有研究表明，脊髓MRI检查能够使dSAH患者获益（Yap等，2015）。因此，对于DSA阴性的dSAH患者，推荐行脊髓MRI扫描。

9.3.4.4　血管壁成像

Coutinho等通过对11例dSAH患者血管壁成像检查，发现2例存在局灶性血管壁异常，表现为小的血泡样动脉瘤和血栓性动脉瘤（Coutinho等，2015）。血管壁成像在dSAH诊断中的具体作用，仍需进一步研究证实。

9.3.5　短期和长期预后

通过对比分析pSAH、aSAH和DSA阴性dSAH的预后，发现DSA阴性dSAH患者的早期死亡率高达10%，其中3%的患者存在再出血（Lago等，2016）。非动脉瘤性dSAH患者预后与Fisher评分结果关系密切（Konczalla等，2015）；当评分≤2级时，早期脑积水（15%）、脑血管痉挛（15%～20%）和迟发性脑梗死（约8%）的发生率与pSAH相似，85%～90%的患者预后良好，但高达10%的患者需要进行脑脊液分流手术（Konczalla等，2016）。

DSA阴性dSAH患者Fisher评分≥3级，预后往往较差，早期脑积水发生率为60%，血管痉挛发生率为50%（20%的患者需行急诊介入治疗），迟发性脑缺血发生率为40%，脑脊液分流手术率为20%。Fisher评分较高的dSAH患者预后不良率为30%，死亡率高达20%（Konczall等，2016）。

dSAH患者长期预后取决于早期临床表现与Fisher分级结果，高分级患者常需行脑脊液分流手术（Kang等，2016）。dSAH的10年死亡率约为6%，略高于普通人群，但低于aSAH（Lago等，2016）。DSA阴性的dSAH患者再出血率为2%，高于pSAH，但低于aSAH（Lago等，2016）。长期随访研究发现，dSAH患者可新发动脉瘤，但MRA或CTA的诊断率较低（Wenz等，2015）。DSA阴性dSAH患者的长期生活质量低于普通人群，Fisher评分越高，患者预后越差（Konczalla等，2015）。

9.4　脑沟内蛛网膜下腔出血

9.4.1　定义

脑沟内SAH（Sulcal SAH，sSAH）或凸面SAH仅位于脑沟内，无脑室和基底池血肿（图9.1D），CT、SWI与GRE均可显示出血。有研究发现，约5%的自发性SAH为sSAH（Graff-Radford等，2016；Marder等，2014）。

9.4.2　病因与鉴别诊断

sSAH需鉴别诊断的病因包括创伤、可逆性脑血管收缩综合征、淀粉样脑血管病、可逆性后部脑病综合征、颅内静脉血栓、败血症、凝血功能障碍、烟雾病、脑血管畸形、脑肿瘤和血管炎症等。一项纳入88例sSAH患者的大规模研究显示，可逆性脑血管收缩综合征和淀粉样脑血管病各占其病因的30%，

约有20%的患者病因不明（Graff-Radford等，2016；Marder等，2014）。

9.4.3　早期评估与治疗

9.4.3.1　临床表现

sSAH主要有两种临床表现，年轻患者多为可逆性脑血管收缩综合征（RCVS），经常伴有雷击样头痛，还可伴有神经功能障碍和脑卒中。高龄患者以淀粉样脑血管病较为常见，血肿刺激皮质可引起短暂的运动障碍或神经系统症状。此外，sSAH临床表现还包括癫痫，精神、性格和情绪异常等（Graff-Radford等，2016）。sSAH的出血量和范围一般较小，大部分患者无需EVD、腰大池引流和分流等有创性操作治疗，建议基于sSAH的病因进行治疗，如果怀疑存在可逆性脑血管收缩综合征，则需行血管痉挛监测（Graff-Radford等，2016）。

9.4.4　影像学评估

9.4.4.1　CTA、MRA和DSA

所有sSAH患者应行CTA、MRA等无创性检查，对于明确微小动脉瘤、血管畸形、血管收缩或血管炎等潜在病变具有重要意义，诊断率约为66%（Heit等，2016）。

DSA不是sSAH的首选检查方法。当CTA、MRA和MRI等无创性检查阴性时，可考虑行DSA检查，进一步明确有无血管炎症、霉菌性动脉瘤或RCVS等病变。DSA对CTA和MRA阴性患者的诊断率低于5%（Delgado Almandoz等，2014；Heit等，2016；Yap等，2015），DSA阴性的sSAH患者也不建议重复DSA检查。

9.4.4.2　头颅MRI

MRI有助于明确非血管病、慢性出血性疾病和脑梗死等原因引起的sSAH。SWI对淀粉样脑血管病和霉菌性动脉瘤诊断至关重要。对于海绵状血管瘤、后部可逆性脑病综合征（PRES）和颅内静脉血栓等导致的sSAH，头部MRI扫描必不可少（Graff-Radford等，2016）。在sSAH病因不明的情况下，可反复多次行MRI检查。MRA与MRI相结合可清晰显示可逆性脑血管收缩综合征的节段性血管狭窄。

9.4.4.3　血管壁成像

血管壁成像是鉴别诊断sSAH病因的常用方法。一些sSAH患者可合并RCVS和血管炎症，DSA检查可见节段性血管狭窄，其中炎性病变血管的管壁成像强化明显，而RCVS血管壁无强化（Brinjikji等，2017）。因此，对于CSF检测和血清生物标志物阴性的sSAH患者，可行血管壁成像检查进一步明确诊断。

9.4.5　短期和长期预后

sSAH预后主要取决于患者的年龄与病因，约20%病因不明的患者预后不详。一项针对特发性sSAH的回顾性研究发现，多数患者出现类似于RCVS的雷击样头痛，但无血管狭窄（Graff-Radford等，2016），约10%的病因不明sSAH患者在1年内再出血，还有部分患者雷击样头痛反复发作（Graff-Radford等，2016），而反复出血是sSAH患者死亡的高危因素。

9.5　原发性脑室内出血

9.5.1　定义

原发性脑室出血（IVH）是指血肿位于脑室系统内，无脑实质内或基底池SAH，约占脑出血的1%，临床较为少见。

9.5.2　病因与鉴别诊断

高血压是IVH的最常见病因，约50% ～ 80%的患者存在严重高血压。血管畸形也是该病的常见原因，研究表明有10% ～ 30%的出血由血管畸形引起。此外，约10%的出血是由凝血功能障碍所致，约1/3的出血原因不明（Weinstein等，2017）。年轻IVH患者须警惕颅内肿瘤（图9.1B）。

9.5.3　早期评估与治疗

9.5.3.1　临床表现

IVH常见症状为精神异常和头痛，约25%的患者伴有恶心和呕吐，约10%的患者伴有癫痫发作，约50%的患者合并脑积水需行EVD（Weinstein等，2017）。IVH早期治疗主要包括药物止血、控制血压和EVD治疗。

9.5.4　影像学检查

9.5.4.1　CTA、MRA与DSA

如前所述，约20%的IVH是由脑血管病变所致（微小动脉瘤、脉络膜动静脉畸形），患者应常规行CTA、MRA检查。如果CTA和MRA结果均为阴性，可进一步行DSA检查。尽管DSA的诊断率只有5%，但不可忽视（Andaluz和Zuccarello，2008；Elhadi等，2015；Kang等，2009；Lin等，2012）。

9.5.4.2　头颅MRI

IVH患者应常规行MRI以排除肿瘤或占位性病变，任何异常的脑室内血流信号或室管膜下强化灶均提示可能存在血管病变。多次MRI重复检查的诊断率较低（Weinstein等，2017），有些肿瘤在出血早期被血肿信号掩盖，需要进行多次MRI检查才能明确。

9.5.5　短期和长期预后

IVH患者短期预后差异较大，1/3的患者可早期痊愈出院（平均住院日10d），1/3的患者出院后需行康复治疗，20%的患者住院期间死亡与出血相关并发症有关，1/4的患者需行脑室-腹腔分流术。长期随访结果表明，1/3患者无法生活自理，2/3的患者恢复良好，无相关后遗症（Weinstein等，2017）。无论IVH患者病情如何，临床都应重视脑积水和高颅压的早期治疗，即使IVH患者深度昏迷，积极的治疗也能显著改善远期预后。

9.6 CT阴性蛛网膜下腔出血

9.6.1 定义

一些突发剧烈头痛患者的CT结果为阴性，但腰椎穿刺可见与SAH一致的脑脊液黄变症，临床将之称为CT阴性蛛网膜下腔出血（CTN-SAH）。鉴于CT对SAH诊断敏感性超过99%，绝大多数出血可被诊断，CTN-SAH相对少见。

9.6.2 病因与鉴别诊断

需与CTN-SAH鉴别诊断的疾病包括动脉瘤、动静脉畸形（AVM）或动静脉瘘（AVF）、RCVS、后部可逆性脑病综合征（PRES）、血管造影隐匿性血管畸形等；其中，动脉瘤是其最常见的病因。

9.6.3 早期评估与治疗

9.6.3.1 临床处理

对于高度怀疑SAH但CT结果阴性的患者，应行腰椎穿刺和脑脊液检查。如脑脊液结果为阳性，应行常规监测和治疗。动脉瘤相关CTN-SAH的再出血率低，血管痉挛、脑积水和EVD基本为0%。值得注意的是，临床应重视对CTN-SAH患者的镇痛治疗。

9.6.4 影像学随访

9.6.4.1 CTA、MRA和DSA

所有CTN-SAH患者均应行血管影像学检查。如果存在疑似血管病变，应行"金标准"DSA检查。DSA对CTN-SAH的诊断率高达8%（Heit等，2016），但二次重复DSA的诊断率较低。

9.6.4.2 头颅MRI

目前，尚无有关CTN-SAH的MRI研究报道。FLAIR和SWI对出血的敏感性高于CT，可更加准确显示SAH分布情况并且有助于缩小鉴别诊断的疾病范围，增强MRI有助于排除肿瘤和占位性病变。

9.6.4.3 脊髓MRI

CTN-SAH患者行脊髓MRI检查获益较少，诊断阳性率低于1%。有学者发现CTN-SAH可能与腰椎管内室管膜瘤有关，但不排除为偶然性结果（Germans等，2014）。

9.6.5 短期和长期预后

据统计，超过90%的CTN-SAH患者短期和长期预后良好（＞90%）（Boswell等，2013；Konczalla等，2014；Konczalla等，2015；Yap等，2015）。目前，尚无大规模的CTN-SAH患者远期生存质量报道，再出血率也不明确。

（译者：叶玉勤 杨永祥 邵晓东）

参考文献

Akcakaya, M. O., Aydoseli, A., Aras, Y., Sabanci, P. A., Barburoglu, M., Alkir, G., et al. (2016). Clinical course of nontraumatic nonaneurysmal subarachnoid hemorrhage: A single institution experience over 10 years and review of the contemporary literature. *Turkish Neurosurgery*. https://doi.org/ 10.5137/1019-5149.jtn.18359-16.2.

Alen, J. F., Lagares, A., Lobato, R. D., Gomez, P. A., Rivas, J. J., & Ramos, A. (2003). Comparison between perimesencephalic nonaneurysmal subarachnoid hemorrhage and subarachnoid hemorrhage caused by posterior circulation aneurysms. *Journal of Neurosurgery*, *98*(3), 529-535. https://doi.org/10.3171/ jns.2003.98.3.0529.

Andaluz, N., & Zuccarello, M. (2008). Yield of further diagnostic work-up of cryptogenic subarachnoid hemorrhage based on bleeding patterns on computed tomographic scans. *Neurosurgery*, *62*(5), 1040-1046. discussion 1047. https://doi.org/10.1227/01.neu.0000325865.22011.1f.

Bechan, R. S., van Rooij, S. B., Sprengers, M. E., Peluso, J. P., Sluzewski, M., Majoie, C. B., et al. (2015). CT angiography versus 3D rotational angiography in patients with subarachnoid hemorrhage. *Neuroradiology*, *57*(12), 1239-1246. https://doi.org/10.1007/s00234-015-1590-9.

Boswell, S., Thorell, W., Gogela, S., Lyden, E., & Surdell, D. (2013). Angiogram-negative subarachnoid hemorrhage: Outcomes data and review of the literature. *Journal of Stroke and Cerebrovascular Diseases*, *22*(6), 750-757. https://doi.org/10.1016/j.jstrokecerebrovasdis.2012.02.001.

Brinjikji, W., Kallmes, D. F., White, J. B., Lanzino, G., Morris, J. M., & Cloft, H. J. (2010). Inter- and intraobserver agreement in CT characterization of nonaneurysmal perimesencephalic subarachnoid hemorrhage. *American Journal of Neuroradiology*, *31*(6), 1103-1105. https://doi.org/10.3174/ajnr. A1988.

Brinjikji, W., Mossa-Basha, M., Huston, J., Rabinstein, A. A., Lanzino, G., & Lehman, V. T. (2017). Intracranial vessel wall imaging for evaluation of steno-occlusive diseases and intracranial aneurysms. *Journal of Neuroradiology*, *44*(2), 123-134. https://doi.org/10.1016/j.neurad.2016.10.003.

Coutinho, J. M., Sacho, R. H., Schaafsma, J. D., Agid, R., Krings, T., Radovanovic, I., et al. (2015). High- resolution vessel wall magnetic resonance imaging in angiogram-negative non-perimesencephalic subarachnoid hemorrhage. *Clinical Neuroradiology*. https://doi.org/10.1007/s00062-015-0484-x.

Dalyai, R., Chalouhi, N., Theofanis, T., Jabbour, P. M., Dumont, A. S., Gonzalez, L. F., et al. (2013). Subarachnoid hemorrhage with negative initial catheter angiography: A review of 254 cases evaluating patient clinical outcome and efficacy of short- and long-term repeat angiography. *Neurosurgery*, *72*(4), 646-652. discussion 651-642. https://doi.org/10.1227/NEU.0b013e3182846de8.

Delgado Almandoz, J. E., Crandall, B. M., Fease, J. L., Scholz, J. M., Anderson, R. E., Kadkhodayan, Y., et al. (2013). Diagnostic yield of catheter angiography in patients with subarachnoid hemorrhage and negative initial noninvasive neurovascular examinations. *American Journal of Neuroradiology*, *34*(4), 833-839. https://doi.org/10.3174/ajnr.A3291.

Delgado Almandoz, J. E., Kadkhodayan, Y., Crandall, B. M., Scholz, J. M., Fease, J. L., Anderson, R. E., et al. (2014). Diagnostic yield of delayed neurovascular imaging in patients with subarachnoid hemorrhage, negative initial CT and catheter angiograms, and a negative 7 day repeat catheter angiogram. *Journal of NeuroInterventional Surgery*, *6*(8), 637-642. https://doi.org/10.1136/neurintsurg-2013- 010896.

Elhadi, A. M., Zabramski, J. M., Almefty, K. K., Mendes, G. A., Nakaji, P., McDougall, C. G., et al. (2015). Spontaneous subarachnoid hemorrhage of unknown origin: Hospital course and long-term clinical and angiographic follow-up. *Journal of Neurosurgery*, *122*(3), 663-670. https://doi.org/ 10.3171/2014.10.jns14175.

Germans, M. R., Coert, B. A., Majoie, C. B., van den Berg, R., Verbaan, D., & Vandertop, W. P. (2014). Spinal axis imaging in non-aneurysmal subarachnoid hemorrhage: A prospective cohort study. *Journal of Neurology*, *261*(11), 2199-2203. https://doi.org/10.1007/s00415-014-7480-y.

Graff-Radford, J., Fugate, J. E., Klaas, J., Flemming, K. D., Brown, R. D., & Rabinstein, A. A. (2016). Distinguishing clinical and radiological features of non-traumatic convexal subarachnoid hemorrhage. *European Journal of Neurology*, *23*(5), 839-846. https://doi.org/10.1111/ene.12926.

Hashimoto, H., Iida, J., Shin, Y., Hironaka, Y., & Sakaki, T. (2000). Spinal dural arteriovenous fistula with perimesencephalic subarachnoid haemorrhage. *Journal of Clinical Neuroscience*, *7*(1), 64-66.

Heit, J. J., Pastena, G. T., Nogueira, R. G., Yoo, A. J., Leslie-Mazwi, T. M., Hirsch, J. A., et al. (2016). Cerebral angiography for evaluation of patients with CT angiogram-negative subarachnoid Hemorrhage: An 11-year experience. *American Journal of Neuroradiology*, *37*(2), 297-304. https://doi.org/ 10.3174/ajnr.A4503.

Kallmes, D. F., Clark, H. P., Dix, J. E., Cloft, H. J., Evans, A. J., Dion, J. E., et al. (1996). Ruptured vertebrobasilar aneurysms: Frequency of the nonaneurysmal perimesencephalic pattern of hemorrhage on CT scans. *Radiology*, *201*(3), 657-660. https://doi.org/10.1148/radiology.201.3.8939211.

Kalra, V. B., Wu, X., Forman, H. P., & Malhotra, A. (2014). Cost-effectiveness of angiographic imaging in isolated perimesencephalic subarachnoid hemorrhage. *Stroke, 45*(12), 3576-3582. https://doi.org/ 10.1161/strokeaha.114.006679.

Kalra, V. B., Wu, X., Matouk, C. C., & Malhotra, A. (2015). Use of follow-up imaging in isolated perimesencephalic subarachnoid hemorrhage: A meta-analysis. *Stroke, 46*(2), 401-406. https://doi. org/10.1161/strokeaha.114.007370.

Kang, D. H., Park, J., Lee, S. H., Park, S. H., Kim, Y. S., & Hamm, I. S. (2009). Does non-perimesencephalic type non-aneurysmal subarachnoid hemorrhage have a benign prognosis? *Journal of Clinical Neuroscience, 16*(7), 904-908. https:// doi.org/10.1016/j.jocn.2008.10.008.

Kang, P., Raya, A., Zipfel, G. J., & Dhar, R. (2016). Factors associated with acute and chronic hydrocephalus in nonaneurysmal subarachnoid hemorrhage. *Neurocritical Care, 24*(1), 104-109. https://doi.org/ 10.1007/s12028-015-0152-7.

Kaufmann, T. J., Huston, J., 3rd., Mandrekar, J. N., Schleck, C. D., Thielen, K. R., & Kallmes, D. F. (2007). Complications of diagnostic cerebral angiography: Evaluation of 19,826 consecutive patients. *Radiology, 243*(3), 812-819. https://doi. org/10.1148/radiol.2433060536.

Konczalla, J., Kashefiolasl, S., Brawanski, N., Lescher, S., Senft, C., Platz, J., et al. (2016). Cerebral vasospasm and delayed cerebral infarctions in 225 patients with non-aneurysmal subarachnoid hemorrhage: The underestimated risk of Fisher 3 blood distribution. *Journal of NeuroInterventional Surgery*. https://doi.org/10.1136/neurintsurg-2015-012153.

Konczalla, J., Platz, J., Schuss, P., Vatter, H., Seifert, V., & Guresir, E. (2014). Non-aneurysmal non- traumatic subarachnoid hemorrhage: Patient characteristics, clinical outcome and prognostic factors based on a single-center experience in 125 patients. *BMC Neurology, 14*, 140. https://doi.org/ 10.1186/1471-2377-14-140.

Konczalla, J., Schmitz, J., Kashefiolasl, S., Senft, C., Seifert, V., & Platz, J. (2015). Non-aneurysmal subarachnoid hemorrhage in 173 patients: A prospective study of long-term outcome. *European Journal of Neurology, 22*(10), 1329-1336. https://doi. org/10.1111/ene.12762.

Konczalla, J., Schuss, P., Platz, J., Vatter, H., Seifert, V., & Guresir, E. (2015). Clinical outcome and prognostic factors of patients with angiogram-negative and non-perimesencephalic subarachnoid hemorrhage: Benign prognosis like perimesencephalic SAH or same risk as aneurysmal SAH? *Neurosurgical Review, 38*(1), 121-127. discussion 127. https:// doi.org/10.1007/s10143-014-0568-0.

Lago, A., Lopez-Cuevas, R., Tembl, J. I., Fortea, G., Gorriz, D., Aparici, F., et al. (2016). Short- and long- term outcomes in non-aneurysmal non-perimesencephalic subarachnoid hemorrhage. *Neurological Research, 38*(8), 692-697. https://doi.org/1 0.1080/01616412.2016.1200306.

Lin, N., Zenonos, G., Kim, A. H., Nalbach, S. V., Du, R., Frerichs, K. U., et al. (2012). Angiogram-negative subarachnoid hemorrhage: Relationship between bleeding pattern and clinical outcome. *Neurocritical Care, 16*(3), 389-398. https://doi. org/10.1007/s12028-012-9680-6.

Marder, C. P., Narla, V., Fink, J. R., & Tozer Fink, K. R. (2014). Subarachnoid hemorrhage: Beyond aneurysms. *American Journal of Roentgenology, 202*(1), 25-37. https://doi.org/10.2214/ajr.12.9749.

Maslehaty, H., Petridis, A. K., Barth, H., Doukas, A., & Mehdorn, H. M. (2011). Does magnetic resonance imaging produce further benefit for detecting a bleeding source in subarachnoid hemorrhage of unknown origin? *Acta Neurochirurgica Supplement, 112*, 107-109. https://doi.org/10.1007/978-3-7091- 0661-7_19.

Maslehaty, H., Petridis, A. K., Barth, H., & Mehdorn, H. M. (2011). Diagnostic value of magnetic resonance imaging in perimesencephalic and nonperimesencephalic subarachnoid hemorrhage of unknown origin. *Journal of Neurosurgery, 114*(4), 1003-1007. https://doi.org/10.3171/2010.6.jns10310.

Mathews, M. S., Brown, D., & Brant-Zawadzki, M. (2008). Perimesencephalic nonaneurysmal hemorrhage associated with vein of Galen stenosis. *Neurology, 70*(24 Pt 2), 2410-2411. https://doi.org/ 10.1212/01.wnl.0000314688.26295.03.

Mortimer, A. M., Appelman, A. P., & Renowden, S. A. (2016). The negative predictive value of CT angiography in the setting of perimesencephalic subarachnoid hemorrhage. *Journal of NeuroInterventional Surgery, 8*(7), 728-731. https://doi. org/10.1136/neurintsurg-2015-011814.

Pinto, A. N., Ferro, J. M., Canhao, P., & Campos, J. (1993). How often is a perimesencephalic subarachnoid haemorrhage CT pattern caused by ruptured aneurysms? *Acta Neurochirurgica, 124*(2-4), 79-81.

Potter, C. A., Fink, K. R., Ginn, A. L., & Haynor, D. R. (2016). Perimesencephalic hemorrhage: Yield of single versus multiple DSA examinations-a single-center study and meta-analysis. *Radiology, 281*(3), 858-864. https://doi.org/10.1148/ radiol.2016152402.

Raya, A., Zipfel, G. J., Diringer, M. N., Dacey, R. G., Jr., Derdeyn, C. P., Rich, K. M., et al. (2014). Pattern not volume of bleeding predicts angiographic vasospasm in nonaneurysmal subarachnoid hemorrhage. *Stroke, 45*(1), 265-267. https://doi. org/10.1161/strokeaha.113.002629.

Rogg, J. M., Smeaton, S., Doberstein, C., Goldstein, J. H., Tung, G. A., & Haas, R. A. (1999). Assessment of the value of MR imaging for examining patients with angiographically negative subarachnoid hemorrhage. *American Journal of Roentgenology, 172*(1), 201-206. https://doi.org/10.2214/ ajr.172.1.9888768.

Rouchaud, A., Lehman, V. T., Murad, M. H., Burrows, A., Cloft, H. J., Lindell, E. P., et al. (2016). Nonaneurysmal perimesencephalic hemorrhage is associated with deep cerebral venous drainage anomalies: A systematic literature review and meta-analysis. *American Journal of Neuroradiology*, *37* (9), 1657-1663. https://doi.org/10.3174/ajnr.A4806.

Sangra, M. S., Teasdale, E., Siddiqui, M. A., & Lindsay, K. W. (2008). Perimesencephalic nonaneurysmal subarachnoid hemorrhage caused by jugular venous occlusion: Case report. *Neurosurgery*, *63*(6), E1202-E1203. discussion E1203. https://doi.org/10.1227/01.neu.0000334426.87024.dd.

Shad, A., Rourke, T. J., Hamidian Jahromi, A., & Green, A. L. (2008). Straight sinus stenosis as a proposed cause of perimesencephalic non-aneurysmal haemorrhage. *Journal of Clinical Neuroscience*, *15*(7), 839-841. https://doi.org/10.1016/j.jocn.2007.03.024.

Sprenker, C., Patel, J., Camporesi, E., Vasan, R., Van Loveren, H., Chen, H., et al. (2015). Medical and neurologic complications of the current management strategy of angiographically negative nontraumatic subarachnoid hemorrhage patients. *Journal of Critical Care*, *30*(1). 216.e7-11. https://doi.org/10.1016/j.jcrc.2014.08.011.

Topcuoglu, M. A., Ogilvy, C. S., Carter, B. S., Buonanno, F. S., Koroshetz, W. J., & Singhal, A. B. (2003). Subarachnoid hemorrhage without evident cause on initial angiography studies: Diagnostic yield of subsequent angiography and other neuroimaging tests. *Journal of Neurosurgery*, *98*(6), 1235-1240. https://doi.org/10.3171/jns.2003.98.6.1235.

van Gijn, J., van Dongen, K. J., Vermeulen, M., & Hijdra, A. (1985). Perimesencephalic hemorrhage: A nonaneurysmal and benign form of subarachnoid hemorrhage. *Neurology*, *35*(4), 493-497.

Vergouwen, M. D., Hendrikse, J., van der Kolk, A. G., Wermer, M. J., Versluis, M. J., Biessels, G. J., et al. (2015). 7Tesla vessel wall imaging of the basilar artery in perimesencephalic hemorrhage. *International Journal of Stroke*, *10*(3), E31. https://doi.org/10.1111/ijs.12454.

Walcott, B. P., Stapleton, C. J., Koch, M. J., & Ogilvy, C. S. (2015). Diffuse patterns of nonaneurysmal subarachnoid hemorrhage originating from the Basal cisterns have predictable vasospasm rates similar to aneurysmal subarachnoid hemorrhage. *Journal of Stroke and Cerebrovascular Diseases*, *24*(4), 795-801. https://doi.org/10.1016/j.jstrokecerebrovasdis.2014.11.011.

Wallace, A. N., Vyhmeister, R., Dines, J. N., Chatterjee, A. R., Kansagra, A. P., Viets, R., et al. (2016). Evaluation of an anatomic definition of non-aneurysmal perimesencephalic subarachnhoid hemorrhage. *Journal of NeuroInterventional Surgery*, *8*(4), 378-385. https://doi.org/10.1136/neurintsurg- 2015-011680.

Weinstein, R., Ess, K., Sirdar, B., Song, S., & Cutting, S. (2017). Primary intraventricular hemorrhage: Clinical characteristics and outcomes. *Journal of Stroke and Cerebrovascular Diseases*. https://doi. org/10.1016/j.jstrokecerebrovasdis.2016.11.114.

Wenz, H., Al Mahdi, M. M., Ehrlich, G., Scharf, J., Schmiedek, P., & Seiz, M. (2015). De novo aneurysm of the anterior communicating artery presenting with subarachnoid hemorrhage 7 years after initial cryptogenic subarachnoid hemorrhage: A case report and review of the literature. *Clinical Neuroradiology*, *25*(1), 93-97. https://doi.org/10.1007/s00062-013-0278-y.

Wijdicks, E. F., Schievink, W. I., & Miller, G. M. (1998). MR imaging in pretruncal nonaneurysmal subarachnoid hemorrhage: Is it worthwhile? *Stroke*, *29*(12), 2514-2516.

Yap, L., Dyde, R. A., Hodgson, T. J., Patel, U. J., & Coley, S. C. (2015). Spontaneous subarachnoid hemorrhage and negative initial vascular imaging—should further investigation depend upon the pattern of hemorrhage on the presenting CT? *Acta Neurochirurgica*, *157*(9), 1477-1484. https://doi.org/ 10.1007/s00701-015-2506-5.

第 10 章

动脉瘤治疗后蛛网膜下腔出血危重症处理

Nitin Goyal[1]; Adam S. Arthur[2];
Daniel Hoit[2]

摘 要

蛛网膜下腔出血（SAH）占脑卒中的10%，最常见原因是囊状动脉瘤破裂。动脉瘤性SAH作为一种复杂的脑血管病综合征，延误治疗可导致预后不良。动脉瘤治疗后患者应在专门的神经重症监护（NCC）病房进行后续治疗，并由神经内科、神经外科和神经介入医师组成的多学科团队进行管理。NCC治疗主要包括脑积水处理、降低颅内压和稳定生命体征，通过多模态监测可识别和预防迟发性脑缺血（DCI）及全身并发症。本章将简要介绍动脉瘤性SAH的早期诊断和急诊处置措施，重点对动脉瘤治疗后重症监护进行阐述。

关键词

动脉瘤；蛛网膜下腔出血；重症监护；治疗；血管痉挛；迟发性脑缺血

目 录

---

❶ 美国田纳西州孟菲斯市田纳西大学健康科学中心神经科。

❷ 美国田纳西州孟菲斯市田纳西大学健康科学中心神经科、塞姆斯 - 墨菲诊所神经科。

10.1　引言

蛛网膜下腔出血（SAH）占脑卒中的10%（Labovib等，2006），最常见原因是囊状动脉瘤破裂，其他原因包括动静脉畸形、动静脉瘘、血管炎症、动脉夹层、淀粉样血管病、出血性疾病和滥用药物等。美国动脉瘤性SAH的发病率为10/10万～15/10万，动脉瘤破裂的平均年龄为55岁（Mayberg等，1994）。动脉瘤性SAH发病高峰年龄为40～60岁，但也可见于儿童与老年人（Rinkel等，1998）。非洲裔美国人比高加索裔美国人发生动脉瘤性SAH的风险高。女性较男性更常见，可能与激素水平有关（Rinkel等，1998）。

动脉瘤性SAH作为一种复杂的神经血管综合征，致残或致死率极高。过去30年，随着临床治疗技术的进步，SAH死亡率有所下降，但院前死亡率仍高达15%，一个月内死亡率约为35%（Nieuwkamp等，2009）。SAH分级较高、大于65岁及合并有并发症的患者预后差，死亡率高（Haug等，2010）。早期积极复苏和多学科重症监护治疗有助于改善患者预后。本章将简要介绍动脉瘤性SAH的早期诊断和急诊处置措施，重点对动脉瘤治疗后重症监护进行阐述。

10.2　诊断和急诊处置

突发剧烈头痛是动脉瘤性SAH的主要症状，通常被描述为"一生中最严重头痛"（Gorelick等，1986）。值得注意的是，仅有1%的急诊头痛患者诊断为SAH（Mark和Pines，2006），约10%～43%的患者在SAH发生前6～20天出现先兆性头痛（Polmear，2003），或者表现为少量出血或者警示性渗血、颈强直、呕吐、意识障碍、癫痫发作和猝死。头颅CT平扫是首选检查方法，检查灵敏度在SAH后6～12h最高，几乎为100%，在SAH后第5天下降至58%（Perry等，2011）。如果患者病史明确，CT不能排除SAH，可行腰椎穿刺并化验CSF中红细胞含量或其代谢产物（Mark和Pines，2006；van Gijn等，2007）。进一步的CTA有助于明确动脉瘤部位，全脑DSA是动脉瘤诊断金标准。临床分级量表包括Hunt-Hess和世界神经外科医师联合会（WFNS）量表，可用于预测患者长期预后和生存期（Patel和Samuels，2012）。

SAH作为外科急症，延误治疗可导致预后恶化。动脉瘤性SAH患者的治疗，需在具备神经外科、神经重症监护（NCC）和神经介入治疗单元的三级医疗机构进行。早期治疗重点是稳定循环、处理动脉瘤和治疗颅内并发症。

10.2.1　气道管理

动脉瘤性SAH患者气管内插管（GETA）适应证包括意识障碍加深、延髓功能障碍、呼吸道分泌物排出困难、呼吸心率不稳及呼吸窘迫等。插管应有序快速进行，避免血压或颅内压（ICP）剧烈波动。

10.2.2　血压管理

为避免血压过低，建议使用半衰期较短的降压药物控制血压，如拉贝洛尔、尼卡地平。AHA/ASA与NCC指南建议，动脉瘤性SAH患者平均动脉压应低于110mmHg、收缩压低于160mmHg（Connolly等，2012；Diringer等，2011）。

10.2.3　动脉瘤治疗

动脉瘤性SAH患者早期最严重并发症是二次破裂出血，24h内发生率高达15%，死亡率约为70%（Starke和Connolly，2011）。动脉瘤尽早治疗是预防再出血的关键措施，最佳治疗时间窗可能为24h内或24～72h，目前仍不明确（de Oliveira Manoel等，2016）。AHA/ASA指南推荐尽早夹闭或介入治疗动脉瘤可降低SAH后再出血发生率（IB类证据）（Connolly等，2012）。ISAT通过对介入和夹闭两种治疗方式的疗效进行比较，发现前者可改善患者早期存活率，而再出血的发生率稍高于夹闭组（Molyneux等，2005）。但是，该研究的病例选择和实验方法存在缺陷（de Oliveira Manoel等，2016）。关于动脉瘤的治疗方式，应由神经重症医师、神经介入医师和神经外科医师组成的多学科团队共同决定。SAH后24～72 h内使用抗纤溶药物（如氨甲环酸）可降低早期再出血率，但对患者预后无影响，可能与微小血栓引起的脑缺血有关（Baharoglu等，2013）。对于再出血风险较高且治疗延迟的动脉瘤患者，可予以短期抗纤溶治疗。

10.3　重症监护治疗

研究表明，若动脉瘤治疗后患者在大型医疗机构的专门NCC病房监护，则长期预后获益更大，死亡率更低（Cross等，2003；McNeill等，2013）。NCC治疗主要包括脑积水处理、降低颅内压和稳定生命体征，多模态监测识别和预防迟发性脑缺血（DCI），以及防治全身并发症。相当一部分Fisher高分级患者，经多学科协作治疗后预后良好（Rabinstein等，2010）。

10.3.1　ICP与脑积水治疗

高压的动脉血溢出到蛛网膜下腔和脑室内会使ICP升高，持续性高ICP可能会使脑血流灌注减少，导致全脑缺血（de Oliveira Manoel等，2016）。ICP＞20mmHg是动脉瘤性SAH患者预后不良和死亡的独立预测因素（Nagel等，2009）。降低ICP的一般措施包括抬高床头促进静脉回流、正常通气维持二氧化碳分压至35～40mmHg、镇静、止痛、引流脑脊液、使用高渗性脱水药物，以及手术减压等（de Oliveira Manoel等，2016；Smith等，2002）。控制恶性ICP升高，可使用神经肌肉阻滞、过度通气、去骨瓣减压术、亚低温和巴比妥药物镇静等方法（de Oliveira Manoel等，2016；Mak等，2013）。

约50%的患者入院时伴有急性梗阻性脑积水（Hellingman等，2007），应尽早行脑室外引流术（EVD），有利于脑脊液引流和颅内压监测。研究表明，动脉瘤夹闭或介入栓塞前，EVD治疗的安全性和有效性良好。为避免二次破裂出血，引流速率不宜过快（Hellingman等，2007；McIver等，2002）。

10.3.2　全身并发症处理

10.3.2.1　肺部并发症

约有20%的患者合并肺部并发症，包括气体交换障碍、神经源性肺水肿（NPE）和肺炎。SAH后交感神经兴奋引起血压和肺泡通气增加是NPE的主要原因（Smith和Mathay，1997；Vespa和Blecketal，2004）。此外，心血管循环功能障碍也是导致肺水肿的重要因素。NPE多见于SAH分级较差患者，与预后不良相关，呼气末正压通气（PEEP）治疗效果良好（Rabinstein，2010）。低血容量会增加患者脑血管痉挛的风险，故应谨慎使用利尿药。防止误吸和促进气道分泌物排出，对于预防吸入性肺炎具有重要意义（Patel和Samuels，2012）。

10.3.2.2　心血管系统并发症

动脉瘤性SAH常导致心血管系统并发症，包括心电图异常、肌钙蛋白升高、心律失常、心肌损伤和心力衰竭等。患者入院时应完善心电图、肌钙蛋白检测，视情况行超声心动图检查。

常见的ECG变化包括ST段改变、QT间期延长、明显的U波或传导异常（Patel和Samuels，2012）。20%～34%的动脉瘤性SAH患者肌钙蛋白升高，如果患者在SAH后数小时内出现胸痛、呼吸困难、低氧血症、心源性休克、肺水肿和心肌损伤标志物升高，可诊断为神经源性心肌顿抑（NSM）综合征，死亡率为12%（Diringer等，2011）。NSM后心肌交感神经兴奋，导致去甲肾上腺素过度释放，可使左心室（LV）收缩功能异常和灌注减少，进而损伤心肌细胞和支配神经（Banki等，2005；Nguyen和Zaroff，2009）。由于心肌中交感神经特定分布，NSM导致的左室壁局部运动异常主要发生于前间壁、前壁的底部与中间部，顶部异常相对少见（Banki等，2005），其主要病理学特征为心肌收缩带坏死。Tako-tsubo心肌病也称为左心室心尖球囊综合征，特征性表现为一过性心尖部室壁运动异常，是SAH后心室功能障碍的罕见原因（Castillo Rivera等，2011）。虽然SAH后LV功能障碍可自行缓解，但是患者死亡的独立风险因素（Castillo Rivera等，2011）。严重的NSM可导致心源性休克和肺水肿，应密切监测心血管系统功能。对于血流动力学不稳定或心功能障碍患者，重点监测心输出量等指标（Diringer等，2011）。心输出量较低时，可使用多巴酚丁胺或米力农等增加心脏正性肌力，单独使用升压药维持脑血管灌注压会加重心肌损伤和心功能障碍（Highton和Smith，2013；Naidech等，2005）。

10.3.2.3　低钠血症

低钠血症是动脉瘤性SAH后常见的电解质异常，合并低血容量是诱发血管痉挛的风险因素。严重的低钠血症可引起癫痫和恶性脑水肿（Patel和Samuels，2012）。低钠血症主要原因包括脑性耗盐综合征（CSW）和抗利尿激素分泌不当综合征（SIADH）（Rabinstein和Bruder，2011）。研究表明，动脉瘤性SAH后两种综合征可能同时存在，但CSW较SIADH更为常见（Audibert等，2009；Patel和Samuels，2012）。鉴于两种综合征的病理机制、治疗方式截然不同且直接影响患者预后，明确低钠血症的潜在病因至关重要（Tisdall等，2006）。CSW是由于心房利尿肽和脑钠肽升高，肾脏丢失钠和水过多，从而导致容量减少所致，其主要治疗方法是补充钠和血容量，可使用氟氢可的松减少尿钠排出。SIADH主要是由于抗利尿激素分泌过多，导致水滞留、容量超负荷和稀释性低钠（Palmer，2000），限制液体补充是主要治疗手段，但需注意避免脑灌注降低。与CSW相比，SIADH患者的尿量减少、尿液渗透压升高。研究表明，血容量状态可能是CSW和SIADH的最可靠鉴别方法，CSW表现为低血容量，而SIADH为正常血容量或轻度高血容量。当血钠＜135mmol/L或神经功能障碍加重时，可使用高渗盐纠正低钠血症（Diringer等，2011）。新近研究表明，垂体后叶加压素受体拮抗剂考尼伐坦可用于治疗SIADH引起的低钠血症（Murphy等，2009），但可能会导致排尿过多和血容量减少，应谨慎使用。

10.3.2.4　发热

约41%～72%的aSAH患者出现发热，Hunt-Hess高分级和原发性脑室内出血（IVH）是发热的风险因素（Fernandez等，2007）。研究表明，发热是aSAH患者出现大面积脑梗死和预后不良的独立预测因素（Diringer等，2011；Oliveira-Filho等，2001）。目前，积极控制发热对神经系统功能和预后的影响尚不清楚（Aiyagari和Diringer，2007）。临床上应密切动态监测体温，积极寻找发热病因并治疗，保持aSAH后血管痉挛时间窗内体温正常。对乙酰氨基酚和布洛芬仅对部分发热患者有效（Diringer等，2011），持续输注非甾体抗炎药（NSAID）效果更佳（Cormio和Citerio，2007），风扇、擦浴、冰袋、冰毯等物理降温效果非常有限（Diringer等，2011）。药物退热无效可使用表面冷却和血管内装置（Hoedemaekers等，2007；Mayer等，2004），但应避免皮肤损伤和静脉血栓形成。此外，还需注意寒战

可能会导致儿茶酚胺释放、耗氧量增加和应激性代谢（Badjatia 等，2008），可使用保暖、丁螺环酮、镁剂或哌替啶等控制（Diringer 等，2011）。

10.3.2.5　贫血

贫血是 aSAH 的常见并发症，且与不良预后相关。目前，尚不清楚 SAH 患者血红蛋白的适宜维持浓度。大规模回顾性队列研究显示，较高的血红蛋白浓度是预后良好的独立预测因素（Naidech 等，2006；Naidech 等，2007）。输血可能引起医源性感染和相关并发症，其获益和风险未知（Kramer，2008；Levine 等，2010）。DCI 高风险患者应维持较高血红蛋白浓度，但是否适宜输血，仍有待进一步证实（Diringer 等，2011）。

10.3.2.6　血糖控制

高血糖作为 aSAH 的常见并发症与不良分级和预后相关（Claassen 等，2004；Kruyt 等，2009）。另有研究显示，高血糖与血管痉挛密切相关（Badjatia 等，2005）。目前，尚无 aSAH 患者血糖管理的 RCT 研究，最佳血糖范围尚未明确。研究表明，80 ～ 140mg/dL 的血糖水平有助于改善患者预后（Pasternak 等，2008）。另一项使用胰岛素严格控制血糖（80 ～ 110mg/dL）的研究发现，低血糖是诱发脑血管痉挛和远期预后不良的风险因素（Naidech 等，2010）。持续胰岛素输注控制血糖的患者，即使无全身性低血糖，也可出现脑内葡萄糖和代谢降低（Schlenk 等，2008）。神经重症学会推荐 aSAH 患者血糖维持的范围为 80 ～ 200 mg/dL（Diringer 等，2011）。

10.3.2.7　癫痫

据报道，aSAH 后癫痫发作率为 1% ～ 7%，如果患者在动脉瘤治疗前癫痫发作，提示可能出现二次破裂出血（Diringer 等，2011）。诱发癫痫的风险因素包括年龄＞ 65 岁、蛛网膜下腔大量出血、MCA 动脉瘤破裂、脑内血肿以及脑缺血等（Choi 等，2009）。行开颅夹闭手术的老年患者可予短期（3 ～ 7 天）预防性抗癫痫治疗（Diringer 等，2011）。苯妥英钠可能会使 SAH 病情恶化，不推荐作为常规预防用药（Diringer 等，2011）。临床症状较重的患者应常规抗癫痫治疗 3 ～ 6 个月，无癫痫发作可停药。如癫痫发作频繁，特别是 SAH 分级较差的患者，应行 EEG 检查（Diringer 等，2011；Litle 等，2007）。

10.3.2.8　深静脉血栓预防

aSAH 促进血栓形成，增加深静脉血栓（deep venous thrombosis，DVT）与肺栓塞风险。患者 SAH 分级越差，DVT 风险越高（Diringer 等，2011）。脑出血的风险似乎取决于所使用的药物，低分子肝素风险最高，持续压迫装置（SCD）风险最低（Collen 等，2008）。一般情况下，所有 SAH 患者都应常规使用 SCD。动脉瘤手术治疗前，不推荐预防性使用低分子肝素和普通肝素，手术后 24h 可预防性使用普通肝素（Diringer 等，2011）。

10.3.3　脑血管痉挛与迟发性脑缺血治疗

10.3.3.1　定义和病理生理学机制

aSAH 后动脉狭窄收缩称为脑血管痉挛。平滑肌收缩和血管内皮损伤，可导致 NO 生成减少、内皮素 -1 生成增加、继发炎症反应等诱导血管重构（Findlay 等，2016）。血管痉挛一般在 SAH 后第 3 天出现，可持续至第 21 天。预测血管痉挛的常用评分量表为 Fisher 和改良 Fisher 分级（表 10.1，同表 8.3）（Patel 和 Samuels，2012）。迟发性脑缺血（delayed cerebral ischemia，DCI）的定义为：患者出现偏瘫、失语、失用症、偏盲和视物模糊等神经功能障碍，或者 GCS 评分下降 2 分以上、持续至少 1h，且无法通过查

体、CT、MRI 及实验室检查明确原因（Vergouwen 等，2010）。DCI 是 aSAH 患者远期预后不良和死亡的最常见原因。SAH 后 2 周内，缺血、癫痫、脑积水、全身性并发症和发热等多种原因均可导致迟发性神经功能恶化（delayed neurological deterioration，DND）。DCI 是由脑缺血持续 1h 以上引起的 DND，积极治疗在一定程度上可逆转 DCI，否则会发展为脑梗死（de Oliveira Manoel 等，2016）。一般认为，DCI 由脑血管痉挛所致，但两者的关系尚不明确。研究表明，无血管痉挛的情况下也可发生 DCI（Diringer 等，2011）。约 70% 的患者在 SAH 后 2 周内出现血管痉挛，然而只有 30% 的患者发生 DCI（Schmidt 等，2008）。此外，DCI 相关的脑梗死也可发生在非痉挛血管支配区域（Schmidt 等，2008），TCD 检测到的大血管痉挛与 DCI 并不存在时间相关性（Minhas 等，2003）。研究表明，预防和治疗脑血管痉挛并不一定能改善患者预后（Macdonald 等，2012）。除了血管痉挛外，皮质扩散性缺血（CSI）和微循环淤滞引起的微血栓也是导致 DCI 的重要原因。

　　CSI 是指灰质去极化波以 2 ～ 5mm/min 的速率在大脑中传播，抑制诱发电位和自发脑电活动（Chang 等，2010；de Oliveira Manoel 等，2016；Fabricius 等，2006；Hartings 等，2013）。CSI 可以是孤立的，也可以成簇出现，去极化波常伴随血管收缩引起的深部皮质低灌注（Dreier 等，2009）。CSI 通常发生在动脉瘤破裂后 2 周内，75% 发生在 SAH 后第 5 ～ 7 天（Bosche 等，2010）。研究显示，在扩散性去极化过程中，脑组织氧分压较低（Bosche 等，2010；de Oliveira Manoel 等，2016）。微循环收缩促进微血栓形成是引起 DCI 的另一种常见原因（Romano 等，2002；Stein 等，2006）。蛛网膜下腔出血的代谢产物活化炎症信号通路，激活和损伤内皮细胞，导致血管壁血栓形成和微栓子脱落。最近的研究发现，血管性血友病因子水平早期升高提示微血栓形成，aSAH 患者的该因子水平升高与 DCI、脑缺血事件有关（Boluijt，2015；Frijns 等，2006）。

表 10.1　预测 SAH 患者血管痉挛的常用 Fisher 和改良 Fisher 分级量表（Patel 和 Samuels，2012）

分级	Fisher 分级	症状性血管痉挛占比 /%	改良 Fisher 分级	症状性血管痉挛占比 /%
1	无出血	21	点状或弥漫性出血，无脑室出血	24
2	弥漫性出血，尚未形成血块	25	点状或弥漫性出血，伴脑室出血	33
3	较厚积血，厚度 > 1 mm	37	较厚积血不伴脑室出血	33
4	脑内血肿或脑室内积血	31	较厚积血伴脑室出血	40

10.3.3.2　血管痉挛与 DCI 诊断

　　在脑血管痉挛与 DCI 诊断之前，需要 CT 和实验室检查排除引起 DND 的其他病因。DCI 主要表现为意识障碍加深，伴或不伴神经功能障碍。然而，对于昏迷和镇静及 SAH 分级较差的患者，难以通过查体发现神经系统症状。约 20% 的 DCI 患者即使 CT、MRI 等影像学检查发现梗塞证据，但可能没有任何神经功能障碍（Helbok 等，2012；Schmidt 等，2008）。除了神经系统查体，DCI 诊断还需相关辅助检查和监测结果（Diringer 等，2011）。用于血管痉挛和 DCI 的鉴别诊断方法如下。

　　（1）TCD　TCD 测量颅底动脉血流速率（FV），aSAH 患者应行连续 TCD 检查。以下结果提示存在 DCI：①MCA 平均 FV 增加超过 50cm/s，持续 24h 以上；②MCA 平均 FV > 200cm/s；③MCA 与 ICA 的 FV 比值 > 6（Diringer 等，2011）。然而，因为患者个体差异较大，有研究显示约 40% 的 DCI 患者 FV < 120cm/s（Carrera 等，2009）。当 MCA 的 FV < 120cm/s 或 > 200cm/s 时，TCD 与 DSA 检查对于血管痉挛诊断的匹配度接近 90%，诊断准确率最高（Findlay 等，2016）。当 FV 为 120 ～ 200cm/s 时，需行其他检查进一步明确。此外，TCD 尚无法检测分支小血管的痉挛（Okada 等，1999）。

　　（2）脑血流（CBF）和灌注　计算机断层扫描灌注（CTP）简便易行，与 DSA 检查血管痉挛的结果

相关性良好，适用于大多数SAH患者（Washington和Zipfel，2011）。CTP可早期检测CBF降低、MTT延长和脑血容量。三项指标在缺血半暗带组织中基本正常，在梗死脑组织中明显降低（Greenberg等，2010）。当CBF＜25mL/（100g·min）和（或）MTT＞6.5s时，需要干预治疗（Cremers等，2014）。

（3）血管成像　CTA可发现较大和中等直径脑血管的痉挛，总体敏感性和特异性分别为80%和93%（Washington和Zipfel，2011）。MRI和MRA可提供更加丰富的脑血管痉挛信息，但重症患者的检查可行性较低。DSA仍是血管痉挛诊断的金标准，表现为同心性狭窄，具有局灶性、节段性和弥漫性三种形式，可分为轻度（＜25%）、中度（25%～50%）和重度（＞50%）（Findlay等，2016）。少数aSAH在发病后48h内即可通过DSA检测出血管痉挛，并且与脑梗死的进展和不良预后具有相关性。值得注意的是，DSA诊断血管痉挛通常需与基线结果进行比较，否则诊断不成立（Baldwin等，2004）。

（4）CMD监测　床旁CMD导管可连续监测脑组织中谷氨酸、乳酸、丙酮酸、葡萄糖和甘油的细胞外浓度（Findlay等，2016）。脑组织兴奋性毒性损伤和无氧代谢的特征包括乳酸/葡萄糖比值升高、乳酸/丙酮酸比值升高和甘油浓度增加（Sarrafzadeh等，2002）。当乳酸/丙酮酸比值（LPR）超过40、葡萄糖低于0.5mmol/L时，伴或者不伴谷氨酸超过40mmol/L的患者均需干预治疗（Hanggi，2011）。

（5）脑组织氧分压　成品脑组织氧探针可连续测量脑内氧分压（$P_{ti}O_2$）（Findlay等，2016）。当$P_{ti}O_2$低于20mmHg时，提示存在缺氧、可能发生脑缺血；当$P_{ti}O_2$低于15mmHg时，提示需干预治疗以改善脑组织氧供（Carvi Nievas等，2005；de Oliveira Manoel等，2016）。

（6）连续脑电图（continuous electroencephalogram，cEEG）　cEEG作为血管痉挛与DCI的预测和诊断方法，还可为判断SAH分级较差的患者预后提供信息（Claassen等，2006）。当定量cEEG结果显示相对α变异性降低和α/δ比值降低时，提示可能存在影像学上的血管痉挛和DCI（Claassen等，2004）。当cEEG出现周期性癫痫样放电、癫痫持续状态和睡眠结构缺失时，提示SAH分级不良患者的预后较差（Claassen等，2006）。

10.3.3.3　预防

SAH患者一般会有容量收缩倾向，在急性期尤为明显，可导致低血容量、诱发血管痉挛或DCI。因此，治疗过程中应重视补液和维持血容量（Nakagawa等，2002）。aSAH后电解质异常，特别是低钠血症可增加血管痉挛的风险，应结合具体原因进行治疗。动脉瘤夹闭和栓塞后，血压应维持在正常至轻度升高范围内。对于EVD患者，脑灌注压应维持在70mmHg左右（Findlay等，2016）。此外，控制发热、合理通气、保证氧合和控制血糖等一系列措施，均有助于降低血管痉挛和DCI风险。可预防和治疗血管痉挛与DCI的药物如下。

（1）尼莫地平　口服或鼻饲尼莫地平（每4小时口服60mg，持续3周）是aSAH的标准疗法，能够使患者获益。尼莫地平通过阻断L型二氢吡啶钙离子通道，防止细胞内钙增加，但似乎并没有明显降低血管痉挛的发生率，其具体作用机制有待进一步研究。作为神经保护类药物，尼莫地平可防止CSI，是美国唯一批准用于aSAH的治疗药物。

（2）克拉生坦　克拉生坦是一种内皮素A受体拮抗剂。已有的随机对照研究表明，克拉生坦可减轻血管造影性血管痉挛，而对预后无明显影响。低血压和肺部并发症是该药的常见副作用，阻碍了其在临床广泛应用，不推荐用于治疗aSAH（Macdonald等，2011；Shen等，2013）。

（3）镁剂　硫酸镁（$MgSO_4$）作为血管平滑肌上钙离子通道拮抗剂，具有保护神经和舒张血管的作用。大量学者对硫酸镁预防血管痉挛和局部缺血的作用进行了研究。其中，两项大规模三期临床试验（IMASH和IMASH-2）表明，静脉注射硫酸镁不会改善患者预后，也不会降低脑梗死、血管痉挛的风险和死亡率（Wong等，2011；Wong等，2010）。目前，尚无证据支持硫酸镁用于aSAH的治疗（de Oliveira Manoel等，2016）。

（4）他汀类药物　他汀类药物可抑制3-羟基-3-甲基戊二酰辅酶A还原酶，是胆固醇合成中的限速

酶。此外，它还可通过上调 NO 合酶，改善内皮功能、调节炎症反应、预防血栓形成和改善 CBF。关于辛伐他汀对 aSAH 的疗效，新近的一项研究（STASH）结果显示：SAH 后 96h 内开始口服辛伐他汀，剂量为 40mg/d，连续 3 周，对患者短期和长期预后无改善作用（Kirkpatrick 等，2014）。根据目前的文献报道，SAH 患者在急性期使用他汀类药物并不能获益（Findlay 等，2016）。

（5）鞘内血管扩张剂　对于动脉瘤夹闭手术患者，予以缓释型尼卡地平治疗，可预防血管痉挛、弥漫性脑梗死（Barth 等，2007；Kasuya 等，2005）。然而，对于介入治疗的动脉瘤患者，如何使用尼卡地平目前尚不清楚。正在展开的一项研究（Edge Treateutics EG-01-1962-02）通过 EVD 将尼莫地平缓释凝胶直接注入夹闭和介入治疗患者的脑室中以评估其对血管扩张和神经保护的作用，为明确鞘内注射尼莫地平的疗效提供依据（Findlay 等，2016）。表 10.2 归纳了预防 aSAH 后 DCI 和血管痉挛的药物研究，均未获 FDA 批准。

表 10.2　aSAH 后 DCI 和血管痉挛预防药物研究

药物	作用机制	现有证据
硝苯呋海因（Muehlschlegel 等，2011）	抑制 ryanodine 受体，减少平滑肌细胞内钙释放	一项小规模研究表明应用硝苯呋海因与 TCD 检测的脑血流速率减慢有关
白蛋白（Suarez 等，2012）	在脑缺血动物模型和多种神经系统疾病中证实有神经保护作用	SAH 患者可耐受白蛋白剂量高达 1.25g/（kg·d）×7d，未见明显并发症。正在开展的 ALISAH II 是一项 III 期随机对照试验，以明确白蛋白的治疗效果
促红细胞生成素（Springborg 等，2007；Tseng 等，2009）	作用于血管内皮细胞和缺血神经元的 EPO 受体，发挥神经保护作用	一项研究发现使用 EPO 未能获益。其他研究表明，全身 EPO 治疗可发挥神经保护作用
西洛他唑（Senbokuya 等，2013）	磷酸二酯酶 3 的选择性抑制剂，具有抗血小板和血管舒张作用，能减轻脑血管痉挛	可降低血管造影性血管痉挛、DCI 和脑梗死风险，但对预后无影响
抗血小板药物（Dorhout Mees 等，2007）	预防脑缺血	荟萃分析表明，抗血小板治疗对预后改善不明显，可能会减少缺血事件，尚无法得出明确结论，但可能增加出血风险
鞘内溶栓药物（Kramer 等，2011）	快速溶解蛛网膜下腔血凝块，减少血管痉挛、皮质扩散性缺血和微血栓形成	可降低血管痉挛、迟发性神经功能障碍、脑积水发生率，改善预后。目前的 RCT 研究存在一定局限性和偏倚风险，有待更大规模的标准 RCT 研究证实
法舒地尔（Liu 等，2012）	Rho 激酶抑制剂，抑制 TNF 介导的 IL-6 释放	与安慰剂、尼莫地平以及其他药物对比，可显著降低血管痉挛和脑梗死的发生率。日本批准用于临床，美国尚未批准

10.3.3.4　症状性血管痉挛与 DCI 治疗

如果能够早期诊断和及时治疗，DCI 可得到逆转；如果延误治疗，则可能进展为脑梗死。血流动力学支持和"3H"疗法是治疗 DCI 的基本方法，如果血流动力学支持后缺血情况持续存在，可考虑行血管内介入治疗。

（1）3H 疗法　高血容量、高血压和血液稀释疗法，广泛用于 DCI 的预防和治疗，但尚无 RCT 研究对其有效性进行研究（Treggiari，2011）。当仅有血管造影发现血管痉挛而无 DCI 时，是否需行"3H"治疗尚存争议，最近研究并不推荐该种治疗（de Oliveira Manoel 等，2016）。既往有学者对"3H"疗法提出质疑，认为预防性高血容量疗法无法有效提高 CBF 和改善预后，并且可能引起某些不良反应。最近的指南推荐：预防和治疗 DCI 的关键是血容量平衡而非血容量过高（Highton 和 Smith，2013；Treggiari，2011；Wolf，2011）。目前，越来越多的研究不推荐使用血液稀释疗法，因为血细胞比容下降会影响氧

运输，无法改善CBF（Ekelund等，2002；Rabinstein等，2010）。DCI诊断明确后，可首先注射大剂量生理盐水以提高脑缺血区CBF（Jost等，2005），如缺血症状无改善，可进一步诱发高血压（Connolly等，2012）。常用升压药包括去甲肾上腺素、去氧肾上腺素和多巴胺等，血压升高不宜过快，定期观察神经功能变化，监测生命体征和脑灌注。"3H"疗法后约10%～20%的患者会出现肺水肿等相关并发症，因此需要警惕（McLaughlin等，2005）。

（2）血管内治疗　如果血流动力学支持和血压升高均无法逆转缺血，则应紧急行血管内治疗，动脉内输注血管扩张药物是血管内治疗方法之一（de Oliveira Manoel等，2016；Diringer等，2011）。目前，血管内治疗对DCI和症状性血管痉挛的疗效尚不明确，但对于药物治疗无效和不宜行血流动力学支持的心血管疾病患者建议行血管内治疗（Rabinstein等，2010）。球囊血管成形术可以逆转主干大血管痉挛，对远端分支血管痉挛也有一定疗效（Santillan等，2011）。尽管存在血管夹层或破裂风险，但若由经验丰富的神经介入医师进行治疗，安全性相对较高，效果也更加确切。一般情况下，血管成形术可与选择性动脉内给药相结合，包括维拉帕米、尼莫地平、尼卡地平、米力农和法舒地尔等（Biondi等，2004；Kimball等，2011；Pierot等，2010；Rabinstein等，2010）。罂粟碱是首个适合动脉给入的药物，但具有神经毒性，还可导致颅内压升高、癫痫发作、一过性失明和不可逆脑损伤等并发症，应慎重使用（Smith等，2004）。

<h1 style="text-align:center">10.4　结论</h1>

aSAH作为一种复杂的神经血管综合征，应在大型综合医疗机构治疗，并由神经科、神经外科和神经介入医师组成的多学科团队进行管理。在过去的几十年中，随着神经外科诊疗技术的不断提高，aSAH患者的预后显著改善，即使分级较差，经过积极救治也可获得良好的结局。相信随着未来医学的发展和进步，aSAH的疗效将进一步改善。

（译者：叶玉勤　杨永祥　邵晓东）

参考文献

Aiyagari, V., & Diringer, M. N. (2007). Fever control and its impact on outcomes: What is the evidence? *Journal of the Neurological Sciences*, *261*, 39-46.

Audibert, G., Steinmann, G., de Talance, N., et al. (2009). Endocrine response after severe subarachnoid hemorrhage related to sodium and blood volume regulation. *Anesthesia and Analgesia*, *108*, 1922-1928.

Badjatia, N., Strongilis, E., Gordon, E., et al. (2008). Metabolic impact of shivering during therapeutic temperature modulation: The Bedside Shivering Assessment Scale. *Stroke*, *39*, 3242-3247.

Badjatia, N., Topcuoglu, M. A., Buonanno, F. S., et al. (2005). Relationship between hyperglycemia and symptomatic vasospasm after subarachnoid hemorrhage. *Critical Care Medicine*, *33*, 1603-1609. quiz 1623.

Baharoglu, M. I., Germans, M. R., Rinkel, G. J., et al. (2013). Antifibrinolytic therapy for aneurysmal subarachnoid haemorrhage. *The Cochrane Database of Systematic Reviews*.

Baldwin, M. E., Macdonald, R. L., Huo, D., et al. (2004). Early vasospasm on admission angiography in patients with aneurysmal subarachnoid hemorrhage is a predictor for in-hospital complications and poor outcome. *Stroke*, *35*, 2506-2511.

Banki, N. M., Kopelnik, A., Dae, M. W., et al. (2005). Acute neurocardiogenic injury after subarachnoid hemorrhage. *Circulation*, *112*, 3314-3319.

Barth, M., Capelle, H. H., Weidauer, S., et al. (2007). Effect of nicardipine prolonged-release implants on cerebral vasospasm and clinical outcome after severe aneurysmal subarachnoid hemorrhage: A prospective, randomized, double-blind phase IIa study. *Stroke*, *38*, 330-336.

Biondi, A., Ricciardi, G. K., Puybasset, L., et al. (2004). Intra-arterial nimodipine for the treatment of symptomatic cerebral vasospasm after aneurysmal subarachnoid hemorrhage: Preliminary results. *AJNR—American Journal of Neuroradiology*, *25*, 1067-1076.

Boluijt, J., Meijers, J. C., Rinkel, G. J., & Vergouwen, M. D. (2015). Hemostasis and fibrinolysis in delayed cerebral ischemia after aneurysmal subarachnoid hemorrhage: A systematic review. *Journal of Cerebral Blood Flow and Metabolism: Official Journal of the International Society of Cerebral Blood Flow and Metabolism, 35,* 724-733.

Bosche, B., Graf, R., Ernestus, R. I., et al. (2010). Recurrent spreading depolarizations after subarachnoid hemorrhage decreases oxygen availability in human cerebral cortex. *Annals of Neurology, 67,* 607-617.

Carrera, E., Schmidt, J. M., Oddo, M., et al. (2009). Transcranial Doppler for predicting delayed cerebral ischemia after subarachnoid hemorrhage. *Neurosurgery, 65,* 316-323. discussion 323-314.

Carvi y Nievas, M., Toktamis, S., Hollerhage, H. G., & Haas, E. (2005). Hyperacute measurement of brain-tissue oxygen, carbon dioxide, pH, and intracranial pressure before, during, and after cerebral angiography in patients with aneurysmatic subarachnoid hemorrhage in poor condition. *Surgical Neurology, 64,* 362-367. discussion 367.

Castillo Rivera, A. M., Ruiz-Bailen, M., & Rucabado Aguilar, L. (2011). Takotsubo cardiomyopathy—A clinical review. *Medical Science Monitor: International Medical Journal of Experimental and Clinical Research, 17,* Ra135-147.

Chang, J. C., Shook, L. L., Biag, J., et al. (2010). Biphasic direct current shift, haemoglobin desaturation and neurovascular uncoupling in cortical spreading depression. *Brain: A Journal of Neurology, 133,* 996-1012.

Choi, K. S., Chun, H. J., Yi, H. J., Ko, Y., Kim, Y. S., & Kim, J. M. (2009). Seizures and epilepsy following aneurysmal subarachnoid hemorrhage: Incidence and risk factors. *Journal of Korean Neurosurgical Society, 46,* 93-98.

Claassen, J., Hirsch, L. J., Frontera, J. A., et al. (2006). Prognostic significance of continuous EEG monitoring in patients with poor-grade subarachnoid hemorrhage. *Neurocritical Care, 4,* 103-112.

Claassen, J., Hirsch, L. J., Kreiter, K. T., et al. (2004). Quantitative continuous EEG for detecting delayed cerebral ischemia in patients with poor-grade subarachnoid hemorrhage. *Clinical Neurophysiology: Official Journal of the International Federation of Clinical Neurophysiology, 115,* 2699-2710.

Claassen, J., Vu, A., Kreiter, K. T., et al. (2004). Effect of acute physiologic derangements on outcome after subarachnoid hemorrhage. *Critical Care Medicine, 32,* 832-838.

Collen, J. F., Jackson, J. L., Shorr, A. F., & Moores, L. K. (2008). Prevention of venous thromboembolism in neurosurgery: A metaanalysis. *Chest, 134,* 237-249.

Connolly, E. S., Jr., Rabinstein, A. A., Carhuapoma, J. R., et al. (2012). Guidelines for the management of aneurysmal subarachnoid hemorrhage: A guideline for healthcare professionals from the American Heart Association/American Stroke Association. *Stroke, 43,* 1711-1737.

Cormio, M., & Citerio, G. (2007). Continuous low dose diclofenac sodium infusion to control fever in neurosurgical critical care. *Neurocritical Care, 6,* 82-89.

Cremers, C. H., van der Schaaf, I. C., Wensink, E., et al. (2014). CT perfusion and delayed cerebral ischemia in aneurysmal subarachnoid hemorrhage: A systematic review and meta-analysis. *Journal of Cerebral Blood Flow and Metabolism: Official Journal of the International Society of Cerebral Blood Flow and Metabolism, 34,* 200-207.

Cross, D. T., 3rd, Tirschwell, D. L., Clark, M. A., et al. (2003). Mortality rates after subarachnoid hemorrhage: Variations according to hospital case volume in 18 states. *Journal of Neurosurgery, 99,* 810-817.

de Oliveira Manoel, A. L., Goffi, A., Marotta, T. R., Schweizer, T. A., Abrahamson, S., & Macdonald, R. L. (2016). The critical care management of poor-grade subarachnoid haemorrhage. *Critical Care (London, England), 20,* 21.

Diringer, M. N., Bleck, T. P., Claude Hemphill, J., 3rd, et al. (2011). Critical care management of patients following aneurysmal subarachnoid hemorrhage: Recommendations from the Neurocritical Care Society's Multidisciplinary Consensus Conference. *Neurocritical Care, 15,* 211-240.

Dorhout Mees, S. M., van den Bergh, W. M., Algra, A., & Rinkel, G. J. (2007). Antiplatelet therapy for aneurysmal subarachnoid haemorrhage. *The Cochrane Database of Systematic Reviews,.*

Dreier, J. P., Major, S., Manning, A., et al. (2009). Cortical spreading ischaemia is a novel process involved in ischaemic damage in patients with aneurysmal subarachnoid haemorrhage. *Brain: A Journal of Neurology, 132,* 1866-1881.

Ekelund, A., Reinstrup, P., Ryding, E., et al. (2002). Effects of iso- and hypervolemic hemodilution on regional cerebral blood flow and oxygen delivery for patients with vasospasm after aneurysmal subarachnoid hemorrhage. *Acta Neurochirurgica, 144,* 703-712. discussion 712-703.

Fabricius, M., Fuhr, S., Bhatia, R., et al. (2006). Cortical spreading depression and peri-infarct depolarization in acutely injured human cerebral cortex. *Brain: A Journal of Neurology, 129,* 778-790.

Fernandez, A., Schmidt, J. M., Claassen, J., et al. (2007). Fever after subarachnoid hemorrhage: Risk factors and impact on outcome. *Neurology, 68,* 1013-1019.

Findlay, J. M., Nisar, J., & Darsaut, T. (2016). Cerebral vasospasm: A review. *The Canadian Journal of Neurological Sciences. Le Journal Canadien des Sciences Neurologiques, 43,* 15-32.

Frijns, C. J., Fijnheer, R., Algra, A., van Mourik, J. A., van Gijn, J., & Rinkel, G. J. (2006). Early circulating levels of endothelial cell activation markers in aneurysmal subarachnoid haemorrhage: Associations with cerebral ischaemic events

and outcome. *Journal of Neurology, Neurosurgery, and Psychiatry*, *77*, 77-83.

Gorelick, P. B., Hier, D. B., Caplan, L. R., & Langenberg, P. (1986). Headache in acute cerebrovascular disease. *Neurology*, *36*, 1445-1450.

Greenberg, E. D., Gold, R., Reichman, M., et al. (2010). Diagnostic accuracy of CT angiography and CT perfusion for cerebral vasospasm: A meta-analysis. *AJNR—American Journal of Neuroradiology*, *31*, 1853-1860.

Hanggi, D. (2011). Monitoring and detection of vasospasm II: EEG and invasive monitoring. *Neurocritical Care*, *15*, 318-323.

Hartings, J. A., Wilson, J. A., Look, A. C., Vagal, A., Shutter, L. A., Dreier, J. P., et al. (2013). Full-band electrocorticography of spreading depolarizations in patients with aneurysmal subarachnoid hemorrhage. *Acta Neurochirurgica. Supplement*, *115*, 131-141.

Haug, T., Sorteberg, A., Finset, A., Lindegaard, K. F., Lundar, T., & Sorteberg, W. (2010). Cognitive functioning and health-related quality of life 1 year after aneurysmal subarachnoid hemorrhage in preoperative comatose patients (Hunt and Hess Grade V patients). *Neurosurgery*, *66*, 475-484. discussion 484-475.

Helbok, R., Kurtz, P., Schmidt, M. J., et al. (2012). Effects of the neurological wake-up test on clinical examination, intracranial pressure, brain metabolism and brain tissue oxygenation in severely brain-injured patients. *Critical Care (London, England)*, *16*, R226.

Hellingman, C. A., van den Bergh, W. M., Beijer, I. S., et al. (2007). Risk of rebleeding after treatment of acute hydrocephalus in patients with aneurysmal subarachnoid hemorrhage. *Stroke*, *38*, 96-99.

Highton, D., & Smith, M. (2013). Intensive care management of subarachnoid haemorrhage. *Journal of the Intensive Care Society*, *14*, 28-35.

Hoedemaekers, C. W., Ezzahti, M., Gerritsen, A., & van der Hoeven, J. G. (2007). Comparison of cooling methods to induce and maintain normo- and hypothermia in intensive care unit patients: A prospective intervention study. *Critical Care (London, England)*, *11*, R91.

Jost, S. C., Diringer, M. N., Zazulia, A. R., et al. (2005). Effect of normal saline bolus on cerebral blood flow in regions with low baseline flow in patients with vasospasm following subarachnoid hemorrhage. *Journal of Neurosurgery*, *103*, 25-30.

Kasuya, H., Onda, H., Sasahara, A., Takeshita, M., & Hori, T. (2005). Application of nicardipine prolonged-release implants: Analysis of 97 consecutive patients with acute subarachnoid hemorrhage. *Neurosurgery*, *56*, 895-902. discussion 895-902.

Kimball, M. M., Velat, G. J., & Hoh, B. L. (2011). Critical care guidelines on the endovascular management of cerebral vasospasm. *Neurocritical Care*, *15*, 336-341.

Kirkpatrick, P. J., Turner, C. L., Smith, C., Hutchinson, P. J., & Murray, G. D. (2014). Simvastatin in aneurysmal subarachnoid haemorrhage (STASH): A multicentre randomised phase 3 trial. *The Lancet Neurology*, *13*, 666-675.

Kramer, A. H., & Fletcher, J. J. (2011). Locally-administered intrathecal thrombolytics following aneurysmal subarachnoid hemorrhage: A systematic review and meta-analysis. *Neurocritical Care*, *14*, 489-499.

Kramer, A. H., Gurka, M. J., Nathan, B., Dumont, A. S., Kassell, N. F., & Bleck, T. P. (2008). Complications associated with anemia and blood transfusion in patients with aneurysmal subarachnoid hemorrhage. *Critical Care Medicine*, *36*, 2070-2075.

Kruyt, N. D., Biessels, G. J., de Haan, R. J., et al. (2009). Hyperglycemia and clinical outcome in aneurysmal subarachnoid hemorrhage: A meta-analysis. *Stroke*, *40*, e424-430.

Labovitz, D. L., Halim, A. X., Brent, B., Boden-Albala, B., Hauser, W. A., & Sacco, R. L. (2006). Subarachnoid hemorrhage incidence among Whites, Blacks and Caribbean Hispanics: The Northern Manhattan Study. *Neuroepidemiology*, *26*, 147-150.

Levine, J., Kofke, A., Cen, L., et al. (2010). Red blood cell transfusion is associated with infection and extracerebral complications after subarachnoid hemorrhage. *Neurosurgery*, *66*, 312-318. discussion 318.

Little, A. S., Kerrigan, J. F., McDougall, C. G., et al. (2007). Nonconvulsive status epilepticus in patients suffering spontaneous subarachnoid hemorrhage. *Journal of Neurosurgery*, *106*, 805-811.

Liu, G. J., Wang, Z. J., Wang, Y. F., et al. (2012). Systematic assessment and meta-analysis of the efficacy and safety of fasudil in the treatment of cerebral vasospasm in patients with subarachnoid hemorrhage. *European Journal of Clinical Pharmacology*, *68*, 131-139.

Macdonald, R. L., Higashida, R. T., Keller, E., et al. (2011). Clazosentan, an endothelin receptor antagonist, in patients with aneurysmal subarachnoid haemorrhage undergoing surgical clipping: A randomised, double-blind, placebo-controlled phase 3 trial (CONSCIOUS-2). *The Lancet Neurology*, *10*, 618-625.

Macdonald, R. L., Higashida, R. T., Keller, E., et al. (2012). Randomized trial of clazosentan in patients with aneurysmal subarachnoid hemorrhage undergoing endovascular coiling. *Stroke*, *43*, 1463-1469.

Mak, C. H., Lu, Y. Y., & Wong, G. K. (2013). Review and recommendations on management of refractory raised intracranial pressure in aneurysmal subarachnoid hemorrhage. *Vascular Health and Risk Management*, *9*, 353-359.

Mark, D. G., & Pines, J. M. (2006). The detection of nontraumatic subarachnoid hemorrhage: Still a diagnostic challenge. *The American Journal of Emergency Medicine*, *24*, 859-863.

Mayberg, M. R., Batjer, H. H., Dacey, R., et al. (1994). Guidelines for the management of aneurysmal subarachnoid hemorrhage. A statement for healthcare professionals from a special writing group of the Stroke Council, American Heart Association. *Stroke, 25,* 2315-2328.

Mayer, S. A., Kowalski, R. G., Presciutti, M., et al. (2004). Clinical trial of a novel surface cooling system for fever control in neurocritical care patients. *Critical Care Medicine, 32,* 2508-2515.

McIver, J. I., Friedman, J. A., Wijdicks, E. F., et al. (2002). Preoperative ventriculostomy and rebleeding after aneurysmal subarachnoid hemorrhage. *Journal of Neurosurgery, 97,* 1042-1044.

McLaughlin, N., Bojanowski, M. W., Girard, F., & Denault, A. (2005). Pulmonary edema and cardiac dysfunction following subarachnoid hemorrhage. *The Canadian Journal of Neurological Sciences. Le Journal Canadien des Sciences Neurologiques, 32,* 178-185.

McNeill, L., English, S. W., Borg, N., Matta, B. F., & Menon, D. K. (2013). Effects of institutional caseload of subarachnoid hemorrhage on mortality: A secondary analysis of administrative data. *Stroke, 44,* 647-652.

Minhas, P. S., Menon, D. K., Smielewski, P., et al. (2003). Positron emission tomographic cerebral perfusion disturbances and transcranial Doppler findings among patients with neurological deterioration after subarachnoid hemorrhage. *Neurosurgery, 52,* 1017-1022. discussion 1022-1014.

Molyneux, A. J., Kerr, R. S., LM, Y., et al. (2005). International subarachnoid aneurysm trial (ISAT) of neurosurgical clipping versus endovascular coiling in 2143 patients with ruptured intracranial aneurysms: A randomised comparison of effects on survival, dependency, seizures, rebleeding, subgroups, and aneurysm occlusion. *Lancet (London, England), 366,* 809-817.

Muehlschlegel, S., Rordorf, G., & Sims, J. (2011). Effects of a single dose of dantrolene in patients with cerebral vasospasm after subarachnoid hemorrhage: A prospective pilot study. *Stroke, 42,* 1301-1306.

Murphy, T., Dhar, R., & Diringer, M. (2009). Conivaptan bolus dosing for the correction of hyponatremia in the neurointensive care unit. *Neurocritical Care, 11,* 14-19.

Nagel, A., Graetz, D., Schink, T., et al. (2009). Relevance of intracranial hypertension for cerebral metabolism in aneurysmal subarachnoid hemorrhage. Clinical article. *Journal of Neurosurgery, 111,* 94-101.

Naidech, A., Du, Y., Kreiter, K. T., et al. (2005). Dobutamine versus milrinone after subarachnoid hemorrhage. *Neurosurgery, 56,* 21-26l. discussion 26-27.

Naidech, A. M., Drescher, J., Ault, M. L., Shaibani, A., Batjer, H. H., & Alberts, M. J. (2006). Higher hemoglobin is associated with less cerebral infarction, poor outcome, and death after subarachnoid hemorrhage. *Neurosurgery, 59,* 775-779. discussion 779-780.

Naidech, A. M., Jovanovic, B., Wartenberg, K. E., et al. (2007). Higher hemoglobin is associated with improved outcome after subarachnoid hemorrhage. *Critical Care Medicine, 35,* 2383-2389.

Naidech, A. M., Kreiter, K. T., Janjua, N., et al. (2005). Phenytoin exposure is associated with functional and cognitive disability after subarachnoid hemorrhage. *Stroke, 36,* 583-587.

Naidech, A. M., Levasseur, K., Liebling, S., et al. (2010). Moderate Hypoglycemia is associated with vasospasm, cerebral infarction, and 3-month disability after subarachnoid hemorrhage. *Neurocritical Care, 12,* 181-187.

Nakagawa, A., Su, C. C., Sato, K., & Shirane, R. (2002). Evaluation of changes in circulating blood volume during acute and very acute stages of subarachnoid hemorrhage: Implications for the management of hypovolemia. *Journal of Neurosurgery, 97,* 268-271.

Nguyen, H., & Zaroff, J. G. (2009). Neurogenic stunned myocardium. *Current Neurology and Neuroscience Reports, 9,* 486-491.

Nieuwkamp, D. J., Setz, L. E., Algra, A., Linn, F. H., de Rooij, N. K., & Rinkel, G. J. (2009). Changes in case fatality of aneurysmal subarachnoid haemorrhage over time, according to age, sex, and region: A meta-analysis. *The Lancet Neurology, 8,* 635-642.

Okada, Y., Shima, T., Nishida, M., et al. (1999). Comparison of transcranial Doppler investigation of aneurysmal vasospasm with digital subtraction angiographic and clinical findings. *Neurosurgery, 45,* 443-449. discussion 449-450.

Oliveira-Filho, J., Ezzeddine, M. A., Segal, A. Z., et al. (2001). Fever in subarachnoid hemorrhage: Relationship to vasospasm and outcome. *Neurology, 56,* 1299-1304.

Palmer, B. F. (2000). Hyponatraemia in a neurosurgical patient: Syndrome of inappropriate antidiuretic hormone secretion versus cerebral salt wasting. *Nephrology, Dialysis, Transplantation: Official Publication of the European Dialysis and Transplant Association—European Renal Association, 15,* 262-268.

Pasternak, J. J., McGregor, D. G., Schroeder, D. R., et al. (2008). Hyperglycemia in patients undergoing cerebral aneurysm surgery: Its association with long-term gross neurologic and neuropsychological function. *Mayo Clinic Proceedings, 83,* 406-417.

Patel, V. N., & Samuels, O. B. (2012). The critical care management of aneurysmal subarachnoid hemorrhage. In Y. Murai (Ed.), *Aneurysm.* Rijeka: InTech [chapter 19].

Perry, J. J., Stiell, I. G., Sivilotti, M. L., et al. (2011). Sensitivity of computed tomography performed within six hours of onset of headache for diagnosis of subarachnoid haemorrhage: Prospective cohort study. *BMJ (Clinical Research ed.)*, *343*, .

Pierot, L., Aggour, M., & Moret, J. (2010). Vasospasm after aneurysmal subarachnoid hemorrhage: Recent advances in endovascular management. *Current Opinion in Critical Care*, *16*, 110-116.

Polmear, A. (2003). Sentinel headaches in aneurysmal subarachnoid haemorrhage: What is the true incidence? A systematic review. *Cephalalgia: An International Journal of Headache*, *23*, 935-941.

Rabinstein, A. A., & Bruder, N. (2011). Management of hyponatremia and volume contraction. *Neurocritical Care*, *15*, 354-360.

Rabinstein, A. A., Lanzino, G., & Wijdicks, E. F. (2010). Multidisciplinary management and emerging therapeutic strategies in aneurysmal subarachnoid haemorrhage. *The Lancet Neurology*, *9*, 504-519.

Rinkel, G. J., Djibuti, M., Algra, A., & van Gijn, J. (1998). Prevalence and risk of rupture of intracranial aneurysms: A systematic review. *Stroke*, *29*, 251-256.

Romano, J. G., Forteza, A. M., Concha, M., et al. (2002). Detection of microemboli by transcranial Doppler ultrasonography in aneurysmal subarachnoid hemorrhage. *Neurosurgery*, *50*, 1026-1030. discussion 1030-1021.

Santillan, A., Knopman, J., Zink, W., Patsalides, A., & Gobin, Y. P. (2011). Transluminal balloon angioplasty for symptomatic distal vasospasm refractory to medical therapy in patients with aneurysmal subarachnoid hemorrhage. *Neurosurgery*, *69*, 95-101. discussion 102.

Sarrafzadeh, A. S., Sakowitz, O. W., Kiening, K. L., Benndorf, G., Lanksch, W. R., & Unterberg, A. W. (2002). Bedside microdialysis: A tool to monitor cerebral metabolism in subarachnoid hemorrhage patients? *Critical Care Medicine*, *30*, 1062-1070.

Schlenk, F., Graetz, D., Nagel, A., Schmidt, M., & Sarrafzadeh, A. S. (2008). Insulin-related decrease in cerebral glucose despite normoglycemia in aneurysmal subarachnoid hemorrhage. *Critical Care (London, England)*, *12*, R9.

Schmidt, J. M., Wartenberg, K. E., Fernandez, A., et al. (2008). Frequency and clinical impact of asymptomatic cerebral infarction due to vasospasm after subarachnoid hemorrhage. *Journal of Neurosurgery*, *109*, 1052-1059.

Senbokuya, N., Kinouchi, H., Kanemaru, K., et al. (2013). Effects of cilostazol on cerebral vasospasm after aneurysmal subarachnoid hemorrhage: A multicenter prospective, randomized, open-label blinded end point trial. *Journal of Neurosurgery*, *118*, 121-130.

Shen, J., Pan, J. W., Fan, Z. X., Xiong, X. X., & Zhan, R. Y. (2013). Dissociation of vasospasm-related morbidity and outcomes in patients with aneurysmal subarachnoid hemorrhage treated with clazosentan: A meta-analysis of randomized controlled trials. *Journal of Neurosurgery*, *119*, 180-189.

Smith, E. R., Carter, B. S., & Ogilvy, C. S. (2002). Proposed use of prophylactic decompressive craniectomy in poor-grade aneurysmal subarachnoid hemorrhage patients presenting with associated large sylvian hematomas. *Neurosurgery*, *51*, 117-124. discussion 124.

Smith, W. S., Dowd, C. F., Johnston, S. C., et al. (2004). Neurotoxicity of intra-arterial papaverine preserved with chlorobutanol used for the treatment of cerebral vasospasm after aneurysmal subarachnoid hemorrhage. *Stroke*, *35*, 2518-2522.

Smith, W. S., & Matthay, M. A. (1997). Evidence for a hydrostatic mechanism in human neurogenic pulmonary edema. *Chest*, *111*, 1326-1333.

Springborg, J. B., Moller, C., Gideon, P., Jorgensen, O. S., Juhler, M., & Olsen, N. V. (2007). Erythropoietin in patients with aneurysmal subarachnoid haemorrhage: A double blind randomised clinical trial. *Acta Neurochirurgica*, *149*, 1089-1101. discussion 1101.

Starke, R. M., & Connolly, E. S., Jr. (2011). Rebleeding after aneurysmal subarachnoid hemorrhage. *Neurocritical Care*, *15*, 241-246.

Stein, S. C., Browne, K. D., Chen, X. H., Smith, D. H., & Graham, D. I. (2006). Thromboembolism and delayed cerebral ischemia after subarachnoid hemorrhage: An autopsy study. *Neurosurgery*, *59*, 781-787. discussion 787-788.

Suarez, J. I., Martin, R. H., Calvillo, E., et al. (2012). The Albumin in Subarachnoid Hemorrhage (ALISAH) multicenter pilot clinical trial: Safety and neurologic outcomes. *Stroke*, *43*, 683-690.

Tisdall, M., Crocker, M., Watkiss, J., & Smith, M. (2006). Disturbances of sodium in critically ill adult neurologic patients: A clinical review. *Journal of Neurosurgical Anesthesiology*, *18*, 57-63.

Treggiari, M. M. (2011). Hemodynamic management of subarachnoid hemorrhage. *Neurocritical Care*, *15*, 329-335.

Tseng, M. Y., Hutchinson, P. J., Richards, H. K., et al. (2009). Acute systemic erythropoietin therapy to reduce delayed ischemic deficits following aneurysmal subarachnoid hemorrhage: A Phase II randomized, double-blind, placebo-controlled trial. Clinical article. *Journal of Neurosurgery*, *111*, 171-180.

van Gijn, J., Kerr, R. S., & Rinkel, G. J. (2007). Subarachnoid haemorrhage. *Lancet (London, England)*, *369*, 306-318.

Vergouwen, M. D., Vermeulen, M., van Gijn, J., et al. (2010). Definition of delayed cerebral ischemia after aneurysmal subarachnoid hemorrhage as an outcome event in clinical trials and observational studies: Proposal of a multidisciplinary research group. *Stroke*, *41*, 2391-2395.

Vespa, P. M., & Bleck, T. P. (2004). Neurogenic pulmonary edema and other mechanisms of impaired oxygenation after aneurysmal subarachnoid hemorrhage. *Neurocritical Care, 1*, 157-170.

Washington, C. W., & Zipfel, G. J. (2011). Detection and monitoring of vasospasm and delayed cerebral ischemia: A review and assessment of the literature. *Neurocritical Care, 15*, 312-317.

Wolf, S. (2011). Routine management of volume status after aneurysmal subarachnoid hemorrhage. *Neurocritical Care, 15*, 275-280.

Wong, G. K., Boet, R., Poon, W. S., et al. (2011). Intravenous magnesium sulphate for aneurysmal subarachnoid hemorrhage: An updated systemic review and meta-analysis. *Critical Care (London, England), 15*, R52.

Wong, G. K., Poon, W. S., Chan, M. T., et al. (2010). Intravenous magnesium sulphate for aneurysmal subarachnoid hemorrhage (IMASH): A randomized, double-blinded, placebo-controlled, multicenter phase III trial. *Stroke, 41*, 921-926.

第 **11** 章

放射影像学血管痉挛与症状性血管痉挛

Jasmeet Singh[1][2]；Robert T. Wicks[2]；John A. Wilson[1][2]；
Stacey Q. Wolfe[1][2]；Kyle M. Fargen[1][2]

摘 要

　　脑血管痉挛（cerebral vasospasm）是一种暂时的局灶性或弥漫性脑动脉狭窄，可通过DSA、经颅多普勒、磁共振或CTA等检查发现。脑血管破裂后血液流入蛛网膜下腔（即蛛网膜下腔出血）常常导致脑血管痉挛，这种痉挛也可继发于创伤性脑损伤、脑膜炎、血管炎等。影像学上的血管痉挛可最终进展为症状性血管痉挛，表现为继发于梗死的神经功能恶化和永久性神经功能缺损。自身调节功能障碍、炎症、微循环衰竭和扩散性皮质去极化等会贯穿在脑血管痉挛的整个过程中，需要足够重视，通过多种治疗方法来改善神经功能。快速诊断并紧急治疗症状性血管痉挛对于预防永久性神经功能缺损至关重要，动脉内应用解痉药物或球囊血管成形术后桥接升血压治疗是症状性血管痉挛的最佳治疗方法。

关键词

脑血管痉挛；症状性血管痉挛；迟发性脑缺血；皮质扩散去极化；皮质扩散性抑制

目 录

❶ 美国北卡罗来纳州温斯顿塞勒姆维克森林大学医学院神经外科。

❷ 美国北卡罗来纳州温斯顿塞勒姆维克森林大学浸礼会教友医学中心神经外科。

11.1　背景

　　脑血管痉挛是指由血管壁平滑肌收缩产生的暂时性局灶或弥漫性脑动脉狭窄，可通过 DSA 及其他影像学检查，如 TCD、MR 和 CTA 等获得诊断；也可能在神经外科手术治疗中直视发现（Baggott 等，2014）。脑血管痉挛常因血管暴露于蛛网膜下腔出血（SAH）引起，也可继发于创伤性脑损伤、脑膜炎或血管炎等。脑血管痉挛可降低脑血流量，进一步导致神经功能恶化，即迟发性脑缺血（DCI）；也是动脉瘤性蛛网膜下腔出血后患者残死的主要原因之一，但这种血管痉挛是可以治疗的（Francoeur 等，2016）（图 11.1）。

　　由于脑血管痉挛通常与 aSAH 有关，因此探讨脑血管痉挛预防和治疗的研究和临床试验较多。在 aSAH 中，血管暴露于其中随后继发脑血管痉挛。动物模型以及循证医学研究表明，aSAH 后脑血管痉挛的发生呈双相表现，早期痉挛发生在出血后最初几分钟到几小时内，延迟性痉挛发生在出血后 4 ~ 14d，峰值在 6 ~ 10d（Baldwin 等，2004；Brawley 等，1968）。60% ~ 70% 的患者影像学存在血管痉挛表现，30% 出现临床症状，总残死率为 14% ~ 20%（Baggott 等，2014；Ecker 等，1951；Fisher 等，1980；Millikan 等，1975）。由于绝大多数颅内动脉瘤位于 Willis 环，因此近端大血管最易受到血管痉挛影响。出血量、出血密度和 SAH 持续时间是重要的血管痉挛风险预测指标（Baggott 等，2014；Ecker 等，1951；Fisher 等，1980）。尽管不常见，但在中脑周围良性 SAH，以及非创伤性或动静脉畸形相关 SAH 中血管痉挛也并不罕见。

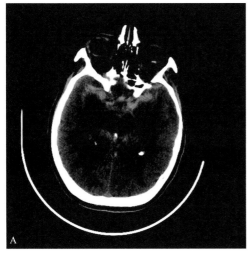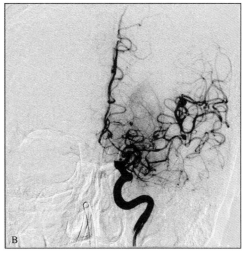

图 11.1　女性，45 岁，Hunt-Hess 3/Fisher 3 级蛛网膜下腔出血（SAH）。（A）左侧 M1、M2 段和 A1 近端严重痉挛；（B）早期 CTA 和 DSA 均未显示动脉瘤，随后接受多种药物和器械治疗。痉挛症状改善后再次行 DSA 示左侧 ICA 大小约 3mm 动脉瘤，考虑为责任动脉瘤。患者在初诊后第 19 天接受动脉瘤开颅夹闭术

11.2　血管痉挛研究历史和展望

2400多年前，希波克拉底就首次描述了一种可能与症状性迟发性脑血管痉挛相似的症状，即"身体健康的人突发头痛，并继发抽搐、晕厥、失语、呼吸急促，最终于7天内死亡"（Clarke等，1963；Pluta等，2009）。现代医学文献中，英国内科医师威廉·古尔爵士（Sir William Gull）率先描述了第一例可能的脑血管痉挛病例，该患者是位动脉瘤破裂的年轻女士，但在当时并没有完全认清这一现象（Baggott等，2014）。1951年，美国的Ecker和Riemenschneider在6例动脉瘤病例中证实了与Willis环动脉瘤破裂相关的脑动脉血管痉挛，血管造影发现破裂动脉瘤附近出血最多，相应的血管痉挛最为明显；同时也发现，血管痉挛是一个自限性病理过程，SAH后第26天DSA检查中未再见到血管痉挛（Ecker和Riemenschneider，1951）。

Weir及其同事在1978年最终描述了人脑血管痉挛的过程，通过对293例患者的血管造影结果进行系列测量得出结论：SAH后第3天左右血管痉挛开始发作，6～8天达到峰值，第12天左右基本消失（Weir等，1978）。1977年，Fisher等进一步描述了血管造影与局灶性神经功能缺损进展之间的关系（Fisher等，1977）。

11.3　病理生理学

血管痉挛的病理生理学机制目前尚没有完全阐明。动物模型研究和人体SAH后实际病理过程存在差异，这可能是制约SAH后血管痉挛研究从实验室向临床转化的重要原因。但是，越来越多的证据支持包括白细胞-内皮细胞相互作用在内的炎症反应在诱导延迟性血管痉挛的过程中发挥关键作用（Carr等，2013；Chaichana等，2010）。蛛网膜下腔释放的血红蛋白（Hb）对周围细胞具有高度毒性，血红蛋白与血清结合珠蛋白（Hp）结合形成Hp-Hb复合物，蛛网膜下腔出血后特定细胞黏附分子（CAM）的表达诱导巨噬细胞迁移到出血区域清除Hp-Hb复合物。2～4d内巨噬细胞定位于出血区域并脱颗粒释放出内皮素（ET）、无氧自由基和一氧化氮清除剂等。

NO消耗以及血管收缩因子［血清素、血栓素A_2、内皮素-1（ET-1）和凝血酶等］的增加促进了血管收缩，而严重的血管收缩可破坏内皮细胞，导致内皮细胞一氧化氮和前列环素（PGI_2）分泌减少，降低对血管舒张剂的反应性，进一步加剧血管收缩（Baggott等，2014）。此外，平滑肌中游离钙增加上调蛋白激酶C水平，进而导致收缩蛋白磷酸化。

蛛网膜下腔的血凝块以及内皮损伤启动了一系列级联反应，导致平滑肌细胞和细胞外基质变化，最终导致管腔狭窄和血管壁增厚（Dreier等，2009；Vergouwen等，2008）。然而随着时间的推移，血管壁生物力学的改变可能反过来刺激血管扩张剂（NO）、血小板抑制剂（PGI_2）和生长因子［血管内皮生长因子（VEGF）］的产生。这些因子与血管外血凝块的清除以及内皮细胞的恢复共同促进血管壁的重塑，直至恢复至正常管径。这一连串反应及系列因子的复杂性充分说明对于脑血管痉挛而言，单一药剂或治疗靶点不可能是真正有效的。

迟发性脑血管痉挛似乎与微血栓形成和皮质扩散去极化同时发生，进一步强调了血管痉挛的复杂性和多种治疗方式联合运用的必要性（Dreier等，2009；Hartings等，2013；Vergouwen等，2008）。目前，越来越多的研究旨在揭示皮质扩散去极化和后续的扩散抑制在迟发性脑缺血进展中的作用（Leng等，2011）。脑皮质电图抑制反应已经证实皮质扩散性抑制是神经元和胶质细胞去极化的播散，会导致神经元失活（Somjen，2001）。皮质扩散去极化之后需要后续能量来重建离子梯度，而脑血管痉挛引起的脑

血流（CBF）减少，可能加重脑缺血（Strong 等，2007）。通过对以上现象的认知，研究者将注意力转移到微环境，以阐明机制并寻找阻断或降低血管、神经元反应的有效方法（Leng 等，2011）。

11.4　症状性血管痉挛的预防

在过去几十年里，许多研究旨在发现脑血管痉挛和继发性 DCI 的有效预防方法，但并未获得彻底有效的突破。然而，Pickard 等发现 72h 内使用尼莫地平可降低脑缺血发生，改善 SAH 患者的预后（Pickard 等，1989）。

1989 年发表的英国动脉瘤尼莫地平试验是唯一的 1A 级药物治疗有效性的循证医学证据（Pickard 等，1989）。这是一项双盲、安慰剂对照试验，554 名 SAH 患者在发病 96h 内随机接受安慰剂或尼莫地平治疗，剂量为 60mg/4h，持续 21 天，比较两组患者 3 个月时的梗死率、不良预后以及再出血。尼莫地平治疗组脑梗死发生率为 22%，安慰剂治疗组脑梗死发生率为 34%，组间具有统计学意义；同样，不良预后率方面，尼莫地平治疗组为 20%，显著低于安慰剂组的 33%；两组间 DSA 显示血管痉挛无明显差别（Adamczyk 等，2013）。但是，尼莫地平以及其他钙通道阻滞剂，如尼卡地平和地尔硫䓬等，改善 SAH 后血管痉挛的确切机制尚不清楚（Feigin 等，1998）。

炎症在血管痉挛中可能发挥关键作用，有研究应用抗炎和免疫抑制剂治疗血管痉挛取得有效结果（Chaichana 等，2010）。Chyatte 等在犬模型上试验性应用大剂量甲泼尼龙，发现可有效减少脑血管收缩（Chyatte 等，1983）。随后，同一研究组用高剂量甲泼尼龙治疗 21 例神经系统重症和大量蛛网膜下腔出血患者，与对照组相比，治疗组死亡率以及迟发性脑缺血发生率显著降低（Chyatte 等，1987）。免疫抑制药物环孢素可抑制白介素 -2（IL-2）对 T 细胞的阻断作用，这一作用已经得到证实。当环孢素与非甾体抗炎药（NSAID）联用时，动物模型中严重脑血管痉挛的发生率显著降低（Peterson 等，1990）。然而，Nagata 等在犬蛛网膜下腔出血模型中比较空白对照组、环孢素 A 治疗组和免疫抑制剂 FK-506 治疗组的效果，发现三组间无显著差异（Nagata 等，1993）。他汀类药物具有抗炎作用，也可上调 NO 合酶。最近一个对 10 组随机对照试验的荟萃分析表明，使用他汀类药物可能会减少血管痉挛发生，却不能降低死亡率或不良预后率（Akhigbe 等，2017）。此外，多种其他治疗方法，如镁、硝普钠、ET 受体拮抗剂、自由基清除剂等，对于血管痉挛的治疗作用也已经被评估，但效果并不明确。

11.5　血管痉挛的检测和监测

一项前瞻性试验中，10% 的病例在 SAH 后 48h 发现无症状血管痉挛，症状性血管痉挛在蛛网膜下腔出血前 3 天很少见，约第 8 天达到峰值，4% 的患者在大约第 13 天发生症状性血管痉挛（Strong 和 Macdonald，2012）。Fisher 评分是帮助预测血管痉挛发生的常用工具（Fisher 等，1980）。

频繁的神经系统检查并进行仔细评估对于 SAH 患者是必不可少的，但其并不能作为症状性脑血管痉挛的有效检测手段，特别是对于意识和敏感性较差的高分级 SAH 患者。降颅压治疗以及接受呼吸道管理的患者可能会出现迟发性脑缺血，仅通过神经系统检查很难发现。床旁 TCD 或 CTP 是评估脑血管痉挛的最常用方法。

11.5.1　经颅多普勒

尽管经颅多普勒（TCD）的准确性与外科医师的经验密切相关，但该方法仍然是许多神经医学中心

进行血管痉挛监测的主要手段。TCD是一种便携式无创超声技术，可通过颞窗测量较粗脑动脉近端的血流速率和方向，也可以通过其他入路，如经眶或枕下。这种方法最早在1982年提出，尽管敏感度和特异度各不相同，但TCD检测严重痉挛的可靠性仍属于ⅡA级证据推荐（Aaslid等，1982）。

正常大脑中动脉（MCA）的平均流速为（62±12）cm/s，当发生血管痉挛时，MCA平均流速可达到120cm/s；当平均流速达到200cm/s或更高时则提示严重血管痉挛，此时血管造影显示血管狭窄可达50%甚至更高（Newell和Winn，1990）。TCD的优点是可以在患者床旁进行，对检测血管狭窄有高度特异性，且没有放射性，可以重复使用。除了受制于医师经验外，TCD的局限性还包括：

①　需要选择一个良好的可听见窗口以评估所有相关动脉（Sloan等，1989）；

②　蛛网膜下腔出血存在时，灵敏度仅达60%（Sloan等，1989）；

③　升血压治疗可能诱发假阳性（Manno等，1998）；

④　与大脑前动脉（ACA）区域的脑血管造影结果相关性差（Fontanella等，2008）；

⑤　与小血管痉挛相关性差（Minhas等，2003）。

由于上述局限性的存在，偏离当日TCD趋势的孤立值在评估脑血管痉挛方面的意义较差。因此，建议对所有动脉瘤在破裂后48～72h内进行TCD监测。对于神经功能减退的患者需要进行更加密切的监测，或进行及时的血管内干预，TCD测量对于筛选这类患者具有重要作用。

11.5.2　CT、CTA、CTP

CT血管成像（CTA）/CT灌注扫描（CTP）被越来越多地用于评估症状性脑血管痉挛。CTA可以直接评估动脉狭窄程度，CTP可以对灌注差异区域进行高敏感性和特异性评估，这些评估方法的有机结合有助于明确哪些患者需要更加积极的治疗，哪些患者需要血管内干预（Wilson和Shankar，2014）。

（1）CTA/CTP的优点

①　无创并且准确（Yoon等，2006）；

②　能够进行快速的图像采集和重建；

③　成像没有解剖学限制（不像TCDs）；

④　结合分析无对比剂CT、CTA、CTP影像强度，可提供快速、准确的诊断。

研究人员对CTA进行综合评估发现，其对血管痉挛的敏感性为79.6%，特异性为93.1%（Greenberg等，2010），而CTP对血管痉挛的敏感性为79.6%，特异性为93.1%。

（2）CTA/CTP的局限性

①　危重患者需转运至放射科接受检查；

②　动脉瘤夹或弹簧圈会导致CT/CTA图像衰减或伪影；

③　该影像学检查需要使用碘对比剂。部分SAH患者伴有肾功能不全，需采取肾保护方案，如输注乙酰半胱氨酸和碳酸氢钠。一些昂贵但肾毒性较小的对比剂，如Visipaque（碘克沙醇）可发挥显著作用；

④　患者移动会影响CTP成像的精确性；

⑤　额外的放射检查可能增加辐射暴露。

为了避免上述限制，研究人员正在开发便携式CT扫描仪和改进的成像算法。此外，对于肾功能较差的患者，可以考虑MRI和TOF MRA。

CTA技术在静脉注射碘对比剂后进行快速扫描。尽管CTA的分辨率不如DSA，但与DSA相比，CTA具有快速、无创、价格低廉等优点，可替代DSA用于筛查。CTA和DSA评估脑动脉全段、近段和远端痉挛程度的一致性分别为95.2%，96.0%和94.1%（Yoon等，2006）。采集过程中在正确的时间团注大剂量对比剂至关重要，这会影响图像重建的质量。

CTP可用于评估患者继发于血管痉挛的脑灌注不良，涉及静脉对比剂注射期和排出期的多种快速扫

描模式，可用于分析动脉、静脉和脑实质部位的多个感兴趣区域（ROI），并使用计算机后处理程序计算相对 CBF、脑血容量和平均通过时间（MTT）（Baggott 等，2014）。

11.6　脑血管痉挛的治疗

11.6.1　药物治疗

1951 年，丹尼·布朗首先发现伴有低血压的血管痉挛患者神经功能恶化显著（Sen 等，2003）。随后，亨特在 20 世纪 70 年代报告了 7 例动脉瘤夹闭术后血管痉挛导致病情加重的病例，而在这些患者中高血容量和诱发高血压可逆转病情恶化。1982 年，伍德指出血细胞比容为 30 有益于氧气输送和改善灌注（Wood，1982）。因此，高血容量、高血压和血液稀释的 "3H" 疗法问世。"3H" 疗法的理论可概括为：血管痉挛发生时，扩大血管内容量和降低血液黏度有利于增强脑灌注（Adamczyk 等，2013）。Kassel 等报道了 58 例脑血管痉挛患者在经过 "3H" 疗法治疗后，47 例病情得到逆转，但目前还没有进行随机试验，也没有证据表明低于正常水平的红细胞压积对于卒中患者有益（Kassell 等，1982）。此外，最近的文献综述表明，与正常血容量相比，高血容量似乎没有提供任何额外的益处，相反更容易出现并发症（Dankbaar 等，2010）。另一方面，在三分之二接受治疗的患者中，高血压与神经症状逆转有关。因此，提高血压已成为当前神经重症监护治疗血管痉挛过程中的主要焦点。

11.6.2　脑血管痉挛的 DSA 及血管内干预

DSA 是脑血管痉挛影像学评估的金标准，SAH 后出现新的神经功能缺损，允许血管内治疗。当神经功能出现急性下降时，通常在 CTA/CTP 检查之前进行 DSA。当临床中确诊脑血管痉挛诱发的迟发性脑缺血时，通过 DSA 进行即时干预是非常必要的。根据不同医师的偏好，DSA 可在适度镇静或全麻下进行。就全麻而言，除了需要考虑麻醉诱导和维持过程中可能发生的低血压所引起的血流动力学不稳定外，还必须考虑到麻醉过程中无法进行神经系统检查。但是通过密切的血液动力学监测，无需担心球囊血管成形术中患者移动带来的不利影响，这一点常常可以弥补前面所述的缺点。

对于难治性迟发性脑缺血，必须与急性缺血性脑卒中一样给予积极治疗。在 2h 内的早期治疗是预防患者脑梗死并改善神经功能的最有效方法（Rosenwasser 等，1999）。超过 2h 后的治疗仍可能使相当一部分患者受益，即使在症状发作后 12 ～ 24h，也应考虑进行延迟的治疗（Bejjani 等，1998；Eskridge 等，1998）。目前的指南（Connolly 等，2012）不支持对 CTA 或 TCD 检测发现的无症状血管痉挛进行血管成形术。完全性梗死伴有固定的神经功能缺损持续超过 24h，或大面积梗死伴有出血倾向是该手术的相对禁忌证。

标准的血管内治疗是利用高顺应性小球囊或非顺应性小球囊进行机械血管成形术，可伴有 / 不伴有化学性血管成形术或动脉内输注血管扩张药物。

11.6.2.1　球囊血管成形术

球囊血管成形术治疗蛛网膜下腔出血诱导的血管痉挛在 1984 年被 Zubkov 及其同事首次提出（Zubkov 等，1984）。与动脉输注血管舒张剂的短暂作用相比，血管成形术的作用更加持久，该技术是在一定控制下对动脉进行扩张，使得动脉平滑肌功能丧失并维持这一状态（图 11.2）。在体内，血管成形术有可能使得内皮暂时剥脱，破坏其内部弹性层并拉伸平滑肌，导致动脉在 28 天内对血管收缩性化学物质不产生反应（Megyesi 等，1999）。

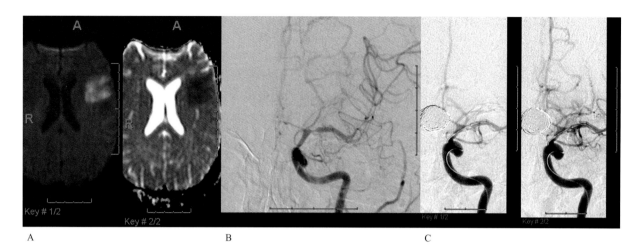

图 11.2　患者临床表现为运动性失语，1 ～ 2 周前出现严重头痛。（A）磁共振弥散加权成像以及表观扩散系数（ADC）显示继发于血管痉挛的脑梗死。CTA 发现一个 1.8cm 大小的基底动脉动脉瘤破裂。（B）DSA 显示左大脑中动脉近端严重痉挛。（C）基底动脉顶部弹簧圈占位和左大脑中动脉的顺应性球囊

　　球囊血管成形术对直径缩小超过 50% 的大血管有效，且该手术通常需在神经功能缺损后 1h 内迅速实施。许多研究报道痉挛血管在接受球囊成形术后 TCD 提示血流速率降低，灌注显示脑血流量提升，神经系统症状改善（Elliott 等，1998；Oskouian 等，2002）。然而，球囊血管成形术也存在潜在的致命风险，即血管破裂，这种风险在小动脉血管中可能更高。因此，手术可视化和适合患者的筛选是至关重要的。

　　在进行血管成形术之前会常规使用肝素抗凝，使得活化凝血酶原时间（ACT）达到 250 ～ 300s。由于血管具有固定的膨胀直径，一些手术医师更偏向于使用非顺应性球囊，如 Gateway（美国史赛克公司，密歇根州卡拉马祖市）或冠状动脉球囊进行血管成形术。从理论上讲，这有助于防止血管破裂，但该方法的不足之处在于不同的血管需要使用不同尺寸的球囊。顺应性或者所谓的超顺应性球囊的使用非常灵活，可用 Cadence 注射器充填对比剂改变球囊直径，如美国史赛克公司的 Transform、日本泰尔茂株式会社的 Sceptor C，以及美国美敦力公司的 Hyperform 等（Morris，2013）。

　　目前，对于球囊的类型（顺应性/非顺应性）、血管痉挛的扩张方法（由近及远或由远及近），以及麻醉类型选择等还没有达成共识。外科医师普遍认为，直径 2 ～ 3mm 的大血管发生血管痉挛时可考虑血管成形术治疗，这些血管包括硬膜内颈内动脉、大脑中动脉 M1 段、大脑前动脉 A1 段、椎动脉 V4 段、基底动脉和大脑后动脉 P1 段（Abruzzo 等，2012）。较小和较远端血管发生痉挛时可以考虑动脉输注药物治疗，比如 A2、A3、M2、P2、前交通动脉和后交通动脉。少数情况下，根据症状和患者的血管解剖条件，血管成形术也可以在较远的血管上应用。

11.6.2.2　动脉内给药（IA）

　　（1）钙通道阻滞剂　可减少钙进入平滑肌细胞，抑制平滑肌细胞收缩（Baggott 等，2014）；也可以阻断自由基，抑制缺血神经元凋亡，发挥神经保护作用。经动脉给药时，通常能逆转血管痉挛 12 ～ 24h。

　　（2）尼卡地平　在美国，尼卡地平作为常用静脉输注药物（图 11.2），也可通过导引导管和微导管给药。本中心主要通过微导管输注，尤其是针对球囊成形较为困难的远端小血管，有效浓度为 0.2mg/mL，每支主干动脉约需 0.5 ～ 10mg。输注过程中需密切观察血压、颅内压和心率变化。

　　大量的研究表明，尼卡地平可改善患者 TCD 血流速率、稳定 ICP、减轻临床症状（Pandey 等，2012；Tejada 等，2007）。需要注意的是，输注尼卡地平可使收缩压下降 25% ～ 35%，会导致脑灌注压下降和神经功能受损，需要使用升压药预防。

（3）维拉帕米　另一种L型钙离子通道阻滞剂，也是治疗血管痉挛的常用药物；其最佳剂量尚不明确，小剂量（2～7.5mg）给药即可显著提高主动脉CBF；大剂量（6～8mg）给药并未发现全身性副作用（Baggott等，2014；Joshi等，1997）；更大剂量（15～55mg）给药3h后脑灌注压和平均动脉压下降明显，ICP升高最多可达30%，建议密切监测血流动力学变化。对于痉挛较重的血管，维拉帕米可使血管直径增加53%（44%±9%）（Feng等，2002）。本中心使用的维拉帕米包装剂量为2mL（5mg），生理盐水稀释后缓慢注射，每支主干动脉给药剂量为5～20mg。整个过程需要严密监测血流动力学变化，可使用动脉通路或7F以上股动脉鞘准确记录动脉压。血压下降可予以肾上腺素静脉滴注（0.1～0.4mg/min）升压。有两点需要注意：①维拉帕米是一种负性肌力抑制药，可能会导致心脏传导阻滞；②维拉帕米可引起癫痫（Rahme等，2012；Westhout和Nwagwu等，2007）。目前，维拉帕米致痫的病理生理机制尚不完全清楚，在通过微导管向大脑前动脉给药时较为常见，可能与所支配脑组织局部药物浓度过高有关。

（4）尼莫地平　是一种二氢吡啶类钙通道阻滞剂，常用于预防SAH后症状性血管痉挛，可改善患者预后。推荐动脉内给药剂量为1～3mg，使用生理盐水15～45mL稀释至浓度为25%，总剂量不宜超过5mg。有研究发现，尼莫地平可能会破坏血脑屏障（Janard han等，2006；Ryu等，2011），目前在美国尚未获批用于血管痉挛治疗。

（5）法舒地尔　另一种钙通道阻滞剂，通过抑制Rho激酶信号通路，激活肌球蛋白磷酸酶引起血管舒张（Adamczyk等，2013；Baggott等，2014；Nakamura等，2001）。将30mg法舒地尔溶于20mL盐水，以1～2mL/min通过微导管缓慢输注，总剂量为15～45mL。大于3mL/min的输注速率或微导管手动推注可能导致癫痫发作（Enomoto等，2010）。Tanaka等对23例症状性血管痉挛患者予以法舒地尔动脉内连续输注，血管造影显示44%的血管痉挛即刻得到改善，但同时出现MAP下降和ICP升高（Tanaka等，2005）。目前，该药尚未获得FDA批准用于血管痉挛治疗。

（6）罂粟碱　阿片类药物罂粟碱对动脉和静脉平滑肌均具有松弛作用（Baggott等，2014），最初用于血管显微外科手术。使用前需将3%盐酸罂粟碱溶液（30mg/mL）稀释至0.3%，动脉输注速率为3mL/min，每支主干动脉20～30min内输注总剂量为100～600mg。

罂粟碱给药剂量取决于MAP与ICP监测结果。据报道，几乎所有患者输注罂粟碱后，平均动脉直径均会增加（McAuliffe等，1995）。该药半衰期较短，约为2h，血流速率会在给药后24h内恢复至用药前水平，主要副作用包括血脑屏障破坏和ICP升高（Andaluz等，2002；Tsurushima等，2000）。有研究报道罂粟碱还可引起反跳性血管痉挛、加重神经功能障碍，如椎动脉和ICA给药后脑干功能丧失（Barr等，1994；Clyde等，1996）。由于在实际应用中不受欢迎，本中心目前尚未开展罂粟碱经动脉治疗血管痉挛。

（7）米力农　作为一种离子亲和性药物，具有增强心肌收缩力和血管扩张作用，临床主要用于心力衰竭。与罂粟碱的活性相似，米力农通过抑制磷酸二酯酶扩张血管。Arakawa等对7名患者先给予动脉给药（速率0.25mg/min，剂量2.5～15mg）后，再予以静脉给药持续2周，所有患者脑血流量显著增加（Arakawa等，2001）。米力农半衰期仅有50min（Honerjager，1991）。Faticelli等（Faticelli等，2008）对32例血管造影证实痉挛的患者予以经动脉输注米力农，结果显示23%的患者在48h内再次出现血管痉挛，其中2例经治疗后逆转，3例行球囊血管成形术后好转。

11.6.3　参数彩色编码

临床用于评价机械性和化学性血管成形术的方法，包括DSA影像参数彩色编码和iFlow成像软件（Strother等，2010）（图11.3）。参数彩色编码作为一种动态分析工具，可反映治疗前后血管循环的变化。基于标准DSA数据的参数彩色编码无需额外的辐射和对比剂，虽不能呈现标准单色的DSA附加信息，

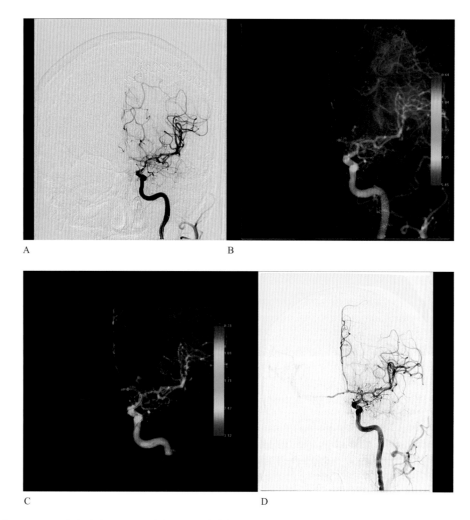

图 11.3 （A）DSA 显示床突上段 ICA、双侧 ACA 和左侧 M1 段严重的血管痉挛性狭窄。（B）左侧 ICA 痉挛治疗前参数彩色编码图像（iFlow，西门子医疗解决方案公司，马尔文，宾夕法尼亚州）显示单像素时间标记。（C）尼卡地平和维拉帕米治疗后左侧 ICA 参数彩色编码图像，显示球囊到位并扩张血管。（D）治疗后 DSA 显示左侧 ACA 循环改善

但可从视觉上提高对血管细微变化的识别能力，可更好地显示血管痉挛的治疗效果和脑血流灌注的改善程度。

11.7　结论

脑血管痉挛是 SAH 的常见并发症，具有潜在危险性，多发生于动脉瘤破裂后 6～10d，也可见于非动脉瘤性 SAH、创伤性脑损伤、脑膜炎、血管炎症等。脑血管痉挛可引起自身调节功能障碍、炎症、微循环衰竭和进展性皮质去极化等多种问题，需通过多模态治疗来改善预后。神经系统查体、TCD、CTA 和 DSA 是诊断脑血管痉挛的重要方法，特别应重视症状性血管痉挛的早期诊断和干预治疗，避免导致永久性神经功能障碍。目前来看，保持高灌注状态、经动脉灌注解痉药物和球囊成形术是症状性血管痉挛的最佳治疗方式。

（译者：叶玉勤　杨永祥　王　江）

参考文献

Aaslid, R., Markwalder, T. M., & Nornes, H. (1982). Noninvasive transcranial Doppler ultrasound recording of flow velocity in basal cerebral arteries. *Journal of Neurosurgery*, *57*(6), 769-774. https://doi. org/10.3171/jns.1982.57.6.0769.

Abruzzo, T., Moran, C., Blackham, K. A., Eskey, C. J., Lev, R., Meyers, P., et al. (2012). Invasive interventional management of post-hemorrhagic cerebral vasospasm in patients with aneurysmal subarachnoid hemorrhage. *Journal of NeuroInterventional Surgery*, *4*(3), 169-177. https://doi.org/ 10.1136/neurintsurg-2011-010248.

Adamczyk, P., He, S., Amar, A. P., & Mack, W. J. (2013). Medical management of cerebral vasospasm following aneurysmal subarachnoid hemorrhage: A review of current and emerging therapeutic interventions. *Neurology Research International*, *2013*. https://doi.org/10.1155/2013/462491.

Akhigbe, T., Zolnourian, A., & Bulters, D. (2017). Cholesterol-reducing agents for treatment of aneurysmal subarachnoid haemorrhage: Systematic review and meta-analyses of randomized controlled trials. *World Neurosurgery*, *101*, 476-485. https://doi.org/10.1016/j.wneu.2017.01.125.

Andaluz, N., Tomsick, T. A., Tew, J. M., Jr., van Loveren, H. R., Yeh, H. S., & Zuccarello, M. (2002). Indications for endovascular therapy for refractory vasospasm after aneurysmal subarachnoid hemorrhage: Experience at the University of Cincinnati. *Surgical Neurology*, *58*(2), 131-138. discussion 138.

Arakawa, Y., Kikuta, K., Hojo, M., Goto, Y., Ishii, A., & Yamagata, S. (2001). Milrinone for the treatment of cerebral vasospasm after subarachnoid hemorrhage: Report of seven cases. *Neurosurgery*, *48*(4), 723-728. discussion 728-730.

Baggott, C. D., & Aagaard-Kienitz, B. (2014). Cerebral vasospasm. *Neurosurgery Clinics of North America*, *25*(3), 497-528. https://doi.org/10.1016/j.nec.2014.04.008.

Baldwin, M. E., Macdonald, R. L., Huo, D., Novakovic, R. L., Goldenberg, F. D., Frank, J. I., et al. (2004). Early vasospasm on admission angiography in patients with aneurysmal subarachnoid hemorrhage is a predictor for in-hospital complications and poor outcome. *Stroke*, *35*(11), 2506-2511. https://doi. org/10.1161/01.STR.0000144654.79393.cf.

Barr, J. D., Mathis, J. M., & Horton, J. A. (1994). Transient severe brain stem depression during intraarterial papaverine infusion for cerebral vasospasm. *AJNR. American Journal of Neuroradiology*, *15*(4), 719-723.

Bejjani, G. K., Bank, W. O., Olan, W. J., & Sekhar, L. N. (1998). The efficacy and safety of angioplasty for cerebral vasospasm after subarachnoid hemorrhage. *Neurosurgery*, *42*(5), 979-986. discussion 986-977.

Brawley, B. W., Strandness, D. E., Jr., & Kelly, W. A. (1968). The biphasic response of cerebral vasospasm in experimental subarachnoid hemorrhage. *Journal of Neurosurgery*, *28*(1), 1-8. https://doi.org/ 10.3171/jns.1968.28.1.0001.

Carr, K. R., Zuckerman, S. L., & Mocco, J. (2013). Inflammation, cerebral vasospasm, and evolving theories of delayed cerebral ischemia. *Neurology Research International*, *2013*. https://doi.org/ 10.1155/2013/506584.

Chaichana, K. L., Pradilla, G., Huang, J., & Tamargo, R. J. (2010). Role of inflammation (leukocyte- endothelial cell interactions) in vasospasm after subarachnoid hemorrhage. *World Neurosurgery*, *73* (1), 22-41. https://doi.org/10.1016/j.surneu.2009.05.027.

Chyatte, D., Fode, N. C., Nichols, D. A., & Sundt, T. M., Jr. (1987). Preliminary report: Effects of high dose methylprednisolone on delayed cerebral ischemia in patients at high risk for vasospasm after aneurysmal subarachnoid hemorrhage. *Neurosurgery*, *21*(2), 157-160.

Chyatte, D., Rusch, N., & Sundt, T. M., Jr. (1983). Prevention of chronic experimental cerebral vasospasm with ibuprofen and high-dose methylprednisolone. *Journal of Neurosurgery*, *59*(6), 925-932. https://doi.org/10.3171/jns.1983.59.6.0925.

Clarke, E. (1963). Apoplexy in the hippocratic writings. *Bulletin of the History of Medicine*, *37*, 301-314.

Clyde, B. L., Firlik, A. D., Kaufmann, A. M., Spearman, M. P., & Yonas, H. (1996). Paradoxical aggravation of vasospasm with papaverine infusion following aneurysmal subarachnoid hemorrhage. Case report. *Journal of Neurosurgery*, *84*(4), 690-695. https://doi.org/10.3171/jns.1996.84.4.0690.

Connolly, E. S., Jr., Rabinstein, A. A., Carhuapoma, J. R., Derdeyn, C. P., Dion, J., Higashida, R. T., et al. (2012). Guidelines for the management of aneurysmal subarachnoid hemorrhage: A guideline for healthcare professionals from the American Heart Association/American Stroke Association. *Stroke*, *43*(6), 1711-1737. https://doi.org/10.1161/STR.0b013e3182587839.

Dankbaar, J. W., Slooter, A. J., Rinkel, G. J., & Schaaf, I. C. (2010). Effect of different components of triple- H therapy on cerebral perfusion in patients with aneurysmal subarachnoid haemorrhage: A systematic review. *Critical Care*, *14*(1), R23. https://doi.org/10.1186/cc8886.

Denny-Brown, D. (1951). The treatment of recurrent cerebrovascular symptoms and the question of "vasospasm". *The Medical Clinics of North America*, *35*(5), 1457-1474.

Dreier, J. P., Major, S., Manning, A., Woitzik, J., Drenckhahn, C., Steinbrink, J., et al. (2009). Cortical spreading ischaemia is a novel process involved in ischaemic damage in patients with aneurysmal subarachnoid haemorrhage. *Brain*, *132*(Pt 7), 1866-1881. https://doi.org/10.1093/brain/awp102.

Ecker, A., & Riemenschneider, P. A. (1951). Arteriographic demonstration of spasm of the intracranial arteries, with special reference to saccular arterial aneurysms. *Journal of Neurosurgery*, *8*(6), 660-667. https://doi.org/10.3171/jns.1951.8.6.0660.

Elliott, J. P., Newell, D. W., Lam, D. J., Eskridge, J. M., Douville, C. M., Le Roux, P. D., et al. (1998). Comparison of balloon angioplasty and papaverine infusion for the treatment of vasospasm following aneurysmal subarachnoid hemorrhage. *Journal of Neurosurgery*, *88*(2), 277-284. https://doi.org/ 10.3171/jns.1998.88.2.0277.

Enomoto, Y., Yoshimura, S., Yamada, K., & Iwama, T. (2010). Convulsion during intra-arterial infusion of fasudil hydrochloride for the treatment of cerebral vasospasm following subarachnoid hemorrhage. *Neurologia Medico-Chirurgica (Tokyo)*, *50*(1), 7-11. discussion 11-12.

Eskridge, J. M., McAuliffe, W., Song, J. K., Deliganis, A. V., Newell, D. W., Lewis, D. H., et al. (1998). Balloon angioplasty for the treatment of vasospasm: Results of first 50 cases. *Neurosurgery*, *42*(3), 510-516. discussion 516-517.

Feigin, V. L., Rinkel, G. J., Algra, A., Vermeulen, M., & van Gijn, J. (1998). Calcium antagonists in patients with aneurysmal subarachnoid hemorrhage: A systematic review. *Neurology*, *50*(4), 876-883.

Feng, L., Fitzsimmons, B. F., Young, W. L., Berman, M. F., Lin, E., Aagaard, B. D., et al. (2002). Intraarterially administered verapamil as adjunct therapy for cerebral vasospasm: Safety and 2-year experience. *AJNR. American Journal of Neuroradiology*, *23*(8), 1284-1290.

Fisher, C. M., Kistler, J. P., & Davis, J. M. (1980). Relation of cerebral vasospasm to subarachnoid hemorrhage visualized by computerized tomographic scanning. *Neurosurgery*, *6*(1), 1-9.

Fisher, C. M., Roberson, G. H., & Ojemann, R. G. (1977). Cerebral vasospasm with ruptured saccular aneurysm—The clinical manifestations. *Neurosurgery*, *1*(3), 245-248.

Fontanella, M., Valfre, W., Benech, F., Carlino, C., Garbossa, D., Ferrio, M., et al. (2008). Vasospasm after SAH due to aneurysm rupture of the anterior circle of Willis: Value of TCD monitoring. *Neurological Research*, *30*(3), 256-261. https://doi.org/10.1179/016164107X229939.

Francoeur, C. L., & Mayer, S. A. (2016). Management of delayed cerebral ischemia after subarachnoid hemorrhage. *Critical Care*, *20*(1), 277. https://doi.org/10.1186/s13054-016-1447-6.

Fraticelli, A. T., Cholley, B. P., Losser, M. R., Saint Maurice, J. P., & Payen, D. (2008). Milrinone for the treatment of cerebral vasospasm after aneurysmal subarachnoid hemorrhage. *Stroke*, *39*(3), 893-898. https://doi.org/10.1161/ STROKEAHA.107.492447.

Greenberg, E. D., Gold, R., Reichman, M., John, M., Ivanidze, J., Edwards, A. M., et al. (2010). Diagnostic accuracy of CT angiography and CT perfusion for cerebral vasospasm: A meta-analysis. *AJNR. American Journal of Neuroradiology*, *31*(10), 1853-1860. https://doi.org/10.3174/ajnr.A2246.

Hartings, J. A., Wilson, J. A., Look, A. C., Vagal, A., Shutter, L. A., Dreier, J. P., et al. (2013). Full-band electrocorticography of spreading depolarizations in patients with aneurysmal subarachnoid hemorrhage. *Acta Neurochirurgica. Supplement*, *115*, 131-141. https://doi.org/10.1007/978-3-7091-1192-5_27.

Honerjager, P. (1991). Pharmacology of bipyridine phosphodiesterase III inhibitors. *American Heart Journal*, *121*(6 Pt 2), 1939-1944.

Humphrey, J. D., Baek, S., & Niklason, L. E. (2007). Biochemomechanics of cerebral vasospasm and its resolution: I. A new hypothesis and theoretical framework. *Annals of Biomedical Engineering*, *35*(9), 1485-1497. https://doi.org/10.1007/s10439-007-9321-y.

Janardhan, V., Biondi, A., Riina, H. A., Sanelli, P. C., Stieg, P. E., & Gobin, Y. P. (2006). Vasospasm in aneurysmal subarachnoid hemorrhage: Diagnosis, prevention, and management. *Neuroimaging Clinics of North America*, *16*(3), 483-496. viii-ix. https://doi.org/10.1016/j.nic.2006.05.003.

Joshi, S., Young, W. L., Pile-Spellman, J., Duong, D. H., Hacein-Bey, L., Vang, M. C., et al. (1997). Manipulation of cerebrovascular resistance during internal carotid artery occlusion by intraarterial verapamil. *Anesthesia and Analgesia*, *85*(4), 753-759.

Kassell, N. F., Peerless, S. J., Durward, Q. J., Beck, D. W., Drake, C. G., & Adams, H. P. (1982). Treatment of ischemic deficits from vasospasm with intravascular volume expansion and induced arterial hypertension. *Neurosurgery*, *11*(3), 337-343.

Leng, L. Z., Fink, M. E., & Iadecola, C. (2011). Spreading depolarization: A possible new culprit in the delayed cerebral ischemia of subarachnoid hemorrhage. *Archives of Neurology*, *68*(1), 31-36. https:// doi.org/10.1001/archneurol.2010.226.

Manno, E. M., Gress, D. R., Schwamm, L. H., Diringer, M. N., & Ogilvy, C. S. (1998). Effects of induced hypertension on transcranial Doppler ultrasound velocities in patients after subarachnoid hemorrhage. *Stroke*, *29*(2), 422-428.

McAuliffe, W., Townsend, M., Eskridge, J. M., Newell, D. W., Grady, M. S., & Winn, H. R. (1995). Intracranial pressure changes induced during papaverine infusion for treatment of vasospasm. *Journal of Neurosurgery*, *83*(3), 430-434. https:// doi.org/10.3171/jns.1995.83.3.0430.

Megyesi, J. F., Vollrath, B., Cook, D. A., Chen, M. H., & Findlay, J. M. (1999). Long-term effects of in vivo angioplasty in normal and vasospastic canine carotid arteries: Pharmacological and morphological analyses. *Journal of Neurosurgery*,

91(1), 100-108. https://doi.org/10.3171/jns.1999.91.1.0100.

Millikan, C. H. (1975). Cerebral vasospasm and ruptured intracranial aneurysm. *Archives of Neurology, 32*(7), 433-449.

Minhas, P. S., Menon, D. K., Smielewski, P., Czosnyka, M., Kirkpatrick, P. J., Clark, J. C., et al. (2003). Positron emission tomographic cerebral perfusion disturbances and transcranial Doppler findings among patients with neurological deterioration after subarachnoid hemorrhage. *Neurosurgery, 52* (5), 1017-1022. discussion 1022-1014.

Morris, P. P. (2013). *Practical neuroangiography.* Philadelphia, PA: Lippincott, Williams, & Wilkins.

Nagata, K., Sasaki, T., Iwama, J., Mori, T., Iwamoto, S., Nirei, H., et al. (1993). Failure of FK-506, a new immunosuppressant, to prevent cerebral vasospasm in a canine two-hemorrhage model. *Journal of Neurosurgery, 79*(5), 710-715. https://doi.org/10.3171/jns.1993.79.5.0710.

Nakamura, K., Nishimura, J., Hirano, K., Ibayashi, S., Fujishima, M., & Kanaide, H. (2001). Hydroxyfasudil, an active metabolite of fasudil hydrochloride, relaxes the rabbit basilar artery by disinhibition of myosin light chain phosphatase. *Journal of Cerebral Blood Flow and Metabolism, 21*(7), 876-885. https://doi.org/10.1097/00004647-200107000-00013.

Newell, D. W., & Winn, H. R. (1990). Transcranial Doppler in cerebral vasospasm. *Neurosurgery Clinics of North America, 1*(2), 319-328.

Oskouian, R. J., Jr., Martin, N. A., Lee, J. H., Glenn, T. C., Guthrie, D., Gonzalez, N. R., et al. (2002). Multimodal quantitation of the effects of endovascular therapy for vasospasm on cerebral blood flow, transcranial doppler ultrasonographic velocities, and cerebral artery diameters. *Neurosurgery, 51* (1), 30-41. discussion 41-33.

Pandey, P., Steinberg, G. K., Dodd, R., Do, H. M., & Marks, M. P. (2012). A simplified method for administration of intra-arterial nicardipine for vasospasm with cervical catheter infusion. *Neurosurgery, 71*(1 Suppl Operative), 77-85. https://doi.org/10.1227/NEU.0b013e3182426257.

Peterson, J. W., Nishizawa, S., Hackett, J. D., Bun, T., Teramura, A., & Zervas, N. T. (1990). Cyclosporine A reduces cerebral vasospasm after subarachnoid hemorrhage in dogs. *Stroke, 21*(1), 133-137.

Pickard, J. D., Murray, G. D., Illingworth, R., Shaw, M. D., Teasdale, G. M., Foy, P. M., et al. (1989). Effect of oral nimodipine on cerebral infarction and outcome after subarachnoid haemorrhage: British aneurysm nimodipine trial. *BMJ, 298*(6674), 636-642.

Pluta, R. M., Hansen-Schwartz, J., Dreier, J., Vajkoczy, P., Macdonald, R. L., Nishizawa, S., et al. (2009). Cerebral vasospasm following subarachnoid hemorrhage: Time for a new world of thought. *Neurological Research, 31*(2), 151-158. https://doi.org/10.1179/174313209X393564.

Rahme, R., Abruzzo, T. A., Zuccarello, M., & Ringer, A. J. (2012). Intra-arterial veramil-induced seizures: Drug toxicity or rapid reperfusion? *The Canadian Journal of Neurological Sciences, 39*(4), 550-552.

Rosenwasser, R. H., Armonda, R. A., Thomas, J. E., Benitez, R. P., Gannon, P. M., & Harrop, J. (1999). Therapeutic modalities for the management of cerebral vasospasm: Timing of endovascular options. *Neurosurgery, 44*(5), 975-979. discussion 979-980.

Ryu, C. W., Koh, J. S., Yu, S. Y., & Kim, E. J. (2011). Vasogenic edema of the Basal Ganglia after intra- arterial administration of nimodipine for treatment of vasospasm. *Journal of Korean Neurosurgical Association, 49*(2), 112-115. https://doi.org/10.3340/jkns.2011.49.2.112.

Sen, J., Belli, A., Albon, H., Morgan, L., Petzold, A., & Kitchen, N. (2003). Triple-H therapy in the management of aneurysmal subarachnoid haemorrhage. *Lancet Neurology, 2*(10), 614-621.

Sloan, M. A., Alexandrov, A. V., Tegeler, C. H., Spencer, M. P., Caplan, L. R., Feldmann, E., et al. (2004). Assessment: Transcranial Doppler ultrasonography: Report of the Therapeutics and Technology Assessment Subcommittee of the American Academy of Neurology. *Neurology, 62*(9), 1468-1481.

Sloan, M. A., Haley, E. C., Jr., Kassell, N. F., Henry, M. L., Stewart, S. R., Beskin, R. R., et al. (1989). Sensitivity and specificity of transcranial Doppler ultrasonography in the diagnosis of vasospasm following subarachnoid hemorrhage. *Neurology, 39*(11), 1514-1518.

Somjen, G. G. (2001). Mechanisms of spreading depression and hypoxic spreading depression-like depolarization. *Physiological Reviews, 81*(3), 1065-1096.

Strong, A. J., Anderson, P. J., Watts, H. R., Virley, D. J., Lloyd, A., Irving, E. A., et al. (2007). Peri-infarct depolarizations lead to loss of perfusion in ischaemic gyrencephalic cerebral cortex. *Brain, 130*(Pt 4), 995-1008. https://doi.org/10.1093/brain/awl392.

Strong, A. J., & Macdonald, R. L. (2012). Cortical spreading ischemia in the absence of proximal vasospasm after aneurysmal subarachnoid hemorrhage: Evidence for a dual mechanism of delayed cerebral ischemia. *Journal of Cerebral Blood Flow and Metabolism, 32*(2), 201-202. https://doi.org/10.1038/ jcbfm.2011.170.

Strother, C. M., Bender, F., Deuerling-Zheng, Y., Royalty, K., Pulfer, K. A., Baumgart, J., et al. (2010). Parametric color coding of digital subtraction angiography. *AJNR. American Journal of Neuroradiology, 31*(5), 919-924. https://doi.org/10.3174/ajnr.A2020.

Takenaka, K., Yamada, H., Sakai, N., Ando, T., Nakashima, T., & Nishimura, Y. (1991). Induction of cytosolic free calcium elevation in rat vascular smooth-muscle cells by cerebrospinal fluid from patients after subarachnoid hemorrhage. *Journal of Neurosurgery*, *75*(3), 452-457. https://doi.org/ 10.3171/jns.1991.75.3.0452.

Tanaka, K., Minami, H., Kota, M., Kuwamura, K., & Kohmura, E. (2005). Treatment of cerebral vasospasm with intra-arterial fasudil hydrochloride. *Neurosurgery*, *56*(2), 214-223. discussion 214-223.

Tejada, J. G., Taylor, R. A., Ugurel, M. S., Hayakawa, M., Lee, S. K., & Chaloupka, J. C. (2007). Safety and feasibility of intra-arterial nicardipine for the treatment of subarachnoid hemorrhage-associated vasospasm: Initial clinical experience with high-dose infusions. *AJNR. American Journal of Neuroradiology*, *28*(5), 844-848.

Treggiari, M. M., & Participants in the International Multi-disciplinary Consensus Conference on the Critical Care Management of Subarachnoid Hemorrhage. (2011). Hemodynamic management of subarachnoid hemorrhage. *Neurocritical Care*, *15*(2), 329-335. https://doi.org/10.1007/s12028-011-9589- 5.

Tsurushima, H., Kamezaki, T., Nagatomo, Y., Hyodo, A., & Nose, T. (2000). Complications associated with intraarterial administration of papaverine for vasospasm following subarachnoid hemorrhage—Two case reports. *Neurologia Medico-Chirurgica (Tokyo)*, *40*(2), 112-115.

Vergouwen, M. D., Vermeulen, M., Coert, B. A., Stroes, E. S., & Roos, Y. B. (2008). Microthrombosis after aneurysmal subarachnoid hemorrhage: An additional explanation for delayed cerebral ischemia. *Journal of Cerebral Blood Flow and Metabolism*, *28*(11), 1761-1770. https://doi.org/10.1038/ jcbfm.2008.74.

Weir, B., Grace, M., Hansen, J., & Rothberg, C. (1978). Time course of vasospasm in man. *Journal of Neurosurgery*, *48*(2), 173-178. https://doi.org/10.3171/jns.1978.48.2.0173.

Westhout, F. D., & Nwagwu, C. I. (2007). Intra-arterial verapamil-induced seizures: Case report and review of the literature. *Surgical Neurology*, *67*(5), 483-486. discussion 486. https://doi.org/10.1016/j.surneu.2006.08.070.

Wilson, C. D., & Shankar, J. J. (2014). Diagnosing vasospasm after subarachnoid hemorrhage: CTA and CTP. *The Canadian Journal of Neurological Sciences*, *41*(3), 314-319.

Wood, H. (1982). Hypervolemic haemodilution: Rheologic therapy for acute cerebral ischaemia. *Contemporary Neurosurgery*, *4*, 1-6f.

Yoon, D. Y., Choi, C. S., Kim, K. H., & Cho, B. M. (2006). Multidetector-row CT angiography of cerebral vasospasm after aneurysmal subarachnoid hemorrhage: Comparison of volume-rendered images and digital subtraction angiography. *AJNR. American Journal of Neuroradiology*, *27*(2), 370-377.

Zubkov, Y. N., Nikiforov, B. M., & Shustin, V. A. (1984). Balloon catheter technique for dilatation of constricted cerebral arteries after aneurysmal SAH. *Acta Neurochirurgica*, *70*(1-2), 65-79.

第 12 章

非大血管痉挛所致迟发性神经功能损伤

Nicolas K. Khaflar❶；Enzo S. Fortuny❶；Andrew C. White❷；
Zaid S. Aljuboori❶；Robert F. James❶

摘 要

长期以来，一直认为 aSAH 后迟发性神经功能损伤是由大血管痉挛所致。新近研究表明，迟发性神经损伤还与多种病理因素有关。炎症反应作为 SAH 后主要病理生理反应，通过释放大量炎症因子，引起继发性神经损伤。皮质扩散性去极化通过加重小血管微循环障碍，导致缺血性脑损伤。此外，脑积水也是引起迟发性损伤的重要因素，多数患者需行脑脊液引流手术。目前，aSAH 后迟发性神经损伤的干预治疗措施较多，肝素、格列本脲、IL-1 拮抗剂和 TLR-4 拮抗剂等药物，可通过阻断炎症信号通路减轻迟发性神经损伤，进而改善长期预后。

关键词

动脉瘤性蛛网膜下腔出血；迟发性神经损伤；神经炎症；皮质扩散性去极化；

微血管功能障碍；肝素；格列本脲

目 录

---

❶ 美国肯塔基州路易斯维尔大学医学院神经外科。

❷ 美国肯塔基州路易斯维尔大学医学院放射科。

12.1　迟发性神经损伤的分子细胞学机制

长期以来，一直认为大血管痉挛是迟发性神经功能损伤的最主要原因，预防血管痉挛可减轻 aSAH 后迟发性神经元损伤。近年来，不断有学者对这一观点提出质疑，最经典的研究是 CONSCIOUS 2 试验，发现内皮素 -1 拮抗剂可显著减轻血管痉挛，但无法改善 SAH 患者预后（Kramer 和 Fletcher，2009；Macdonald 等，2012）。另有研究显示，细胞通路异常和微循环障碍也是 SAH 后迟发性神经元损伤和死亡的重要原因（Carr 等，2013）。新近的动物实验和临床试验结果表明，蛛网膜下腔积血与脑组织接触后，可促使多种细胞参与第二信使传递和异常去极化，引发一系列复杂的病理生理反应，在出血后数天或数周内诱导神经元凋亡，导致在无大血管痉挛的情况下，患者病情仍然恶化（Lucke-Wold 等，2016）。目前认为，迟发性神经损伤并非由单一因素所致，而是多种分子和细胞参与的病理生理反应结果，且各种因素在 SAH 后不同时期的作用不同。认识 aSAH 后迟发性神经损伤的相关机制，对于制订新治疗策略和改善患者预后具有重要意义。

12.1.1　急性期神经炎症和氧化应激反应

炎症反应作为 SAH 后主要病理生理反应，也是早期关键致伤因素。剧烈的炎症反应加速细胞损伤和微循环障碍，不仅加剧急性期脑损伤，还会引起更为严重的迟发性神经损伤。

当血肿及其代谢产物血红蛋白、血红素接触脑组织后，迅速激活 Toll 样受体 4（TLR-4）启动炎症反应，释放大量趋化因子，协助免疫细胞和胶质细胞迁移至蛛网膜下腔血管壁（Hanafy，2013；Miller 等，2014），激活下游信号通路产生 IL-1β、IL-6、TNF-α、MCP-1 和 E- 选择素等。大量研究表明，这些分子在脑脊液中含量显著升高，高热和血管痉挛时达峰值，并且与预后不良相关（Budohoski 等，2014）。E-选择素作为血管内皮细胞黏附分子，可促进中性粒细胞、巨噬细胞和胶质细胞进一步聚集到损伤部位。同时，内皮素通过诱导血管收缩导致循环淤滞。炎症因子增加毛细血管通透性，下调 Zo-1 和 Occludin 蛋白表达，形成内皮间紧密连接破坏血脑屏障，进而引起脑水肿（Xue 等，2015）。此外，红细胞代谢产物血红素可诱导活性氧和自由基生成，促进脂质过氧化和细胞膜损伤（Duan 等，2016）。胶质细胞和中性粒细胞激活后，还可通过呼吸链产生自由基，导致细胞膜损伤，耗竭细胞内 NAPH 与谷胱甘肽等。

12.1.2　神经炎症反应和迟发性神经损伤

当蛛网膜下腔红细胞和代谢产物彻底降解后，氧化应激反应逐渐减轻，小胶质细胞活化成为主要致伤因素。研究表明，SAH 动物模型在出血后 7 ～ 14d，CSF 中活化的小胶质细胞集聚与神经元凋亡相关，抑制小胶质细胞活化可减轻继发性脑损伤（Schneider 等，2015）。TLR-4 是启动小胶质细胞炎症反应的核心分子，通过下游髓样分化因子 88（MyD88）和 Toll 受体相关干扰素激活剂（TRIF）两条途径激活炎症反应。在出血后第 7 ～ 14d，TLR-4/MyD88 信号通路激活可促进 NF-κB 转移入核，诱导 IL-1β、IL-8、

IL-12和MMP等转录，进而通过募集小胶质细胞并诱导其活化。然后，小胶质细胞介导的炎症反应逐渐减弱，由TLR-4/TRIF信号通路激活产生大量NF-κB和IFN-β，促进细胞凋亡（Hanafy，2013；Okada和Suzuki，2017；O'Neill和Bowie，2007）。

12.1.3　皮质扩散性去极化

1940年首次发现皮质扩散性去极化（CSD）。颅脑外伤、缺血缺氧性脑病和SAH等发生后，皮质细胞离子稳态和微血管环境失衡，引起持续性神经元去极化波和脑电活动逐渐减弱（Hartings等，2013；Kramer等，2016；van Lieshout等，2017）。去极化波缓慢向四周传播，在经历了一过性剧烈波动后，随机出现细胞膜电活动抑制，自发和诱发电位均沉默消失。在细胞水平上，CSD特征性病理学改变包括神经元跨膜离子梯度下降、细胞肿胀和树突消失（Sugimoto等，2016）。神经元去极化波通过激活NMDA受体，产生兴奋性谷氨酸，大量离子和水分子转移至胞内，引起细胞水肿。在未受损脑组织中，Na^+/K^+ ATPase泵可纠正水电解质紊乱，抑制CSD进展。然而，损伤后脑组织的自身修复能力不足，导致CSD持续性进展和恶化（Ayata和Lauriben，2015）。脑电图显示CSD为扩散性多相慢波，表明跨膜离子交换功能受损，细胞外K^+增加，pH值和NO含量下降。在正常脑组织中，神经元去极化会引起短暂的局部血管舒张，氧和葡萄糖消耗增加，CSD可导致这一调节功能丧失。

研究表明，在SAH动物模型和患者脑内，即使无血管痉挛发生，水电解质失衡也可引起血管收缩和脑灌注压降低，导致迟发性神经功能障碍（Woibik等，2012）。CSD产生的动作电位传播需要消耗更多能量，加剧微小血管收缩和局部缺血效应。此外，CSD还可激活皮质小胶质细胞引起迟发性神经损伤，具体机制尚不明确（Shibata和Suzuki，2017）。

12.1.4　微血管功能障碍

SAH后主要病理生理改变还包括小血管调节功能异常。体内实验发现，双光子显微镜观察到SAH小鼠脑内血管对CO_2反应性均发生变化，而且对血管扩张药物也无反应（Balbi等，2017）。SAH不仅直接影响与之接触的皮质表面血管，还对皮质深部血管也有损害作用，这一现象在体外实验中也得到证实（Kajita等，1996；Nystoriak等，2011；Park等，2001）。此外，NO作用减弱是SAH后小血管调节功能异常的关键因素之一。正常情况下，NO具有抑制平滑肌细胞增殖、舒张血管和抗凝功能。但在SAH后炎症环境中，NO的血管调节功能显著下降，涉及机制包括NOS解偶联（Sabri等，2011）、血管内皮对NO反应性降低、血红蛋白及其降解产物阻碍NO发挥作用（Jung等，2007），导致小血管广泛收缩（Sana Iqbal等，2016）。CSD是加剧小血管调节功能障碍的独立风险因素，去极化波可直接刺激血管平滑肌收缩，引起血管痉挛和局部缺血，称为扩散性缺血或供血不足（Kim等，2017）。

12.1.5　脑积水

约6%～7%的aSAH患者出现脑积水，需行分流手术治疗（Chan等，2009；Dengler等，2017；Erixon等，2014）。一项最近的荟萃分析显示，多种因素均可预测SAH后迟发性脑积水，包括高Fisher分级、急性脑积水、脑内出血、脑室出血、高Hunt-Hess分级、动脉瘤二次破裂出血、后循环动脉瘤、年龄≥60岁、女性等（Wilson等，2017）。关于aSAH后迟发性脑积水的学说机制较多。目前普遍认为，SAH后炎症反应可引起蛛网膜广泛纤维化，导致脑脊液吸收障碍，进而形成脑积水（Chen等，2017）。最近有学者提出，SAH后脉络膜动脉痉挛，导致室管膜细胞脱落和基底膜破坏，最终引起导水管狭窄和迟发性脑积水（Yolas等，2016）。临床用于预测迟发性脑积水的评分量表繁多，常用的是SAH后慢性脑

积水评分（CHESS）（Jabbarli等，2016），通过评估患者的不同参数来计分：Hunt-Hess评分等于或大于4级（1分），后循环动脉瘤破裂（1分），急性脑积水（4分），脑室内出血（1分），早期脑梗死（1分）。CHESS评分≥6分提示患者出现迟发性脑积水风险较高，已在大量研究中得到证实（Jabbarli等，2016）。脑积水的首选治疗方法是手术，术式包括EVD和分流手术，应根据患者实际情况选择相应的治疗方式。

12.1.6 与大血管痉挛无关的迟发性神经损伤的治疗和预防

完成动脉瘤夹闭或介入栓塞术后，应予以尼莫地平治疗，推荐剂量为每4小时口服60mg。尼莫地平预防和治疗SAH后血管痉挛的疗效已在多项RCT中证实，是目前国际标准疗法。在血管痉挛高峰期（SAH后4～14d），需注意鉴别大血管痉挛的症候群，早期予以对症支持治疗，可防止进展为大面积脑梗死。治疗原则是维持适当高血压和保持有效循环，即血流动力学支持疗法，也称为"3H"疗法（高血压、高血容量和血液稀释）。脑血流动力学治疗可在一定程度上逆转血管痉挛的症状，但也有可能无效，最终恶化进展为脑梗死。此外，还可通过介入治疗血管痉挛，主要方式有动脉输注血管扩张药物和球囊成形。早期积极合理的干预治疗，往往可避免大血管痉挛进展为大面积脑梗死。然而，针对SAH后小血管功能异常和微循环障碍的研究报道较少，所导致的迟发性神经损伤尚无有效干预措施。目前的研究主要集中在抑制炎症反应、神经保护药物和干预措施等方面，取得了一定的进展，但具体临床效果仍有待进一步验证。

12.1.6.1 非甾体抗炎药

研究表明，NSAID能够抑制SAH后炎症反应，减轻继发性脑损伤。布洛芬是研究最广泛的NSAID。基于狗和灵长类动物SAH模型的研究显示，布洛芬静脉注射可有效防止SAH急性期的血管收缩，抑制巨噬细胞和中性粒细胞向血管周围间隙迁移（James等，2016）。此外，另有研究发现，NSAID血清浓度与CSF中炎症因子（CRP和IL-6）浓度呈负相关性，提示SAH早期抑制炎症反应的疗效良好（Keller等，2014）。

12.1.6.2 格列本脲

磺酰脲类药物格列本脲通过抑制SUR1发挥神经保护作用。炎症反应过程中SUR1表达上调，与trmp4结合形成SUR1-trmp4复合物，促进钠和水进入细胞内，引起细胞毒性水肿和神经损伤（James等，2016）。研究表明，格列本脲可通过抑制SUR1-trmp4活化，减轻多种原因所致的SAH后脑细胞水肿。紧密连接蛋白Zo-1对于维持血脑屏障功能至关重要，格列本脲还可通过抑制炎症反应过程中Zo-1降解，减轻脑血管性水肿（Simard等，2009；Tosun等，2013）。目前，格列本脲治疗SAH的临床转化应用及疗效，有待更进一步的研究证实。

12.1.6.3 肝素

普通肝素（UFH）属于糖胺聚糖家族的负电荷分子，具有预防深静脉血栓形成和治疗多种高凝性疾病的作用。UFH不仅具有抗凝功能，还具有良好的抗炎特性，可作用于多种炎症反应信号通路（Simard等，2012）。UFH直接进入细胞内抑制NF-κB激活，减少下游生成TNF-α，发挥抑制炎症反应和内皮细胞激活的作用（Lee等，2008）。研究表明，UFH不仅可通过抑制SAH小鼠脑内细胞因子表达，减轻炎症反应，还可通过清除游离血红蛋白和自由基，减轻氧化应激损伤。此外，UFH还可在受体和转录水平上拮抗内皮素-1，抑制血管收缩和减轻脑缺血（James等，2016）。目前，UFH治疗SAH的II期临床试验正在开展。表12.1描述了其作用机制。

表 12.1　肝素减轻 SAH 后迟发性神经损伤的作用机制

直接螯合蛛网膜下腔出血的血红蛋白
- 与受损红细胞释放的氧化血红蛋白结合
减少自由基释放
- 直接结合特定分子并抑制自由基形成
抑制内皮素 -1（ET-1）
- 抑制 ET-1 的 mRNA 转录
- 肝素与特定配体结合，抑制 EGF 反式激活
- 抑制细胞内钙和三磷酸肌醇释放
- 抑制 MAPK 和阻止 ET-1 诱导的 DNA 合成
阻止氧合血红蛋白诱导的钾离子通道下调
- 抑制血管平滑肌细胞去极化，减少钙离子内流和神经损伤
抑制血管平滑肌细胞增生
- 抑制平滑肌细胞病理性增殖和新血管形成，防止进一步神经损伤
抑制神经炎症信号通路
- 抑制 NF-κB 途径
- 与趋化因子、细胞因子和其他炎症因子结合

12.1.6.4　IL-1 拮抗剂

IL-1 拮抗剂通过阻断 IL-1 受体发挥抗炎作用，已成功用于治疗重度类风湿关节炎和新生儿多系统炎性疾病。阿那白滞素是通过基因重组技术合成的 IL-1 受体拮抗剂，用于治疗 SCIL-SAH 的 II 期临床试验显示，阿那白滞素干预组患者血浆中 IL-1、IL-6 和 CRP 含量较对照组显著降低（$P<0.001$），但两组患者预后差异无统计学意义（Galea 等，2017）。因此，IL-1 拮抗剂对 SAH 患者的治疗获益，有待进一步评估。

12.1.6.5　TLR-4 拮抗剂

TLR-4 通过调节炎症因子转录与合成，在炎症反应早期和晚期发挥重要作用。研究表明，SAH 后抑制 TLR-4 表达，可减轻炎症反应和继发性脑损伤。白藜芦醇（RSV）作为一种天然多酚，在大鼠视交叉前间隙出血后可抑制胶质细胞活化和炎症因子释放。体外研究发现 RSV 可抑制 TRL-4 介导的炎症反应，但具体作用机制尚不清楚，临床获益也有待深入研究（Okada 和 Suzuki，2017；Zhang 等，2016）。

（译者：叶玉勤　杨永祥　王　江）

参考文献

Ayata, C., & Lauritzen, M. (2015). Spreading depression, spreading depolarizations, and the cerebral vasculature. *Physiological Reviews*, 95(3), 953-993. https://doi.org/10.1152/physrev.00027.2014.

Balbi, M., Koide, M., Schwarzmaier, S. M., Wellman, G. C., & Plesnila, N. (2017). Acute changes in neurovascular reactivity after subarachnoid hemorrhage in vivo. *Journal of Cerebral Blood Flow & Metabolism*, 37(1), 178-187. https://doi.org/10.1177/0271678X15621253.

Budohoski, K. P., Guilfoyle, M., Helmy, A., Huuskonen, T., Czosnyka, M., Kirollos, R., et al. (2014). The pathophysiology and treatment of delayed cerebral ischaemia following subarachnoid haemorrhage. *BMJ*, 85(12), 1343-1353.

Carr, K. R., Zuckerman, S. L., & Mocco, J. (2013). Inflammation, cerebral vasospasm, and evolving theories of delayed cerebral

ischemia. *Neurology Research International, 2013*. https://doi.org/ 10.1155/2013/506584.

Chan, M., Alaraj, A., Calderon, M., Herrera, S. R., Gao, W., Ruland, S., et al. (2009). Prediction of ventriculoperitoneal shunt dependency in patients with aneurysmal subarachnoid hemorrhage. *Journal of Neurosurgery, 110*(1), 44-49. https://doi.org/10.3171/2008.5.17560.

Chen, S., Luo, J., Reis, C., Manaenko, A., & Zhang, J. (2017). Hydrocephalus after subarachnoid hemorrhage: pathophysiology, diagnosis, and treatment. *BioMed Research International, 2017*. https://doi. org/10.1155/2017/8584753.

Dengler, N. F., Diesing, D., Sarrafzadeh, A., Wolf, S., & Vajkoczy, P. (2017). The barrow neurological institute scale revisited: predictive capabilities for cerebral infarction and clinical outcome in patients with aneurysmal subarachnoid hemorrhage. *Neurosurgery, 81*(2), 341-349. https://doi.org/10.1093/ neuros/nyw141.

Duan, X., Wen, Z., Shen, H., Shen, M., & Chen, G. (2016). Intracerebral hemorrhage, oxidative stress, and antioxidant therapy. *Oxidative Medicine and Cellular Longevity, 2016*, 17.

Erixon, H. O., Sorteberg, A., Sorteberg, W., & Eide, P. K. (2014). Predictors of shunt dependency after aneurysmal subarachnoid hemorrhage: results of a single-center clinical trial. *Acta Neurochirurgica, 156*(11), 2059-2069. https://doi.org/10.1007/s00701-014-2200-z.

Galea, J., Ogungbenro, K., Hulme, S., Patel, H., Scarth, S., Hoadley, M., et al. (2017). Reduction of inflammation after administration of interleukin-1 receptor antagonist following aneurysmal subarachnoid hemorrhage: results of the subcutaneous interleukin-1Ra in SAH (SCIL-SAH) study. *Journal of Neurosurgery*, (February), 1-9. https://doi. org/10.3171/2016.9.jns16615.

Hanafy, K. A. (2013). The role of microglia and the TLR4 pathway in neuronal apoptosis and vasospasm after subarachnoid hemorrhage. *Journal of Neuroinflammation, 10*(83), 1-10.

Hartings, J. A., Wilson, J. A., Look, A. C., Vagal, A., Shutter, L. A., Dreier, J. P., et al. (2013). Full-band electrocorticography of spreading depolarizations in patients with aneurysmal subarachnoid hemorrhage. *Acta Neurochirurgica. Supplement, 115*, 131-141.

Jabbarli, R., Bohrer, A. M., Pierscianek, D., Muller, D., Wrede, K. H., Dammann, P., et al. (2016). The CHESS score: a simple tool for early prediction of shunt dependency after aneurysmal subarachnoid hemorrhage. *European Journal of Neurology, 23*(5), 912-918. https://doi.org/10.1111/ene.12962.

James, R. F., Kramer, D. R., Aljuboori, Z. S., Parikh, G., Adams, S. W., Eaton, J. C., et al. (2016). Novel treatments in neuroprotection for aneurysmal subarachnoid hemorrhage. *Current Treatment Options in Neurology, 18*(8), 38.

Jung, C. S., Oldfield, E. H., Harvey-White, J., Espey, M. G., Zimmermann, M., Seifert, V., et al. (2007). Association of an endogenous inhibitor of nitric oxide synthase with cerebral vasospasm in patients with aneurysmal subarachnoid hemorrhage. *Journal of Neurosurgery, 107*(5), 945-950. https://doi. org/10.3171/jns-07/11/0945.

Kajita, Y., Dietrich, H. H., & Dacey, R. G., Jr. (1996). Effects of oxyhemoglobin on local and propagated vasodilatory responses induced by adenosine, adenosine diphosphate, and adenosine triphosphate in rat cerebral arterioles. *Journal of Neurosurgery, 85*(5), 908-916. https://doi.org/10.3171/ jns.1996.85.5.0908.

Keller, E., Muroi, C., Hugelshofer, M., & Seule, M. (2014). The impact of nonsteroidal anti-inflammatory drugs on inflammatory response after aneurysmal subarachnoid hemorrhage. *Neurocritical Care, 20* (2), 240-246.

Kim, J. A., Rosenthal, E. S., Biswal, S., Zafar, S., Shenoy, A. V., O'Connor, K. L., et al. (2017). Epileptiform abnormalities predict delayed cerebral ischemia in subarachnoid hemorrhage. *Clinical Neurophysiology, 128*(6), 1091-1099.

Kramer, A., & Fletcher, J. (2009). Do endothelin-receptor antagonists prevent delayed neurological deficits and poor outcomes after aneurysmal subarachnoid hemorrhage? *Meta-Analysis, 40*(10), 3403-3406. https://doi.org/10.1161/strokeaha.109.560243.

Kramer, D. R., Fujii, T., Ohiorhenuan, I., & Liu, C. Y. (February 2016). Cortical spreading depolarization: pathophysiology, implications, and future directions. *Journal of Clinical Neuroscience, 24*, 22-27.

Lee, J. H., Kim, C. H., Seo, G. H., Lee, J., Kim, J. H., Kim, D. G., et al. (2008). Heparin attenuates the expression of TNFα-induced cerebral endothelial cell adhesion molecule. *Korean Journal Physiology and Pharmacology, 12*(5), 231-236.

Lucke-Wold, B. P., Logsdon, A. F., Manoranjan, B., Turner, R. C., McConnell, E., Vates, G. E., et al. (2016). Aneurysmal

subarachnoid hemorrhage and neuroinflammation: a comprehensive review. *International Journal of Molecular Sciences*, *17*(4), 497.

Macdonald, R. L., Higashida, R. T., Keller, E., Mayer, S. A., Molyneux, A., Raabe, A., et al. (2012). Randomized trial of Clazosentan in patients with aneurysmal subarachnoid hemorrhage undergoing endovascular coiling. *Stroke*, *43*(6), 1463-1469. https://doi.org/10.1161/strokeaha.111.648980.

Miller, B. A., Turan, N., Chau, M., & Pradilla, G. (2014). Inflammation, vasospasm, and brain injury after subarachnoid hemorrhage. *BioMed Research International*, *2014*, 16.

Nystoriak, M. A., O'Connor, K. P., Sonkusare, S. K., Brayden, J. E., Nelson, M. T., & Wellman, G. C. (2011). Fundamental increase in pressure-dependent constriction of brain parenchymal arterioles from subarachnoid hemorrhage model rats due to membrane depolarization. *American Journal of Physiology. Heart and Circulatory Physiology*, *300*(3), H803-812. https://doi.org/10.1152/ ajpheart.00760.2010.

Okada, T., & Suzuki, H. (2017). Toll-like receptor 4 as a possible therapeutic target for delayed brain injuries after aneurysmal subarachnoid hemorrhage. *Neural Regeneration Research*, *12*(2), 193-196. https://doi.org/10.4103/1673-5374.200795.

O'Neill, L. A., & Bowie, A. G. (2007). The family of five: TIR-domain-containing adaptors in toll-like receptor signalling. *Nature Reviews. Immunology*, *7*(5), 353-364. https://doi.org/10.1038/nri2079.

Park, K. W., Metais, C., Dai, H. B., Comunale, M. E., & Sellke, F. W. (2001). Microvascular endothelial dysfunction and its mechanism in a rat model of subarachnoid hemorrhage. *Anesthesia and Analgesia*, *92*(4), 990-996.

Sabri, M., Ai, J., Knight, B., Tariq, A., Jeon, H., Shang, X., et al. (2011). Uncoupling of endothelial nitric oxide synthase after experimental subarachnoid hemorrhage. *Journal of Cerebral Blood Flow and Metabolism*, *31*(1), 190-199. https://doi.org/10.1038/jcbfm.2010.76.

Sana Iqbal, E. G. H., Hong, C., Stokum, J. A., Kurland, D. B., Gerzanich, V., & Marc Simard, J. (2016). Inducible nitric oxide synthase (NOS-2) in subarachnoid hemorrhage: regulatory mechanisms and therapeutic implications. *Brain Circulation*, *2*(1), 8-19.

Schneider, UC, AM Davids,S. Brandenburg, A. Müller, A. Elke, S. Magrini, et al. (2015). Microglia inflict delayed brain injury after subarachnoid hemorrhage. Acta Neuropathologica 130, 215-231.

Shibata, M., & Suzuki, N. (2017). Exploring the role of microglia in cortical spreading depression in neurological disease. *Journal of Cerebral Blood Flow and Metabolism*, 1182-1191. https://doi.org/ 10.1177/0271678x17690537.

Simard, J. M., Geng, Z., Woo, S. K., Ivanova, S., Tosun, C., Melnichenko, L., et al. (2009). Glibenclamide reduces inflammation, vasogenic edema, and caspase-3 activation after subarachnoid hemorrhage. *Journal of Cerebral Blood Flow and Metabolism*, *29*(2), 317-330.

Simard, J. M., Tosun, C., Ivanova, S., Kurland, D. B., Hong, C., Radecki, L., et al. (2012). Heparin reduces neuroinflammation and transsynaptic neuronal apoptosis in a model of subarachnoid hemorrhage. *Translational Stroke Research*, *3*, 155-165.

Sugimoto, K., Shirao, S., Koizumi, H., Inoue, T., Oka, F., Maruta, Y., et al. (2016). Continuous monitoring of spreading depolarization and cerebrovascular autoregulation after aneurysmal subarachnoid hemorrhage. *Journal of Stroke and Cerebrovascular Diseases*, *25*(10), 171-177.

Tosun, C., Kurland, D. B., Mehta, R., Castellani, R. J., deJong, J. L., Kwon, M. S., et al. (2013). Inhibition of the Sur1-Trpm4 channel reduces neuroinflammation and cognitive impairment in subarachnoid hemorrhage. *Stroke*, *44*(12), 3522-3528.

van Lieshout, J. H., Dibue-Adjei, M., Cornelius, J. F., Slotty, P. J., Schneider, T., & Tanja Restin, H. D. B. (2017). An introduction to the pathophysiology of aneurysmal subarachnoid hemorrhage. *Neurosurgical Review*, 1-14.

Wilson, C. D., Safavi-Abbasi, S., Sun, H., Kalani, M. Y., Zhao, Y. D., Levitt, M. R., et al. (2017). Meta- analysis and systematic review of risk factors for shunt dependency after aneurysmal subarachnoid hemorrhage. *Journal of Neurosurgery*, *126*(2), 586-595. https://doi.org/10.3171/2015.11.JNS152094.

Woitzik, J., Dreier, J. P., Hecht, N., Fiss, I., Sandow, N., Major, S., et al. (2012). Delayed cerebral ischemia and spreading depolarization in absence of angiographic vasospasm after subarachnoid hemorrhage. *Journal of Cerebral Blood Flow and Metabolism*, *32*, 203-212.

Xue, Y., Li, Z., Liang, G., Ma, T., Li, J., Wang, P., et al. (2015). Blood-brain barrier permeability change and regulation mechanism after subarachnoid hemorrhage. *Metabolic Brain Disease*, *30*(2), 597-603.

Yolas, C., Ozdemir, N. G., Kanat, A., Aydin, M. D., Keles, P., Kepoglu, U., et al. (2016). Uncovering a new cause of obstructive hydrocephalus following subarachnoid hemorrhage: choroidal artery vasospasm-related ependymal cell degeneration and aqueductal stenosis-first experimental study. *World Neurosurgery*, *90*, 484-491. https://doi.org/10.1016/j.wneu.2016.03.049.

Zhang, X.-S., Li, W., Wu, Q., Wu, L.-Y., Ye, Z.-N., Liu, J.-P., et al. (2016). Resveratrol attenuates acute inflammatory injury in experimental subarachnoid hemorrhage in rats via inhibition of TLR4 pathway. *International Journal of Molecular Sciences*, *17*(8), 1331. https://doi.org/10.3390/ijms17081331.

第 3 部分

外科技术

第 13 章

颅内动脉瘤麻醉管理

Kenneth A. Moore❶；Adam S. Arthur❷；
Carman Wayne Hamm❸

摘 要

尽管动脉瘤性蛛网膜下腔出血（aSAH）的治疗有了很大进展，但总体上患者结局变化不大（Chowdhury 等，2014）。aSAH 患病人群从新生儿到老年人，出现的各种体征和症状与病变性质有关。尽管有不同的方法，但对所有脑血管病患者的麻醉管理应遵循以下基本原则：维持充分的脑血流和最佳脑灌注，降低颅内出血风险，最大限度防治脑缺血以及由此造成的神经损伤（Black 等，1998）。对动脉瘤患者麻醉方案的制订取决于麻醉医师对手术过程的熟悉程度，应在手术前/中/术后和手术医师进行有意义的交流。成功的麻醉管理需要对患者病史、病变性质及手术过程均有深入理解（Eng 和 Lam，1994）。

关键词

颅内动脉瘤；动脉瘤手术；麻醉；动脉瘤夹闭术

目 录

---

❶ 美国田纳西州孟菲斯市田纳西大学健康科学中心神经外科。

❷ 美国田纳西州孟菲斯市田纳西大学健康科学中心 Semmes-Murphey 诊所神经外科。

❸ 美国田纳西州孟菲斯市麻醉医师集团。

13.1 术前评估

术前评估的主要步骤包括：

① 评估患者的神经系统状况、蛛网膜下腔出血分级；

② 检查患者的颅内病变情况，包括阅读计算机断层扫描（CT）和血管造影结果；

③ 颅内压监测及经颅多普勒超声检查（在可用的情况下）；

④ 评估其他系统功能，包括发病前和现在的情况，重点是受SAH影响的系统；

⑤ 与手术团队就体位计划和特殊监测要求进行沟通；

⑥ 纠正现有的任何生化和生理异常，以优化患者术前状况（Pong和Lam，2010）。

13.1.1 蛛网膜下腔出血的分级

颅内动脉瘤患者的临床情况常使用公认的分级系统来描述，如将Botterell分类法改良后建立的Hunt-Hess分级（Hunt和Hess，1968）。无论采用何种治疗方法，入院时的临床分级都是决定SAH患者预后最重要的单一因素（Black等，1998）。临床分级越高，出现下列问题的可能性越高，包括血管痉挛、颅内压（ICP）升高、脑自我调节功能受损、脑血管对低碳酸血症反应紊乱等；临床分级越差，心律失常和心肌功能不全的发生率也越高，而且也越容易出现低血容量和低钠血症（Diringer等，1991；Nelson等，1991）。Fisher等通过CT检测SAH量和分布，对血管痉挛的风险进行了分类（表13.1）。

表 13.1 Fisher 和改良 Fisher 量表，可用于预测 aSAH 的症状性血管痉挛风险（Frontera 等，2006）

分级	Fisher 分级	症状性血管痉挛占比 /%	改良 Fisher 分级	症状性血管痉挛占比 /%
1	无出血	21	点状或弥漫性出血，无脑室出血	24
2	弥漫性出血，尚未形成血块	25	点状或弥漫性出血，伴脑室出血	33
3	较厚积血，厚度＞1mm	37	较厚积血不伴脑室出血	33
4	脑内血肿或脑室内积血	31	较厚积血伴脑室出血	40

13.1.2 颅内压和跨壁压

SAH时ICP迅速升高，甚至可能接近全身血压。随着动脉瘤反复破裂，由于血肿占位效应、脑水肿、脑积水等原因，颅内压可能会进一步升高（EngLam，1994；Shapiro，1975）。在国际合作研究中，SAH后脑积水发生率约为15%（Kassell等，1990），而其他研究报道脑积水的发病率最高达41%（Todd等，2005）。研究发现，伴有低血容量的颅内压增高可增加迟发性脑缺血和脑梗死风险（Nelson等，1991）。血管痉挛的进展会加剧ICP升高，因为血管收缩会导致脑血流量（CBF）减少并伴随远端血管扩张，诱导脑血容量（CBV）增加、ICP升高。其他导致颅内压升高的因素包括脑内血肿（17%）或脑室内血肿（17%）（Kassell等，1990）。

ICP与临床分级密切相关，Ⅰ级和Ⅱ级患者的ICP一般处于正常范围，而Ⅳ级和Ⅴ级患者的ICP会显著升高（Pong和Lam，2010）。需要强调的是，治疗过程中ICP降至正常范围的速度不能太快，因为可能会增加动脉瘤壁的跨壁压力梯度（TMPG），并诱导进一步出血（PongLam，2010）。动脉瘤的TMPG与平均动脉压（MAP）和ICP之间的关系：

$$TMPG=MAP-ICP$$

因此，MAP的增加或ICP的突然降低会导致TMPG增加，可能导致动脉瘤再次破裂。

13.1.3 血管自身调节和二氧化碳反应性受损

SAH会导致脑血管自身调节能力受损（Schmieder等，2006），而这种调节功能下限右移与临床分级直接相关（Dernbach等，1988；Schmieder等，2006；Tenjin等，1988）。此外，自动调节能力受损与血管痉挛的发生也密切相关（Voldby等，1985）。多项研究显示迟发性脑缺血可能是因血管自身调节功能受损和血管痉挛共同所致（Jaeger等，2007；Lam等，2000）。

据文献报道，SAH患者新发神经功能缺损与血压下降相关，此后随血压升高症状逐渐得到逆转（Kassell等，1982；Pong和Lam，2010）。蛛网膜下腔出血后，脑血管对过度通气的反应通常会得以保留（Dernbach等，1988；Tenjin等，1988）；因此，对于大多数患者而言，围手术期过度换气仍然可有效地降低CBF和CBV，改善血管的自我调节能力（Ma等，2000；Pong和Lam，2010）。

13.1.4 血容量和低钠血症

36%～100%的SAH患者会出现血容量异常降低，且与临床分级相关（Nelson等，1991）。低血容量通常和低钠血症有关，已经在30%～57%病例中观察到（Betjes，2002），然而低血容量的病因目前仍具有较大争议（Pong和Lam，2010；Sherlock等，2006）。在一项406例SAH患者的研究中，低钾血症（K^+血清浓度＜3.4mmol/L）和低钙血症（Ca^{2+}血清浓度＜2.2mmol/L）患者的比例分别为41%和74%（Pong和Lam，2010；Rudehill等，1982）；而70%～90%的SAH患者入院时会有应激性高血糖（Badjatia等，2005）。高血糖可加剧线粒体稳态失衡、细胞凋亡和炎症，促进SAH后脑损伤（Chen等，2014）。

13.2 心脏效应

SAH患者的心脏表现包括轻度心电图异常、可逆性左室功能不全（Tako-tsubo综合征）、非ST段抬高型心肌梗死、ST段抬高型心肌梗死和心脏停搏，但其临床相关性尚不清楚。SAH后继发心功能不全的患者，大多数冠状动脉解剖正常，可能因神经源性心肌应激损伤所致（Lee等，2006）。

SAH患者经常被记录到各种心电图改变，包括T波倒置、ST段压低、R波抬高、矫正QT（QTc）间期延长和大的U波（Chen等，2014）。一些证据表明，SAH急性期的心电图异常反应是短暂的，而非永久性心肌损伤（Schmidt等，2014）。但是，当患者出现与心肌缺血一致的心电图异常时，需要引起警惕，可疑者应进行心肌酶测定和超声心动图检查。一项有力证据认为，这些心电图改变不应该对是否手术产生影响（Pong和Lam，2010），也与围手术期并发症发生率和死亡率并不直接相关（Zaroff等，1999；表13.2）。

表 13.2　基于临床分级的动脉瘤手术麻醉方案

临床分级	麻醉方案	拔管计划
Hunt-Hess 1 ～ 3 级 Fisher 1 ～ 2 级	TIVA 或全身吸入性麻醉 BP 70% ～ 100% 甘露醇，需要时进行过度换气，3% 的 HTS 暴发抑制 有条件时可选用腺苷	除非有特别说明，否则苏醒后拔管
Hunt-Hess 1 ～ 2 级 Fisher 3 ～ 4 级	TIVA BP 80% ～ 100% 甘露醇，需要时采用过度换气，3% 的 HTS 暴发抑制 有条件时可选用腺苷	除非有特别说明，否则苏醒后拔管
Hunt-Hess 3 级 Fisher 2 级	TIVA BP 80% ～ 100% 甘露醇，需要时过度换气，3% 和 7.5% 的 HTS 暴发抑制 有条件时可选用腺苷	可能适合也可能不适合拔管；需要神经外科和麻醉科医师之间沟通后决定
Hunt-Hess 3 ～ 5 级 Fisher 3 ～ 4 级	TIVA BP 80% ～ 100% 甘露醇，需要时过度换气，3% 和 7.5% 的 HTS 暴发抑制 有条件时可选用腺苷	除非有外科医师的要求，否则应保持插管状态

注：对于所有动脉瘤病例，无论临床分级高低或是否破裂都要保持放置体外起搏器垫片。TIVA：全静脉麻醉。

SAH后血清心肌酶升高，包括肌酸激酶、MBI酶和心肌肌钙蛋白I（cTnI）（Van der Bilt等，2009；Vannemreddy等，2010），其中cTnI水平升高的比例约为17% ～ 68%（Horowib等，1998；Naidech等，2005）。

应激性心肌病仅仅是更广泛的神经-心源性损伤的一个方面，其中包括与SAH相关的心脏功能障碍。有报道指出动脉瘤患者可出现Tako-tsubo综合征，其特点是左室运动障碍和典型的急性心肌梗死症状。历史上，SAH后的心脏病理机制主要被认为是左室心肌缺血，其原因可能是冠状动脉痉挛、血栓形成和高血压和心动过速条件下的氧供需失衡（Mayer等，1999；Zaroff等，2000）。

13.3　肺效应

SAH后肺部并发症包括肺炎、误吸和神经源性肺水肿（Chen等，2014；Radolf等，2014），是最常见的颅脑以外致死原因（Gruber等，1999；Schuiling等，2005）。SAH后的NPE可能是双相的；在SAH早期，心功能不全可立即引起心源性的NPE；几天后，高血容量和低心脏收缩力可导致静脉高压性NPE（Chen等，2014；Sato等，2012）。

13.4　其他主要医学问题

国际合作研究报告了与SAH相关的其他主要医学问题，包括系统性高血压（21%）、心脏病（3%）和糖尿病（2%）（Kassell等，1990）。此外，高达26%的SAH患者会出现癫痫样发作（Gilmore等，2010；Hart等，1981；Sundaram Chow等，1986）。

动脉瘤破裂相关的死亡和并发症中，13.5%与血管痉挛有关（Kassell等，1990），而迟发性血管痉挛的发生率和严重程度与基底池出血量和血肿位置有关。血管造影发现的血管痉挛发生率约为40%～60%，而症状性血管痉挛发生率为20%～30%（Pong和Lam，2010）；造影检测见血管痉挛多出现于出血后72h，术后7天达到高峰，2周以后则很少出现（Pong和Lam，2010）。

13.5　全麻管理

13.5.1　术前用药

术前给药应根据患者状况和合并症进行调整。临床分级良好的患者可静脉注射吗啡1～5mg和/或咪达唑仑1～5mg用于镇静。插管患者在转运过程中也可能需要使用肌肉松弛剂。蛛网膜下腔出血患者通常要使用尼莫地平，这是唯一一类能够持续降低血管痉挛发生率和死亡率的药物。研究指出，尼莫地平应用后的不良预后率可降低40%～70%（Dorhout Mees等，2007）。

13.5.2　诱导和插管

患者入手术室（OR）后需建立标准的麻醉监护，在局麻下放置动脉通道，并将传感器在耳屏水平归零。SAH患者中常见贫血，血红蛋白浓度平均下降3g/dL（Abd Elsayed Wehby等，2014）。严重失血的风险在术中仍然存在，因此需在手术室完成交叉配血。

少数情况下，麻醉诱导也会导致术中动脉瘤破裂（IAR），预后很差，死亡率可高达75%（Beatty，1990；Batjer和Samson，1986；Chowdhury等，2014；Tsementzishitchock等，1985）。在一项404例动脉瘤的研究中，8例诱导时出现IAR，7例插管困难或咳嗽（Tsementzis Hitchcock等，1985）。因此，开始诱导之前会通过注射普萘洛尔和瑞芬太尼（40μg/mL）将患者血压降低至基线值以下20%～25%，然后同时静脉联合应用异丙酚（1.5～2mg/kg）和芬太尼（25～50μg），诱导期间芬太尼的累计用量为250μg。肌松剂的选择取决于麻醉师的偏好以及诱导时其他药物的性质，临床常用罗库溴铵，剂量为1mg/kg。

诱导时给予轻度过度通气，使得潮气末二氧化碳分压＜35mmHg。在没有并发颅内血肿或脑积水的情况下，颅内压通常并不升高，而过度降低颅内压则会对TMPG造成明显影响，因此诱导期间应避免过度换气（Black等，1998）。

插管前30s给予1/3初始剂量的异丙酚，通常使用带金属套的气管套管插管，嘴内放置咬合纱布块，以避免摆放体位时发生插管扭结。作者的经验：插管时禁止使用β受体阻滞剂作为辅助药物，以避免该类药物诱导的心动过缓和颅内压增高。对于心率＞60次/分的患者，10～20mg拉贝洛尔有助于插管期间血压的控制。SAH分级差的患者首选静脉辅助药物，而临床分级良好的患者选择吸入麻醉剂，但ICP升高者应避免使用。如果患者有脑室外引流装置，插管期间应保持关闭。

13.5.3　饱腹患者

临床实践中由于SAH是突发事件，患者在到达手术室之前往往会有呕吐，此时麻醉医师需要维持环状软骨压力，并按上述方法继续麻醉。

13.5.4　气道困难患者

对于困难气道，麻醉诱导前可选择支气管镜插管技术，此时需要控制刺激引起的交感反射和咳嗽反应。推荐使用Newfield和其他人所发明的技术，即先用苯佐卡因，然后以4%利多卡因雾化20min，同时采用芬太尼25 ～ 50μg与咪达唑仑1mg联合镇静，每侧3mL的1%利多卡因进行双侧喉上神经阻滞，经气管镜注入2.5mL的4%利多卡因（Newfield等，1997；Pong和Lam，2010）。临床实践证明，这些措施足以在镇痛和镇静条件下完成支气管镜插管。

对所有气管插管困难的患者，应确保各类气道装置（包括喉罩在内）可即取即用。若需对清醒患者实施气管切开或环甲膜切开术，应确保所有局部麻醉药物内不含肾上腺素。

13.5.5　从麻醉插管到打开骨瓣

插管完成并固定好导管后，经颈内静脉放置三腔深静脉导管以监测中心静脉压（CVP），因为：

① 该类患者往往都存在低血容量；

② 术中使用渗透性利尿药和循环利尿药后，患者体液大量移位；

③ 动脉瘤有破裂的潜在风险，需要输血和补液；

④ 可能存在的心肌功能障碍（Pong和Lam，2010）。

同时，需要放置foley导管，连接外部起搏器垫，绘制并评估初始血气和电解质值，也可额外启动大口径静脉注射通道。然后，按照0.75mg/kg的剂量增加异丙酚用量，并将瑞芬太尼速率增加至3mL/h（浓度为40μg/mL），约30s后给患者安装Mayfield头架。随后，连接主要用于评估暴发抑制的脑电双频指数（BIS）监测仪并完成患者体位摆放。

对于大多数前后循环动脉瘤，通常采用仰卧位翼点入路，在患者背后放置凝胶垫块，头偏向病变对侧；对于椎动脉动脉瘤和基底动脉动脉瘤，通常采用"公园椅"体位枕下入路，至少用3条尼龙绷带将患者固定于手术台上。此时，颈部扭转需十分小心，以避免造成静脉阻塞。最后，麻醉医师需要对肺部进行听诊，并在打开骨瓣期间优先处理以下事项：

① 控制血压峰值，上调不超过术前血压的10%。

② 血压不低于术前的80%。

③ 监测动脉血气（ABG）基线值，将CO_2分压维持在34 ～ 38mmHg之间。

④ 监测各项实验室指标基线。

a.如果Na^+＜145mmol/L，按照1g/kg的剂量应用20%甘露醇，持续20 ～ 30min；

b.如果Na^+＞145mmol/L，向外科医师报告并考虑最大限度地使用脑室外引流（EVD）；

c.纠正镁离子和钾离子异常；

d.如果血糖＞160mg/dL，则开始滴注胰岛素，使血糖维持在＜160mg/dL的水平；

e.如果血糖＜160mg/dL，则在1h后复查。

⑤ 确保手术室有配好的血备用。

⑥ 增加异丙酚输注量，到达可发挥暴发抑制作用的浓度（约12s的暴发）。

⑦ 确保使用适当的抗生素。

⑧ 开始使用血管加压药（通常选择2mg/mL的新福林），将血压维持在正常水平的80%左右。

动脉瘤患者不建议使用氧化亚氮，插管后将吸氧浓度降低到60%并保持到打开骨瓣，然后将氧浓度再增加至100%。麻醉维持使用丙泊酚、芬太尼和吸入剂（异氟醚或地氟醚）组合，Hunt-Hess分级＜3级的患者需使用非去极化肌松剂，而Hunt-Hess分级3级以上的患者倾向于使用全静脉麻醉（TIVA）。

甘露醇给药结束时应检测血钠值，由于甘露醇是一种渗透性利尿药（20%甘露醇的渗透压为1098mOsm/L），可将组织中水分吸入血管腔，因此术后血钠值会低于术前水平。作者经验是甘露醇应用后血钠值可能比初始值低10～15mEq/L。甘露醇对心脑血管的影响呈三相性：暂时性、延迟性和迟发性，其高渗透压可瞬间增加脑血流量（CBF）、脑血容量（CBV）和颅内压（ICP）；随后，CBV和ICP降低（Ravussin等，1986）。如果患者有明显的充血性心力衰竭病史，注射甘露醇前10min需给予20mg呋塞米。

如果血钠下降，可以50mL/h的速率给予3%的生理盐水；对于Hunt-Hess评分3分以上者，给予7.5%的生理盐水150mL，持续滴注1h以上。多项前瞻性研究比较了甘露醇和高渗盐水（HTS）对颅内压的影响，结果表明HTS和甘露醇对于颅内高压的治疗同样有效，HTS的效果甚至更好（Drummond等，2009；Vialet等，2003）。如果血钠水平没有下降，患者很可能存在脱水，则需应用生理盐水补液；而对于严重脱水的患者，使用HTS可能会导致酸中毒并使颅内压增高。在打开骨瓣后，需将血压至少保持在术前80%的水平，此时是切开硬膜的最佳手术条件；同时，应保证处于暴发抑制状态且血糖＜160mg/dL，所有电解质水平处于正常范围，并为动脉瘤的突然破裂做好准备。

13.5.6　打开硬脑膜暴露动脉瘤

随着硬脑膜的敞开和动脉瘤的暴露，ICP变为0，TMPG变为MAP，此时必须严格维持血压。如果大脑还没有足够松弛，需采取以下步骤：

① 确保没有低氧血症或高血压；

② 检查患者颈部，排除静脉阻塞；

③ 检查脑室外引流，确保引流通畅；

④ 与外科医师沟通后实施头部抬高，以便于静脉血和CSF回流；

⑤ 过度通气使患者CO_2分压在25～30mmHg。

从生理学角度来看，如果大脑不够松弛，且血钠低于145mmol/L，需要再次给予7.5%的生理盐水150mL。若上述措施仍不能起效，则试验性应用硫喷妥钠，剂量为150～200mg，若有效则连续输注，剂量为4～5mg/（kg·h）。

对于Hunt-Hess分级2级或以下、Fisher分级2级或以下的患者，需要将血压维持在术前水平的70%～80%；如果Hunt-Hess分级3级或更高，而Fischer分级为2级，血压目标值为不低于术前值的80%。同时，需要将患者维持在暴发抑制状态，以应对可能需要的紧急或临时动脉阻断或夹闭。作者并未发现控制性低血压更有益于维持脑灌注压（CPP）。多项文献指出，将CPP维持在60～80mmHg较为合理（Pong和Lam，2010；Shapiro，1975）。

13.5.7　夹闭或封堵

动脉瘤充分暴露后外科医师将准备放置闭塞性动脉瘤夹。如果动脉瘤很小，暴露良好，则无需更多准备。如果动脉瘤较大或暴露困难，则需在动脉瘤近端放置一枚临时阻断夹，麻醉医师需在阻断时做到暴发抑制、充分控制血糖并维持良好的CPP。一般来说，如果临时阻断时间在10min以内，无论使用何

种麻醉剂，脑梗死的风险都很低（Samson 等，1994）。

为便于夹闭宽颈、大型动脉瘤并降低破裂风险，有时可采用短暂心脏停搏技术，通过腺苷诱导心脏停搏，所导致的术后 48h 和出院时神经功能不良发生率较未停搏手术增加不超过 15.7%，但也不低于 12.7%（Bebawy 等，2013）。临时心脏停搏时需要体外起搏器 / 除颤器准备到位，加大肌松剂剂量直到无可观察到的肌肉颤动。逐步递增使用腺苷 2 ～ 3 次，每次使用剂量为 6 ～ 18mg，从而建立起剂量 - 反应效应。平均而言，30 ～ 36mg 的腺苷可诱导 30s 的心脏停搏。心律的恢复通常是自发的，必要时可能需要使用体外起搏器。需要注意的是在肌肉没有充分松弛时，体外起搏器的电刺激可能引起患者幅度较大的肢体活动，甚至导致 Mayfield 头架移位；也会引起反跳性心动过速和高血压。心脏停搏技术禁用于心脏传导异常或严重哮喘的患者。

在成功夹闭动脉瘤后，需要常规行术中血管造影，以确认动脉瘤夹的位置正确且血管保持通畅。术中造影采用注射吲哚菁绿（ICG）后近红外线观察，通过手术显微镜上安装的特殊摄像机可对动脉瘤和相关解剖结构进行显影。ICG 是一种分子量为 751.4Da 的吲哚染料，干燥、室温条件下可稳定保存，易溶于水（1mg/mL），不易溶于盐水。因此，术中首先将其溶解于水中，之后如果需要使用等渗溶液则继续用生理盐水进行稀释。ICG 在溶液中和光照下不稳定，推荐使用的是规格为 25mg 的粉末，一般在动脉瘤夹闭即将完成时用 10mL 的无菌水配置 ICG 溶液，在做好记录准备后在外科医师指示下快速静脉注射 5mL（12.5mg）；如有必要，可在 15min 或更短的时间内再次注射。如果血管显影不成功，可考虑将患者送回神经血管手术室进行正式的全脑血管造影。

在血管造影确认动脉瘤夹位置正确后，减少异丙酚用量，使暴发抑制变为正常的 BIS 波，将氧浓度降至 60%，血压可升至术前 120% 的水平。此时，还需要纠正液体平衡。作者经验：静脉给予 5% 白蛋白 500mL，然后根据尿量补充同等容量的晶体溶液；如果血钠＜ 145mmol/L，则给予生理盐水，不输注含有葡萄糖的液体。虽然可以对所有的动脉瘤患者都采用这种做法，但对 Hunt-Hess 分级为 3 级或更高的患者尤为重要。

随着硬脑膜关闭，将二氧化碳分压提高到 38 ～ 42mmHg。此时，通常不再需要血管升压药，可进行实验室检查并根据结果调整电解质。如果患者出现癫痫，考虑应用抗癫痫药物，通常为左乙拉西坦。

13.5.8　麻醉苏醒

患者术后麻醉苏醒并拔管的标准包括 Hunt-Hess 分级 3 级或以下，手术操作顺利、在合理时间内完成，术前无拔管禁忌证。将患者血压维持在术前血压的 80% ～ 120%，在去掉 Mayfield 头架后麻醉医师停止所有麻醉剂，撤掉剩余肌松剂，保留低速输注瑞芬太尼。此时，允许患者苏醒，一般可以通过输注尼卡地平（200mg/100mL）将血压维持在合理范围内。需要注意的是，如突然停用瑞芬太尼将会导致血压大幅升高。一旦患者自主呼吸恢复，注射 1 ～ 2mg 吗啡，最后停用瑞芬太尼。当患者达到通常的拔管标准后就拔除气管插管，如果拔管后呼吸频率＞ 12 ～ 14 次 / 分，则需在患者被送往重症监护病房之前额外注射 1 ～ 2mg 吗啡。

手术结束后如需要进行正式的血管造影，则保持麻醉药物输注，并将患者小心转运到神经血管手术室。血管造影完成且明确动脉瘤夹无问题后继续按照上述指南行麻醉苏醒和拔管。如果患者为 Hunt-Hess 分级 3 级或以上，除非外科医师有明确依据可进行麻醉苏醒和拔管，否则患者将保持镇静和插管状态。对于 Hunt-Hess 分级 1 级或 2 级的患者，如遇到手术意外（术中动脉瘤破裂）或手术时间超时，以及存在需要延迟拔管的问题时，则不建议拔管。无论拔管状态如何，均需将患者送到重症监护室并进行补液，以避免出现液体负平衡（表 13.2）。

13.6　特殊问题

13.6.1　术中破裂

术中破裂（intraoperative rupture，IAR）后如出血可以控制，且吸引器可维持术野显露，则可将CPP维持在IAR前水平，并维持暴发抑制、做好输血准备。只有在术野无法显露时才考虑将MAP降至50mmHg；如出血仍不能控制，可以考虑采用前述的腺苷诱导心脏临时停搏技术。如果SAH患者本来合并低血容量，加之术中使用渗透性利尿药，如发生IAR时术中很难维持血压，需要液体复苏以更好地维持血压；此时，如过度使用肾上腺素等血管升压药物可能会造成灾难性后果，血压突然大幅升高最终引起严重的脑肿胀。

关于IAR发生时的麻醉管理措施尚存在争议，包括低体温、控制性低血压和神经电生理监测的使用（Chowdhury等，2014）。动脉瘤术中低体温临床研究（IHAST）发现，亚低温（33.5℃）对患者神经系统功能无明显影响（Todd等，2005）；但是低体温状态下，多种因素包括夹闭时间、动脉瘤有无破裂、蛛网膜下腔出血分级、低体温程度、神经保护剂使用、监测方法、麻醉剂、外科医师经验，以及IAR本身等都会影响动脉瘤手术进程。因而，作者提供的治疗方案中并不包括轻度低体温。

IAR后将血压降低到50mmHg这一做法已经被广大术者所接受（Beatty，1990；Dangor和Lam，1998；Herrick和Gelb，1992；Priebe，2007；TSemenzis和Hitchcock，1985）。当然，将MAP降至50mmHg是否可有效减少动脉出血也值得怀疑；此外，控制性低血压会对CPP产生不利影响，加重脑缺血（Priebe，2007）。作者的实践中，控制性低血压有时有利于控制出血并显露视野，但并未发现有益于术后神经功能恢复。

13.6.2　接受透析的肾功能衰竭患者

破裂颅内动脉瘤中接受透析的肾功能衰竭患者并不罕见，而在避免利尿药使用的情况下如何松弛大脑是个问题。此外，透析周期的时间安排也需要结合手术计划进行调整。例如，透析周期的第1天属于缺水状态，而第3天则处于满容量状态。

脑室外引流或腰大池引流可以很好地松弛大脑，如果还不能满足手术需要且患者处于透析周期第1天，可按照1g/kg体重的剂量给予甘露醇，总剂量不超过100g；如果Na^+＜145mmol/L或Cl^-＜106mmol/L且pH＞7.38，可另外以50mL/h的速率在手术期间持续输注3%盐水。同时，根据脑脊液引流量补充液体，每毫升引流量补充2mL液体。如果起始红细胞压积＜28，则根据失血量进行补液，手术后继续按计划进行透析。

如果患者在手术前2天或更长时间时进行了透析治疗，可最大限度地使用脑室外引流，同时尽量限制甘露醇使用。在电解质分布和pH状况良好的情况下，可在1h内输注7.5%的生理盐水150mL。如果仍未达到效果，可重复输注7.5%的生理盐水。在血液置换过程中，尽量限制液体并输注100～200mL的25%白蛋白，手术后仍按计划进行透析。

13.6.3　巨大动脉瘤

直径＞2.5cm的动脉瘤定义为巨大动脉瘤。针对此类病变，麻醉时必须考虑到有两种外科技术可能应用：一种是将动脉瘤的近端和远端夹闭从而使动脉瘤萎缩，另一种是在深度低体温情况下采用心脏停

搏技术。作者的麻醉经验主要来自前一种技术，此技术最大限度地利用了前述的临时夹闭技术，偶尔需要使用临时心脏停搏技术。

笔者曾经处理过一例多处破裂的巨大基底动脉顶端动脉瘤，该动脉瘤内已放置多枚弹簧圈，但仍出血不止，术中使用了 Pong 和 Lam 等论述的循环暂停方案，同时使用巴比妥酸盐诱导昏迷。该患者苏醒时间为 72h，动脉瘤成功夹闭后未发生新的神经功能障碍，但 Hunt-Hess 分级仍为 3 ～ 4 级。

13.6.4　未破裂动脉瘤

未破裂动脉瘤的方案同 Hunt-Hess 分级 1 级或 2 级患者。

13.7　结论

对于颅内动脉瘤患者的麻醉管理，必须考虑动脉瘤的临床分级和 Fisher 分级、患者的术前相关情况，包括症状（呕吐、癫痫、被人发现等）、已知的低血容量和心脏问题、蛛网膜下腔出血后的手术时机、麻醉时的血压控制，以及是否有任何短暂心搏骤停病史、是否使用过监护仪等。制订麻醉计划时，应考虑如下方面：气道管理技术、诱导剂和诱导技术的使用、术中麻醉管理、大脑松弛技术，以及脑保护剂的选择和麻醉后苏醒。应该根据所有这些情况，制订一个麻醉方案，使之可以匹配并适应上述动态因素。本章所论述方案可解决临床中遇到的大部分问题，但不会覆盖所有情况。

（译者：毛星刚　汪仁聪　王　江）

参考文献

Abd-Elsayed, A., Wehby, A., & Farag, E. (2014). Anesthetic management of patients with intracranial aneurysms. *The Ochsner Journal*, 14, 418-425.

Badjatia, N., Topcuoglu, M., Buonanno, F., et al. (2005). Relationship between hyperglycemia and symptomatic vasospasm after subarachnoid hemorrhage. *Critical Care Medicine*, 33, 1603-1609.

Batjer, H., & Samson, D. (1986). Intraoperative aneurysmal rupture: incidence, outcome, and suggestions for surgical managegemt. *Neurosurgery*, 18, 701-707.

Beatty, R. (1990). Intraoperative aneurysms rupture during the predissection stage. *Journal of Neurology Neruosurgery & Psychiatry*, 53, 711-712.

Bebawy, J., Zeeni, C., Sharma, S., et al. (2013). Adenosine-induced flow arrest to facilitate intracranial aneurysm clip ligation does not worsen neurologic outcome. *Anesthesia and Analgesia*, 117, 1205-1210.

Bendok, B., Sherma, A., Gupta, D., et al. (2010). *Adenosine induced flow arrest: Alternative technique to temporary occlusion to facilitate intracranial aneurysm clipping.* Retrieved from American Association of Neurological Surgeons, February 23. *http://www.aans.org/Media/Article.aspx?ArticleId=65011.*

Betjes, M. (2002). Hyponatremia in acute brain disease: the cerebral salt-wasting syndrome. *European Journal of Internal Medicine*, 13, 9-14.

Black, S., Sulek, C., & Day, A. (1998). Cerebral aneurysm and arteriovenous malformation. In R. Cucchiara, S. Black, & J. D. Michenfelder (Eds.), *Clinical neuroanesthesia* (2nd ed., p. 265). New York: Churchill Livingstone.

Chen, S., Li, Q., Wu, H., Krafft, P., et al. (2014). The harmful effects of subarachnoid hemorrhage on extracerebral organs. *BioMed Research International*. https://doi.org/10.1155/2014/858496.

Chowdhury, T., Petropolis, A., Wilkinson, M., Schaller, B., Sandu, N., & Cappellani, R. (2014). Controversies in the anesthetic management of intraoperative rupture of intracranial aneurysm. *Anesthesiology Research and Practice*. http://wwwjnaccjournal.org.

Dangor, A., & Lam, A. (1998). Anesthesia for cerebral aneurysm surgery. *Neurosurgery Clinics of North America*, 9(4), 647-659.

Dernbach, P., Little, J., Jones, S., & Ebrahim, Z. (1988). Altered cerebral autoregulation and CO2 reactivity after aneurysmal subarachnoid hemorrhage. *Neurosurgery, 22*, 822-826.

Diringer, M., Lim, J., Kirsch, J., & Hanley, D. (1991). Suprasellar and intraventricular blood predict elevated plasma atrial natriuretic factor in subarachnoid hemorrhage. *Stroke, 22*, 577-581.

Dorhout Mees, S. M., Rinkel, G. J., Feigin, V. L., Algra, A., van den Bergh, W. M., Vermeulen, M., et al. (2007). Calcium antagonists for aneurysmal subarachnoid haemorrhage. *Cochrane Database of Systematic Reviews*, (3), CD000277.

Drummond, J. C., Rinkel, G. J., Feigin, V. L., Algra, A., van den Bergh, W. M., Vermeulen, M., et al. (2009). Neurosurgical anaesthesia. In E. Lars, & R. D. Miller (Eds.), *Vol. 2. Anaesthesia* (7th ed., p. 2066). London: Churchill Livingstone Elseiver.

Eng, C., & Lam, A. (1994). Cerebral aneurysms: anesthetic considerations. In J. Cottrell & D. Smith (Eds.), *Anesthesia and neurosurgery* (3rd ed., p. 377). Boston: Mosby.

Frontera, J. A., Claassen, J., Schmidt, J. M., Wartenberg, K. E., Temes, R., Connolly, E. S., Jr., et al. (2006). Prediction of symptomatic vasospasm after subarachnoid hemorrage: the modified Fisher scale. *Neurosurgery, 59*(1), 21-27.

Ghosh, S., Dey, S., Maltenfort, M., et al. (2012). Impact of Hunt-Hess grade on the glycemic status of aneurysmal subarachnoid hemorrhage patients. *Neurology India, 60*, 283-287.

Gilmore, E., Choi, H., Hirsch, L. C., & Claassen, J. (2010). Seizures and CNS hemorrhage: spontaneous intracerebral and aneurysmal subarachnoid hemorrhage. *Neurologist, 16*(3), 165-175.

Gruber, A., Reinprecht, A., Illievich, U., et al. (1999). Extracerebral organ dysfunction and neurologic outcome after aneurysmal subarachnoid hemorrhage. *Critical Care Medicine, 27*, 505-514.

Hart, R., Byer, J., Slaughter, J., Hewett, J., & Easton, J. (1981). Occurrence and implications of seizures in subarachnoid hemorrhage due to ruptures intracranial aneurysms. *Neurosurgery, 8*, 417-421.

Herrick, I., & Gelb, A. (1992). Anesthesia for intracranial aneurysm surgery. *Journal of Clinical Anesthesia, 4*, 73-85.

Horowitz, M., Willet, D., & Keffer, J. (1998). The use of cardiac troponin-I (cTnI) to determine the incidence of myocardial ischemia and injury in patients with aneurysmal and presumed aneurysmal subarachnoid hemorrhage. *Acta Neurochirurgica, 140*, 87-93.

Hunt, W. E., & Hess, R. M. (1968). Surgical risk as related to time of intervention in the repair of intracranial aneurysms. *Journal of Neurosurgery, 28*(1), 14-20.

Jaeger, M., Schulman, M., Soehle, M., et al. (2007). Continuous monitoring of cerebrovascular autoregulation after subarachnoid hemorrhage by brain tissue oxygen pressure reactivity and its relation to delayed cerebral infarction. *Stroke, 38*, 981-986.

Kassell, N., Peerless, S., Durward, Q., et al. (1982). Treatment of ischemic deficits from vasospasm with intravascular volume expansion and induced arterial hypertension. *Neurosurgery, 11*, 337-343.

Kassell, N., Torner, J., & Haley, E. J. (1990). The international cooperative study on the timing of aneurysm surgery. Part 1: overall management results. *Journal of Neurosurgery, 73*, 18-36.

Lam, J., Smielewski, P., Czosnyka, M., et al. (2000). Predicting delayed ischemic deficits after aneurysmal subarachnoid hemorrhage using a transient hyperemic response test of cerebral autoregulation. *Neurosurgery, 47*, 819-825.

Lee, V., Oh, J., Mulvagh, S., & Wijdicks, E. (2006). Mechanisms in neurogenic stress cardiomyopathy after aneurysmal subarachnoid hemorrhage. *Neurocritical Care, 5*, 243-249.

Ma, X., Willumsen, L., Hauerberg, J., et al. (2000). Effects of graded hyperventilation on cerebral blood flow autoregulation in experimental subarachnoid hemorrhage. *Journal of Cerebral Blood Flow and Metabolism, 20*, 718-725.

Mayer, S., Lin, J., Homma, S., et al. (1999). Myocardial injury and left ventricular performance after subarachnoid hemorrhage. *Stroke, 30*, 780-786.

Naidech, A., Kreiter, K., Janjua, N., et al. (2005). Cardiac troponin elevation, cardiovascular morbidity, and outcome after subarachnoid hemorrhage. *Circulation, 112*, 2851-2856.

Nelson, R., Roberts, J., Rubin, C., et al. (1991). Association of hypovolemia after subarachnoid hemorrhage with computed tomographic scan evidence of raised intracranial pressure. *Neurosurgery, 29*, 178-182.

Newfield, P., Hamid, R., & Lam, A. (1997). Anesthetic management. In M. Albin (Ed.), *Textbook of neuroanesthesia with neurosurgical and neuroscience perspectives* (p. 874). New York: The McGraw-Hill Companies Health Professions Division.

Pong, R., & Lam, A. (2010). Anesthetic management of cerebral aneurysm surgery. In J. Cottrell & W. Young (Eds.), *Cottrell and Young's Neuroanesthesia* (p. 219). Philidelphia: Mosby Elsevier.

Priebe, H. (2007). Aneurysmal subarachnoid haemorrhage and the anaesthetist. *British Journal of Anaesthesia, 99*, 102-118.

Radolf, S., Smoll, N., Dreckhahn, C., Dreier, J., Vajkoczy, P., & Sarrafzadeh, A. (2014). Cerebral lactate correlates with early onset pneumonia after aneurysmal SAH. *Translational Stroke Research, 5*, 278-285.

Ravussin, P., Archer, D., Tyler, J., et al. (1986). Effects of rapid mannitol infusion on cerebral blood volume: a positron emission tomographic study in dogs and man. *Journal of Neurosurgery, 64*, 104-113.

Rudehill, A., Gordon, E., Sundqvist, K., et al. (1982). A study of ECG abnormalities and myocardial specific enzymes in

patients with subarachnoid Haemorrhage. *Acta Anaesthesiologica Scandinavica, 26,* 344-350.

Samson, D., Batjer, H., Bowman, G., et al. (1994). A clinical study of the parameters and effects of temporary arterial occlusion in the management of intracranial aneurysms. *Neurosurgery, 34,* 22-28.

Sato, Y., Isotani, E., Kubota, Y., Otomo, Y., & Ohno, K. (2012). Circulatory characteristics of normovolemia and normotension therapy after subarachnoid hemorrhage, focusing on pulmonary edema. *Acta Neurochirurgica, 154,* 2195-2202.

Schmidt, J., Crimmins, H., Lantigua, H., et al. (2014). Prolonged elevated heart rate is a risk factor for adverse cardiac events and poor outcome after subarachnoid hemorrhage. *Neurocritical Care, 20,* 390-398.

Schmieder, K., Moller, F., & Engelhardt, M. (2006). Dynamic cerebral autoregulation in patients with ruptured and unruptured aneurysms after induction of general anesthesia. *Zentralblatt für Neurochirurgie, 67,* 81-87.

Schuiling, W., Dennesen, P., & Rinkel, G. (2005). Extracerebral organ dysfunction in the acute stage after aneurysmal subarachnoid hemorrhage. *Neurocritical Care, 3,* 1-10.

Shapiro, H. (1975). Intracranial hypertension: therapeutic and anesthetic considerations. *Anesthesiology, 43,* 445-471.

Sherlock, M., O'Sullivan, E., Agha, H., Behan, L. A., Rawluk, D., Brennan, P., et al. (2006). The incidence and pathophysiology of hyponatremia after subarachnoid haemorrhage. *Clin Endocrinol (Oxford), 64* (3), 250-254.

Sundaram, M., & Chow, F. (1986). Seizures associated with spontaneous subarachnoid hemorrhage. *The Canadian Journal of Neurological Sciences, 13,* 229-231.

Tenjin, H., Hirakawa, K., Mizukawa, N., et al. (1988). Dysautoregulation in patients with ruptured aneurysms: cerebral blood flow measurements obtained during surgery by a temperature-controlled thermoelectrical method. *Neurosurgery, 23,* 705-709.

Todd, M., Hindman, B., Clarke, W., & Torner, J. (2005). Mild intraoperative hypothermia during surgery for intracranial aneurysm. *New England Journal of Medicine, 352,* 135-145.

Tsementzis, S., & Hitchcock, E. (1985). Outcome from "rescue clipping" of ruptured intracranial aneurysms during induction anaesthesia and endotracheal intubation. *Journal of Neurology, Neurosurgery & Psychiatry, 48,* 160-163.

van der Bilt, I., Hasan, D., Vandertop, W., et al. (2009). Impact of cardiac complications on outcome after aneurysmal subarachnoid hemorrhage: a meta-analysis. *Neurology, 72,* 635-642.

Vannemreddy, P., Venkatesh, K., Kinesh, P., et al. (2010). Myocardial dysfunction in subarachnoid hemorrhage: prognostication by echo cardiography and cardiac enzymes. *Acta Neurochirurgica Supplement, 106,* 151-154.

Vialet, R., Albanèse, J., Thomachot, L., Antonini, F., Bourgouin, A., Alliez, B., et al. (2003). Isovolume hypertonic solutes (sodium chloride or mannitol) in the treatment of refractory posttraumatic intracranial hypertension: 2 mL/kg 7.5% saline is more effective than 2 mL/kg 20% mannitol. *Critical Care Medicine, 31,* 1683-1687.

Voldby, B., Enevoldsen, E., & Jensen, F. (1985). Cerebrovascular reactivity in patients with ruptured intracranial aneurysms. *Journal of Neurosurgery, 62,* 59-67.

Zaroff, J., Rordorf, G., Newell, J., et al. (1999). Cardiac outcome in patients with subarachnoid hemorrhage and electrocardiographic abnormalities. *Neurosurgery, 44,* 34-39.

Zaroff, J., Rordorf, G., Titus, J., et al. (2000). Regional myocardial perfusion after experimental subarachnoid hemorrhage. *Stroke, 31,* 1136-1143.

第 14 章

动脉瘤夹闭的技术原则

Babu G. Welch❶；Rafael de Oliveira Sillero❶；
Jonathan A. White❶；H. Hunt Batjer❶

摘 要

虽然许多颅内动脉瘤可以选择血管内治疗，但要想掌握完整的脑血管病治疗技术则需要了解手术夹闭的原理。颅内动脉瘤的夹闭并不是一项单独的任务，而是在对手术入路和外科解剖理解的基础上，最终掌握复杂的显微血管结构并在术中进行保护。本章将通过术中图像和生物医学插图来阐述这些方面的内容。

关键词

颅内动脉瘤；手术夹闭

目 录

❶ 美国得克萨斯州达拉斯市得克萨斯大学西南医学中心神经外科。

14.1　引言

在过去的二十年里，神经外科手术及微创技术取得显著进展并拥有了更多的神经外科手术设备。虽然目前的临床实践朝着微创和血管内技术的方向发展，但对于许多复杂的脑动脉瘤，显微外科夹闭仍然是一种可选择的、有时是不可替代的治疗方法。

当谈到"动脉瘤夹闭"的技术原理时，我们必须要认识到这个简单的术语仅仅指代了复杂的显微外科技术操作中的一小部分。这些技术的最终目的是在保持正常解剖结构和脑血流的情况下，将动脉瘤夹闭，使瘤体排除在血液循环之外。"夹闭"动脉瘤的技术最好是循序渐进进行，从术前确定适当的解剖结构，手术中充分暴露以达到动脉控制，并最终创造性地夹闭动脉瘤，每一个步骤都将在本章中分节进行讨论。

14.2　设备

自从20世纪60年代问世以来，手术显微镜一直被认为是动脉瘤手术成功不可或缺的工具，其所提供的放大率和光照使神经外科医师能够看到颅内精细的解剖结构，这是肉眼或手术放大镜所无法实现的。除此之外，现代手术显微镜还为神经外科医师提供了一种口控装置，安装在显微镜目镜位置，通过口部调整手术视野，使得术者无需手动就可调整显微镜，探查目标动脉瘤及附近结构。这种优势在高倍镜下完成一些特别的技术操作时尤为重要，如术中动脉瘤破裂需紧急夹闭或显微血管吻合等。

现代显微镜的另一个特别功能是可进行基于荧光视频的血管造影。如今，吲哚氰绿（indocyanine green，IGG）荧光剂的使用已成为神经外科医师的标准做法，其使用经济有效，可用来评估极细小的血管通畅性。更重要的是，ICG造影可评估动脉瘤颈的夹闭是否成功，从而确保动脉瘤完全夹闭和远端血运保持通畅（图14.1；Raabe等，2003）。

每次手术之前均应对手术显微镜进行检查和准备，包括平衡、镜头焦距和方向、自动功能如荧光滤片等。确保包括口控装置、脚踏开关等辅助配件可正常工作，并进行适当调整。根据患者的体位、神经外科医师的用手习惯，以及洗手护士和设备的位置，术者需要参与并确定显微镜在手术室中的位置，并根据手术入路的侧别调整第一助手目镜的位置。大多数现代显微镜允许目镜进行单独对焦以适应主刀医师和助手的视力差异。此外，术者应在术前将显微镜的调整和位置情况告知巡回和洗手护士，以确保手术顺利进行。

脑动脉瘤夹闭手术所需的基本显微外科器械包括锋利的蛛网膜分离剪刀、不同尺寸的泪滴状拇指控

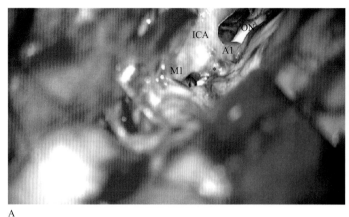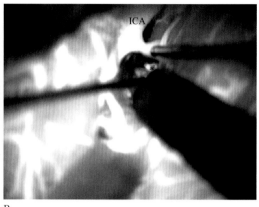

A　　　　　　　　　　　　　　　　　　　　　　　　　　　B

图 14.1 （A）患者女性，63 岁，左侧颈内动脉分叉部未破裂小动脉瘤。（B）荧光造影显示在动脉瘤夹和牵开器之间，动脉瘤中仍有血流进入

ICA—颈内动脉；ON—视神经

制吸引器（3 ～ 8Fr）、显微镊和绝缘双极镊子，其中双极镊子具有2mm尖端并有不同的长度。为了便于术中分离解剖，作者更喜欢使用Rhoton式6号神经剥离子和显微剪刀（包括直剪和弯剪），显微剪有短的（160mm）和延长的（200mm）两种尺寸。类似于眼科手术中所用的圆刀也是必不可少的器械。一套不同大小和形状的动脉瘤夹需在每次手术前进行消毒以备用，脑牵开器应提前放置好并在最开始切开前就可使用。

做动脉瘤夹闭手术时坐位更为舒服，术者的凳子应允许根据需要随时调整高度，且可使用扶手以避免手臂疲劳和/或颤抖。

14.3　基本手术入路

14.3.1　翼点入路

翼点入路是脑血管外科医师的"主力军"，该入路可到达任何前循环动脉瘤，它的许多变化也适合于基底动脉上段动脉瘤。确定头部位置是脑动脉瘤手术的第一步，对手术过程有重要影响，包括使术者可灵活应用动脉瘤夹、大脑在重力作用下移位以减少牵开器对脑组织的牵拉等。然后，正确选择头部的三个固定点以安装固定头架。一般而言，成对的固定针放在对侧颞上线上方，而单针正好位于同侧乳突上方的颞骨。拉伸颈部以有利于大脑受重力作用被牵开，而头部应高于心脏高度便于充分的静脉引流。头部向对侧旋转的程度取决于脑动脉瘤的位置，前循环动脉瘤旋转角度约为20° ～ 30°，基底动脉四分叉处的动脉瘤旋转角度约为45°。手术前了解可能会限制头部旋转的患者颈椎柔韧性有重要的意义，同侧放置肩侧滚有助于增加颈椎活动度。

皮肤切口开始于耳屏前方1cm处，以一个柔和的前弧线延伸到颞上线，到达发际线内的中线部位。如果患者以后可能需要接受搭桥手术，则颞浅动脉主干及其至少一支应予以保留。颞肌的剥离则是沿着纤维走行从颧骨水平直到颞上线，仔细地将肌肉从头颅骨上分离。将颞肌连同头皮作为一层分开，可避免面神经额支损伤引起的颞肌萎缩等美容问题。需要注意的是，如果更大范围的颞肌没有被单独分开，前面的视野暴露可能会受到限制。在这种情况下，采取筋膜间入路分离颞肌，可在避免面神经额肌支损伤的情况下分离出颞肌。

颅骨钻孔的位置在所谓的"解剖关键孔"上，位于颞上线下方的颞骨鳞部。之后用高速开颅铣刀将骨孔之间的颅骨切割后连起来，最后分离出游离骨瓣。常规切除蝶骨嵴外侧部分直至眶脑膜带的部位。小心打开硬脑膜后可将其缝合在肌肉内侧面以对硬膜的出血进行压迫止血。

有时候即使采取了适当的神经麻醉技术、正确的患者体位及脱水药，大脑的压力还是比较高，此时可在"Paine's点"处穿刺脑室以便快速释放脑脊液（cerebrospinal fluid，CSF）（Paine等，1988）。打开硬脑膜后，脑室穿刺点位于以下2条直线交叉点的直角处，即颅前窝上方2.5cm处的直线和外侧裂（Sylvian裂）前方2.5cm处的直线。术中可使用弯成直角的测量尺对此区域进行定位（图14.2）。穿刺针进入脑室时必须垂直于大脑皮质，进入侧脑室的深度约为4～5cm。

图14.2 "Paine's点"
术中采用一个弯成直角等腰三角形的测量尺对此穿刺点进行定位。穿刺针进入脑室时必须垂直于大脑皮质

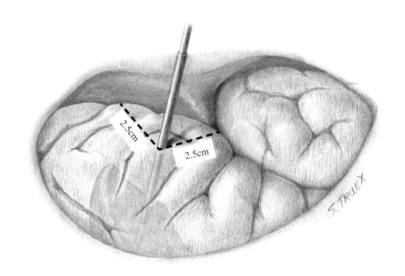

14.4 颞下入路

颞下入路常被用来进入脚间窝区或脑干外侧部位，最适合位于后床突水平或以下部位的动脉瘤，适应证包括位于小脑上动脉、大脑后动脉（PCA）和低位基底动脉分叉处的动脉瘤。颞下入路的主要优点是在接近基底动脉四分叉部位动脉瘤时，可以更好地显露丘脑后穿动脉。当用于P2及远端动脉瘤时，这种方法可改善对近端和远端动脉的控制。大多数情况下首选右侧入路以尽量减少对优势颞叶脑组织的牵拉。在决定采取颞下入路时，术前阅读影像资料时需特别注意的一个关键点是Labbé静脉汇入横窦的位置，如果Labbé静脉在更靠前的位置汇入横窦则会限制对颞叶的牵拉并增加静脉损伤的概率，这种类型的解剖关系限制了该入路的使用。

患者取侧卧位，头部采用三钉式头架固定，为更好地使大脑松弛，应在摆放体位之前行腰大池引流术。颞叶的"马蹄形"皮瓣从颧弓下缘（耳屏前方）向上到颞上线，然后在耳后弯向下。剥离颞肌后暴露颞骨根部是很重要的。颞部骨瓣形成时必须尽可能到达中颅窝底，多余的颞骨鳞采用高速磨钻磨除。颞侧和乳突上部的气房开放后使用骨蜡闭塞，以减少术后脑脊液瘘的概率。

硬脑膜打开后，显微镜下轻轻牵开颞叶，辨认小脑幕的内侧边缘，采用大的脑棉球或脑压板牵开颞叶钩突可暴露出Liliequist膜覆盖的脚间池。动眼神经是重要的解剖定位标志，大多数情况下小脑上动脉沿动眼神经下方向基底动脉主干走行。一旦暴露出基底动脉主干，就可在需要的时候将其临时夹闭从而建立对动脉的近端控制。

小脑幕可在第IV对颅神经后方切开，从而最大限度地暴露基底动脉主干，尤其是位于较低部位的基底动脉四分叉部位。在显露对侧大脑后动脉和小脑上动脉时也应遵循这一步骤，以获得对动脉瘤的完全控制和动脉瘤的顺利夹闭。

14.5　远外侧枕下入路

翼点入路是前循环动脉瘤的主要入路，而远外侧枕下入路则是血管内治疗时代常见的颅底入路之一，适用于小脑后下动脉（PICA）、椎-基底动脉交界处和小脑前下动脉（AICA）远端动脉瘤。患者取侧卧位，头部用三钉式头架固定。作者更倾向于将三钉头架成对的头钉放在同侧颞上线的上方，单针则正好位于对侧乳突骨上方。颈部弯曲使头部略向地板倾斜，有利于该区域入路的显露。外科医师的惯用手可能决定该体位的使用技巧，因为上肩可能会限制术者的手从外侧向内侧的移动以及动脉瘤位于术区深部时动脉瘤夹的使用。换言之，当患者的右侧向下时，左利手的术者可能会发现很难调整视野，所以在摆放体位时可通过上肩的前屈曲来避免这种限制。

皮肤切口从乳突尖水平开始，一直延伸到上项线，然后在中线处以一个柔和的曲线拐向下，直至延伸到第二颈椎棘突水平。在中线无血管的界面将肌肉从棘突、枕骨和乳突上分离，直至暴露出寰椎后弓及其凹槽。如果术中需要对动脉近端进行颅外阻断，可在动脉沟找到椎动脉。寰椎与枕骨之间的椎动脉段位于枕下三角区内，此三角由头后大直肌、上斜肌和下斜肌组成。将头后大直肌内侧和上斜肌外侧分离可暴露枕下三角。椎动脉周围有静脉丛，在该入路时可能导致静脉出血，需要明确入路前外侧的枕髁是髁导静脉的重要解剖标志，也是另一个静脉出血源，位于枕下三角的上方和深处，但通常会在到达枕髁之前遇到。

枕下开颅术的骨瓣切除通常延伸到乙状窦的内侧缘，包括枕骨大孔的后缘和外侧缘。任何暴露的乳突气房必须用骨蜡密封，以防止术后脑脊液漏。之后进行C1半椎板切除时需要向外侧扩张到接近关节面的位置。最后一步是枕髁磨除，注意磨除的部分限制在枕髁后内侧的三分之一。在这个区域的血管操作，很少需要将椎动脉从C1椎板上游离开（图14.3）。

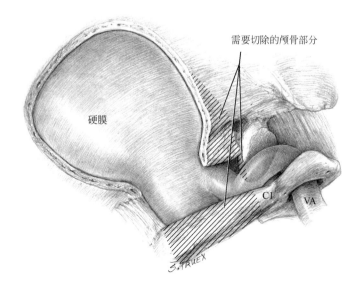

图 14.3　枕下入路、远外侧扩展和 C1 椎板切除术的示意图

14.6　蛛网膜下腔分离

动脉瘤手术大多通过脑的自然腔隙和通道进行，这些腔隙通常含有脑脊液，在动脉瘤破裂后可能会因出血而扩大。动脉瘤夹闭手术操作中，对蛛网膜下腔的认识和细致解剖是暴露手术区域的关键步骤。鞍旁池与动脉瘤手术密切相关，最常见的脑动脉瘤见于以下脑池中：大脑中动脉动脉瘤多位于侧裂池，后交通动脉动脉瘤位于颈动脉池，颈动脉眼段动脉瘤位于视交叉池，前交通动脉动脉瘤位于终板池。后循环动脉瘤不太常见，一般位于幕下的脑池中，如基底动脉分叉动脉瘤位于脚间池，PICA动脉瘤位于小脑延髓池外侧（Yasargil，1984）。

侧裂池包含两个部分，即前方的蝶部和后方的盖部，并非所有的动脉瘤手术都需要打开整个外侧裂。因此，应根据手术效率调整打开的位置。侧裂池的蝶部向内与颈动脉池相通，对于ICA分叉处动脉瘤应打开蝶部。对于大脑中动脉分叉部动脉瘤，通常需要打开外侧裂池的盖部。对于基底动脉分叉处动脉瘤和一些颈内动脉后壁的动脉瘤，应将外侧裂进行更广泛的开放，以便于颞叶活动和必要时行钩突切除。侧裂的开放应仔细进行，特别是当蛛网膜下腔血肿致颞叶和额叶粘连时。在这种情况下，建议从皮质支逐步向深部大脑中动脉主干方向解剖，然后继续在外侧裂内由深至浅进行分离。

蛛网膜采取锐性分离更好，显微剪是完成此操作最有用的器械。显微锐性分离中钝剪刀闭合时也可作为钝器使用；当显微剪刀片展开时可用于切开蛛网膜或剪断蛛网膜带。当这些蛛网膜带受到轻微的牵引时，锐性剥离效率更高。通常可使用吸引器的尖端轻微牵引，蛛网膜应在高倍镜下仔细解剖，以保持界面和正常解剖。作者的经验：使用无菌棉片或者光滑垫片可减少蛛网膜界面的损害并在需要时用于止血。

蛛网膜下腔解剖的目标是对动脉瘤进行显微外科分离暴露。在此之前，必须首先获得动脉瘤近端动脉的控制，然后是远端控制，之后分离出动脉瘤颈为夹闭做好准备。

14.7　临时动脉控制

动脉控制是任何涉及人体血管系统手术的基本原则。在脑血管疾病手术中，临时动脉阻断会提高动脉瘤体操作的安全性，在夹闭大或巨大动脉瘤时这一点尤其重要。充分的临时阻断可使得动脉瘤囊软化，为永久性夹闭做准备。临时阻断的方法是在动脉瘤近端使用一个临时动脉瘤夹或在动脉瘤的近端和远端都应用临时动脉瘤夹以孤立动脉瘤。当单纯近端控制不能使动脉瘤囊充分软化或在术中动脉瘤破裂时，可采取完全孤立动脉瘤的方式。当然情况允许时，可分段进行临时阻断，每次阻断的持续时间尽量不超过14min（Samson等，1994）。

已证明在颅内动脉瘤术中临时阻断时使用腺苷具有重要的意义（Bendok等，2011；Nussbaum等，2000）。在处理后循环动脉瘤时，因后颅窝手术通道狭窄，临时阻断难以实现，腺苷的使用是非常有用的。临时动脉控制的主要目标是动脉瘤破裂时控制出血，尤其在动脉瘤分离早期还未到达可进行近端和远端控制的部位时。

对动脉瘤进行穿刺抽吸减压也称为"Dallas技术"，在处理巨大的床突旁动脉瘤时非常有用（Batjer和Samson，1990；Parkinson等，2006）。当计划采用这种技术时，应在颅内分离动脉瘤前先暴露颈部的颈动脉（图14.4）。在具备杂交手术条件的情况下，也可采用血管内技术进行颈动脉的血流控制（Nussbaum等，2000）。

在最初的动脉瘤穿刺抽吸减压技术中，在暴露颈部颈内动脉后即用血管钳进行临时夹闭，然后在后

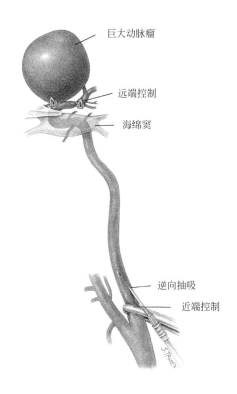

巨大动脉瘤

远端控制

海绵窦

逆向抽吸

近端控制

图 14.4　动脉瘤穿刺抽吸减压技术
最初，在暴露颈部颈内动脉后即用血管钳进行临时夹闭，之后穿刺抽吸

交通动脉近端的颈内动脉上采用临时动脉瘤夹进行阻断。另一个夹子临时阻断眼动脉，以避免颈外动脉侧支回流，这时可达到最佳抽吸效果。作者更倾向于使用4F的微穿刺针或16G血管导管进行抽吸，使动脉瘤充分减压，以便最终放置动脉瘤夹。

14.8　术中破裂

在外科治疗过程中，动脉瘤早期破裂可发生在许多部位，术者应该预见其可能出现在从麻醉诱导到动脉瘤夹闭操作的任何时刻。常见的易破裂情况：颈动脉眼段动脉瘤和颈动脉分叉部动脉瘤的囊性部分埋在额叶脑组织下面；向下突出的前交通动脉动脉瘤与视交叉粘连；后交通动脉动脉瘤与颞叶或小脑幕粘连；大脑中动脉动脉瘤的囊性部分与颞叶、额叶或蝶骨嵴的硬脑膜粘连。

术中破裂时，术者的自然反应是"直接夹闭"，但在没有充分分离动脉瘤颈的情况下进行夹闭是不安全的，可能导致出血不止，甚至将动脉瘤颈从供体动脉上直接撕下。此时最好的策略是先用一片无菌脑棉片填塞压迫破裂部位，以优势手使用第二个吸力更大的吸引器清除周围的血液，然后使用临时阻断夹夹闭。在这种情况下，一个经验丰富的助手可充当"第三只手"。在出血得到控制的情况下，就可以继续完成动脉瘤颈的解剖分离和明确的动脉瘤夹闭操作。另外，也可以通过神经麻醉小组采取的暴发抑制和心脏停搏技术来控制出血。

14.9　动脉瘤夹应用基本原则

理想情况下，动脉瘤夹应与供体血管长轴平行，且避免供体动脉狭窄或夹闭相邻分支血管（图14.5）。要选择最适合于动脉瘤颈部大小和形状的动脉瘤夹，术者必须熟悉动脉瘤夹特点，必要时还需要发挥一定的创造力。一般来说，动脉瘤夹片的长度应为瘤颈长度的1.5倍。

在动脉瘤夹闭过程中，应仔细观察两个夹片，小心地将夹子穿过动脉瘤颈部并将其完整包括于夹片之间。在每一次夹闭过程中，术者的焦虑可能会导致操作完成得快速但不准确。一个有用的练习是倾听患者的心跳，并在每次跳动时夹闭夹子；这样可通过练习来模拟外界环境的影响，以弱化手术过程中可能出现的焦虑情绪。将夹子从持夹钳上松开后，有必要检查动脉瘤是否闭塞完全，是否有血管穿支或邻近动脉或神经被卡在夹片内。

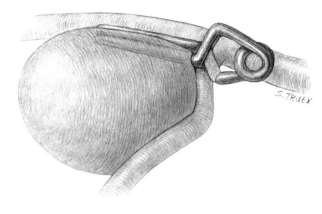

图 14.5 动脉瘤夹释放示意图

后续的步骤应该由带有反射性质的"团队"熟练操作，即术者将持夹钳收回的时候，器械护士或助手应立即给予术者适当的显微手术器械。术者可以此显微解剖器械轻轻地触及动脉瘤囊，如仍产生搏动应高度怀疑动脉瘤的闭塞不充分。重要的是需明确第一次夹闭并不一定是最后一次，而应该根据夹闭的情况进行灵活调整。

如果在使用了合适的夹子后动脉瘤仍保持充盈，可能是远端颈部残留、动脉瘤壁过厚、囊内血栓或近端颈部动脉粥样硬化/钙化所致，建议与第一枚夹平行地放置第二枚动脉瘤夹。预先栓塞过的动脉瘤是"增厚动脉瘤"的一种类型，将在后面单独的章节进行阐述。对于上述任何一种情况，为了便于对动脉瘤囊的操作，应考虑如下方法，包括使用多个动脉瘤夹、临时阻断、给予腺苷使心脏临时停搏或快速心室起搏。

当动脉瘤囊性部分的大小与动脉瘤夹开口的孔径不符合时，用双极电凝的短脉冲对动脉瘤颈进行塑形可能有助于更好地显露整个动脉瘤颈结构；注意在此操作过程中需要降低双极的功率。

虽然上述一般原则适用于所有动脉瘤，但脑血管外科医师应注意下面将要阐述的不同部位动脉瘤夹闭时的细微操作差别，一个有用的练习是在头脑中反复演示各部位动脉瘤处理的细节，这有可能使充满压力的工作变得轻松一些。

14.9.1　颈内动脉近端动脉瘤

前循环动脉瘤接近颅底，其夹闭具有挑战性。在颈内动脉近端的"眼段"，动脉瘤夹放置时的障碍包括前床突、严重倾斜的斜坡、动脉瘤累及的部分颈动脉腔。CTA 在动脉瘤治疗中的常规使用对评估这些障碍极为有益。此外，蝶窦向床突部位延伸和动脉壁钙化的存在都是动脉瘤夹闭操作过程中需要关注的重要信息。

如有必要，可磨除前床突，其目的是对动脉近端更好地控制并确定眼动脉起源。根据术者的习惯可采取硬膜外或硬膜内磨除的办法（Dolenc，1985），必要时将视神经管顶部取下以游离视神经（图 14.6）。许多外科医师主张磨除硬膜内前床突时使用超声骨刀，这可能是一种更安全的工具。但在最开始显露时，应考虑到超声波工具的尺寸要明显大于高速钻头。

为保证精准放置动脉瘤夹，需确定颈动脉近端、颈动脉远端、眼动脉及动脉瘤颈与颅底的关系。向上突起的颈动脉瘤通常在与颈动脉长轴平行的方向夹闭，以减少供体动脉的缩窄。有些夹片向右或向左弯曲的动脉瘤夹非常适合这些病变（图 14.7），外科医师可以持着瘤夹顺动脉瘤颈部移动，最终将夹片从近端向远端方向置入，在到达所需的位置后夹闭动脉瘤。向内侧突出的病变可以用开窗动脉瘤夹来处理，保证以最小的体积通过视神经下方。

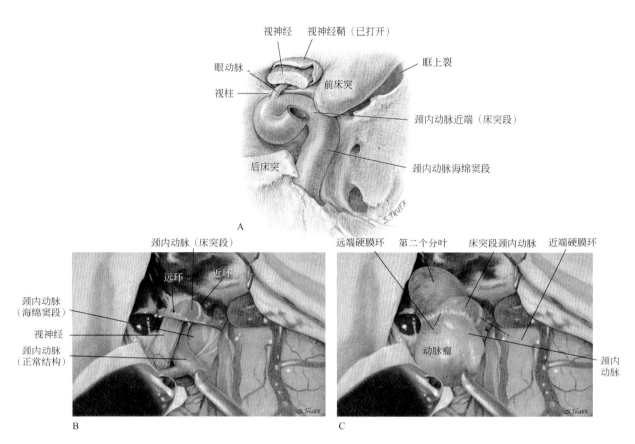

图 14.6 （A）示意图显示与颈动脉眼段动脉瘤手术相关的正常解剖结构。近端颈动脉瘤的充分显露可能需要磨除前床突、打开远端和近端硬脑膜环。（B、C）显示由于累及床突段的动脉瘤造成解剖扭曲，将前床突磨除

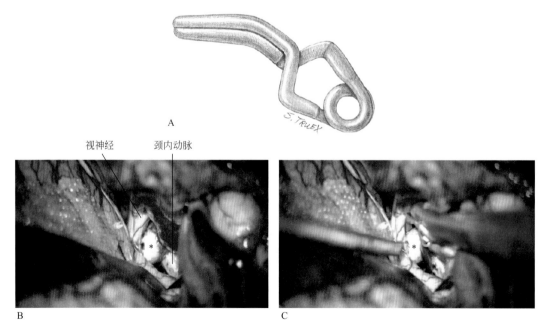

图 14.7 （A）眼动脉瘤夹；（B）颈动脉眼段动脉瘤夹闭术。夹片穿过视神经下方，可看到位于动脉瘤颈近端。（C）注意从近端向远端，沿着与颈动脉长轴平行的方向放置动脉瘤夹

＊表示夹闭的动脉瘤

当完成眼段动脉瘤夹闭时，应注意夹子背面与视神经的关系。因为通常动脉瘤会将视神经向内侧推移，在瘤囊穿刺减压后视神经恢复到正常位置时可与动脉瘤夹接触，存在迟发性神经损伤和视力丧失的风险，此时最好重新放置夹子以避免对视神经的压迫。如果无法重新放置，可植入海绵以缓冲动脉瘤夹对视神经的压迫（类似于微血管减压术）。当动脉瘤巨大时，先前阐述过的抽吸减压技术是有用的，待动脉瘤塌陷后可从颈动脉近端到远端依次应用一系列短而直的开窗夹对血管进行重塑（图14.8）。

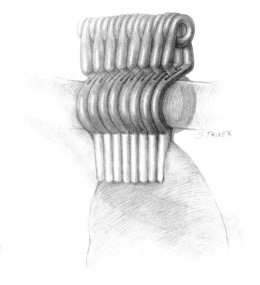

图14.8　使用"叠加"的开窗动脉瘤夹对血管进行重塑

14.9.2　后交通动脉动脉瘤及脉络膜前动脉动脉瘤

后交通动脉（PComA）动脉瘤发生在ICA眼段以外，较少与视神经接触，是除前交通动脉动脉瘤之外引起aSAH的第二大原因。起源于PComA远端数毫米的脉络膜前动脉（AChoA）动脉瘤在临床中较为少见，AChoA与PComA非常靠近，因此具有相似的解剖结构，可使用类似的手术方法和技术治疗。

因为通过仔细的操作容易实现动脉的近端控制，所以夹闭这两类动脉瘤的技术难度较小。PComA动脉瘤和AChoA动脉瘤通常指向后方或外侧并突向颞叶，然而PComA动脉瘤也可向后下方突出。这时会使得夹闭处理变得复杂，术后与神经压迫相关的并发症发生率较高，甚至接近眼段动脉瘤夹闭后的视神经并发症发生率。

PComA动脉瘤和AChoA动脉瘤可通过额下入路或经侧裂入路夹闭，术中需先后分离识别颈动脉近端、颈动脉远端、动眼神经、邻近动脉（PComA或AChoA）和近端穿支血管。PComA动脉瘤和AChoA动脉瘤通常从颈动脉外侧进入，因此夹子的放置一般是从外侧到内侧，这种夹子的进入方式常可以改善对于载瘤动脉、分支动脉和动眼神经的显露。当夹闭PComA动脉瘤时，至关重要的一点是明确动脉瘤夹相对于AChoA的位置，同时应避免缩窄PComA，尤其是PComA接近"胚胎型"循环模式并向PCA区域大量供血时。此时，宜首选直形或枪形夹（bayonet clip），并以垂直于载瘤动脉长轴的方向放置永久性夹。我们注意到，初学的神经外科医师倾向于选择弯曲的动脉瘤夹（图14.9），虽然似乎更符合ICA的弯曲走行，但我们发现这样的动脉瘤夹比枪形夹更易影响已显露的PComA视野。

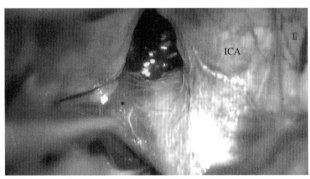
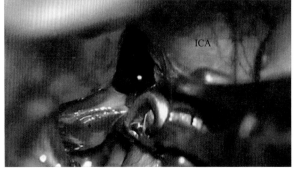

A　　　　　　　　　　　　　　　　　　　　　　B

图14.9　（A）未破裂的左侧后交通动脉动脉瘤起源于ICA并向后外侧突起，与后床突相邻；（B）从外向内放置动脉瘤夹

ICA—颈内动脉

　　整体而言，虽然外侧入路可改善相关的显露，但最关键的是要暴露出动脉瘤颈部的最内侧部分。许多动脉瘤的复发往往发生在颈内动脉后内侧面未完全夹闭的残余颈部，所以在确认夹闭操作完成之前很重要的一步是向外侧牵开颈动脉并观察其内侧面。

14.9.3　颈内动脉分叉部动脉瘤

　　ICA分叉部动脉瘤较其他位置的前循环动脉瘤少见，然而值得注意的是儿童和青少年中此部位动脉瘤常会在偶然或出现SAH的情况下发现（Bowers等，2012；Dolenc，1985）。我们注意到，如果动脉瘤颈较宽致血管内治疗需要多支架辅助时，医师会更倾向于显微外科手术治疗。ICA分叉部的解剖结构与基底动脉顶端相似，主要特点为穿支丰富、动脉瘤向后方突出时手术难度大、存在两条大的分支动脉。仔细研究血管造影会发现，动脉瘤颈常常同时累及大脑前动脉和大脑中动脉，外科手术通常采取外侧裂入路，在打开外侧裂蝶部后暴露并夹闭瘤颈。

　　动脉瘤夹闭流程中需先后分离并识别颈内动脉远端、大脑前动脉和大脑中动脉近端、脉络膜前动脉（AChoA）和豆纹动脉。一般来说，该部位动脉瘤夹闭时永久性夹的最佳放置路径是颈动脉分叉上方沿大脑中动脉长轴的方向。大多数窄颈的ICA分叉部动脉瘤可用短的、直的或枪状动脉瘤夹夹闭，而不用考虑它们的起源（图14.10）。宽颈动脉瘤则更具挑战性，可能需要更复杂的血管重建技术，以避免任何分支的狭窄或闭塞。临时阻断或采用腺苷心脏停搏技术可能有助于最大限度地观察动脉瘤的后部，避免损伤或误夹豆纹动脉、Heubner回返动脉或AChoA。对累及大脑中动脉起始部或向后方突起的动脉瘤，可采用有角或无角的开窗夹从外侧向内侧围绕M1段夹闭。当动脉瘤主要累及大脑前动脉A1段时，瘤子与A1的交界处可能是瘤夹放置位置的最佳选择，因此必须事先了解对侧A1和前交通动脉的解剖结构。此外，当分叉部动脉瘤累及M1段重要部分时，需警惕动脉瘤夹可能会导致血管狭窄。如出现这样的情况，则需要考虑孤立动脉瘤，并通过血管搭桥手术重建血运或重新评估血管内治疗的可能性。

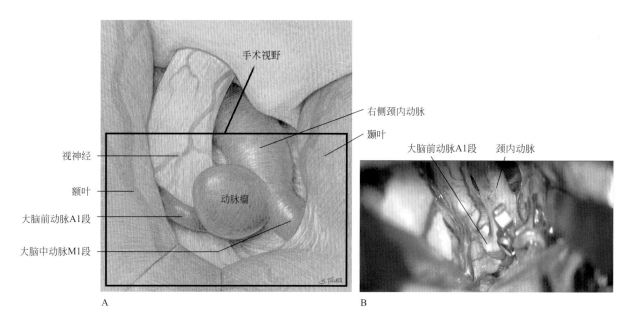

图 14.10　（A）小的未破裂右侧颈内动脉分叉部动脉瘤手术解剖示意图；（B）平行于分叉部放置的夹子完全夹闭动脉瘤

14.9.4 大脑中动脉动脉瘤

作为未破裂动脉瘤的第二种常见类型，大脑中动脉动脉瘤的入路和处理是神经外科教学中的基本要求。位置表浅的动脉瘤有利于夹闭，但是当动脉瘤与M2段流出道密切相关时，术者需特别注意此时血管对临时阻断的耐受性相对较差。一开始对Sylvain裂的锐性分离通常始于蝶骨嵴后方约3cm处，这有助于识别M3或M4段的分支，从而可以此为导向进入外侧裂。在游离动脉瘤囊性部分之前，应尽量扩大蛛网膜下腔，以获得对M1近端的控制。

在动脉瘤分离中，保留外侧豆纹动脉及M2的分支是很重要的。圣路易斯华盛顿大学神经外科学院（Washington等，2014）利用计算机重构技术做了一些出色的工作，可帮助预测动脉瘤夹在MCA动脉瘤中的应用。与他们的发现相似，作者观察到随着MCA动脉瘤的扩大，会在更大程度上累及M2的起源，并最终使M1远端扩张。随着动脉瘤颈变宽，M2段血管将会偏离M1主干形成的轴线。最终，这些血管将被向下推移，并可能成为M1主干的冗余部分。动脉瘤越大，则越可能需要临时夹闭，以对动脉瘤囊进行减压并有助于血管重建。

动脉瘤夹闭的过程应包括分离并识别大脑中动脉主干（M1段）、M2、M3段流出道的分支（双分叉或三分叉）及相关穿支。夹片的应用应能消除动脉瘤囊，并保持M2段分支通畅（图14.11）。当这些分支发出后形成与M1成60°或更大角度时，应平行于M2段长轴放置夹子。通常使用弯曲的或直角的夹子，夹子的凸起部分朝向分叉处。如果动脉瘤沿着M1轴形成更锐的角度，则允许使用垂直夹。此时，虽然外观看起来不是很理想，但可提高M2通畅的概率。

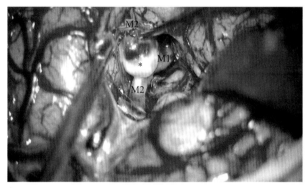
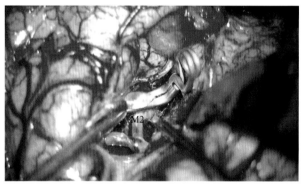

A   B

图14.11 （A）左侧大脑中动脉未破裂小动脉瘤，注意动脉瘤夹放置的方向与M2分支平行。（B）夹闭后的动脉瘤 M1—大脑中动脉M1段；M2—大脑中动脉M2段

如果动脉瘤壁很脆弱难以进行安全的血管重建，可选择次优的夹闭位置，并通过夹闭技术来提高效果。MCA分叉处的小穿支动脉较少，因此许多作者对这个部位的动脉瘤夹闭技术进行了详细描述（Yasargil等，1984）。当需要包裹夹闭时，作者选择聚酯材料，与用于颈动脉的补片材料类似。作者认为，虽然这种材料比传统的细平纹薄纱稍硬，但能更可靠地黏附在一起，并根据需要制作成更窄的条带。另外，Kim等（2007年）描述的一种材料也可选用，即将薄纱放在Gore-Tex材料（WL Gore等）内，加入Gore-Tex的优点是可减少额外使用更多的纤丝类物质（如棉片、聚酯纤维等）所引起的炎症反应。

14.9.5 前交通动脉动脉瘤

前交通动脉动脉瘤是最常见的颅内动脉瘤，也是前循环最难夹闭的动脉瘤，即使是经验丰富的术者也可能会迷失方向。考虑到前交通复合体有较多的解剖变异，虽然技术有所不同，但更安全的手术入路

是从占优势的A1侧到达前交通动脉动脉瘤。基于前交通复合体的解剖特点，作者提供了一种通用手术入路，夹闭过程中会逐步显露以下结构：同侧A1段、对侧A1段、同侧Heubner回返动脉、同侧A2段和对侧A2段。为了显露这些结构，可在嗅束的内侧适当切除同侧直回。一旦显露出包括动脉瘤的前交通复合体，其复杂结构可能会使术者感觉迷惑，所以术前需对该部位解剖充分研究以避免这种情况。如果双侧A1段血管均为优势，则不需要过多考虑前交通动脉，此时动脉瘤夹闭可有更多的选择。

作者从Yasargil教授的讨论中学习到，动脉瘤的突出方向基本上决定了夹闭的难易程度（Yasargil，1984）。在矢状位上，利用钟表位置作为类比，可以更好地理解动脉瘤指向给手术带来的挑战。在6到10点钟位置的动脉瘤通常较少涉及A2段流出道血管，这类动脉瘤的颈部更有利于夹闭，采用一个枪状的动脉瘤夹就足以解决（图14.12）。位于11到4点钟方向间的病变会有黏附于A2血管和下丘脑穿支的风险，花时间分离动脉并有效保护将会使患者极大地获益。虽然充分的解剖可获得允许放置枪状动脉瘤夹的足够空间，但作者发现使用包围同侧A2的开窗夹可减少解剖分离操作，但是并不能省略对可能发出下丘脑穿支血管的前交通复合体后方的暴露。

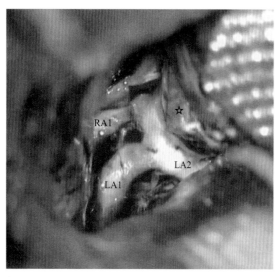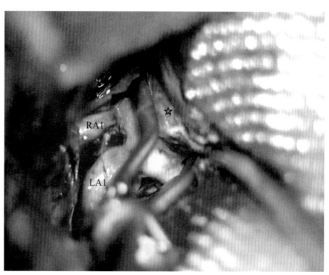

A   B

图14.12　（A）经左侧翼点入路处理破裂的前交通动脉动脉瘤（星号）；（B）枪状动脉瘤夹夹闭动脉瘤
RA1—右侧大脑前动脉A1段；LA1—左侧大脑前动脉A1段；LA2—左侧大脑前动脉A2段

与M2动脉瘤相比，前交通动脉动脉瘤解剖结构独特，具有多根输入血管，在临时阻断后血液沿A2血管逆流的可能性高。因此，如尝试临时阻断前动脉复合体的全部4根血管，则可能阻碍最终动脉瘤夹的放置，要避免这种情况可扩大解剖分离，并将临时夹放在远离最终夹闭路径的位置上。

14.9.6　胼周动脉动脉瘤

这类前循环远端的动脉瘤相对比较少见。胼周动脉或胼缘动脉分支很可能与动脉瘤颈密切相关。一般来说，这类病变都较小，如果是创伤性的，则可能需要更复杂的手术技术治疗，包括血管搭桥或包裹后夹闭等。

当经半球间入路接近动脉瘤时，重要的第一步是确定病变起源于哪一侧大脑前动脉。由于半球间纵裂深部缺乏可定位的解剖学标志，因此常采用无框架导航辅助手术。大的桥静脉可能会阻碍脑牵开，所以应避免小骨瓣开颅。需注意的是，大脑半球间是一个狭窄的外科手术通道，有密集的蛛网膜附着物，需要耐心分离。一般来说，胼周动脉动脉瘤比近端的动脉瘤要小，其独特的形态学特征包括宽基底，靠

近基底部发出分支动脉。尽管这些特点会对手术造成挑战，但夹闭仍是其主要治疗方式，术中需先后分离识别动脉瘤同侧的近端、远端血管及流出道血管。通常情况下，动脉瘤囊越位于循环远端，则其突起越有可能远离手术视野。相应地，为便于动脉瘤夹的放置需要工作量更大的解剖分离。还有值得注意的是夹子的选择，更靠近大脑前动脉近端的病变适合枪状夹，而较远端的和向下突出的动脉瘤更适合具有短夹片的开窗夹。由于动脉瘤起源于直径较细的载瘤动脉，因此在使用夹子后应常规ICG血管造影并TCD检查以确保载瘤血管通畅。

14.9.7　基底动脉分叉部动脉瘤

基底动脉四分叉部动脉瘤手术的难点在于：狭窄的手术入路、病变本身位置深在、与丘脑穿支血管关系密切。典型的基底动脉具有4个远端分支，即两侧大脑后动脉和两侧小脑上动脉，这4根血管形成四分叉（图14.13）。但该区域血管具有较大的解剖变异，需要在手术前进行详细的分析。手术入路的选择主要取决于动脉瘤的大小、突出方向及瘤颈与后床突的相对位置，而与动脉瘤起源（动脉或分叉处）的关系不大。较低的分叉位置更适合采用颞下入路，而较高的分叉处病变更适合采用翼点入路暴露。

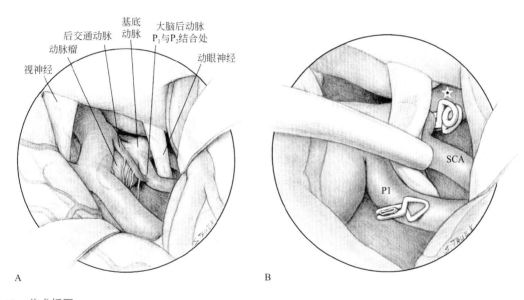

图 14.13　艺术插图

A.翼点经外侧裂入路治疗基底动脉顶端动脉瘤的解剖结构；B.一个临时夹放置于SCA近端的基底动脉主干上（星号）。值得注意的是，一个小的动脉瘤夹夹闭了P1远端的PComA远端残端

P1—大脑后动脉P1段；SCA—小脑上动脉

这个区域的动脉瘤夹闭应该仔细完成，在放置动脉瘤夹之前可重复练习几次，需识别的关键结构包括基底动脉近端、双侧小脑上动脉（SCA）、双侧PCA、双侧动眼神经和丘脑穿支血管。对于基底动脉尖端动脉瘤，瘤夹通常垂直于基底动脉放置；对于SCA动脉瘤，则沿着SCA轴放置。如果术中发现一侧后交通动脉非常细小且向同侧PCA供血很少，用小夹子牺牲该血管是一种有用的方法，可改善基底动脉上部的暴露。动眼神经是最"正常"的标志物，在基底动脉顶端病变分离过程中可反复参考，而且其镜像性质有助于对侧的解剖分离，这一点对于手术的成功往往是至关重要的。此外，动眼神经的解剖关系也非常重要，尤其是当手术区域因巨大动脉瘤或脚间窝出血而发生移位时。值得特别注意的是，该神经通常位于同侧PCA下方和SCA（即使是双支）上方。

在识别各重要结构的同时继续分离蛛网膜，充分暴露基底动脉近端以便实施临时阻断。可将牵开器放在直回后方（A1以上）和小脑幕切迹外侧，以最大限度地利用蝶顶静脉牺牲和/或钩突切除后提供的

空间。在动眼神经窗内进行近端血管阻断通常会影响动脉瘤夹的放置，此时应考虑以下"扩展选项"：

① 进一步牵开颞叶，以便在动眼神经外侧打开一个窗口，用于近端血管阻断夹的放置；这将使术者向外侧移动，CN Ⅲ 成为手术区域的中心。

② 打开海绵窦后部（图14.14）：打开的方法一般是使用改良的脊柱针将纤维蛋白黏合剂注射进海绵窦，通常无须牺牲滑车神经。

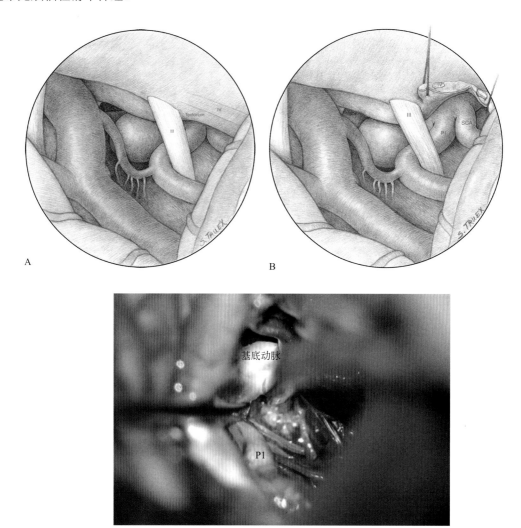

图 14.14 （A、B）通过打开海绵窦后部可优化低位基底动脉病变的入路。如果在后床突附近进行此项操作，很可能会切断第Ⅳ对颅神经。（C）右侧入路至基底动脉顶端。在同侧 P1 下方，可很好地观察到动脉瘤底部发出的丘脑穿支血管。在该位置使用一个包围 P1 的开窗动脉瘤夹，可持续观察夹片置入并避开穿支血管的过程
P1—大脑后动脉 P1 段

在分离动脉瘤囊的过程中，确定与重要丘脑穿支血管的关系是很重要的。对动眼神经的操作可能会产生可逆性损伤，但丘脑穿支血管的牺牲是基底动脉尖部手术中最具破坏性的并发症。动脉瘤是否累及这些血管是区分该动脉瘤是起源于 PCA 还是 SCA 的主要因素，因为 SCA 动脉瘤很少累及丘脑穿支血管。

动脉瘤囊的分离需要术者精细运动的相互协调，此步骤的完成有利于充分暴露术野，并可使术者在较为舒适的术野中从容操作。锐性分离和钝性剥离可联合使用，通过临时阻断减小动脉瘤的张力，从而允许向后方突出的动脉瘤偏转向前方，此时不建议行心脏停搏（即使用腺苷药物或快速心室搏动），因

为可能发生不可预测的短暂性动脉瘤囊塌陷。此外，心脏停搏后穿支血管中血流减慢，将很难将其与蛛网膜带相区分。动脉瘤囊分离的目标应该是建立一个安全的瘤夹植入通路，除此之外的操作都是不必要的。

瘤夹植入通道一旦建立，就可根据显微解剖器械很好地估计动脉瘤夹的大小和数量。应考虑通过临时阻断来软化动脉瘤，并允许其向前方更多地移位，从而显示后方的穿支血管（图14.14C）。动眼神经外侧通道可为放置动脉瘤夹子留出更多的空间，这将需要将颞叶进一步牵拉或打开海绵窦后部。麻醉方面应诱导暴发抑制，并将血压维持在适当水平。通过腺苷诱导心脏暂时停搏或诱发室性心动过速，以代替临时阻断，避免了在有限的空间内额外的夹子挤占手术通路。但心脏停搏维持时间很少超过60s且难以精准预测，限制了该方法的应用。

一般来说，动脉瘤颈部应放置直形或枪状瘤夹，以避免损伤对侧P1及穿支血管，其他可选的夹闭方式有：使用开窗的瘤夹包围同侧P1；牺牲P1段，利用PComA流出道向P2段供血。对巨大动脉瘤而言，这两种方式都会产生一个由尾侧向颅侧更为陡峭的角度。

穿支血管损伤是基底动脉顶端动脉瘤夹闭后的严重并发症，其发生率与动脉瘤后凸的幅度和程度成正比。由于解剖位置的关系，与穿支血管损伤相比，小脑上动脉动脉瘤手术中动眼神经损伤的风险更高。基底动脉尖部动脉瘤的颈部往往会在一定程度上累及双侧大脑后动脉，且手术操作区域狭小，动脉瘤夹持器可能会阻挡脚间池狭窄的手术视野，因此有必要更好地显露对侧PCA。少数情况下，一个直夹就可以完美夹闭窄颈动脉瘤；而大多数情况下病变较为复杂，有必要使用串联夹闭技术。当然应尽量避免在脚间池使用成角的瘤夹，以避免影响手术视野。

14.9.8 小脑后下动脉动脉瘤

后循环动脉瘤总体上少见，其中20%可累及PICA，且多位于PICA起始部。一般情况下，PICA从椎动脉发出后管径骤然缩小，这限制了血管内治疗的应用，往往需要转为开颅手术。

如前所述，远外侧枕下入路可充分暴露PICA病变。在暴露桥小脑角下部后，可先后识别和分离近端和远端椎动脉，IX、X、XI和XII对颅神经。此步骤要求在高倍显微镜下仔细完成，以避免损伤后组颅神经。动脉瘤夹的放置取决于动脉瘤累及PICA起始段的程度，如波及血管节段较长，则可将夹片沿PICA长轴放置；如波及血管节段较短，则可能需要一个开窗的夹子来包围PICA，并将夹片沿椎动脉轴向放置。与前面论述的前循环远端动脉瘤的处理方式类似，动脉瘤夹闭后需即刻行ICG造影和超声检查，以确认PICA血流通畅。在术野显露充分的情况下，完全有可能使用串联的开窗瘤夹（图14.15）。

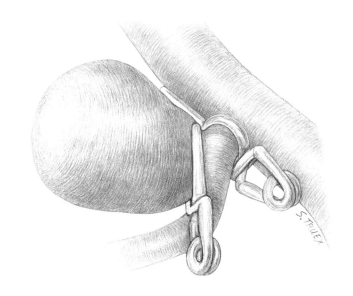

图 14.15 串联动脉瘤夹的放置
首先在动脉瘤的颈部应用一个直的开窗夹，保持PICA在开窗之内；之后在开窗夹边上，再用第二个瘤夹闭合残余动脉瘤颈

14.10　大/巨大动脉瘤

　　大动脉瘤（>15mm）和巨大动脉瘤（>25mm）在手术技术上更具挑战性，与以下因素有关：动脉瘤壁增厚、伴有动脉粥样硬化、腔内血栓和钙化形成等。此外，大/巨大动脉瘤的部分囊性部分与周围软脑膜黏附或侵入脑组织，难以在蛛网膜下腔内将其游离出来。因此，完全的瘤周分离可能会增加脑和颅神经损伤的风险。通常情况下，由于动脉瘤囊巨大的占位效应，流入和流出动脉会被拉伸，在操作过程中也更容易发生血管的撕裂和瘤夹重建导致的血管狭窄。因此，在最终放置瘤夹之前，很可能需要采取临时阻断、心脏临时停搏或孤立动脉瘤等技术。如果存在明显血栓，则应切开动脉瘤囊后将其清除（图14.16），对于陈旧且难以清除的血栓组织可使用超声吸引器切除。

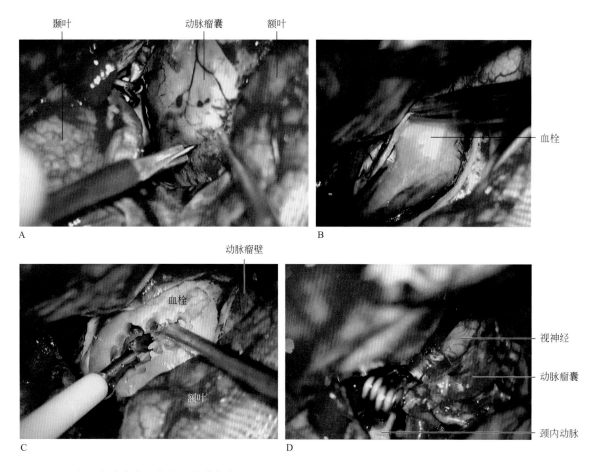

图 14.16　左颈内动脉（眼段）巨大动脉瘤

A.动脉瘤已被孤立，图中可看到远端ICA的阻断夹（星号标记），采用11号手术刀切开动脉瘤囊性部分。B.用神经剥离子将血栓从动脉瘤壁上分离。C.超声吸引器清除不同成熟度的血栓；注意血栓中央是成熟度较差的部分（红色）。D.最后一个夹子放置时与颈内动脉平行；大/巨大动脉瘤应采用串联夹闭的方式

　　大/巨大动脉瘤通常位于颈动脉近端或大脑中动脉，瘤夹的放置步骤与病变位置密切相关，有时需要更多的瘤夹串联或并联放置来重建动脉（Sugita等，1982；Sundt和Piepgras，1979）。为避免流入和流出动脉阻塞，瘤颈适当残余也是允许的。当处理伴有动脉粥样硬化或瘤内血栓的动脉瘤时，最好尽量减少使用开窗夹，因为可能导致粥样硬化斑块或血栓脱落引起流入或流出血管的栓塞。

14.10.1　栓塞后复发动脉瘤

随着动脉瘤血管内治疗数量的持续增加，相应的因复发或不完全闭塞需要再次开颅手术的患者也在增加。无论有无辅助装置，与再次放置弹簧圈相比，手术夹闭可能是一种更安全理想的治疗方法，对于再次出血而无法抗血小板治疗的患者尤其适用。此外，有占位效应的复发动脉瘤也需要外科手术进行血管重建。在一篇系统性文献回顾中，Arnaout等（2015年）分析了1995—2013年发表的一系列病例，结果表明介入栓塞后再次手术夹闭的比率在1.2%～17.9%之间，其中两个主要原因是不完全闭塞和复发，占全部二次手术的91%。还有一些不太常见的情况是弹簧圈栓塞后的占位效应导致明显的临床症状、再出血。

与标准动脉瘤夹闭术相比，曾行弹簧圈栓塞的动脉瘤接受显微外科夹闭在技术上具有明显的挑战。首先，动脉瘤内弹簧圈的占位效应会限制动脉瘤–弹簧圈复合体的活动，影响对动脉瘤颈和载瘤动脉近端和/或远端的观察，给载瘤动脉的近端和远端控制带来风险；其次，瘤内的弹簧圈会妨碍瘤夹安全地放置于动脉瘤颈，在类似于基底动脉尖部或PICA动脉瘤等较深的手术区域尤为明显。

如动脉瘤颈部存在弹簧圈，即使显露良好，瘤夹的放置也会复杂，甚至可能存在夹子放置后血液仍然持续充盈动脉瘤的情况。此外，动脉瘤颈部的弹簧圈也会迫使术者尽可能靠近载瘤动脉夹闭，从而造成载瘤动脉狭窄。在这种情况下，一个可取的办法是将弹簧圈从动脉瘤中取出，然后安全地放置瘤夹，但技术上存在挑战，因为瘤内弹簧圈可能是在两周前植入的，弹簧圈取出的操作有可能将动脉瘤从载瘤动脉上撕裂。另一个可选的方案是取出部分弹簧圈，使得动脉瘤颈部刚好可以放置瘤夹。取出弹簧圈时，用手术刀快速打开动脉瘤囊性部分，将部分弹簧圈从动脉瘤颈部挤出来。总的来说，除非必要，否则不建议移动或取出弹簧圈。

14.11　结论

显然，动脉瘤夹闭涉及的技术可以写成一部完整的专著。我们希望通过这一章，强调动脉瘤外科治疗的基本原则，重点放在一期夹闭及血管重建上。每个部位动脉瘤的解剖结构都存在细微的差别，因此在决定手术入路之前需对其仔细分析。如本章所述，所有夹闭之前的操作都应该可以进入目标解剖位置，并允许后续顺利放置瘤夹。在夹闭任何动脉瘤时，都应密切注意血管的近端和远端控制，从而在最自然的状态下重建血液循环。有了这样的操作理念，即使是最复杂的动脉瘤，对其永久性夹闭也是可以实现的。

（译者：毛星刚　王　凯）

参考文献

Arnaout, O. M., El Ahmadieh, T. Y., Zammar, S. G., El Tecle, N. E., Hamade, Y. J., Aoun, R. J., et al. (2015). Microsurgical treatment of previously coiled intracranial aneurysms: systematic review of the literature. *World Neurosurgery*, *84*(2), 246-253.

Batjer, H. H., & Samson, D. S. (1990). Retrograde suction decompression of giant paraclinoid aneurysms. Technical note. *Journal of Neurosurgery*, *73*, 305-306.

Bendok, B. R., Gupta, D. K., Rahme, R. J., Eddleman, C. S., Adel, J. G., Sherma, A. K., et al. (2011). Adenosine for temporary flow arrest during intracranial aneurysm surgery: a single-center retrospective review. *Neurosurgery*, *69*, 815-821.

Bowers, C., Riva-Cambrin, J., & Couldwell, W. T. (2012). Efficacy of clip-wrapping in treatment of complex pediatric aneurysms. *Child's Nervous System*, *28*(12), 2121-2127.

Dolenc, V. V. (1985). A combined epi-and subdural direct approach to carotid-ophthalmic artery aneurysms. *Journal of Neurosurgery*, *62*, 667-672.

Kim, L. J., Klopfenstein, J. D., & Spetzler, R. F. (2007). Clip reconstruction and sling wrapping of a fusiform aneurysm: technical note. *Operative Neurosurgery*, *61*(Suppl_3), ONS-E79-ONS-E80.

Nussbaum, E. S., Sebring, L. A., Ostanny, I., & Nelson, W. B. (2000). Transient cardiac standstill induced by adenosine in the managemnent of intraoperative aneurysmal rupture: technical case report. *Neurosurgery*, *47*(1), 240-243.

Paine, J. T., Batjer, H. H., & Samson, D. S. (1988). Intraoperative ventricular puncture. *Neurosurgery*, *22*, 1107-1109.

Parkinson, R. J., Bendok, B. R., Getch, C. C., Yashar, P., Shaibani, A., Ankenbrandt, W., et al. (2006). Retrograde suction decompression of giant paraclinoid aneurysms using a no. 7 French balloon- containing guide catheter. Technical note. *Journal of Neurosurgery*, *105*, 479-481.

Raabe, A., Beck, J., Gerlach, R., Zimmermann, M., & Seifert, V. (2003). Near-infrared indocyanine green video angiography: a new method for intraoperative assessment of vascular flow. *Neurosurgery*, *52*, 132-139.

Samson, D., Batjer, H. H., Bowman, G., Mootz, L., Krippner, W. J., Jr., Meyer, Y. J., et al. (1994). A clinical study of the parameters and effects of temporary arterial occlusion in the management of intracranial aneurysms. *Neurosurgery*, *34*(1), 22-28.

Sugita, K., Kobayashi, S., Kyoshima, K., & Nakagawa, F. (1982). Fenestrated clips for unusual aneurysms of the carotid artery. *Journal of Neurosurgery*, *57*, 240-246.

Sundt, T. M., & Piepgras, D. G. (1979). Surgical approach to giant intracranial aneurysms. Operative experience with 80 cases. *Journal of Neurosurgery*, *51*, 731-742.

Washington, C. W., Ju, T., Zipfel, G. J., & Dacey, R. G. (2014). Middle cerebral artery bifurcation aneurysms: an anatomic classification scheme for planning optimal surgical strategies. *Operative Neurosurgery*, *10*(1), 145-155.

Yasargil, M. G. (1984a). *Microneurosurgery. Vol. 1*. Stuttgart: Georg Thieme Verlag.

Yasargil, M. G. (1984b). *Microneurosurgery. Vol. 2*. Stuttgart: Georg Thieme Verlag.

第 15 章

复杂颅内动脉瘤的处理：显微外科非血流重建和脑血管搭桥的原则

Ralph Rahme[1]；Marjan Alimi[1]；
Tejaswi D. Sudhakar[1]；David J. Langer[1]

摘 要

部分颅内动脉瘤非常特殊，既不适合标准的显微外科夹闭，也不适合标准的血管内重建治疗。对于这种病变，通常需要复杂的技术来降低脑缺血和脑梗死的风险。本章中，我们将介绍复杂颅内动脉瘤的治疗策略，重点阐明非血流重建治疗和脑血管搭桥的技术原则。

关键词

搭桥手术；脑血流；脑血运重建；迟发性脑缺血；颅外-颅内血管搭桥；颅内动脉瘤；颅内-颅内血管搭桥；显微外科；蛛网膜下腔出血；孤立术

目 录

---

❶ 美国纽约州纽约市霍夫斯特拉/诺斯韦尔唐纳德和芭芭拉祖克医学院莱诺克斯山医院神经外科。

15.1　引言

部分颅内动脉瘤既不适合显微外科手术治疗也不适合血管内治疗，这种病变需要非血流重建技术联合血管搭桥手术治疗，以确保载瘤动脉牺牲后的远端血供。在动脉瘤破裂伴蛛网膜下腔出血（SAH）的情况下，该类病变的手术决策更加复杂，因为发生早期动脉瘤再次破裂和迟发性脑缺血（DCI）的风险很高。在这一章中，我们讨论一类复杂颅内动脉瘤的治疗，着重强调治疗策略和手术技巧。

15.2　什么是"复杂"动脉瘤？

复杂颅内动脉瘤既不适合标准的显微外科手术治疗（如动脉瘤夹闭术），也不适合标准的血管内治疗（如弹簧圈栓塞）（Esposito 等，2016；Kivipelto 等，2014；Tayebi Meybodi 等，2017），其具体特征包括：

① 大（>10mm）或巨大（>25mm）动脉瘤；

② 宽颈（>4mm）或囊/颈比小（<2），或者二者皆符合；

③ 动脉瘤内血栓形成；

④ 瘤颈部钙化或动脉粥样硬化形成；

⑤ 存在起源于动脉瘤囊性部分或颈部的动脉分支或血管穿支；

⑥ 先前夹闭或弹簧圈栓塞后复发的动脉瘤；

⑦ 非囊状动脉瘤（缺乏明确的瘤颈部），如梭形/蛇形动脉瘤、霉菌性（mycotic）动脉瘤、夹层/血泡样动脉瘤。

临床中，部分复杂动脉瘤仍然可以接受血流重建性手术。例如，部分血泡样动脉瘤可以成功夹闭或进行包裹，大型和/或宽颈动脉瘤仍然可以用支架或球囊辅助弹簧圈栓塞治疗，许多非囊状动脉瘤可通过血流导向技术治疗来保留载瘤动脉。然而，为达到治疗的有效性和持久性，大部分复杂动脉瘤最终需要采用非血流重建技术即显微外科夹闭或血管内弹簧圈栓塞来闭塞载瘤动脉和动脉瘤，同时需一期血管搭桥来保证远端血供。

根据动脉瘤的位置和形态，复杂动脉瘤的比例有所不同，接受非重建联合搭桥手术治疗的比例也不同。例如，大脑前动脉（ACA）动脉瘤需搭桥手术治疗的比例<1%，大脑中动脉（MCA）动脉瘤需搭桥的比例为3%～4%，而小脑后下动脉（PICA）动脉瘤需搭桥的比例可能高达25%～30%（Abla 和 Lawton，2014；Abla 等，2016；Kivipelto 等，2014；Rodríguez-Hernández 等，2013；Tayebi Meybodi 等，2017）。破裂的血泡样或夹层动脉瘤载瘤动脉中缺乏可夹闭的健康血管壁组织，因此比囊状动脉瘤更需要行显微外科非血流重建治疗和血管搭桥，所占比例为18%～95%（Kazumata 等，2014；Owen 等，2017；Shimizu 等，2010）。

15.3　非血流重建显微外科的原则

对于不能接受血流重建性治疗的复杂动脉瘤，最确切的治疗方法是完全阻断，即同时夹闭动脉瘤近端的载瘤动脉流入端和远端的流出端。这将立即导致动脉瘤的完全闭塞，从而消除任何未来出血的风险。然而，完全阻断可能并不总是可行或安全的，特别是当载瘤动脉发出重要的穿支血管时。有的情况下，动脉瘤流入端和/或流出端的载瘤动脉可能无法安全地接近并放置动脉瘤夹，此时应考虑包括动脉

瘤和近端或远端载瘤动脉的部分夹闭，以减少和逆转动脉瘤内血流，进而诱导动脉瘤内血栓形成和载瘤动脉内血流重塑。

完全夹闭从而孤立动脉瘤，不仅是一个明确的治疗方法，还可直接切除动脉瘤，并采用显微外科技术在原位进行载瘤动脉的重建。当手术涉及无分支的直段血管时，可采取切缘的端-端吻合，以恢复建立准生理性的顺行血流，而不需要额外的旁路搭桥手术。如果动脉瘤涉及分叉，可通过端-侧吻合、端-端吻合或两者相结合的方式将分支血管直接连接到载瘤动脉。这些原位血管重建技术只需要一次吻合，因此速度相对较快。然而，考虑到机械张力可能导致缝合部位裂开或断开导致吻合失败，通常需要对载瘤血管进行广泛的解剖分离，以便血管残端有足够的活动度，这在载瘤动脉迂曲时容易实现。不言而喻，动脉瘤切除应是完全的，在切除的血管残端不应有病理性的血管壁残留。如果动脉瘤涉及长的动脉段，则在动脉瘤切除后需要采用移植的静脉或动脉来填补缺失的动脉段。还有就是当载瘤动脉难以解剖或活动时，尤其是在富含血管穿支的区域，也可能需要血管移植。此时，最好在动脉瘤切除前采集并备好移植血管，以便将缺血时间控制到最短。同样的原则也适用于需要颅外-颅内（EC-IC）血管搭桥的情况。因此，在实施动脉瘤的完全夹闭和切除手术之前，应仔细检查术前血管成像，这对于最大限度地提高手术成功率并缩短脑缺血时间至关重要（Tayebi Meybodi 等，2017）。

关于部分孤立性手术，应掌握一些一般原则。其一，动脉瘤内血栓形成的过程并不总是可以预测的。事实上，偶尔可能会意外地发生动脉瘤内快速和完全的血栓形成，这往往导致血管穿支闭塞和脑梗死。其二，动脉瘤内血栓的形成同样也可能导致不可预测的动脉瘤破裂，特别是在最近曾经破裂的情况下。其三，动脉瘤的部分孤立性手术通常需要采用EC-IC或颅内（IC-IC）血管搭桥，这也最好在孤立性手术之前进行。如后文所述，是否进行血管搭桥手术取决于多个因素，包括牺牲血管的口径、血管供应区域及 Willis 环和软脑膜侧支循环的状态。其四，对起源于富含穿支血管（如近端 MCA 和 PICA）的动脉瘤，远端孤立通常优于近端孤立。事实上，远端孤立术可在脆弱的穿支中保留血流的生理性顺行流动。在多个显微外科手术的系列报道中，远端孤立与良好的临床结局相关，特别是动脉瘤破裂和穿支梗死的发生率较低，在0%～12.5%之间（Esposito 等，2016；Hara 等，2016；Nussbaum 等，2015）。

15.4　什么时候需要进行血管搭桥？

当对破裂动脉瘤进行非血流重建治疗时，是否使用EC-IC或IC-IC血管搭桥来保证远端血流应考虑多个因素。首先，应仔细分析术前血管造影检查。在决策过程中，要牺牲的血管口径、血管供应区域及 Willis 动脉环和软脑膜侧支循环的质量是关键因素。如对脑血管侧支循环的质量有疑问，应行球囊闭塞试验（BTO），并辅以单光子发射计算机断层扫描（SPECT）。在实践中，作者还非常看重术前定量磁共振成像（qMRA）的结果。采用无创最佳血管分析技术（NOVA，VasSol Inc.，River Forest，IL，USA），qMRA 允许对颅内血流动力学进行客观评估，并帮助设计适合每个患者的个体化血运重建策略（Amin-Hanjani 等，2007；Langer 等，2006；Starke 等，2009）。与其他研究相反，我们不认为患者年龄是决策过程中的一个独立因素，也不认为在年轻患者中普遍采用血管搭桥的策略是合理的。对预期寿命较长的年轻患者，人们越来越关注原发的血流动力学应激相关的动脉瘤形成（Arambepola 等，2010；Fujiwara 等，1993；Inui 等，2006；Tutino 等，2014），但是在需要极少血流或没有血流需求的大脑上进行血管搭桥手术注定是要失败的。因此，我们总是根据术前血管造影术、BTO 和 qMRA 提供的客观解剖和生理数据来综合决定是否需要行血管搭桥手术。

对于破裂动脉瘤，发生DCI的风险显著增高，因此往往需要进行血管搭桥。事实上，在这种情况下，早期所采用的闭塞颈内动脉（ICA）的治疗方法确实导致了非常高的脑缺血率和死亡率（Meling 等，

2008）。相反，非血流重建治疗联合血管搭桥术的结果更好，基本上与单纯动脉瘤夹闭术相似（Abla等，2016；Abla和Lawton，2014；Endo等，2015；Hara等，2016；Kazumata等，2014；Kivipelto等，2014；Shimizu等，2010；Tayebi Meybodi等，2017）。根据报告，该技术的成功率通常高达80%～100%（Abla等，2016；Abla和Lawton，2014；Endo等，2015；Hara等，2016；Kazumata等，2014；Kivipelto等，2014；Shimizu等，2010；Tayebi Meybodi等，2017）。因此，在蛛网膜下腔出血的早期阶段，考虑非血流重建的方法治疗累及主要脑血管的复杂动脉瘤时应同时计划进行血管搭桥来保证远端血供。在SAH后的第二周，DCI发生的风险最高，此时的血管搭桥可以很好地保留大脑血流量（CBF）。这个规则通常不适用于非优势侧椎动脉的非血流重建治疗，因为此时基底动脉主干的血流不太可能受到显著影响。在蛛网膜下腔出血早期，是否搭桥很少受侧支循环程度或BTO结果的影响。但对蛛网膜下腔出血二周以后来就诊的患者，由于此时已在DCI时间窗之外，其决策过程与未破裂动脉瘤基本相同。有意思的是，脑血管痉挛不太容易波及搭桥的移植血管，因此在允许的条件下可将其作为潜在的血管内治疗通道以治疗DCI（Endo等，2015）。

15.5　先孤立再搭桥还是先搭桥再孤立？

理想情况下，任何血管搭桥策略都应提前在实际进行动脉瘤非血流重建治疗前充分计划好。外科医师和手术室人员在心理和身体上都做好准备会优化手术效率、提高成功率。如术前对血管造影结果研读后估计动脉瘤不能夹闭而需要行非血流重建治疗时，术者在接近动脉瘤之前即应准备好EC-IC或IC-IC搭桥。这会使外科医师可以从容地选择更多的非血流重建技术，尤其对于术中破裂风险极高的夹层动脉瘤和血泡样动脉瘤而言。当然许多情况下，术者只有在术中将动脉瘤及载瘤血管完全解剖并直接评估局部微血管结构后，才发现动脉瘤是不可夹闭的，需要非重建性治疗。例如，动脉瘤颈部的致密钙化或动脉粥样斑块会阻止瘤夹叶片在瘤颈的闭合，这在术前血管造影时是无法识别的。在这种情况下，应避免进一步操作动脉瘤，直到准备好一个保护性、替代性的搭桥血管。一般来说，在接近复杂的颅内动脉瘤之前，必须做好最坏的打算，并准备好搭桥血管，包括供体血管和受体血管的分离。例如，当颞浅动脉（STA）大小合适时，应始终将其保留以作为潜在的供体血管。即使在已获得高流量的移植血管时，有一个备用的STA供体总是好的，可以应对高流量移植血管搭桥失败的不利局面。

大多数血运重建手术都是提前计划好的，但也存在一小部分是在尝试动脉瘤夹闭失败后进行的补救性血管搭桥手术。当载瘤动脉或其分支被动脉瘤夹意外阻断时，应重新放置动脉瘤夹以恢复血流，然而并非每次都有机会调整动脉瘤夹，尤其在动脉瘤颈或附近破裂的情况下。此时，应迅速而有效地行紧急EC-IC或IC-IC的替代性血管搭桥，以尽量减少脑缺血时间。"犹豫不决的人将迷失方向"这句谚语，用在复杂颅内动脉瘤的外科治疗中再合适不过了。每一病例的手术中，外科医师都应提前计划，甚至可能出现已经做好旁路血管搭桥的准备后最终又将动脉瘤成功夹闭了。即使这样，也远比术中紧急情况下被迫行搭桥手术效果好得多。

15.6　效果和效率：IC-IC还是EC-IC？

IC-IC搭桥是一种实用的EC-IC搭桥替代方案，原因如下：

① 无须取颅外供体血管，无须在颈部（或其他部位）增加额外的手术切口，也无需对颈部颈动脉血管进行操作；

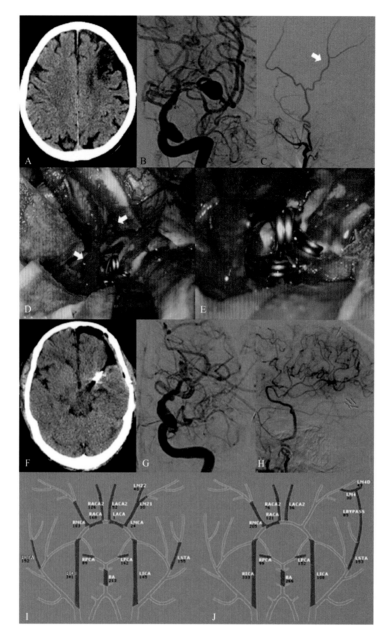

图 15.1 男性患者，71 岁，有糖尿病、高血压病史，因近期左侧大脑中动脉供血区卒中继发轻度失语。(A) 头颅 CT 显示左额叶有一小的梗塞区域。(B) 颈内动脉造影示左侧大脑中动脉分叉部有一 8mm 的囊状动脉瘤，瘤颈为 2mm。M1 段重度狭窄，血管内治疗风险极大。动脉瘤颈狭窄，夹闭可行，但大脑中动脉的重度粥样硬化使患者面临围手术期缺血性卒中的风险。因此，选择首先对左侧大脑中动脉供血区域行外科血运重建术，然后对动脉瘤行非血流重建的夹闭术。(C) 左 ECA 造影显示 STA 的顶支大小合适，分为两个大小相等的分支（白色箭头），计划利用这两条供体血管进行"Y"形搭桥。(D 和 E) 术中显微照片显示成功地将"Y"形供体血管吻合到两个 M2 干（D，白色箭头），然后完全夹闭 MCA 分叉和动脉瘤（E）。(F) 术后头颅 CT。(G) 术后左颈内动脉造影显示 MCA 分叉和动脉瘤成功闭塞，并保留了 M1 段的豆状动脉。(H) 术后左侧 ECA 血管造影显示 STA 顶叶支提供左 MCA 供血区血供。(I) 术前 NOVA qMRA 显示左侧 MCA 区血流明显减少（20 ~ 40mL/min）。(J) 术后 NOVA qMRA 显示搭桥血管具有高流量（85mL/min）

RACA—右侧大脑前动脉；RACA2—右侧大脑前动脉 A2 段；RMCA—右侧大脑中动脉；RICA—右侧颈内动脉；RPCA—右侧大脑后动脉；RSTA—右侧颞浅动脉；BA—基底动脉；LACA—左侧大脑前动脉；LACA2—左侧大脑前动脉 A2 段；LMCA—左侧大脑中动脉；LICA—左侧颈内动脉；LPCA—左侧大脑后动脉；LSTA—左侧颞浅动脉；LM2—左侧大脑中动脉 M2 段；LM1—左侧大脑中动脉 M1 段；LM4—左侧大脑中动脉 M4 段

② 血管移植搭桥手术时间短，在某些情况下不需血管移植，这有利于血管的长期通畅性；

③ 单纯的颅内血管操作使得移植血管更不容易被损伤、挤压或发生扭曲（Korja等，2010）。

尽管如此，IC-IC搭桥由于需要对未受累的作为供体血管的颅内动脉进行操作和临时阻断，增加了脑缺血或梗死的风险。而且颅内搭桥时血管管径细小，手术通道狭窄，在技术上EC-IC搭桥更具挑战性（Tayebi Meybodi等，2017）。相反地，STA-MCA或ECA-MCA搭桥一般不会发生脑缺血。研究证实，高流量EC-IC血管搭桥手术中使用准分子激光辅助非闭塞性吻合（ELANA）技术有助于在整个手术过程中维持足够的CBF（Burkhardt等，2016；Langer等，2008）。

鉴于此，作者通常主张使用EC-IC搭桥，除非可较容易的在原位进行安全的侧-侧IC-IC血管搭桥，例如在中线部位走行的血管与对侧的同名血管靠近或在蛛网膜下腔池内走行的血管靠近一个管径类似的血管。典型的情况包括PICA-PICA、ACA-ACA和MCA-MCA搭桥（Abla等，2016；Abla和Lawton，2014；Korja等，2010）。

对于PICA动脉瘤，只要局部解剖条件允许，我们倾向于这种侧-侧吻合策略。部分的原因是获取枕动脉（OA）供体血管需要大量的时间和精力；并且即使术前进行了高质量的血管造影，最终术中获得的OA移植物质量和长度难以预测。如果PICA-PICA吻合在技术上不可行，将考虑OA-PICA或颅外椎动脉-PICA血管搭桥。由于OA通常细小且迂曲，所以术前血管造影应仔细评估OA的解剖和走行，术中分离应格外小心。

同样，在处理复杂的MCA分叉动脉瘤时，MCA-MCA（M2-M2或M3-M3）侧-侧血管搭桥技术非常重要。MCA-MCA血管搭桥实质上是将MCA分叉转化为单一的M2血管，从而可以将动脉瘤连同M2分支一起进行非血流重建治疗，我们称之为"部分重建"。即使需要对MCA分叉进行完全的非血流重建治疗，也只需要在MCA-MCA搭桥后再行一次EC-IC搭桥就可满足整个MCA供血区域的血供（图15.1）。

如果MCA-MCA吻合术在技术上不可行，我们会根据动脉瘤的破裂情况选择另一种血运重建策略。对于未破裂的动脉瘤，我们通常倾向于部分（近端）孤立的策略，目的是在MCA分叉和动脉瘤中逆转血流，同时保留M1段的顺行血流。为此，最好是在接近分叉的部位夹闭M1段。特别注意的是，在此过程中要确保豆纹动脉不被阻断或损伤。考虑到MCA分叉特点，此时单个EC-IC移植血管搭桥可通过逆向血流灌注到两个M2分支的供血区域。然而，如果动脉瘤已破裂，如通过有动脉瘤的MCA分叉处进行血流逆转，则可能有很大的再破裂风险。在这种情况下，作者更倾向于对动脉瘤和大脑中动脉分叉进行完全的非血流重建治疗。如果一个M2血管闭塞，一个EC-IC血管搭桥就足够了。然而，如果两个M2血管都已进行了非血流重建治疗，则需要分别进行2个独立的EC-IC搭桥，或单供体血管双侧吻合的血管搭桥（图15.2）。

15.7　EC-IC血管重建：供体血管、受体血管及移植血管

计划EC-IC搭桥的第一步是评估待替换血管的血流量。一般来说，EC-IC搭桥大致可分为低流量（20～30mL/min）、中流量（40～60mL/min）和高流量（70～140mL/min）。根据血管造影和定量血流数据，通常可在术前确定使用何种流量的血管搭桥。作者发现术中以流量微探头（Intracranial Charbel Micro-Flow ProbeTransonic Systems Inc.，Ithaca，NY，USA）测量受体和供体血管的流量，对选择最合适的血运重建方法具有同样重要的意义，这一策略被称为"流动辅助外科技术（FAST）"。具体来说，例如当计划对MCA供血区域进行血管搭桥时，STA的流量测量将具有特别重要的意义（Amin-Hanjani等，2005；Amin-Hanjani和Charbel，2007）。

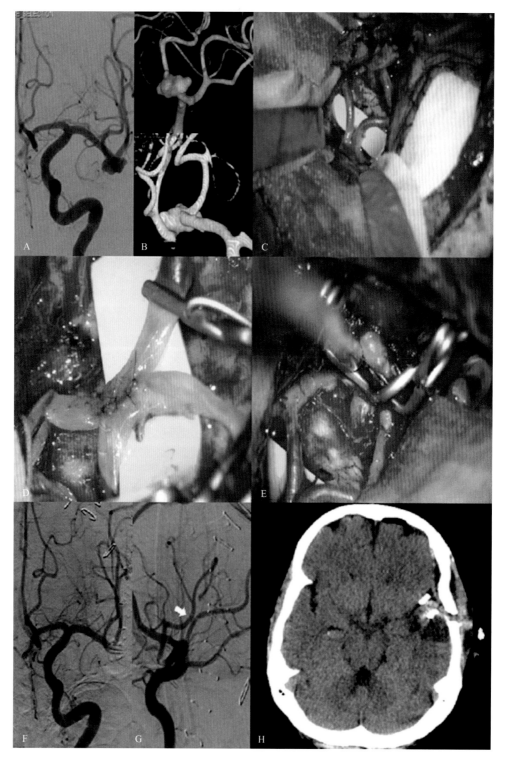

图 15.2　患者 65 岁，女性，偶然发现左侧大脑中动脉动脉瘤。（A 和 B）血管造影示左侧 MCA 分叉处有一 10mm 大小的宽颈囊状动脉瘤，与其中一个 M2 分支密切相关。注意在三维血管造影（B）上，可看到两个 M2 干的相互接近，使它们适合进行血管的侧 – 侧吻合。（C ~ E）术中显微照片显示大脑中动脉分叉、动脉瘤和 M2 干的整体（C）。成功地进行了原位 M2–M2 血管吻合术（D），随后将动脉瘤连同相关的 M2 分支夹闭（E）。（F 和 G）术后左侧颈内动脉造影显示动脉瘤完全闭塞，M2–M2 广泛的原位血管搭桥（G，白色箭头），使得整个大脑中动脉供血区域出现明显的对比剂。术后患者出现表达性失语，但症状在一周后自行缓解。（H）术后头颅 CT 显示动脉瘤夹附近有一小梗死区域，可能是大脑中动脉皮质支意外闭塞所致

15.7.1　低流量搭桥

此类搭桥通常采用远端ECA分支作为供体血管，如STA或OA，来替代颅内小到中型动脉，例如MCA的M2分支、大脑后动脉（PCA）、小脑上动脉（SCA）或PICA。标准STA-MCA搭桥中，通常为MCA的M3或M4段提供20～30mL/min的血流量（Baaj等，2009；Duckworth等，2013；Lee等，2011），最适合大脑中动脉上、下干供血区的搭桥。然而，STA移植血管有时也可提供中等甚至高流量的血供，特别是在缺血部位搭桥后，随着时间推移，移植血管开始成熟并可逐步匹配大脑血液的流量需求（Kim等，2017）。STA-MCA搭桥术只需在解剖和准备好供体血管后进行一次颅内端-侧吻合，相比于复杂的搭桥技术，该方法难度低且花费的时间更少，不需要额外的颅外切口，也不需额外获取供体血管。此方法对于脑肿胀的患者尤其有价值。与高流量的移植血管搭桥不同，该方法可完全在大脑表面完成手术，而不需要广泛的分离外侧裂。对于有经验的术者而言，STA-MCA搭桥的长期通畅率可达95%～100%。

15.7.2　中流量搭桥

该方法最适合于替代中到大的颅内动脉，如MCA的M1分支、基底动脉或优势侧的椎动脉（VA）主干。使用STA的两个分支（顶支和额支）可行双支STA-MCA搭桥以替代MCA的两个M2分支并提供50mL/min或更高流量的血流（Duckworth等，2013），特别适用于大脑中动脉供血区域血流被阻隔的情况。有几种供体血管可用于中流量搭桥，其中STA主干联合一小段大隐静脉移植血管（SVG）的搭桥术也已经取得成功，可提供20～100mL/min的血流量（Kaku等，2016）。然而，考虑到STA尺寸和流量承载能力的较大变异，当需要对整个MCA区域进行血管替换时，作者通常将此方法作为二线方案备用。临床中也可以使用颌内动脉（IMA）主干联合一小段头静脉移植血管（CVG）与M2或M3吻合，此技术我们称之为"颅下-颅内（SC-IC）血管搭桥"。SC-IC搭桥只需8～10cm长的血管移植物，可提供30～60mL/min的血流量（Nossek等，2014；Nossek等，2016）。CVG的直径在1.5～2mm之间，与MCA的尺寸非常匹配，且较SVG分支少，没有或较少含有静脉瓣，更容易获得和移植。此外，研究显示与桡动脉血管移植物（RAG）相比，CVG血管移植也具有优势，无手部缺血性并发症的风险（Nossek等，2016）。与高流量EC-IC搭桥不同，中流量搭桥通常不需要单独的颈部切口和对颈动脉血管的操作，也不需要长的移植血管（Kaku等，2016；Nossek等，2014；Nossek等，2016；Yagmurlu等，2017）（图15.3）。

15.7.3　高流量搭桥

高流量搭桥充分利用颈动脉系统，并可联合使用一段动脉或静脉移植血管，用以替代颅内的大动脉，通常是颈内动脉，有时是大脑中动脉的M1段。然而，在目前的血流导向时代，多数复杂颈内动脉动脉瘤的治疗已逐渐不再采取非血流重建的策略，因为越来越多该类的动脉瘤可使用血管内技术成功地进行血流重建，高流量EC-IC搭桥的适应证已大大缩小。然而，在少数情况下，因无法进行血管内重建，而且术前BTO试验也失败了，则需要采用高流量的移植血管搭桥术。特别是对于SAH患者，因为在近端吻合时需要对血管进行临时阻断，为了保护CBF并减少脑缺血的风险，作者避免使用ICA或颈总动脉（CCA）作为供体血管。事实上，我们更依赖于使用ECA的主干。要到达MCA的M2或M3段，通常需要至少18～20cm长的移植血管，可以是SVG或RAG。SVG的主要优点是可以实现高流速，甚至可超过200mL/min，但可能会诱发脑高灌注综合征（Endo等，2015；Kaku等，2016）。此外，SVG也与迟发性移植血管内血栓形成相关，这是因为SVG管腔内的大量单向静脉瓣及与MCA尺寸不匹配等问题

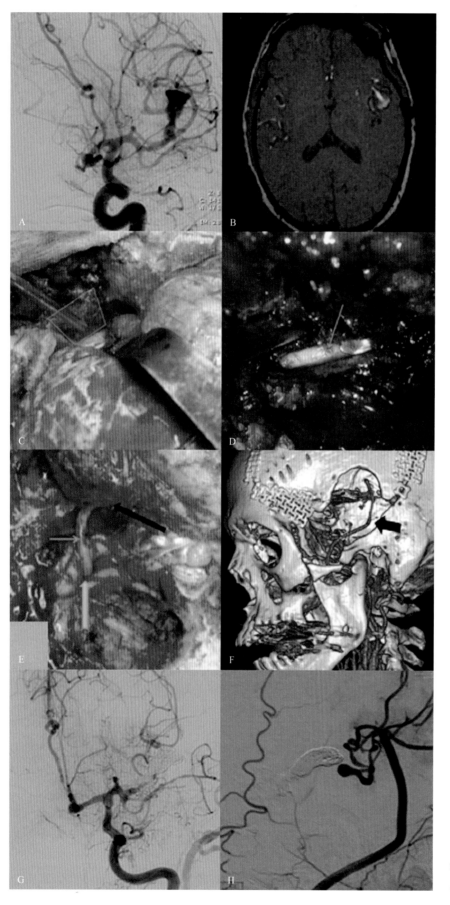

图 15.3　患者男性，36 岁，表现为左侧大脑中动脉动脉瘤逐渐扩大伴发育不良。（A）左侧颈内动脉造影显示左大脑中动脉 M2 段上干（M2–M3 交界处）分叉处一复杂的梭形动脉瘤。（B）MRA 显示动脉瘤内有血栓。作者计划先行 M2 段上干重建，然后再行动脉瘤的非血流重建夹闭术。该患者曾有左侧开颅手术切除脑膜瘤的病史，手术中牺牲了左侧 STA。因此作者选择左侧 IMA 作为替代的供体血管。（C ~ E）术中显微镜下照片显示手术方法：颞下硬膜外磨除中颅窝底（C，蓝色阴影区），在颞下窝解剖出 IMA（D，蓝色箭头），通过端 – 端吻合将 SVG（E，蓝色箭头）的近端连接到 IMA（E，黑色箭头），并在外侧裂通过端 – 侧吻合将 SVG 远端吻合到 M3 血管（E，绿色箭头）。（F）术后头部 CTA 显示 SVG 从颞下窝到颅内的走行（黑色箭头）。在搭桥术后，立即将患者带到血管造影室采用弹簧圈栓塞技术对动脉瘤和载瘤血管的近端进行非血流重建治疗。动脉瘤囊的一小部分故意保持开放，以保持分叉部位血流通畅。（G）术后左侧颈内动脉造影显示动脉瘤和载瘤动脉完全闭塞。（H）术后 2 年，左侧 ECA 血管造影显示特征性的成熟 IMA–SVG–M3 搭桥血管，在大脑中动脉远端供血区域具有明显的对比剂显影。注意持续开放的 M2 双分叉，通过单一的远端血管搭桥即可灌注到两个 M3 分支

部分图片授权转载自下列文献：Nossek E，Costantino P D，Eisenberg M，et al. Internal maxillary artery-middle cerebral artery bypass: Infratemporal approach for subcranialintracranial（SC-IC）bypass. *Neurosurgery, 2014, 75*：87-95.

诱发的吻合口远端血流过度紊乱所致（Nossek等，2016）。相反，尽管RAG的血流量较低，但它构成了动脉血液的正常生理管道，且管径与近端MCA匹配，所以移植后长期通畅率更高。当然，RAG存在血管痉挛的固有风险，不能安全用于手掌弓发育不良的患者（Nossek等，2016）。

15.8　搭桥血流进入后开始手术

当新的移植血管准备到位时，需要重新评估整个手术策略，这一点非常重要。在对任何血管进行非血流重建治疗之前，必须评估移植血管的流量，并确保其通畅性。最好采用多个不同方法联合评估。评估旁路移植血管时，一个快速且容易实现的方法是使用微型多普勒探头。此外，还可以使用Charbel微流探针，以方便对移植血管的流速进行定量测定。此外，可采用无创的吲哚氰绿（ICG）视频血管造影来快速评估搭桥血管的解剖结构。然而，即便上述检测都可行，也应在非血流重建手术之前常规进行正式的经导管血管造影术，这是确认搭桥血管通畅性的最重要依据，可同时提供新构建血管的血流动力学信息。随着"杂交"神经血管手术室的日益普及，在复杂颅内动脉瘤的整体治疗计划中，经血管内的非血流重建技术逐渐成为常规手段。

15.9　术后管理

如要考虑显微外科非血流重建和血管搭桥手术，术前应全剂量口服阿司匹林（每天325mg），并持续至少6个月。术后患者应在神经重症监护室（NICU）进行监护，保持正常血容量和血压。低血容量和低血压都可导致移植血管内血栓形成，而SAH患者还会发生DCI，应采取任何可能的措施以避免上述情况。如出现DCI，应积极采取"3H"疗法，若仍不能有效缓解症状，则应立即行血管内治疗。由于血管痉挛并不累及移植血管，因此通常可将移植血管作为血管内治疗的通道。术后第1天应行头颅CT和脑血管造影检查以排除围手术期卒中并确认搭桥血管通畅，出院前还应行NOVA qMRA以定量评估移植血管和其他颅内动脉的血流。随着时间的推移，这些客观的血流数据为认识该类疾病提供了重要的反馈信息，有助于更好地理解颅内血流动力学，完善供体血管和移植血管的选择策略。

（译者：毛星刚　王　凯）

参考文献

Abla, A. A., & Lawton, M. T. (2014). Anterior cerebral artery bypass for complex aneurysms: An experience with intracranial-intracranial reconstruction and review of bypass options. *Journal of Neurosurgery*, *120*(6), 1364-1377.

Abla, A. A., McDougall, C. M., Breshears, J. D., & Lawton, M. T. (2016). Intracranial-to-intracranial bypass for posterior inferior cerebellar artery aneurysms: Options, technical challenges, and results in 35 patients. *Journal of Neurosurgery*, *124*(5), 1275-1286.

Amin-Hanjani, S., & Charbel, F. T. (2007). Flow-assisted surgical technique in cerebrovascular surgery. *Surgical Neurology*, *68*(Suppl 1), S4-S11.

Amin-Hanjani, S., Du, X., Mlinarevich, N., Meglio, G., Zhao, M., & Charbel, F. T. (2005). The cut flow index: An intraoperative predictor of the success of extracranial-intracranial bypass for occlusive cerebrovascular disease. *Neurosurgery*, *56*(1 Suppl), 75-85.

Amin-Hanjani, S., Shin, J. H., Zhao, M., Du, X., & Charbel, F. T. (2007). Evaluation of extracranial- intracranial bypass using quantitative magnetic resonance angiography. *Journal of Neurosurgery*, *106*(2), 291-298.

Arambepola, P. K., McEvoy, S. D., & Bulsara, K. R. (2010). De novo aneurysm formation after carotid artery occlusion for

cerebral aneurysms. *Skull Base*, *20*(6), 405-408.

Baaj, A. A., Agazzi, S., & van Loveren, H. (2009). Graft selection in cerebral revascularization. *Neurosurgical Focus*, *26*(5), E18.

Burkhardt, J. K., Esposito, G., Fierstra, J., Bozinov, O., & Regli, L. (2016). Emergency non-occlusive high capacity bypass surgery for ruptured giant internal carotid artery aneurysms. *Acta Neurochirurgica Supplement*, *123*, 77-81.

Duckworth, E. A., Rao, V. Y., & Patel, A. J. (2013). Double-barrel bypass for cerebral ischemia: Technique, rationale, and preliminary experience with 10 consecutive cases. *Neurosurgery*, *73*(1 Suppl Operative). ons30-8.

Endo, H., Fujimura, M., Shimizu, H., Inoue, T., Sato, K., Niizuma, K., et al. (2015). Cerebral blood flow after acute bypass with parent artery trapping in patients with ruptured supraclinoid internal carotid artery aneurysms. *Journal of Stroke and Cerebrovascular Diseases*, *24*(10), 2358-2368.

Esposito, G., Fierstra, J., & Regli, L. (2016). Distal outflow occlusion with bypass revascularization: Last resort measure in managing complex MCA and PICA aneurysms. *Acta Neurochirurgica (Wien)*, *158*(8), 1523-1531.

Fujiwara, S., Fujii, K., & Fukui, M. (1993). De novo aneurysm formation and aneurysm growth following therapeutic carotid occlusion for intracranial internal carotid artery (ICA) aneurysms. *Acta Neurochirurgica (Wien)*, *120*(1-2), 20-25.

Hara, T., Arai, S., Goto, Y., Takizawa, T., & Uchida, T. (2016). Bypass surgeries in the treatment of cerebral aneurysms. *Acta Neurochirurgica Supplement*, *123*, 57-64.

Inui, Y., Oiwa, Y., Terada, T., Nakakita, K., Kamei, I., & Hayashi, S. (2006). De novo vertebral artery dissecting aneurysm after contralateral vertebral artery occlusion—Two case reports. *Neurologia Medico-Chirurgica (Tokyo)*, *46*(1), 32-36.

Kaku, Y., Takei, H., Miyai, M., Yamashita, K., & Kokuzawa, J. (2016). Surgical treatment of complex cerebral aneurysms using interposition short vein graft. *Acta Neurochirurgica Supplement*, *123*, 65-71.

Kazumata, K., Nakayama, N., Nakamura, T., Kamiyama, H., Terasaka, S., & Houkin, K. (2014). Changing treatment strategy from clipping to radial artery graft bypass and parent artery sacrifice in patients with ruptured blister-like internal carotid artery aneurysms. *Neurosurgery*, *10*(Suppl 1), 66-73.

Kim, T., Bang, J. S., Kwon, O. K., Hwang, G., Kim, J. E., Kang, H. S., et al. (2017). Hemodynamic changes after unilateral revascularization for Moyamoya disease: Serial assessment by quantitative magnetic resonance angiography. *Neurosurgery*. *81*(1), 111-119.

Kivipelto, L., Niemelä, M., Meling, T., Lehecka, M., Lehto, H., & Hernesniemi, J. (2014). Bypass surgery for complex middle cerebral artery aneurysms: Impact of the exact location in the MCA tree. *Journal of Neurosurgery*, *120*(2), 398-408.

Korja, M., Sen, C., & Langer, D. (2010). Operative nuances of side-to-side in situ posterior inferior cerebellar artery-posterior inferior cerebellar artery bypass procedure. *Neurosurgery*, *67*(2 Suppl Operative), 471-477.

Langer, D. J., Lefton, D. R., Ostergren, L., Brockington, C. D., Song, J., Niimi, Y., et al. (2006). Hemispheric revascularization in the setting of carotid occlusion and subclavian steal: A diagnostic and management role for quantitative magnetic resonance angiography? *Neurosurgery*, *58*(3), 528-533.

Langer, D. J., Van Der Zwan, A., Vajkoczy, P., Kivipelto, L., Van Doormaal, T. P., & Tulleken, C. A. (2008). Excimer laser-assisted nonocclusive anastomosis. An emerging technology for use in the creation of intracranial-intracranial and extracranial-intracranial cerebral bypass. *Neurosurgical Focus*, *24*(2), E6.

Lee, M., Guzman, R., Bell-Stephens, T., & Steinberg, G. K. (2011). Intraoperative blood flow analysis of direct revascularization procedures in patients with moyamoya disease. *Journal of Cerebral Blood Flow and Metabolism*, *31*(1), 262-274.

Meling, T. R., Sorteberg, A., Bakke, S. J., Slettebø, H., Hernesniemi, J., & Sorteberg, W. (2008). Blood blister-like aneurysms of the internal carotid artery trunk causing subarachnoid hemorrhage: Treatment and outcome. *Journal of Neurosurgery*, *108*(4), 662-671.

Nossek, E., Costantino, P. D., Chalif, D. J., Ortiz, R. A., Dehdashti, A. R., & Langer, D. J. (2016). Forearm cephalic vein graft for short, "middle" -flow, internal maxillary artery to middle cerebral artery bypass. *Operative Neurosurgery*, *12*, 99-105.

Nossek, E., Costantino, P. D., Eisenberg, M., Dehdashti, A. R., Setton, A., Chalif, D. J., et al. (2014). Internal maxillary artery-middle cerebral artery bypass: Infratemporal approach for subcranial- intracranial (SC-IC) bypass. *Neurosurgery*, *75*, 87-95.

Nussbaum, E. S. (2015). Surgical distal outflow occlusion for the treatment of complex intracranial aneurysms: Experience with 18 cases. *Neurosurgery*, *11*(Suppl 2), 8-16.

Owen, C. M., Montemurro, N., & Lawton, M. T. (2017). Blister aneurysms of the internal carotid artery: Microsurgical results and management strategy. *Neurosurgery*. *80*(2), 235-247.

Rodríguez-Hernández, A., Sughrue, M. E., Akhavan, S., Habdank-Kolaczkowski, J., & Lawton, M. T. (2013). Current management of middle cerebral artery aneurysms: Surgical results with a "clip first" policy. *Neurosurgery*, *72*(3), 415-427.

Shimizu, H., Matsumoto, Y., & Tominaga, T. (2010). Non-saccular aneurysms of the supraclinoid internal carotid artery trunk causing subarachnoid hemorrhage: Acute surgical treatments and review of literatures. *Neurosurgical Review*, *33*(2), 205-216.

Starke, R. M., Chwajol, M., Lefton, D., Sen, C., Berenstein, A., & Langer, D. J. (2009). Occipital artery-to- posterior inferior

cerebellar artery bypass for treatment of bilateral vertebral artery occlusion: The role of quantitative magnetic resonance angiography noninvasive optimal vessel analysis: technical case report. *Neurosurgery, 64*(4), E779-81.

Tayebi Meybodi, A., Huang, W., Benet, A., Kola, O., & Lawton, M. T. (2017). Bypass surgery for complex middle cerebral artery aneurysms: An algorithmic approach to revascularization. *Journal of Neurosurgery, 127*(3), 463-479.

Tutino, V. M., Mandelbaum, M., Choi, H., Pope, L. C., Siddiqui, A., Kolega, J., et al. (2014). Aneurysmal remodeling in the circle of Willis after carotid occlusion in an experimental model. *Journal of Cerebral Blood Flow and Metabolism, 34*(3), 415-424.

Yagmurlu, K., Kalani, M. Y., Martirosyan, N. L., Safavi-Abbasi, S., Belykh, E., Laarakker, A. S., et al. (2017). Maxillary artery to middle cerebral artery bypass: A novel technique for exposure of the maxillary artery. *World Neurosurgery, 100*, 540-550.

第 16 章

动脉瘤手术中神经电生理监测

Tejaswi D. Sudhakar[1]；Ralph Rahme[1]；Marjan Alimi[1]；
Timothy G. White[1]；David J. Langer[1]

摘 要

术中神经电生理监测（IONM）在神经外科各亚专科普及迅速。由于能够及时检测发现脑缺血，医师在脑组织发生不可逆损伤之前可采取必要的治疗措施，IONM 在脑动脉瘤手术中发挥了重要作用。在本章中，我们总结了动脉瘤手术中各种 IONM 的实际使用情况，包括其适应证、优点和局限性。

关键词

脑干听觉诱发电位；脑缺血；脑电图；颅内动脉瘤；术中神经电生理监测；运动诱发电位；
体感诱发电位

目 录

---

[1] 美国纽约州纽约市霍夫斯特拉/诺斯唐纳德和芭芭拉祖克医学院莱诺克斯山医院神经外科。

16.1 引言

20世纪30年代，术中神经电生理监测（IONM）首次在癫痫手术中运用，以区分初级运动皮质和感觉皮质（Peneld和Boldrey，1937）。此后，IONM逐渐发展成为神经外科手术中的重要工具。目前，IONM已广泛用于多个神经外科亚专业，包括神经血管外科、神经肿瘤外科和脊柱外科等。已经开发的多种IONM模态包括脑电图（EEG）、皮质脑电图（ECoG）、体感诱发电位（SSEP）、脑干听觉诱发电位（BAEP）、视觉诱发电位（VEP）、经颅运动诱发电位（TC-MEP）、经皮质直接刺激的MEP（DCS-MEP）、皮质延髓运动诱发电位（CoMEP）和颅神经（CN）监测等。由于能够迅速检测血管闭塞或损伤、血管痉挛和牵开器放置导致的脑缺血，IONM在颅内动脉瘤手术中有重要价值。通过连续的电生理反馈，IONM可在脑损伤或梗死发生前预警医师，从而及时采取纠正措施。本章主要介绍IONM在动脉瘤手术中的使用方法和应用范围，并重点强调各种IONM模态的优点、缺点和适应证。

16.2 脑电图

EEG记录大脑皮质的电活动，由局部脑组织中大量细胞的兴奋性突触后电位（EPSP）叠加而成（图16.1）。由于EPSP的形成依赖能量、氧气和糖，可以想象脑血流量（CBF）降低时EEG波形也降低，并在重度缺血或缺氧条件下变为等电波形（Koht等，2017；Neuloh和Schramm，2008；Sloan等，2006）。除预警缺血外，EEG还可用于监测早期癫痫发作、评估全身麻醉深度（Koht等，2017）。事实上，EEG往往会受到麻醉剂的影响，最终诱导暴发抑制模式，该模式的特点是高压电活动周期与等电跟踪周期交替出现（Holland等，1998；Koht等，2017）。

EEG的采集采用表面针电极的标准化阵列，从头皮记录，通常由16个通道组成（Koht等，2017）。根据频率不同，EEG可分为4种波形：

① β波形是高频、低幅波形，频率范围为13～30Hz，见于正常觉醒状态。

② α波形是中频、高幅波形，频率范围为9～12Hz，在正常觉醒状态下闭眼时可在枕叶皮质观察到。

③ θ波形是频率范围为4～8Hz的慢波，除非频率过高，否则一般认为是正常波形。

④ δ波形是频率范围为0～4Hz的慢波，通常与深睡眠或昏迷状态一致。然而，波幅不稳定的δ波也可见于代谢、缺氧或麻醉相关性中枢神经系统抑制的情况下（Jameson等，2007；Sloan等，2006）。

EEG监测的主要缺点是缺乏特异性，因为在脑缺血或缺氧、麻醉诱导的CNS抑制或代谢性脑病的情况下，均可观察到类似的异常δ波图形（Bennet等，2009；Holland等，1998）。此外，头皮EEG只能检测到表层皮质的缺血，皮质下深部结构的缺血很容易被遗漏（Koht等，2017）。然而，考虑到其成本低、应用广泛和使用方便，所有接受颅内动脉瘤手术的患者均行头皮EEG监测。这种监测也可以随时跟踪全身麻醉的深度，并为外科医师提供有意义的信息反馈，包括癫痫样活动、癫痫发作、成功逆转神经损伤改变等。

16.3 体感诱发电位

体感诱发电位（somatosensory evoked potentials，SSEP）通过在对侧身体远端的周围神经施加电刺

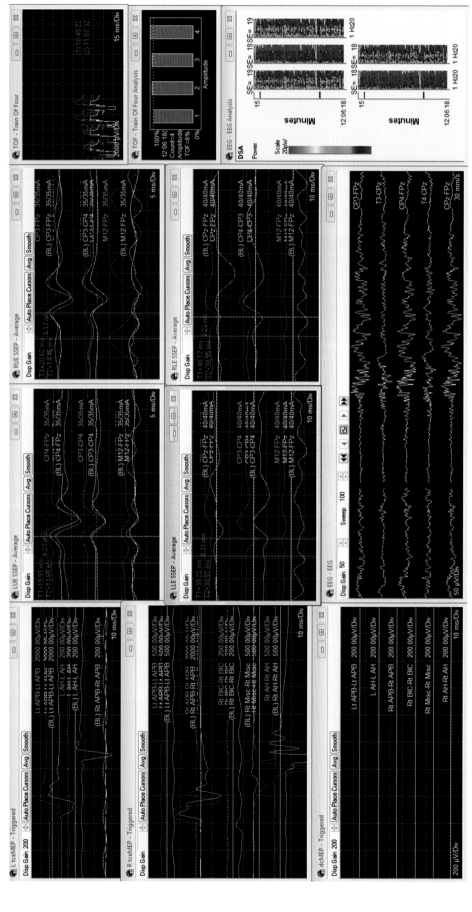

图 16.1　显微外科手术治疗大脑中动脉瘤的多模态 IONM（脑电图、SSEP、TC-MEP 和 DCS-MEP）

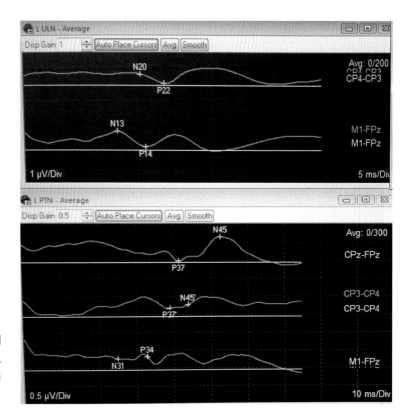

图 16.2　显微手术夹闭 MCA 动脉瘤期间，从左侧尺神经（ L ULN ）和胫后神经（ L PTN ）记录的典型 SSEP。注意各种负的（ N ）和正的（ P ）SSEP 波

激后记录同侧大脑皮质的电活动（图16.1和图16.2），主要用于评估楔束和薄束的完整性。楔束和薄束分别传递上肢和下肢的辨别、振动觉和位置感觉。对于上肢SSEP，通常采用低强度的方波脉冲，通过皮下或皮肤表面电极刺激手腕的正中神经或尺神经。对于下肢SSEP，通常刺激踝部的胫后神经。头皮电极按照蒙太奇式混合方式排列，这种排列电极是成对的，其中一个为活动电极，另一个为参考电极（Toleikis等，2005）。复合动作电位可导致局部神经肌肉的微小抽动，由此可确认刺激是充分的，并可评估神经肌肉阻滞的程度（Koht等，2017）。

　　典型的SSEP波用"N"或"P"表示，分别对应于负极或正极的数值，然后是一个整数，表示在正常成人中用极小刺激后记录到信号的潜伏期（图16.2）。例如，正中神经受刺激后20ms出现的负峰称为"N20"。SSEP波中N20～P23对应刺激上肢后初级躯体感觉皮质的激活，而波P36～N45对应刺激下肢后躯体感觉皮质的电信号（american clinical neurophysiology society，2017）。SSEP的基线数值应在全身麻醉诱导后和皮肤切开前获得；之后，在手术过程中监测SSEP波形振幅和潜伏期的变化。振幅降低50%以上或者潜伏期增加10%以上通常是神经元受损的反应（Becker和Rusy，2012）。

　　SSEP的主要优势在于其可靠性和一致性（Becker和Rusy，2012），它们通常有5%～10%的假阴性率，且在前循环动脉瘤手术中的作用比在后循环动脉瘤手术中的作用更可靠（Thirumala等，2016）。吸入性麻醉剂可减弱皮质SSEP反应，而完全静脉麻醉（TIVA）对SSEP只有轻微的影响（Jameson和Sloan，2012）。SSEP对缺血的反应通常比运动诱发电位（MEP）慢，一般需要在血管闭塞后30～45min才可观察到（Neuloh等，2004；Neuloh和Schramm，2004；Schramm等，1990）。SSEP对于发现大脑中动脉（MCA）或大脑前动脉（ACA）远端分支供血的皮质缺血尤其可靠，而MEP有时难以发现上述区域的缺血改变（Macdonald，2006；Thirumala等，2016；Yue等，2014）。然而，SSEP的主要缺点是只能监测感觉通路的病理改变，单纯的皮质脊髓束（如皮质下的内囊、脑干等部位）的损伤或缺血很容易被遗漏，包括脉络膜前动脉或其他穿通动脉的闭塞也常常难以发现（Branston等，1984；Guo和

Gelb，2011；Holdefer等，2016；Holland，1998；Horiuchi等，2005；Neuloh和Schramm，2004；Yeon等，2010；Yue等，2014）。同样，SSEP也无法检测到额叶、颞叶和枕叶前部的缺血改变（Friedman等，1987；Schramm等，1994；Wicks等，2012）。但是，考虑到其易用性和可靠性，在作者的麻醉实践中上肢和下肢SSEP监测已成为所有颅内动脉瘤手术中的常规部分。对于术前运动功能明显不足、基线MEP不可靠的患者，SSEP监测尤其有价值。这些患者的SSEP变化通常是额顶叶皮质损伤或缺血唯一的早期指标（Holdefer等，2016；Horiuchi等，2005）。

16.4 脑干听觉诱发电位

听觉诱发电位（AEP）是通过耳机发出咔嗒声刺激耳蜗神经，以头皮电极记录大脑电活动而获得（图16.3）。AEP波形的早期部分（前10ms）称为脑干听觉诱发电位（BAEP）或脑干听觉诱发反应（BAER），可检测神经电活动通过脑干的反应（Freye，2005）。BAEP有助于评估脑桥、中脑下部和第Ⅷ对颅神经的完整性。BAEP不受大脑皮质活动的影响，因而在后循环复杂动脉瘤手术中最有用，其波形变化可用于检测早期脑干缺血或耳蜗神经损伤（Freye，2005；Litle等，1983）。但是，BAEP通常无法检测到小脑或大脑后动脉供血区的缺血反应（Chen等，2011）。

典型的AEP波形有7个不同的峰值，大体对应于特定解剖结构产生的动作电位：Ⅰ——耳蜗，Ⅱ——耳蜗神经，Ⅲ——橄榄复合体和耳蜗核，Ⅳ——脑干，Ⅴ——外侧丘系，Ⅵ——内侧膝状体，Ⅶ——听觉辐射（图16.3）。重要的BAEP变化包括峰Ⅲ或Ⅴ的振幅降低50%以上，或峰Ⅴ潜伏期或峰间

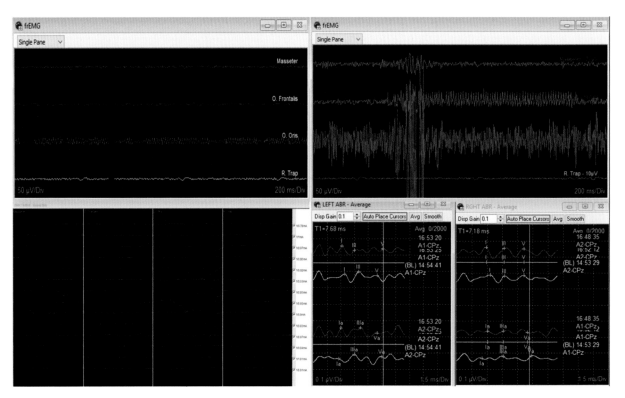

图 16.3 后颅窝手术中 CN 和 BAEP 监测

正在监测 CN Ⅴ（咬肌）、Ⅶ（口轮匝肌和眼轮匝肌）和Ⅺ（斜方肌）。在基线（左上）记录 EMG，术中观察到主要来自口轮匝肌的自发肌电活动，表明面神经受到刺激。外科医师可根据此信息改变手术策略（右上）。显微外科解剖过程中刺激面神经可引起口轮匝肌动作电位，这可证实神经功能的完整性（左下）。注意 BAEP 波形中的各个峰值（右下）

潜伏期延长1ms以上（Chen等，2011；Liu等，2003；Manninen等，1994）。

由于BAEP来源于皮质下，因此优点是全麻对其影响较小（Freye，2005）。尽管如此，全身麻醉也可能对BAEP产生一些混杂效应，偶尔会产生类似缺血的变化，但是通常为双侧效应，较容易鉴别。而且一旦改变麻醉剂的种类或剂量，这种效应就会消失（Chen等，2011）。基底动脉穿支缺血并不一定同时影响脑干听觉和躯体感觉通路；因此，后循环动脉瘤手术期间仅监测SSEP或BAEP并不可靠（Branston等，1984；Friedman等，1991；Litleesser等，1987）。反之，同时使用两种检测则假阴性率较低，因此建议同时使用（Chen等，2011；Litle等，1987；Liu等，2003；López等，1999；Manninen等，1994；Sahaya等，2014）。然而，即使同时使用两种监测方法仍有高达25%的假阴性率（Litle等，1987）。在作者的麻醉实践中，只要后循环动脉瘤手术中暂时或永久性夹闭操作可能导致脑干缺血时就将BAEP、SSEP和MEP联合使用。此外，对于某些可能压迫或粘连于前庭耳蜗神经的大型或复杂的小脑前下动脉（AICA）动脉瘤，作者也使用BAEP辅助监测和保留第Ⅷ对颅神经功能。

16.5　运动诱发电位

运动诱发电位（motor evoked potentials，MEP）通过刺激脑运动皮质记录对侧肢体肌肉的电活动（图16.1和图16.4），检测下行运动通路的缺血性损伤，尤其是皮质脊髓束，可以发现颅内动脉瘤手术期间因暂时性血管闭塞或意外穿支血管闭塞导致的缺血性改变（MacDonald，2006；Motoyama等，2011；Neuloh和Schramm，2004；Suzuki等，2003；Szelényi等，2007）。有两种不同的刺激方式可以获得MEP：①经头皮电极（即TC-MEP）；②经放置于硬膜下运动皮质的电极探针或电极阵列（即DCS-MEP）。肌肉电活动记录通过皮肤表面或皮下电极探针获得。上肢MEP通常在大鱼际肌（拇短展肌）、小指展肌和第一背侧骨间肌记录，下肢MEP在胫前肌、腓肠肌和拇展肌记录，也可以记录更近端肌肉的活动（如前臂或大腿），但其结果往往不太一致（Legat等，2016）。初级运动皮质中锥体细胞受到刺激

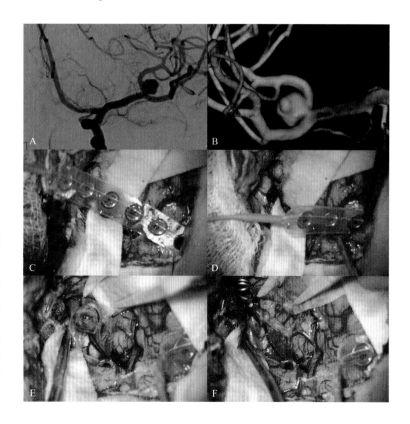

图16.4　患者女性，58岁，因偶然发现左侧MCA动脉瘤而就诊。(A和B) 脑血管造影显示起源于左侧MCA分叉处的囊状动脉瘤，直径为6mm。(C～F) 术中显微照片展示DCS-MEP在动脉瘤夹闭术中的应用。在硬膜下将电极阵列贴附于运动皮质 (C和D) 上，并通过测试性刺激确认其位置，然后在电生理医师的连续DCS-MEP监测下分离 (E) 和夹闭 (F) 动脉瘤

后，通常诱发两个阶段的电反应：①从脑干或脊髓记录到的神经元去极化D波（直接波形）和I波（间接波形）；②从对侧肌肉记录到的复合肌肉动作电位（CMAP）（Jameson和Sloan，2006；Macdonald，2006；Saito等，2015）。MEP波形分析仅依赖于振幅：波的振幅降低50%或以上提示存在神经元损伤。

16.5.1　经颅MEP

经颅MEP（transcranial mEP，TC-MEP）通常由3～7个电压范围为100～400V的矩形波电脉冲诱发，这些电脉冲由成对的头皮电极产生，通常所需电压较高，用以克服完整颅骨的阻抗。而且，电脉冲刺激必须是多发的，可产生多个D波，诱导足够强的电流到达脊髓前角细胞，进一步促发细胞的神经电冲动，最终产生可检测到的肌源性电位（Legat和Ellen，2004）。然而，由于克服完整颅骨阻抗需要高电压刺激，使得皮质脊髓束产生广泛的非特异性刺激，最终可能非特异性激活体内多个肌群。这些肌群的收缩会导致外科术野的突然抖动，从而破坏动脉瘤手术中的血流状态（Neuloh和Schramm，2008；Quiñones-Hinojosa等，2004；Szelényi等，2007）；甚至可能引起严重的颞肌收缩，导致舌、唇或下颌骨损伤（Hemmer等，2014；MacDonald等，2002；MacDonald和Deletis，2008）。因此，提倡使用可更精确地刺激运动皮质的DCS-MEP，其最小化的刺激强度避免了广泛的非特异性肌肉激活（Horiuchi等，2005；Legat等，2016；Motoyama等，2011；Suzuki等，2003）。然而，由于成本低、易于安装和双侧半球均可应用，TC-MEP监测在动脉瘤手术中仍在广泛使用。此外，在后颅窝、小窗口幕上开颅或前循环动脉瘤（AComA或ACA）等运动皮质不易暴露的手术中，TC-MEP仍然可用（Horiuchi等，2005；Neuloh和Schramm，2004；Quiñones-Hinojosa等，2004；Szelényi等，2005）。

16.5.2　经皮质直接刺激的MEP

经皮质直接刺激的MEP（DCS-MEP）直接将电极阵列放置于硬膜下的大脑初级运动皮质，之后由2～10mA范围内的低强度刺激诱发（Jameson和Sloan，2012）。放置皮质表面电极时要十分小心，确保术中电极不会移位（图16.4）。DCS-MEP通常通过对侧身体肌肉记录，由于其高度精确性，与TC-MEP相比不需要对更大范围的肌肉群进行采样，也不会诱发肢体抽搐或外科手术视野的抖动，外科医师可不受电生理监测影响而继续手术。因此，整个手术过程中动脉瘤血流稳定。

DCS-MEP记录的运动反应具有高度的敏感性、稳定性和可靠性（Horiuchi等，2005；Suzuki等，2003）。通过对皮质表面施加的低强度刺激可检测出皮质和皮质下缺血，从而将假阴性可能性降至最低（Horiuchi等，2005；Szelényi等，2005）。尽管优势非常明显，但使用DCS-MEP时所需的电极片常常会超出骨瓣范围，这对于二次手术（Motoyama等，2011）或小骨瓣开颅手术的患者（Horiuchi等，2005；Suzuki等，2003；Szelényi等，2005）非常棘手，也会增加风险。事实上，因放置电极片导致桥静脉破裂继发硬膜下血肿的风险约为2%（Szelényi等，2005），在术野内或附近放置硬膜下电极片也可能会影响外科医师的手术操作。此外，通过枕下入路开颅处理后循环动脉瘤时，将硬膜下电极放置于皮质运动区非常困难；同样，在处理AComA或ACA动脉瘤时，为放置电极而显露运动皮质的下肢运动区也不容易而且耗时（Szelényi等，2005）。DCS-MEP的缺点：仅可进行单侧记录，不能满足AComA动脉瘤的监测需要；由于需使用电极阵列，其监测成本往往显著高于TC-MEP监测（Szelényi等，2005）。

总体而言，在预测术后运动功能缺陷方面，MEP具有较高的灵敏度和特异性，分别为90%～100%和85%～90%。更重要的是，MEP监测结果的成功逆转往往预示70%～100%的病例术后不会出现新的功能缺陷，有可能仅是一过性改变（Holdefer等，2016；Neuloh和Schramm，2004；Szelényi等，2006）。相反，手术期间持续性MEP不正常，强烈预示术后会出现新的运动功能缺陷（Dengler等，2013；Holdefer等，2016；Suzuki等，2003；Szelényi等，2006；Takebayash等，2014）。同样，神经功

能损伤的严重程度与MEP波形变化的持续时间也密切相关（Irie等，2010；Kang等，2013；Suzuki等，2003；Szelényi等，2006）。

MEP监测也存在局限性。考虑到波的振幅和形态存在广泛变异性，MEP通常不如SSEP可靠。吸入性麻醉药可显著影响MEP，且具有剂量依赖性。无论患者神经系统功能的基线状态如何，挥发性吸入性麻醉药对MEP产生影响的起始浓度可低至0.2%的最小肺泡浓度（MAC）。事实上，挥发性吸入性麻醉剂不仅抑制突触传递，还可抑制脊髓前角α运动神经元的兴奋性。因此，在MEP监测中，尽管有人提倡使用部分神经肌肉阻滞，以尽量减少TC-MEP患者的过度运动（Guo和Gelb，2011），但作者还是主张必须使用无神经肌肉阻滞作用的TIVA（Hemmer等，2014；Sloan和Heyer，2002）。MEP的另一个缺点是其记录对全身系统性因素过于敏感，手术过程中的低血压、缺氧或低体温等因素均可能导致MEP记录的间歇性丢失。

在使用MEP监测，尤其是TC-MEP监测的情况下，当皮质下白质达到阈值而被激活后，单纯的皮质电信号异常可能被掩盖而遗漏（Macdonald等，2013）。另外，即使在整个手术过程中MEP记录正常，但在MEP监测终止之后，仍可能因关颅期间或术后的低血压或缺氧损伤导致术后运动功能障碍（Neuloh和Schramm，2009；Szelényi等，2006）。总体而言，MEP的假阴性率在5%～40%之间（Irie等，2010；Szelényi等，2007）。最后，应该记住的是，无论在TC-MEP还是DCS-MEP监测过程中，过度电刺激都可能会导致头皮热损伤、大脑电化学兴奋性毒性损伤，并可能引起癫痫或心血管不良反应（Macdonald，2006）。

作者实践中几乎对每个颅内动脉瘤手术病例都常规从开始就使用TC-MEP联合EEG和SSEP。打开硬膜后，在可行和安全的情况下切换到DCS-MEP，适用于绝大多数前循环动脉瘤及从幕上入路处理的后循环动脉瘤（例如，经侧裂入路行基底动脉或小脑上动脉动脉瘤夹闭术）。对于二次手术，通常不使用DCS-MEP，以避免运动皮质或周围桥静脉损伤的潜在风险；对于AComA和ACA的动脉瘤，仍依靠TC-MEP监测上肢和下肢的运动。

现已证实，在动脉瘤手术中SSEP和MEP相结合的多模态监测可将假阴性率降至最低，甚至有20%病例的手术策略因术中监测到异常而临时调整改变（Neuloh等，2004；Yue等，2014）。根据作者经验，DCS-MEP的主要优势是能够可靠监测皮质下结构，而这一点在标准的TC-MEPs监测中效果很差。SSEP和MEP监测的联合使用进一步提高了这方面的效果，使外科医师能够可靠地发现皮质和皮质下结构的缺血。这种情况下，SSEP和MEP电信号的同时改变提示缺血部位在皮质，而单独的MEP改变且SSEP保持稳定则提示损伤部位在皮质下结构。

16.6　颅神经监测

在夹闭对颅神经（CN）有压迫或黏附的动脉瘤时，除通过BAEP监测CN VIII外，也可监测CN中运动神经纤维（III、IV、V、VI、VII、IX、X、XI、XII）相应的肌电图（EMG），这有助于在术中保存这些CN的完整性及功能。CN监测并非常规使用的技术，通常适用于后循环中大的复杂动脉瘤。例如，在处理AICA动脉瘤时监测面神经，处理PICA动脉瘤时监测IX～XII CN。这种情况下通常记录两种类型的EMG电位，即自发活动和诱发活动的EMG（图16.3）。对自发肌电活动的监测可在手术过程中早期检测到神经损伤电位，从而在神经发生不可逆损伤之前为外科医师提供纠正其操作的机会（Koht等，2017；Toleikis，2012）。其次，对CN的直接刺激后监测其诱发电位，有助于在手术分离期间早期识别完整的神经纤维，从而保护神经的解剖形态及功能（Holland，2002；López，2011；Toleikis，2012）。理论上而言，在使用部分神经肌肉阻滞时仍可记录到EMG，但如在术中进行CN监测时最好避免使用肌肉松弛剂，以便最大限度地提高神经电生理监测的可靠性。

16.7　麻醉和全身问题

吸入性和静脉用麻醉剂以及神经肌肉阻滞药物都可能在IONM期间引起波形波动，从而导致假阴性或假阳性记录，偶尔会出现类似脑缺血的变化。全身麻醉期间，使用的多种药物有可能改变大脑皮质或大脑皮质之外的神经元去极化和兴奋性阈值，也具有剂量依赖性的突触活性抑制作用，尤其见于N-甲基-D-天冬氨酸（NMDA）和γ-氨基丁酸（GABA）的受体通路水平（Simon等，2010；Sloan和Heyer，2002）。

挥发性吸入麻醉药（例如异氟烷、七氟烷、去氟烷、氟烷）和一氧化二氮对电生理监测的影响往往比静脉用药物（例如丙泊酚、巴比妥类、苯二氮䓬类、阿片类、氯胺酮、依托咪酯、右美托咪定）更明显。但是，当一氧化二氮以50%或更低的浓度与麻醉剂、依托咪酯、丙泊酚或氯胺酮联合使用时，则可产生可靠的监测环境（Simon等，2010）。一般而言，若考虑使用IONM时，强烈建议使用TIVA，尤其是在监测MEP时这一点尤其重要。因为，相比于其他的IONM监测模式，MEP监测更容易受到全身麻醉的影响（Koht等，2017；Simon等，2010；Toleikis，2012）。

异丙酚可降低CBF和耗氧量，以剂量依赖性的方式抑制皮质诱发电位，尤其在已有神经功能损伤的患者中更为明显（Vandesteene等，1988；Werner等，1992）。然而，在使用丙泊酚的情况下仍可进行IONM监测，尤其对于神经功能完整的患者（Kalkman等，1992）。

巴比妥类药物可降低脑代谢、CBF和颅内压。短效巴比妥类药物（如硫喷妥钠）常在动脉瘤手术中使用，尤其是在麻醉诱导期间或预计会进行长时间临时阻断的情况下。巴比妥类药物的优点是仅引起SSEP记录的轻度抑制，且可快速恢复，即使在高剂量下也是如此。但是，巴比妥药物可严重影响EEG和MEP记录（Drummond等，1985；Ganes和Lundar，1983；Koht等，2017；Simon等，2010）。

在SSEP和MEP监测期间，阿片类药物（芬太尼、舒芬太尼、瑞芬太尼）可引起皮质波形小幅度的剂量依赖性抑制。尽管如此，该类药物的使用并不会显著影响IONM的可靠性。因此，在IONM期间，阿片类药物通常用作TIVA方案的重要组成部分（Koht等，2017；MacDonald，2002；Pathak等，1984；Schubert等，1987；Simon等，2010）。

神经肌肉阻滞剂（琥珀胆碱、罗库溴铵、维库溴铵、顺式阿曲库铵）对SSEP监测的影响可忽略不计。神经肌肉阻滞剂的使用可减轻肌肉信号中的背景伪影，并有效增加SSEP记录中的信噪比。因此，有些情况下神经肌肉阻滞剂的使用对SSEP监测可能是有益的。但是，肌肉松弛剂可极大地影响MEP和EMG监测（Koht等，2017）。

除麻醉剂外，术中应始终特别注意平均动脉压、氧合指数、体温和血红蛋白水平。全身性低血压、缺氧、低体温和贫血均可导致IONM记录衰减，因此一旦出现应立即纠正（Koht等，2017；Sloan和Heyer，2002）。

16.8　结论

脑动脉瘤手术期间，IONM是一种有价值的工具。它可在早期发现脑缺血，从而在不可逆的脑损伤即将发生之前，为神经外科医师提供作出反应的机会。有多种IONM模态可用，尽管EEG监测对缺血无特异性，但考虑到其应用的广泛性和低成本，在动脉瘤手术中总是常规使用。EEG监测有助于跟踪麻醉深度，并可早期识别并迅速控制术中出现的癫痫发作。同样，考虑到TIVA情况下SSEP的可靠性和稳定性，SSEP监测也经常使用。尽管SSEP只提供感觉通路的信息，更容易遗漏穿支动脉损伤相关的皮

质下缺血，但在检测皮质缺血方面，它们有时优于MEP，尤其是对本来就有运动功能障碍的患者。虽然MEP是监测运动通路的最直接方式，但其可靠性会受到全身麻醉药物和全身系统性因素的很大影响。因此，如要进行MEP监测，则必须采用无神经肌肉阻滞的TIVA方案。考虑到成本低且适用性广泛，通常都采用TC-MEP，但该方法会导致突然的身体抽动，影响手术流程。使用DCS-MEP可避免这个问题，但在术中并不是总可显露运动皮质并安全地放置电极阵列，特别是在二次手术的情况下。在夹闭后循环动脉瘤时，BAEP和CN监测可偶尔与SSEP和MEP联合使用。无论任何时候，外科医师都应牢记，麻醉剂、神经肌肉阻滞剂和全身系统性因素都会干扰IONM，偶尔会产生类似脑缺血的反应或假阴性结果。

（译者：毛星刚　汪仁聪　王　利）

参考文献

American Clinical Neurophysiology Society. (2017). *Guidelines and consensus statements*. http://www.acns.org/practice/guidelines.

Becker, A., & Rusy, D. A. (2012). Somatosensory evoked potentials. In A. Koht, T. B. Sloan, & J. R. Toleikis (Eds.), *Monitoring the nervous system for anesthesiologists and other health care professionals* (pp. 3-26). New York, NY: Springer.

Bennett, C., Voss, L. J., Barnard, J. P., & Sleigh, J. W. (2009). Practical use of the raw electroencephalogram waveform during general anesthesia: The art and science. *Anesthesia and Analgesia*, *109*(2), 539-550.

Branston, N. M., Ladds, A., Symon, L., & Wang, A. D. (1984). Comparison of the effects of ischaemia on early components of the somatosensory evoked potential in brainstem, thalamus, and cerebral cortex. *Journal of Cerebral Blood Flow and Metabolism*, *4*(1), 68-81.

Chen, L., Spetzler, R. F., McDougall, C. G., Albuquerque, F. C., & Xu, B. (2011). Detection of ischemia in endovascular therapy of cerebral aneurysms: A perspective in the era of neurophysiological monitoring. *Neurosurgical Review*, *34*(1), 69-75.

Dengler, J., Cabraja, M., Faust, K., Picht, T., Kombos, T., & Vajkoczy, P. (2013). Intraoperative neurophysiological monitoring of extracranial-intracranial bypass procedures. *Journal of Neurosurgery*, *119*(1), 207-214.

Drummond, J. C., Todd, M. M., & HS, U. (1985). The effect of high dose sodium thiopental on brain stem auditory and median nerve somatosensory evoked responses in humans. *Anesthesiology*, *63*(3), 249-254.

Freye, E. (2005). Cerebral monitoring in the operating room and the intensive care unit—An introductory for the clinician and a guide for the novice wanting to open a window to the brain. Part II: Sensory-evoked potentials (SSEP, AEP, VEP). *Journal of Clinical Monitoring and Computing*, *19*(1-2), 77-168.

Friedman, W. A., Chadwick, G. M., Verhoeven, F. J., Mahla, M., & Day, A. L. (1991). Monitoring of somatosensory evoked potentials during surgery for middle cerebral artery aneurysms. *Neurosurgery*, *29*(1), 83-88.

Friedman, W. A., Kaplan, B. L., Day, A. L., Sypert, G. W., & Curran, M. T. (1987). Evoked potential monitoring during aneurysm operation: Observations after fifty cases. *Neurosurgery*, *20*(5), 678-687.

Ganes, T., & Lundar, T. (1983). The effect of thiopentone on somatosensory evoked responses and EEGs in comatose patients. *Journal of Neurology, Neurosurgery, and Psychiatry*, *46*(6), 509-514.

Guo, L., & Gelb, A. W. (2011). The use of motor evoked potential monitoring during cerebral aneurysm surgery to predict pure motor deficits due to subcortical ischemia. *Clinical Neurophysiology*, *122*(4), 648-655.

Hemmer, L. B., Zeeni, C., Bebawy, J. F., Bendok, B. R., Cotton, M. A., Shah, N. B., et al. (2014). The incidence of unacceptable movement with motor evoked potentials during craniotomy for aneurysm clipping. *World Neurosurgery*, *81*(1), 99-104.

Holdefer, R. N., MacDonald, D. B., Guo, L., & Skinner, S. A. (2016). An evaluation of motor evoked potential surrogate endpoints during intracranial vascular procedures. *Clinical Neurophysiology*, *127*(2), 1717-1725.

Holland, N. R. (1998). Subcortical strokes from intracranial aneurysm surgery: Implications for intraoperative neuromonitoring. *Journal of Clinical Neurophysiology*, *15*(5), 439-446.

Holland, N. R. (2002). Intraoperative electromyography. *Journal of Clinical Neurophysiology*, *19*(5), 444-453.

Horiuchi, K., Suzuki, K., Sasaki, T., Matsumoto, M., Sakuma, J., Konno, Y., et al. (2005). Intraoperative monitoring of blood flow insufficiency during surgery of middle cerebral artery aneurysms. *Journal of Neurosurgery*, *103*(2), 275-283.

Irie, T., Yoshitani, K., Ohnishi, Y., Shinzawa, M., Miura, N., Kusaka, Y., et al. (2010). The efficacy of motor-evoked potentials on cerebral aneurysm surgery and new-onset postoperative motor deficits. *Journal of Neurosurgical Anesthesiology*, *22*(3), 247-251.

Jameson, L. C., Janik, D. J., & Sloan, T. B. (2007). Electrophysiologic monitoring in neurosurgery. *Anesthesiology Clinics*, *25*(3), 605-630.

Jameson, L. C., & Sloan, T. B. (2006). Monitoring of the brain and spinal cord. *Anesthesiology Clinics*, *24* (4), 777-791.

Jameson, L. C., & Sloan, T. B. (2012). Neurophysiologic monitoring in neurosurgery. *Anesthesiology Clinics*, *30*(2), 311-331.

Kalkman, C. J., Drummond, J. C., Ribberink, A. A., Patel, P. M., Sano, T., & Bickford, R. G. (1992). Effects of propofol, etomidate, midazolam, and fentanyl on motor evoked responses to transcranial electrical or magnetic stimulation in humans. *Anesthesiology*, *76*(4), 502-509.

Kang, D., Yao, P., Wu, Z., & Yu, L. (2013). Ischemia changes and tolerance ratio of evoked potential monitoring in intracranial aneurysm surgery. *Clinical Neurology and Neurosurgery*, *115*(5), 552-556.

Koht, A., Sloan, T. B., & Toleikis, J. R. (Eds.), (2017). *Monitoring the nervous system for anesthesiologists and other health care professionals*. (2nd ed.). New York, NY: Springer.

Legatt, A. D., & Ellen, R. (2004). Grass lecture: Motor evoked potential monitoring. *American Journal of Electroneurodiagnostic Technology*, *44*(4), 223-243.

Legatt, A. D., Emerson, R. G., Epstein, C. M., MacDonald, D. B., Deletis, V., Bravo, R. J., et al. (2016). ACNS guideline: Transcranial electrical stimulation motor evoked potential monitoring. *Journal of Clinical Neurophysiology*, *33*(1), 42-50.

Little, J. R., Lesser, R. P., & Luders, H. (1987). Electrophysiological monitoring during basilar aneurysm operation. *Neurosurgery*, *20*(3), 421-427.

Little, J. R., Lesser, R. P., Lueders, H., & Furlan, A. J. (1983). Brain stem auditory evoked potentials in posterior circulation surgery. *Neurosurgery*, *12*(5), 496-502.

Liu, A. Y., Lopez, J. R., Do, H. M., Steinberg, G. K., Cockroft, K., & Marks, M. P. (2003). Neurophysiological monitoring in the endovascular therapy of aneurysms. *AJNR American Journal of Neuroradiology*, *24*(8), 1520-1527.

López, J. R. (2011). Neurophysiologic intraoperative monitoring of the oculomotor, trochlear, and abducens nerves. *Journal of Clinical Neurophysiology*, *28*(6), 543-550.

Lopez, J. R., Chang, S. D., & Steinberg, G. K. (1999). The use of electrophysiological monitoring in the intraoperative management of intracranial aneurysms. *Journal of Neurology, Neurosurgery, and Psychiatry*, *66*(2), 189-196.

MacDonald, D. B. (2002). Safety of intraoperative transcranial electrical stimulation motor evoked potential monitoring. *Journal of Clinical Neurophysiology*, *19*(5), 416-429.

Macdonald, D. B. (2006). Intraoperative motor evoked potential monitoring: Overview and update. *Journal of Clinical Monitoring and Computing*, *20*(5), 347-377.

MacDonald, D. B., & Deletis, V. (2008). Safety issues during surgical monitoring. In M. R. Nuwer (Ed.), *Handbook of clinical neurophysiology, Vol. 8: Intraoperative monitoring of neural function* (pp. 882-898). Amsterdam: Elsevier.

Macdonald, D. B., Skinner, S., Shils, J., Yingling, C., & American Society of Neurophysiological Monitoring. (2013). Intraoperative motor evoked potential monitoring—A position statement by the American Society of Neurophysiological Monitoring. *Clinical Neurophysiology*, *124*(12), 2291-2316.

Manninen, P. H., Patterson, S., Lam, A. M., Gelb, A. W., & Nantau, W. E. (1994). Evoked potential monitoring during posterior fossa aneurysm surgery: A comparison of two modalities. *Canadian Journal of Anaesthesia*, *41*(2), 92-97.

Momma, F., Wang, A. D., & Symon, L. (1987). Effects of temporary arterial occlusion on somatosensory evoked responses in aneurysm surgery. *Surgical Neurology*, *27*(4), 343-352.

Motoyama, Y., Kawaguchi, M., Yamada, S., Nakagawa, I., Nishimura, F., Hironaka, Y., et al. (2011). Evaluation of combined use of transcranial and direct cortical motor evoked potential monitoring during unruptured aneurysm surgery. *Neurologia Medico-Chirurgica (Tokyo)*, *51*(1), 15-22.

Neuloh, G., Pechstein, U., Cedzich, C., & Schramm, J. (2004). Motor evoked potential monitoring with supratentorial surgery.

Neurosurgery, 54(5), 1061-1072.

Neuloh, G., & Schramm, J. (2004). Monitoring of motor evoked potentials compared with somatosensory evoked potentials and microvascular Doppler ultrasonography in cerebral aneurysm surgery. *Journal of Neurosurgery, 100*(3), 389-399.

Neuloh, G., & Schramm, J. (2008). Evoked potential monitoring during surgery for intracranial aneurysms. In M. R. Nuwer (Ed.), *Handbook of clinical neurophysiology, Vol. 8: Intraoperative monitoring of neural function* (pp. 801-814). Amsterdam: Elsevier.

Neuloh, G., & Schramm, J. (2009). Are there false-negative results of motor evoked potential monitoring in brain surgery? *Central European Neurosurgery, 70*(4), 171-175.

Pathak, K. S., Brown, R. H., Cascorbi, H. F., & Nash, C. L., Jr. (1984). Effects of fentanyl and morphine on intraoperative somatosensory cortical-evoked potentials. *Anesthesia and Analgesia, 63*(9), 833-837.

Penfield, W., & Boldrey, E. (1937). Somatic motor and sensory representation in the cerebral cortex of man as studied by electrical stimulation. *Brain, 60*(4), 389-443.

Quiñones-Hinojosa, A., Alam, M., Lyon, R., Yingling, C. D., & Lawton, M. T. (2004). Transcranial motor evoked potentials during basilar artery aneurysm surgery: Technique application for 30 consecutive patients. *Neurosurgery, 54*(4), 916-924.

Sahaya, K., Pandey, A. S., Thompson, B. G., Bush, B. R., & Minecan, D. N. (2014). Intraoperative monitoring for intracranial aneurysms: The Michigan experience. *Journal of Clinical Neurophysiology, 31*(6), 563-567.

Saito, T., Muragaki, Y., Maruyama, T., Tamura, M., Nitta, M., & Okada, Y. (2015). Intraoperative functional mapping and monitoring during glioma surgery. *Neurologia Medico-Chirurgica (Tokyo), 55*(1), 1-13.

Schramm, J., Koht, A., Schmidt, G., Pechstein, U., Taniguchi, M., & Fahlbusch, R. (1990). Surgical and electrophysiological observations during clipping of 134 aneurysms with evoked potential monitoring. *Neurosurgery, 26*(1), 61-70.

Schramm, J., Zentner, J., & Pechstein, U. (1994). Intraoperative SEP monitoring in aneurysm surgery. *Neurological Research, 16*(1), 20-22.

Schubert, A., Drummond, J. C., Peterson, D. O., & Saidman, L. J. (1987). The effect of high-dose fentanyl on human median nerve somatosensory-evoked responses. *Canadian Journal of Anaesthesia, 34*(1), 35-40.

Simon, M. V., Michaelides, C., Wang, S., Chiappa, K. H., & Eskandar, E. N. (2010). The effects of EEG suppression and anesthetics on stimulus thresholds in functional cortical motor mapping. *Clinical Neurophysiology, 121*(5), 784-792.

Sloan, M. A. (2006). Prevention of ischemic neurologic injury with intraoperative monitoring of selected cardiovascular and cerebrovascular procedures: Roles of electroencephalography, somatosensory evoked potentials, transcranial Doppler, and near-infrared spectroscopy. *Neurologic Clinics, 24*(4), 631-645.

Sloan, T. B., & Heyer, E. J. (2002). Anesthesia for intraoperative neurophysiologic monitoring of the spinal cord. *Journal of Clinical Neurophysiology, 19*(5), 430-443.

Suzuki, K., Kodama, N., Sasaki, T., Matsumoto, M., Konno, Y., Sakuma, J., et al. (2003). Intraoperative monitoring of blood flow insufficiency in the anterior choroidal artery during aneurysm surgery. *Journal of Neurosurgery, 98*(3), 507-514.

Szelenyi, A., Kothbauer, K., de Camargo, A. B., Langer, D., Flamm, E. S., & Deletis, V. (2005). Motor evoked potential monitoring during cerebral aneurysm surgery: Technical aspects and comparison of transcranial and direct cortical stimulation. *Neurosurgery, 57*(4 Suppl), 331-338.

Szelenyi, A., Langer, D., Beck, J., Raabe, A., Flamm, E. S., Seifert, V., et al. (2007). Transcranial and direct cortical stimulation for motor evoked potential monitoring in intracerebral aneurysm surgery. *Neurophysiologie Clinique, 37*(6), 391-398.

Szelenyi, A., Langer, D., Kothbauer, K., De Camargo, A. B., Flamm, E. S., & Deletis, V. (2006). Monitoring of muscle motor evoked potentials during cerebral aneurysm surgery: Intraoperative changes and postoperative outcome. *Journal of Neurosurgery, 105*(5), 675-681.

Takebayashi, S., Kamiyama, H., Takizawa, K., Kobayashi, T., & Saitoh, N. (2014). The significance of intraoperative monitoring of muscle motor evoked potentials during unruptured large and giant cerebral aneurysm surgery. *Neurologia Medico-Chirurgica (Tokyo), 54*(3), 180-188.

Thirumala, P. D., Udesh, R., Muralidharan, A., Thiagarajan, K., Crammond, D. J., Chang, Y. F., et al. (2016). Diagnostic value of somatosensory-evoked potential monitoring during cerebral aneurysm clipping: A systematic review. *World Neurosurgery, 89*, 672-680.

Toleikis, J. R. (2012). Electromyography. In A. Koht, T. B. Sloan, & J. R. Toleikis (Eds.), *Monitoring the nervous system for anesthesiologists and other health care professionals* (pp. 137-164). New York, NY: Springer.

Toleikis, J. R., & American Society of Neurophysiological Monitoring (2005)..Intraoperative monitoring using somatosensory evoked potentials. A position statement by the American Society of Neurophysiological Monitoring. *Journal of Clinical Monitoring and Computing, 19*(3), 241-258.

Vandesteene, A., Trempont, V., Engelman, E., Deloof, T., Focroul, M., Schoutens, A., et al. (1988). Effect of propofol on cerebral blood flow and metabolism in man. *Anaesthesia, 43*(Suppl), 42-43.

Werner, C., Hoffman, W. E., Kochs, E., Albrecht, R. F., & Am Esch, J. S. (1992). The effects of propofol on cerebral blood flow in correlation to cerebral blood flow velocity in dogs. *Journal of Neurosurgical Anesthesiology, 4*(1), 41-46.

Wicks, R. T., Pradilla, G., Raza, S. M., Hadelsberg, U., Coon, A. L., Huang, J., et al. (2012). Impact of changes in intraoperative somatosensory evoked potentials on stroke rates after clipping of intracranial aneurysms. *Neurosurgery, 70*(5), 1114-1124.

Yeon, J. Y., Seo, D. W., Hong, S. C., & Kim, J. S. (2010). Transcranial motor evoked potential monitoring during the surgical clipping of unruptured intracranial aneurysms. *Journal of the Neurological Sciences, 293*(1-2), 29-34.

Yue, Q., Zhu, W., Gu, Y., Xu, B., Lang, L., Song, J., et al. (2014). Motor evoked potential monitoring during surgery of middle cerebral artery aneurysms: A cohort study. *World Neurosurgery, 82*(6), 1091-1099.

第 4 部分

血管内治疗

第 17 章

诊断性血管造影技术和并发症预防

Maunik Patel❶；Syed A. Rahman❶；
Stephen R. Chen❷

摘 要

　　诊断性脑血管造影在脑动脉瘤诊断和治疗中至关重要。从发明到现在，脑血管造影的安全性和成像能力不断提高，其安全技术及并发症预防主要包括精密的术前准备和严格的术中要求。血管造影前对于患者的选择、必要装备的准备和评估是必不可少的。建立血管通路、避免血栓和空气栓塞，以及设置正确的成像参数是确保血管造影安全的关键。

关键词

诊断性脑血管造影；病史；安全操作

目 录

❶ 美国得克萨斯州休斯敦市贝勒医学院放射科。

❷ 美国得克萨斯州休斯敦市贝勒医学院放射与神经外科。

17.1 引言

诊断性脑血管造影是脑动脉瘤诊断和治疗中不可或缺的组成部分，该技术在过去的一个世纪里有巨大的发展。尽管在发展之初，脑血管造影显示出有创和发生并发症的倾向，但在 CT 发明之前，它仍然是除手术探查之外显示颅骨内部结构的最佳方法，不仅可以发现肿瘤，也可以发现血肿等任何病变，前提条件是病变压迫血管产生占位效应。尽管随着多排螺旋 CT 和高场强 3T 磁共振血管造影技术的相继发展，临床上对经导管脑血管造影的需求已经大大减少，但仍然是评估颅内血管的金标准。非常幸运的是，脑血管造影技术已经得到了巨大的发展，更微创，操作风险更低。

17.2 历史

脑血管成像起源于 20 世纪早期葡萄牙神经病学家 Egas Moniz（图 17.1）的研究，他试图探索更加精确的脑肿瘤定位方法。起初，Moniz 将对比剂直接注射到狗、兔子以及人类尸体的颈内动脉中，最终在患者活体上进行测试。1927 年，Moniz 发表了相关研究的细节（Kaufmann 和 Kallmes，2008；Moniz，1927；Tondreau，1985），虽然很有创新性，但也被诸多并发症所困扰。由于现代碘对比剂尚未问世，Moniz 先后尝试了各种显影剂，直到最后发现了二氧化钍这种高放射性及致癌性的化合物，并将其作为标准（图 17.2）。早期，数名患者因经皮穿刺技术经验缺乏而受伤，至少有两名患者发生血管周围外渗并发展为 Horner 综合征。由于穿刺失败率高，那时的动脉通路建立首选外科切开，但并不能完全避免暂时性偏瘫、失语等并发症，还有一例因前循环栓塞死亡。Moniz 团队持续改进技术，到 1934 年时造影成功率已达 50%，也开始首次尝试经右锁骨下动脉直接进入椎动脉（Tondreau 等，1985）。

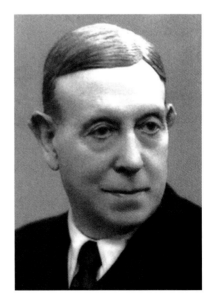

图 17.1 Egas Moniz（1874—1955），葡萄牙神经病学家，1927 年首次开展脑血管造影，起初使用碘化钠注射，后来改用二氧化钍，造影效果更佳且即刻副作用更小

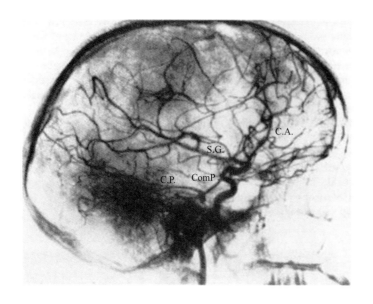

图 17.2　钍对比剂血管造影（Egaz Moniz，1940 年）

钍对比剂含有钍微粒——ThO_2，一种放射性化合物，对 X 线高度不透明，因此能产生极好的图像。残留于体内的 ThO_2 增加了胆管癌和血管肉瘤的患病风险

Egas Moniz 之后的许多科学家和医师对脑血管造影技术进行了完善。除了开放性颈内动脉和椎动脉注射之外，Arthur Elvidge 成功完成了经皮颈总动脉（CCA）穿刺血管造影，并于1938年介绍了一种通过逆向颈总动脉注射结合远端加压对椎动脉进行成像的技术（Radner，1947）。20世纪60年代早期，直接颈总动脉和椎动脉穿刺在血管造影中仍很常见（图17.3）。此后，随着 Seldinger 技术的出现及推广，这种情况迅速发生改变（Kaufmann 和 Kallmes，2008；Leeds 和 Kieffer，2000）（图17.4，图17.5）。

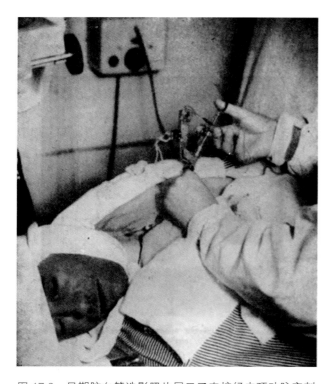

图 17.3　早期脑血管造影照片展示了直接经皮颈动脉穿刺技术，注射器连接于自动触发 X 线的开关上，患者头部固定于 X 线机托盘上，两条垂直的带子一条置于患者前额，另一条置于患者下颌处，以尽可能减少患者运动

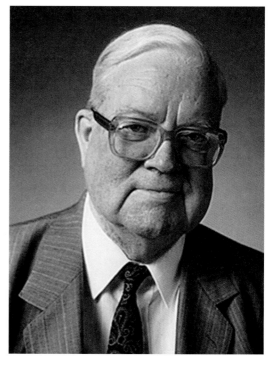

图 17.4　Sven-Ivar Seldinger（1921—1998），瑞典血管影像学家，在放射科担任住院医师期间发明了 Seldinger 技术和经导管血管造影技术

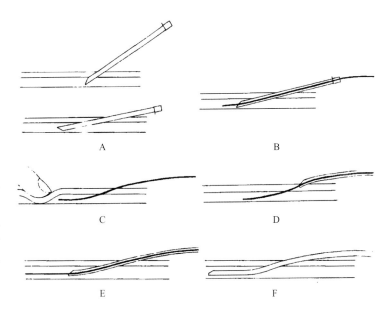

图17.5　Seldinger技术（1953年《放射学学报》）
A—穿刺动脉，之后将针头稍上挑；B—插入导丝；C—回撤穿刺针，压迫血管；D—将动脉鞘套于导丝；E—沿导丝将动脉鞘置入动脉；F—拔出导丝

随着时代的进展，更加先进的技术、穿刺针、导管和对比剂的发明进一步提升了诊断性脑血管造影的安全性。20世纪70年代末至80年代初的回顾性报告估计脑血管造影的永久性神经功能缺损风险在0.06%～0.33%之间（Earnest等，1984；Mani和Eisenberg，1978）。虽然CTA和MRA的出现减少了神经介入医师血管造影的工作量，但DSA及其改进技术仍然普遍使用（Schechter和Gutierrez-Mahoney，1973）。1994年，锥束计算机断层扫描（CT）得到发展；1999年后，螺旋CT血管造影也逐步商品化并广泛投入使用。目前，脑动脉瘤的三维重建分辨率可达到亚毫米级，且横截面成像可精确显示颅内支架位置。

17.3　术前准备

17.3.1　患者选择

现今，患者在出现急性神经功能缺损的情况下可通过门诊转诊、住院会诊或急诊行脑血管造影。由于病情的紧急程度存在巨大差异，造影检查并没有非常严格的禁忌证，主要包括对比剂过敏、严重低血压或高血压、凝血功能障碍、肾功能不全以及充血性心力衰竭等（Wojak等，2015）。造影前尽可能优化患者全身状况，特别是在非紧急的情况下。在评估血管造影的适应证时，医师应考虑临床治疗与患者预后的差异，进行风险-获益分析，并在知情同意的过程中让患者或家属完全知悉利弊得失。介入放射学会操作标准委员会（Society of Interventional Radiology's Standards of Practice Committee）建立了脑血管造影标准适应证，完整内容可参照2015年更新的质量改进指南。一般来说，适应证表述为：用于检测血栓栓塞病、出血、动脉瘤、血管畸形、血管痉挛及血管炎等；特别是CTA、MRA图像分辨率低、不能精确检测血管病变程度时；也可用于脑功能评估。

17.3.2　病史及体格检查

病史和体格检查无疑是造影前最关键的评估内容，详尽的病史了解和准确的神经系统查体有助于预测病变位置。患者的精神状态、视野、颅神经功能、基本感觉和运动强度均应记录在病历中，与任何经

皮血管造影检查一样，应彻底评估心血管及血液病史，以防止血管损伤等并发症。在造影前后应持续记录脉搏，无法触及脉搏时可使用多普勒设备记录。

尽管血管造影是相对无痛的，行局部麻醉即可，但考虑到患者术中的舒适度及活动，通常需要适度镇静。术前应掌握的临床信息至少包括完整的过敏史，还应对患者气道、口咽和颈部做出评估，包括颈部的活动范围。此外，需按照美国麻醉医师学会标准对患者的身体状况进行分类，如果有必要应在麻醉医师指导下进行（American Society of Anesthesiologists Task Force on Sedation and Analgesia by Non-Anesthesiologists，2002；Dariushnia 等，2014）。

17.3.3   既往影像学资料评估

在最初接触患者时就应查看所有的既往影像学资料，包括头、颈部CT，脑部MRI或血管造影，这有助于医师快速识别脑血管病变，帮助判断病变是否与预期一致，也可以显示患者的主动脉弓、颈动脉和椎动脉结构。正确的手术计划有助于选择合适的导管和导丝，使手术时间和风险降至最低。既往影像学检查也有助于评估手术风险，主动脉弓和大血管内的大量斑块、钙化和血栓会提示脑血管造影存在高于正常的卒中风险，而严重扭曲的血管和复杂的动脉弓也会显著增加手术时间和风险。

17.3.4   知情同意

与其他任何手术一样，知情同意书的签订应格外小心，以确保患者（或代理人）完全了解脑血管造影的风险和益处，并尊重他们自主选择的权利。通常要用简单易懂的语言告知患者血管造影的技术细节，并告知可能出现的严重并发症，确保所有问题都能得到彻底的解答。根据我们的经验，造影医师根据预后相关的医学文献可以给患者提供较为准确的风险预估。报道的血管造影成功率为98%，随患者年龄及其他合并症波动（Wojak 等，2015）。脑血管造影中的卒中发病率可高达5%，但一项最近的研究报道这一比率低于0.5%，短暂性脑缺血发作的比例约为2%（Harrigan 和 Deveikis，2013；Wojak 等，2015）。穿刺部位并发症发生率较低，包括假性动脉瘤、动静脉瘘、夹层、血栓和血肿等，约占2%左右；全身性和特异性反应，如感染、头痛、恶心以及过敏等，发生率不足1%（Dariushnia 等，2014）。据报道，约有2%的病例出现对比剂诱发的肾功能衰竭，其病理生理学机制尚不清楚，可能与患者个体情况及对比剂数量或类型有关（Dariushnia 等，2014）。

17.3.5   操作指南

医师需要接受良好的手术操作技能培训，造影过程中医师应当安全、规范操作，熟悉血管造影及生理监测设备的使用；应使用最佳的操作技术来预防血栓栓塞、出血以及其他手术相关并发症；了解辐射安全原则，并且有义务对设备进行充分维护；最后，根据影像学和临床资料及时了解患者状态变化并快速做出反应。以下内容是标准操作过程中应当考虑的因素，烦请务必牢记。

17.3.5.1   脑血管造影设备

目前，脑血管造影设备应当包含一个具有数字射线照相功能的平板探测器，且能够单向或双向旋转成像。理想情况下，双平板或两个探测器系统是最佳选择，可通过一次注入对比剂同时获取前后位（AP）及侧位图像。成像系统应随时采集并读取数据，用于指导手术。根据辐射防护最优化（ALARA）原则，应尽可能采用可调帧频和小焦点，但在需要提高诊断灵敏度时，应使用高剂量设置（Wojak 等，2015）。造影房间应当足够大，以便于将患者从病床转移到手术台上，并有足够的空间放置监护设备（包括必要的麻醉设备），同时有通道通向患者两侧和无菌手术区。尽管指南并不要求在完全无菌的环境

中操作血管造影设备，但建议所有与患者接触的人员都应消毒洗手（Chan等，2012；Wojak等，2015）。手术室着装包括手术衣、手术帽及口罩，手术帽应当将所有头发包裹住，医师及任何直接参与手术的技术人员或其他受训人员都应穿着无菌工作服，佩戴手套。

17.3.5.2 患者准备

患者应换上手术衣后进入手术室，在手术室人员协助下转移至手术台上，取舒适卧位防止跌落。通常情况下，最好用布胶带将患者头部固定于适当位置，以防止手术过程中的移动。但是对于神志清楚能够完全合作的患者这或许没有必要。应根据医院和当地法规执行"手术暂停"，以确保手术正常进行。

镇静剂的适当使用需要合理判断，因为可能降低患者术中听从口头指令的能力，也可能使得10%的患者出现躁动，这一点似乎有些自相矛盾（Weinbroum等，2001）。所以，对于过度焦虑、痛觉敏感或不能合作的患者，可以使用镇静剂以保证手术顺利进行。理想情况下，穿刺前数分钟开始适度镇静，以提供足够的时间让患者对药物产生预期效果。通常，静脉注射1～2mg咪达唑仑和25～50μg芬太尼用于联合镇静和镇痛，也可根据医嘱使用其他药物。在镇静过程中，需监测患者脉搏血氧饱和度、血气以及血压（Committee on Practice Parameters-Interventional and Cardiovascular Radiology. American College of Radiology，2010；Dariushnia等，2014）。根据心脏状况，部分患者还应考虑连续心电图（ECG）监测。护士或其他人员在手术过程中积极监测患者并记录生命体征，开放外周静脉通道，以便在紧急情况下快速给药和输液，并随时提供配备有除颤器、复苏药物及人工气道工具的标准急救推车。对颅内微小结构或复杂病变进行成像时需要绝对禁止患者运动，这时也可使用全身麻醉代替镇静。

17.4 脑血管造影技术和安全性

17.4.1 血管通路准备

穿刺部位的选择是脑血管造影成功与否的关键因素，临床医师了解患者是否进行过穿刺术及曾经的穿刺部位是非常重要的。如既往有穿刺史，还需要了解所运用的血管封堵器种类、穿刺时间，以及是否发生并发症。若以往手术中穿刺困难或近期放置的闭合装置诱导瘢痕形成，本次手术最好选择对侧。潜在穿刺部位的评估应在体格检查时进行，术前对穿刺部位消毒并调整到最佳位置。如有必要，用剪子去除体毛（特别是选择股动脉穿刺时），并用2%～4%的葡萄糖酸氯己定溶液冲洗至少30s；若患者对氯己定过敏，可更换为聚维酮碘或70%的酒精（Chan等，2012）。消毒后铺单，注意露出手术所需最小空间。

17.4.2 穿刺点选择

标准Seldinger技术，双侧股动脉均可选择，医师可酌情考虑穿刺一侧，但以右侧穿刺更为常见。理想的动脉穿刺点应在腹股沟韧带下、股动脉分叉上，通过股动脉搏动定位，与透视下的股骨头中心相对应。术后进行手动加压对穿刺血管的充分闭合是必要的，股骨头上方中心处形成了一个坚硬的表面，可依此进行压迫止血。研究表明，穿刺点过高会增加腹膜后血肿风险，而穿刺点过低则会增加假性动脉瘤形成可能（Kurisu等，2016）。尽管数十年来，触诊和透视引导是选择穿刺点的主要手段，但超声引导下的穿刺已经迅速成为多家医疗机构的标准操作规范。至少一些研究表明，超声引导下穿刺并发症较少，尤其适用于75岁以上和难以触及股动脉搏动的患者（Kurisu等，2016；Lo等，2014）。当然最重要的是应根据医师操作时的舒适度、经验以及患者的个体情况选择超声或手动引导穿刺。

17.4.3　通路技术及装备

确定股动脉后以2%利多卡因溶液（或其他局部麻醉剂）在穿刺部位下方1～3cm处（根据脂肪和软组织的厚度进行选择）进行皮内注射，局部浸润形成皮丘，之后调整角度为45°深入麻醉，直至动脉旁。充分局部麻醉后，用手术刀在皮丘上做一与腹股沟褶皱相平行、长度约为0.5～1cm的浅切口以利于置鞘。以往，股动脉穿刺多选择18或19号的单壁或双壁血管穿刺针（图17.6），而现在为减少穿刺部位并发症多使用更小的穿刺针，比如21号微穿刺针。在触诊或超声引导下，将针头以大约45°斜面向上沿血管方向对准动脉表面穿刺。若使用较大尺寸（0.035英寸）针头，J型导丝可直接穿入。若使用微穿刺系统，应在荧光透视下先将0.018英寸的微丝穿入针头进入血管，轻微按压穿刺点的同时取下微穿刺针并置入4号或5号扩张器，将扩张器的内芯以及微丝一起取出，迅速用0.035英寸导丝通过扩张器置入血管。最后，将血管鞘沿着0.035英寸导丝置入股动脉（图17.7）。

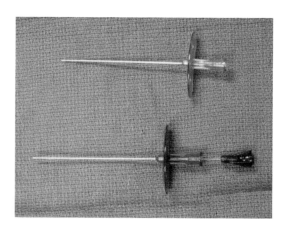

图17.6　薄壁血管穿刺针

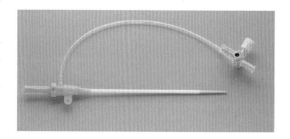

图17.7　血管鞘

不同于皮下注射，这种针头的设计可以使更大型号的导丝（0.038英寸）穿过针头。粉红色针头是一种单壁穿刺针头，刺入股动脉前壁看到血液回流提示穿刺成功。棕色为空心双壁穿刺针头，向着股骨头穿过股动脉的前后壁，拔去针芯，缓慢后退穿刺针套管，直至出现血液持续涌出提示穿刺成功。

介入穿刺是需要多次导管替换以及导丝置入的复杂过程，血管鞘使得这一过程更平稳、更安全。护套通常具有安全功能，一个侧孔可以注入肝素或对比剂，也可以测量压力；一个止血阀可以防止空气进入和血液反流。血管鞘还配有一个联锁扩张器，以帮助鞘进入血管，一旦进入动脉，可将联锁枢纽分离并移除扩张器部分。

即便经验丰富的医师穿刺时也可能出现并发症，将导丝推进血管腔的过程中可能会遇到阻力，此时应特别小心，避免折断导丝或造成血管夹层。遇到这种情况时，最好将导丝和针头同时取出，局部压迫止血后重新穿刺。扩张器在进入管腔（特别是在有坚硬钙化血管的患者中）时通常有难度，如果需要，可以考虑更换为更硬的扩张器或者更硬的导丝。

17.4.4　桡动脉入路

值得注意的是，除了经股动脉穿刺外，桡动脉穿刺进行诊断性脑血管造影的方法越来越常见（Nohara和Kallmes，2003），这可能会降低穿刺部位血肿、假性动脉瘤以及肢体缺血的风险。与股动脉穿刺相比，桡动脉穿刺部位面积更小，并发症率更低，有望在未来几年得到进一步发展。

17.5　导丝、导管和冲洗

17.5.1　双重冲洗

目前，脑血管造影中有2种技术可以降低血栓积聚和空气栓塞的风险，即间歇双冲洗和连续冲洗技

术。间歇双冲洗技术在过去更为常见，常用于手术时间较短的病例。每次从导管上拔出导丝或注射对比剂的间隙，都会用注射器将血液从导管中吸出以清除潜在的血栓或气泡。紧接着用第二个肝素化盐水注射器冲洗导管中未凝固的新鲜血液，并将肝素盐水注入，之后快速将第三个对比剂注射器连接到清理过的导管上用于注射。肝素化生理盐水（2500IU/L 生理盐水）和间歇双冲洗技术已被证实可降低血栓形成和空气栓塞风险（Bendszus 等，2004；Lee 等，2016）。

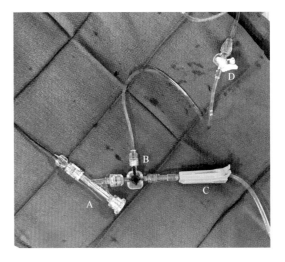

图 17.8 连续冲洗装置

这个装置有一个带侧臂的 Tuohy-Borst 配适器（A），远端可连接导管，近端连接到高压三通阀（B）。该装置可以在连续冲洗与对比剂注射之间切换而不存在空气栓塞的风险。高压三通阀的延长管连接到高压注射器（D），以允许手动注射。静脉输液管上的滚轮调节阀（C）用来控制滴注液的流速

17.5.2 连续冲洗

第二种技术是连续冲洗技术，最初用于动脉瘤的弹簧圈栓塞术，以防止较大的指引导管回血，目前在诊断性血管造影中的运用越来越普遍。已经证明，使用封闭系统进行连续冲洗可减少手术时间、对比剂和肝素化生理盐水的使用量和失血量（Lee 等，2016）。一个简单的封闭式冲洗系统通常在血管穿刺后连接到血管鞘，包括一个旋塞阀和肝素生理盐水加压滴注管。肝素盐水加压滴注管连接在 Y 形转接器近端的旋塞臂上，转接器的远端连接到所需的冲洗导管上。在护套放置之前，应小心将管内所有空气排净。Y 形适配器的第三个臂可连接一个容纳导丝的导入器（图 17.8 为连续冲洗设置）。

17.5.3 全身肝素化

一些医师主张在脑血管造影时全身肝素化以降低血栓形成及缺血并发症的风险。目前，全身肝素化在诊断性血管造影中的应用差异很大。一组 1002 例脑血管造影的病例中，32% 团注了 2000U 肝素（Dio 等，1987），而在其他几项研究中没有使用全身肝素化（Earnest 等，1984；Grzyska 等，1990）。也有报道中全身肝素化仅用于高危患者，使用率为 1.7%（Willinsky 等，2003）。无论是否全身肝素化，总的神经系统并发症率相似，但使用率较高组的永久性神经系统并发症率较低（0.3% vs 0.5%）。不幸的是，肝素化组的腹股沟并发症发生率为 6.9%，显著高于非肝素化组的 0.5%。我们认为，对于有严重斑块和先前有缺血症状的高危患者，应该更积极选择全身肝素化。所有经桡动脉入路的诊断性血管造影，全身性肝素化可有效预防桡动脉血栓形成，团注剂量为 2000～5000U。对于常规诊断性脑血管造影，并不需要检查活化凝血时间。

17.5.4 导管选择

为每个患者选择合适的导管是一门艺术，它不仅取决于患者的身体特点，还取决于医师的经验。大多数情况下，应使用弯曲度为 45° 且长度至少为 90cm 的 5F 聚乙烯导管。然而，患有动脉粥样硬化或血管扭曲的患者可能需要与弯曲血管贴合能力更强的导管（图 17.9，图 17.10）。导管与血管形态的契合、跟管能力以及弯曲性等特点是导管选择时需要考虑的因素。导管在血管内推进时通常需要导丝引导。

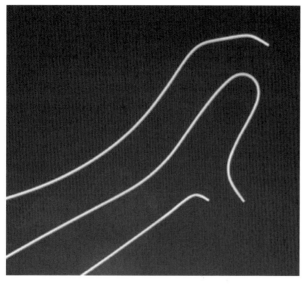

图 17.9 导管
上述导管是脑血管造影中最常用形状的管子，从上到下分别为猎人头导管、Simmons 导管以及 Berenstein 导管

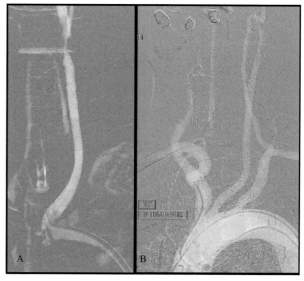

图 17.10 血管中的导管
本图显示了从主动脉弓进入其他血管的导管。Berenstein 公司的导管（A）具有高度的塑形能力，可以通过主动脉弓进入其余大多数血管。当迂曲度增加，分支血管与主动脉之间的角度变得锐利时，反曲导管如 Simmons 2 号导管（B）可以起到推进作用

17.5.5 导丝选择

如同导管一样，血管造影的导丝也有很多种。钢丝的刚度不仅会影响其可操作性，为移动导管提供更好的支撑，还会增加血管损伤的风险，应首选最柔韧的导丝以方便进入颈部血管。同样，在评估导丝形状时，应考虑到血管弯曲的解剖结构。

为了安全起见，应在全程透视下推进导丝和导管。一般来说，在较大的血管中，导丝先向前推进约 5～10cm，随后推进导管到达导丝远端，以防血管损伤。当从护套中取出导丝和导管时，切忌不能太快，否则会产生真空增加空气栓塞风险。最后，从患者体内取出导管和导丝时，应尽快彻底冲洗，防止血块进入患者体内。此外，还应特别注意无菌操作，尽快清除掉任何肉眼可见的血迹。

17.5.6 对比剂注射

手动注射对比剂是神经介入治疗的常用方法，可以在注射过程中直接控制输注量，防止高压导致的颈动脉或椎动脉导管头端血管夹层。注射前应仔细检查每个对比剂注射器，避免产生气泡。与手动注射相比，自动注射器可以帮助改进血管造影的成像效果，但注射前必须通过手动注射少量对比剂进行试验，以确保导管头端位于安全位置。无论是手动还是机器高压注射，对比剂注射原理都是相同的。注射速率及对比剂释放总量必须根据不同患者的生理状态及解剖结构进行调整，将对比剂的注射速率设置为接近血管内血流速率，注射总体积应等于拟成像的血管树体积，避免输注体积明显大于血管树体积或输注速率明显高于正常小血管血流速率。例如，我们通常在颈内动脉 1s 注射 6mL 对比剂，共注射 9mL。值得注意的是，在非优势椎动脉（仅供应小脑后下动脉）大量注入对比剂可导致小脑损伤。

17.5.7 成像参数

除了需要对自动注射器进行设置外，还需要设置血管造影的成像参数以获得最佳结果。许多血管造影设备可通过输入患者体重及年龄优化X线剂量，平衡成像质量与辐射量。如果可能，探测器应尽可能靠近头部以最大限度地减少散射和图像清晰度不足。这样，除了提高图像质量外，也降低了对医师的辐射剂量。成像要尽可能准直，以提高图像清晰度并避免过度辐射。幸运的是，现代成像系统会将放大后的视图在一定程度自动准直。图像放大应维持适当水平，能看清图像即可，因为放大倍数的增加通常会自动增加患者接受的辐射剂量，也可能增加图像噪声。楔形滤光片应该置于合适位置，以使成像更均一。

17.5.8 成像速率

脑血管造影的典型成像速率通常设置为每秒3帧（FPS），而实际所需的成像速率取决于血管充满对比剂及冲洗掉对比剂的速率。主动脉弓造影需要高帧速率，通常为4～6FPS，因为主动脉弓的高血流量会很快清除掉对比剂。同样，动静脉瘘或动静脉畸形的血管造影也需要高帧速率拍摄以区分动脉与引流静脉。相反，缓慢充盈的静脉结构成像是在较低的帧速率下进行的。当然，现代血管造影系统可以变帧速率运行，初始帧速率较高，以便在最初几秒内充分显示动脉结构，然后根据预设值切换到较低的帧速率以捕捉静脉期的静脉窦图像。

17.5.9 血管选择

术前CT或MRI应首先对主动脉弓及其分支血管的解剖结构进行评估。为减少导管在主动脉弓内穿梭的次数及潜在的血管损伤风险，通常应按照从右到左的顺序依次评估血管。第一根超选的血管是头臂干，尽量减少导管类似旋转直升机样的运动，以避免斑块脱落发生卒中。随后，可以将柔软无创的弹簧导丝（如Bentson导丝）推送至血管远端。如有必要，也可将导管沿导丝在血管内向远端推送（图17.11），再依次将导丝退回至导管内转向右侧CCA。具体步骤：先将导丝送入右侧CCA，后沿着导丝将导管插入CCA，再将导管转向ICA，步骤同上。如果先将柔软导丝向前推进，然后再将较硬的导管沿着导丝插入血管，由于导丝有助于引导导管远离血管壁，所以会使血管夹层及斑块破裂的风险降至最低。有时也会使用2种替代的血管超选技术，但风险较高：①对于不太复杂的解剖结构，导管可以直接插入血管远端而不使用导丝引导及"puff and push"技术。在积极注射对比剂的同时，小心观察导管，将其保持在血管中心以避免触碰管壁斑块和夹层形成。"puff and push"技术因为使用了更软的导管而更加安全。②对于血管盘曲的解剖结构，使用塑形性高的亲水性Glide导丝是非常必要的。这项技术与使用柔软无创的导丝非常相似；然而，与第一种纯导管引导的技术不同，可塑形导丝有能力帮助选择血管，且由于不再需要按照顺序在每根分支血管上重新定位和选择，可以减少血管造影术的时间（图17.12）。但是，使用亲水性Glide导丝也存在风险，如果医师不能早期发现或察觉到导丝异常移动征象，则非常可能导致斑块破裂及血管夹层。在外周动脉中，Glide导丝经常被用来创建内膜下剥离路径，以重新打开闭塞的髂动脉和股动脉，故被称为"优质剥离子"。由于亲水性Glide导丝具有选择血管的能力，因此缺乏经验的医师能很容易进行脑血管超选造影操作；但是同样因为经验的缺乏，也会发生致命的风险。

17.6 其他成像注意事项和标准影像

理论上，完整的脑血管造影包括至少2个平面的双侧颅内、外颈动脉和椎动脉的图像（或记录这些

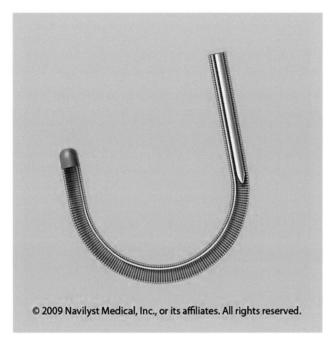

图 17.11　带有轴芯的弹簧导丝

这类导丝包括 Bentson 导丝、J-导丝、Amplatz 导丝以及 Rosen 导丝，其内部包含可滑动的轴芯，其直径决定导丝的硬度，锥度决定导丝尖端的松弛度，通过对导丝施加张力可控制其远端弯曲

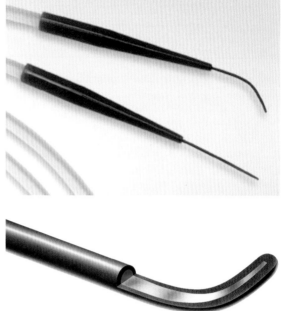

图 17.12　Glide 导丝

该导丝具有塑料涂层，内部为实心的镍钛合金（一种形状记忆合金），在低温和高温下可以变成 2 种不同的形状，且具有极高的弹性

血管的缺失或闭塞）（Wojak 等，2015）。实际操作过程中，应将所有可能致病的血管包含在内以获取任何必要的征象。当冲洗导管成功定位在主动脉弓内时，大血管可通过低倍数字减影血管造影在 30°～ 45° 的左前斜位（LAO）观察到。

　　为了避免导管的移动并提高图像采集质量，应嘱咐患者屏息，避免移动或吞咽动作，同时以 4 ～ 6mL/s 的速率注入约 8 ～ 10mL 的对比剂以行数字减影血管造影（DSA）。理想情况下，图像采集速率为 2 ～ 3FPS，在终止前应充分观察动脉、毛细血管和静脉造影。标准视图下，岩骨应当与 AP Townes 视图下的中线对齐，左额窦和右额窦的底板应在侧位重叠，部分特殊的病理特征需在其他视图中显像，例如 Caldwell、Water 以及颌-顶位视图。使用能够重建脉管系统的软件来获取 3D 旋转图像，以便手术规划。

　　由于注射对比剂可反流至对侧 PICA，因此通常不必同时对双侧 VA 插管。VA 插管时要格外小心，在锁骨下动脉推注少量对比剂，仔细将导丝推进至上颈部。在导管经过 C6 横突孔后远端需足够向前，防止对比剂注射时反作用力将导管弹出。导管到位后缓慢拔出导丝，以 5 ～ 7mL/s 的速率注入 8 ～ 10mL 对比剂，拍摄速率为 2FPS。AP 图像应以后循环为中心，岩骨位于眼眶底部或下方，这样可以最好地显示基底动脉及其分支。

17.7　血管封闭和术后处理

　　完成必要的成像后，造影的最后一步是闭合 CFA 穿刺点。长期以来，去除鞘管后用手持续按压动脉 15 ～ 30min 一直是金标准。尽管许多血管闭合装置已被证明可以实现快速止血和术后恢复，但目前尚没

有一种闭合装置比适当的手动压迫更安全。无论采用何种方法，都应进行神经系统检查并做好记录，根据需要开展进一步的紧急血管造影。在将患者转移到恢复区之前，清洁伤口局部并铺上无菌敷料，患者保持平躺并腿部伸直 5 ～ 6h（如果使用闭合装置，则根据器械包说明适当缩短时间），监测生命体征，间断检查穿刺部位及远端肢体是否有血肿或缺血症状。确定安全苏醒后，门诊患者可以安排出院，住院患者可以转至住院部继续护理。

17.8　结论

自从 Moniz 第一次完成脑血管造影以来，这项技术发生了显著变化，已经从开放性手术发展到现今低风险的经皮穿刺，显像技术也由静态成像发展到动态血流图形和三维重建。尽管已经不再需要血管造影术来用于脑肿瘤和颅内血肿的诊断，但它仍然是神经血管疾病诊断和治疗中重要的手段之一。对于脑动脉瘤的表征，现代血管造影系统的分辨率仍然达不到要求，但还是超过了 CT 或 MRI 的三维图像。

（译者：吕　超　谢文宇　王　毓）

参考文献

American Society of Anesthesiologists Task Force on Sedation and Analgesia by Non- Anesthesiologists (2002). Practice guidelines for sedation and analgesia by non-anesthesiologists. *Anesthesiology*, *96*(4), 1004-1017.

Bendszus, M., Koltzenburg, M., Bartsch, A. J.,et al. (2004). Heparin and air filters reduce embolic events caused by intra-arterial cerebral angiography. *Circulation*, *110*(15), 2210. (2004). http://circ.ahajournals.org/content/110/15/2210.abstract.

Chan, D., Downing, D., Keough, C. E., Saad, W. A., Annamalai, G., d'Othee, B. J., et al. (2012). Joint practice guideline for sterile technique during vascular and interventional radiology procedures: From the Society of Interventional Radiology, Association of periOperative Registered Nurses, and Association for Radiologic and Imaging Nursing, for the Society of Interventional Radiology [corrected] Standards of Practice Committee, and Endorsed by the Cardiovascular Interventional Radiological Society of Europe and the Canadian Interventional Radiology Association. *Journal of Vascular and Interventional Radiology*, *23*, 1603-1612.

Committee on Practice Parameters—Interventional and Cardiovascular Radiology. American College of Radiology(2010). *ACR-SIR practice guideline for sedation/analgesia.* https://www.acr.org/~/media/F194CBB800AB43048 B997A75938AB482.pdf.

Dariushnia, S. R., Gill, A. E., Martin, L. G., et al. (2014). Quality improvement guidelines for diagnostic arteriography. *Journal of Vascular and Interventional Radiology*, *25*(12), 1873-1881. https://doi.org/ 10.1016/j.jvir.2014.07.020.

Dion, J. E., Gates, P. C., Fox, A. J., et al. (1987). Clinical events following neuroangiography: A prospective study. *Stroke*, *18*, 997-1004.

Earnest, F., Forbes, G., Sandok, B. A., et al. (1984). Complications of cerebral angiography: Prospective assessment of risk. *American Journal of Roentgenology*, *142*(2), 247-253. https://doi.org/10.2214/ ajr.142.2.247.

Grzyska, U., Freitag, J., & Zeumer, H. (1990). Selective cerebral intraarterial DSA. Complication rate and control of risk factors. *Neuroradiology*, *32*, 296-299.

Harrigan, M., & Deveikis, J. (2013). *Handbook of cerebrovascular disease and neurointerventional technique*: (pp. 87-88) ((2nd ed.)). New York, NY: Springerlink.

Kaufmann, T. J., & Kallmes, D. F. (2008). Diagnostic cerebral angiography: Archaic and complication- prone or here to stay for another 80 years? *American Journal of Roentgenology*, *190*(6), 1435-1437. https://doi.org/10.2214/AJR.07.3522.

Kurisu, K., Osanai, T., Kazumata, K., et al. (2016). Ultrasound-guided femoral artery access for minimally invasive neuro-intervention and risk factors for access site hematoma. *Neurologia Medico- Chirurgica*, *56*(12), 745-752. (2016). http://www.ncbi.nlm.nih.gov/pmc/articles/PMC5221772/. https://doi.org/10.2176/nmc.oa.2016-0026.

Lee, H. J., Yang, P. S., Lee, S. B., et al. (2016). The influence of flush methods on transfemoral catheter cerebral angiography: Continuous flush versus intermittent flush. *Journal of Vascular and Interventional Radiology*, *27*(5), 651-657. https://doi.org/10.1016/j.jvir.2015.12.017.

Leeds, N. E., & Kieffer, S. A. (2000). Evolution of diagnostic neuroradiology from 1904 to 1999. *Radiology*, *217*(2), 309-318. https://doi.org/10.1148/radiology.217.2.r00nv45309.

Lo, R. C., Fokkema, M. T. M., Curran, T., et al. (2014). Routine use of ultrasound-guided access reduces access-site related complications after lower extremity percutaneous revascularization. *Journal of Vascular Surgery*, *61*(2), 405-412. (2014). http://www.ncbi.nlm.nih.gov/pmc/articles/PMC4308537/. https://doi.org/10.1016/j.jvs.2014.07.099.

Mani, R. L., & Eisenberg, R. L. (1978). Complications of catheter cerebral arteriography: Analysis of 5,000 procedures. III. Assessment of arteries injected, contrast medium used, duration of procedure, and age of patient. *American Journal of Roentgenology*, *131*(5), 871-874. https://doi.org/10.2214/ ajr.131.5.871.

Moniz, E. (1927). L'encephalographie arterielle son importance dans la localization des tumeurs cerebrales. *Revue Neurologique*, *2*, 72-90.

Nohara, A. M., & Kallmes, D. F. (2003). Transradial cerebral angiography: Technique and outcomes. *American Journal of Neuroradiology*, *24*(6), 1247-1250. (2003). http://www.ajnr.org/content/24/6/1247.abstract.

Radner, S. (1947). Intracranial angiography via the vertebral artery: Preliminary report of a new technique. *Acta Radiologica*, *28*(5-6), 838-842. https://doi.org/10.3109/00016924709138027.

Schechter, M. M., & Gutierrez-Mahoney, C. G. D. (1973). The evolution of vertebral angiography. *Neuroradiology*, *5*(3), 157-164.

Tondreau, R. L. (1985). The retrospectoscope. egas moniz 1874-1955. *Radiographics*, *5*(6), 994-997. https://doi.org/10.1148/ radiographics.5.6.3916824.

Weinbroum, A. A., Szold, O., Ogorek, D., & Flaishon, R. (2001). The midazolam-induced paradox phenomenon is reversible by flumazenil. epidemiology, patient characteristics and review of the literature. *European Journal of Anaesthesiology*, *18*(12), 789-797.

Willinsky, R. A., Taylor, S. M., TerBrugge, K., et al. (2003). Neurologic complications of cerebral angiography: Prospective analysis of 2,899 procedures and review of the literature. *Radiology*, *227*, 522-528. https://doi.org/10.1148/ radiol.2272012071.

Wojak, J. C., Abruzzo, T. A., Bello, J. A., et al. (2015). Quality improvement guidelines for adult diagnostic cervicocerebral angiography: Update cooperative study between the society of interventional radiology (SIR), american society of neuroradiology (ASNR), and society of NeuroInterventional surgery (SNIS). *Journal of Vascular and Interventional Radiology*, *26*(11), 1596-1608. https://doi.org/ 10.1016/j.jvir.2015.07.002.

第 **18** 章

脑动脉瘤治疗中涉及的技术

Jan Vargas❶；Robert Starke❷；
Alejandro M. Spiotta❶；Raymond D. Turner❶

摘 要

　　血管内治疗在过去几十年里迅猛发展，已经成为颅内动脉瘤治疗的主要方法。随着成像模式的改进，微小动脉瘤能够在早期发现并得到彻底的随访，尽管也会产生新的特殊并发症，但总体来说复杂病变可以获得安全有效的救治。各种新技术的成功应用关键在于医师能够了解它们可能对患者预后的影响和效应，并且对它们可能产生的并发症进行编目和研究，这就要求广大医师通过严格的医学记录获得高质量的临床数据以更好地推广新技术。本章主要对颅内动脉瘤血管内治疗所涉及的技术进行阐述。

关键词

神经血管内技术；脑动脉瘤；新技术；脑血管造影

目 录

---

❶ 美国南卡罗来纳州查尔斯顿市南卡罗来纳医科大学神经外科。

❷ 美国佛罗里达州迈阿密市迈阿密大学神经外科。

18.1　引言

血管内技术在过去几十年发展迅速，已成为颅内动脉瘤的主要治疗方式。现如今，脑动脉瘤的研究仍在持续进展中，特别在影像学检测和评估、治疗器械和技术研发，以及随访方式选择等方面都在不断改善中。对于各种新技术和技能而言，关键在于明确其对患者预后的影响及效应，包括对可能的特殊并发症进行编目。

18.2　成像技术

DSA一直是颅内动脉瘤检测与评估的金标准。近几十年来，CT、MRI以及超声等多种成像方式的应用不仅促进了后处理技术的同步发展，也重新定义了无创成像技术在动脉瘤治疗中的作用，为脑血管病医师提供了更多的选择。例如，现代CT扫描技术已经和血管造影术有机结合并转化，仅仅通过血管造影机的单C臂就可以实现常规的CT检测。

18.2.1　平板检测

单C臂可用于采集和生成CT样图像，从而实现锥束重建并生成来自骨及软组织等解剖结构的3D图像。植入器械（如弹簧圈、支架或血流分流装置等）的锥束硬化减少（Engelhorn等，2008；Struffert等，2014）使得无需传统CT即可发现各种围手术期并发症成为可能，围手术期并发症包括支架内血栓形成、贴壁不良、内漏、脑积水、蛛网膜下腔出血或脑实质出血（Doelken等，2008；Levitt等，2011；Saatci等，2012）等（图18.1B）。

18.2.2　灌注成像

平板检测也可用于围手术期脑血容量和迟发性缺血中的脑卒中负荷评估（Jeon等，2014），其效果与传统的CT灌注成像相当（Mordasini等，2012；Struffert等，2011；Struffert等，2012）。

18.2.3　3D成像

平板检测与对比剂的定时大剂量注射结合可生成3D血管图像，有助于诊断、评估以及治疗方案的规划。特别是，3D成像可以显示颅内动脉瘤的解剖细节，揭示动脉瘤与载瘤血管/穿支动脉的关系。有证据表明，该方法能够发现传统二维（2D）血管造影无法识别的小动脉瘤，并协助选择复杂动脉瘤治疗的最佳工作角度（Sugahara等，2002），通过将图像叠加至透视屏上来实时指导手术（Soderman等，2005）（图18.1A）。

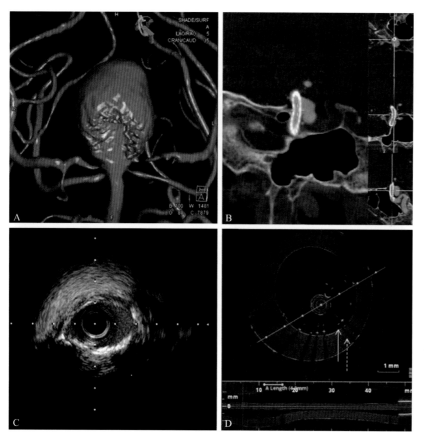

图 18.1 （A）3D 重建示基底动脉动脉瘤瘤颈 – 载瘤血管解剖结构。（B）放置血流导向支架后，平板 CTA 显示支架贴壁良好。（C）血管内超声和（D）OCT 示支架置入后贴壁不良（箭头）及支架伪影（虚线箭头）

18.2.4　4D成像

时间分辨的3D相位对比流速图可用平板进行检测，并能够依时间维度对血流进行评估（Davis等，2013），用于描述复杂血管病变中的血流特征、术前和术后血容量，计算3D压差，推导血流动力学指数（如壁面切应力）。这些指标的精准测量有助于对术前和围手术期动脉瘤的破裂风险进行分层，对术后动脉瘤闭塞的可能性进行评估（Markl等，2014）。

18.2.5　微血管造影

X线技术的不断改进推动了小视野内高分辨率成像的发展（Kan等，2013），微血管造影可使小而复杂的解剖结构可视化，对于防止小动脉瘤治疗过程中弹簧圈、导管脱垂或微导丝穿孔等具有积极作用。

18.2.6　经颅多普勒

经颅多普勒（TCD）已被广泛用于脑血管痉挛的监测，也可用于血管分流后潜在缺血性并发症的筛查，特别对于抗血小板治疗无效的高风险患者，TCD监测尤为重要（Levittde等，2013）。

18.2.7　血管内超声

冠状动脉血管内超声已被用于评估支架植入效果，识别动脉夹层或斑块（Guo等，2010；Johnson等，2014；Mintz，2014）。尽管该技术目前尚未在脑血管内使用，但是如果能够研发微小的输送导管则有望

使得该技术应用于脑血管中。相较于传统的血管造影，血管内超声可在有限范围内评估血管壁3D结构，描述复杂动脉瘤形态（Turk等，1999）（图18.1C）。

18.2.8 光学相干断层扫描

光学相干断层扫描（OCT）利用安装在微导管内的光源从光扫描介质（如组织）内获取3D图像。OCT具有高的显微分辨率，可对血管壁成分如内膜、中层和外膜进行成像，并可区分小的穿动脉。该技术已用于多种冠状动脉病变的成像，对于区分纤维斑块、钙化斑块和脂质斑块，以及急性红色血栓和慢性白色血栓或栓子具有重要意义（Kubo等，2013；Wong等，2014）。此外，OCT依靠光源，没有额外辐射暴露，也可用于检测植入支架的效果、穿动脉的通畅性，以及是否存在内漏及支架内狭窄等（图18.1D）。

18.3 动脉瘤治疗

18.3.1 可解脱弹簧圈

自1995年FDA首次批准Guglielmi可解脱弹簧圈用于颅内动脉瘤治疗以来，弹簧圈技术呈现爆炸式发展，尺寸、特性各异的弹簧圈相继问世，医师可选择范围更加广泛。尽管越来越多的研究表明，弹簧圈栓塞治疗的破裂后循环动脉瘤患者神经功能预后更好（Spetzler等，2015），但有关具体治疗方式的选择仍存在争议。无论如何，多项支持血管内治疗的研究证据持续推动着新技能和技术的发展。

由于担心动脉瘤在围手术期破裂，早期多项旨在比较血管内治疗与开放手术的研究未纳入＜3mm的小动脉瘤（Molyneux等，2002；Nguyen等，2008）。随着直径1mm的柔软弹簧圈的出现，微小动脉瘤的安全治疗成为可能。有证据表明，显微外科夹闭与血管内弹簧圈栓塞治疗小动脉瘤的患者神经功能结局相似，夹闭的并发症率较高，而弹簧圈栓塞的再治疗率更高（Chalouhi等，2012）。

对于较大直径的动脉瘤，P400弹簧圈（Penumbra Inc，Alameda，California，USA）的初级丝更粗，理论上使用较少的弹簧圈即可达到更高的填塞密度。最近完成的P400弹簧圈ACE试验旨在阐明其在大动脉瘤治疗中的作用，初步结果非常乐观（Mascitelli等，2015）。

除了开发不同尺寸的弹簧圈之外，不同生产商也研发了多种生物涂层弹簧圈，在与血液接触后体积会明显膨胀。例如，最早的大尺寸弹簧圈Hydrocoil（Microvention，Tustin，California）的表面涂加了脱水聚合物，释放后会因水合而膨胀，增加了填充密度且降低了再治疗率（Poncyljusz等，2015；Williams等，2014）。最近的一项荟萃分析显示，与裸金属丝弹簧圈相比，含涂层弹簧圈栓塞的动脉瘤闭塞率更高，瘤颈残留的比率也显著降低（Broeders等，2016；McDougall等，2014；White等，2011）。

18.3.2 液体栓塞剂

液体栓塞剂最常用的是Onyx HD500（ev3 Inc，Irvine，California，USA），广泛用于动静脉畸形或肿瘤的术前栓塞。由于能够很好地顺应动脉瘤形状，液体栓塞剂在动脉瘤栓塞中具有明显优势，但其一般需要通过被球囊固定在动脉瘤内的微导管输送（Jagadeesan等，2013）。不太理想的是，该方法可能会导致缺血性并发症的发生率升高，包括非靶分支血管的闭塞及载瘤动脉狭窄。因此，Onyx通常适用于传统方法难以有效治疗的复杂动脉瘤或者复发动脉瘤的再次治疗（Carlson等，2013；Dalyai等，2012；Molyneux等，2004）。

18.4　支架

用于动脉瘤治疗的辅助器械（图18.2），如辅助弹簧圈栓塞的支架或血流分流装置等已经取得了显著进展，但这些器械的主要缺点是需要配合双联抗血小板治疗，手术操作复杂，易发生出血并发症。

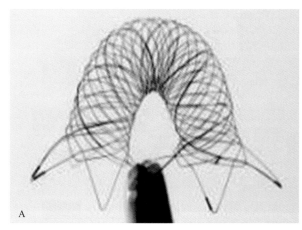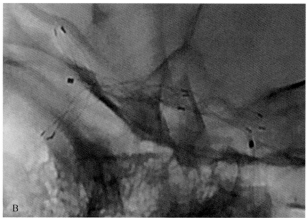

图 18.2 （A）体外 LVIS 支架。（B）脑血管造影示 LVIS Jr 支架在大脑中动脉分叉部动脉瘤治疗中的打开情况

此外，辅助器械的释放需要跨越动脉瘤颈，增加了血管损伤或动脉瘤破裂的风险（Chalouhi等，2013），额外的操作也增加了围手术期血栓事件发生的概率。对于蛛网膜下腔出血的患者，可能需要开刀手术干预，必须权衡双抗治疗的必要性及并发症出现的可能性（Mahaney等，2013）。

目前研究认为支架辅助弹簧圈栓塞的动脉瘤复发率更低（Hetts等，2014；Hong等，2014；Naggara等，2012）。Neuroform系列支架最早被FDA批准用于颅内动脉瘤治疗，它是一种开环式支架，通过内径0.027英寸的微导管输送。自第一代Neuroform支架问世以来，先后设计了多个迭代产品，例如Neuroform 2、Treo、Neuroform 3、Neuroform EZ和Neuroform Atlas等。上述支架血管顺应性好，适用于迂曲血管，最新一代Neuroform Atlas支架可用更细的微管输送，能够到达远端血管。

2007年，闭环式Enterprise支架首次被FDA批准用于宽颈动脉瘤治疗，可通过管径0.021英寸的微导管输送。与开环式支架不同，该支架可以在释放一定长度后完全回收，但在远近端血管直径差异显著时容易出现支架内血管内皮增生等并发症，表现为支架内或邻近动脉的狭窄。

尽管还没有Neuroform和Enterprise两个支架家族系列产品的随机对照实验，但是病例对照研究显示：Neuroform支架输送更为困难且动脉瘤复发率高，而Enterprise支架的血栓形成率更高（可达10.2%）（Chalouhi等，2013；Kadkhodayan等，2013；Kim等，2013；Krischek等，2011）。

2014年，镍钛合金的编织支架LVIS被批准用于宽颈颅内动脉瘤治疗，其特点是更好的稳定性和贴壁性。LVIS Jr是LVIS的一款低级版本，可以通过管径0.017英寸的微导管输送（Fiorella等，2016；Turner等，2013）。由于编织型设计，LVIS支架在打开80%后仍然可完全回收（Raymond等，2013）。总体而言，颅内支架的研发速度非常快，几项临床试验正在进行或已经接近完成。

18.5　血流导向装置

支架的应用可导致动脉瘤内和载瘤血管的血流动力学改变，基于此原理研发了金属覆盖率为

图 18.3　(A)体外的 Pipeline 栓塞装置；
(B)体外的 Surpass 血流导向装置；(C)
血管造影显示释放 Surpass 支架后巨大
的 ICA 动脉瘤内血流瘀滞

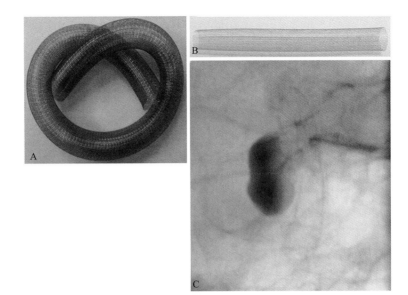

30%～50%的编织型密网支架（图18.3），跨越动脉瘤颈将其释放可诱导瘤内血液瘀滞和瘤囊闭塞（D'Urso等，2011）。而且，这种血流导向支架也可作为血管内膜形成的脚手架，有助于诱导病变节段动脉重塑（Kadirvel等，2014；Marosfoi等，2016）。研究表明，在弹簧圈栓塞或开刀夹闭动脉瘤困难时，血流导向支架是可以接受的替代治疗方案，已经用于血泡样动脉瘤、宽颈动脉瘤或假性动脉瘤等（Amenta等，2012；Chalouhi等，2013；Jabbou等，2014；Chalouhi等，2014；Giacomini等，2015；Mahboobani等，2017）。

18.5.1　血流导向支架

目前，Pipeline栓塞装置（PED，ev3）已在美国获批使用。而在欧洲，有3种血流导向支架可以使用，包括SILK（SFD，Balt Extrusion）、FRED和Surpass。其中，PED由48根微金属丝编织，金属覆盖率约为30%～35%（D'Urso等，2011），FDA批准其用于颈内动脉岩骨段至垂体上动脉段的大/巨大宽颈动脉瘤治疗。

近年来，PED已被广泛地超适应证用于包括大脑前动脉、大脑中动脉以及椎-基底动脉系统在内的侧壁、血泡样、夹层动脉瘤的治疗（Dabus等，2017；Gong等，2014；Linfante等，2017；Martin等，2015；Natarajan等，2016；Shakir等，2016；Yavuz等，2014）。一项大型荟萃分析纳入了29项研究，1654例患者，其中1451例接受PED治疗，动脉瘤完全闭塞率为76%（Brinjikji等，2013）。

尽管血流导向装置已经显示出了巨大的应用前景，但并非没有风险，其手术相关并发症发生率和死亡率分别为5%和4%，脑实质内出血率为3%（Brinjikji等，2013；Surgical Treatment of Intracerebral Haemorrhage，1945）。迟发性脑实质内出血是血流导向装置最受关注的并发症，76%发生于术后30天内，50%发生于巨大动脉瘤，但相关机制尚不清楚。PED的缺血性并发症率为6%，穿支动脉梗死率为3%，其中前循环动脉瘤的穿支梗死率显著低于后循环动脉瘤（Brinjikji等，2013）。为了降低缺血性并发症风险，植入PED的患者应接受抗血小板治疗，口服大剂量阿司匹林6个月以上，同时联用氯吡格雷或替格瑞洛至少6个月（Skukalek等，2016）。

SILK血流导向装置（SFD）已在欧洲获批用于辅助弹簧圈栓塞动脉瘤，该装置在释放90%的长度后仍可重新回收入鞘内，6个月时的并发症发生率和死亡率分别为9.6%～12.5%和3.2%～4.9%，长期动脉瘤闭塞率为78%～82%（Fargen和Hoh，2014；Pumar等，2017；Shankar等，2013）。此外，新进获批的血流导向装置外还包括FRED（Microvention）和Surpass（Stryker）等（Colby等，2016；De Vries等，

2013；Luecking等，2017；Mohlenbruch等，2015；Poncyljusz等，2013；Taschner等，2017；Wakhloo等，2015）。不同规格Surpass支架的孔隙率均为恒定的70%，理论上不需要多个支架套叠，动脉瘤完全闭塞率为75%～94%，并发症发生率和死亡率分别为6%和2.7%（De Vries等，2013；Wakhloo等，2015），30天内缺血性卒中率为3.7%，7天内脑实质出血率为2.5%。FRED具有外层支架高孔隙率和内层支架低孔隙率的独特设计（Diaz等，2014），12个月随访动脉瘤完全闭塞率为75.0%，血栓栓塞和出血发生率为17.3%，永久性的治疗相关并发症发生率和死亡率分别为4.0%和2.0%（Drescher等，2017）。

18.5.2　动脉瘤内血流导向装置

随着载瘤动脉内血流导向支架的成功应用，动脉瘤囊内血流导向装置也得到研发，其原理是阻断瘤内血流并促进血栓形成（图18.4）。瘤内导向装置不需释放在血管内，患者无需双抗治疗，可用于破裂动脉瘤，尤其适合宽颈和分叉部动脉瘤（Mine等，2014）。Woven Endo-Bridge（WEB，Sequent Medical，Aliso Viejo，California）是首款瘤内导向装置，相关的最新荟萃分析显示7个月中位期的动脉瘤完全或充分闭塞率分别为39%和85%，围手术期并发症发生率和死亡率分别为4%和1%（Asnafi等，2016）。另一款该类装置Luna支架（NFocusNeuromedical，Palo Alto，California）目前正在进行临床试验（Kwon等，2011）。

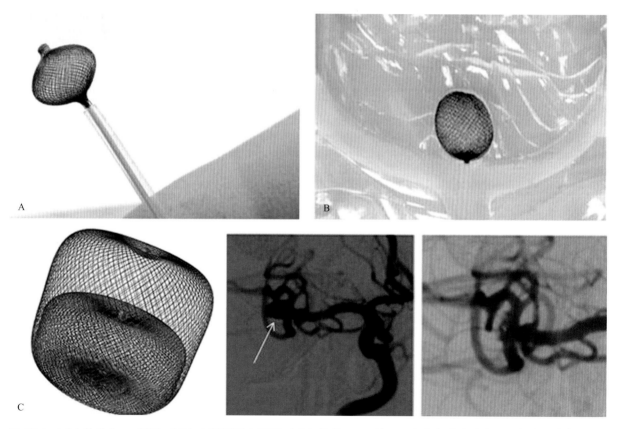

图18.4 （A）体外Luna装置；（B）血管模型内展开；（C）体外WEB装置及治疗大脑中动脉分叉部动脉瘤（箭头）时的造影所见

18.6　弹簧圈支撑装置

分叉部宽颈动脉瘤对血管内治疗提出了挑战，尽管可以采用单支架或双支架辅助栓塞，但并发症发

生率和死亡率仍然很高（Bain等，2011；Chalouhi等，2012；Darflinger和Chao，2015；Kan等，2013）。PulseRider（ANRD，Pulsar Vascular，San Jose，California，USA）是一种T形镍钛合金支架，可通过微导管输送并释放于动脉分叉处以支撑瘤囊内的弹簧圈（图18.5）。该支架目前尚未在美国上市，仍在进一步临床研究中，初步研究证实安全有效，但患者同样需接受双抗治疗（Gory等，2016；Mukherjee等，2016；Spiotta等，2016）。Barrel血管重塑装置（Medtronic）是一种自膨式激光切割支架，中心部分隆起，以减少支架在释放过程中的移位，同时可增加对分叉部动脉瘤颈的保护（图18.6）。该支架在释放后可沿长轴方向重新回收入鞘，目前研究证明其安全有效（Muhl-Benninghaus等，2016）。eClips系统是一种部分覆膜的柔性混合植入式装置，其球囊导管输送系统由不锈钢管制成，叶状结构设计可用于支撑弹簧圈并具有一定的血流导向作用。其二代产品的使用目前虽然有限，但似乎是分叉部动脉瘤治疗的有效选择（Chiu等，2017；Marotta等，2017）。

图 18.5 （A）体外的 PulseRider 弹簧圈支撑支架；（B）脑血管造影显示的基底动脉顶端动脉瘤；（C，D）PulseRider 辅助弹簧圈栓塞后的造影结果，可见动脉瘤完全闭塞

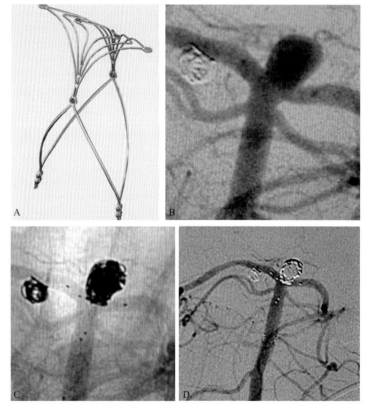

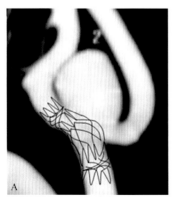
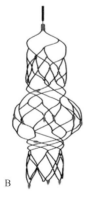
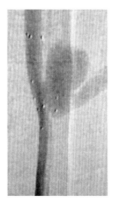
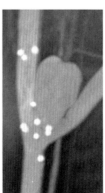
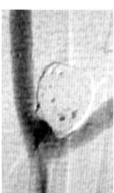

图 18.6 （A）使用 Barrel 支架治疗分叉部宽颈动脉瘤的示意图；（B）体外的 Barrel 支架以及动脉瘤治疗过程的造影图

18.7　结论

颅内动脉瘤的血管内治疗技术快速发展，成像模式的改进使得微小动脉瘤的早期监测和随访成为可能（van Rooij 等，2008）。对于复杂病变而言，早期的发现和改善的技术已经使得治疗更加安全有效。新的治疗器械的应用可能会导致特殊的并发症，这对颅内动脉瘤的治疗提出了新的要求，需要更高质量的临床研究来进一步提升临床治疗效果。

（译者：吕　超　谢文宇　王　毓）

参考文献

Amenta, P. S., Starke, R. M., Jabbour, P. M., Tjoumakaris, S. I., Gonzalez, L. F., Rosenwasser, R. H., et al. (2012). Successful treatment of a traumatic carotid pseudoaneurysm with the Pipeline stent: Case report and review of the literature. *Surgical Neurology International*, *3*, 160. https://doi.org/ 10.4103/2152-7806.105099.

Asnafi, S., Rouchaud, A., Pierot, L., Brinjikji, W., Murad, M. H., & Kallmes, D. F. (2016). Efficacy and safety of the woven endobridge (WEB) device for the treatment of intracranial aneurysms: A systematic review and meta-analysis. *AJNR. American Journal of Neuroradiology*, *37*(12), 2287-2292. https://doi.org/10.3174/ajnr.A4900.

Bain, M., Hussain, M. S., Spiotta, A., Gonugunta, V., Moskowitz, S., & Gupta, R. (2011). "Double-barrel" stent reconstruction of a symptomatic fusiform basilar artery aneurysm: Case report. *Neurosurgery*, *68*(5), E1491-1496. discussion E1496. https://doi.org/10.1227/NEU.0b013e318211f982.

Brinjikji, W., Murad, M. H., Lanzino, G., Cloft, H. J., & Kallmes, D. F. (2013). Endovascular treatment of intracranial aneurysms with flow diverters: A meta-analysis. *Stroke*, *44*(2), 442-447. https://doi.org/ 10.1161/STROKEAHA.112.678151.

Broeders, J. A., Ahmed Ali, U., Molyneux, A. J., Poncyljusz, W., Raymond, J., White, P. M., et al. (2016). Bioactive versus bare platinum coils for the endovascular treatment of intracranial aneurysms: Systematic review and meta-analysis of randomized clinical trials. *Journal of Neurointerventional Surgery*, *8*(9), 898-908. https://doi.org/10.1136/neurintsurg-2015-011881.

Carlson, A. P., Alaraj, A., Amin-Hanjani, S., Charbel, F. T., & Aletich, V. A. (2013). Continued concern about parent vessel steno-occlusive progression with Onyx HD-500 and the utility of quantitative magnetic resonance imaging in serial assessment. *Neurosurgery*, *72*(3), 341-352. discussion 352. https://doi.org/10.1227/NEU.0b013e31828048a3.

Chalouhi, N., Drueding, R., Starke, R. M., Jabbour, P., Dumont, A. S., Gonzalez, L. F., et al. (2013). In- stent stenosis after stent-assisted coiling: Incidence, predictors and clinical outcomes of 435 cases. *Neurosurgery*, *72*(3), 390-396. https://doi.org/10.1227/NEU.0b013e31828046a6.

Chalouhi, N., Jabbour, P., Gonzalez, L. F., Dumont, A. S., Rosenwasser, R., Starke, R. M., et al. (2012). Safety and efficacy of endovascular treatment of basilar tip aneurysms by coiling with and without stent assistance: A review of 235 cases. *Neurosurgery*, *71*(4), 785-794. https://doi.org/10.1227/ NEU.0b013e318265a416.

Chalouhi, N., Jabbour, P., Singhal, S., Drueding, R., Starke, R. M., Dalyai, R. T., et al. (2013). Stent- assisted coiling of intracranial aneurysms: Predictors of complications, recanalization, and outcome in 508 cases. *Stroke*, *44*(5), 1348-1353. https://doi.org/10.1161/STROKEAHA.111.000641.

Chalouhi, N., Jabbour, P., Starke, R. M., Zanaty, M., Tjoumakaris, S., Rosenwasser, R. H., et al. (2014). Treatment of a basilar trunk perforator aneurysm with the pipeline embolization device: Case report. *Neurosurgery*, *74*(6), E697-701. discussion 701. https://doi.org/10.1227/NEU.0000000000000308.

Chalouhi, N., Penn, D. L., Tjoumakaris, S., Jabbour, P., Gonzalez, L. F., Starke, R. M., et al. (2012). Treatment of small ruptured intracranial aneurysms: Comparison of surgical and endovascular options. *Journal of the American Heart Association*, *1*(4). https://doi.org/10.1161/JAHA.112.002865.

Chalouhi, N., Starke, R. M., Yang, S., Bovenzi, C. D., Tjoumakaris, S., Hasan, D., et al. (2014). Extending the indications of flow diversion to small, unruptured, saccular aneurysms of the anterior circulation. *Stroke*, *45*(1), 54-58. https://doi.org/10.1161/STROKEAHA.113.003038.

Chalouhi, N., Tjoumakaris, S., Starke, R. M., Gonzalez, L. F., Randazzo, C., Hasan, D., et al. (2013). Comparison of flow diversion and coiling in large unruptured intracranial saccular aneurysms. *Stroke*, *44*(8), 2150-2154. https://doi.org/10.1161/STROKEAHA.113.001785.

Chiu, A. H., De Vries, J., O'Kelly, C. J., Riina, H., McDougall, I., Tippett, J., et al. (2017). The second- generation eCLIPs Endovascular Clip System: Initial experience. *Journal of Neurosurgery*, 1-8. https://doi.org/10.3171/2016.10.JNS161731.

Colby, G. P., Lin, L. M., Caplan, J. M., Jiang, B., Michniewicz, B., Huang, J., et al. (2016). Flow diversion of large internal carotid artery aneurysms with the surpass device: Impressions and technical nuance from the initial North American experience. *Journal of Neurointerventional Surgery*, 8(3), 279-286. https://doi.org/10.1136/neurintsurg-2015-011769.

Dabus, G., Grossberg, J. A., Cawley, C. M., Dion, J. E., Puri, A. S., Wakhloo, A. K., et al. (2017). Treatment of complex anterior cerebral artery aneurysms with pipeline flow diversion: Mid-term results. *Journal of Neurointerventional Surgery*, 9(2), 147-151. https://doi.org/10.1136/neurintsurg-2016-012519.

Dalyai, R. T., Randazzo, C., Ghobrial, G., Gonzalez, L. F., Tjoumakaris, S. I., Dumont, A. S., et al. (2012). Redefining Onyx HD 500 in the flow diversion era. *International Journal of Vascular Medicine*, 2012, https://doi.org/10.1155/2012/435490.

Darflinger, R. J., & Chao, K. (2015). Using the barrel technique with the LVIS Jr (Low-profile Visualized Intraluminal Support) stent to treat a wide neck MCA bifurcation aneurysm. *Journal of Vascular and Interventional Neurology*, 8(3), 25-27.

Davis, B., Royalty, K., Kowarschik, M., Rohkohl, C., Oberstar, E., Aagaard-Kienitz, B., et al. (2013). 4D digital subtraction angiography: Implementation and demonstration of feasibility. *AJNR. American Journal of Neuroradiology*, 34(10), 1914-1921. https://doi.org/10.3174/ajnr.A3529.

De Vries, J., Boogaarts, J., Van Norden, A., & Wakhloo, A. K. (2013). New generation of Flow Diverter (surpass) for unruptured intracranial aneurysms: A prospective single-center study in 37 patients. *Stroke*, 44(6), 1567-1577. https://doi.org/10.1161/STROKEAHA.111.000434.

Diaz, O., Gist, T. L., Manjarez, G., Orozco, F., & Almeida, R. (2014). Treatment of 14 intracranial aneurysms with the FRED system. *Journal of Neurointerventional Surgery*, 6(8), 614-617. https://doi.org/ 10.1136/neurintsurg-2013-010917.

Doelken, M., Struffert, T., Richter, G., Engelhorn, T., Nimsky, C., Ganslandt, O., et al. (2008). Flat-panel detector volumetric CT for visualization of subarachnoid hemorrhage and ventricles: Preliminary results compared to conventional CT. *Neuroradiology*, 50(6), 517-523. https://doi.org/10.1007/s00234- 008-0372-z.

Drescher, F., Weber, W., Berlis, A., Rohde, S., Carolus, A., & Fischer, S. (2017). Treatment of intra- and extracranial aneurysms using the flow-redirection endoluminal device: Multicenter experience and follow-up results. *AJNR. American Journal of Neuroradiology*, 38(1), 105-112. https://doi.org/10.3174/ ajnr.A4964.

D'Urso, P. I., Lanzino, G., Cloft, H. J., & Kallmes, D. F. (2011). Flow diversion for intracranial aneurysms: A review. *Stroke*, 42(8), 2363-2368. https://doi.org/10.1161/STROKEAHA.111.620328.

Engelhorn, T., Struffert, T., Richter, G., Doelken, M., Ganslandt, O., Kalender, W., et al. (2008). Flat panel detector angiographic CT in the management of aneurysmal rupture during coil embolization. *AJNR. American Journal of Neuroradiology*, 29(8), 1581-1584. https://doi.org/10.3174/ajnr.A1119.

Fargen, K. M., & Hoh, B. L. (2014). Flow diversion technologies in evolution: A review of the first 4 generations of flow diversion devices. *World Neurosurgery*, 81(3-4), 452-453. https://doi.org/10.1016/j. wneu.2014.01.008.

Fiorella, D., Arthur, A., Boulos, A., Diaz, O., Jabbour, P., Pride, L., et al. (2016). Final results of the US humanitarian device exemption study of the low-profile visualized intraluminal support (LVIS) device. *Journal of Neurointerventional Surgery*, 8(9), 894-897. https://doi.org/10.1136/neurintsurg-2015- 011937.

Giacomini, L., Piske, R. L., Baccin, C. E., Barroso, M., Joaquim, A. F., & Tedeschi, H. (2015). Neurovascular reconstruction with flow diverter stents for the treatment of 87 intracranial aneurysms: Clinical results. *Interventional Neuroradiology*, 21(3), 292-299. https://doi.org/ 10.1177/1591019915582153.

Gong, D., Yan, B., Dowling, R., & Mitchell, P. (2014). Successful treatment of growing basilar artery dissecting aneurysm by pipeline flow diversion embolization device. *Journal of Stroke and Cerebrovascular Diseases*, 23(6), 1713-1716. https://doi.org/10.1016/j.jstrokecerebrovasdis.2013.11.019.

Gory, B., Spiotta, A. M., Mangiafico, S., Consoli, A., Biondi, A., Pomero, E., et al. (2016). Pulserider stent- assisted coiling of wide-neck bifurcation aneurysms: Periprocedural results in an international series. *AJNR. American Journal of Neuroradiology*, 37(1), 130-135. https://doi.org/10.3174/ajnr.A4506.

Guo, N., Maehara, A., Mintz, G. S., He, Y., Xu, K., Wu, X., et al. (2010). Incidence, mechanisms, predictors, and clinical impact of acute and late stent malapposition after primary intervention in patients with acute myocardial infarction: An intravascular ultrasound substudy of the Harmonizing Outcomes with Revascularization and Stents in Acute Myocardial Infarction (HORIZONS-AMI) trial. *Circulation*, 122(11), 1077-1084. https://doi.org/10.1161/CIRCULATIONAHA.109.906040.

Hetts, S. W., Turk, A., English, J. D., Dowd, C. F., Mocco, J., Prestigiacomo, C., et al. (2014). Stent-assisted coiling versus coiling alone in unruptured intracranial aneurysms in the matrix and platinum science trial: Safety, efficacy, and mid-term outcomes. *AJNR. American Journal of Neuroradiology*, 35(4), 698-705. https://doi.org/10.3174/ajnr.A3755.

Hong, Y., Wang, Y. J., Deng, Z., Wu, Q., & Zhang, J. M. (2014). Stent-assisted coiling versus coiling in treatment of intracranial aneurysm: A systematic review and meta-analysis. *PLoS ONE. 9*(1). https:// doi.org/10.1371/journal.pone.0082311.

Jagadeesan, B. D., Grigoryan, M., Hassan, A. E., Grande, A. W., & Tummala, R. P. (2013). Endovascular balloon-assisted embolization of intracranial and cervical arteriovenous malformations using dual- lumen coaxial balloon microcatheters and Onyx: Initial experience. *Neurosurgery, 73*(2 Suppl Operative), ons238-243. discussion ons243. https://doi.org/10.1227/ NEU.0000000000000186.

Jeon, J. P., Sheen, S. H., & Cho, Y. J. (2014). Intravenous flat-detector computed tomography angiography for symptomatic cerebral vasospasm following aneurysmal subarachnoid hemorrhage. *ScientificWorldJournal, 2014*, 315960. https://doi. org/10.1155/2014/315960.

Johnson, P. M., Patel, J., Yeung, M., & Kaul, P. (2014). Intra-coronary imaging modalities. *Current Treatment Options in Cardiovascular Medicine, 16*(5), 304. https://doi.org/10.1007/s11936-014-0304-7.

Kadirvel, R., Ding, Y. H., Dai, D., Rezek, I., Lewis, D. A., & Kallmes, D. F. (2014). Cellular mechanisms of aneurysm occlusion after treatment with a flow diverter. *Radiology, 270*(2), 394-399. https://doi.org/ 10.1148/radiol.13130796.

Kadkhodayan, Y., Rhodes, N., Blackburn, S., Derdeyn, C. P., Cross, D. T., 3rd., & Moran, C. J. (2013). Comparison of enterprise with neuroform stent-assisted coiling of intracranial aneurysms. *AJR. American Journal of Roentgenology, 200*(4), 872-878. https://doi.org/10.2214/AJR.12.8954.

Kan, P., Abla, A. A., Dumont, T. M., Snyder, K. V., Hopkins, L. N., Levy, E. I., et al. (2013). Double-barrel stent-assisted coiling of a basilar artery fenestration aneurysm. *Journal of Neuroimaging, 23*(3), 496-499. https://doi.org/10.1111/j.1552-6569.2012.00720.x.

Kan, P., Yashar, P., Ionita, C. N., Jain, A., Rudin, S., Levy, E. I., et al. (2013). Endovascular coil embolization of a very small ruptured aneurysm using a novel microangiographic technique: Technical note. *Journal of Neurointerventional Surgery, 5*(2), e2. https://doi.org/10.1136/neurintsurg-2011-010154.

Kim, S. T., Jeong, H. W., Jeong, Y. G., Heo, Y. J., Seo, J. H., & Paeng, S. H. (2013). A Self-expanding nitinol stent (enterprise) for the treatment of wide-necked intracranial aneurysms: Angiographic and clinical results in 40 aneurysms. *Journal of Cerebrovascular and Endovascular Neurosurgery, 15*(4), 299-306. https://doi.org/10.7461/jcen.2013.15.4.299.

Krischek, O., Miloslavski, E., Fischer, S., Shrivastava, S., & Henkes, H. (2011). A comparison of functional and physical properties of self-expanding intracranial stents [Neuroform3, Wingspan, Solitaire, Leo+, Enterprise]. *Minimally Invasive Neurosurgery, 54*(1), 21-28. https://doi.org/10.1055/s- 0031-1271681.

Kubo, T., Akasaka, T., Shite, J., Suzuki, T., Uemura, S., Yu, B., et al. (2013). OCT compared with IVUS in a coronary lesion assessment: The OPUS-CLASS study. *JACC. Cardiovascular Imaging, 6*(10), 1095-1104. https://doi.org/10.1016/ j.jcmg.2013.04.014.

Kwon, S. C., Ding, Y. H., Dai, D., Kadirvel, R., Lewis, D. A., & Kallmes, D. F. (2011). Preliminary results of the luna aneurysm embolization system in a rabbit model: A new intrasaccular aneurysm occlusion device. *AJNR. American Journal of Neuroradiology, 32*(3), 602-606. https://doi.org/10.3174/ajnr.A2314.

Levitt, M. R., Cooke, D. L., Ghodke, B. V., Kim, L. J., Hallam, D. K., & Sekhar, L. N. (2011). "Stent view" flat-detector CT and stent-assisted treatment strategies for complex intracranial aneurysms. *World Neurosurgery, 75*(2), 275-278. https://doi.org/10.1016/j.wneu.2010.07.042.

Levitt, M. R., Ghodke, B. V., Hallam, D. K., Sekhar, L. N., & Kim, L. J. (2013). Incidence of microemboli and correlation with platelet inhibition in aneurysmal flow diversion. *AJNR. American Journal of Neuroradiology, 34*(12), 2321-2325. https://doi.org/10.3174/ajnr.A3627.

Linfante, I., Mayich, M., Sonig, A., Fujimoto, J., Siddiqui, A., & Dabus, G. (2017). Flow diversion with Pipeline Embolic Device as treatment of subarachnoid hemorrhage secondary to blister aneurysms: Dual-center experience and review of the literature. *Journal of Neurointerventional Surgery, 9*(1), 29-33. https://doi.org/10.1136/neurintsurg-2016-012287.

Luecking, H., Engelhorn, T., Lang, S., Goelitz, P., Kloska, S., Roessler, K., et al. (2017). FRED flow diverter: A study on safety and efficacy in a consecutive group of 50 patients. *AJNR. American Journal of Neuroradiology, 38*(3), 596-602. https://doi.org/10.3174/ajnr.A5052.

Mahaney, K. B., Chalouhi, N., Viljoen, S., Smietana, J., Kung, D. K., Jabbour, P., et al. (2013). Risk of hemorrhagic complication associated with ventriculoperitoneal shunt placement in aneurysmal subarachnoid hemorrhage patients on dual antiplatelet therapy. *Journal of Neurosurgery, 119*(4), 937-942. https://doi.org/10.3171/2013.5.JNS122494.

Mahboobani, N. R., Chong, W. H., Lam, S. S., Siu, J. C., Tan, C. B., & Wong, Y. C. (2017). Treatment of intracranial aneurysms with flow re-direction endoluminal device—A single centre experience with short-term follow-up results. *Neurointervention, 12*(1), 11-19. https://doi.org/10.5469/ neuroint.2017.12.1.11.

Markl, M., Schnell, S., & Barker, A. J. (2014). 4D flow imaging: Current status to future clinical applications. *Current Cardiology Reports*, 16(5), 481. https://doi.org/10.1007/s11886-014-0481-8.

Marosfoi, M., Langan, E. T., Strittmatter, L., van der Marel, K., Vedantham, S., Arends, J., et al. (2016). In situ tissue engineering: Endothelial growth patterns as a function of flow diverter design. *Journal of Neurointerventional Surgery*. https://doi.org/10.1136/neurintsurg-2016-012669.

Marotta, T. R., Riina, H. A., McDougall, I., Ricci, D. R., & Killer-Oberpfalzer, M. (2017). Physiological remodeling of bifurcation aneurysms: Preclinical results of the eCLIPs device. *Journal of Neurosurgery*, 1-7. https://doi.org/10.3171/2016.10.JNS162024.

Martin, A. R., Cruz, J. P., O'Kelly, C., Kelly, M., Spears, J., & Marotta, T. R. (2015). Small pipes: Preliminary experience with 3-mm or smaller pipeline flow-diverting stents for aneurysm repair prior to regulatory approval. *AJNR. American Journal of Neuroradiology*, 36(3), 557-561. https://doi.org/ 10.3174/ajnr.A4170.

Mascitelli, J. R., Patel, A. B., Polykarpou, M. F., Patel, A. A., & Moyle, H. (2015). Analysis of early angiographic outcome using unique large diameter coils in comparison with standard coils in the embolization of cerebral aneurysms: A retrospective review. *Journal of Neurointerventional Surgery*, 7(2), 126-130. https://doi.org/10.1136/neurintsurg-2013-011008.

McDougall, C. G., Johnston, S. C., Gholkar, A., Barnwell, S. L., Vazquez Suarez, J. C., Masso Romero, J., et al. (2014). Bioactive versus bare platinum coils in the treatment of intracranial aneurysms: The MAPS (Matrix and Platinum Science) trial. *AJNR. American Journal of Neuroradiology*, 35(5), 935-942. https://doi.org/10.3174/ajnr.A3857.

Mine, B., Pierot, L., & Lubicz, B. (2014). Intrasaccular flow-diversion for treatment of intracranial aneurysms: The Woven EndoBridge. *Expert Review of Medical Devices*, 11(3), 315-325. https://doi.org/ 10.1586/17434440.2014.907741.

Mintz, G. S. (2014). Clinical utility of intravascular imaging and physiology in coronary artery disease. *Journal of the American College of Cardiology*, 64(2), 207-222. https://doi.org/10.1016/j.jacc.2014.01.015.

Mohlenbruch, M. A., Herweh, C., Jestaedt, L., Stampfl, S., Schonenberger, S., Ringleb, P. A., et al. (2015). The FRED flow-diverter stent for intracranial aneurysms: Clinical study to assess safety and efficacy. *AJNR. American Journal of Neuroradiology*, 36(6), 1155-1161. https://doi.org/10.3174/ajnr.A4251.

Molyneux, A., Kerr, R., International Subarachnoid Aneurysm Trial (ISAT) Collaborative Group.Stratton, I., Sandercock, P., Clarke, M., et al. (2002). International Subarachnoid Aneurysm Trial (ISAT) of neurosurgical clipping versus endovascular coiling in 2143 patients with ruptured intracranial aneurysms: A randomized trial. *Journal of Stroke and Cerebrovascular Diseases*, 11(6), 304-314. https://doi.org/10.1053/jscd.2002.130390.

Molyneux, A. J., Cekirge, S., Saatci, I., & Gal, G. (2004). Cerebral Aneurysm Multicenter European Onyx (CAMEO) trial: Results of a prospective observational study in 20 European centers. *AJNR. American Journal of Neuroradiology*, 25(1), 39-51.

Mordasini, P., El-Koussy, M., Brekenfeld, C., Schroth, G., Fischer, U., Beck, J., et al. (2012). Applicability of tableside flat panel detector CT parenchymal cerebral blood volume measurement in neurovascular interventions: Preliminary clinical experience. *AJNR. American Journal of Neuroradiology*, 33(1), 154-158. https://doi.org/10.3174/ajnr.A2715.

Muhl-Benninghaus, R., Simgen, A., Reith, W., & Yilmaz, U. (2016). The Barrel stent: New treatment option for stent-assisted coiling of wide-necked bifurcation aneurysms-results of a single-center study. *Journal of Neurointerventional Surgery*. https://doi.org/10.1136/neurintsurg-2016-012718.

Mukherjee, S., Chandran, A., Gopinathan, A., Putharan, M., Goddard, T., Eldridge, P. R., et al. (2016). PulseRider-assisted treatment of wide-necked intracranial bifurcation aneurysms: Safety and feasibility study. *Journal of Neurosurgery*, 1-8. https://doi.org/10.3171/2016.2.JNS152334.

Naggara, O. N., Lecler, A., Oppenheim, C., Meder, J. F., & Raymond, J. (2012). Endovascular treatment of intracranial unruptured aneurysms: A systematic review of the literature on safety with emphasis on subgroup analyses. *Radiology*, 263(3), 828-835. https://doi.org/10.1148/radiol.12112114.

Natarajan, S. K., Lin, N., Sonig, A., Rai, A. T., Carpenter, J. S., Levy, E. I., et al. (2016). The safety of Pipeline flow diversion in fusiform vertebrobasilar aneurysms: A consecutive case series with longer-term follow-up from a single US center. *Journal of Neurosurgery*, 125(1), 111-119. https://doi.org/ 10.3171/2015.6.JNS1565.

Nguyen, T. N., Raymond, J., Guilbert, F., Roy, D., Berube, M. D., Mahmoud, M., et al. (2008). Association of endovascular therapy of very small ruptured aneurysms with higher rates of procedure-related rupture. *Journal of Neurosurgery*, 108(6), 1088-1092. https://doi.org/10.3171/JNS/2008/108/6/1088.

Poncyljusz, W., Sagan, L., Safranow, K., & Rac, M. (2013). Initial experience with implantation of novel dual layer flow-diverter device FRED. *Wideochirurgia i Inne Techniki Maøoinwazyjne*, 8(3), 258-264. https://doi.org/10.5114/wiitm.2011.35794.

Poncyljusz, W., Zarzycki, A., Zwarzany, L., & Burke, T. H. (2015). Bare platinum coils vs. HydroCoil in the treatment of

unruptured intracranial aneurysms-A single center randomized controlled study. *European Journal of Radiology*, *84*(2), 261-265. https://doi.org/10.1016/j.ejrad.2014.11.002.

Pumar, J. M., Banguero, A., Cuellar, H., Guimaraens, L., Masso, J., Miralbes, S., et al. (2017). Treatment of intracranial aneurysms with the SILK embolization device in a multicenter study. A retrospective data analysis. *Neurosurgery.*. https://doi.org/10.1093/neuros/nyw123.

Raymond, J., Darsaut, T. E., Bing, F., Makoyeva, A., Kotowski, M., Gevry, G., et al. (2013). Stent-assisted coiling of bifurcation aneurysms may improve endovascular treatment: A critical evaluation in an experimental model. *AJNR. American Journal of Neuroradiology*, *34*(3), 570-576. https://doi.org/ 10.3174/ajnr.A3231.

Saatci, I., Yavuz, K., Ozer, C., Geyik, S., & Cekirge, H. S. (2012). Treatment of intracranial aneurysms using the pipeline flow-diverter embolization device: A single-center experience with long-term follow-up results. *AJNR. American Journal of Neuroradiology*, *33*(8), 1436-1446. https://doi.org/ 10.3174/ajnr.A3246.

Shakir, H. J., Rooney, P. J., Rangel-Castilla, L., Yashar, P., & Levy, E. I. (2016). Treatment of iatrogenic V2 segment vertebral artery pseudoaneurysm using Pipeline flow-diverting stent. *Surgical Neurology International*, *7*, 104. https://doi.org/10.4103/2152-7806.196235.

Shankar, J. J., Vandorpe, R., Pickett, G., & Maloney, W. (2013). SILK flow diverter for treatment of intracranial aneurysms: Initial experience and cost analysis. *Journal of Neurointerventional Surgery*, *5*(Suppl 3), iii11-15. https://doi.org/10.1136/neurintsurg-2012-010590.

Skukalek, S. L., Winkler, A. M., Kang, J., Dion, J. E., Cawley, C. M., Webb, A., et al. (2016). Effect of antiplatelet therapy and platelet function testing on hemorrhagic and thrombotic complications in patients with cerebral aneurysms treated with the pipeline embolization device: A review and meta-analysis. *Journal of Neurointerventional Surgery*, *8*(1), 58-65. https://doi.org/10.1136/ neurintsurg-2014-011145.

Soderman, M., Babic, D., Homan, R., & Andersson, T. (2005). 3D roadmap in neuroangiography: Technique and clinical interest. *Neuroradiology*, *47*(10), 735-740. https://doi.org/10.1007/s00234-005- 1417-1.

Spetzler, R. F., McDougall, C. G., Zabramski, J. M., Albuquerque, F. C., Hills, N. K., Russin, J. J., et al. (2015). The barrow ruptured aneurysm trial: 6-year results. *Journal of Neurosurgery*, *123*(3), 609-617. https://doi.org/10.3171/2014.9.JNS141749.

Spiotta, A. M., Chaudry, M. I., Turk, A. S., & Turner, R. D. (2016). Initial experience with the PulseRider for the treatment of bifurcation aneurysms: Report of first three cases in the USA. *Journal of Neurointerventional Surgery*, *8*(2), 186-189. https://doi.org/10.1136/neurintsurg-2014-011531.

Struffert, T., Deuerling-Zheng, Y., Engelhorn, T., Kloska, S., Golitz, P., Kohrmann, M., et al. (2012). Feasibility of cerebral blood volume mapping by flat panel detector CT in the angiography suite: First experience in patients with acute middle cerebral artery occlusions. *AJNR. American Journal of Neuroradiology*, *33*(4), 618-625. https://doi.org/10.3174/ajnr.A2839.

Struffert, T., Deuerling-Zheng, Y., Kloska, S., Engelhorn, T., Boese, J., Zellerhoff, M., et al. (2011). Cerebral blood volume imaging by flat detector computed tomography in comparison to conventional multislice perfusion CT. *European Radiology*, *21*(4), 882-889. https://doi.org/10.1007/s00330-010- 1957-6.

Struffert, T., Lang, S., Adamek, E., Engelhorn, T., Strother, C. M., & Doerfler, A. (2014). Angiographic C-arm CT visualization of the Woven EndoBridge cerebral aneurysm embolization device (WEB): First experience in an animal aneurysm model. *Clinical Neuroradiology*, *24*(1), 43-49. https://doi. org/10.1007/s00062-013-0224-z.

Sugahara, T., Korogi, Y., Nakashima, K., Hamatake, S., Honda, S., & Takahashi, M. (2002). Comparison of 2D and 3D digital subtraction angiography in evaluation of intracranial aneurysms. *AJNR. American Journal of Neuroradiology*, *23*(9), 1545-1552.

Surgical Treatment of Intracerebral Haemorrhage (1945). *British Medical Journal*, *1*(4387), 156-157.

Taschner, C. A., Vedantham, S., de Vries, J., Biondi, A., Boogaarts, J., Sakai, N., et al. (2017). Surpass flow diverter for treatment of posterior circulation aneurysms. *AJNR. American Journal of Neuroradiology*, *38*(3), 582-589. https://doi.org/10.3174/ajnr.A5029.

Turk, A. S., Strother, C. M., Crouthamel, D. I., & Zagzebski, J. A. (1999). Definition of the ostium (neck) of an aneurysm revealed by intravascular sonography: An experimental study in canines. *AJNR. American Journal of Neuroradiology*, *20*(7), 1301-1308.

Turner, R. D., Turk, A., & Chaudry, I. (2013). Low-profile visible intraluminal support device: Immediate outcome of the first three US cases. *Journal of Neurointerventional Surgery*, *5*(2), 157-160. https://doi.org/10.1136/neurintsurg-2011-010187.

van Rooij, W. J., Sprengers, M. E., de Gast, A. N., Peluso, J. P., & Sluzewski, M. (2008). 3D rotational angiography: The new gold standard in the detection of additional intracranial aneurysms. *AJNR. American Journal of Neuroradiology*, *29*(5), 976-979. https://doi.org/10.3174/ajnr.A0964.

Wakhloo, A. K., Lylyk, P., de Vries, J., Taschner, C., Lundquist, J., Biondi, A., et al. (2015). Surpass flow diverter in the treatment of intracranial aneurysms: A prospective multicenter study. *AJNR. American Journal of Neuroradiology*, *36*(1), 98-107. https://doi.org/10.3174/ajnr.A4078.

White, P. M., Lewis, S. C., Gholkar, A., Sellar, R. J., Nahser, H., Cognard, C., et al. (2011). Hydrogel- coated coils versus bare platinum coils for the endovascular treatment of intracranial aneurysms (HELPS): A randomised controlled trial. *Lancet*, *377*(9778), 1655-1662. https://doi.org/10.1016/ S0140-6736(11)60408-X.

Williams, A., Millar, J., Ditchfield, A., Vundavalli, S., & Barker, S. (2014). Use of Hydrocoil in small aneurysms: Procedural safety, treatment efficacy and factors predicting complete occlusion. *Interventional Neuroradiology*, *20*(1), 37-44. https://doi.org/10.15274/INR-2014-10006.

Wong, D. T., Soh, S. Y., Nerlekar, N., Meredith, I. T., & Malaiapan, Y. (2014). Identification of concomitant ruptured plaque and intracoronary thrombus by optical coherence tomography. *Lancet*. *383*(9916)https://doi.org/10.1016/S0140-6736(13)60806-5.

Yavuz, K., Geyik, S., Saatci, I., & Cekirge, H. S. (2014). Endovascular treatment of middle cerebral artery aneurysms with flow modification with the use of the pipeline embolization device. *AJNR. American Journal of Neuroradiology*, *35*(3), 529-535. https://doi.org/10.3174/ajnr.A3692.

第 19 章

神经血管内治疗中抗血小板与抗凝策略

Sabih T. Effendi❶；
Sricharan Gopakumar❶；Peter Kan❶

摘 要

神经血管内治疗中，达到并维持合适的抗血小板和抗凝水平，对于预防血栓、栓塞及出血等相关并发症是至关重要的。近年来，大量新型抗血小板和抗凝血药物以及新的抗血小板和抗凝实验室即时检测项目也相继问世。本章回顾了最常用的抗血小板和抗凝血药物以及神经血管内治疗中血小板和凝血功能检测方法，讨论了这些药物和检测方法的临床应用。

关键词

抗血小板药；抗凝血药；乙酰水杨酸；阿司匹林；氯吡格雷；P2Y12拮抗剂；
GPⅡb/Ⅲa拮抗剂；肝素；Ⅹa因子抑制剂；血凝酶抑制剂

目 录

---

❶ 美国得克萨斯州休斯敦市贝勒医学院神经外科。

19.1　凝血过程概述

凝血是一个复杂和动态的过程，涉及血小板活化、凝血因子激活、多种细胞表面受体交互作用以及多重内源因子释放等，大致可分为血小板血栓形成和凝血级联反应促进的凝血进展两个程序。

血小板血栓形成起始于血小板激活，刺激血小板激活的物质包括血管内皮下胶原、凝血酶、二磷酸腺苷（ADP）、肾上腺素（Epi）、花生四烯酸（AA）以及血管内异物。糖蛋白 GP Ⅰa/Ⅱa 和 GP Ⅵ 是重要的血小板表面激活受体，在胶原激活的血小板活化中起重要作用。血小板表面激活受体 P2Y1 和 P2Y12 与 ADP 结合，参与血小板激活、聚集和血小板分泌。一旦血小板激活，血小板黏附、聚集和分泌过程随之发生。血小板表面受体中，GP Ⅰb 与血浆 von Willebrand 因子（vWF）结合，GP Ⅰa/Ⅱa 与胶原蛋白结合，可激活血小板并使之发生变构，使其具有较强的黏附性。血小板激活后还可引起表面表达最丰富的 GP Ⅱb/Ⅲa 受体暴露和激活。这些受体与血浆内 vWF 因子和纤维蛋白原结合，导致血小板聚集。激活的血小板可分泌众多储存在致密体和颗粒体内的蛋白成分，包括 ADP、血栓烷 A_2（TXA_2）、血清素、纤连蛋白、血小板反应蛋白、纤维蛋白原、血小板源性生长因子等。这些因子募集并活化了更多的血小板，使血小板聚集更加稳定，并诱导血管收缩。血小板血栓（白血栓）就是通过这种血小板激活、黏附、聚集和分泌的过程形成的。

此时，凝血级联反应启动，导致纤维蛋白嵌合和血小板血栓的稳定性增加。凝血级联反应过程涉及凝血物质循环激活和血小板释放酶原。经典的内源性凝血途径和外源性凝血途径由不同通路最终共同激活 X 因子。Xa 因子偶联 Va 因子，在血小板表面形成凝血酶原复合物。由此，激活凝血酶原Ⅱ因子形成具有活性的凝血酶Ⅱa因子。最终凝血酶将纤维蛋白原转变为纤维蛋白，后者会在血小板血栓附近聚集并相互交联，捕获血液成分，使血小板血栓形成更稳定的红血栓。

此外，血栓形成时，也存在相应的机制以终止凝血级联反应和溶解形成的血栓。抗凝血酶存在于循环中，可对抗活化的凝血因子，在与肝素结合后期活性明显增加。蛋白 C 和蛋白 S 可使 Va 因子和Ⅷa因子失活，除此以外，还存在超出本章范围的诸多抗凝血成分。最终，已形成的血栓会被纤溶酶清除。组织型纤溶酶原激活物（tPA）结合纤溶酶原，并将纤溶酶原转化为具有活性的纤溶酶。随后，纤溶酶通过裂解纤维蛋白（又称纤维蛋白溶解）、纤维蛋白原、其他血浆蛋白和凝血因子，分解已形成的血栓。

19.2　药物

抗血小板治疗中血小板抑制剂可以抑制血小板的激活、黏附和聚集。抗凝治疗抑制各种凝血因子的产生和活化。表 19.1 和表 19.2 总结了大多数常用的抗血小板药物和抗凝血药物特点。

表 19.1　常用的抗血小板药物总结

分类	药物	给药途径	负荷剂量	维持剂量	监测方式	中和方式
环氧化酶抑制剂	乙酰水杨酸（阿司匹林）	口服/纳肛	325～650mg	81～325mg，1次/日	PFA-100，PFA-200，环氧化酶-1相关血小板凝集功能检测（verifynow aspirin test）	输注血小板
P2Y12抑制剂	氯吡格雷（波立维）	口服	300mg	75～150mg，1次/日	PFA-200 P2Y检测，VerifyNow P2Y12受体相关血小板凝集检测（verifyNow PRU test），基因检测（CYP2C19氯吡格雷代谢基因）	输注血小板
	普拉格雷（Effient）	口服	60mg	5～10mg，1次/日		
	替格瑞洛（倍林达）	口服	180mg	90mg，2次/日		
	噻氯匹定（抵克立得）	口服	500mg	250mg，2次/日		
磷酸二酯酶抑制剂	双嘧达莫（潘生丁）	口服	—	75mg，4次/日	暂无检测方法	输注血小板
	缓释双嘧达莫+乙酰水杨酸（脑康平）	口服		200/25mg，3次/日		
GP Ⅱb/Ⅲa抑制剂	阿昔单抗（Reopro）	静脉注射	0.25mg/kg	0.125μg/（kg•min）	Verify Now Ⅱb/Ⅲa受体相关血小板凝聚检测（verify now Ⅱb/Ⅲa test）	输注血小板
	依替巴肽（Integrillin）	静脉注射	180+180μg/kg	1～2μg/（kg•min）		
	替罗非班（Aggrastat）	静脉注射	25μg/kg	0.15μg/（kg•min）		

表 19.2　常用的抗凝血药物总结

分类	药物	给药途径	负荷剂量	维持剂量	监测方式	中和方式
非直接Xa因子抑制剂	普通肝素	静脉/皮下注射	70～80U/kg	18U/（kg•h）	PTT、ACT	鱼精蛋白
	依诺肝素（Lovenox）	皮下注射	—	1mg/kg，每12h一次	-	
维生素K拮抗剂	华法林（Coumadin）	口服	—	2～5mg，1次/日	PT/INR	维生素K，新鲜冰冻血浆，凝血酶原复合物，重组凝血因子Ⅶa
直接Xa因子抑制剂	利伐沙班（Xarelto）	口服	—	20mg，1次/日	抗Xa因子检测	新鲜冰冻血浆，凝血酶原复合物
	阿哌沙班（Eliquis）	口服	—	5～10mg，2次/日		
	依度沙班（Lixiana,Savaysa）	口服	—	60mg，1次/日		
	达比加群酯（Pradaxa）	口服	—	150mg，2次/日	TT，ecarin，抗Ⅱa因子检测	艾达司珠单抗
直接凝血酶抑制剂	阿加曲班	静脉注射	350μg/kg	25μg/（kg•min）	ACT	新鲜冰冻血浆，凝血酶原复合物
	比伐芦定（Angiomax）	静脉注射	0.75mg/kg	1.75mg/（kg•h）		

19.2.1　抗血小板药物

19.2.1.1　环氧化酶抑制剂

血栓烷 A_2（TXA_2）与血小板表面受体结合，激活 GP Ⅱ b/Ⅲ a，促进血小板激活和聚集。花生四烯酸（AA）作为 TXA_2 的前体物，可经血小板内的环氧化酶 COX-1 和 COX-2 催化形成 TAX_2（Gonzalez 等，2015）。

乙酰水杨酸——ASA（阿司匹林）是不可逆性的 COX-1 和 COX-2 的抑制剂，可以阻止血小板内 TXA_2 形成。ASA 的半衰期为 3～10h（取决于给药剂量），但在给药的 7～10 天内，依然可以有效抑制血小板合成新的环氧化酶，从而抑制 TAX_2 形成。胃肠道、肝脏、血液和滑膜液等可在 5min 内将 ASA 代谢至活性状态。在 ASA 给药后 1h 内，即可快速显示出抗血小板活性（Spetzler 等，2015）。标准负荷剂量为 325～650mg 口服或 300mg 纳肛，标准维持剂量为口服 81～325mg/d。约 0.6%～2.4% 的患者中会出现 ASA 药物过敏（Lambrakis 等，2011）。过敏反应是抑制 COX-1 引起的药理学反应，或是产生抗 ASA 免疫球蛋白 E 而引起的免疫反应表现。药物过敏表现为呼吸道疾病、皮肤病或其他过敏反应。ASA 超敏患者可采用脱敏治疗方案，即在一定时间内增加 ASA 剂量。中和 ASA 药效的方式是输注血小板。

19.2.1.2　P2Y12 抑制剂

ADP 与血小板表面的 P2Y12 受体结合，从而激活 GP Ⅱ b/Ⅲ a 受体，该受体激活可以促进血小板聚集。噻吩吡啶类和非噻吩吡啶类药物可以抑制 P2Y12 受体，由此拮抗 ADP 介导的 GP Ⅱ b/Ⅲ a 受体激活（Gonzalez 等，2015）。

氯吡格雷（波立维）是不可逆性的 P2Y12 受体抑制剂，药物半衰期为 8h，但其抗血小板效应可以持续到携有功能性 P2Y12 受体的新生血小板成熟为止。氯吡格雷是一种无活性的前体药物，需经肝脏内的细胞色素酶 P450 体系代谢成为甲基化活性体，并与 P2Y12 受体结合发挥抗血小板活性。仅有约 5%～10% 的药物摄入后可以转变为有抗血小板活性的活化体，而约 80%～85% 的药物前体在小肠吸收前被酯酶灭活。由于遗传基因或内环境因素，约 5%～30% 的患者对氯吡格雷产生抵抗（Gonzalez 等，2015）。*ABCB1*、*CYP1A2*、*CYP3A4* 和 *CYP2C19* 等基因遗传多态性已被发现与个体氯吡格雷敏感性差异有关（Spetzler 等，2015）。*ABCB1* 基因参与氯吡格雷在十二指肠的吸收，其变异可能降低药物的生物利用度。*CYP1A2*、*CYP3A4* 和 *CYP2C19* 负责编码参与药物代谢的肝酶，部分基因型限制了药物由前体向活性体的代谢，其中 *CYP2C19* 基因型对氯吡格雷代谢影响最普遍（Harrigan 和 Deveikis，2013）。药物低敏感性也与以下因素相关，包括服药依从性差、吸烟、体重指数超标以及使用质子泵抑制剂、抗抑郁药、抗真菌药和抗 HIV 药物等。氯吡格雷负荷剂量为 300～600mg，口服维持剂量为 75～150mg/d。药物中和方式为血小板输注。

普拉格雷（Effient）是一种不可逆的 P2Y12 受体抑制剂。药物半衰期为 3.7h（2～15h），需经肝脏代谢活化，口服 2～4h 后即可发挥最大效应。与氯吡格雷相比，普拉格雷口服吸收率更高，药物活性体作用时间更持久，基因型相关的药物抵抗发生率更低（Gonzalez 等，2015）。口服负荷剂量为 60mg、维持剂量为 5～10mg/d。药物中和方式为输注血小板。

替格瑞洛（倍林达）是一种不可逆的、非竞争性的 P2Y12 受体抑制剂。其半衰期为 6～13h，经肝转变为活性体。口服 1～3h 后达血浆浓度峰值并起效，负荷剂量为 180mg，维持剂量为 90mg/次、2 次/日。由于药物与血小板的结合是不可逆的，停药 2～3 天内仍有持续的抗血小板作用，可通过输注血小板达到快速中和的目的（Gonzalez 等，2015）。

噻氯匹定（抵克立得）是一种不可逆的 P2Y12 受体抑制剂，半衰期为 12.6h，经肝脏代谢，口服约 2h 后药物浓度达峰。口服负荷剂量为 500mg，维持剂量为 250mg/次、2 次/日，可通过输注血小板中和

药效（Gonzalez等，2015）。

19.2.1.3　磷酸二酯酶抑制剂

环磷酸腺苷（cAMP）和环磷酸鸟嘌呤（cGMP）作为细胞内第二信使在血小板内发挥作用，抑制血小板相关的纤维蛋白原受体激活、脱颗粒、促炎介质释放和细胞骨架重排等。cAMP和cGMP水平与血小板功能抑制的程度呈正相关（DailyMed-NIH，2017）。

双嘧达莫（潘生丁），潘生丁+ASA（Aggrenox）是一种阻断腺苷活性的磷酸二酯酶抑制剂。脱氨酶和腺苷磷酸二酯酶，抑制腺苷进入血小板，增加细胞内cAMP和cGMP，半衰期约为10h，口服后血浆内浓度达峰时间为75min。药物通过肝脏代谢并与胆汁一起排出。通常与阿司匹林合用，剂量为200mg双嘧达莫和25mg阿司匹林，2次/日。单用双嘧达莫（潘生丁）的剂量为75mg/次，4次/日。服用黄嘌呤衍生物如氨茶碱可对抗药物血流动力学变化。由于磷酸二酯酶抑制剂表现出高度血浆蛋白质结合的特性，血液透析对于抑制药效可能无效（DailyMed-NIH，2017）。

19.2.1.4　GP Ⅱb/Ⅲa抑制剂

GP Ⅱb/Ⅲa表达于血小板表面，能够将vWF因子和纤维蛋白原结合，促进血栓形成。输注血小板可以中和所有GP Ⅱb/Ⅲa抑制剂的药效（Gonzalez等，2015）。

阿昔单抗（Reopro）是一种人-鼠嵌合单克隆抗体，具有抑制GP Ⅱb/Ⅲa受体和抑制血小板聚集的作用。该药具有快速的抗血小板作用，半衰期较短，约30min。但是，由于对糖蛋白复合物的高亲和性，阿昔单抗在循环中以与血小板结合的形式存在约15天，并且持续发挥抗血小板作用4～5天。该药需以静脉注射方式给药，负荷剂量为0.25mg/kg，维持剂量为0.125μg/（kg•min），最长给药时间可维持12h（Gonzalez等，2015）。

依替巴肽（Integrillin）是一种针对GP Ⅱb/Ⅲa β₃结构的可逆性小肽类抑制剂。与阿昔单抗相比，它的半衰期更长，约为2.5h，但与糖蛋白复合物的亲和力较低（Gonzalez等，2015）。该药经肝脏途径代谢，25%药物与血浆蛋白结合，肾脏途径排泄约占50%（Spetzler等，2015）；以静脉注射方式给药，负荷剂量为180μg/kg（初始1～2min），继以180μg/kg（10min），维持剂量为1～2μg/（kg•min）（最大剂量15mg/h）。

替罗非班（Aggrastat）是一种可逆的GP Ⅱb/Ⅲa非肽类拮抗剂，半衰期约2h，肝脏内代谢。由于肝脏清除作用有限，大多数药物经肾脏清除。该药需以静脉注射方式给药，负荷剂量为25μg/kg，给药时间需超过3min，维持剂量为0.15μg/（kg•min），维持给药18～24h（DailyMed-NIH，2017）。

19.2.2　抗凝血药物

凝血级联反应由内源性凝血和外源性凝血两个途径组成，使得凝血酶原转化为凝血酶。凝血酶将纤维蛋白原分解为纤维蛋白，促进血栓形成。凝血Ⅹa因子是内源性和外源性凝血途径中起共同作用的凝血因子。

19.2.2.1　非直接Ⅹa因子抑制剂

普通肝素是一种聚氨基多糖，与抗凝血酶Ⅲ（AT Ⅲ）结合，形成肝素-抗凝血酶复合体，可与Ⅹa因子结合并抑制其活性（Gonzalez等，2015）。血浆半衰期为1～2h，给药后2～4h可达血浆浓度峰值。经静脉注射给药，负荷剂量为50～100U/kg，维持剂量为18U/（kg•h）。1mg鱼精蛋白可中和约100U普通肝素。鱼精蛋白所携带的正电荷可中和肝素携带的负电荷，从而避免其与凝血酶结合（Spetzler等，2015）。

依诺肝素（Lovenox）是一种低分子肝素，可以抑制 Ⅹa 因子和凝血酶。该药半衰期约4h，在肝脏中通过脱硫和解聚进行代谢。给药后3～5h可达最大抗凝效果。给药方式为皮下注射，预防静脉血栓剂量为40mg，1次/日；治疗剂量为1mg/kg，每12小时1次。同样，给药后6～8h内，可使用硫酸鱼精蛋白来中和其抗凝效应，剂量为1mg鱼精蛋白中和1mg依诺肝素（Spetzler等，2015）。

19.2.2.2　维生素K拮抗剂

Ⅱ因子、Ⅶ因子、Ⅸ因子、Ⅹ因子、蛋白C和蛋白S共同促进凝血级联反应的过程中，需要维生素K参与。阻断维生素K可减少肝脏产生的参与凝血级联反应的凝血因子，并起到抗凝作用。

华法林（Coumadin）是一种竞争性维生素K环氧化物抑制剂还原酶，一种能够将维生素K还原为其活性形式的酶类。华法林半衰期为26～48h，经肝脏内细胞色素酶P450体系代谢，口服给药，剂量通常为2～5mg/d。华法林的抗凝作用可通过静脉或皮下注射维生素K、输注新鲜冰冻血浆、凝血酶原复合物或重组Ⅶa/Ⅷa因子中和，选择何种中和方式取决于需要中和抗凝的紧迫性（Gonzalez等，2015）。

19.2.2.3　直接Ⅹa因子和凝血酶抑制剂

口服抗凝血药物（DOAC）是一类新型抗凝血药物，可直接抑制Ⅹa因子或凝血酶。鉴于其可预测的抗凝效应，使用时不需要常规实验室监测（Kumar等，2016）。已有数个随机对照试验证实了DOAC的有效性，且它的安全性要优于维生素K（Morotti和Goldstein，2016）。唯一被FDA批准应用的DOAC拮抗药物是人源性单克隆抗体——艾达司珠单抗（Praxbind），可用于中和达比加群酯（Pradaxa）。其他DOAC的药效中和均需要在停药后给予非特异性止血剂。如使用活性炭吸附中和DOAC，需要在服药后2～3h内进行，血液透析仅对达比加群酯有效（其他DOAC均具有高血浆蛋白亲和性，无法通过透析方式清除）。一线止血药物包括凝血酶原复合物浓缩物、新鲜冰冻血浆；二线止血药物包括重组Ⅶa因子、氨甲环酸以及ε-氨基己酸（Morotti和Goldstein，2016）。

利伐沙班（Xarelto）是一种高选择性、可逆的直接Ⅹa因子抑制剂。它需要与食物一起摄入，以增加其吸收度，摄入2～4h后可发挥其最大药效。药物半衰期为5～13h。约三分之一药物需经肾脏系统排泄，轻度肾功能障碍患者服药需要减量，严重肾功能障碍（肌酐清除率＜15mL/min）的患者中存在用药禁忌。约三分之二药物经肝脏排泄，患肝脏疾病且合并凝血功能障碍者存在用药禁忌，口服给药的治疗剂量为20mg/d（Kumar等，2016）。

阿哌沙班（Eliquis）是一种高选择性、可逆的直接Ⅹa因子抑制剂。药物起效时间为3h，半衰期为12h。药物作用途径与利伐沙班类似。口服途径给药剂量为5～10mg/次，2次/天（Kumar等，2016）。

依度沙班（Lixiana，Savaysa）是一种高选择性、可逆的直接Ⅹa因子抑制剂。药物起效时间为1～3h，半衰期为10～14h。经肾脏系统（35%）和肝脏系统（65%）排泄；与其他直接Ⅹa因子抑制剂不同，该药经肝脏排泄时对CYP3A4肝酶系统依赖性较低，口服给药剂量为60mg/d（Kumar等，2016）。

达比加群酯（Pradaxa）是一种竞争性的凝血酶抑制剂，可直接结合并激活游离态和纤维蛋白结合态的凝血酶。达比加群酯半衰期为12～17h，药物起效时间为0.5～2h，最大药效维持2h左右。药物前体经酯酶催化水解成为活性体。该药不经细胞色素酶P450系统代谢。口服途径给药，治疗剂量为150mg/次，2次/天。人源性单克隆抗体——艾达司珠单抗（Praxbind）可用于中和达比加群酯（Pradaxa），由于其与血浆蛋白结合率低，血液透析可加速药物清除。

阿加曲班是一种静脉用直接凝血酶抑制剂，推荐使用于肝素诱导的血小板减少症患者，给药后可立即发挥抗凝作用，药物半衰期为40～50min，由肝脏代谢并经胆道系统排出。治疗起始剂量为350μg/kg，随后以25μg/（kg•min）速率维持输注（DailyMed-NIH，2017）。

比伐芦定（Angiomax）是一种静脉用的可逆直接凝血酶抑制剂，推荐使用于肝素诱导的血小板减

少症患者。给药后可立即发挥抗凝作用，药物半衰期为20min。经蛋白水解并经肾脏系统排泄。治疗起始剂量为0.75mg/kg，随后以1.75mg/（kg•h）速率维持输注（DailyMed-NIH，2017）。

19.2.3　溶栓药物

组织纤维酶原激活剂将纤溶酶原分解为纤溶酶（一种丝氨酸蛋白酶），可降解纤维蛋白，分解血凝块。

重组组织型纤溶酶原激活物（r–tPA）（Alteplase）是一种纤维蛋白结合蛋白，可将纤溶酶原转化为纤溶酶。r-tPA初始半衰期小于5min，由肝脏介导药物在血浆内清除。经静脉途径给药，负荷剂量为0.09mg/kg，给药时间需超过1min；维持剂量为0.81mg/kg，注射时间需超过1h，可通过输注新鲜冰冻血浆、凝血酶原复合物、全血、冷沉淀和重组Ⅶa因子中和（Gonzalez等，2015）。

19.3　药效检测

达到合适的抗血小板和/或抗凝水平对于预防神经血管内介入治疗术中血栓栓塞事件和出血事件是至关重要的。以下内容回顾了常用的实验室检测和即时检测项目（POC test）。表19.1和表19.2还总结了常用的抗血小板药物和抗凝血药物。

19.3.1　抗血小板药物相关血小板功能检测

在血管内治疗领域，对血小板功能抑制是否充分的监测已经越来越重要。识别低反应性人群和高反应性人群，对于避免血栓相关并发症和出血相关并发症至关重要。20世纪绝大多数时间里，通过血小板计数、外周血涂片和体内出凝血时间检测血小板功能是不可靠的。20世纪60年代出现的血小板聚集检测是血小板功能检测的第一次重大改进（Born，1962）。经典的聚集检测包括在体外富含血小板的血浆样本中使用血小板激动剂（胶原蛋白、ADP、肾上腺素、瑞斯托菌素），并使用光投射法测量血小板聚集形成的时间。随着这项试验的出现，用全血凝聚测定血小板功能的方法也被开发出来（Paniccia等，2015）。近年来，越来越多的较为可靠的血小板功能检测方法被开发出来，包括血小板功能分析、流式细胞技术和分子生物学方法。临床中最常用的定量血小板功能检测方式如下。

19.3.1.1　环氧化酶抑制剂：乙酰水杨酸——ASA（阿司匹林）

（1）PFA-100，新型PFA-200（Siemans，Munich，Germany）　血小板功能分析仪PFA-100和新型的PFA-200可在激动剂的作用下检测血小板在剪切力存在时的黏附和聚集能力，两种标准的激动剂组成包括胶原+ADP和胶原+肾上腺素。进行分析时，柠檬酸化的全血被吸入含有肾上腺素或ADP的毛细管内，毛细管末端有一层有微孔的胶原薄膜，微孔直径147μm。凝血时间为血小板聚集物堵塞胶原薄膜微孔结构进而血液停止流动的时间。测试在每个药杯中进行并识别血小板功能缺陷（肾上腺素杯凝血时间延长+ADP杯凝血时间延长）以及ASA血小板抑制情况（仅检测肾上腺素杯凝血时间延长）。肾上腺素杯检测中凝血时间延长定义为凝血时间＞180s，ADP杯检测中则定义为凝血时间达110～120s。基于凝血时间延长程度不同，可以分为轻度、中度和明显延长。目前，该检测被推荐作为血小板功能检测的初步筛查方法（Paniccia等，2015）。

（2）VerifyNow检测系统（Accriva Diagnostics，San Diego，CA，USA）　该POC检测系统主要通过光学系统在包含纤维蛋白原包衣小体和血小板激动剂的暗盒内检测全血内血小板聚集情况。该系统检测依赖于活化的血小板黏附于纤维蛋白原包衣小体上，进而增加了光学信号的可探测性，而血小板的黏附

能力与 GP Ⅱ b/Ⅲ a 受体暴露程度相关。环氧化酶相关血小板凝集功能检测（VerifyNow Aspirin Test）使用 ASA 作为血小板激动剂，结果报告为阿司匹林反应单元（aspirin reaction unit，ARU）。若 ARU ＞ 550，则认为血小板抑制不足或无效；若 ARU ＜ 550，则认为血小板抑制有效。

（3）其他检测方法 最近出现了新的定量血小板功能的检测方法，包括 Platelet Works（Helena Laboratories，Beaumont，TX）、血栓弹力图、Platelet Mapping system（Haemoscope，IL）、ROTEM platelet system（TEM Int，Munich，Germany）等。但是这些新型的检测方法缺乏系统的临床研究，尚未被广泛接受（Paniccia 等，2015）。

19.3.1.2 P2Y12 抑制剂：氯吡格雷（波立维）、普拉格雷（effient）、替格瑞洛（倍林达）、噻氯匹定（抵克立得）

（1）Innovance PFA-200 检测（Siemans，Munich，Germany） 适用于 PFA-200 检测仪的新型 P2Y 检测试剂盒已经问世，但目前尚未在美国销售，该试剂盒用于检测氯吡格雷相关的血小板抑制情况，凝血时间 ＞ 106s 被定义为凝血时间延长。

（2）VerifyNow 检测系统（Accriva Diagnostics，San Diego，CA，USA） VerifyNow P2Y12 受体相关血小板凝集检测（VerifyNow PRU Test）使用 ADP 作为血小板激动剂，检测 P2Y12 相关的血小板抑制程度，结果报告为 P2Y12 反应单元（P2Y12 reaction unit，PRU）。若 PRU ＜ 220，则认为血小板 P2Y12 受体抑制有效。该检测对使用 GP Ⅱ b/Ⅲ a 抑制剂的患者无效。

（3）基因检测用于筛查氯吡格雷低反应性 如前所述，CYP2C19 酶使前药转化为活性形式代谢降低是氯吡格雷低反应性的原因之一。每个个体携带 1 ～ 2 个 CYP2C19 等位基因型（等位基因 *2-*8），因此表现出对前体药物中等或较差的代谢能力，因此表现出较差的血小板抑制性。在这些等位基因中，CYP2C19*2 等位基因最常出现功能失活变异（Dean，2011）。目前，实验室检测和即时检测项目（point-of-care，POC）均有针对该等位基因和氯吡格雷低反应性的检测方法。

目前在美国国内开展的 POC 检测中，Verigene CYP2C19 XP 检测体系（Nanosphere，Northbrook，IL）和 Spartan RX CYP2C19 检测体系（Spartan Bioscience Inc，Oawa，Ontario）显示出较好的准确性和可靠性（Erlinge 等，2014；Writh 等，2016）。

19.3.1.3 磷酸二酯酶抑制剂：双嘧达莫（潘生丁），双嘧达莫 +ASA（aggrenox）

尚无针对单用双嘧达莫进行抗血小板治疗的常规血小板功能检测方法。

19.3.1.4 GP Ⅱ b/ Ⅲ a 抑制剂：阿昔单抗（reopro）、依替巴肽（integrillin）、替罗非班（aggrastat）

VerifyNow 检测系统（Accriva Diagnostics，San Diego，CA，USA） VerifyNow Ⅱ b/Ⅲ a 受体相关血小板凝聚检测（VerifyNow Ⅱ b/Ⅲ a Test）使用凝血酶受体激活肽（iso-TRAP）以最大限度激活血小板，并以血小板抑制单元（platelet aggregation unit，PAU）描述血小板抑制程度，反映抑制剂对 GP Ⅱ b/Ⅲ a 受体的抑制程度。使用阿昔单抗治疗时，如 PAU ≤ 44，则超过 80% 的 GP Ⅱ b/Ⅲ a 受体被抑制；如 PAU ≤ 13 时，超过 95% 的 GP Ⅱ b/Ⅲ a 受体被抑制。使用依替巴肽治疗时，在 PAU ≤ 31 的情况下超过 80% 的 GP Ⅱ b/Ⅲ a 受体被抑制，而 PAU ≤ 10 的情况下超过 95% 的 GP Ⅱ b/Ⅲ a 受体被抑制。

19.3.2 抗凝血药物相关凝血功能检测

19.3.2.1 非直接 X a 因子抑制剂：普通肝素

（1）活化部分凝血活酶时间（APTT） 针对普通肝素最常用的实验室和即时检测项目（POC）是 APTT。传统实验室检测使用全血离心后去除血小板成分的血浆，而 POC 检测使用全血检测即可。在加

入内源性凝血途径激活剂和钙剂后开始测量凝血反应时间。正常参考范围因不同检测系统略有差异，通常参考范围为30～50s。APTT检测结果具有高度可变性，因此ACT（激活全血凝固时间，下文讨论）在介入治疗期间更为常用（Spinler等，2005）。

（2）活化全血凝固时间（ACT）　活化全血凝固时间是介入治疗中针对普通肝素抗凝效应最常用的POC检测方式，适用于单纯使用普通肝素进行抗凝治疗时。还有许多全自动检测系统在全血内加入内源性凝血途径激活剂并测量凝血反应时间。正常参考范围因不同检测系统略有差异，神经血管内治疗中目标ACT值需大于250s。

19.3.2.2　非直接Ⅹa因子抑制剂：依诺肝素（lovenox）、磺达肝素（arixtra）

低分子肝素（LMWH）与普通肝素相比，有更长的半衰期和皮下注射生物利用度。因此，可实现更可控的抗凝效应。LMWH不会延长APTT和ACT（Spinler等，2005）。目前虽有针对抗Ⅹa因子和依诺肝素的实验室检测和POC检测，但其临床实用性有限。

19.3.2.3　维生素K拮抗剂：华法林（coumadin）

凝血酶原时间（PT）/国际标准化比值（INR）　PT/INR是检测华法林抗凝效应最常用的实验室和POC检测指标。传统实验室检测使用全血离心后去除血小板成分的血浆，而很多POC检测使用全血检测即可。在加入外源性凝血途径激活剂（组织因子）和钙剂后开始测量凝血反应时间。依据国际敏感指数可以将PT值转换为标准INR值，国际敏感指数由实际测试的组织因子和国际标准组织因子实验值推算得出。INR正常参考范围为0.8～1.1。

19.3.2.4　直接Ⅹa因子抑制剂：利伐沙班（xarelto）、阿哌沙班（eliquis）和依度沙班（lixiana，savaysa）

使用这些新型抗凝剂通常不需要常规的抗凝检测。但如果必须，抗Ⅹa因子检测可以评估抗凝水平（Kitchen等，2014）。

19.3.2.5　直接Ⅹa因子抑制剂：达比加群酯（pradaxa）、阿加曲班、比伐芦定（angiomax）

使用达比加群酯通常不需要进行常规抗凝检测。但如果需要检测，凝血酶时间（TT）、蛇毒酶凝血时间和抗Ⅱa因子检测可以评估抗凝水平（Kitchen等，2014）。

阿加曲班和比伐芦定可用于肝素诱导的血小板减少症患者的替代抗凝治疗。ACT检测需在给药前及首次给药5～10min后进行，并通过后续用药达到合适的ACT值。

19.3.3　溶栓检测

依据体重对应剂量使用的单一用药，无需常规进行抗凝效果检测。

19.4　临床应用

19.4.1　肝素盐水

在诊断性和治疗性神经血管介入手术中，血栓栓塞事件是较为严重的并发症。目前最大的关于诊断性神经血管造影并发症的前瞻性研究证实，神经功能障碍的发生率约1.4%，其中约0.9%是暂时性的，而0.5%是永久性的（Harrigan和Deveikis，2013）。普通肝素盐水（2000～10000U肝素溶于1000mL生

理盐水）需在术中通过所有血管鞘和导管持续缓慢滴注，用于所有器械的冲洗和浸润以避免局部血栓的形成。

19.4.2　介入围手术期全身抗凝

对于所有的神经血管介入治疗过程，均需静脉使用普通肝素进行全身性抗凝治疗，以避免导管和导丝相关的血栓栓塞风险。

股动脉鞘穿刺置鞘成功后，静脉注射5000U或按70U/kg给予普通肝素进行全身抗凝。用药5min后检查ACT，目标ACT值为250～300s或ACT基线值的2倍。如果ACT不在目标值范围内，则需继续追加给药并继续复查ACT。ACT值不达标之前，不应将指引导管送入颈内动脉或椎动脉内。

对于手术时间较长的病例，术中需要每小时检查ACT并经静脉途径追加普通肝素。通常每小时追加1000U普通肝素。

对于肝素诱导的血小板减少症患者，可以使用阿加曲班进行全身抗凝，3～5min内按350μg/kg给予首次负荷剂量。ACT检测在给药后5～10min进行，通过剂量追加使ACT达到250～300s。手术时间较长的患者，给予首次负荷剂量后，应立即给予25μg/（kg·min）维持剂量泵注（Harrigan和Deveikis，2013）。

术后拔除股动脉鞘之前需要重新监测ACT，并使用硫酸鱼精蛋白中和普通肝素，用量为每1mg鱼精蛋白中和100U肝素。如果没有进行肝素中和，则需要使用血管闭合装置或留置股动脉鞘8～12h后再取出。

19.4.3　支架植入术中的二联抗血小板治疗

神经血管介入治疗中使用支架辅助技术，需给予二联抗血小板治疗以预防支架内血栓形成（Harrigan和Deveikis，2013）。最常用的二联药物是阿司匹林和氯吡格雷。在手术前需要进行充分的二联抗血小板治疗，并且持续至术后1～6个月不等。此后，患者需终身服用阿司匹林81～325mg/d。

阿司匹林的标准负荷剂量为口服325～650mg/次，维持剂量为口服325mg/d。氯吡格雷的标准负荷剂量为口服300～600mg/次，维持剂量为口服75mg/d。给予负荷剂量治疗后，需进行VerifyNow Aspirin Test或VerifyNow PRU Test检测评估血小板抑制情况。阿司匹林药效检测时，若ARU值＜550，则认为血小板抑制充分；如果ARU值不达标，则需再次给予325～650mg的负荷剂量，并重新评估ARU值。氯吡格雷药效检测时，若PRU值介于60～220，则认为血小板抑制充分；若PRU值＞220，则需再次给予300～600mg负荷剂量的氯吡格雷，并重新评估PRU值。若PRU值仍然大于220，则需改用普拉格雷（负荷剂量：60mg/次，口服；维持剂量：5～10mg/d，口服）和替格瑞洛（负荷剂量：180mg/次，口服；维持剂量：90mg/次，2次/天，口服）。若PRU值＜60，氯吡格雷则需改为75mg，口服，隔日服药。图19.1中总结了实现充分二联抗血小板治疗的流程。

19.4.4　支架内血栓的抗血小板治疗

即便给予充分的二联抗血小板治疗，术中放置颅内血管支架时仍有可能并发支架内血栓、分支血管闭塞、远端血管栓塞事件等，而这些并发症均需要通过静脉注射GP Ⅱb/Ⅲa抑制剂治疗。阿昔单抗可以0.25mg/kg静脉快速推注给药，然后以125μg/（kg·min）静脉使用并维持12h。部分医师会经动脉在血栓形成部位给予一半负荷剂量的药物；或者可经静脉快速推注依替巴肽，负荷剂量为180μg/kg，继以180μg/kg（静脉注射10min），维持剂量为1～2μg/（kg·min）（最大剂量15mg/h），维持时间12h（Harrigan和Deveikis，2013）。

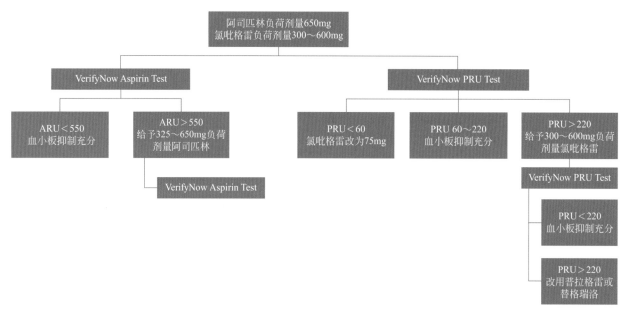

图 19.1　支架用于神经血管介入治疗术前的充分二联抗血小板治疗实施流程图

19.5　结论

神经血管内介入治疗中，达到并维持合适的抗血小板和抗凝水平对于预防诸如血栓、栓塞及出血等相关并发症至关重要。对于神经血管介入医师而言，了解新型抗血小板/抗凝血药物的使用、药效的实验室检测以及即时POC检测方法具有重要意义。

（译者：吕　超　吴普丁）

参考文献

Born, G. V. (1962). Aggregation of blood platelets by adenosine diphosphate and its reversal. *Nature*, *9* (194), 927-929.

DailyMed—NIH. (2017). Retrieved from https://dailymed.nlm.nih.gov/.

Dean, L. (2011). *Clopidogrel therapy and CYP2C19 genotype drug.* National Center for Biotechnology Information (US). 19(Mi), 4-7. Retrieved from (2011). http://www.ncbi.nlm.nih.gov/books/NBK84114/.

Erlinge, D., James, S., Duvvuru, S., Jakubowski, J. A., Wagner, H., Varenhorst, C., et al. (2014). Clopidogrel metaboliser status based on point-of-care CYP2C19 genetic testing in patients with coronary artery disease. *Thrombosis and Haemostasis*, *111*(5), 943-950. https://doi.org/10.1160/TH13-09- 0767.

Gonzalez, L. F., Albuquerque, F. C., & McDougall, C. G. (2015). *Neurointerventional techniques, tricks of the trade.* New York: Thieme.

Harrigan, M. R., & Deveikis, J. P. (2013). *Handbook of cerebrovascular disease and neurointerventional technique* ((2nd ed.)). New York: Humana Press.

Kitchen, S., Gray, E., Mackie, I., Baglin, T., & Makris, M. (2014). Measurement of non-Coumarin anticoagulants and their effects on tests of haemostasis: Guidance from the British Committee for Standards in Haematology. *British Journal of Haematology*, *166*(6), 830-841. https://doi.org/10.1111/ bjh.12975.

Kumar, P., Ravi, R., Sundar, G., & Shiach, C. (2016). Direct oral anticoagulants: An overview for the interventional radiologist. *Cardiovascular and Interventional Radiology*, 321-330. https://doi.org/ 10.1007/s00270-016-1521-0.

Lambrakis, P., Rushworth, G. F., Adamson, J., & Leslie, S. J. (2011). Aspirin hypersensitivity and desensitization protocols: Implications for cardiac patients. *Therapeutic Advances in Drug Safety*, *2*(6), 263-270. https://doi. org/10.1177/2042098611422558.

Morotti, A., & Goldstein, J. N. (2016). New oral anticoagulants and their reversal agents. *Current Treatment Options in Neurology.* *18*(11). https://doi.org/10.1007/s11940-016-0430-5.

Paniccia, R., Priora, R., Liotta, A. A., & Abbate, R. (2015). Platelet function tests: A comparative review. *Vascular Health and Risk Management, 11*, 133-148. https://doi.org/10.2147/VHRM.S44469.

Spetzler, R. F., Kalani, M. Y. S., & Nakaji, P. (2015). *Neurovascular surgery* ((2nd ed.)). New York: Thieme.

Spinler, S. A., Wittkowsky, A. K., Nutescu, E. A., & Smythe, M. A. (2005). Anticoagulation monitoring part 2: Unfractionated heparin and low-molecular-weight heparin. *Annals of Pharmacotherapy, 39*(7-8), 1275-1285. https://doi.org/10.1345/aph.1E524.

Wirth, F., Zahra, G., Xuereb, R. G., Barbara, C., Fenech, A., & Azzopardi, L. M. (2016). Comparison of a rapid point-of-care and two laboratory-based CYP2C19*2 genotyping assays for personalisation of antiplatelet therapy. *International Journal of Clinical Pharmacy, 38*(2), 414-420. https://doi.org/ 10.1007/s11096-016-0269-6.

第 20 章

指引导管通路：基本原则和困难路径的解决办法

Babu G. Welch[1]；Nikhil Mehta[2]

摘 要

指引导管通路建立是血管内治疗关键的第一步。本章总结了常见的通路建立部位和典型的血管内治疗病例的导管选择。导管选择需要参考的主要因素：病变位置有多远，治疗通路迂曲情况，通往病变处所经过的血管直径，完成病变治疗所需的系统构成。到目前为止，无创血管影像已十分普及，可以让神经介入医师对通往拟治疗病变的路径基本情况有所了解。因此，可以指导选择合适结构的导管用于治疗。

关键词

导管；血管鞘；通路；迂曲；导管结构

目 录

[1] 美国得克萨斯州达拉斯市得克萨斯大学西南医学中心神经外科。

[2] 美国得克萨斯州达拉斯市得克萨斯大学西南医学中心放射医学科。

指引导管通路建立是血管内介入治疗的第一步。尽管许多非专业人士认为这是手术中无足轻重的一个步骤，但实际上，即使对于通路非常顺直的血管病变，通路建立都是至关重要的，任何不合适的处理都可能导致手术失败。因此，术前应通过对患者影像的详细评判来制订合适的通路建立方案。

如今，无创影像技术可以在术前为神经介入医师提供充分的信息，评估通往颅内病变的血管情况。神经介入医师有必要利用无创影像技术，设计一个稳定的血管内介入支撑系统，以保证系统末端操作的安全性。本章讨论了常用的手术通路建立技术，从常见的股动脉穿刺到直接颈动脉穿刺，具体还会以病例形式展示，内容也包括在困难通路中微导管到达治疗靶部位之前如何用多种技术建立稳定的基础操作体系。

20.1　基本原则

尽管不同部位通路建立的步骤不同，但穿刺进入动脉系统需遵循共同的原则。首先，动脉穿刺处应具备足够的管径，便于介入医师安全建立一个稳定的基本操作体系。为满足上述原则，确定动脉穿刺点前需关注以下几个问题：

① 病变与穿刺点的距离。

② 到达病变的血管通路是否迂曲。

③ 病变以近通路上是否存在解剖狭窄，指引导管送入是否存在困难。

④ 需要几套管路才能完成整体治疗。

一旦选定建立通路的动脉穿刺点，则需要谨慎考虑在该部位穿刺可能给患者带来的潜在风险。上述问题的答案中如果包含"距穿刺点很远""相当迂曲""是的（存在解剖狭窄）"以及"明显的（送入指引导管困难）"等，则都是复杂病例的明显特征。介入操作者必须根据病例选择一个合适的通路穿刺点，使得上述问题的答案不会显得过于极端或困难；如果确认"通路建立极端困难"，应考虑进行开放性有创手术。

20.2　股动脉通路

血管内治疗发展过程中，股动脉穿刺已被许多专家默认为较好的通路建立方式，并取代传统的直接颈动脉穿刺。虽然这种穿刺为患者和介入操作者提供了一个相对安全的通路建立途径，但该部位穿刺造成穿刺点与颈部或颅内病变的距离较远，衍生出对"导管支撑力"的更高要求。虽然导管可以采用可变支撑区设计，但通常认为大直径指引导管（6～8F）或长鞘才能为困难通路的建立提供稳定的支撑力。

理想的股动脉穿刺点应选择股骨头的中、下三分之一，腹股沟韧带的下方，该位置股动脉拥有足够的血管管径以容纳比较粗的血管鞘且容易压迫止血。操作时应刺穿动脉前壁，而不是侧壁，这将有助于直径更大的鞘送入，减少手术过程中腿部血栓性并发症的发生，并将移除股动脉鞘后出现腹膜后出血/腹股沟血肿的概率降至最低。因为腹股沟褶皱以上的软组织较松弛，在此处使用长鞘容易造成鞘管打折和继发的动脉损伤，所以股动脉穿刺通常应在腹股沟褶皱处或其下方，以保证血管鞘的自由移动度。临床上，超声引导会使腹股沟区穿刺更为容易，也适用于其他部位。

20.3　桡动脉通路

桡动脉通路相比股动脉通路有诸多优点，在心脏科的介入手术中已占据主导地位。然而，经桡动脉

通路在使用前需要进行适当的评估，Allen试验是临床常用的掌弓通畅评估手段，Barbeau试验（Fischman等，2015）也用于评估患者手部是否有足够的侧支循环。建立桡动脉入路需要血管直径在2mm以上，术前超声对手术有帮助（Fischman等，2015）。除了血管直径和侧支代偿情况外，对于慢性肾病患者而言，后期是否有桡动脉造瘘的潜在需求也是术前应当考虑的，因为桡动脉闭塞可能会毁掉一个潜在的透析血管通路。

一旦患者通过Barbeau试验，最好在动脉穿刺点敷贴一条1.5英寸的硝酸盐补片，以便扩张血管并预防置管过程中的血管痉挛。对于清醒患者，使用低横截面、高亲水性的血管鞘有助于防止血管痉挛并减少术中疼痛。一旦血管鞘穿刺到位，通常给予血管扩张药以减少桡动脉常见的刺激后痉挛。"桡动脉鸡尾酒"是常用的血管扩张剂，其组成包括2.5mg维拉帕米、3000U肝素和200μg硝酸甘油（Fischman等，2015），应用时建议缓慢注射并稀释局部血液以减轻肝素和维拉帕米注射引起的疼痛。

此前有研究表明，对于既可以穿刺桡动脉又可以穿刺股动脉的患者，93%更青睐于前者（Fischman等，2015）。桡动脉入路的优势在于：①走行表浅，可能受损的周围结构较少；②手术有双动脉系统供血时，动脉穿刺造成损伤/闭塞的风险较小；③解剖部位易于实现压迫止血，术后并发症少。经桡动脉穿刺时无需使用血管闭合装置，其主要缺点在于受血管管径限制仅能使用6F的血管鞘。当术中需要使用多套系统进行治疗时，可能无法使用该治疗通路。目前尚无关于桡动脉长期闭塞后遗症的研究，但是手部慢性缺血可能导致手指功能缺失。

20.4　肱动脉通路

肱动脉通路是进展期周围血管疾病（PVD）患者重要的治疗途径。与桡动脉通路相比，其主要优点是可以使用更大管径的血管鞘或导管，但由于解剖上邻近正中神经和桡神经，可能会增加穿刺损伤风险，许多神经介入专家认为该通路是不必要的。穿刺点是肱动脉入路的关键，否则在封闭血管的过程中压迫动脉会变得很困难。

穿刺时患者取仰卧位，手臂轻微外展，针头进入动脉的穿刺点应超过上髁上内侧，该穿刺部位有助于压迫止血。可以使用超声探查以防止意外损伤位于动脉内侧的正中神经，也有助于防止血管夹层形成，避免对前臂和手部血供造成影响。考虑到神经损伤和血管内血栓形成的风险，所有血管闭合装置的使用均应慎重。

拔鞘后，必须高度警惕并评估血栓和出血并发症，关注正中神经卡压和肱动脉损伤的症状。当并发局部血肿时，应立即进行手术适应证评估，以明确是否需要手术修复并清除血肿。部分研究指出，肱动脉通路的血栓/出血并发症率约为10%（Alvarez-Tostado等，2009）。

20.5　颈动脉通路

该通路由直接的颈动脉穿刺演变而来，在某些情况下，该通路可用于治疗前述通路不易到达的病变。Ⅲ型主动脉弓、牛弓、严重的近端血管迂曲和时间窗有严格要求的操作可能是选择颈动脉通路的因素。

由于颈动脉与颅内病变区域血管几乎同时成像，所以与其他穿刺部位相比，颈动脉通路通常可获得更丰富的影像资料。合理使用这些资料，介入操作者可以提前掌握诸如血管内斑块位置、颈内动脉直径等信息。超声有助于识别血管狭窄区域、钙化和斑块，能够降低直接颈动脉穿刺引起血管夹层的风险。穿刺点应选择在颈总动脉，至少高于锁骨1.5cm，特别是在瘦弱的患者中，这将有助于避免鞘管在锁骨

上扭折的风险。高亲水性、低横截面的血管鞘可减少穿刺损伤和血管痉挛的风险。一旦导丝在透视下送入血管，过渡扩张器内部的3F导管就可用来创建一个路图，以便将血管鞘顺利置入颈内动脉。

通过直接穿刺颈动脉完成手术后，最好的做法是在术后抗凝期间保留气管插管以避免局部血肿形成压迫气道造成塌陷。在充分考虑血栓栓塞、出血和血管夹层的风险后，可以评估使用血管闭合装置封闭血管穿刺点。手术局部切开暴露有助于术后血管闭合，有时可能是一个更安全的选择。

20.6　治疗通路建立的注意事项

下述病例证实了上述原则在实际应用时需注意的问题，术者需要考虑：

① 病变与穿刺点的距离；治疗中需要输送什么材料，如微弹簧圈、液态栓塞剂、支架、微颗粒。

② 通往病变处的血管通路是否迂曲。

③ 病变近端通路是否造成指引导管送入困难。

④ 所选择的穿刺点是否会增加患者的治疗风险。

该病例是一例破裂动脉瘤，病变位于右侧小脑后下动脉（R PICA）。考虑到动脉瘤位置，决定使用Onyx闭塞载瘤动脉（图20.1）。

本患者治疗需要将一个兼容DMSO的微导管送至PICA动脉远端，病变近端（Ⅲ型主动脉弓、无名动脉、锁骨下动脉和椎动脉V1段）和远端（椎动脉V3段和V4段）血管迂曲。基于上述情况，很难通过在椎动脉（V2段）单纯放置一指引导管即可消除导管张力并保证微管的前向推进力，最终在右侧锁骨下动脉置入一枚6F长鞘，经鞘内送入一根0.018英寸加硬微导丝"buddy"并置于腋动脉以稳定鞘管。然后，通过长鞘送入5F远端通路导管，置于椎动脉V3段，这样微导管才比较容易地送入载瘤动脉内，并快速栓塞病变。该患者也可考虑经桡动脉通路治疗。

下面这例患者有一复发宽颈的基底动脉动脉瘤，计划使用PulseRider装置辅助栓塞（图20.2）。

病变位于基底动脉，近端血管迂曲。最初治疗中尝试经股动脉进入右侧椎动脉，但历时超过2h未成功（左椎动脉终止于同侧PICA）。该病例需要将输送PulseRider的0.027英寸微导管送至基底动脉近端，对导管的推进性和抗疝性能要求很高，相较此前的经股动脉入路，经桡动脉入路似乎更合理。置入5F高亲水性、低横截面的血管鞘，并使用椎动脉造影管超选椎动脉，随后以交换技术置入指引导管系统。整个操作在10min之内完成，指引导管在椎动脉V3段提供良好支撑，后续栓塞管的输送变得轻松。

下述患者为颈内动脉海绵窦段巨大动脉瘤，计划血流导向装置治疗（图20.3和图20.4）。

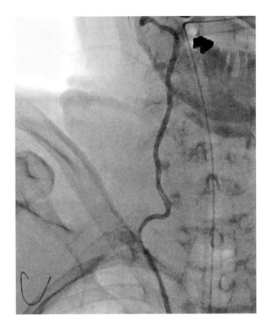

图20.1　迂曲血管中使用导丝稳定技术增加长鞘稳定性

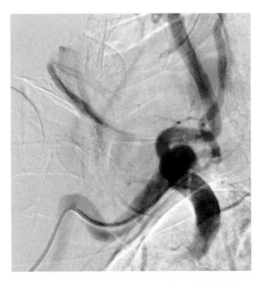

图20.2　病变近端血管严重迂曲，经桡动脉通路可较容易进入椎动脉

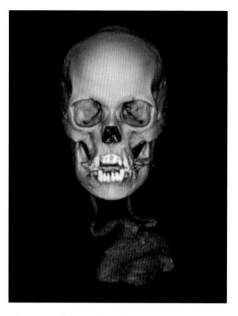

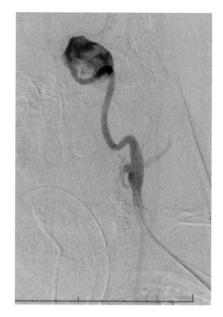

图 20.3　左侧颈总动脉严重迂曲，需球囊　　图 20.4　与图 20.3 为同一患者，直
辅助完成造影　　　　　　　　　　　　　接经颈动脉通路行血流导向装置治疗

病变位于颈内动脉近端，但患者左侧颈总动脉严重迂曲。诊断性脑血管造影和球囊闭塞试验中，球囊辅助下导管可到位。术中拟使用0.027英寸微导管输送血流导向装置，只需一套系统，在支架释放后以球囊扩张。考虑到经股动脉通路的困难，选择经颈总动脉置入一枚5F低横截面血管鞘至颈内动脉，后经鞘送入5F远端通路导管并置于颈内动脉岩骨段。该支撑系统使得血流导向装置能够轻松送入并避免疝入主动脉内，术后使用血管闭合装置封闭颈动脉穿刺口。

20.7　典型病例的导管系统选择

对于载瘤动脉无明显迂曲且动脉瘤位于主要动脉近端可单纯栓塞的患者，指引导管选择应尽可能简单。该系统构成包括长10～13cm的6F股动脉鞘，6F指引导管（0.070英寸内径，长度90～105cm）以及0.0165英寸/0.017英寸内径的微导管。指引导管腔内将容纳一个更长的（约125cm）5F导管进行脑血管超选，可避免不必要的交换操作。这种系统允许微导管在适当的位置进行高质量的超选造影，前提是管腔内残余不低于1F的直径空间；也允许在无法进行单纯栓塞时使用球囊辅助，但会影响脑血管造影的影像质量。

如果存在近端血管迂曲或需要额外的远端通路导管（例如颈部血管成袢、颈动脉狭窄、远端动脉瘤等），在开始制订治疗计划时就需要设计一个更复杂的导管系统，通常被称为"三轴"系统，包括近端血管鞘（6/7F，80～90cm）、中间导管（5/6F，115～135cm）、微导管（0.017英寸，至少长150cm）。在合并明显颈动脉狭窄或近端血管直径较小的情况下，管径较小的5F中间导管适合；而当动脉瘤难以单纯栓塞或支架微导管需要瘤内成袢时，应选择内径大的6F中间导管。在栓塞多支动脉供血的动静脉畸形时，远端通路导管的引入可使装置输送和定位更精确，明显缩短手术时间。现有的中间导管具有非常高的顺应性，能够轻易通过迂曲的颈动脉，最大限度地降低血管痉挛的风险。过去5年里，中间导管制作技术不断改进，应用领域更加广泛。

后循环病变的治疗需要内径更小的导管系统，中间导管的出现也为这类病变的治疗提供了帮助。如

血管无明显迂曲，可根据椎动脉管径选择5F或6F指引导管；如血管迂曲，尤其是右椎动脉，可使用"三轴"系统。与前循环相似，该系统包括7F长鞘、5～6F中间导管、微导管和最重要的0.018英寸加硬"buddy"微导丝。理想状态下，长鞘头端应接近椎动脉起始部，如难以稳定，应考虑将长鞘头端送至无名动脉或左侧锁骨下动脉内并将加硬的"buddy"微导丝送至腋动脉更远端提供额外稳定性。随后，经长鞘送入中间导管并置于椎动脉。当弓上近端血管重度迂曲时应考虑桡动脉通路，穿刺置入一枚低横截面的6F血管鞘，然后送入5F或6F中间导管并送入椎动脉远端，该通路也适合椎动脉起始部迂曲病变的治疗。

　　大血管闭塞导致的急性缺血性卒中治疗也需要"三轴"系统，包括球囊指引导管或长鞘（最小内径0.083英寸），5～6F中间抽吸导管和一个输送可回收支架的微导管。球囊指引导管在取栓过程中可阻断动脉血流或保持取栓过程中的负压吸引，中间导管可以在支架回收中配合抽吸血栓。急性缺血性卒中存在治疗时间窗，手术需要争分夺秒，所以置鞘过程中可以考虑在股动脉处使用直径大1F的动脉鞘以便麻醉医师术中监测动脉压。随着技术的不断改进，诸如Endophys压力传感系统（Endophys，Texas）的问世，已允许在血管鞘壁内嵌入动脉测压光纤，这为急性缺血性脑病的治疗节约了时间。

20.8　结论

　　血管内治疗从开始就需要对如何建立通路做适当的计划。"有多远""多迂曲""有多窄"以及"需要多少（治疗装置）"是需要在血管内治疗中反复考虑的。着眼于治疗通路的建立，手术前需回顾所有的影像资料，这是设计稳定治疗系统的最好方法。穿刺部位、血管鞘型号、指引导管/长鞘、远端通路导管等决策均需在血管穿刺前明确。所有治疗策略和路径的选择，均应便于输送治疗靶病变所需的装置，并且在必要时允许其他器材补充。合适的治疗系统规划能够大大减少不理想系统带来的挫败感，节约手术时间。

（译者：吕　超　吴普丁）

参考文献

Alvarez-Tostado, J. A., Moise, M. A., Bena, J. F., Pavkov, M. L., Greenberg, R. K., Clair, D. G., et al. (2009). The brachial artery: A critical access for endovascular procedures. *Journal of Vascular Surgery*, *49*(2), 378-385. https://doi.org/10.1016/j.jvs.2008.09.017.

Fischman, A. M., Swinburne, N. C., & Patel, R. S. (2015). A technical guide describing the use of transradial access technique for endovascular interventions. *Techniques in Vascular and Interventional Radiology*, *18*(2), 58-65.

第 21 章

血管内治疗基本技术：单纯弹簧圈栓塞、球囊辅助弹簧圈栓塞和支架辅助弹簧圈栓塞

Andrew C. White❶❷；Nicolas K. Khattar❸；
Zaid S. Aljuboori❸；Jeffrey C. Obiora❸；Robert F. James❸

摘 要

　　30年来，颅内动脉瘤的血管内治疗装置和技术飞速发展，熟练掌握各种基本技术是治疗成功的关键。常用的基本技术包括单纯弹簧圈栓塞术、球囊辅助弹簧圈栓塞术、支架辅助弹簧圈栓塞术。近几年，随着神经血管介入技术和材料的进一步创新，不依赖于弹簧圈栓塞的治疗装置逐步问世，使得弹簧圈栓塞的重要性逐渐降低，并由此开创了动脉瘤血管内治疗的新时代。鉴于弹簧圈栓塞目前仍然是颅内动脉瘤治疗的主要选择，本章将重点介绍其相关基础知识，包括单纯弹簧圈栓塞、球囊辅助弹簧圈栓塞和支架辅助弹簧圈栓塞等技术。

关键词

血管内治疗；技术；弹簧圈；栓塞；球囊；支架

目 录

---

❶ 美国肯塔基州路易维尔市路易维尔大学医学院放射医学科。

❷ 美国科罗拉多州奥罗拉市科罗拉多大学丹佛医学院神经外科。

❸ 美国肯塔基州路易维尔市路易维尔大学医学院神经外科。

21.1　引言

20世纪90年代，电解脱弹簧圈首次用于神经血管内介入治疗，此后该技术领域快速发展（Guglielmi等，1991；Guglielmi等，1991）。随着各种各样的颅内动脉瘤微创治疗产品不断涌现，治疗技术的持续进展和创新，动脉瘤血管内治疗的安全性、有效性和适应证范围不断提高和扩大。传统的三大血管内介入技术包括单纯弹簧圈栓塞、球囊辅助弹簧圈栓塞和支架辅助弹簧圈栓塞，具体选择何种技术取决于患者的自身因素和动脉瘤本身特点。

21.2　术前准备

动脉瘤的位置、形态和患者临床表现是医师最终决定选择有创外科还是血管内介入治疗时需要综合考虑的因素。本书第8章中已阐述了主要的临床注意事项，本章将动脉瘤相关的注意事项列于表21.1中。

表 21.1　动脉瘤特征因素

动脉瘤形状（囊状 / 非囊状，有无分叶或子瘤）
是否伴瘤内附壁血栓
动脉瘤位置，包括载瘤动脉位置和载瘤动脉上动脉瘤的发生部位（侧壁动脉瘤？累及分支血管？累及其他动脉瘤？）
动脉瘤大小（长、宽、高 3 个测量数据）
瘤颈尺寸（所有二维投影图测量所获得的最大直径）
相关的血管解剖（如正常解剖变异、胚胎型血管变异等）

作为最常见的颅内动脉瘤类型，囊状动脉瘤由载瘤动脉侧壁膨出，通常有明确的瘤颈。非囊状动脉瘤（梭形、夹层和血泡样动脉瘤）中，梭形动脉瘤是最常见的类型，传统上定义为载瘤动脉管壁梭形膨隆，无明显瘤颈的动脉瘤。弹簧圈栓塞治疗是单纯囊状动脉瘤的最佳治疗方式，栓塞中也可采用辅助技术。在所有的节段性大血管病变中，梭形动脉瘤的治疗仍是世界性难题，需要采取全新的载瘤动脉结构重建策略。

动脉瘤形态是辅助评估动脉瘤术中潜在风险的重要因素，动脉瘤基底部的膨出小灶是栓塞术中破裂的风险因素（Park 等，2012），子瘤的存在可能极大影响成篮圈的形态和动脉瘤栓塞密度、即刻和长期栓塞效果。对于瘤内有附壁血栓的病例应慎重评估，因为血栓分解后可能导致弹簧圈压缩、动脉瘤复发、体积变大和二次破裂，而血栓逃逸则可能致脑梗死（Kang 等，2010；van Rooijde 等，2007）。

载瘤动脉、载瘤动脉上动脉瘤发生部位以及与分支血管的关系是治疗中重要的参考因素，尤其在需要使用辅助栓塞技术和装置时。

动脉瘤瘤体和瘤颈的测量对于治疗装置的选择非常重要，大型和巨大动脉瘤治疗后复发率较高，需要早期血管影像随访（Peluso 等，2008；Raymond 等，2003）。瘤颈宽度测量对于选择合适尺寸的弹簧圈，保证弹簧圈稳定于瘤腔内而不疝入载瘤动脉内非常重要。传统上认为颈宽≥4mm 的宽颈动脉瘤栓塞中需对瘤颈进行封闭，长 - 短比和体 - 颈比常用于评估术中破裂风险以及是否需要应用辅助技术（体 - 颈比≤2 常被定义为 "宽颈" 而需要瘤颈重塑）。

动脉瘤相关的动脉解剖在决定动脉瘤血管内治疗入路时比较重要，包括是否存在血管狭窄，主动脉弓形态，颈动脉或椎动脉解剖变异以及是否存在前交通 / 后交通动脉代偿等。

动脉瘤是否破裂也决定着血管内治疗技术方法，很多医师认为破裂动脉瘤急性期应用支架辅助技术属于禁忌，因为二联抗血小板治疗可能导致颅内出血风险增加，使后续的脑室外引流和腰大池引流等有创操作变得困难。

21.3　单纯弹簧圈栓塞技术

Guglielmi 及其同事早在 1991 年就发表了经血管内途径弹簧圈栓塞颅内囊状动脉瘤的治疗方法，此后 20 多年该技术进一步广泛推广和应用。本章内，我们着重探讨单纯弹簧圈栓塞技术，包括弹簧圈的选择、基本步骤和进阶技术。

21.3.1　弹簧圈选择

21.3.1.1　成篮圈

在动脉瘤栓塞治疗中通常需要使用三种弹簧圈：成篮圈、填充圈和收尾圈。成篮圈被认为是最重要的（Ishida 等，2016），作为首枚填塞的弹簧圈，良好的成篮可为后续弹簧圈栓塞提供足够的稳定性，并在瘤颈处形成一个初始的结构支撑。因为 3D 塑形的弹簧圈能顺应动脉瘤腔内形态，所以通常选择 3D、360° 或复杂形态的弹簧圈作为成篮圈（尤其对于大动脉瘤）。成篮圈大小应根据动脉瘤体尺寸选择，过大过长会导致疝入载瘤动脉内且推送困难，过小可能导致瘤内分隔、弹簧圈移位并继发远隔部位栓塞，线圈长度则需依填充体积和填塞成本来估计。在更大或形态更复杂的动脉瘤中，可使用直径逐渐减小的成篮圈在瘤内连续阶梯式成篮，形成一种同心圆状或贝壳样层状成篮结构（通常称为 "俄罗斯套娃" 或 "洋葱皮" 技术），以最大限度地减少瘤内空间，提高填塞密度。

21.3.1.2　填充圈

填充圈（3D 或 2D，质地较软，比成篮圈直径 / 规格小）通常需要根据成篮圈填塞后瘤腔内残留的空间大小进行选择。治疗中一般有两种填充圈栓塞策略，均基于渐进式尺寸递减原则，以尽量少的弹簧圈实现最致密的填塞。借助现有的网站（http://www.angiocalc.com）或 APP（Angiosuite Neuro Edition）软件可帮助术者选择弹簧圈长度，在不增加线圈总长度的情况下尽量优化填塞成本。

21.3.1.3　收尾圈

如果填充圈栓塞后仍有瘤颈残留，则需要继续填塞弹簧圈进行瘤颈修整（通常被称为"收尾"），目的是修整和保护瘤颈，避免瘤腔内填塞的弹簧圈受到局部血流动力学影响。收尾圈通常具有更小的螺旋直径和较短的长度，且更加柔软。Brinjikji等（2018）曾报道使用Hydrosoft（Microvention，Tustin，California）弹簧圈作为收尾圈，即刻完全栓塞或近全栓塞率达88%。由于收尾圈需要与其他弹簧圈绞缠以获得填塞的稳定性，为避免弹簧圈逃逸形成远隔部位栓塞，所以宜选择相对长一些的收尾圈。

21.3.1.4　弹簧圈种类

弹簧圈的种类包括裸铂金弹簧圈、生物修饰弹簧圈[聚乙醇酸（PGA）或聚乙醇酸/聚丙烯（PGLA）]和水凝胶涂层弹簧圈。一项发表于2015年的荟萃分析纳入了5项关于生物修饰弹簧圈和裸铂金弹簧圈的随机对照研究，结果表明生物修饰圈较裸铂金弹簧圈可获得更高的动脉瘤完全闭塞率，较低的栓塞后瘤颈/瘤体残留率；但在围手术期临床效果、动脉瘤迟发破裂和重复治疗等方面未见明显统计学差异。部分研究显示，目前生物修饰或带涂层弹簧圈的使用范围并未超过裸铂金弹簧圈，认为弹簧圈种类的选择主要基于操作者个人偏好。

21.3.1.5　弹簧圈体系

目前存在两个弹簧圈系列：10系列和18系列。前者的输送微导管内径通常为0.017英寸，可兼容初级螺旋直径0.008～0.014英寸的弹簧圈。新型弹簧圈的初级螺旋直径差异较大，了解微导管内径和弹簧圈初级螺旋直径的兼容性是很重要的。例如，通常用于治疗大型和巨大动脉瘤的Penumbra400弹簧圈（Penumbra Inc.，Alameda，California）是一种初级螺旋直径0.020英寸的弹簧圈，需使用内径0.025英寸的微导管输送。

21.3.2　单纯栓塞技术

21.3.2.1　单纯弹簧圈栓塞

① 治疗通路建立后，选择合适的诊断造影导管（通常为5F导管）在正位（AP）、侧位和斜位进行诊断性超选造影（图21.1）。三维血管成像，有助于更好地了解动脉瘤颈与载瘤动脉的解剖关系以及瘤颈处的分支血管，并选定最理想工作角度。

② 选择合适的指引导管。我们更倾向于选择0.071英寸 Penumbar Benchmar指引导管，但除此之外也有其他的选择。指引导管可以经交换技术替换造影导管（对于复杂或迂曲的血管解剖有效）或经同轴技术在内衬的诊断造影导管上推进到位（我们更倾向于选择5F的125cm长 Penumber Berenestein造影导管）。指引导管通常置于载瘤动脉近端，即高颈段或接近颅底的位置，所能达到的远端位置在某种程度上取决于患者自身的血管解剖、医师操作经验和导管本身特性。神经介入医师认为前循环病变治疗时指引导管置于颈内动脉岩骨段或以远可增加稳定性，减少导管随心跳搏动对血管的损伤，改善腔内微管的可追踪性和微导管间的相互作用。

③ 指引导管到位后，随即行对比剂造影，以确定导管送入过程中无新发并发症（血管痉挛及对比剂/血液滞留；血栓栓塞）。随后在路径图下，微导丝引导微导管至动脉瘤处。

④ 微导管进入瘤腔的方式取决于动脉瘤的部位，基本步骤是微导丝引导微导管向前推进并进入动脉瘤腔内。微导管塑形适合侧壁动脉瘤，较安全的送入方法是在微导丝引导下将微导管越过动脉瘤颈至载瘤动脉远端，然后将微导丝撤回微导管内，缓慢回撤微导管直至其头端弹入动脉瘤腔内。动脉瘤体积越小，微导管进入瘤腔时风险越大，允许的操作误差也越小，应尽量减少微导管之间的相互作用。另

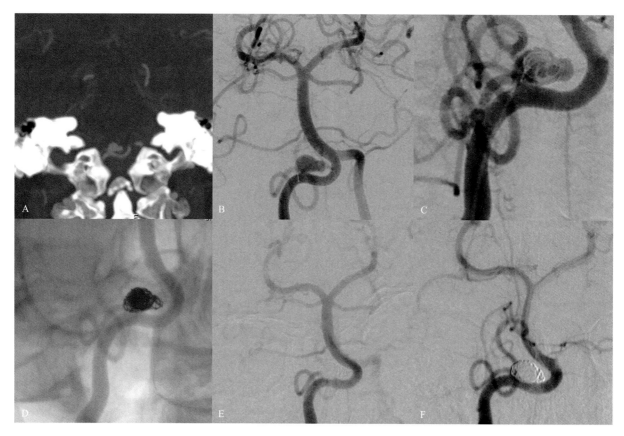

图 21.1　动脉瘤单纯栓塞

A.CTA 冠状位显示位于右侧 PICA 的不规则破裂动脉瘤。B.右侧椎动脉正位造影显示一相对窄颈、大小约 6.7mm 的动脉瘤，瘤体上可见一 3mm 大小的子瘤，考虑为动脉瘤破裂部位。C.成篮圈（6mm×15cm）输送后造影显示微弹簧圈成篮良好，贴合动脉瘤。D.填塞完成后造影显示弹簧圈袢位于动脉瘤子瘤内。E.标准正位造影显示动脉瘤隔绝于循环外，右侧 PICA 远端血流通畅。F.栓塞后 2 年随访脑血管造影见瘤内弹簧圈无压缩，动脉瘤无复发

外，避免微导管的前向张力持续蓄积是非常重要的，因为张力的意外释放可导致微导管头端向前跳跃，甚至引起动脉瘤破裂。理想状态下，微导管头端应置于动脉瘤腔内纵深 2/3 处，距离瘤顶最少保持 1/3 的距离。

⑤ 放置第一枚成篮圈的时候，微导管头端不应紧贴瘤壁或瘤顶，应在瘤颈稍远端，以留出足够的空间使弹簧圈袢卷曲形成三维形态。填塞时，轻轻向前或向后调整微管头端，以控制弹簧圈袢在瘤内的分布。当填塞直径较大的弹簧圈时，微管头端会像画笔一样在瘤腔内来回摆动。待脑血管造影确定填塞满意后可解脱弹簧圈，更大或更复杂的动脉瘤需后续补充成篮圈（"俄罗斯套娃"技术）。

⑥ 对于小动脉瘤（3 ～ 10mm），在释放成篮圈后需再次确认微导管头端位于动脉瘤 1/2 ～ 2/3 纵深的位置，以保持后续填塞的良好稳定性。对于大动脉瘤（> 10mm），可将微导管头端推送至动脉瘤腔内沿瘤壁 75% 的周长成袢，微管头端回勾指向瘤颈，该技术被称为"环游世界"技术，这样微导管可在栓塞的过程中逐步回撤，避免过早踢管。

⑦ 持续不间断填塞，直至无法再送入弹簧圈。使用收尾圈时，最理想或最佳的效果是完全闭塞动脉瘤颈。

⑧ 填塞完成后弹簧圈解脱前，对比剂造影以确保弹簧圈完全位于瘤腔内，无疝入载瘤动脉内。术中造影可早期发现动脉瘤破裂导致的对比剂外渗和瘤颈弹簧圈相关的血栓形成所致的载瘤动脉血流受阻，及时处理这些并发症可获得良好的临床预后。

⑨ 解脱收尾圈前，可将弹簧圈推送杆轻轻推出微导管头端，这样可避免因收尾圈尾襻残留于微导管内导致的弹簧圈意外脱出。一旦微导管自瘤腔内撤出且不与任何弹簧圈绞缠时，则需将推送杆收回微管内，以防止回撤微管时推送杆前端划伤动脉内膜，导致内膜损伤或痉挛。

21.3.2.2 双微导管技术（单纯弹簧圈栓塞进阶技术）

双微导管技术作为单纯弹簧圈栓塞的进阶方法，最早由Baxter、Rosso以及Lownie（1998）提出。该技术使用两根独立的微管同时向动脉瘤腔内填塞弹簧圈，尤其适用于不宜球囊或支架辅助的宽颈动脉瘤，有报道显示其效果满意（Durst等，2014）。除用于输送圈之外，第二根微管还可超选入动脉瘤相关分支血管发挥保护作用（Gordhan，2011）。双微管的具体操作包括：

① 以标准方式建立股动脉通路，选择可容纳两根微管的指引导管（6F或更大），确保有足够空间行诊断性血管造影，包括三维成像和工作角度选择。

② 将第一根微管送入动脉瘤腔内，然后送入首枚弹簧圈直至有弹簧圈襻疝入载瘤动脉内，缓慢回撤弹簧圈直到无圈襻疝入动脉内。

③ 向瘤腔内送入第二根微管，并通过其向瘤腔内填塞弹簧圈，直至有圈襻疝入载瘤动脉内。如步骤2缓慢回撤弹簧圈。

④ 以上述方式缓慢填塞直至弹簧圈均于瘤腔内成襻，这样可以增加彼此的稳定性。弹簧圈襻间的相互交联可防止其疝入载瘤动脉内，尤其是宽颈动脉瘤。

⑤ 解脱两枚弹簧圈中较小的一枚（如果两枚尺寸相似，则解脱第二枚），暂不解脱另一枚。

⑥ 继续经第二根微管填塞弹簧圈，方法类似于单纯弹簧圈栓塞技术。

⑦ 当所有弹簧圈均已填塞完成并获得理想的填塞效果后可解脱首枚圈。

⑧ 其余操作方法与单纯弹簧圈栓塞技术类似。

21.4 球囊辅助弹簧圈栓塞技术

尽管单纯弹簧圈栓塞技术已有长足的进展，但宽颈动脉瘤的介入治疗在技术上仍极具挑战。对以往被认为"无法栓塞"的动脉瘤，辅助栓塞技术的出现大大拓展了介入治疗的可行性。本章讨论最早于1997年由Moret、Cognard、Weill、Castaings和Rey（1997年）等多位教授提出的球囊辅助弹簧圈栓塞技术。该技术在欧洲开始应用后由Mericle、Lanzino、Wakhloo、Guterman和Hopkins（1998年）等教授在美国逐步推广。

由于担心血管破裂、血栓栓塞以及球囊泄压时瘤内弹簧圈不稳定等，或者完全是因为对宽颈动脉瘤的血管内治疗持保留态度，部分神经介入医师并不愿尝试球囊辅助的弹簧圈栓塞。而据我们的经验，球囊辅助栓塞治疗对患者的临床获益大于其理论风险。对于宽颈动脉瘤，球囊可以重塑瘤颈以提供足够的保护，也可防止弹簧圈栓塞中的踢管和微管不当退出。与单纯弹簧圈栓塞相比，球囊辅助栓塞的优势在于提高栓塞密度和瘤颈覆盖能力，减少术后弹簧圈压缩和动脉瘤复发。此外，其独特优势还在于术中瘤体破裂出血时球囊可以即刻充盈止血。

21.4.1 球囊微导管选择

球囊系统大致分为2类：支撑球囊和塑形球囊。支撑球囊特别适用于侧壁动脉瘤，HyperGlide球囊[Medtronic Neurovascular（Previously Covidien/eV3），Irvine，California]是最常用的品种。这种球囊外观呈卵圆形，良好的顺应性使其充盈后可局部疝入瘤颈，保证瘤内足够的填塞密度。

塑形球囊是为末端动脉瘤和分叉部动脉瘤设计的，相较支撑球囊柔顺性更好。最常用的塑形球囊包括HyperFrom（Medtronic Neurovascular），Scepter-C/XC（Microvention，Tustin，California）和Transform-C/SC（Stryker Neurovascular，Fremont，California）。不同产品之间最显著的差异在于囊腔的设计，HyperFrom和Transform-C/SC都是单腔结构，而Scepter球囊为双腔结构，其球囊外腔和导丝中间腔彼此独立，这使得生理盐水可以在导丝腔内持续冲洗而不形成盐水-对比剂混合物，避免导丝粘连，也增加了导丝的可视性。双腔结构的球囊导管还可以输送可兼容0.017英寸微导管的支架（如LIVS Jr）和Onyx胶（Spiota等，2013），在球囊充盈后经中间腔注射是栓塞动静脉畸形和硬脑膜动静脉瘘的一种安全方式（Spiota等，2014）。目前可用的球囊及其性能见表21.2，各种球囊系统的准备方法见附录A。

表 21.2　球囊导管系统及其性能

生产商	名称	类型[①]	内腔设计	球囊直径/mm	球囊长度/mm	头端长度/mm	近端/远端外径/F	内径/英寸	兼容导丝直径/英寸	兼容栓塞装置
Covidien	HyperGlide	C	单腔	3	10, 15	4	2.8/2.2	0.01	0.010	是
				4	10, 15, 20, 30	4	2.8/2.2	0.01	0.010	是
				5	15, 20, 30	4	2.8/2.2	0.01	0.010	是
	HyperForm	SC	单腔	4	7	2	2.8/2.5	0.01	0.010	是
				7	7	2	2.8/3.0	0.01	0.010	是
Codman	Ascent	SeC	同轴双腔	4	7, 10, 15	3	2.9/2.9	0.017	0.014	是
	Ascent	SC	同轴双腔	6	9	3	2.9/2.9	0.017	0.014	是
Stryker	TransForm-C	C	单腔	3	10, 15	3.25	2.8/2.8	0.014	0.014	是
				4-5	10, 15, 20, 30	3.25	2.8/2.8	0.014	0.014	是
	TransForm-SC	SC	单腔	3	5	3.25	2.8/2.8	0.014	0.014	是
				4	7, 10	3.25	2.8/2.8	0.014	0.014	是
				7	7, 10, 15	3.25	2.8/2.8	0.014	0.014	是
Microvention	Scepter C	C	同轴双腔	4	10,15,20	5	2.8	0.0165	0.014	是
	Scepter XC	SC	同轴双腔	4	11	5	2.8	0.0165	0.014	是

① 顺应程度。
C—顺应性；SC—超顺应性；SeC—部分顺应性。

21.4.2　球囊辅助栓塞技术

球囊辅助弹簧圈栓塞宽颈动脉瘤时，弹簧圈可能脱出至载瘤动脉内。由于担心球囊泄压过程中弹簧圈祥脱出或逃逸，一些术者不建议过多使用球囊辅助栓塞，选择适合的动脉瘤和优化的瘤颈重塑技术可以降低上述风险。我们通常采取"密集压缩弹簧圈团"技术，是一种优化的球囊辅助栓塞方法（Fiorella和Woo，2009）。

21.4.2.1　球囊辅助弹簧圈栓塞（图21.2）

具体操作步骤如下：

① 标准方式建立动脉通路，送入指引导管（6F或更大），经指引导管行诊断性造影，包括三维血管成像。

② 选择合适的球囊导管并行使用前准备。患者术前服用阿司匹林，术中肝素化，活化凝血时间达正常值2～2.5倍或250～300s，有助于预防球囊充盈和血流阻断后血栓栓塞。

③ 路径图下，微导丝导引球囊导管至动脉瘤颈处，同时将栓塞微管送至动脉瘤腔内。

④ 充盈球囊并向瘤腔内填充成篮圈。在透视下充盈球囊、部分填充成篮圈，从不同角度观察以获取理想工作角度。一旦获得理想角度后可回收弹簧圈并泄球囊，在新的工作角度造影留存治疗前影像。

⑤ 在球囊泄压状态下填塞成篮圈以确定球囊辅助的必要性，如成篮圈在瘤颈处脱入载瘤动脉则球囊辅助是必要的。

⑥ 回收弹簧圈至栓塞微管内，充盈球囊，填塞成篮圈。

⑦ 泄球囊观察成篮圈的稳定性。以对比剂行血管造影或在球囊未泄压前创建一空白路图，持续透视下泄球囊观察，弹簧圈移位所产生的伪影在空白路图下容易被发现。部分弹簧圈袢突入载瘤动脉是比较常见的，但弹簧圈的整体稳定性远比少许脱出更重要，尤其是在瘤体纵深比较浅的动脉瘤中。当弹簧圈袢脱出时，术者根据个人经验决策是否继续使用球囊辅助技术，并非全部直接转行支架辅助栓塞。随着填塞的增加，瘤腔内弹簧圈的整体稳定性会提升，需要预先设计并准备后续的补充成篮圈和填塞圈。

⑧ 重新充盈球囊并解脱成篮圈，此后球囊需保持充盈。

⑨ 通常，球囊可持续充盈5～10min，此期间可填塞2～7个圈并完成解脱。填入的弹簧圈相互绞缠可增加稳定性，形成一个"团块"。快速解脱弹簧圈的出现使得这种填塞技术变得可行，而在十年前是无法实现的。如侧支循环良好，更长时间的球囊充盈也是安全的，但需要在中等程度的镇静下或在脑电图（EEG）、体感诱发电位（SSEP）和运动诱发电位（MEP）的监测下完成，而非仅仅普通镇静措施。

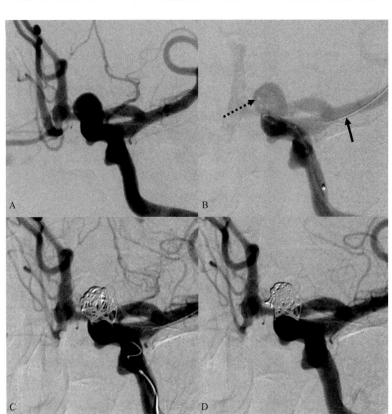

图21.2　球囊辅助弹簧圈栓塞术
A.工作角度显示颈内动脉眼段背侧一大型宽颈动脉瘤。B.将球囊导管（实线箭头）置于动脉瘤颈后将栓塞微管（虚线箭头）置于瘤腔内。C.首枚成篮圈和第一枚填塞圈送入后的造影图像。D.撤出球囊微管和栓塞微管后造影证实动脉瘤完全栓塞

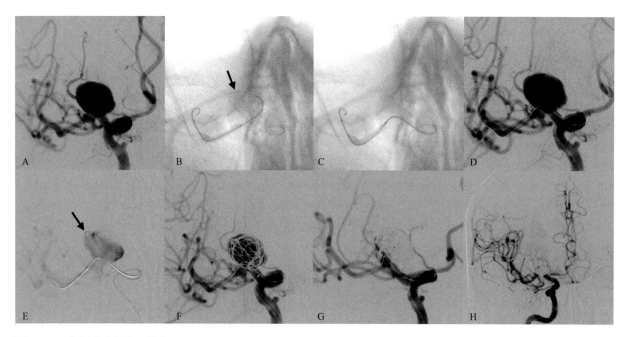

图 21.3　球囊辅助弹簧圈栓塞

A.右侧颈内动脉标准正位造影示大脑中动脉M1段一大型、未破裂、宽颈、复杂动脉瘤。B.透视下观察微导丝和球囊导管（Scepter C）推送并进入M2段远端，微管于瘤腔内成袢（黑色箭头）。C.充盈球囊后缓慢回撤球囊导管于瘤颈处解袢。D.工作位造影证实球囊已跨动脉瘤颈。E.送入栓塞微管（黑色箭头）后工作位造影，以更清晰显示动脉瘤形态。F.成篮圈填塞后经工作位造影证实弹簧圈位置满意，贴合瘤体，无疝入载瘤动脉内。G.收尾圈栓塞后经工作位造影证实动脉瘤已近全闭塞。H.栓塞完成后撤出球囊导管和栓塞微管，经标准正位造影显示囊腔内弹簧圈无移位，载瘤动脉远端血流通常，动脉瘤近全闭塞

球囊充盈下可以使用空白路图辅助填塞新的弹簧圈，这样具有较好的弹簧圈可视性。

⑩ 透视下球囊缓慢泄压，观察圈形态的变化，随后行脑血管造影。纵深较浅的动脉瘤栓塞时，如球囊泄压后弹簧圈有逃逸倾向，需要立即快速充盈球囊（这是一种比较少见的情况），并可根据球囊内腔的相容性选择合适支架送入，也可与球囊微管并行送入另一条合适尺寸的支架微管，此时少量的球囊泄压可使支架微管的输送更加容易。回撤微管释放支架的过程中也需要保持球囊部分充盈，以增加瘤内弹簧圈的稳定性。一旦支架完全释放，则可以缓慢地将球囊完全泄压，此时支架可发挥瘤颈保护的作用。使用这种补救技术时，需要额外的抗血小板治疗来预防血栓栓塞。

⑪ 根据栓塞需要，重复上述球囊充盈和栓塞的过程。

⑫ 在完成收尾圈填塞和解脱后，充盈球囊下撤出栓塞微管。

注：大型或结构复杂的动脉瘤颈处血流会使微导丝和球囊导管疝入瘤囊内，因此引导球囊导管越过动脉瘤颈是比较困难的。该技术难点可使用球囊锚定技术结合前面叙述的"环游世界"技术予以克服。如能在动脉瘤颈处放置合适的球囊导管，则可以很方便地辅助后续的弹簧圈栓塞。步骤见图21.3。

21.5　支架辅助弹簧圈栓塞技术

与球囊辅助一样，支架辅助技术也是用于单纯栓塞难以治疗的巨大或宽颈动脉瘤。该技术最初用于一例基底动脉近端的破裂梭形动脉瘤治疗，以Palmaz冠脉球囊扩张支架辅助完成栓塞（Higashida等，1997）。此后，众多专门为脑血管设计的支架问世，其技术细节和治疗方案也获得了极大的丰富。下面，我们着重讨论这种技术，包括装置选择、基本技术以及特殊情况下的策略。

21.5.1　支架选择

在美国，可使用的支架包括Neuroform（Stryker Neurovascular，Fremont，California）和其后出现的Enterprise（Codman Neurovascular，MiamiLakes，Florida），上述产品逐步升级为Neuroform EZ和Enterprise 2。Enterprise 2具有可回收优势，但在逐渐变细的血管节段植入时应特别小心，此前有支架近端发生迟发性移位的报道（Dashti等，2010；Gao和Malek，2010；Lavine等，2009；Li等，2017；Rodriguez等，2009）。

2016年，编织型的低截面可视化腔内支撑装置——LIVS（Low-profile Visualized Intraluminal Support）和LVIS Jr支架（Microvention，Tustin，California）获得FDA批准（Fiorella等，2016），它们与Enterprise一样可以回收。编织支架的一个优点是编织丝之间可以相对滑动，由此可以调节网眼开放程度从而提高微管穿越支架的能力。LVIS和LVIS Jr的其他优点包括支架全程可视化和低截面的输送系统（LVIS适配0.021英寸微导管，LVIS Jr适配0.017英寸微管），可通过Scepter球囊导管输送（LVIS Jr）以及一定的血流导向效应（Wang等，2016）。

最近，Neuroform支架系统有了重要的技术革新，新型的Neuroform Atlas（Stryker Neurovascular）已通过FDA认证。这种支架外形小巧，仅需内径0.0165英寸的微管即可输送，尽管为激光雕刻成型，但是杂合属性设计，在保持开环设计的同时，支架近端改为闭环设计提高了释放过程中的稳定性。

目前可用的支架系统及其性能见表21.3。支架系统使用的注意事项见附录B。

表 21.3　支架系统及其性能

生产商	名称	结构；网眼设计	直径/mm	长度/mm	适用的血管直径/mm	最大短缩率	微导管适配性/英寸	金属覆盖率/%（直径4mm血管内）	可回收性	可视性
StryKer	Neuroform EZ	激光雕刻，开环	2.5	15, 20	> 2.0 ～ 2.5	1.8%	0.027	10	N	+
			3	15, 20, 30	> 2.5 ～ 3.0	1.8 ～ 5.4%	0.027	11	N	+
			3.5	10, 15, 20, 30	> 3.0 ～ 3.5	1.8 ～ 5.4%	0.027	12	N	+
			4	15, 20, 30	> 3.5 ～ 4.0	1.8 ～ 5.4%	0.027	13	N	+
			4.5	10, 15, 20, 30	> 4.0 ～ 4.5	5.4%	0.027	14	N	+
	Neuroform atlas	激光雕刻，杂合环	3	15, 21, 24, 30	2.0 ～ 3.0	6.3%	0.017	—	N	+
			4	15, 21, 24, 30	3.0 ～ 4.0	6.3%	0.017	—	N	+
			4.5	15, 21, 24, 30	4.0 ～ 4.5	6.3%	0.017	—	N	+
Codman	Enterprise 2	激光雕刻，闭环	4.5	14	3.0 ～ 4.0	1.1mm	0.021	9	Y	++
			4.5	22	3.0 ～ 4.0	1.9mm	0.021	9	Y	++
			4.5	28	3.0 ～ 4.0	3.2mm	0.021	9	Y	++
			4.5	37	3.0 ～ 4.0	4.7mm	0.021	9	Y	++
Microvention	LVIS	编织，闭环	3.5	17, 22	2.5 ～ 3.5	30%	0.021	28	Y	++++
			4.5	18, 23, 32	3.0 ～ 4.5	30%	0.021	28	Y	++++
			5.5	30, 33	4.0 ～ 5.5	30%	0.021	28	Y	++++
	LVIS Jr	编织，闭环	2.5	13, 17, 23, 34	2.0 ～ 2.5	22%	0.017	18	Y	++++
			3.5	18, 23, 28, 33	2.5 ～ 3.5	22%	0.017	18	Y	++++

注：可视性：+ 较差 ++ 一般 +++ 足够 ++++ 很好。

N 代表不可回收，Y 代表可回收。

21.5.2　支架辅助栓塞技术

21.5.2.1　Jailing技术

　　Jailing技术是指在释放支架前将栓塞微管置于瘤腔内的栓塞方式（图21.4）。该技术的显著优势是栓塞微管固定在瘤腔内适当的位置，从而最大限度地减少弹簧圈栓塞过程中微管的移位。但有时这也可能成为劣势，因为微管摆动受限使得弹簧圈难以达到均匀栓塞的目标。该技术的另一优势是可以避免栓塞微管穿支架网眼的操作，事实上这种操作并不容易，微管头端可能嵌顿于支架网孔，也可能由于积聚的前向张力的突然释放导致微管头端跳跃，损伤动脉瘤壁。当然，栓塞微管被支架固定后，其头端位置调整则仅限于回撤。

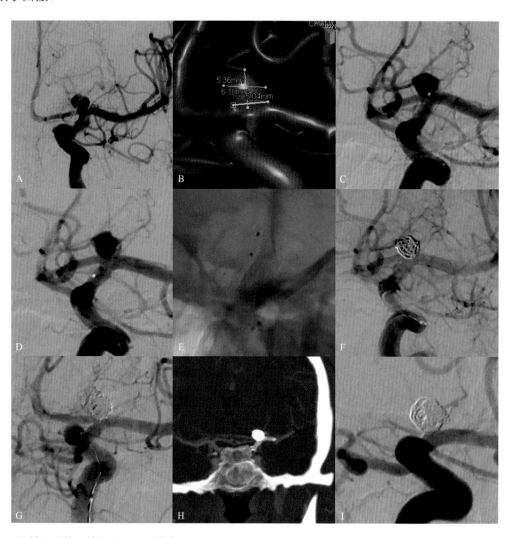

图21.4　支架辅助弹簧圈栓塞（Jailing技术）

A.正位造影显示一例颈内动脉末端的不规则未破裂动脉瘤。B.3D旋转造影清晰地展示了动脉瘤的形态和最佳工作角度。C.栓塞微管经瘤颈送入动脉瘤腔后工作位造影。D.造影显示支架微管推送至左侧大脑中动脉，送入LVIS Jr支架，由左侧大脑中动脉释放至颈内动脉，覆盖动脉瘤颈。E.非剪影透视下，以不透射线的栓塞微管头端为参照物，支架稳妥植入。F.成篮圈栓塞后经工作位造影显示弹簧圈形态贴合动脉瘤，支架在瘤颈处形成良好的保护。G.收尾圈（第四枚）栓塞完成后，经工作位造影显示动脉瘤完全闭塞，大脑前和大脑中动脉血流良好。H.1个月后随访CTA，冠状位成像显示弹簧圈团形态无明显改变，LVIS Jr支架在横截面影像上显影良好。I.1年后随访，脑血管造影显示动脉瘤已完全栓塞并隔绝于循环外，无弹簧圈压缩或动脉瘤复发征象。支架的血流导向效应使左侧大脑前动脉A1段无症状性缺失，请注意与栓塞术后即刻造影影像的差异

Jailing技术的注意事项：

① 支架微管和栓塞微管应通过指引导管并排送入（使用中间导管单独输送支架微管或许更适合）。

② 支架微管应首先送入并置于动脉瘤以远。然后，可以用标准方式将栓塞微管送入动脉瘤腔内。当然，两根微管之间可能会产生摩擦力，因此动态观察两根微管及其附近解剖结构是非常重要的。一旦栓塞微管到达瘤腔内合适的位置，应适当解除导管的前向张力。在支架释放过程中，若过度去除栓塞微管头端的张力，可能导致微管头端移出动脉瘤，因此作者通常选择保留少许前向张力以保证栓塞微管位置稳定。

③ 在释放支架前经栓塞微管向瘤腔内输送弹簧圈并使之成一小袢，可以在支架释放过程中提高栓塞微管头端的稳定性。

④ 释放支架过程中小心地"剥皮"并动态观察以确保支架在动脉瘤颈处位置稳妥，也需要确保栓塞微管头端的稳定。

⑤ "Semi-Jailing"是一种有效的技术改良，即支架在栓塞前部分释放，然后行弹簧圈栓塞，满意后再完全释放支架（Hong等，2009）。该技术使得在整个栓塞过程中可以调整栓塞微管的位置。如果Semi-Jailing中使用可回收支架，在认为栓塞结局相对满意的情况下也可以完全回收支架并撤出。该过程与球囊辅助栓塞类似，却可避免球囊充盈带来的血流阻断效应。

21.5.2.2　穿越支架技术

在支架辅助栓塞中，穿越支架技术也是一种选择。该方法先释放支架，弹簧圈栓塞可以在支架释放后即刻进行，也可以二期实施（通常是在支架植入后4～8周，可实现支架内皮化以增强稳定性）。栓塞微管需经过支架腔内并在瘤颈处穿越网眼进入瘤腔。

穿越支架技术的注意事项：

① 分阶段栓塞，允许支架完成内皮化，提升支架稳定性。

② 当支架完全打开后，支架网眼可允许头端不大于2.5F（Neuroform EZ）和2.3F（Enterprise 2）的微管通过。

③ 穿越支架网眼时，应仔细观察其显影标记点，避免移位。

21.5.2.3　"灯笼技术"

鉴于LVIS Jr特殊的编织结构，该支架已表现出广泛的应用前景。灯笼技术（Shelf Technique；Du和Shankar，2016）作为一种选择，在宽颈动脉瘤栓塞时能够良好地封闭瘤颈，替代传统的双支架技术（图21.5），其具体过程如下：

① 微导丝引导下将微管送入动脉瘤以远并插入支架系统。

② 通过回撤微导管的剥皮方式，释放支架头端约1cm的长度。

③ 继续推送支架的中间推送杆以使支架展开，直至覆盖约50%的瘤颈。

④ 完成步骤③后，同时前向推送整个系统（支架微管和支架中间推送杆）。

⑤ 继续释放约1.0mm支架，重复上述步骤，直至支架于瘤颈处膨隆，并少许疝入瘤颈，目标是覆盖约75%的瘤颈。

⑥ 灯笼成形满意后，以标准方式释放剩余支架。

⑦ 弹簧圈栓塞可根据情况在支架释放前或释放后进行。

该技术可以提高瘤颈处的金属覆盖率，增强支架的血流导向效应，改善支架内皮化程度。

21.5.2.4　Y型支架系统

双支架技术可以用于解决分叉部宽颈动脉瘤，尤其是分叉部一侧或双侧动脉均被瘤颈累及时（图

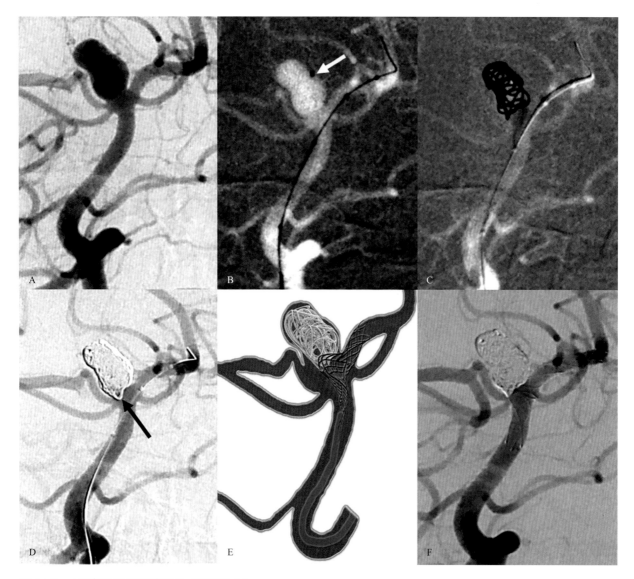

图21.5　支架辅助弹簧圈栓塞的"灯笼技术"

A.工作角度造影显示基底动脉顶端宽基底的未破裂动脉瘤，累及右侧大脑后动脉P1段和左侧胚胎型大脑后动脉。B.路径图下微导丝配合超选并送入Scepter XC球囊导管；微导丝引导栓塞微管（白色箭头）进入动脉瘤腔内。C.首枚成篮圈填塞后非剪影图观察。D.弹簧圈栓塞完成后，可见一弹簧圈袢自瘤颈处疝出。该角度未完全显示疝出弹簧圈形态（黑色箭头）。E.使用"灯笼技术"自左侧大脑后动脉至基底动脉远端释放LVIS Jr支架的示意图。F.支架按计划释放完成后造影显示动脉瘤完全栓塞，小脑上动脉、大脑后动脉保护良好（病例由Joshua Seinfeld博士提供）

21.6）。该技术的具体实施方式包括Crossing Y、Kissing Y和Nonoverlapping Y等多种（Lozen等，2009；Rohde等，2010；Spioet等，2011；Thorell等，2005）。Crossing Y是目前文献报道中最常用的双支架技术，具体步骤如下：

① 建立血管通路，送入指引导管（通常为6F），行诊断性血管造影和三维成像。

② 在路径图指导下，将支架微管送入动脉瘤颈以远。随后在微导丝引导下将栓塞微管送入动脉瘤腔并妥善固定。

③ 释放第一根支架，随后经指引导管造影观察。

④ 撤出支架微导管，并更换更长的微导丝。

⑤ 送入另一根支架微管，在微导丝引导下穿越第一根支架内腔和支架网眼进入另一侧分支血管。

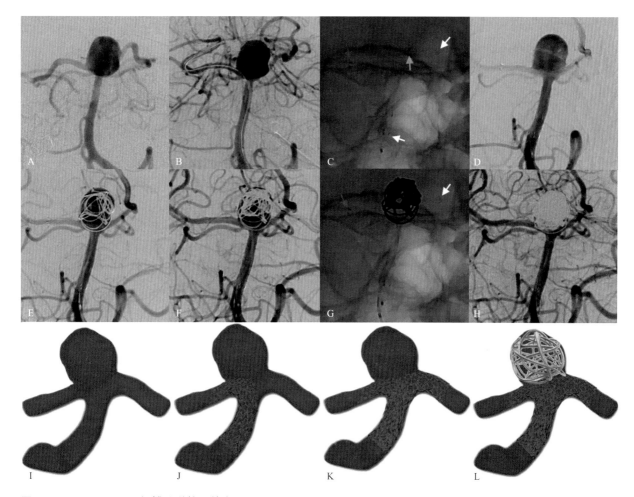

图 21.6 Crossing Y 支架辅助弹簧圈栓塞

A.正位造影显示基底动脉顶端破裂动脉瘤同时累及双侧大脑后动脉 P1 段。B.微导丝引导支架微管进入右侧大脑后动脉内。C、D.非剪影透视观察（C）和正位造影（D）显示栓塞微管进入瘤腔（蓝色箭头），此时将一根 Neuroform 3 支架从右侧大脑后动脉释放至基底动脉中部（红色箭头显示支架近、远端标记点），另一条 Enterprise 支架（白色箭头显示支架近远端标记点）穿网眼，由左侧大脑后动脉释放至基底动脉近端。E.成篮圈填塞后经正位造影观察。F、G.部分填充圈填塞后经正位造影（F）和非剪影透视（G）观察。注意 Neuroform 支架（红色箭头）和 Enterprise 支架（白色箭头）的标记点可视性有所增加。H.收尾圈填塞后经正位造影显示动脉瘤完全闭塞，双侧大脑后动脉血流保护良好。I～L.简要说明操作基本步骤（病例由 Joshua Seinfeld 博士提供）

⑥ 释放第二根支架，随后经指引导管造影。

⑦ 按标准步骤在瘤腔内行弹簧圈栓塞。

⑧ 第一根支架必须有足够大的开环网眼或允许编织丝相对滑动以产生足够的通道，避免第二根支架在通过第一根释放时受到限制。Enterprise 不适宜作为首根支架，因为其网眼大小固定，可能会造成对第二根支架的限制。

21.5.2.5 球囊锚定技术

球囊锚定技术（Snyder 等，2010）最早用于巨大动脉瘤治疗，尤其适用于常规技术无法到达瘤颈远端载瘤动脉时，具体步骤如下（见图 21.2 B 和图 21.2C）：

① 建立血管通路，送入指引导管，在标准正位、侧位、斜位进行诊断性脑血管造影和三维成像。

② 微导丝顺流入道送入瘤腔内，在瘤内成袢，绕过瘤顶，顺流出道方向送至足够远，沿导丝推送

球囊导管至流入道远端分支血管。

③ 小心充盈球囊，轻轻回撤球囊导管及微导丝，消除瘤顶处导管张力并小心解袢。

④ 球囊泄压，经其内腔送入支架并释放，或者使用交换微导丝，在保持微导丝远端稳定的情况下经交换技术送入其他合适的支架微管，随后送入并释放支架。

⑤ 经支架内腔送入栓塞微管，穿支架网眼后将其头端送入动脉瘤腔内，以标准支架辅助栓塞技术步骤实施治疗。

21.6   栓塞结果评估

21.6.1   栓塞密度

术者历来都十分重视栓塞密度（最低目标栓塞密度为20%～25%），因为与动脉瘤复发和补充治疗有关（Sluzewski等，2004）。截至目前，动脉瘤栓塞密度与复发之间的定量关系性尚不明确。2016年，Sadato等的一项研究显示动脉瘤残余体积是预测动脉瘤复发的重要参数，而该参数决定于栓塞密度和动脉瘤体积（Sadato等，2016）。

术中计算栓塞密度并不容易，目前可以辅助计算栓塞密度的工具包括AngioCalc（http://www.Angiocalc.com）和AngioSuite Neuro Edition（Apple iTunes Store，Cupertino，California）。这两种工具都利用已知的弹簧圈尺寸，结合动脉瘤直径，通过特定的模型计算动脉瘤体积并得出栓塞密度。

21.6.2   首次栓塞程度的影像分级

目前公认的用于动脉瘤栓塞程度分级的标准是改良Raymond分级（Modified Raymond-Roy Classification，MRRC）（Mascitelli等，2015），具体见表21.4。此外，也有一些其他的评估方式，如通过计算机获得栓塞密度（Sherif等，2012）。临床中，首次术后的栓塞程度是动脉瘤复发的强烈相关因素，医师通常据此来确定患者的后续影像随访时间。

表 21.4   改良 Raymond 分级

Ⅰ 级	Ⅱ 级	Ⅲa 级	Ⅲb 级
完全闭塞	瘤颈残留	瘤体残留，对比剂充盈位于弹簧圈内部	瘤体残留，对比剂充盈位于瘤体侧壁

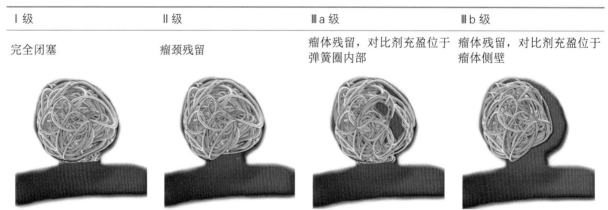

尽管通常认为MRRC Ⅰ级和Ⅱ级栓塞均是可以接受的，但是在技术可行的情况下应尽量争取MRRC Ⅰ级栓塞，而MRRC Ⅲa和Ⅲb级栓塞则被认为是不安全的，需要更早期的影像学随访。值得注意的是，支架辅助弹簧圈栓塞后即刻造影显示动脉瘤完全闭塞的比率相对低于单纯弹簧圈或球囊辅助栓塞；但是，支架辅助栓塞可以诱导瘤腔内血栓形成，随时间推移逐步达到完全闭塞的效果。根据目前研究，

支架辅助弹簧圈栓塞的动脉瘤后期影像学随访结局更易表现为完全闭塞（Lawson等，2011；Piotin 等，2010）。

21.7 结论

单纯栓塞、球囊辅助和支架辅助弹簧圈栓塞技术是目前动脉瘤血管内介入治疗的主流技术。伴随着介入器械的进展和技术的不断更新，弹簧圈栓塞技术可以用于更复杂的动脉瘤，其安全性也有所提高。然而，使用二维特性的弹簧圈治疗三维形态的动脉瘤，可能并非最佳选择。血流导向技术的成功之处在于将动脉瘤病变认为是一种载瘤动脉缺损，未来的器械和技术思路可能重点关注于对这种缺损的修复，而治疗中动脉瘤形态和大小可能并非首要考虑因素。因此，弹簧圈本身和栓塞技术的改良可能不再会那么频繁，弹簧圈栓塞作为主流的脑动脉瘤血管内治疗技术很快会被动摇。但现在还未发展至这一节段，神经介入医师仍需熟悉使用多种弹簧圈栓塞治疗技术。

致谢

感谢Joshua Seinfeld博士在图21.5和图21.6中提供的脑血管造影影像。本章其他的脑血管造影影像均由通讯作者R.F. James提供，A.C. White 进行了图例标注。

附录A 球囊微导管准备步骤

Scepter-C/XC

① 用肝素盐水冲洗中间导丝腔。
② 用盐水冲洗球囊导管收纳盘，使球囊导管充分水化。
③ 将球囊导管由收纳盘内小心取出。
④ 将旋转止血阀（RHV）连接到球囊导管并保持与中间导丝腔连通。
⑤ 将水化后的微导丝送入导丝中间腔内。
⑥ 将球囊头端浸入盐水内。
⑦ 球囊侧腔端接三通旋阀并连接1mL注射器。
⑧ 准备对比剂/生理盐水混合液，推荐以1∶1比例混合。小心将对比剂缓慢经球囊侧腔注入并使球囊腔内空气经头端排气孔排出。一旦空气完全排净，继续注入对比剂则可见球囊充盈。首次使用该装置前必须这样准备，因为球囊充盈需要额外的压力，否则可能出现球囊非均匀性膨胀。
⑨ 经注射器缓慢回抽可使球囊泄压。需要确保泄压后注射器活塞轴处于无张力状态，以避免微管内负压消失。

HyperForm

① 使用盐水冲洗微导丝收纳盘。
② 从收纳盘中小心取出X-pedion微导丝。
③ 将微导丝置于水中。

④ 冲洗球囊导管收纳盘。

⑤ 使用5mL生理盐水冲洗HyperForm球囊导管。

⑥ 将X-pedion微导丝送入HyperForm球囊导管腔内。

⑦ 将微导丝头端塑成U形。

⑧ 将完成塑形的微导丝头端回撤至微导管腔内。

⑨ 使用对比剂和盐水1∶1组成的混合液充盈球囊。

⑩ 将Y形阀连接至微导管尾端专用连接处。

⑪ 冲洗并排出Y形阀内空气。

⑫ 微导丝回撤至球囊近端，使用3mL盐水冲洗球囊导管，去除球囊腔内空气。

⑬ 将微导丝头端重新推出球囊导管，充盈球囊并观察充盈情况。

⑭ 以回撤微导丝的方式进行球囊泄压。

Transform

① 旋紧旋阀后，继续使用对比剂冲洗球囊导管系统，直至球囊微导管头端可见对比剂溢出。

② 松开旋阀后继续送入微导丝，使用10mL生理盐水冲洗球囊导管收纳盘，使其表面亲水涂层充分水化（注意：一旦球囊导管表面已经水化，应保持湿润，避免其干燥）。

③ 将球囊微导管自收纳盘内取出（一旦取出后，请勿再将球囊微导管送回收纳盘内）。

④ 将旋转止血阀（RHV）连接至球囊微导管。

⑤ 在RHV尾端连接双向旋阀并拧紧。

⑥ 使用3mL注射器（其内预充1∶1盐水/对比剂混合液）连接于RHV，旋转旋阀并使用对比剂冲洗系统，确保对比剂自旋转止血阀内排出，以排净旋阀内空气。

⑦ 旋紧旋阀后，继续使用对比剂冲洗球囊系统，以排净空气。

⑧ 松开旋阀后送入微导丝，头端置于球囊导管球囊段近端。

⑨ 再次使用对比剂冲洗系统，确保旋转止血阀尾端有对比剂流出以排净空气。

⑩ 直至微导丝头端与微导管头端平齐，在球囊段形成一密闭空间，重新旋紧旋阀。

⑪ 使用3mL注射器充盈球囊至标准充盈体积，检查球囊完整性和密闭性。

⑫ 将球囊微管头端浸入盐水或对比剂中，稍松开旋阀并回撤微导丝至球囊近端，完成球囊泄压。

⑬ 继续送入微导丝，至头端与球囊头端平齐。

⑭ 拧紧旋阀以妥善固定微导丝。

⑮ 使用一个预填充有对比剂的1mL注射器，替换3mL注射器（注意：为消除旋阀连接处气泡，可以在连接1mL注射器前使用对比剂灌注于旋阀连接口处）。

Ascent

① 将球囊微管自收纳盘内取出，并准备0.014英寸微导丝。

② 球囊尾端接三通旋阀，连接20mL注射器（其内预填充对比剂浓度为0.45mL对比剂/3mL溶液），将注射器头端朝下，抽吸并保持负压状态，旋阀旋至关闭状态。

③ 取下注射器并将头端朝上，排出空气。

④ 球囊尾端连接注射器，将注射器头端朝下，再次抽吸并保持负压状态，维持适当的时间并缓慢地释放负压，使对比剂能够有效置换于球囊腔内。

⑤ 观察对比剂置换注入球囊导管的过程直至完成。过程中需保持球囊直立向上，使用20mL注射器

持续注射对比剂，以完全排出球囊导管内的空气。

　　⑥ 当球囊微导管头端见对比剂排出时，可以停止推注，观察并确保球囊内没有残留的气体。

　　⑦ 球囊头端浸入对比剂溶液后，方可实施球囊泄压，泄压完成后关闭三通旋阀。

附录B　不同支架系统使用要点

Neuroform EZ

　　① 应于动脉瘤颈两侧各留出5mm长度，以确保支架充分覆盖瘤颈。支架尺寸应大于载瘤动脉直径 0.5 ～ 1.0mm。

　　② 将支架送入微导管内，调整至合适位置，观察支架标记点，确保瘤颈两侧支架各有至少5mm长度。

　　③ 使用"剥皮"方式释放支架，固定支架中间导丝以稳定支架系统，缓慢回撤微导管。释放过程中给予支架中间导丝轻微前向张力以预防释放过程中支架移位。

Enterprise

　　① 应于动脉瘤颈两侧各留出4mm长度，以确保支架充分覆盖瘤颈。该支架适用于血管直径2.5 ～ 4.0mm的载瘤动脉。

　　② 将Enterprise支架送入支架微导管内（支架导入鞘头端送入旋转止血阀内约1/2长度），旋紧旋阀后滴注液冲洗导入鞘并排出鞘内空气，随后将导入鞘头端于旋转止血阀内前送并与支架微导管尾端对接，通过推送支架中间导丝的方式将支架送入支架微导管内。

　　③ 持续推送支架中间导丝（非透视下），直至中间推送导丝远端标记点到达旋转止血阀尾端（距离支架微导丝头端150cm）。

　　④ 释放支架时，固定支架中间导丝以稳定支架系统，缓慢回撤微导管。支架整体长度释放80%前可以进行一次支架回收操作并重新定位。如再次释放仍不满意需回收支架并进一步调整时，最好更换一条新支架并完成定位释放。

（译者：吕　超　吴普丁）

参考文献

Baxter, B. W., Rosso, D., & Lownie, S. P. (1998). Double microcatheter technique for detachable coil treatment of large, wide-necked intracranial aneurysms. *AJNR. American Journal of Neuroradiology*, *19*(6), 1176-1178.

Brinjikji, W., Amar, A. P., Delgado Almandoz, J. E., Diaz, O., Jabbour, P., Hanel, R., et al. (2018). GEL THE NEC: a prospective registry evaluating the safety, ease of use, and efficacy of the HydroSoft coil as a finishing device. *Journal of Neurointerventional Surgery*, *10*(1), 83-87. https://doi.org/10.1136/ neurintsurg-2016-012915.

Broeders, J. A., Ahmed Ali, U., Molyneux, A. J., Poncyljusz, W., Raymond, J., White, P. M., et al. (2016). Bioactive versus bare platinum coils for the endovascular treatment of intracranial aneurysms: systematic review and meta-analysis of randomized clinical trials. *Journal of Neurointerventional Surgery*, *8*(9), 898-908. https://doi.org/10.1136/neurintsurg-2015-011881.

Dashti, S. R., Fiorella, D., Toledo, M. M., Hu, Y., McDougall, C. G., & Albuquerque, F. C. (2010). Proximal migration and compaction of an Enterprise stent into a coiled basilar apex aneurysm: a posterior circulation phenomenon? *Journal of Neurointerventional Surgery*, *2*(4), 356-358. https://doi.org/ 10.1136/jnis.2010.002444.

Du, E. H., & Shankar, J. J. (2016). LVIS Jr 'shelf' technique: an alternative to Y stent-assisted aneurysm coiling. *Journal of Neurointerventional Surgery*, *8*(12), 1256-1259. https://doi.org/10.1136/neurintsurg- 2015-012246.

Durst, C. R., Khan, P., Gaughen, J., Patrie, J., Starke, R. M., Conant, P., et al. (2014). Direct comparison of neuroform and

Enterprise stents in the treatment of wide-necked intracranial aneurysms. *Clinical Radiology*, *69*(12), e471-e476. https://doi. org/10.1016/j.crad.2014.07.015.

Fiorella, D., Arthur, A., Boulos, A., Diaz, O., Jabbour, P., Pride, L., et al. (2016). Final results of the US humanitarian device exemption study of the low-profile visualized intraluminal support (LVIS) device. *Journal of Neurointerventional Surgery*, *8*(9), 894-897. https://doi.org/10.1136/neurintsurg-2015- 011937.

Fiorella, D., & Woo, H. H. (2009). Balloon assisted treatment of intracranial aneurysms: the conglomerate coil mass technique. *Journal of Neurointerventional Surgery*, *1*(2), 121-131. https://doi.org/ 10.1136/jnis.2009.000547.

Gao, B., & Malek, A. M. (2010). Possible mechanisms for delayed migration of the closed cell—designed Enterprise stent when used in the adjunctive treatment of a basilar artery aneurysm. *AJNR. American Journal of Neuroradiology*, *31*(10), E85-E86. https://doi.org/10.3174/ajnr.A2258.

Gordhan, A. (2011). Microcatheter neck bridging and incorporated branch vessel protection for coil embolization of a wide-neck ruptured aneurysm: technical case report. *Neurosurgery*, *68*(1 Suppl. Operative), 40-43 [discussion 43-44]. https://doi. org/10.1227/NEU.0b013e318207819f.

Guglielmi, G., Vinuela, F., Dion, J., & Duckwiler, G. (1991).Electrothrombosis of saccular aneurysms via endovascular approach. Part 2: preliminary clinical experience. *Journal of Neurosurgery*, *75*(1), 8-14. https://doi.org/10.3171/ jns.1991.75.1.0008.

Guglielmi, G., Vinuela, F., Sepetka, I., & Macellari, V. (1991). Electrothrombosis of saccular aneurysms via endovascular approach. Part 1: electrochemical basis, technique, and experimental results. *Journal of Neurosurgery*, *75*(1), 1-7. https://doi. org/10.3171/jns.1991.75.1.0001.

Higashida, R. T., Smith, W., Gress, D., Urwin, R., Dowd, C. F., Balousek, P. A., et al. (1997). Intravascular stent and endovascular coil placement for a ruptured fusiform aneurysm of the basilar artery. Case report and review of the literature. *Journal of Neurosurgery*, *87*(6), 944-949. https://doi.org/10.3171/ jns.1997.87.6.0944.

Hong, B., Patel, N. V., Gounis, M. J., DeLeo, M. J., 3rd, Linfante, I., Wojak, J. C., et al. (2009). Semi-jailing technique for coil embolization of complex, wide-necked intracranial aneurysms. *Neurosurgery*, *65*(6), 1131-1138 [discussion 1138-1139]. https://doi.org/10.1227/01.NEU.0000356983.23189.16.

Ishida, W., Sato, M., Amano, T., & Matsumaru, Y. (2016). The significant impact of framing coils on long-term outcomes in endovascular coiling for intracranial aneurysms: how to select an appropriate framing coil. *Journal of Neurosurgery*, *125*(3), 705-712. https://doi.org/10.3171/2015.7.JNS15238.

Kang, D. H., Kim, Y. S., Baik, S. K., Park, S. H., Park, J., & Hamm, I. S. (2010). Acute serious rebleeding after angiographically successful coil embolization of ruptured cerebral aneurysms. *Acta Neurochirurgica*, *152*(5), 771-781. https://doi.org/10.1007/ s00701-009-0593-x.

Lavine, S. D., Meyers, P. M., Connolly, E. S., & Solomon, R. S. (2009). Spontaneous delayed proximal migration of Enterprise stent after staged treatment of wide-necked basilar aneurysm: technical case report. *Neurosurgery*, *64*(5), 1012. https://doi. org/10.1227/01.NEU.0000343745.18753.D6.

Lawson, M. F., Newman, W. C., Chi, Y. Y., Mocco, J. D., & Hoh, B. L. (2011). Stent-associated flow remodeling causes further occlusion of incompletely coiled aneurysms. *Neurosurgery*, *69*(3), 598-603 [discussion 603-594]. https://doi.org/10.1227/ NEU.0b013e3182181c2b.

Li, L., Li, P., Zhu, L., & Li, T. (2017). Inadequate expansion lead to delayed Enterprise stent migration. *Neurology India*, *65*(2), 377-378. https://doi.org/10.4103/neuroindia.NI_946_15.

Lozen, A., Manjila, S., Rhiew, R., & Fessler, R. (2009). Y-stent-assisted coil embolization for the management of unruptured cerebral aneurysms: report of six cases. *Acta Neurochirurgica*, *151*(12), 1663-1672. https://doi.org/10.1007/s00701-009-0436-9.

Mascitelli, J. R., Moyle, H., Oermann, E. K., Polykarpou, M. F., Patel, A. A., Doshi, A. H., et al. (2015). An update to the Raymond-Roy occlusion classification of intracranial aneurysms treated with coil embolization. *Journal of Neurointerventional Surgery*, *7*(7), 496-502. https://doi.org/10.1136/neurintsurg- 2014-011258.

Mericle, R. A., Lanzino, G., Wakhloo, A. K., Guterman, L. R., & Hopkins, L. N. (1998). Stenting and secondary coiling of intracranial internal carotid artery aneurysm: technical case report. *Neurosurgery*, *43*(5), 1229-1234.

Moret, J., Cognard, C., Weill, A., Castaings, L., & Rey, A. (1997). The "Remodelling technique" in the treatment of wide neck intracranial aneurysms. Angiographic results and clinical follow-up in 56 cases. *Interventional Neuroradiology*, *3*(1), 21-35. https://doi.org/10.1177/159101999700300103.

Park, J., Woo, H., Kang, D. H., Kim, Y., & Baik, S. K. (2012). Ruptured intracranial aneurysms with small basal outpouching: incidence of basal rupture and results of surgical and endovascular treatments. *Neurosurgery*, *71*(5), 994-1001 [discussion 1002]. https://doi.org/10.1227/NEU.0b013e31826cde9f.

Peluso, J. P., van Rooij, W. J., Sluzewski, M., & Beute, G. N. (2008). Coiling of basilar tip aneurysms: results in 154 consecutive patients with emphasis on recurrent haemorrhage and re-treatment during mid- and long-term follow-up. *Journal*

of Neurology, Neurosurgery, and Psychiatry, *79*(6), 706-711. https://doi.org/10.1136/jnnp.2007.127480.

Piotin, M., Blanc, R., Spelle, L., Mounayer, C., Piantino, R., Schmidt, P. J., et al. (2010). Stent-assisted coiling of intracranial aneurysms: clinical and angiographic results in 216 consecutive aneurysms. *Stroke*, *41*(1), 110-115. https://doi.org/10.1161/STROKEAHA.109.558114.

Raymond, J., Guilbert, F., Weill, A., Georganos, S. A., Juravsky, L., Lambert, A., et al. (2003). Long-term angiographic recurrences after selective endovascular treatment of aneurysms with detachable coils. *Stroke*, *34*(6), 1398-1403. https://doi.org/10.1161/01.STR.0000073841.88563.E9.

Rodriguez, G. J., Maud, A., & Taylor, R. A. (2009). Another delayed migration of an Enterprise stent. *AJNR. American Journal of Neuroradiology*. *30*(4). https://doi.org/10.3174/ajnr.A1418.

Rohde, S., Bendszus, M., Hartmann, M., & Hahnel, S. (2010). Treatment of a wide-necked aneurysm of the anterior cerebral artery using two Enterprise stents in "Y" -configuration stenting technique and coil embolization: a technical note. *Neuroradiology*, *52*(3), 231-235. https://doi.org/10.1007/s00234- 009-0603-y.

Sadato, A., Hayakawa, M., Adachi, K., Nakahara, I., & Hirose, Y. (2016). Large residual volume, not low packing density, is the most influential risk factor for recanalization after coil embolization of cerebral aneurysms. *PLoS One*, *11*(5), e0155062. https://doi.org/10.1371/journal.pone.0155062.

Sherif, C., Gruber, A., Schuster, E., Lahnsteiner, E., Gibson, D., Milavec, H., et al. (2012). Computerized occlusion rating: a superior predictor of aneurysm rebleeding for ruptured embolized aneurysms. *AJNR. American Journal of Neuroradiology*, *33*(8), 1481-1487. https://doi.org/10.3174/ajnr.A3085.

Sluzewski, M., van Rooij, W. J., Slob, M. J., Bescos, J. O., Slump, C. H., & Wijnalda, D. (2004). Relation between aneurysm volume, packing, and compaction in 145 cerebral aneurysms treated with coils. *Radiology*, *231*(3), 653-658. https://doi.org/10.1148/radiol.2313030460.

Snyder, K. V., Natarajan, S. K., Hauck, E. F., Mocco, J., Siddiqui, A. H., Hopkins, L. N., et al. (2010). The balloon anchor technique: a novel technique for distal access through a giant aneurysm. *Journal of Neurointerventional Surgery*, *2*(4), 363-367. https://doi.org/10.1136/jnis.2009.002006.

Spiotta, A. M., Gupta, R., Fiorella, D., Gonugunta, V., Lobo, B., Rasmussen, P. A., et al. (2011). Mid-term results of endovascular coiling of wide-necked aneurysms using double stents in a Y configuration. *Neurosurgery*, *69*(2), 421-429. https://doi.org/10.1227/NEU.0b013e318214abbd.

Spiotta, A. M., Miranpuri, A., Chaudry, M. I., Turner, R. D., 4th, & Turk, A. S. (2013). Combined balloon stent technique with the Scepter C balloon and low-profile visualized intraluminal stent for the treatment of intracranial aneurysms. *Journal of Neurointerventional Surgery*, *5*(Suppl. 3), iii79-iii82. https:// doi.org/10.1136/neurintsurg-2012-010553.

Spiotta, A. M., Miranpuri, A. S., Vargas, J., Magarick, J., Turner, R. D., Turk, A. S., et al. (2014). Balloon augmented onyx embolization utilizing a dual lumen balloon catheter: utility in the treatment of a variety of head and neck lesions. *Journal of Neurointerventional Surgery*, *6*(7), 547-555. https://doi.org/ 10.1136/neurintsurg-2013-010833.

Thorell, W. E., Chow, M. M., Woo, H. H., Masaryk, T. J., & Rasmussen, P. A. (2005). Y-configured dual intracranial stent-assisted coil embolization for the treatment of wide-necked basilar tip aneurysms. *Neurosurgery*, *56*(5), 1035-1040 [discussion 1035-1040].

van Rooij, W. J., Sprengers, M. E., Sluzewski, M., & Beute, G. N. (2007). Intracranial aneurysms that repeatedly reopen over time after coiling: imaging characteristics and treatment outcome. *Neuroradiology*, *49*(4), 343-349. https://doi.org/10.1007/s00234-006-0200-2.

Wang, C., Tian, Z., Liu, J., Jing, L., Paliwal, N., Wang, S., et al. (2016). Flow diverter effect of LVIS stent on cerebral aneurysm hemodynamics: a comparison with Enterprise stents and the Pipeline device. *Journal of Translational Medicine*, *14*(1), 199. https://doi.org/10.1186/s12967-016-0959-9.

第 22 章

血管内血流导向治疗

Visish M. Srinivasan❶；Jacob Cherian❷；
Elad I. Levy❶❷❸；Peter Kan❹

摘 要

自20世纪90年代开始，弹簧圈栓塞一直是颅内动脉瘤血管内治疗的标准方式。目前，全新的、具有高金属覆盖率和低孔隙率的血流导向装置为颅内动脉瘤的血管内治疗提供了另一种独特方式。除了在美国国内广泛使用的Pipeline栓塞装置（美敦力）外，更多其他类似的装置已经在欧洲和亚洲得到应用，其效果已经被一系列大型临床试验较好地验证。本章中，我们回顾了血流导向装置的关键概念以及相关的主要研究，并且讨论其适应证扩大、并发症处理和未来需要研究的内容和领域。

关键词

血管内治疗；血流导向；血流导向装置；颅内动脉瘤；Pipeline

目 录

❶ 美国得克萨斯州休斯敦市贝勒医学院神经外科。

❷ 美国纽约州布法罗大学雅各布斯医学和生物科学院放射与神经外科。

❸ 美国纽约州布法罗里达健康中心盖茨血管研究所神经外科。

❹ 美国纽约州布法罗纽约州立大学东芝卒中和血管研究中心。

缩写词汇

ASPIRe	Pipeline 治疗动脉瘤的注册研究
CBCT	锥形束电脑扫描
CE	欧洲标准
CFD	计算流体力学
DIVERT	血流导向装置治疗颅内破裂椎动脉瘤和血泡样动脉瘤
EVIDENCE	血流导向支架经血管内途径治疗颅内未破裂囊状宽颈动脉瘤
FD	血流导向装置
FDA	美国食品药品管理局
FIAT	血流导向装置治疗颅内动脉瘤
FLAIR	液体衰减反转恢复序列
FRED	腔内血流转向装置
HHIP	刺猬因子相互作用蛋白

IA	颅内动脉瘤
ICA	颈内动脉
ICH	颅内出血
IntrePED	Pipeline 栓塞装置的国际回顾性研究
MCA	大脑中动脉
MMP	基质金属蛋白酶
MRI	磁共振成像
mRS	改良 Rankin 评分
OKM	O'Kelly-Marotta 分级
PComA	后交通动脉
PED	Pipeline 栓塞装置
PITA	Pipeline 用于颅内动脉瘤治疗的研究
PREMIER	Pipeline 栓塞装置治疗颅内动脉瘤的前瞻性研究
PUFS	Pipeline 用于弹簧圈无法栓塞或栓塞失败动脉瘤的治疗试验
RROC	Raymond-Roy 栓塞分级
SAH	蛛网膜下腔出血
SCENT	Surpass 用于颅内动脉瘤治疗的临床试验
SMART	动脉瘤残余简易测量法

22.1　引言

自 20 世纪 90 年代开始，弹簧圈栓塞一直是颅内动脉瘤（IA）血管内治疗的标准方式。支架和球囊辅助栓塞的出现更提高了治疗的可靠性。目前，全新的具有高金属覆盖率和低孔隙率的血流导向装置为颅内动脉瘤的血管内治疗提供了另一种独特的方式。截至目前，唯一被 FDA 批准使用的血流导向支架是 Pipeline 栓塞装置（PED，Medtronic，Minneapolis，MN）。其他装置包括 Surpass（Stryker Neurovascular，Fremont，CA）和 Silk（Balt，Montmorency，France）已应用于欧洲市场。在众多产品中，PED 是认可度最高和相关研究最多的产品，于 2011 年 4 月首先被 FDA 批准用于治疗颈内动脉岩骨段至垂体上动脉段的巨大动脉瘤。本章中，我们将回顾血流导向装置（FD）的关键概念以及相关的主要研究，并且讨论其适应证扩大、并发症处理和未来进一步研究的方向。

22.2　发展简史

血流导向是一个独特的理念，最早可追溯至 1993 年，来源于多个颅内支架植入后动脉瘤处血流动力学改变的经验（Wakhloo 等，1994）。犬类动脉瘤模型介入治疗的初步经验发现具有大量密网孔的金属支架植入后血流动力学发生变化，动脉瘤腔内血液滞留，瘤囊更易闭塞（Wakhloo 等，1994）。接下

来的10～15年，主要得益于材料科学的重大进步，神经介入手术适应证不断拓展，密网支架能够不受限于曲折的载瘤动脉在迂曲的可视踪微导管中自如通过。10年后，Wakhloo等基于广泛的前期临床研究（Lieber和Sadasivan，2010）发明了"血流导向装置"。一些制造商也对生产临床可用的血流导向装置开始感兴趣，这促进了第一个商业化的血流导向装置PED问世。此后，从2007年开始，关于PED的临床试验大量开展。

22.3 基本概念

血流导向的概念和效应机制目前尚未完全知晓，其在全球范围内的广泛使用正不断提升着我们的认知，尤其关于血流导向装置诱导动脉瘤闭塞的机制方面。与传统的血管内治疗不同，FD会降低动脉瘤腔内血流量，使得血流变缓直至瘤腔内完全血栓机化。此外，FD装置高金属覆盖率的网格状结构也促进了支架内皮化和血管内皮重构（Kojima等，2012）。"高金属覆盖率"和"低孔隙率"是常用于描述FD特征的术语，其含义基本可以互换。PED的金属覆盖率约为40%，网眼直径约为0.02～0.05mm，明显小于普通颅内支架的网眼尺寸。然而，在评价支架血流导向能力时，网孔密度常比单一的金属覆盖率指标更为重要。

与弹簧圈栓塞不同，血流导向装置可重塑动脉瘤和载瘤动脉的血流动力状态，但并不能真正在即刻闭塞动脉瘤腔，因此也常用弹簧圈栓塞辅助FD以增强其治疗效果。FD本质上属于支架，如跨越血管分支开口释放，可能影响分支血管血流。目前，有多项关于FD累及眼动脉、脉络膜前动脉以及后交通动脉（PComA）的研究。

使用FD前通常需二联抗血小板的药物准备。阿司匹林和氯吡格雷（Plavix，Bristol-Myers Squibb/Sanofi Pharmaceuticals Partnership，Bridgewater，NJ）是最常用的药物，其他药物也有使用（详见第19章）。通常在术后6个月，患者从二联抗血小板治疗过渡至单抗，动脉瘤腔内血栓形成也开始加速。随后几个月，新生血管内膜附着并沿支架生长，直至支架内腔完全内皮化。FD通过重塑病变处载瘤动脉促进动脉瘤愈合，对于穿支和分支血管的保护有不同表现，机制尚不完全清楚，但一般认为分支血管的保存或闭塞取决于其血流量。有持续血流需求的高流量分支，支架植入后通常不会有显著变化；而低流量的分支或存在侧支代偿的竞争性血流时，随着时间推移会出现流量进行性下降并最终闭塞，但通常为无症状性。

22.3.1 支架贴壁和内瘘

如前所述，将动脉瘤隔绝于循环外的主要方式是支架内皮化，而这取决于新生内皮跨越支架网眼生长的情况。因此，支架的贴壁程度是极为重要的。相反，支架错位不贴壁则会形成内瘘，支架和血管壁之间持续存在血流，减弱血流导向效应。目前，已常规使用CBCT来确认支架释放后位置的可靠性，CBCT的技术进步提高了支架的精准释放和精确评估能力。支架错位和内瘘是FD失败最常见的原因，但是可以补救。

22.3.2 闭塞机制

目前，对于FD治疗后动脉瘤闭塞机理的认识远远落后于FD的临床使用经验。简单地说，我们知道FD是有效的，但正试图了解它是怎样起效的，为什么会起效，以及什么情况下无法起效。包括Wakhloo和Kallmes等多个团队通过动物模型进行了影像、细胞和组织分析研究，以增加我们对FD机制的理解

（Sadasivan等，2006），其中的一些模型已在第3章讨论过。一般认为，FD促进动脉瘤闭塞的2个主要机制包括血液滞留/血栓形成和支架内皮化。前者发生在较早期（几小时至几天内），后者则发生在术后数月内。其中，支架内皮化被认为更重要，因为它是瘤颈闭塞的主要机制，而血栓形成则被认为是导致瘤顶和瘤囊闭塞的原因。

22.3.3 内皮化

FD植入1天内，内皮细胞与支架接触并脱落，支架和瘤颈周围发生炎症细胞趋化黏附（Kadirvel等，2014），载瘤动脉内皮化随之发生。内皮化依赖于内皮细胞下层的平滑肌细胞基质，新生内皮细胞主要募集于局部血管壁内前体细胞，少量来源于骨髓源性的祖细胞。血管内皮祖细胞最终会在支架周围和裸露的内皮下基质中定植。

FD植入后降低瘤内血流并诱导内皮化，支架网眼密度和尺寸是影响临床结局的重要因素。当然，良好贴壁也十分重要（Kadirvel等，2014），贴壁不良会明显降低FD的血流动力学效应，影响瘤颈愈合。尽管FD治疗宽颈动脉瘤和一部分梭形动脉瘤效果较理想，但从组织学层面理解窄颈动脉瘤的FD治疗效果会更佳（Kadirvel等，2014）。

22.3.4 血液滞留和血栓形成

FD影响血流动力学，造成瘤腔内血液滞留和血栓形成，而且也可将动脉瘤与血液循环隔绝。动脉瘤与载瘤动脉的几何关系及血流动力学状态影响着动脉瘤腔内的血栓形成，计算机流体力学（CFD）分析显示FD有助于减少瘤腔内血流、增加血液的滞留时间（Cebral等，2014），还可以降低血流动能和剪切率等因素，促进动脉瘤快速闭塞，尤其对于小动脉瘤和窄颈动脉瘤效果更显著。

动脉瘤形态、附近载瘤动脉上血管开口以及瘤颈等因素都会影响FD植入后流入动脉瘤的血流。理论上认为血栓形成起始于瘤顶，进而在瘤囊发展，终止于瘤颈（Cebral等，2014），而内皮化过程会促进瘤体闭塞。目前，还需要更多的大样本研究以揭示动脉瘤几何形态、血流动力学与预后之间的关系。

22.3.5 基因表达

近期，一项家兔囊状动脉瘤模型的研究观察了弹簧圈栓塞、FD治疗以及未治疗动脉瘤的基因表达变化情况（Rouchaud等，2016）。与弹簧圈栓塞的病例相比，FD治疗的动物*Keratin*8过表达，推测与诱导动脉瘤迟发破裂的纤溶酶相关。此外，FD治疗还会导致*apelin*、*Dectin*1和*HHIP*过表达，而这些分子均与血管内皮化和局部愈合有关。研究也发现，基质金属蛋白酶可能也发挥重要作用，尽管表达水平降低，但激活的MMP-9被发现参与FD植入后的动脉瘤重塑（Puffer等，2015）。其他炎症相关基因，如TNF-α在FD治疗后表达上调，而细胞标志物和结构蛋白等表达通常下调（Puffer等，2015）。虽然已有家兔囊状动脉瘤模型中的基因表达研究，但人体中FD治疗对相关基因表达的影响仍待探索。

22.4 专业术语

不同的FD装置都有其技术特性，但也有共同特征。表22.1列出了描述FD特征的专业术语和细微差别（Diaz，2017）。本章暂不深入讨论FD的使用和释放技术，更深层次的内容推荐参考文献中的两本专业书籍——《脑血管病神经介入治疗技术手册》和《神经介入技术要点》，以便进一步综合参考。

表 22.1 用于描述血流导向装置特征的专业术语

设计特征	定义	衡量指标
推送性	纵向输送能力	前送力、回撤力和移位
扭转性	经转折处输送能力	近端和远端成角移位程度
顺应性	适应刚性而弯曲形变的能力	特定长度装置弯曲刚度
可跟踪性	在迂曲解剖路径前进时保持轴向推送的能力	前送和回撤力量；柱强度
抗折性	保持横截面面积的能力	拐弯点处横截面面积减少程度
剖面刚度	刚度沿装置长轴的变化	每个区域的长度和刚度

引自 Diaz，O.（February 20，2017）. Flow diversion：When to use，technical pearls. SNIS/Joint Cerebrovascular Section Fellows Courses，Houston，TX。

22.5 常见的血流导向装置

目前仅有 PED 是经 FDA 批准并在美国国内广泛使用的产品。其他数种 FD，包括 Surpass、SILK、Flow Redirection Endoluminal Device（FRED；MicroVention，Inc.Tustin，CA，USA）、p64 Flow Modulation Device（phenox GmbH，Bochum，Germany） 和 Tubridge Vascular Reconstruction Device（MicroPortNeuroTech，Shanghai，China）可见于欧洲或亚洲市场，在美国尚处于应用评估的不同阶段，上述装置的特点归纳于表 22.2 中。早期的装置在回收方面存在局限性，新装置回收性更好，甚至可以在部分释放后 100% 回收。不同装置的输送技术和血流导向特征不同，很大程度上取决于网眼孔径和金属覆盖率。目前，绝大多数 FD 需通过 0.027 英寸微导管输送，而通过 0.017 英寸微导管输送的装置可在无创条件下到达血管更远端。

表 22.2 不同 FD 装置的产品特点总结

产品（公司）	成分	结构	金属覆盖率	孔隙大小 /mm²	直径（mm）× 长度（mm）
Pipeline Flex（Medtronic）	25% 铂金 +75% 镍钴铬合金	编织的桶状结构	30%～35%	0.02～0.05 mm²	（2.5～5）×（10～35）
Surpass（Stryker）	含铂膨胀丝的钴铬合金	编织的桶状结构，负载于中间导丝上	30%	21～32 孔 /mm²	（2.0～5.3）×（15～20）
SILK（Balt Extrusion）	镍钛合金	自膨式支架，部分编织结构	35%～55%	110～250μm	（2～5）×（15～40）
FRED 和 FRED Jr.（Microvention）	钽丝 + 自膨式镍钛合金丝	扩口式设计的双层配对支架；内层由 48 根金属丝编织；Jr. 为 36 根金属丝	24%～46%	0.0431～0.1171 mm²	（3.5～5.5）×（13～45）；Jr. 直径为 2.5～3
p64（phenox）	64 股镍钛合金丝 +2 根可示踪的铂金丝	编织的桶状结构	35%～49%	51%～60% 孔隙率，网眼直径依装置长度变化	（2.5～5）×（9～30）
Tubridge（MicroPort）	镍钛合金丝 + 可示踪的铂铱合金丝	自膨式编织支架，尾端有扩口设计	30%～35%	0.040～0.050mm²	（2.5～6.5）×（12～45）

22.6 主要相关研究

过去十年中已有一些关于FD的里程碑式研究（表22.3），了解这些研究的结果和血流导向装置的使用适应证非常重要。其中一些研究促使了动脉瘤治疗方式的重大变革，也提升了对于FD治疗结局、安全性和并发症的认知。

表 22.3 Pipeline 栓塞装置主要研究结果汇总

研究名称	致残／死率	最终随访闭塞率	动脉瘤位置／大小	复发率
PITA	6.5%	93%（术后 6 个月）	90% 位于前循环／平均 11.5mm	未报道
PUFS	5.6%	95.2%（术后 60 个月）	100% 位于颈内动脉／平均 18.2mm	0%
IntrePED	6.3%，3.8%	71%（术后 12 ～ 24 个月）	91% 位于颈内动脉／平均 10.7mm	0%
ASPIRe	6.8%，1.6%	74.8%	90.8% 位于颈内动脉／平均 14.5mm	0%

22.6.1 Pipeline用于颅内动脉瘤治疗的研究（PITA）

PITA 试验结果公布于 2011 年（Nelson 等，2011），是关于 PED（当时临床使用的 FD 绝大多数为 PED）的主要临床试验，所纳入病例均为未破裂宽颈动脉瘤或此前治疗失败者。术后 6 个月随访完全闭塞率为 93%，对各种类型动脉瘤均有较好的安全性。

22.6.2 Pipeline用于弹簧圈无法栓塞或栓塞失败动脉瘤的治疗试验（PUFS）

PUFS 试验结果公布于 2013 年（Becske 等，2013），纳入病例特征与 PITA 相似。不全相同的是，PUFS 试验中纳入了颈内动脉的大型动脉瘤（＞ 1cm），技术成功率为 99%，神经功能障碍或死亡率较低（症状性卒中或致死性卒中发生率为 5.6%）。PUFS 结果显示：接受 PED 治疗后动脉瘤总体闭塞率进行性增加，6 个月随访时完全闭塞率为 82%，1 年时达 86%，3 年时达 93.4%，5 年时则达到 95.2%（Becske 等，2017；Becske 等，2017）。据此，FDA 批准 PED 用于治疗成年人（22 岁或以上）颈内动脉岩骨段至垂体上动脉段之间的大型或巨大宽颈动脉瘤。

22.6.3 Pipeline栓塞装置的国际回顾性研究（IntrePED）

IntrePED 是一项对于 2008—2013 年间 17 个国际中心所有 PED 病例的回顾性研究（Kallmes 等，2015）。迄今为止，IntrePED 仍是纳入 PED 病例数最多的研究，包括了小动脉瘤或后循环动脉瘤等超适应证病例，反映了 PED 的真实使用情况。该研究通过约 800 例病例验证了 PED 的安全性，长期随访残死率为 8.4%，绝大多数并发症见于大型前循环或后循环动脉瘤。研究显示，在排除难治性动脉瘤（破裂、夹层或梭形动脉瘤）后残死率明显下降，而且 PED 治疗安全性与普通支架辅助弹簧栓塞相比基本持平或更好，可用于多种类型动脉瘤治疗。

22.6.4 Pipeline治疗动脉瘤的注册研究（ASPIRe）

ASPIRe 是一项前瞻性、单臂、多中心、上市后登记研究，纳入 191 例 PED 治疗的患者，共 207 枚动脉瘤，在 7 个国家的 28 个中心历时 3 年完成（Kallmes 等，2016）。由于该研究尚在进行中，目前纳入

人群规模低于 PUFS 和 IntrePED，总残疾率为 6.8%，致死率为 1.6%，最后一次随访时动脉瘤完全闭塞率为 74.8%。由于中位影像随访期较短，仅为 7.8 个月，完全闭塞率可能略低于实际预期。ASPIRe 试验中，小动脉瘤、大动脉瘤和巨大动脉瘤的占比分别为 11.6%、78.3% 和 10.1%。

22.6.5　其他研究

目前至少有 15 项 FD 相关的注册研究正在进行（正在招募受试对象或尚未发布研究结论），其中包含数个仅用于研究某一 FD 在特殊类型动脉瘤治疗中作用的独立上市后登记、单臂实验。部分研究的分类总结见表 22.4（Walcott 等，2016）。

表 22.4　目前尚在进行或近期内结束的 FD 相关临床研究汇总

项目名称	研究目标	临床试验编号
DIVERT，随机研究	PED 与最优标准方案治疗颅内破裂血泡样动脉瘤和夹层动脉瘤的对比研究	NCT01976026
EVIDENCE，随机研究	FD 与支架 + 弹簧圈方案治疗未破裂囊状宽颈动脉瘤的对比研究	NCT01811134
FIAT，随机研究	PED 与最优标准方案治疗难治性动脉瘤的对比研究	NCT01349582
PREMIER，前瞻性研究（终止，即将发布结果）	评价 PED 用于治疗前循环或后循环 ≤ 12mm 动脉瘤的效果，最远至颈内动脉末端	NCT02186561
SCENT，前瞻性研究（终止，即将发布结果）	Surpass 血流导向装置和传统治疗对于大型和巨大宽颈动脉瘤的安全性和有效性对比研究	NCT01716117
FRED，关键性研究	关于 FRED 装置的关键性研究，关注安全性、完全闭塞率和栓塞结局	NCT01801007

改编自 Walcott B P, Stapleton C J, Choudhr O, et al. Flow diversion for the treatment of intracranial aneurysms. JAMA Neurology, 2016, 73, 1002-1008. 补充附表 1.

缩写：DIVER—血流导向装置治疗颅内破裂椎动脉瘤和血泡样动脉瘤；EVIDENCE—血流导向支架经血管内途径治疗颅内未破裂囊状宽颈动脉瘤；FD—血流导向装置；FIAT—血流导向装置治疗颅内动脉瘤；FRED—腔内血流转向装置；PED—Pipeline 栓塞装置；PREMIER—Pipeline 栓塞装置治疗颅内动脉瘤的前瞻性研究；SCENT—Surpass 用于颅内动脉瘤治疗的临床试验。

22.7　超适应证治疗

目前，已有多项研究证实血流导向装置对于颈内动脉大型未破裂侧壁动脉瘤有效，也促进了多个中心对于其超适应证应用进行探索（图 22.1）。

22.7.1　小动脉瘤

FD 治疗小动脉瘤的有效性与大/巨大动脉瘤类似，使用单一装置处理多发、小型、彼此邻近的动脉瘤时更具优势。FD 可诱导载瘤动脉管腔重建，无需将微导管额外超选至小动脉瘤腔内，降低了动脉瘤的医源性破裂风险。一项中位随访期 6.5 个月的多中心队列研究纳入直径 ≤ 7mm 的颈内动脉眼段动脉瘤，完全闭塞率为 87%（Becske 等，2013），并发症率与传统血管内治疗相当，无术中破裂发生。该研究中 86% 的患者使用单个 PED 治疗，17% 为多发动脉瘤。通常认为，前循环小动脉瘤的自然病史为良性，风险程度低于同部位的大动脉瘤。但是，疾病自然进程中的风险必须个体化分析，并与 FD 治疗的围手术期风险相权衡。

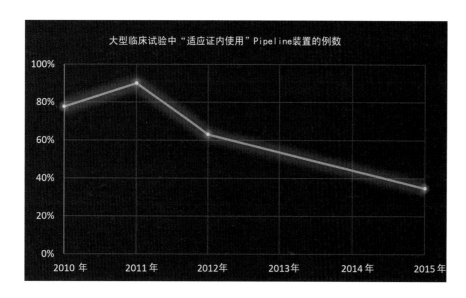

图 22.1　大型临床试验中，适应证范围内应用 Pipeline 栓塞装置（PED；Medtronic，Minneapolis，MN）的病例统计图

该图基于大型多中心临床试验或 PED 登记研究的数据，分析扩大适应证的相关研究和术者个体的成功经验，可见 PED 的超适应证使用数量明显跃升

22.7.2　破裂动脉瘤

FD 的作用是分步起效的，首先是降低动脉瘤壁的血流剪切力，随后进展至内皮重构，几个月后动脉瘤最终被完全隔绝于血液循环之外（Becske 等，2017）。降低瘤壁的血流剪切力对于预防动脉瘤破裂是否有效目前尚不清楚，但由于需要二联抗血小板药物准备，FD 在破裂动脉瘤治疗中的应用受到限制。尽管如此，迄今已有多项研究证实了 FD 治疗破裂动脉瘤的安全性和有效性（Chalouhi 等，2015；Griessenauer 等，2017；Lin 等，2015；Linfante 等，2017）。由于 FD 治疗后 24h 内需要给予负荷剂量的阿司匹林和氯吡格雷，部分中心尝试对破裂动脉瘤联合疏松的弹簧圈栓塞，或者直接采用一期弹簧圈栓塞 + 二期 FD 治疗，以降低最终血管内皮化重构前的动脉瘤再次破裂风险。一项多中心研究中 26 例破裂动脉瘤均使用 PED 治疗，其中 12 例联合弹簧圈栓塞（Lin 等，2015），平均随访 5.9 个月，完全闭塞率为 78%，预后良好率为 77%（mRS 评分 0 ～ 2 分）。

破裂动脉瘤尤其是重症患者可能需要接受有创手术，如脑室造瘘术、脑室外引流术、血肿清除术或气管切开术等，对于这类患者行 FD 治疗时需慎重考虑。为避免出血急性期的抗血小板治疗而延期行 FD 治疗会增加动脉瘤再破裂风险，疏松的弹簧圈栓塞虽可能降低上述风险，但并不能确保动脉瘤绝对安全，也不能凸显 FD 的明显优势。另一个值得关注的问题是 FD 植入后 SAH 诱导的脑血管痉挛对其的影响，一般情况下与痉挛的载瘤动脉相匹配的 FD 装置可能因痉挛缓解后载瘤动脉直径增加而发生短缩，从而导致装置移位或破裂动脉瘤重新暴露于循环内（McTaggart 等，2013）。

破裂动脉瘤治疗的巨大进展是将生物组织相容性好的表面金属材料融合到了 FD 装置中，这不仅大大降低了支架的致栓性，也降低了对于抗血小板治疗的需求（Martinez-Galdamez 等，2017）。

22.7.3　血泡样动脉瘤

血泡样动脉瘤通常因 SAH 起病，其瘤壁多由血管外膜层和血栓构成，无内膜和中膜层，无论是采用显微外科手术还是传统血管内介入治疗都相对困难（Kalani 等，2013）。由于动脉瘤体积小、基底宽、瘤壁菲薄脆弱，血管内治疗时超选置入微导管极具挑战，治疗效果也有限；而开刀术中解剖显露瘤体存在极高的破裂风险，更倾向于选择包裹加固策略。通过 FD 治疗后的内皮化重构可以回避动脉瘤内操作，获得较高的动脉瘤闭塞率和良好的临床转归（Chalouhi 等，2014；Chalouhi 等，2015；Linfante 等，2017）（图 22.2）。尽管目前尚缺乏更多的前瞻性临床研究支持，且使用时有诸多注意事项，但 FD 仍不失为一种针对破裂血泡样动脉瘤的可靠治疗方法。

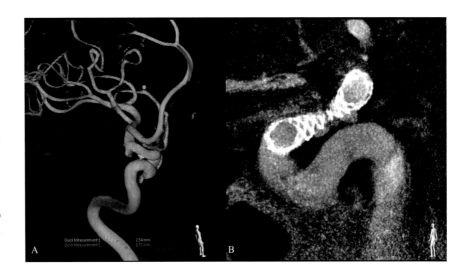

图 22.2　一例使用 PED 治疗的血泡样动脉瘤
A.右侧颈内动脉三维旋转成像，显示一血泡样动脉瘤。
B.术后 CBCT 重建显示 PED 跨血泡样动脉瘤颈处释放，并重建载瘤动脉

22.7.4　假性动脉瘤和夹层动脉瘤

与血泡样动脉瘤类似，传统的显微外科和血管内介入技术治疗夹层动脉瘤和假性动脉瘤仍极具挑战。这些动脉瘤通常表现为节段性病变而非局限性，目前已有的治疗策略包括支架植入、夹闭、旁路血管移植和载瘤动脉闭塞等。夹层动脉瘤和假性动脉瘤通常累及颈动脉颅外段以及椎动脉的硬膜外/内段。尽管 FD 治疗假性动脉瘤和夹层动脉瘤的临床结论仍需要大型前瞻性研究支持，但目前的初步研究结果令人乐观（GawliJanuel 等，2016；Saleme 等，2014）。

22.7.5　分叉部动脉瘤

分叉部动脉瘤，尤其是大脑中动脉（MCA）、颈内动脉末端、前交通复合体和基底动脉顶端的病变，对 FD 的应用提出巨大挑战。治疗中的关键点是了解 FD 覆盖一侧分支血管后对其血流的影响，已有多个报告指出大脑中动脉分叉部一干被覆盖后血流量会进行性减缓，但患者多耐受良好，无严重后遗症（Bhogal 等，2017；Gawli 等，2016；Zanaty 等，2014）。覆盖分支血管后脑组织能够耐受血流受损反映出软脑膜下侧支循环的快速代偿和竞争血流机制。

目前研究关于 FD 治疗后动脉瘤的闭塞率不尽相同，完全闭塞率最低仅为33%，最高达97%（Saleme 等，2014；Zanaty 等，2014），可能与随访时间不同有关。术后短时间内，被覆盖分支可允许一部分血流以内瘘的方式进入瘤囊，而沿弯曲血管放置的 FD 因曲度增加和孔隙直径增大，内瘘会愈加严重（Bhogal 等，2017）。然而长期来看，软膜下侧支吻合的竞争性血流最终会降低被覆盖分支的血流压力梯度，从而促进动脉瘤闭塞（Saleme 等，2014）。一些研究者建议此类病例随访期应延长至18个月，因为其动脉瘤闭塞的时间可能会比颈内动脉侧壁动脉瘤闭塞的时间更长（Gawli 等，2016；Saleme 等，2014；Yavuz 等，2014）。

22.7.6　前循环近端和远端动脉瘤

前述的多种动脉瘤均位于 FD 说明书规定的血管节段，即颈内动脉岩骨段至垂体上动脉段之间，实际上在颈内动脉远端释放 FD 也存在明显的技术挑战。

一项临床前动物研究表明，尽管高金属覆盖率的 FD 植入会覆盖穿支动脉开口，但血流仍保持正常（Cebral 等，2014）。但也有病例显示 FD 会导致脑干穿支闭塞，因此认为 FD 覆盖可能会导致 DSA 无法清晰显示细小穿支动脉闭塞，这也许是后循环病变应用 FD 后血栓栓塞事件发生率相对较高的原因

（Kallmes等，2015）。尽管某些穿支闭塞没有临床症状，一项MCA动脉瘤经FD治疗的病例观察研究显示30%的患者术后MRI复查可见M1段穿支供血区无症状性缺血灶（Kalani等，2013），但是也有一些穿支闭塞会出现非常严重的后果。

目前，多数后循环动脉瘤使用FD治疗是成功的，Albuquerque等（2015）随访观察了14例患者，均取得完全或近全闭塞的良好治疗结局，其中仅有1例并发脑血管意外。研究者们主张，FD应避免用于梭形动脉瘤或基底动脉冗长扩张症等病变节段较长的患者，因为这类病例治疗时桥接FD的操作会增加后循环穿支闭塞风险。

22.7.7　循环远端动脉瘤

由于循环远端载瘤动脉直径小，因此植入相对较硬的高金属覆盖率支架具有挑战性。近年来，跟踪性更好的导管相继出现，用于释放FD的微导管可以更接近远端目标病变（Lin等，2016）。尽管仍需要更大规模的病例研究，但近期多中心回顾性分析显示接受FD治疗的前循环远端动脉瘤完全闭塞率可高达78%（Lin等，2016）。

22.7.8　未成年患者动脉瘤

与成人动脉瘤相比，儿童动脉瘤较为罕见和复杂，通常与结缔组织病有关。儿童患者中后循环动脉瘤更常见，通常体积巨大，呈梭形外观（Kakarla等，2010）。因为多合并全身系统性疾病，自然病史尚不明确。已有儿童患者使用FD成功治疗的案例（Ikeda等，2015；Kan等，2015；Vachhani等，2016；Vargas等，2016）；然而，发育期儿童应用FD的长期耐受性尚未得到证实。即便如此，大多数已发表的病例报告均显示随访期内动脉瘤完全闭塞。其他相关问题还包括二联抗血小板治疗的敏感性差异较大，儿童患者抗血小板治疗的负荷用量和维持用量尚未明确等（Barburoglu和Arat，2017；Cobb等，2017）。

22.8　治疗结果评估

22.8.1　Raymond-Roy栓塞分级（RROC）

RROC分级一直是评价接受弹簧圈栓塞治疗的动脉瘤患者预后的标准方式，在以往研究中常规应用（Raymond和Roy，1997）。因为动脉瘤闭塞不是在手术后即刻而通常是在术后数月发生，所以针对FD治疗患者的预后评价与弹簧圈栓塞治疗不同，研究者提出了一些新的评价方式。

22.8.2　Cekirge和Saatci分级

Cekirge和Saatci于2016年提出了一种新的动脉瘤栓塞分级方式（Cekirge和Saatci，2016），可适用于所有血管内介入手术。基于RROC分级，新的分级标准增加了全新的亚组分类，并给予详细的描述。Cekirge和Saatci在分类标准中新增了第5级，对应于血流改变后的稳定重塑状态，这是FD治疗后短期随访中可预见的治疗结果。新亚类分型的1a、b和c级涉及分支动脉与动脉瘤囊的相互关系以及开放程度。Cekirge-Saatci分级方法的关键特点在于并没有将血液滞留作为一个参考因素，因为它并不直接影响预后。

22.8.3　动脉瘤残余简易测量法（SMART）

最早在阿根廷地区，Grunwald（Grunwald等，2012）根据Szikora等使用PED的经验（Szikora等，2010）发明了动脉瘤残余简易测量标准（simple measurement of aneurysm residual after treatment，SMART）。该量表简单易用，共5分，适用于FD治疗的侧壁动脉瘤和梭形动脉瘤（Grunwaldetal，2012；Kamran等，2011）。SMRAT量表尤其重视动脉瘤的血流动力学改变，关注动脉瘤腔内对比剂滞留发生在静脉期还是动脉瘤期，以及对比剂滞留的类型，其中3级栓塞（共4个栓塞等级）指贴壁良好但瘤腔内仍有少量血流。Grunwald等发现许多经FD治疗的动脉瘤，特别是梭形动脉瘤最终达到3级栓塞而非4级栓塞（完全闭塞）（Grunwald等，2012）。

22.8.4　O'Kelly-Marotta分级

O'Kelly-Marotta量表是基于PED和Silk的使用经验提出的分级标准（O'Kelly等，2010）。与SMART量表相似，OKM量表也使用不同的脑血管造影来界定分级。OKM量表包含动脉期、毛细血管期、静脉期，每期评1～3分，动脉瘤填充程度分为A～D级。这些指标的组合最终产生以阿拉伯数字划分的分级。该量表比SMART量表略微复杂，属于描述性分级，实际应用难度略大，但其综合评价准确度不及Cekirge-Saatci分级。

22.9　并发症

虽然FD治疗已被证明总体上安全有效，但也并非是一个万全之策，也有其自身特有的并发症风险。轻微的会出现暂时性头痛，严重的会出血甚至死亡。Kallmes等（2017）对PUFS、IntrePED、ASPIRe三项临床试验数据进行荟萃分析，得出了迄今纳入病例最多的FD预后和并发症相关结论，见表22.5。

表 22.5　三项大型 Pipeline 相关研究中的并发症率汇总

并发症	荟萃分析中比率 /%
同侧缺血性卒中	3.7
同侧颅内出血	2.0
残疾率	5.7
神经性死亡率	3.3
残疾率和神经性死亡率	7.1
全因死亡率	4.0

引自 Kallmes D F，Brinjikji W，Cekirge S，et al. Safety and efficacy of the pipeline embolization device for treatment of intracranial aneurysms：A pooled analysis of 3 large studies. Journal of Neurosurgery，2017，127，775-780。

22.9.1　出血性并发症

FD相关的出血性并发症包括治疗期间的医源性蛛网膜下腔出血、迟发性同侧颅内出血和治疗后急性动脉瘤破裂。同侧迟发性颅内出血的机制尚不清楚，与动脉瘤或患者自身特征的相关性并未得到验证，多个大型研究显示其发生率约为2%（Kallmes等，2015）。现有的假说包括凝血或血小板功能过度抑制、瘤壁稳定性改变、微缺血伴出血转化和血流动力学改变等。当然其发生也可能是多因素所致，涉

及上述部分或全部因素。Chitale等在2014年报道了少数情况下发生的动脉瘤急性破裂，由于发生在二联抗血小板治疗期间，所以属于相当严重的并发症。与同侧迟发性颅内出血一样，动脉瘤急性破裂的原因也不清楚。目前主要的理论假说是动脉瘤内血流状态的急性改变，导致瘤内新生血栓形成，并引发病理性自溶级联反应，造成动脉瘤壁不稳定而破裂，个体生物学差异和动脉瘤形态等因素可增加该并发症发生的风险。

22.9.2　缺血性并发症

FD相关缺血性并发症包括短暂性脑缺血发作、血栓栓塞和狭窄相关性缺血。抗血小板治疗是规避第3章内所讨论的血栓栓塞并发症的关键。许多中心在使用FD前进行VerifyNow检测（Accriva Diagnostics，San Diego，CA）。依替巴肽（Integrilin，Merck&Co.，Inc.，Kenilworth，NJ）是一种常用的、被证明能够迅速阻断或逆转急性血栓栓塞发展的药物。尽管绝大多数缺血性并发症发生在治疗急性期（手术过程中或术后24h内），但支架内狭窄及其相关的栓塞或缺血事件也可能延迟发生。

22.9.3　其他并发症

值得关注的是，许多患者尤其是大动脉瘤或治疗后对比剂明显滞留者会抱怨头痛。虽然看似微不足道，但可能严重影响未破裂动脉瘤患者的生活质量，需要进一步研究。此外，颈内动脉海绵窦段动脉瘤完全闭塞前也可能会引起短暂的颅神经症状，这可能与动脉瘤生长或治疗急性期内血流改变所引起的神经刺激有关。最后，FD治疗中也可能出现许多微梗死，虽无症状，但高分辨FLAIR MRI检测发现其发生率多达34%（Safain等，2016）。

22.9.4　治疗失败的原因

一些随机和注册研究已证实FD治疗后可获得较高的动脉瘤闭塞率。然而，仍有部分亚型的动脉瘤治疗存在困难。因此，筛选FD治疗后闭塞率较低的动脉瘤亚型非常重要，可以通过其他替代技术提高治疗水平。Shapiro等基于临床经验，对上述情况进行了相应的总结（Shapiro等，2017）。

22.9.5　既往支架植入患者的治疗

接受FD治疗的患者可能有支架辅助弹簧圈栓塞失败的经历，此时可能发生了支架错位和内瘘。对于此类患者再接受FD治疗仍缺乏足够的经验，专家更倾向于外科治疗或更积极的多个FD联合重塑血流。

22.9.6　存在分支血管的治疗

近期有针对存在分支血管的动脉瘤进行研究，特别是FD治疗失败的动脉瘤。一项多中心、近700例PED治疗动脉瘤的相关研究已发表（Kan等，2017），其中15例治疗失败的病例确定与动脉瘤累及末梢分支血管有关。末梢分支血管被定义为具有侧支结构的最小分支单位，包括累及动脉瘤的胚胎型后交通动脉（PComA）（Kan等，2016）、眼动脉及其他血管。也有研究者从几何学的角度探讨了类似概念，发现颈部有分支血管发出的动脉瘤在血管内介入治疗后闭塞存在一定困难，动脉瘤顶部发出高流量分支血管与动脉瘤闭塞率较低密切相关（Griessenauer等，2016）。类似概念也用于可能影响治疗效果的正常血管保护，例如治疗MCA动脉瘤时如何保护受累的大脑前动脉A1段或其他小穿支血管。

22.9.7　支架内瘘

到目前为止讨论的因素多与动脉瘤本身特点相关，而支架内瘘和错位则属于技术相关问题，可以通过更理想的认知和适当的操作避免。近端和远端内瘘都会影响动脉瘤最终的闭塞，通过在瘤颈部适当"推密"FD，可以预防新的供血通路形成导致动脉瘤复发；而这种新的供血通路通常在新生内膜生长越过支架覆盖的瘤颈部分后形成，并在造影时表现为延迟显影。

22.9.8　动脉瘤覆盖不足

大型动脉瘤，尤其是巨大梭形动脉瘤的治疗在技术上仍极具挑战性。给予动脉瘤颈足够长度的支架覆盖，对于保证良好的治疗结局和预防器械短缩等并发症极为重要。即使在多个FD联合应用的病例中，也可能因孔隙密度不足导致血流导向作用减弱，动脉瘤内仍存在血流灌注的情况。因此，手术需要在应用足够合适的装置获得良好的血流导向效果和避免血栓栓塞和支架内狭窄之间取得充分的平衡。

22.10　装置更新升级

血流导向装置是较为新颖的治疗器械，目前已有的仅为一代或二代产品。正在进行临床前测试的新型FD会将血流导向的治疗理念在循环远端病变的治疗中实现。未来期望通过更细的0.017英寸微导管输送更新型的装置，类似于目前最新型的颅内支架系统，如 Atlas（Stryker，Fremont，CA）等。其他创新点包括引入特殊涂层以减少血栓栓塞和FD相关微栓塞的风险（Girdhar等，2015；Hagen等，2017；Martinez-Galdamez等，2017）。

22.11　结论

血流导向治疗是神经介入技术中的一个革命性概念，它为以前难以治疗的巨大和梭形动脉瘤提供了全新的治疗思路。许多研究者已经初步理解了FD的概念，但还需要进一步的基础和临床转化研究，而不同装置的治疗经验会极大地增加我们对其作用的理解。从更广泛的治疗实践来看，在颈动脉系统小动脉瘤、血泡样动脉瘤、破裂动脉瘤、循环远端动脉瘤以及小儿动脉瘤的治疗中，FD都是安全和有效的。FD在许多大型试验中已取得成功经验，一些随机试验也正在展开，然而对于梭形椎基底动脉动脉瘤、分叉部动脉瘤和累及末梢分支血管动脉瘤的治疗效果仍有待探讨。尽管如此，在目前的全部治疗器械中，FD仍是被脑血管病医师广泛接受和认可的有效治疗工具。

（译者：吕　超　谢文字）

参考文献

Albuquerque, F. C., Park, M. S., Abla, A. A., Crowley, R. W., Ducruet, A. F., & McDougall, C. G. (2015). A reappraisal of the pipeline embolization device for the treatment of posterior circulation aneurysms. *Journal of NeuroInterventional Surgery*, 7, 641-645.

Barburoglu, M., & Arat, A. (2017). Flow diverters in the treatment of pediatric cerebrovascular diseases. *American Journal of Neuroradiology*, 38, 113-118.

Becske, T., Brinjikji, W., Potts, M. B., Kallmes, D. F., Shapiro, M., Moran, C. J., et al. (2017). Long-term clinical and

angiographic outcomes following pipeline embolization device treatment of complex internal carotid artery aneurysms: Five-year results of the pipeline for uncoilable or failed aneurysms trial. *Neurosurgery*, *80*, 40-48.

Becske, T., Kallmes, D. F., Saatci, I., McDougall, C. G., Szikora, I., Lanzino, G., et al. (2013). Pipeline for uncoilable or failed aneurysms: Results from a multicenter clinical trial. *Radiology*, *267*, 858-868.

Becske, T., Potts, M. B., Shapiro, M., Kallmes, D. F., Brinjikji, W., Saatci, I., et al. (2017). Pipeline for uncoilable or failed aneurysms: 3-year follow-up results. *Journal of Neurosurgery*, *127*(1), 81-88.

Bhogal, P., AlMatter, M., Bazner, H., Ganslandt, O., Henkes, H., & Aguilar Perez, M. (2017). Flow diversion for the treatment of MCA bifurcation aneurysms-a single centre experience. *Frontiers in Neurology*, *8*(20).

Cebral, J. R., Mut, F., Raschi, M., Hodis, S., Ding, Y. H., Erickson, B. J., et al. (2014). Analysis of hemodynamics and aneurysm occlusion after flow-diverting treatment in rabbit models. *American Journal of Neuroradiology*, *35*, 1567-1573.

Cekirge, H. S., & Saatci, I. (2016). A new aneurysm occlusion classification after the impact of flow modification. *American Journal of Neuroradiology*, *37*, 19-24.

Chalouhi, N., Zanaty, M., Tjoumakaris, S., Gonzalez, L. F., Hasan, D., Kung, D., et al. (2014). Treatment of blister-like aneurysms with the pipeline embolization device. *Neurosurgery*, *74*, 527-532. discussion 532.

Chalouhi, N., Zanaty, M., Whiting, A., Tjoumakaris, S., Hasan, D., Ajiboye, N., et al. (2015). Treatment of ruptured intracranial aneurysms with the pipeline embolization device. *Neurosurgery*, *76*, 165-172. discussion 172.

Chitale, R., Zanaty, M., Chalouhi, N., Jabbour, P., Rosenwasser, R. H., & Tjoumakaris, S. (2014). Immediate aneurysm rupture after pipeline embolization: a new complication of flow diversion. *Clinical Neurology and Neurosurgery*, *124*, 188-191.

Cobb, M. I. H., Zomorodi, A. R., Hauck, E. F., Smith, T. P., & Fernando Gonzalez, L. (2017). Optimal pediatric dosing of anti-platelet agents for pipeline stent embolization—A case report and review of the literature. *Child's Nervous System*, *33*, 685-690.

Diaz, O. (2017). In *Flow diversion: When to use, technical pearlsSNIS/joint cerebrovascular section fellows courses, Houston, TX, February 20.*

Gawlitza, M., Januel, A. C., Tall, P., Bonneville, F., & Cognard, C. (2016). Flow diversion treatment of complex bifurcation aneurysms beyond the circle of Willis: A single-center series with special emphasis on covered cortical branches and perforating arteries. *Journal of NeuroInterventional Surgery*, *8*, 481-487.

Girdhar, G., Li, J., Kostousov, L., Wainwright, J., & Chandler, W. L. (2015). In-vitro thrombogenicity assessment of flow diversion and aneurysm bridging devices. *Journal of Thrombosis and Thrombolysis*, *40*, 437-443.

Griessenauer, C. J., Ogilvy, C. S., Foreman, P. M., Chua, M. H., Harrigan, M. R., He, L., et al. (2017). Pipeline embolization device for small intracranial aneurysms: Evaluation of safety and efficacy in a multicenter cohort. *Neurosurgery*, *80*, 579-587.

Griessenauer, C. J., Ogilvy, C. S., Foreman, P. M., Chua, M. H., Harrigan, M. R., Stapleton, C. J., et al. (2016). Pipeline embolization device for small paraophthalmic artery aneurysms with an emphasis on the anatomical relationship of ophthalmic artery origin and aneurysm. *Journal of Neurosurgery*, *125*, 1352-1359.

Grunwald, I. Q., Kamran, M., Corkill, R. A., Kuhn, A. L., Choi, I. S., Turnbull, S., et al. (2012). Simple measurement of aneurysm residual after treatment: The SMART scale for evaluation of intracranial aneurysms treated with flow diverters. *Acta Neurochirurgica*, *154*, 21-26. discussion 26.

Hagen, M. W., Girdhar, G., Wainwright, J., & Hinds, M. T. (2017). Thrombogenicity of flow diverters in an ex vivo shunt model: Effect of phosphorylcholine surface modification. *Journal of NeuroInterventional Surgery 9*(10), 1006-1011.

Harrigan, M. R., & Deveikis, J. P. (2013). *Handbook of cerebrovascular disease and neurointerventional technique* (2nd ed.). New York: Springer.

Ikeda, D. S., Marlin, E. S., Shaw, A., & Powers, C. J. (2015). Successful endovascular reconstruction of a recurrent giant middle cerebral artery aneurysm with multiple telescoping flow diverters in a pediatric patient. *Pediatric Neurosurgery*, *50*, 88-93.

Kadirvel, R., Ding, Y. H., Dai, D., Rezek, I., Lewis, D. A., & Kallmes, D. F. (2014). Cellular mechanisms of aneurysm occlusion after treatment with a flow diverter. *Radiology*, *270*, 394-399.

Kakarla, U. K., Beres, E. J., Ponce, F. A., Chang, S. W., Deshmukh, V. R., Bambakidis, N. C., et al. (2010). Microsurgical treatment of pediatric intracranial aneurysms: Long-term angiographic and clinical outcomes. *Neurosurgery*, *67*, 237-249. discussion 250.

Kalani, M. Y., Zabramski, J. M., Kim, L. J., Chowdhry, S. A., Mendes, G. A., Nakaji, P., et al. (2013). Long- term follow-up of blister aneurysms of the internal carotid artery. *Neurosurgery*, *73*, 1026-1033. discussion 1033.

Kallmes, D. F., Brinjikji, W., Boccardi, E., Ciceri, E., Diaz, O., Tawk, R., et al. (2016). Aneurysm study of pipeline in an observational registry (ASPIRe). *Interventional Neurology*, *5*, 89-99.

Kallmes, D. F., Brinjikji, W., Cekirge, S., Fiorella, D., Hanel, R. A., Jabbour, P., et al. (2017). Safety and efficacy of the pipeline embolization device for treatment of intracranial aneurysms: A pooled analysis of 3 large studies. *Journal of Neurosurgery*, *127*, 775-780.

Kallmes, D. F., Hanel, R., Lopes, D., Boccardi, E., Bonafe, A., Cekirge, S., et al. (2015). International retrospective study of the pipeline embolization device: A multicenter aneurysm treatment study. *American Journal of Neuroradiology*, *36*, 108-115.

Kamran, M., Yarnold, J., Grunwald, I. Q., & Byrne, J. V. (2011). Assessment of angiographic outcomes after flow diversion treatment of intracranial aneurysms: A new grading schema. *Neuroradiology*, *53*, 501-508.

Kan, P., Duckworth, E., Puri, A., Velat, G., & Wakhloo, A. (2016). Treatment failure of fetal posterior communicating artery aneurysms with the pipeline embolization device. *Journal of NeuroInterventional Surgery*, *8*, 945-948.

Kan, P., Mokin, M., Puri, A. S., & Wakhloo, A. K. (2015). Successful treatment of a giant pediatric fusiform basilar trunk aneurysm with surpass flow diverter. *BML Case Reports*, *2015*.

Kan, P., Srinivasan, V. M., Mbabuike, N., Tawk, R. G., Ban, V. S., Welch, B. G., et al. (2017). Aneurysms with persistent patency after treatment with the pipeline embolization device. *Journal of Neurosurgery*, *126*, 1894-1898.

Kojima, M., Irie, K., Fukuda, T., Arai, F., Hirose, Y., & Negoro, M. (2012). The study of flow diversion effects on aneurysm using multiple enterprise stents and two flow diverters. *Asian Journal of Neurosurgery*, *7*, 159-165.

Lieber, B. B., & Sadasivan, C. (2010). Endoluminal scaffolds for vascular reconstruction and exclusion of aneurysms from the cerebral circulation. *Stroke*, *41*, S21-25.

Lin, N., Brouillard, A. M., Keigher, K. M., Lopes, D. K., Binning, M. J., Liebman, K. M., et al. (2015). Utilization of pipeline embolization device for treatment of ruptured intracranial aneurysms: US multicenter experience. *Journal of NeuroInterventional Surgery*, *7*, 808-815.

Lin, N., Lanzino, G., Lopes, D. K., Arthur, A. S., Ogilvy, C. S., Ecker, R. D., et al. (2016). Treatment of distal anterior circulation aneurysms with the pipeline embolization device: A US multicenter experience. *Neurosurgery*, *79*, 14-22.

Linfante, I., Mayich, M., Sonig, A., Fujimoto, J., Siddiqui, A., & Dabus, G. (2017). Flow diversion with pipeline embolic device as treatment of subarachnoid hemorrhage secondary to blister aneurysms: Dual-center experience and review of the literature. *Journal of NeuroInterventional Surgery*, *9*, 29-33.

Martinez-Galdamez, M., Lamin, S. M., Lagios, K. G., Liebig, T., Ciceri, E. F., Chapot, R., et al. (2017). Periprocedural outcomes and early safety with the use of the pipeline flex embolization device with shield technology for unruptured intracranial aneurysms: Preliminary results from a prospective clinical study. *Journal of NeuroInterventional Surgery*, *9*, 772-776.

McTaggart, R. A., Santarelli, J. G., Marcellus, M. L., Steinberg, G. K., Dodd, R. L., Do, H. M., et al. (2013). Delayed retraction of the pipeline embolization device and corking failure: Pitfalls of pipeline embolization device placement in the setting of a ruptured aneurysm. *Neurosurgery*, *72*, onsE245-250. discussion onsE250-241.

Nelson, P. K., Lylyk, P., Szikora, I., Wetzel, S. G., Wanke, I., & Fiorella, D. (2011). The pipeline embolization device for the intracranial treatment of aneurysms trial. *American Journal of Neuroradiology*, *32*, 34-40.

O'Kelly, C. J., Krings, T., Fiorella, D., & Marotta, T. R. (2010). A novel grading scale for the angiographic assessment of intracranial aneurysms treated using flow diverting stents. *Interventional Neuroradiology*, *16*, 133-137.

Puffer, C., Dai, D., Ding, Y. H., Cebral, J., Kallmes, D., & Kadirvel, R. (2015). Gene expression comparison of flow diversion and coiling in an experimental aneurysm model. *Journal of NeuroInterventional Surgery*, *7*, 926-930.

Raymond, J., & Roy, D. (1997). Safety and efficacy of endovascular treatment of acutely ruptured aneurysms. *Neurosurgery*, *41*, 1235-1245. discussion 1245-1236.

Rouchaud, A., Johnson, C., Thielen, E., Schroeder, D., Ding, Y. H., Dai, D., et al. (2016). Differential gene expression in coiled versus flow-diverter-treated aneurysms: RNA sequencing analysis in a rabbit aneurysm model. *American Journal of Neuroradiology*, *37*, 1114-1121.

Sadasivan, C., Lieber, B. B., Cesar, L., Miskolczi, L., Seong, J., & Wakhloo, A. K. (2006). Angiographic assessment of the performance of flow divertors to treat cerebral aneurysms. *Conference Proceedings: Annual International Conference of the IEEE Engineering in Medicine and Biology Society*, *1*, 3210-3213.

Safain, M. G., Roguski, M., Heller, R. S., & Malek, A. M. (2016). Flow diverter therapy with the pipeline embolization device is associated with an elevated rate of delayed fluid-attenuated inversion recovery lesions. *Stroke*, *47*, 789-797.

Saleme, S., Iosif, C., Ponomarjova, S., Mendes, G., Camilleri, Y., Caire, F., et al. (2014). Flow-diverting stents for intracranial bifurcation aneurysm treatment. *Neurosurgery*, *75*, 623-631. quiz 631.

Shapiro, M., Becske, T., & Nelson, P. K. (2017). Learning from failure: persistence of aneurysms following pipeline embolization. *Journal of Neurosurgery*, *126*, 578-585.

Szikora, I., Berentei, Z., Kulcsar, Z., Marosfoi, M., Vajda, Z. S., Lee, W., et al. (2010). Treatment of intracranial aneurysms by functional reconstruction of the parent artery: The Budapest experience with the pipeline embolization device. *American Journal of Neuroradiology*, *31*, 1139-1147.

Vachhani, J. A., Nickele, C. M., Elijovich, L., Klimo, P., & Arthur, A. S. (2016). Flow diversion for treatment of growing A2 aneurysm in a child: Case report and review of flow diversion for intracranial aneurysms in pediatric patients. *World Neurosurgery*, *96*, 607 e613-607 e617.

Vargas, S. A., Diaz, C., Herrera, D. A., & Dublin, A. B. (2016). Intracranial aneurysms in children: the role of stenting and flow-diversion. *Journal of Neuroimaging*, *26*, 41-45.

Wakhloo, A. K., Schellhammer, F., de Vries, J., Haberstroh, J., & Schumacher, M. (1994). Self-expanding and balloon-expandable stents in the treatment of carotid aneurysms: An experimental study in a canine model. *American Journal of Neuroradiology*, *15*, 493-502.

Walcott, B. P., Stapleton, C. J., Choudhri, O., & Patel, A. B. (2016). Flow diversion for the treatment of intracranial aneurysms. *JAMA Neurology*, *73*, 1002-1008.

Yavuz, K., Geyik, S., Saatci, I., & Cekirge, H. S. (2014). Endovascular treatment of middle cerebral artery aneurysms with flow modification with the use of the pipeline embolization device. *American Journal of Neuroradiology*, *35*, 529-535.

Zanaty, M., Chalouhi, N., Tjoumakaris, S. I., Gonzalez, L. F., Rosenwasser, R., & Jabbour, P. (2014). Flow diversion for complex middle cerebral artery aneurysms. *Neuroradiology*, *56*, 381-387.

第 23 章

瘤腔内血流导向治疗

Christopher Nickele❶；Ahmed Cheema❶；
Daniel Hoit❶；AdamS. Arthur❶

摘 要

瘤腔内血流导向是颅内动脉瘤治疗的一种全新策略，它为宽颈动脉瘤提供了安全、快速和可靠的治疗方法，同时还避免了在载瘤动脉中遗留金属材料，也无需相应的抗血小板药物治疗。本章回顾分析目前可用的瘤腔内血流导向装置和相关文献。

关键词

瘤腔内；脑动脉瘤；血管内；神经血管；神经介入

目 录

❶ 美国田纳西州孟菲斯市田纳西大学健康科学中心塞米斯 - 墨菲诊所神经外科。

23.1　血流导向的背景和概念

腔内血流导向装置与血管内血流导向装置，如Pipeline（ev3-Covidien，Irvine，USA）、FRED（Microvention，Tustin，USA）和Surpass（Stryker，Kalamazo，USA）等的原理类似，希望通过减少和减慢动脉瘤腔内血流，促进血栓形成和新生内膜生长，最终实现动脉瘤隔离于正常动脉解剖结构之外的治疗目标（Pietro等，2011）。血管内血流导向是通过支架导管在血管腔内跨越动脉瘤颈释放金属覆盖率约20%～30%的支架来发挥血流导向作用（Shapiro等，2014）。与之不同的是，腔内血流导向装置则是被放置于动脉瘤腔内，也可以在动脉瘤颈部产生高金属覆盖率的效果，诱导瘤腔内血栓形成并在瘤颈处提供促进内皮细胞生长和内皮化修复的支撑（Kwon等，2011）。血管内血流导向装置通常不作为分叉部宽颈动脉瘤（wide-neck bifurcation aneurysms，WNBA）的治疗选择，而腔内血流导向装置则为该类型动脉瘤提供了另一种有效的血管内治疗方式，较以往的Y型支架辅助栓塞更为便捷易行。目前有两种腔内血流导向装置问世，部分仍在开展临床试验。其中，Woven EndoBridge（WEB）装置（Sequent，Aliso Viejo，USA）已通过CE认证并完成FDA注册临床试验的病例纳入和1年期随访，后续可能会纳入更多患者以观察更小输送系统的治疗效果。另一种是Luna动脉瘤栓塞系统（Luna AES）（Covidien，Mansfield，USA），该装置尚不能在美国使用，但已在欧洲获得CE认证，拟重新命名为Artisse。本章内，我们将同时讨论上述两种装置，但由于目前大多数数据都来源于WEB的临床试验，因此重点讨论WEB装置。

23.2　Luna动脉瘤栓塞系统（Luna Aes）——Artisse

23.2.1　装置特性

Luna是一种镍钛合金质地、外观呈卵圆形的自膨式腔内血流导向装置，由72根直径25μm的镍钛合金丝编织，最终形成了一个144根网丝的网状外观结构，其两端用不透射线的铂铱合金设置标记点（Kwon等，2011）。该装置有多种尺寸，可通过0.027英寸的微导管输送和释放，解脱方式与弹簧圈相似，外观分球形和喇叭形2种。Luna目前尚未在美国获批使用，但在欧洲已经开始临床应用，其技术已被美敦力公司购买并重新命名为Artisse。

23.2.2　血管内治疗技术

释放Artisse装置通常需要一套三轴导管系统，包括一个导引血管鞘、一条中间导管和一条微导管。所有尺寸的Artisse都被设计成可通过0.027英寸微导管输送和释放。与WEB装置相比，Artisse可供选择的规格比较有限，但微导管的规格无需变化。

为确定治疗装置的尺寸，需要在两个不同DSA影像平面测量瘤囊直径和瘤颈的最大值和平均值。根据动脉瘤的整体形状选择球形或喇叭状装置，且其直径与动脉瘤实际直径类似或略宽，以确保装置在动脉瘤腔内位置稳定且贴壁良好。需要注意的是，应使用互相垂直的两个DSA透视图来确定装置尺寸，并在互相垂直的两个DSA路径图监视下释放装置。

通常，动脉瘤腔内微导管需要微导丝引导配合就位，然后将装置经导入鞘引入微导管内。腔内血流导向装置治疗的第一步与弹簧圈栓塞动脉瘤非常类似，将装置推送至微导管末端，轻轻推动推送杆，回撤微导管并释放腔内栓塞装置。一旦装置开始在腔内成形，就会变得更柔软，此时微导管在瘤腔内移位

会非常安全。若位置不理想，装置可回收和重新释放3次。回收时需牵引推送杆以软化肩部，然后跟进微导管实现装置回收。

　　一旦整体位置相对满意，便应行脑血管造影，以确保装置在瘤腔内贴壁良好，近端恰好位于动脉瘤颈，推送杆无张力，此时可使用电解脱装置解脱。

23.2.3　治疗结果和相关临床试验

　　虽然Artisse装置在设计概念上类似WEB，但仍需进一步研究以确定其在WNBA中的适用性。该装置已在欧洲获得CE认证，但尚未通过FDA批准。目前可获得的相关研究数据十分有限，但初步研究显示50例患者中70.4%达到完全或近全闭塞（Piotin等，2013）。

23.3　Woven Endobrige（WEB）装置

23.3.1　装置特性

　　WEB是一种自膨式、微型镍钛合金质地的网状结构装置，由一个灵活的推送杆输送，可回收和电解脱分离，类似于弹簧圈（Ding等，2011；Mine等，2014）。它由216～288根镍钛合金丝组成，在第一代装置中有三个不透射线的铂铱合金标记点。镍钛合金丝被设计集中聚集在装置底部标记点位置，不仅增加了金属覆盖率，还可精确降低动脉瘤颈部的孔隙率。最初的WEB装置是一种双侧篮状镍钛合金结构，而新一代装置为单层篮状或球形外观，透视下可视性更好，仅有两个标记点。WEB装置的规格为4～11mm，其高度也不同，且宽度通常大于高度。球形WEB仅有一个单一的测量直径，其高度通常略小于宽度，因此并不是一个完美球体（图23.1）。

23.3.2　血管内治疗技术

　　在欧洲，WEB被批准用于治疗WNBA。与其他血流导向装置一样，其规格选择是手术中至关重要的一步。动脉瘤体的高度和宽度，需要在两个互相垂直的透视图下分别测量，然后取其平均值。确定装置规格时，宽度通常选择大于平均测量值1mm，高度通常选择小于平均测量值1mm为宜。上述选择主要是考虑装置无需完全填充动脉瘤全高，但需要在瘤颈提供最理想的侧壁径向力。如果装置能够完全封堵瘤颈并诱导血栓形成，动脉瘤便会随着内皮化的进程而被隔绝于循环外。标准装置形状是为桶状动脉瘤设计的，这类动脉瘤颈部宽度和瘤顶接近，而对于所谓的"窄颈"动脉瘤则需要使用球形装置。

　　装置可通过标准的三轴导管系统释放，包括一根6F指引导管，如Neuron Max（Penumbra，

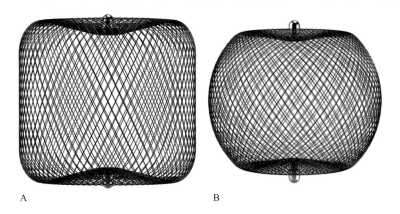

A　　　　　　　　　　　　　B

图23.1　单层篮状 WEB（A）和单层球形 WEB 装置外观图（B）
注意球形装置并非完美球体，两端为扁平状

Alameda，USA）；一根颅内支撑导管，如Navien（Ev3-Covidien，Irvine，USA）；以及一根相应的装置输送微导管，包括VIA17、21、27或33（Sequent，Aliso Viejo，USA）（Klisch等，2011）。伴随着技术进步，WEB输送系统的尺寸也在逐步缩小。作为上述标准系统的替代，任何相似尺寸的指引导管和中间导管均可被选用。

选择VIA微导管尺寸应该根据治疗所选装置的规格决定，第二代WEB可以通过内径0.021英寸或0.027英寸的微导管输送，而第一代WEB则需要更大的VIA导管（0.033英寸内径）。

理想情况下，根据动脉瘤治疗需要，中间导管头端应定位于颈内动脉床突上段或椎-基底动脉交界处以提供足够支撑。VIA微导管头端可深入瘤颈约2/3瘤高的位置，以便在不接触瘤顶的情况下有足够空间释放WEB装置。在此，动脉瘤体长轴与载瘤动脉长轴的关系是值得关注的，如果动脉瘤体长轴偏离载瘤动脉长轴超过30°或45°，那么VIA微导管头端则会指向动脉瘤侧壁，WEB的释放则会比较困难。

当WEB远端最初从微导管中释放时，其形态是线状聚合的，前1/3完成释放后开始展开成形，此时WEB会变得更软，需要调整VIA微导管在瘤腔内的位置，使WEB能恰好覆盖动脉瘤颈部或通过调整稍改变其轴线位置。当WEB呈线性聚合状态露出微导管时比较硬，也相对危险，需要通过标准"剥皮"方式释放，即轻轻地推注输送导丝，然后缓慢回撤微导管。

如果动脉瘤体长轴明显偏离载瘤动脉长轴，WEB释放后可能会在动脉瘤内整体倾斜，其与VIA微导管内的推送杆局部接触、解脱困难，并且在解脱之前无法完全顺应动脉瘤腔的形态,除非被迫前推或回撤微导管以解脱装置。然而，因为整个装置已经完全成形但尚未解脱，这种操作是极其危险的。当WEB完全解脱并脱离推送杆的束缚时，它可能会在动脉瘤腔内有轻微的转向。此时，只能通过微导管轻微推动装置下端来进行小幅度调整，以确保其有合适的瘤腔内角度。

如果WEB植入方向理想，那么在正确评估后即可将其解脱。解脱前需要在工作位进行两次垂直角度的DSA透视，以评估装置相对于动脉瘤颈的位置。如有需要，还可以进行注射稀释对比剂的Dyna CT动态观察。在我们中心，解脱前会使用3%的稀释对比剂注射并在相关区域进行109kV 20s的Dyna CT进行评估（Struffert等，2014；Timsit等，2016）。装置位于动脉瘤颈部可能最终形成凹面形态，并可能有轻微的对比剂充盈，但瘤颈处WEB的凹面形状不会增加动脉瘤未来的破裂风险，这是一个可以接受的理想治疗结果（Fiorella等，2015）。

WEB是电解脱分离的，如果需要重新定位或需要更换其他尺寸，只要没有解脱，均可完整回收。回收WEB时需顶住VIA微导管并轻轻回撤推送杆，破坏装置"肩部"形态，随后将其完全回收至微导管内。与标准形状的WEB相比，球形WEB的回收更容易实现，而双层网篮结构的装置回收最为困难。回收时一旦装置近端部分开始聚拢延长，VIA微导管就可以轻微前送，与此同时回撤推送杆，随后整个装置即可被拉回微导管内。需要特别注意的是，如果微导管在WEB肩部结构收拢前就已进行了推送，那么当其形态逐渐收拢后，可能导致装置连同微导管整体向前移位并损伤动脉瘤壁（Lubicz等，2013）。

WEB释放前需要使用肝素，但术前无需额外的抗血小板或抗凝治疗。尽管如此，更为谨慎地让患者在术前接受二联抗血小板治疗也是可行的，因为如果WEB装置无法顺利植入，仍可以采用支架辅助下的弹簧圈栓塞作为补救方案。

23.3.3　治疗结果和相关临床试验

瘤内血流导向装置的概念和产品设计自2007年开始一直至今，2011年德国Erfurt首次报告将其用于临床治疗（Klisch等，2011）。2011年初的早期动物研究为血流导向装置用于WNBA治疗提供了在体数据（Ding等，2011），研究使用弹性蛋白酶诱导白兔动脉瘤模型并接受WEB治疗，每隔1年进行DSA造影，结果显示83%的动脉瘤在术后即刻达到完全闭塞或近全闭塞，即刻未完全闭塞的动脉瘤中有约58%的动脉瘤在随后的造影中进行性闭塞；总共24个动脉瘤13%复发，主要见于治疗后即刻未完全闭塞的

病变。

　　此后，相继出现了WEB治疗宽颈动脉瘤的小规模病例研究，结果显示基底动脉和大脑中动脉动脉瘤均表现出良好的即刻闭塞率和2个月随访时的持续闭塞率（Klisch等，2011；Colla等，2013）。后续的病例系列研究涉及前循环和后循环宽颈动脉瘤，闭塞率结果不一，介于67%～80%之间（Behme等，2015；Caroff等，2014；Caroff等，2015；Cognard和Januel，2015；Hurst，2014；Liebig等，2015；Mine等，2014；Papagiannaki等，2014；Pierot等，2012；Schubert，2015；Shapiro等，2014；Wallner等，2012），血栓栓塞事件发生率为3.8%～10.7%。

　　WEB治疗囊状动脉瘤的临床研究（The WEB Clinical Assessment of Intra-saccular Aneurysm Therapy，WEBCAST）是欧洲的一项多中心、前瞻性临床研究，纳入51例宽颈动脉瘤（Pierot等，2016；Pierot等，2016），平均随访1年。该研究中仅使用第一代WEB装置进行治疗，48名患者成功置入WEB（94%），4例需要进一步的血管内辅助治疗。尽管17.6%的患者并发血栓栓塞事件，但仅有1例（2%）遗留永久性神经功能障碍。术后1年，85.4%的患者获得可以接受的治疗结果，其中56.1%完全闭塞，29.3%近全闭塞，14.6%存在动脉瘤残留。WEBCAST研究结果与一项法国的观察研究共同纳入了113例宽颈动脉瘤（其中83例使用双层网篮装置，30例使用单层网篮装置），综合数据显示86%的患者取得了满意的治疗结局，总体并发症发生率为2.7%（Clajus等，2017；Pierot等，2015、2016）。两项研究均同时纳入了前循环和后循环宽颈动脉瘤，既包括破裂动脉瘤，也包括未破裂动脉瘤。

　　在本章即将结束之际，我们期待已完成1年期随访的WEBIT（WEB intra-saccular therapy study）美国注册试验结果。此外，CLARYS研究（clinical assessment of WEB device in ruptured aneurysms）正在积极纳入病例中。

23.4　讨论

　　上述腔内血流导向装置，尽管仍需进一步研究，但为WNBA的治疗提供了有益的选择。早期研究数据显示，相对于支架辅助或球囊辅助弹簧圈栓塞，腔内血流导向装置植入改善了WNBA的治疗结局。因此，它们可能在动脉瘤的未来治疗中发挥重要作用（Williamson等，2015）。相对于支架辅助弹簧圈栓塞，腔内血流导向装置无需抗血小板治疗是其一大优势。其他优势还包括手术时间相对较短，仅有一枚植入物而非多个弹簧圈植入等。与动脉瘤外科夹闭术相比，腔内血流导向装置治疗WNBA更为有利，可将WNBA转化为更适宜血管内治疗的病变。

（译者：吕　超　谢文宇）

参考文献

Behme, D., Berlis, A., & Weber, W. (2015). Woven EndoBridge intrasaccular flow disrupter for the treatment of ruptured and unruptured wide-neck cerebral aneurysms: Report of 55 cases. *AJNR— American Journal of Neuroradiology*, *36*(8), 1501-1506.

Caroff, J., Mihalea, C., Dargento, F., Neki, H., Ikka, L., Benachour, N., et al. (2014). Woven Endobridge (WEB) device for endovascular treatment of ruptured intracranial wide-neck aneurysms: A single- center experience. *Neuroradiology*, *56*(9), 755-761.

Caroff, J., Mihalea, C., Klisch, J., Strasilla, C., Berlis, A., Patankar, T., et al. (2015). Single-layer WEBs: Intrasaccular flow disrupters for aneurysm treatment-feasibility results from a European study. *AJNR—American Journal of Neuroradiology*, *36*(10), 1942-1946.

Clajus, C., Strasilla, C., Fiebig, T., Sychra, V., Fiorella, D., & Klisch, J. (2017). Initial and mid-term results from 108 consecutive patients with cerebral aneurysms treated with the WEB device. *Journal of NeuroInterventional Surgery 9*(4), 411-417.

Cognard, C., & Januel, A. C. (2015). Remnants and recurrences after the use of the WEB intrasaccular device in large-neck

bifurcation aneurysms. *Neurosurgery*, *76*(5), 522-530. discussion 530.

Colla, R., Cirillo, L., Princiotta, C., Dallólio, M., Menetti, F., Vallone, S., et al. (2013). Treatment of wide- neck basilar tip aneurysms using the Web II device. *The Neuroradiology Journal*, *26*(6), 669-677.

Ding, Y. H., Lewis, D. A., Kadirvel, R., Dai, D., & Kallmes, D. F. (2011). The Woven EndoBridge: A new aneurysm occlusion device. *AJNR—American Journal of Neuroradiology*, *32*(3), 607-611.

Fiorella, D., Arthur, A., Byrne, J., Pierot, L., Molyneux, A., Duckwiler, G., et al. (2015). Interobserver variability in the assessment of aneurysm occlusion with the WEB aneurysm embolization system. *Journal of Neurointerventional Surgery*, *7*(8), 591-595.

Hurst, R. (2014). Response to letter to the editor. Antiplatelet therapy and the WEB II device. *The Neuroradiology Journal*, *27*(3), 370.

Klisch, J., Sychra, V., Strasilla, C., Liebig, T., & Fiorella, D. (2011). The Woven EndoBridge cerebral aneurysm embolization device (WEB II): Initial clinical experience. *Neuroradiology*, *53*(8), 599-607.

Kwon, S. C., Ding, Y. H., Dai, D., Kadirvel, R., Lewis, D. A., & Kallmes, D. F. (2011). Preliminary results of the luna aneurysm embolization system in a rabbit model: A new intrasaccular aneurysm occlusion device. *AJNR—American Journal of Neuroradiology*, *32*(3), 602-606.

Liebig, T., Kabbasch, C., Strasilla, C., Berlis, A., Weber, W., Pierot, L., et al. (2015). Intrasaccular flow disruption in acutely ruptured aneurysms: A multicenter retrospective review of the use of the WEB. *AJNR—American Journal of Neuroradiology*, *36*(9), 1721-1727.

Lubicz, B., Mine, B., Collignon, L., Brisbois, D., Duckwiler, G., & Strother, C. (2013). WEB device for endovascular treatment of wide-neck bifurcation aneurysms. *AJNR—American Journal of Neuroradiology*, *34*(6), 1209-1214.

Mine, B., Pierot, L., & Lubicz, B. (2014). Intrasaccular flow-diversion for treatment of intracranial aneurysms: The Woven EndoBridge. *Expert Review of Medical Devices*, *11*(3), 315-325.

Papagiannaki, C., Spelle, L., Januel, A. C., Benaissa, A., Gauvrit, J. Y., Costalat, V., et al. (2014). WEB intrasaccular flow disruptor-prospective, multicenter experience in 83 patients with 85 aneurysms. *AJNR—American Journal of Neuroradiology*, *35*(2111), 2106-2111.

Pierot, L., Costalat, V., Moret, J., Szikora, I., Klisch, J., Herbreteau, D., et al. (2016). Safety and efficacy of aneurysm treatment with WEB: Results of the WEBCAST study. *Journal of Neurosurgery*, *124*(5), 1250-1256.

Pierot, L., Moret, J., Turjman, F., Herbreteau, D., Raoult, H., Barreau, X., et al. (2015). WEB treatment of intracranial aneurysms: Clinical and anatomic results in the French observator. *American Journal of Neuroradiology*, *37*(4), 655-659.

Pierot, L., Liebig, T., Sychra, V., Kadziolka, K., Dorn, F., Strasilla, C., et al. (2012). Intrasaccular flow- disruption treatment of intracranial aneurysms: Preliminary results of a multicenter clinical study. *AJNR—American Journal of Neuroradiology*, *33*(7), 1232-1238.

Pierot, L., Arthur, A., Spelle, L., & Fiorella, D. (2016a). Current evaluation of the safety and efficacy of aneurysm treatment with the WEB device. *AJNR—American Journal of Neuroradiology*, *37*(4), 586-587.

Pierot, L., Spelle, L., Molyneux, A., & Byrne, J. (2016c). Clinical and anatomical follow-up in patients with aneurysms treated with the WEB device: 1-year follow-up report in the cumulated population of 2 prospective, multicenter series (WEBCAST and French Observatory). *Neurosurgery*, *78*(1), 133-141.

Pietro, I. D., Urso, G. L., Cloft, H. J., & Kallmes, D. F. (2011). Flow diversion for intracranial aneurysms: A review. *Stroke*, *42*, 2363-2368.

Piotin, M., Biondi, A., Sourour, N., Mounayer, C., Andersson, T., Söderman, M., et al. (2013). Oral abstract: Treatment of intracranial aneurysms with the LUNA AES updated. *Journal of NeuroInterventional Surgery*, *5*(Suppl. 2), A9-A10.

Schubert, G. A. (2015). Challenges of the WEB device for intracranial aneurysms: How to widen the spectrum and compare favorably. *AJNR—American Journal of Neuroradiology*, *36*(5), 928-929.

Shapiro, M., Raz, E., Becske, T., & Nelson, P. K. (2014). Variable porosity of the pipeline embolization device in straight and curved vessels: A guide for optimal deployment strategy. *AJNR—American Journal of Neuroradiology*, *35*(4), 727-733.

Struffert, T., Lang, S., Adamek, E., Engelhorn, T., Strother, C. M., & Doerfler, A. (2014). Angiographic C-arm CT visualization of the Woven EndoBridge cerebral aneurysm embolization device (WEB): First experience in an animal aneurysm model. *Clinical Neuroradiology*, *24*(1), 43-49.

Timsit, C., Soize, S., Benaissa, A., Portefaix, C., Gauvrit, J. Y., & Pierot, L. (2016). Contrast-enhanced and time-of-flight MRA at 3T compared with DSA for the follow-up of intracranial aneurysms treated with the web device. *AJNR—American Journal of Neuroradiology*, *37*(1689), 1684-1689.

Wallner, A. K., Broussalis, E., Hauser, T., Trinka, E., & Killer-Oberpfalzer, M. (2012). Coiling after treatment with the Woven EndoBridge cerebral aneurysm embolization device. A case report. *Interventional Neuroradiology*, *18*(2), 208-212.

Williamson, R. W., Sauvageau, E., & Hanel, R. A. (2015). Intrasaccular flow diversion for wide-neck bifurcation aneurysms: Should the bar be set higher? *World Neurosurgery*, *84*(2), 207-208.

第 24 章

球囊闭塞试验

Brian P. Walcott❶；Robin Babadjouni❶；
Benjamin Yim❶；William J. Mack❶

摘 要

球囊闭塞试验（balloon test occlusion，BTO）是一项血管内介入技术，其原理是利用球囊在动脉血管内暂时充盈、阻断血流来评估特定动脉血流缺失后侧支循环的代偿能力。由于在复杂动脉瘤或肿瘤的治疗过程中可能需要牺牲供血动脉，而球囊闭塞试验对于明确是否需要重建血运非常必要。联合应用BTO与核医学辅助的脑血流测量技术，对准备实施永久性血管闭塞的病例进行评估，非常有助于预测对于血管闭塞的耐受性。在此，我们总结BTO试验的适应证、技术和潜在并发症。

关键词

球囊；血管内介入；闭塞；缺血；牺牲

目 录

---

❶ 美国加利福尼亚州洛杉矶市南加州大学神经外科。

24.1 背景

球囊闭塞试验（BTO）广义上是指通过短暂性充盈球囊阻断血流，来评估侧支循环是否对所闭塞血管供血区域有充分灌注代偿的一种技术。由于个体间侧支循环差异很大，该技术在评估脑组织对供血动脉的依赖性时非常有必要。通常，在复杂脑动脉瘤治疗前，特别是可能需要结扎或牺牲部分供血动脉时需要行BTO。另外，头颈部肿瘤如累及颈部大血管，治疗时也需要准确评估受累动脉，这对判断肿瘤的切除程度，甚至是制订治疗计划非常关键。总而言之，BTO大大增加了对于脑组织受累于供血血管程度的判断准确性，一定意义上可预测治疗后缺血的风险，但并不能完全依靠BTO来推测缺血症状的发生与否。在此，我们将回顾临床实践中常见的BTO使用适应证，并描述其具体技术细节。

24.2 适应证

24.2.1 动脉瘤治疗

尽管绝大多数脑动脉瘤可以通过显微外科夹闭或不断革新的血管内技术得以有效治疗，但仍然存在一些病变必须通过血运重建技术才能避免治疗后的缺血性并发症（Lawton等，2003）。以前，由于外科手术中显露困难且动脉瘤呈梭形，颈内动脉海绵窦段的巨大动脉瘤多采用闭塞载瘤动脉的方法治疗。对于这些病例，需先暂时性闭塞血管，继而实施永久性闭塞。尽管也会发生即刻或迟发性缺血，但是这种动脉瘤连同载瘤动脉同时闭塞的非血运重建式治疗总体是成功的（Berenstein等，1984；Higashida等，1990；Larson等，1995）。自此以后，基于载瘤动脉血流重建概念的症状性海绵窦段动脉瘤治疗策略，即血管内血流导向装置植入在很大程度上取代了闭塞载瘤动脉的方法（Walco Stapleton等，2016）。尽管如此，我们必须承认血流导向治疗时代之前的经验为我们提供了关于Willis环代偿急性血管闭塞能力的最好临床数据，甚至包括颈内动脉近端水平的闭塞。

目前，BTO最常用于后循环病变治疗中，因为椎动脉闭塞被认为是节段性动脉瘤或血管夹层根治的方式。虽然个体间的解剖差异较为常见，但一般认为单侧椎动脉血流（当两侧椎动脉管径相近时）足以满足整个后循环需要。在闭塞小脑后下动脉（PICA）近端椎动脉前，可行临时BTO，以判断对侧椎动脉血流是否可均匀充盈双侧PICA。在实施永久性血管闭塞前，如果没有球囊封闭，而仅是经对侧注射对比剂观察，可能无法有效确认对侧血流代偿情况。若BTO失败，可选择多种重建血管的外科治疗方法，包括颅内-颅内血管搭桥和颅外-颅内血管搭桥等（Czabanka等，2011；Pisapia等，2011）。

对于治疗失败或不适合血流重建治疗的各种复杂动脉瘤，外科手术进行血运重建或载瘤动脉闭塞仍是一种重要的治疗方式（Sughrue等，2011）。但是，术前有必要权衡血运重建手术和载瘤动脉闭塞的相关风险，而这种权衡通常很难通过CTA实现。随着定量MRA技术的应用，脑组织的血流需求和潜在侧支循环情况可能在术前就可以明确（Brisman等，2012；Zhao等，2007），术中血流的再分配和血流调整策略也可尽早计划。在目前的临床治疗中，因考虑到BTO的II型风险（即假阴性），前循环动脉瘤应首选血运重建策略，较少行BTO。其他需要行BTO的情况包括外伤性和医源性颈内动脉动脉瘤（假性动脉瘤），这种病变由于缺乏囊状结构，不适宜单纯弹簧圈栓塞或各种形式的介入血流重建技术（Nerva等，2015），血管闭塞可能是最为安全有效的治疗手段，特别是对于反复出血的患者而言（Chen等，1998）。

24.2.2 累及颈内动脉的头颈部肿瘤治疗

颈内动脉穿越颈部、颅底，进入蛛网膜下腔，整个行程都属于头颈部肿瘤好发部位，可能发生的肿瘤包括良性颅底肿瘤（如脑膜瘤）和恶行肿瘤（如鳞状细胞癌等）。可想而知，这些肿瘤的生长非常容易影响动脉血流，甚至导致远端脑组织发生卒中。此外，若这些肿瘤存在侵袭性特征时，往往需要切除所累及的动脉血管以实现肿瘤根治。由于血运重建手术最好在非急诊情况下实施，因此术前包括 BTO 等在内的充分评估对于手术策略的制订至关重要。

虽然颅底肿瘤的病理特性多种多样，但当累及颈动脉时，治疗团队必须面临的问题是肿瘤是否可以在不影响颅内血供的前提下彻底切除。对于绝大多数毗邻或包绕颈动脉的肿瘤，血运重建并非必需，因为绝大多数的病变并非以浸润生长的方式累及脑组织或动脉。术前预测为高级别肿瘤者确实可能侵犯血管，也可能是由颈动脉分支供血，需要较为激进的外科手术策略（Kotapka 等，1994；Shaffrey 等，1999；Hirsch 等，1993；Yousemetal，1995）。通常来讲，我们认为以下这些情况时如果不牺牲颈动脉则很难实现肿瘤的完整切除：肿瘤完全包裹颈动脉、复发肿瘤、肿瘤压迫造成动脉管腔狭窄、有颈部放射治疗史、术前已知/怀疑病理学高分级。此时，基于 BTO 的脑侧支循环代偿评估有助于医师精确判断同侧颈内动脉血流的重要性。当然，即便决定牺牲颈动脉以达到肿瘤全切时，是否还应行血运重建手术仍存在争议。对于球囊闭塞试验失败的患者，很显然需要进行旁路血管移植以避免术后缺血。然而，不可否认的是，那些存在良好侧支循环并可以耐受 BTO 的患者在治疗后仍可能出现缺血性并发症（Linskey 等，1994；Ryu 等，1996），这种风险必须与血运重建手术的风险相权衡（Abdulrauf，2005；Kalani 等，2014；Lawton 和 Spetzler，1996；Pisapia 等，2011；Ramanathan 等，2012；Sekhar 等，2008）。此外，还应关注患者的全身健康状况和年龄，这些都是难以量化评估的风险因素，但在经验层面上通常认为会影响颅底肿瘤和血运重建手术的效果。

24.3 技术

24.3.1 基本原则

简单来说，BTO 是通过血管腔内球囊的暂时充盈并阻断血流来确定组织在血流缺失后对于侧支循环代偿的适应性。BTO 主要用于检查向大脑供血的大血管（如颈动脉、椎动脉），也可对较小的脑血管（如大脑后动脉）进行检测。患者接受选择性导管造影和 BTO 之前，应使用无创血管成像（CTA 等）进行评估，以发现是否存在永存胚胎型动脉（如永存三叉动脉），这属于颈动脉闭塞的相对禁忌证。无创的血管检测也可用于评估解剖学上是否存在动脉交通支，如果明确缺乏前交通和后交通动脉，能耐受颈内动脉系统 BTO 的可能性很低。若无创血管成像不能确定或无法清晰显示动脉交通支，则需进一步行 DSA 检测，通过颈动脉或椎动脉的超选造影可以敏感地检测侧支循环代偿情况（Shuaib 等，2011）。此外，脑血管造影时也可以通过压迫目标侧颈动脉来增强对于血管交通支的发现（图 24.1）。在此基础上，也出现了许多不同的辅助技术。

若患者能够配合，我们倾向于在整个检查过程中使患者保持清醒而不使用镇静剂，这意味着患者在血管暂时闭塞的过程中可接受一系列神经系统检查，包括肌力、感觉、认知和颅神经功能等，且保持检测的最大灵敏度和准确性。对于因病情无法保持清醒的患者，可以监测脑电图、体感诱发电位和运动诱发电位变化，以此间接反映低灌注情况。将球囊导管置于目标血管内后，需要实施全身肝素化（3000U 起始，随后每小时追加 1000U），然后在透视下充盈球囊。如果球囊密闭性良好，通过导管超选的血管造影应出现对比剂完全滞留的表现。关于球囊阻断的具体时间目前尚未有专门的研究，我们通常进行

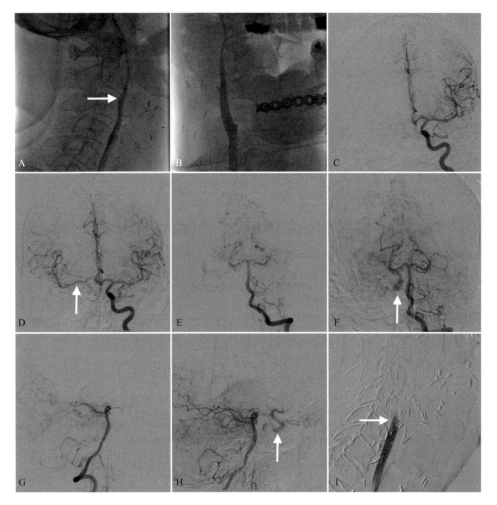

图 24.1 患者，50 岁，男性，因颈部软组织恶性肿瘤切除后术区反复出血拟 BTO 后实施血管闭塞治疗

A、B.血管造影显示右侧颈内动脉假性动脉瘤（箭头）。C.左侧颈内动脉造影显示前交通动脉血流向右侧代偿完好，而右侧颈内动脉内球囊充盈后代偿更加明显。D.球囊封闭右侧颈内动脉后，右侧大脑中动脉灌注良好（箭头）。同样的，右侧颈内动脉球囊充盈前（E～G）和充盈后（F～H）对比，后循环血流向前循环代偿，甚至达到颈内动脉代偿水平（箭头）。使用 MVP 微血管塞（Medtronic，Minneapolis，MN）和 4 号 Amplatzer 血管塞（St.Jude Medical，St.Paul，MN）实施血管内闭塞术，假性动脉瘤完全隔绝于循环外，术后患者无神经功能障碍

30min 的闭塞，这与相关大宗病例研究的结论一致（Linskey 等，1994；Mathis 等，1995；Peterman 等，1991；Tarr 等，1991）。

24.3.2 辅助技术

除了上述基本步骤和监测措施外，还有一些辅助措施在评估时需要采用以降低试验的假阴性率。首先，有时需在检查过程中以药物诱导的低血压来模拟侧支循环不充分时的低灌注，从而提高检测的敏感性（Standard 等，1995）。健康脑组织维持脑血流（CBF）速率恒定的主要机制是脑血管自动调节（Aaslid 等，1989），但是 BTO 时会有假阴性的情况，甚至在低血压条件下也有发生假阴性的报道（Dare 等，1998）。

BTO 中有时使用其他辅助测量方法确定目标半球的 CBF，如氙气 CT、正电子发射断层扫描或单光子发射计算机断层扫描（SPECT）（Linskey 等，1994；Monsein 等，1991；Tansavatdi 等，2015），每种

方法都有其优缺点。SPECT成像技术是在球囊充盈并确认血流阻断后观察放射性同位素分布的对称性（图24.2）。该方法的优势是操作简单、测量准确，检测脑灌注不足的灵敏度/特异性均较理想（Ryu等，1996）。但SPECT的一个明显缺点是尽管存在潜在灌注不足，但由于前交通动脉或后交通动脉代偿良好，双侧半球的CBF可能呈对称性降低，从而导致假阴性结果。类似的，正电子发射断层扫描也是通过注射放射性示踪核素进行CBF测量，但在临床实践中的应用不如SPECT广泛。氙气CT能够提供可靠的CBF评估指标，并被认为可提高BTO的敏感性和特异性，但需要在进行CT扫描的同时进行血管造影。作为一种神经系统抑制剂，吸入氙气可能对血流阻断后必须实施的一系列神经系统检查结果产生影响（Steed等，1990）。此外，其他的血流检测手段，如经颅多普勒超声也在临床中开始应用（Giller等，1994），尽管其某些指标的预测价值还没有被系统研究证实，但已经重点用于观察包括大脑半球静脉充盈对称性、循环时间以及对侧半球血流达峰时间等指标（Sato等，2014；vanRooij等，2000）。这些辅助技术和指标对于临床评估的作用可能是潜在的，但其数据主要是从已经发表的回顾性和观察性研究中实实在在获得的。

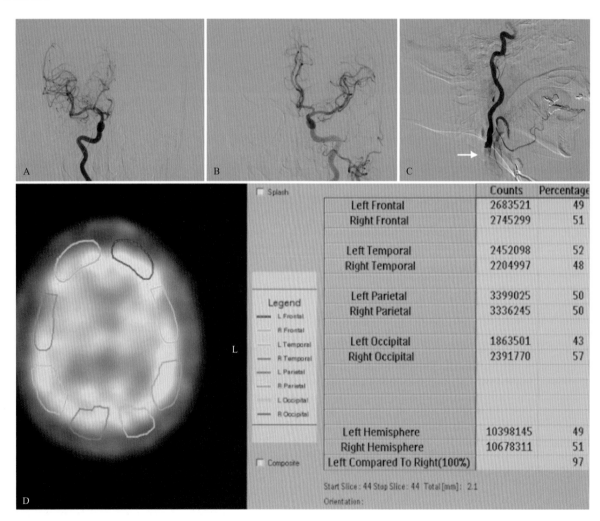

图24.2　颈部癌症术前进行球囊闭塞试验联合SPECT检测。在复发的颈部癌症病灶切除术前进行右侧颈动脉BTO（计划在手术时切除颈动脉）

A.右侧颈动脉造影显示经前交通动脉向对侧代偿良好。B.左侧颈总动脉造影显示经前交通动脉向对侧代偿。C.患者全身肝素化，充盈球囊（箭头）以阻断血流。静脉注射24.2mCi锝（⁹⁹Tc）依沙美肟注射液，10min后球囊泄压，15min时行扫描检查。D.SPECT显示放射性示踪剂在双侧半球各区对称分布。该患者顺利完成BTO，随后在手术中实施了病变侧血流永久性阻断。如术前预测，术后未发生缺血

24.4 并发症

BTO中也可能出现相关并发症，且发生率略高于诊断性脑血管造影。相关的特异性风险包括球囊破裂，可能与装置缺陷或球囊过度充盈有关；球囊封堵部位的血管破裂或夹层也是一种潜在的风险。存在全身或局部潜在病变或曾接受放射治疗的患者尤其需要警惕。定时的神经功能监测有助于减少缺血性并发症的发生，一旦出现任何变化，都应立即将球囊泄压并恢复血流。血流停滞可能诱发血栓形成，因此需要全身肝素化以减少血栓栓塞的发生。

24.5 结论

在实施治疗性血管闭塞前，BTO可以揭示脑侧支循环代偿水平的相关信息。但最终仍有一小部分患者能耐受暂时性动脉内球囊闭塞，但却会在永久性血管闭塞后出现缺血症状。为了降低假阴性率，大多数检查都应尽量在清醒状态下进行，同时以SPECT等辅助性影像检查评估血流。

（译者：吕　超　谢文宇）

参考文献

Aaslid, R., Lindegaard, K.-F., Sorteberg, W., & Nornes, H. (1989). Cerebral autoregulation dynamics in humans. *Stroke, 20*, 45-52.

Abdulrauf, S. I. (2005). Extracranial-to-intracranial bypass using radial artery grafting for complex skull base tumors: Technical note. *Skull Base: An Interdisciplinary Approach, 15*, 207-214.

Berenstein, A., Ransohoff, J., Kupersmith, M., Flamm, E., & Graeb, D. (1984). Transvascular treatment of giant aneurysms of the cavernous carotid and vertebral arteries: Functional investigation and embolization. *Surgical Neurology, 21*, 3-12.

Brisman, J. L., Pile-Spellman, J., & Konstas, A. A. (2012). Clinical utility of quantitative magnetic resonance angiography in the assessment of the underlying pathophysiology in a variety of cerebrovascular disorders. *European Journal of Radiology, 81*, 298-302.

Chen, D., Concus, A. P., Halbach, V. V., & Cheung, S. W. (1998). Epistaxis originating from traumatic pseudoaneurysm of the internal carotid artery: Diagnosis and endovascular therapy. *The Laryngoscope, 108*, 326-331.

Czabanka, M., Ali, M., Schmiedek, P., Vajkoczy, P., & Lawton, M. T. (2011). Vertebral artery-posterior inferior cerebellar artery bypass using a radial artery graft for hemorrhagic dissecting vertebral artery aneurysms: Surgical technique and report of 2 cases: Technical note. *Journal of Neurosurgery, 114*, 1074-1079.

Dare, A. O., Chaloupka, J. C., Putman, C. M., Fayad, P. B., & Awad, I. A. (1998). Failure of the hypotensive provocative test during temporary balloon test occlusion of the internal carotid artery to predict delayed hemodynamic ischemia after therapeutic carotid occlusion. *Surgical Neurology, 50*, 147-156.

Giller, C. A., Mathews, D., Walker, B., Purdy, P., & Roseland, A. M. (1994). Prediction of tolerance to carotid artery occlusion using transcranial Doppler ultrasound. *Journal of Neurosurgery, 81*, 15-19.

Higashida, R. T., et al. (1990). Endovascular detachable balloon embolization therapy of cavernous carotid artery aneurysms: Results in 87 cases. *Journal of Neurosurgery, 72*, 857-863.

Hirsch, W., Sekhar, L., Lanzino, G., Pomonis, S., & Sen, C. (1993). Meningiomas involving the cavernous sinus: Value of imaging for predicting surgical complications. *American Journal of Roentgenology, 160*, 1083-1088.

Kalani, M. Y. S., et al. (2014). Revascularization and aneurysm surgery: Techniques, indications, and outcomes in the endovascular era. *Neurosurgery, 74*, 482-498.

Kotapka, M. J., Kalia, K. K., Martinez, A. J., & Sekhar, L. N. (1994). Infiltration of the carotid artery by cavernous sinus meningioma. *Journal of Neurosurgery*, *81*, 252-255.

Larson, J. J., Tew, J. M., Jr., Tomsick, T. A., & van Loveren, H. R. (1995). Treatment of aneurysms of the internal carotid artery by intravascular balloon occlusion: Long-term follow-up of 58 patients. *Neurosurgery*, *36*, 23-30.

Lawton, M. T., Quinones-Hinojosa, A., Sanai, N., Malek, J. Y., & Dowd, C. F. (2003). Combined microsurgical and endovascular management of complex intracranial aneurysms. *Neurosurgery*, *52*, 263-275.

Lawton, M. T., & Spetzler, R. F. (1996). Internal carotid artery sacrifice for radical resection of skull base tumors. *Skull Base Surgery*, *6*, 119.

Linskey, M. E., et al. (1994). Stroke risk after abrupt internal carotid artery sacrifice: Accuracy of preoperative assessment with balloon test occlusion and stable xenon-enhanced CT. *American Journal of Neuroradiology*, *15*, 829-843.

Mathis, J. M., et al. (1995). Temporary balloon test occlusion of the internal carotid artery: Experience in 500 cases. *American Journal of Neuroradiology*, *16*, 749-754.

Monsein, L. H., et al. (1991). Assessing adequacy of collateral circulation during balloon test occlusion of the internal carotid artery with 99mTc-HMPAO SPECT. *American Journal of Neuroradiology*, *12*, 1045-1051.

Nerva, J. D., et al. (2015). Pipeline Embolization Device as primary treatment for blister aneurysms and iatrogenic pseudoaneurysms of the internal carotid artery. *Journal of NeuroInterventional Surgery*, *7*(3), 210-216.

Peterman, S. B., Taylor, A., & Hoffman, J. (1991). Improved detection of cerebral hypoperfusion with internal carotid balloon test occlusion and 99mTc-HMPAO cerebral perfusion SPECT imaging. *American Journal of Neuroradiology*, *12*, 1035-1041.

Pisapia, J. M., Walcott, B. P., Nahed, B. V., Kahle, K. T., & Ogilvy, C. S. (2011). Cerebral revascularization for the treatment of complex intracranial aneurysms of the posterior circulation: Microsurgical anatomy, techniques and outcomes. *Journal of NeuroInterventional Surgery*, *3*, 249-254.

Ramanathan, D., Temkin, N., Kim, L. J., Ghodke, B., & Sekhar, L. N. (2012). Cerebral bypasses for complex aneurysms and tumors: Long-term results and graft management strategies. *Neurosurgery*, *70*, 1442-1457.

Ryu, Y. H., Chung, T. S., Lee, J. D., & Kim, D. I. (1996). HMPAO SPECT to assess neurologic deficits during balloon test occlusion. *The Journal of Nuclear Medicine*, *37*, 551.

Ryu, Y. H., et al. (1996). HMPAO SPECT to assess neurologic deficits during balloon test occlusion. *Journal of Nuclear Medicine*, *37*, 551-554.

Sato, K., et al. (2014). Angiographic circulation time and cerebral blood flow during balloon test occlusion of the internal carotid artery. *Journal of Cerebral Blood Flow & Metabolism*, *34*, 136-143.

Sekhar, L. N., Natarajan, S. K., Ellenbogen, R. G., & Ghodke, B. (2008). Cerebral revascularization for ischemia, aneurysms, and cranial base tumors. *Neurosurgery*, *62*, SHC1373-SHC1410.

Shaffrey, M. E., Dolenc, V. V., Lanzino, G., Wolcott, W. P., & Shaffrey, C. I. (1999). Invasion of the internal carotid artery by cavernous sinus meningiomas. *Surgical Neurology*, *52*, 167-171.

Shuaib, A., Butcher, K., Mohammad, A. A., Saqqur, M., & Liebeskind, D. S. (2011). Collateral blood vessels in acute ischaemic stroke: A potential therapeutic target. *The Lancet Neurology*, *10*, 909-921.

Standard, S. C., et al. (1995). Balloon test occlusion of the internal carotid artery with hypotensive challenge. *American Journal of Neuroradiology*, *16*, 1453-1458.

Steed, D. L., et al. (1990). Clinical observations on the effect of carotid artery occlusion on cerebral blood flow mapped by xenon computed tomography and its correlation with carotid artery back pressure. *Journal of Vascular Surgery*, *11*, 38-44.

Sughrue, M. E., Saloner, D., Rayz, V. L., & Lawton, M. T. (2011). Giant intracranial aneurysms: Evolution of management in a contemporary surgical series. *Neurosurgery*, *69*, 1261.

Tansavatdi, K., Dublin, A. B., Donald, P. J., & Dahlin, B. (2015). Combined balloon test occlusion and SPECT analysis for carotid sacrifice: Angiographic predictors for success or failure? *Journal of Neurological Surgery Part B: Skull Base*, *76*, 249-251.

Tarr, R. W., et al. (1991). Complications of preoperative balloon test occlusion of the internal carotid arteries: Experience in 300 cases. *Skull Base Surgery*, *1*, 240-244.

van Rooij, W. J. J., et al. (2000). Carotid balloon occlusion for large and giant aneurysms: Evaluation of a new test occlusion protocol. *Neurosurgery*, *47*, 116-122.

Walcott, B. P., Stapleton, C. J., Choudhri, O., & Patel, A. B. (2016). Flow diversion for the treatment of intracranial aneurysms.

JAMA Neurology, *73*, 1002-1008.

Yousem, D. M., et al. (1995). Carotid artery invasion by head and neck masses: Prediction with MR imaging. *Radiology*, *195*, 715-720.

Zhao, M., et al. (2007). Regional cerebral blood flow using quantitative MR angiography. *American Journal of Neuroradiology*, *28*, 1470-1473.

第 25 章

血管内介入治疗中载瘤动脉闭塞术

Vernard S. Fennel❶❸；Adnan H. Siddiqui❶❷❸❹

摘 要

从可解脱弹簧圈的问世到现在血流导向装置的应用，适用于各种神经血管疾病救治的血管内技术一直在稳步发展。开放外科手术是大多数脑血管病的经典治疗方法，载瘤动脉闭塞术是其中一种适用于特定病例的合理治疗术式。同样的，对于经过筛选的合适患者，经血管内途径的载瘤动脉闭塞也是一种合理的治疗方案。

关键词

动脉瘤；血管闭塞；球囊闭塞试验

目 录

❶ 美国纽约州布法罗大学雅各布斯医学院神经外科。

❷ 美国纽约州布法罗大学雅各布斯医学院放射医学科。

❸ 美国纽约州布法罗卡里达健康中心盖茨血管研究所神经外科。

❹ 美国纽约州布法罗大学东芝卒中和血管研究中心。

缩写词汇

BTO	球囊闭塞试验
CSF	脑脊液
F	注：一种管径计量单位
ICA	颈内动脉
PCA	大脑后动脉
PICA	小脑后下动脉
PVS	闭塞载瘤动脉
SAH	蛛网膜下腔出血
VA	椎动脉

25.1 引言

复杂颅内动脉瘤的血管内介入治疗包括血运重建式治疗和非血运重建式治疗，二者互为补充。通常意义上，"血运重建"是指保留载瘤动脉，而"非血运重建"则是指闭塞载瘤动脉（PVS）。在处理复杂病变时，往往需要将两种方法创造性地联合起来。血运重建式治疗包括动脉瘤显微外科夹闭、弹簧圈栓塞（单纯栓塞或支架、球囊辅助栓塞）以及血管内血流导向装置植入等。然而，在某些特殊情况下，期望在保留载瘤动脉的前提下闭塞动脉瘤并不容易，特别对于某些特殊部位，如大脑后动脉（PCA）；或特殊形态，如环状、夹层或梭形动脉瘤，同时闭塞载瘤动脉的非血运重建术式或许是更为稳妥和可靠的治疗。载瘤动脉闭塞策略特别适用于蛛网膜下腔出血（SAH）者，因为此时显微外科治疗策略受限，而血管内治疗在植入支架或血流导向装置后又需要抗凝或抗血小板治疗，均会给后续治疗带来风险。但是，PVS也可能使SAH术后的迟发性血管痉挛治疗复杂化。

25.2 适应证

决定是否应用PVS策略的因素是非常严格的，包括病变本身和血管影像学特征。动脉可以闭塞在动脉瘤近端，也可以在远端。理想的治疗是在获得完美的临床和影像学预后基础上，残死率尽可能低。影响围手术期残死率的关键因素：①受累动脉或其远端动脉所供血脑组织的功能。②对侧血管通过软脑膜吻合、Willis环或血管旁路移植术等对拟闭塞动脉远端血管供血区域的侧支代偿情况（Elhammady等，2010；Kazumata等，2014）。对侧循环的代偿情况可以通过脑血管造影、低血压强化的BTO、基于灌注成像的单光子发射计算机断层扫描、正电子发射断层扫描、计算机断层扫描和磁共振成像进行评估（Hallacq等，2002；Kim等，2013）。若评估结果显示永久性血管闭塞后代偿不够时，需通过显微外科旁路移植术行血运重建（Cantore等，1999；Drake等，1994；Hosobuchi，1979；Peerless等，1982；SpeSelman和Carter，1984；Wilkins，1988）。

25.2.1 颅内夹层动脉瘤

从成因来看，颅内夹层动脉瘤分为自发性、医源性和创伤性等几种。自发性夹层动脉瘤通常发生在

30～50岁人群中，与高血压密切相关（Urasyanandana等，2017），常累及椎动脉（VA），临床可表现为出血或血栓事件。小脑后下动脉（PICA）与夹层动脉瘤的相互位置关系是制订治疗方案的关键（Alaraj等，2014；Alaraj等，2014；BriZomorodi和Powers，2017；Carlson，2015；Carlson等，2017）。外科手术和血管内技术都被用于椎-基底动脉夹层动脉瘤的治疗，由于并发症发生率较低，血管内治疗已经成为该类病变的首选治疗方式（Sonmez等，2015）；而此前，伴或不伴血管旁路移植的载瘤动脉闭塞或夹闭术则是最基本的治疗方法（Carlson，2015；Chalouhi等，2013；Rabinov等，2003；Sonmez等，2015）。一项基于血运重建和非血运重建方式治疗椎-基底动脉夹层动脉瘤的荟萃分析结果显示，两种治疗均可获得良好预后（Sonmez等，2015）。该荟萃分析纳入17项研究、478例患者，结果可见闭塞载瘤动脉后动脉瘤即刻和长期闭塞率均较高（术后即刻，88% vs 53%；长期，88% vs 81%）；而血运重建式治疗后神经系统后遗症发生率更低，但差异无统计学意义（Sonmez等，2015）。总体研究表明，血运重建治疗是有效的，也更安全，特别是在侧支循环不足或SAH后迟发性血管痉挛发生率较高的情况下。

在椎-基底动脉夹层动脉瘤的治疗中，自然病史是重要的考虑因素之一（Rabinov等，2003；Sonmez等，2015）。据报道，这类病变的再出血率和死亡率均较高（Mizutani等，1995）。Rabinov等在比较非血运重建式的血管内技术、显微外科夹闭和保守治疗3组患者的死亡率时发现，保守组死亡率为50%，而治疗组（包括26例血管内治疗和2例外科手术治疗的患者）死亡率仅为20%（Rabinov等，2003）。

值得注意的是，临床表现对于治疗方式选择有较大影响。无症状、有缺血表现或有症状但无出血的病变允许更灵活地选择支架重建术或血流导向装置治疗。然而，破裂的颅内夹层动脉瘤，尤其是高分级SAH，二联抗血小板治疗会使得整体治疗复杂化，因此重建性手术需要慎重选择。理由是虽然抗血小板治疗对保证颅内小管径支架通常至关重要，但在患者需通过脑室穿刺或腰椎置管引流脑脊液或需要更换引流方式时，会明显增加出血风险。

25.2.2　巨大囊状动脉瘤

除了标准的显微外科手术，如动脉瘤颈夹闭、包裹和血管旁路移植（动脉瘤孤立）等，巨大囊状动脉瘤的经典治疗方法是Hunterian结扎术结合载瘤动脉近端闭塞（Bain等，2010；Beaty等，2015；Britz等，2017；Cantore等，1999；Chang等，2010；Ciceri等，2001；Drake等，1994；Elhammady等，2010；Ganesh Kumar等，2017；Gurian等，1995；Hamada等，2005；Hosobuchi，1979；Kalani等，2013；Kim等，2013；Li等，2008；Limaye等，2012；Malisch等，1997；Peerless等，1982；Sakata等，1993；Saraf等，2012；Seoane等，1997；Spetzler等，1984；Standard等，1995）。Drake等最初报道了160例经Hunterian结扎术结合载瘤动脉近端闭塞治疗的前循环巨大动脉瘤，其中90%取得满意疗效（Drake等，1994）。在他们的开创性工作前，这类病变的治疗风险非常高或根本无法治疗。目前，巨大动脉瘤的血管内治疗也取得了进展，尝试更加微创和有效。然而，实践证实，无论是否使用支架辅助，弹簧圈栓塞的疗效均很差，残死率并未明显降低（Jahromi等，2008）。因此，血管内治疗仅仅用于外科治疗失败或全身情况不理想无法耐受非介入手术的患者（Standard等，1995）。其具体策略通常是若患者成功耐受BTO，则行载瘤动脉闭塞（Gurian等，1995；Standard等，1995），只是更多经血管内途径行PVS。然而需注意的是，即使患者成功耐受BTO，也有可能发生PVS相关的并发症或死亡（Chen等，2008）。Chen等报告，BTO中发生心动过速且无任何神经系统症状的患者术后并发症率约16.9%，提示脆弱的侧支循环可能在术后低血压期间不能提供有效灌注（Chen等，2008）。因此，我们不再认为单纯耐受即为BTO成功，除非患者能耐受15min以上药物诱导的低血压；如果患者基线血压偏高，我们会将平均动脉压降低到60～70mmHg或从基线水平下降30%～40%。

目前，血流导向理念已极大改变了巨大动脉瘤的治疗策略（Becske等，2017；Ganesh Kumar等，2017；Kiyofuji等，2017；Peschillo等，2017）。一项Pipeline治疗无法栓塞或栓塞失败动脉瘤的5年随

访研究显示，109例ICA巨大和宽颈动脉瘤的闭塞率为95.2%，无器械相关不良事件发生（Becske等，2017）。也有证据表明，尽管需要服用抗血小板药物，血流导向对于SAH病例也有效（Natarajan等，2017）。如前所述，如果SAH分级不高，二联抗血小板治疗的额外风险并不高；而对于需要脑脊液引流或其他有创治疗的病例则风险增加。多项研究显示，PVS是巨大动脉瘤最理想的治疗方式。Ganesh等最近报道了17例巨大动脉瘤的前瞻性研究结果，所有患者均接受PVS治疗，其中9例为SAH（Ganesh Kumar等，2017），最终15例完全闭塞，16例预后良好（改良Rankin评分0分）（Ganesh Kumar等，2017）。综上，就动脉瘤闭塞率和围手术期残死率而言，并没有证据显示血流导向治疗优于PVS。我们认为，对于所有伴/不伴SAH的巨大动脉瘤，均应首先考虑PVS。

25.2.3　循环远端动脉瘤

循环远端（如PCA远端、大脑前动脉、大脑中动脉和小脑上动脉）动脉瘤的治疗对于开放外科手术和血管内介入治疗都是一种挑战，这些位置的囊状动脉瘤并不常见，其发生可能与多因素相关。该类型动脉瘤的分类：①根据临床表现分类：出血性、缺血性或因占位效应偶然发现；②根据病因/形态学分类：囊状（包括血流相关性）、感染性（真菌性）、钝性损伤性（夹层动脉瘤）或穿透损伤性（假性动脉瘤）。

鉴于循环远端的特殊位置，这类动脉瘤的治疗会面临诸多挑战。首先，因为载瘤动脉管径细，血管内支架植入以及显微外科夹闭均易引起血管闭塞。此外，由于路径遥远，特别是颈部和颅内血管迂曲时，血管内治疗通路和微导管稳定性难以保证，给治疗带来挑战，增加了动脉瘤破裂和血栓栓塞的风险。同样，显微外科术中接近和显露远端动脉瘤也是较为复杂的，需要导航辅助定位、脑沟脑裂解剖分离和明显的组织牵拉，这些操作都会增加神经损伤和静脉性梗死的风险。

另一个治疗挑战在于潜在的病因和动脉瘤形态（主要分为囊性或非囊性）。真性囊状动脉瘤有明确的动脉瘤壁结构，若通路和瘤颈形态合适，弹簧圈栓塞或动脉瘤夹闭均有效。累及广泛但没有真正囊状瘤壁的动脉瘤难以通过弹簧圈栓塞或动脉瘤夹闭有效治疗。继发于动脉瘤的颅内血管夹层也不大可能通过单纯弹簧圈栓塞治愈，通常需要支架辅助以恢复受损血管节段。真菌性动脉瘤和穿透性损伤形成的动脉瘤基本没有血管壁结构，弹簧圈栓塞可能导致管壁周围血栓破裂（假性动脉瘤），从而发生灾难性的再出血。

PVS治疗远端动脉瘤有其独特的优点。由于发生在循环远端，动脉瘤以远有足够的软脑膜侧支吻合，因此PVS治疗并不会诱导脑梗死（Siddiqui和Chen，2009）。位于循环远端的真菌性动脉瘤或创伤性假性动脉瘤治疗前需要权衡复发破裂出血和载瘤动脉闭塞后脑梗死的风险。就部位而言，大多数PCA动脉瘤均位于循环远端，约占全部颅内动脉瘤的0.7%～2.3%（Gerbe等，1993；Goehre等，2015；Hamada等，2005；Honda等，2004；Sakata等，1993；Seoane等，1997；Terasaka等，2000；Xu等，2015）。PCA动脉P2与P3段交界处病变，较为罕见且治疗具有挑战，可以通过幕下小脑上入路到达（Terasaka等，2000），也可以经血管内通路在较少干扰周围脑皮质的前提下将动脉瘤隔绝于循环之外（Ciceri等，2001；Cotroneo等，2007；Hallacq等，2002；Hoya等，2006；Li等，2008；Limaye等，2012；Liu等，2011；Luo等，2012；Lv等，2012；vanRooij等，2006；Yamahata等，2010）。

了解PCA的解剖及侧支吻合对决策动脉瘤治疗至关重要。PCA分为四段：P1、P2（P2A、P2P）、P3和P4段（Ciceri等，2001；Xu等，2015；Zeal和Rhoton，1978）。从胚胎发育来看，P1段来源于前循环，起点位于基底动脉顶端血管分叉部（Xu等，2015）。在成人的脑循环中，PCA在P1段有多条丘脑穿动脉，且缺乏良好的侧支循环（Xu等，2015；Zeal和Rhoton，1978）。丘脑穿动脉长旋支起源于P1段，与短旋支（起源于P2段）在丘脑头端形成侧支吻合（Ciceri等，2001；Hallacq等，2002；Zeal和Rhoton，1978）。PCA的P2段代表了真性PCA的第一部分。除了丘脑穿动脉短旋支外，该段还有供应脑干的中央

支、脑室支和颞下支，这些分支在成人中均有良好的侧支吻合（Ciceri等，2001；Hallacq等，2002；Liu等，2011；Lv等，2012；Zeal和Rhoton，1978）。脑干（中央）支与P1段发出的丘脑中部穿动脉和后交通动脉发出的丘脑外侧的乳头前支吻合（Ciceri等，2001；Seoane等，1997；Terasaka等，2000；Xu等，2015）。脑室支与脉络膜前支和脉络膜后外侧支吻合。大脑前动脉和大脑中动脉末端与P4段枕部分支吻合（Cellerini等，2008；Seoane等，1997；Terasaka等，2000；Zeal和Rhoton，1978）。闭塞载瘤动脉时应充分考虑解剖变异等因素，在胚胎型PCA患者中，P1段可能缺如或较后交通动脉纤细。在这些情况下，PCA仍处于胚胎发育期循环状态，其直接血流来源于ICA动脉的后交通动脉段（vanRooij等，2006；Xu等，2015），如果P1段缺如或发育不良，侧支循环血流减少可能导致丘脑头端缺血（Cotroneo等，2007；Xu等，2015；Zeal和Rhoton，1978）。Xu等回顾性分析了采用载瘤动脉闭塞策略治疗的11例P2段及其远端动脉瘤（Xu等，2015），4例胚胎型PCA的患者术后出现永久性运动功能障碍和偏盲，而成人型PCA患者并未出现任何神经功能缺损（Xu等，2015）。Lv等回顾性分析了19例患者、20例PCA远端动脉瘤（Lv等，2012），均采用弹簧圈闭塞动脉瘤和载瘤动脉（PCA），3例术后出现偏盲（均为胚胎型PCA）。作者因此推测胚胎型PCA可能预示软脑膜侧支吻合代偿不足。

远端侧支循环表现多种多样。尽管PCA的侧支循环相当独特，但在闭塞载瘤动脉前应通过BTO来确定侧支循环是否理想。与PCA相比，其他远端动脉瘤的研究相对较少，但在闭塞或牺牲远端血管前同样需要BTO评估。我们将在下面详细描述BTO过程。

25.2.4　其他特殊类型动脉瘤

对于其他非巨大型动脉瘤或远端动脉瘤，载瘤动脉闭塞仍然是可行的选择。外伤性颈内动脉假性动脉瘤，如穿通伤或经蝶手术损伤导致的假性动脉瘤，经血管造影评估侧支循环和紧急BTO后，可以通过载瘤动脉闭塞妥善治疗和处理。

复杂动脉瘤，尤其是椎动脉动脉瘤，当对侧椎动脉有足够血流代偿时（BTO阴性或有对侧椎动脉逆行血流灌注），可以实施PVS治疗。即使在病变累及同侧PICA的情况下，载瘤动脉闭塞后进行PICA-PICA的原位旁路血管移植也是一种有效的选择。

在确保BTO时有前循环至后循环充分代偿的情况下（或后循环至前循环代偿），复杂的基底动脉动脉瘤或颈内动脉动脉瘤可以通过类似的方式处理。避免穿支血管梗死是确定血管闭塞程度的首要考虑因素。

位于颅内大血管近端的破裂血泡样动脉瘤，通常伴有致命性的蛛网膜下腔出血。为避免迟发性血管痉挛和缺血导致的神经功能损伤，我们倾向于通过血流导向装置重建血流（Linfante等，2017；Yoon等，2014）。然而，载瘤动脉闭塞仍然是一种可行的治疗方案，特别是在蛛网膜下腔出血程度不重的情况下，相应的血管痉挛风险也会降低。

原则上，如果患者能够耐受BTO，对于不同部位、病因和形态的颅内动脉瘤，PVS仍然是一种重要和有效的治疗手段。

25.3　技术注意事项

25.3.1　基本原则

考虑实施PVS时，BTO是首先需要考虑的关键一步，更倾向于清醒状态下行BTO或低血压诱导的强化BTO。然而，如果患者无法耐受清醒测试（例如儿童或功能障碍患者），适当和详细的电生理监测也是一种次选方式。

BTO检测的血管不同，所使用的器械也略有不同。例如，拟闭塞近端颈内动脉时，更倾向于在ICA颈段使用6F或7F的球囊导管（图25.1）。患者需全身肝素化，使活化凝血酶时间达到300s。由于预期的循环阻断时间较长，BTO比许多血管内介入手术时的肝素化要求更高。动脉内送入指引导管后注射维拉帕米，通常在颈动脉颈段给予10mg，在椎动脉颈段给予5mg，以减少血管痉挛和损伤的风险，随之行血管闭塞后的神经系统检查。血管闭塞通过透视下充盈球囊来实现，在指引导管注入对比剂后见对比剂滞留时应停止球囊充盈（过度充盈可致医源性血管夹层）。

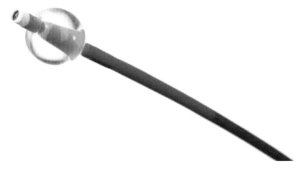

图25.1　一种可用于大血管球囊闭塞试验的球囊指引导管——FlowGate（Stryker Neurovascular，Fremont，CA）经Stryker Fremont，CA授权使用

充盈球囊时需观察血流动力学参数，包括心率、血压等，如出现心动过速，则高度提示侧支循环代偿不足（Chen等，2008）。神经系统检查最初每分钟一次，在患者耐受5min后改为每隔3min一次，同时还需透视观察以确认球囊闭塞可靠。

患者耐受球囊阻断超过10min后开始静脉注射全身性降压药，包括尼卡地平、硝普钠或其他药物以行低血压激发试验。至少耐受10min的明显低血压方能确认试验完全成功，明显低血压的定义为平均动脉压低于60mmHg。如果患者术前有明确的高血压病史（收缩压＞140mmHg，非术前焦虑导致的高血压），则至少应将平均动脉压较基线下降30mmHg。诱导低血压期间，患者经常会感到恶心，预先静脉注射Zofran（Novartis Pharmaceuticals Corporation，EastHanover，NJ）4～8mg有助于改善症状。通常，加上低血压激发试验，球囊原位充盈时间不应超过35～45min。一旦顺利完成试验，球囊即泄压，随后以血管造影确认颅内血流通畅。

对于后循环或颅内病变，倾向于通过标准6F指引导管配合微导丝输送球囊导管，其规格根据所闭塞血管的直径选择。其中，冠状动脉双腔球囊是半顺应性的，可适用于更小直径的血管，但在颅内输送较为困难。Scepter球囊导管（MicroVention Terumo，Tustin，CA）使用高顺应性材料制作，管径稍大，在颅内输送非常容易（图25.2）。当然，也可以使用高顺应性的单腔球囊导管进行血流阻断。术者有时会担心，微导丝可能因试验时间过长而嵌顿于球囊内。颅内动脉的BTO过程与颅外动脉相似，只需将球囊微导管推进至需要闭塞的部位，在球囊充盈的同时注射对比剂确认椎动脉或颅内动脉阻断效果，随后的低血压激发试验与在ICA内的操作相同。

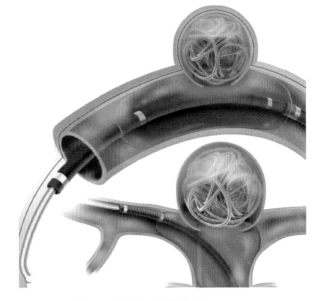

图25.2　单腔和双腔颅内血管封堵球囊

Scepter双腔球囊（MicroVention Terumo，Tustin，CA）有独立的工作通道和充盈通道，分为顺应性或超顺应性两种，可兼容二甲基亚砜（DMSO）。经MicroVention Terumo，Tustin，CA授权免费使用

在某些情况下，需要闭塞的血管直径对于任何球囊来说都太小或者位置太远，无法将球囊导管安全输送到位。在这种情况下，可以使用适合血管直径的二维（2D）弹簧圈，并在不解脱弹簧圈的情况下向血管内填塞以临时闭塞血管。整个过程与前述过程一样。当试验完成后，可以在适当部位解脱弹簧圈闭塞相应血管。鉴于颅内

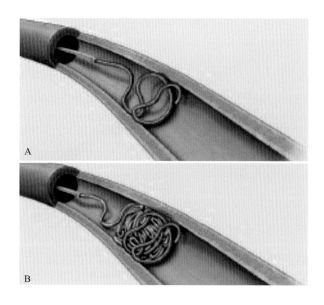

图 25.3　血管内弹簧圈栓塞装置

如 Penumbra（POD；Penumbra，Alameda，CA）所示，通常具有弹簧圈的远端锚定面（A）以及用于压实弹簧圈的柔软近端（B）。POD 可用于直径 3 ~ 4mm 至 8mm 的血管。由 Penumbra Inc.，Alameda，CA 提供

动脉血流强劲，近端血流阻断是手术的关键。对于 ICA，使用弹簧圈闭塞血管节段（伴或不伴动脉瘤弹簧圈栓塞）时，可通过经球囊指引导管送入的弹簧圈栓塞微导管实现（图25.3）。对于后循环或更远端的颅内动脉瘤，可以使用 Scepter 球囊导管阻断血流，并在完全阻断前平行送入第二根微导管以输送弹簧圈。

25.3.2　辅助技术

对于任何血管内介入治疗而言，理想且合适的器械都是至关重要的，载瘤动脉闭塞也不例外。在显微外科手术夹闭颅内或颅外血管的过程中，血管夹都需要精确地越过血管置于合适的部位。反观血管内技术进行 PVS 时并不要求如此精确，有时甚至会有所限制，因为需要在一个较长的血管节段内填塞多个弹簧圈才能达到闭塞的目的（Beaty 等，2015；Carlson，2015；Carlson 等，2017）。当动脉瘤附近存在分支血管时，这可能变得比较复杂，因为有增加穿支闭塞的风险（Carlson 等，2017）。弹簧圈释放的起点可能不太精确，尤其是在弹簧圈没有合适锚定点的顺直血管中（Carlson 等，2017；Ishihara 等，2013；Rabinov 等，2003）。可解脱球囊已用于治疗中，但随着时间推移有缓慢泄压的可能（Carlson 等，2017）。有几种不同的微血管塞已单独或联合弹簧圈使用，不仅可以实现更有针对性的闭塞，治疗成本也低廉（Beaty 等，2015；Carlson 等，2017）。液态栓塞剂也可用于治疗，但仍然存在穿支血管闭塞的风险，应谨慎使用。

对于颅外血管的闭塞，更倾向于从使用血管塞开始，以便作为血管内的锚定点；也可以使用小于血管直径的弹簧圈，将其稳定堆积在一个较短的距离内。对于颅内血管的闭塞，通常先选择一个直径超过血管直径的较长弹簧圈，堆积于管腔内作为锚定点或起血管塞的作用，此后用小直径的2D弹簧圈进行闭塞。PVS 都是在实施近端血流阻断后完成的，以防止血流冲击导致弹簧圈逃逸至远端。若认为填塞已足够致密，可以泄压球囊以测试闭塞结构的稳定性。如果未可靠闭塞，需要重新充盈球囊，继续使用弹簧圈栓塞。当球囊泄压后血流已极其缓慢时，可少量注射液体栓塞剂 Onyx（Medtronic，Minneapolis，MN）彻底闭塞该节段血管。

闭塞颅内远端血管通常只需要使用弹簧圈。如打算使用液体栓塞剂，仍需使用弹簧圈以预防 Onyx 顺远端血流进入侧支血管，此时使用弹簧圈一同闭塞动脉瘤是明智的。但是，若不打算使用弹簧圈栓塞动脉瘤，建议使用弹簧圈闭塞动脉瘤远端载瘤动脉（如假性动脉瘤）（图25.4）。

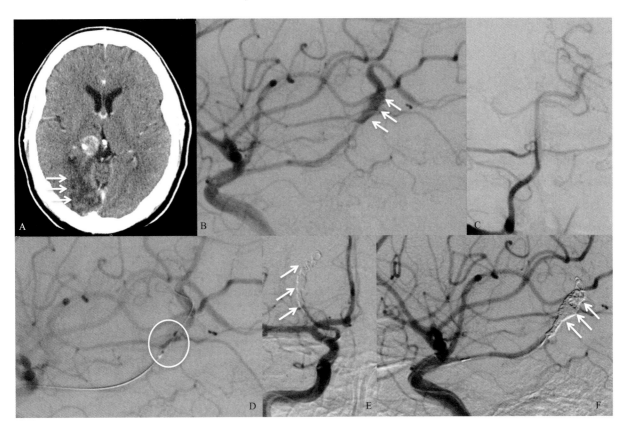

图 25.4 男性患者，54 岁，以后颅窝卒中和复视起病

A. 头颅 CT 显示大脑后动脉供血区脑实质内出血伴低密度改变（箭头）。B.DSA 显示 PCA 夹层动脉瘤（箭头）。C. 右椎动脉超选造影显示胚胎型大脑后动脉，右侧 PCA 无显影。D.BTO 未表现出明显临床症状（箭头）。E ~ F.DSA 影像显示弹簧圈闭塞（箭头）P2b 段，患者无新发临床症状

25.4　结论

　　虽然在结构美学上不如血运重建手术，但对于复杂的颅内血管病变而言，非血运重建术仍是非常有效和安全的治疗选择，而血管内入路闭塞载瘤动脉则是其中主要的策略。通过包括低血压激发试验在内的 BTO 深入了解患者血管构筑和侧支循环状态对确保非血运重建手术的安全是至关重要的，一旦 BTO 顺利完成即可通过弹簧圈栓塞达到动脉闭塞的治疗目的。新型器械的应用可以提高 PVS 的精确度，减少闭塞血管节段的长度。

致谢

　　感谢 Paul H. Dressel BFA 提供的图片以及 Debra J. Zimmer 协助编辑。

（译者：吕　超　谢文宇）

参考文献

Alaraj, A., Ti, J., Dashti, R., & Aletich, V. (2014). Patient selection for endovascular treatment of intracranial aneurysms. *Neurological Research, 36,* 283-307.

Alaraj, A., Wallace, A., Dashti, R., Patel, P., & Aletich, V. (2014). Balloons in endovascular neurosurgery: History and current applications. *Neurosurgery, 74*(Suppl. 1), S163-190.

Bain, M. D., Moskowitz, S. I., Rasmussen, P. A., & Hui, F. K. (2010). Targeted extracranial-intracranial bypass with intra-aneurysmal administration of indocyanine green: Case report. *Neurosurgery, 67*, 527-531.

Beaty, N. B., Jindal, G., & Gandhi, D. (2015). Micro vascular plug (MVP)-assisted vessel occlusion in neurovascular pathologies: Technical results and initial clinical experience. *Journal of Neurointerventional Surgery, 7*, 758-761.

Becske, T., Brinjikji, W., Potts, M. B., Kallmes, D. F., Shapiro, M., Moran, C. J., et al. (2017). Long-term clinical and angiographic outcomes following pipeline embolization device treatment of complex internal carotid artery aneurysms: Five-year results of the pipeline for Uncoilable or failed aneurysms trial. *Neurosurgery, 80*, 40-48.

Britz, G. W., Zomorodi, A., & Powers, C. J. (2017). Distal posterior cerebral artery revascularization for a fusiform PCA aneurysm: A lesson learned. *Asian Journal of Neurosurgery, 12*, 273-275.

Cantore, G., Santoro, A., & Da Pian, R. (1999). Spontaneous occlusion of supraclinoid aneurysms after the creation of extra-intracranial bypasses using long grafts: Report of two cases. *Neurosurgery, 44*, 216-219 [discussion 219-220].

Carlson, A. P. (2015). Tailored PICA revascularization for unusual ruptured fusiform vertebro-PICA origin aneurysms: Rationale and case illustrations. *Journal of Neurological Surgery Reports, 76*, e275-278.

Carlson, A. P., Abbas, M., Hall, P., & Taylor, C. (2017). Use of a polytetrafluoroethylene-coated vascular plug for focal intracranial parent vessel sacrifice for fusiform aneurysm treatment. *Operative Neurosurgery (Hagerstown), 13*, 596-602.

Cellerini, M., Mangiafico, S., Ammannati, F., Ambrosanio, G., Muto, M., Galasso, L., et al. (2008). Ruptured, dissecting posterior inferior cerebellar artery aneurysms: Endovascular treatment without parent vessel occlusion. *Neuroradiology, 50*, 315-320.

Chalouhi, N., Starke, R. M., Tjoumakaris, S. I., Jabbour, P. M., Gonzalez, L. F., Hasan, D., et al. (2013). Carotid and vertebral artery sacrifice with a combination of onyx and coils: Technical note and case series. *Neuroradiology, 55*, 993-998.

Chang, S. W., Abla, A. A., Kakarla, U. K., Sauvageau, E., Dashti, S. R., Nakaji, P., et al. (2010). Treatment of distal posterior cerebral artery aneurysms: a critical appraisal of the occipital artery-to-posterior cerebral artery bypass. *Neurosurgery, 67*, 16-25 [discussion 25-16].

Chen, P. R., Ortiz, R., Page, J. H., Siddiqui, A. H., Veznedaroglu, E., & Rosenwasser, R. H. (2008). Spontaneous systolic blood pressure elevation during temporary balloon occlusion increases the risk of ischemic events after carotid artery occlusion. *Neurosurgery, 63*, 256-264 [discussion 264-255].

Ciceri, E. F., Klucznik, R. P., Grossman, R. G., Rose, J. E., & Mawad, M. E. (2001). Aneurysms of the posterior cerebral artery: Classification and endovascular treatment. *AJNR. American Journal of Neuroradiology, 22*, 27-34.

Cotroneo, E., Gigli, R., & Guglielmi, G. (2007). Endovascular occlusion of the posterior cerebral artery in the treatment of p2 ruptured aneurysms. *Interventional Neuroradiology, 13*, 127-132.

Drake, C. G., Peerless, S. J., & Ferguson, G. G. (1994). Hunterian proximal arterial occlusion for giant aneurysms of the carotid circulation. *Journal of Neurosurgery, 81*, 656-665.

Elhammady, M. S., Wolfe, S. Q., Farhat, H., Ali Aziz-Sultan, M., & Heros, R. C. (2010). Carotid artery sacrifice for unclippable and uncoilable aneurysms: Endovascular occlusion vs common carotid artery ligation. *Neurosurgery, 67*, 1431-1436 [discussion 1437].

Ganesh Kumar, N., Ladner, T. R., Kahn, I. S., Zuckerman, S. L., Baker, C. B., Skaletsky, M., et al. (2017). Parent vessel occlusion for treatment of cerebral aneurysms: Is there still an indication? A series of 17 patients. *Journal of the Neurological Sciences, 372*, 250-255.

Gerber, C. J., Neil-Dwyer, G., & Evans, B. T. (1993). An alternative surgical approach to aneurysms of the posterior cerebral artery. *Neurosurgery, 32*, 928-931 [discussion 931].

Goehre, F., Lehecka, M., Jahromi, B. R., Lehto, H., Kivisaari, R., Hijazy, F., et al. (2015). Subtemporal approach to posterior cerebral artery aneurysms. *World Neurosurgery, 83*, 842-851.

Gurian, J. H., Vinuela, F., Gobin, Y. P., Waston, V. E., Duckwiler, G. R., & Gulielmi, G. (1995). Aneurysm rupture after parent vessel sacrifice: Treatment with Guglielmi detachable coil embolization via retrograde catheterization: Case report. *Neurosurgery, 37*, 1216-1220 [discussion 1220-1211].

Hallacq, P., Piotin, M., & Moret, J. (2002). Endovascular occlusion of the posterior cerebral artery for the treatment of p2 segment aneurysms: Retrospective review of a 10-year series. *AJNR. American Journal of Neuroradiology, 23*, 1128-1136.

Hamada, J., Morioka, M., Yano, S., Todaka, T., Kai, Y., & Kuratsu, J. (2005). Clinical features of aneurysms of the posterior cerebral artery: A 15-year experience with 21 cases. *Neurosurgery, 56*, 662-670 [discussion 662-670].

Honda, M., Tsutsumi, K., Yokoyama, H., Yonekura, M., & Nagata, I. (2004). Aneurysms of the posterior cerebral artery: Retrospective review of surgical treatment. *Neurologia Medico-Chirurgica (Tokyo), 44*, 164-168 [discussion 169].

Hosobuchi, Y. (1979). Direct surgical treatment of giant intracranial aneurysms. *Journal of Neurosurgery, 51*, 743-756.

Hoya, K., Nagaishi, M., Yoshimoto, Y., Morikawa, E., & Takahashi, H. (2006). Parent artery occlusion for posterior cerebral

artery aneurysms. *Interventional Neuroradiology*, *12*, 125-128.

Ishihara, H., Tateshima, S., Jahan, R., Gonzalez, N., Duckwiler, G., & Vinuela, F. (2013). Endovascular treatment of ruptured dissecting aneurysms of the posterior inferior cerebellar artery. *Journal of Neurointerventional Surgery*, *5*, 557-561.

Jahromi, B. S., Mocco, J., Bang, J. A., Gologorsky, Y., Siddiqui, A. H., Horowitz, M. B., et al. (2008). Clinical and angiographic outcome after endovascular management of giant intracranial aneurysms. *Neurosurgery*, *63*, 662-674 [discussion 674-665].

Kalani, M. Y., Zabramski, J. M., Hu, Y. C., & Spetzler, R. F. (2013). Extracranial-intracranial bypass and vessel occlusion for the treatment of unclippable giant middle cerebral artery aneurysms. *Neurosurgery*, *72*, 428-435 [discussion 435-426].

Kazumata, K., Nakayama, N., Nakamura, T., Kamiyama, H., Terasaka, S., & Houkin, K. (2014). Changing treatment strategy from clipping to radial artery graft bypass and parent artery sacrifice in patients with ruptured blister-like internal carotid artery aneurysms. *Neurosurgery*, *10*(Suppl. 1), 66-72 [discussion 73].

Kim, Y. B., Lee, J. W., Huh, S. K., Kim, B. M., & Kim, D. J. (2013). Outcomes of multidisciplinary treatment for posterior cerebral artery aneurysms. *Clinical Neurology and Neurosurgery*, *115*, 2062-2068.

Kiyofuji, S., Graffeo, C. S., Perry, A., Murad, M. H., Flemming, K. D., Lanzino, G., et al. (2017). Meta- analysis of treatment outcomes of posterior circulation non-saccular aneurysms by flow diverters. *Journal of Neurointerventional Surgery*.

Li, Y., Lv, X., Jiang, C., Liu, A., & Wu, Z. (2008). Endovascular treatment of posterior cerebral artery aneurysms. *The Neuroradiology Journal*, *21*, 128-136.

Limaye, U. S., Baheti, A., Saraf, R., Shrivastava, M., & Siddhartha, W. (2012). Endovascular management of giant intracranial aneurysms of the posterior circulation. *Neurology India*, *60*, 597-603.

Linfante, I., Mayich, M., Sonig, A., Fujimoto, J., Siddiqui, A., & Dabus, G. (2017). Flow diversion with pipeline embolic device as treatment of subarachnoid hemorrhage secondary to blister aneurysms: Dual-center experience and review of the literature. *Journal of Neurointerventional Surgery*, *9*, 29-33.

Liu, L., He, H., Jiang, C., Lv, X., & Li, Y. (2011). Deliberate parent artery occlusion for non-saccular posterior cerebral artery aneurysms. *Interventional Neuroradiology*, *17*, 159-168.

Luo, Q., Wang, H., Xu, K., & Yu, J. (2012). Endovascular treatments for distal posterior cerebral artery aneurysms. *Turkish Neurosurgery*, *22*, 141-147.

Lv, X., Li, Y., Yang, X., Jiang, C., & Wu, Z. (2012). Potential proneness of fetal-type posterior cerebral artery to vascular insufficiency in parent vessel occlusion of distal posterior cerebral artery aneurysms. *Journal of Neurosurgery*, *117*, 284-287.

Malisch, T. W., Guglielmi, G., Vinuela, F., Duckwiler, G., Gobin, Y. P., Martin, N. A., et al. (1997). Intracranial aneurysms treated with the Guglielmi detachable coil: Midterm clinical results in a consecutive series of 100 patients. *Journal of Neurosurgery*, *87*, 176-183.

Mizutani, T., Aruga, T., Kirino, T., Miki, Y., Saito, I., & Tsuchida, T. (1995). Recurrent subarachnoid hemorrhage from untreated ruptured vertebrobasilar dissecting aneurysms. *Neurosurgery*, *36*, 905-911 [discussion 912-903].

Natarajan, S. K., Shallwani, H., Fennell, V. S., Beecher, J. S., Shakir, H. J., Davies, J. M., et al. (2017). Flow diversion after aneurysmal subarachnoid hemorrhage. *Neurosurgery Clinics of North America*, *28*, 375-388.

Peerless, S. J., Ferguson, G. G., & Drake, C. G. (1982). Extracranial-intracranial (EC/IC) bypass in the treatment of giant intracranial aneurysms. *Neurosurgical Review*, *5*, 77-81.

Peschillo, S., Caporlingua, A., Resta, M. C., Peluso, J. P. P., Burdi, N., Sourour, N., et al. (2017). Endovascular treatment of large and giant carotid aneurysms with flow-diverter stents alone or in combination with coils: A multicenter experience and long-term follow-up. *Operative Neurosurgery (Hagerstown)*, *13*, 492-502.

Rabinov, J. D., Hellinger, F. R., Morris, P. P., Ogilvy, C. S., & Putman, C. M. (2003). Endovascular management of vertebrobasilar dissecting aneurysms. *AJNR. American Journal of Neuroradiology*, *24*, 1421-1428.

Sakata, S., Fujii, K., Matsushima, T., Fujiwara, S., Fukui, M., Matsubara, T., et al. (1993). Aneurysm of the posterior cerebral artery: report of eleven cases—Surgical approaches and procedures. *Neurosurgery*, *32*, 163-167 [discussion 167-168].

Saraf, R., Shrivastava, M., Siddhartha, W., & Limaye, U. (2012). Intracranial pediatric aneurysms: Endovascular treatment and its outcome. *Journal of Neurosurgery. Pediatrics*, *10*, 230-240.

Seoane, E. R., Tedeschi, H., de Oliveira, E., Siqueira, M. G., Calderon, G. A., & Rhoton, A. L., Jr. (1997). Management strategies for posterior cerebral artery aneurysms: A proposed new surgical classification. *Acta Neurochirurgica*, *139*, 325-331.

Siddiqui, A. H., & Chen, P. R. (2009). Intracranial collateral anastomoses: relevance to endovascular procedures. *Neurosurgery Clinics of North America*, *20*, 279-296.

Sonmez, O., Brinjikji, W., Murad, M. H., & Lanzino, G. (2015). Deconstructive and reconstructive techniques in treatment of Vertebrobasilar dissecting aneurysms: A systematic review and meta-analysis. *AJNR. American Journal of Neuroradiology*, *36*, 1293-1298.

Spetzler, R. F., Selman, W., & Carter, L. P. (1984). Elective EC-IC bypass for unclippable intracranial aneurysms. *Neurological Research*, *6*, 64-68.

Standard, S. C., Guterman, L. R., Chavis, T. D., Fronckowiak, M. D., Gibbons, K. J., & Hopkins, L. N. (1995). Endovascular management of giant intracranial aneurysms. *Clinical Neurosurgery*, *42*, 267-293.

Terasaka, S., Sawamura, Y., Kamiyama, H., & Fukushima, T. (2000). Surgical approaches for the treatment of aneurysms on the P2 segment of the posterior cerebral artery. *Neurosurgery*, *47*, 359-364 [discussion 364-356].

Urasyanandana, K., Withayasuk, P., Songsaeng, D., Aurboonyawat, T., Chankaew, E., & Churojana, A. (2017). Ruptured intracranial vertebral artery dissecting aneurysms: An evaluation of prognostic factors of treatment outcome. *Interventional Neuroradiology*, *23*, 240-248.

van Rooij, W. J., Sluzewski, M., & Beute, G. N. (2006). Endovascular treatment of posterior cerebral artery aneurysms. *AJNR. American Journal of Neuroradiology*, *27*, 300-305.

Wilkins, R. H. (1988). Attempts at prevention and treatment of delayed ischaemic dysfunction in patients with subarachnoid haemorrhage. *Acta Neurochirurgica. Supplementum (Wien)*, *45*, 36-40.

Xu, J., Xu, L., Wu, Z., Chen, X., Yu, J., & Zhang, J. (2015). Fetal-type posterior cerebral artery: The pitfall of parent artery occlusion for ruptured P(2) segment and distal aneurysms. *Journal of Neurosurgery*, *123*, 906-914.

Yamahata, H., Tokimura, H., Hirabaru, M., Hirano, H., & Arita, K. (2010). Aneurysm on the cortical branch (P4 segment) of the posterior cerebral artery. Case report. *Neurologia Medico-Chirurgica (Tokyo)*, *50*, 1084-1087.

Yoon, J. W., Siddiqui, A. H., Dumont, T. M., Levy, E. I., Hopkins, L. N., Lanzino, G., et al. (2014). Feasibility and safety of pipeline embolization device in patients with ruptured carotid blister aneurysms. *Neurosurgery*, *75*, 419-429 [discussion 429].

Zeal, A. A., & Rhoton, A. L., Jr. (1978). Microsurgical anatomy of the posterior cerebral artery. *Journal of Neurosurgery*, *48*, 534-559.

第 **26** 章

神经血管内手术中并发症的预防与处理

Richard D. Fessler❶；Justin G. Thomas❷；
Yahia M. Lodi❸

摘　要

　　成功的颅内动脉瘤神经血管内治疗需建立在对其风险和并发症全面了解的基础上。在本章中，我们将讨论可能导致并发症的各种围手术期风险因素，以及神经介入医师在术中可能遇到的最常见并发症。此外，也将讨论这些围手术期并发症的处理方式。

关键词

　　神经血管内治疗；颅内动脉瘤；并发症；风险因素；并发症管理；通路相关并发症；
抗血小板治疗；血栓栓塞并发症；支架内血栓形成；颅内出血

目　录

❶ 美国密西西比州底特律圣约翰医院神经外科医疗中心。

❷ 美国密西西比州东兰辛密歇根州立大学医学院外科学系。

❸ 美国纽约州立医科大学威尔逊医学中心卒中和神经血管内诊疗中心。

26.1　引言

风险管理是所有外科手术成功的基石。颅内动脉瘤血管内治疗的技术要求非常高，需要多个医疗、护理和保健单元的有序配合，也需要将复杂的成像和众多机械设备有机结合。每一台手术都是从术前的患者选择、手术方式决策，以及各种潜在风险的管理开始的。手术技术和患者生理因素决定了各种并发症发生的可能性，其中技术相关并发症是指设备相关的或其他医源性并发症，而生理性并发症则是指与预期手术相关的，患者的可变或不可变生理特征导致的并发症。任何外科手术都可能出现"技术相关性"并发症，但由于血管内治疗需要数量更庞大的器械和设备，因此更易出现。我们的目标是防止技术或生理风险因素诱导的各种临床后遗症。

26.2　患者相关残疾和风险评估

26.2.1　术前注意事项

择期手术患者的风险评估可在术前进行，而急诊患者的评估需立即进行。动脉瘤血管内治疗可以在局麻联合静脉镇静或全身麻醉下进行。若患者需要在镇静下接受血管内治疗，外科医师需首先评估手术适应证，包括是否存在慢性阻塞性肺疾病（COPD）等。在北美，肺部疾病已经取代卒中成为第三大常见死因，所以外科医师需要判断曾出现睡眠呼吸暂停、反应性气道疾病的患者是否能在间歇镇静状态下并偶尔感到不适时长时间保持稳定的状态直到治疗完成。

美国麻醉医师协会身体状况分级系统（ASA PS分类系统）最初引入于1941年，这些年来，该系统的"身体状况六级分类"历经修改（表26.1），但变化微乎其微（Saklad，1941）。目前证实，它仍然与患者的2～30天死亡率密切相关。对于需要在麻醉下接受治疗的患者，尽管ASA分级充分考虑了患者的全身基础疾病并能揭示风险，但也存在明显的限制，包括评估者的可靠性、手术类型和患者年龄等（Peersman等，2008；Wolters等，1997）。最近，也有许多人试图发现或指出ASA PS分级系统中的一些缺陷。2010年，用于术后死亡率预测的术前评分系统（POSPOM）在法国的所有外科手术病例中进行了验证研究，统计超过500万患者数据。在25个手术队列中，神经介入手术的死亡风险值为1.19，手术死亡率为2.53%，居第四位。其中手术死亡定义为术后或出院前死亡。16个术前因素加上手术类型被认为对于手术后死亡的预测有意义（Le Manach等，2016）（表26.2）。事实上，对于介入医师来说，这些被列出的慢性病实际上是不可变的风险因素。ACS-NSQIP项目的最新数据清楚地表明，急诊手术的风险预期与择期手术有显著差异（Hyder等，2016）。

ASA Ⅲ级或以上是镇静相关气道并发症的最主要预测因素（Wani等，2011）。ASA Ⅲ级患者的心肺风险增加，且级别每增加一级，心肺风险增加一倍。年龄和BMI $\geqslant 30\text{kg/m}^2$ 也是镇静相关并发症的独立风险因素。在美国，年龄因素加权后的肥胖率为33.8%；因此，很多肥胖患者需要接受血管内治疗。最常见的镇静相关事件是低氧血症和术中气管插管。总体而言，镇静麻醉下手术终止和术中插管的比率并不高，低于1%（Wani等，2011）。对于有充血性心力衰竭病史的患者而言，术中经动脉鞘和各种导管的持续盐水冲洗是非常令人担忧的，外科医师应该在术前充分评估患者气道，掌握可能导致麻醉相关并发症的既往病史。

表 26.1　美国麻醉医师协会身体状况分级系统（ASA PS 分级系统）

ASA PS 分类	定义	示例，包括但不限于
ASA Ⅰ	健康	健康，无吸烟和饮酒史，或极少量饮酒
ASA Ⅱ	轻度全身疾病	只有轻微疾病，无实质性功能障碍。包括未戒烟者、社交饮酒者、妊娠、肥胖（30kg/m² < BMI < 40kg/m²）、控制良好的糖尿病 / 高血压、轻度肺部疾病
ASA Ⅲ	严重全身疾病	实质性功能障碍；一种或多种中到重度疾病。包括控制较差的糖尿病 / 高血压、COPD、病态肥胖（BMI ≥ 40kg/m²）、活动性肝炎、酒精依赖或滥用、植入心脏起搏器、射血分数适度降低、终末期肾病定期透析、早产儿 PCA < 60 周，有 MI、CVA、TIA 及 CAD/ 支架植入史（> 3 个月）
ASA Ⅳ	严重全身疾病，对生命构成持续威胁	包括有 MI、CVA、TIA 及 CAD/ 支架植入病史（< 3 个月）。持续性心肌缺血或严重瓣膜功能障碍、射血分数严重降低、败血症、DIC、药物不良反应或者终末期肾病未进行定期透析
ASA Ⅴ	濒临死亡，不行手术将无法存活	包括腹主 / 胸主动脉瘤破裂、重型创伤、伴有占位效应的颅内出血、严重心脏病变或多器官 / 系统功能障碍的缺血性肠病
ASA Ⅵ	宣布脑死亡，其器官正被回收用于捐献	
E	增加 "E" 表示紧急手术，其定义是患者治疗的任何延误都会导致生命或身体局部的危险显著增加	

《外科手术患者分级》（1941 年）经美国麻醉医师协会许可重印，地址：伊利诺伊州肖姆堡美国巷 1061 号，邮编 601734973。

表 26.2　调整后的术后死亡风险

POSPOM 回归	回归系数	风险比
年龄（每 5 年增加一档）	0.303	1.36
缺血性心脏病	0.242	1.27
心律失常或心脏传导阻滞	0.215	1.24
慢性心力衰竭 / 心肌病	1.124	3.08
外周血管性疾病	0.209	1.23
痴呆	0.593	1.81
脑血管病	0.207	1.23
偏瘫	1.125	3.08
慢性阻塞性肺疾病	0.272	1.31
慢性呼吸衰竭	0.788	2.20
慢性酗酒	1.345	3.84
癌症	1.074	2.92
糖尿病	0.189	1.21
移植器官	0.61	1.63
术前慢性血液透析	0.375	1.84
慢性肾功能衰竭	0.775	1.45

改编自 Le Manach 等，2016 年。

POSPOM—预测术后死亡率的术前评分。

气道管理从最初的评估开始，常规记录改良Mallampati评分（表26.3）、患者体重指数、睡眠呼吸暂停病史、颈椎活动度和张口情况。荟萃分析显示改良的Mallampati评分仅能识别35%的困难气道患者（Lundstrøm等，2011）。但是，BMI≥30kg/m²、Mallampati评分Ⅲ或Ⅳ、阻塞性睡眠呼吸暂停综合征、张口受限、颈椎活动度降低和困难插管之间存在强相关性。困难气道插管被定义为3次以上的插管失败或超过10min的插管时间。在手术室条件下，肥胖患者气管插管困难的发生率约为十分之一（De Jong等，2015）。而在血管内治疗中，由于麻醉医师可能无法获得相同的资源，困难插管所占的比率会明显升高。

表 26.3　改良 Mallampati 评分（Lundstrøm 等，2011）

Ⅰ类	软腭，悬雍垂，咽喉，支柱可见
Ⅱ类	软腭，悬雍垂，咽喉可见
Ⅲ类	软腭，悬雍垂底部可见
Ⅳ类	只有硬腭可见

26.2.2　体位

患者进入介入治疗室后多采取仰卧位，可能导致体位相关的并发症，包括但不限于颈或腰椎神经根病、尺神经病变、腓神经病变甚至臂丛神经病变加重。无论是清醒还是全身麻醉，当怀疑患者颈椎强直时，需明确并使患者处于最舒适体位，这能够使患者获得最大收益。对于腰部疼痛、神经根性病变或间歇性坐骨神经痛的患者，可以在膝盖下放置枕头或合适的垫子，温和地弯曲膝盖和臀部，使患者受益。肘部和膝盖都要有衬垫，以避免压迫周围神经，同时在放置固定带时也要小心。不充分考虑体位，有可能会导致患者在术后出现不典型的神经病学表现，如手麻、放射性腿痛等，会给医师带来不必要的担心，认为可能是手术导致的缺血并发症，而往往这一类患者还会有相应的影像学表现。

26.2.3　手术暂停

应该在患者入室前进行书面的暂停。已经证实，使用世界卫生组织书面外科手术清单可显著降低30天内的非心源性技术相关并发症和死亡率（Haynes等，2009）。表26.4列出了该清单的内容，并不是所有条款都与血管内治疗密切相关。然而，WHO手术安全清单的效能是多方面的，对于提升团队的沟通、正面文化和领导水平有积极作用，这些都是成功完成任何血管内手术所必需的要素。因此，外科医师主导下的术前安全核查是最有效的。

26.2.4　通路相关并发症

对患者循环系统的评估与神经系统检查一样重要，末梢动脉脉搏通常是外周血管疾病有时也是脑血管病的间接指标。无论是在办公室还是在医院，都可作为对患者的初始评估。在血管造影术开始前，应该常规记录并标记远端动脉脉搏。此外，在患者进入血管内治疗单元前了解其静息心率和血压对于特定的手术也是非常有用的。大多数神经血管内手术是经股动脉入路，偶尔也会采用经桡动脉、经肱动脉或直接经颈动脉入路。

Seldinger技术于1953年被引入，逐渐成为几乎无风险的血管穿刺技术，相关并发症的避免应从合适的穿刺标记点和动脉单壁透壁穿刺开始。目前，我们已经从最初的18号空心针穿刺过渡到微穿针穿刺，这对于没有经验的术者而言可以避免大穿刺针可能导致的许多并发症。血管外科协会血管质量倡议（VQI）将穿刺部位并发症（access site complication，ASC）定义为出院前的穿刺部位血肿（有或没有假

表 26.4　世界卫生组织（WHO）手术安全核查表

手术安全核查表		世界卫生组织　患者安全

麻醉诱导前 → **切开皮肤前** → **患者离开手术室前**

麻醉诱导前	切开皮肤前	患者离开手术室前
（至少要护士、麻醉师核对）	（护士、麻醉师、手术医师核对）	（护士、麻醉师、手术医师核对）

麻醉诱导前

患者是否已经确认了其身份、手术部位和名称，是否已签署手术同意书？
☐ 是

是否已标记手术部位？
☐ 是
☐ 不适用

麻醉机和麻醉药品是否核对完毕？
☐ 是

是否给患者进行血氧饱和度监测，该仪器运转是否正常？
☐ 是

患者是否有既往过敏史？
☐ 否
☐ 是

是否存在气道困难/误吸的风险？
☐ 否
☐ 是，所需设备/辅助人员已就位

是否存在失血量＞500mL（儿童＞7mL/kg）的风险？
☐ 否
☐ 是，已建立两条静脉通道/保留中央静脉导管，已备好液体

切开皮肤前

☐ 确认团队的所有成员要自我介绍其姓名和职责
☐ 确认患者姓名、手术名称和手术部位

手术前60分钟内，是否给患者注射了预防性抗生素？
☐ 是
☐ 不适用

预期的关键事件

手术医师：
☐ 手术的关键步骤是什么？
☐ 手术需要多长时间？
☐ 预计的手术失血量是多少？

麻醉师：
☐ 患者有没有特殊的注意事项？

护理团队：
☐ 消毒（包括消毒指示带结果）完成没有？
☐ 设备有没有问题？有没有其它的注意事项？

是否已展示必需的影像资料？
☐ 是
☐ 不适用

患者离开手术室前

护士口头确认：
☐ 手术名称
☐ 清点完毕手术器械、敷料和针头
☐ 标记手术标本（大声朗读标本标签，包括患者姓名）
☐ 是否存在需要解决的设备问题

手术医师、麻醉师和护士：
☐ 手术后，该患者在康复、治疗方面的特别注意事项？

摘自《世界卫生组织实施手册外科手术安全检查表》第一版，可在以下网址免费获取 https://www.who.int/patientsafety/safesurgery/ss_checklist/en/

性动脉瘤），并分类如下：①轻微或小型，不需治疗；②中型，需要注射凝血酶；③中型，需要输血；④大型，需要手术（Ortiz 等，2014）。VQI 定义囊括了所有介入相关的并发症，包括夹层、穿孔、闭塞和腹膜后血肿等，其中许多是技术性的，可以通过微侵袭的方式来治疗。例如，远端血管夹层属于可逆性损伤，通过短时间球囊扩张桥接肝素化，一般会在介入治疗结束时明显缓解。血管穿透损伤相关的并发症可通过使用小口径穿刺针和带刻度的导丝来尽量避免发生。如确实已经出现，必要时可采用球囊闭塞、植入覆膜支架、中和抗凝剂或终止手术操作等来应对，这些都是血管外科医师必须掌握的操作。

　　腹膜后血肿是一种潜在的、极其危险的并发症，必须即刻诊断清楚，而不能归因于所谓的神经病学问题。收缩压间歇性下降和反弹（无论有无麻醉）以及心率加快是急性失血的标志。对于接受β受体阻滞剂或心功能不全预治疗的患者，症状可能更轻微。心脏储备功能较好的年轻患者对急性失血的耐受时间明显长于老年或合并其他器官疾病的患者。在生命体征迅速恶化的情况下，需要立即输血并中和抗凝剂。血红蛋白水平检测和腹部及骨盆的计算机断层扫描有助于腹膜后血肿的确诊（图 26.1）。

　　纳入 22000 多名患者的多中心 VQI 数据确定了 ASC 的风险因素，其风险比（OR）如下：年龄＞75岁、1.31，女性、1.49，白人、1.77，卧床不起、2.40，未提前干预、1.23，急诊手术、1.73，非股动脉通路、1.59，动脉鞘＞6F、1.72，溶栓治疗、2.00，透视＞30min、1.39（Ortiz 等，2014）。此外，双侧入路与更高的风险相关。出现通路相关并发症的患者 30 天死亡率（6.1%）增加 4 倍，而需要输血的患者死亡率最高（12.7%）。预测 30 天死亡率的因素有：ASC（2.61）、年龄＞75 岁（2.69）、白人（1.56）、$BMI < 18.5kg/m^2$（2.86）、既往无外周血管内治疗（1.35）、急诊手术（6.90）、动脉穿透（2.00）和

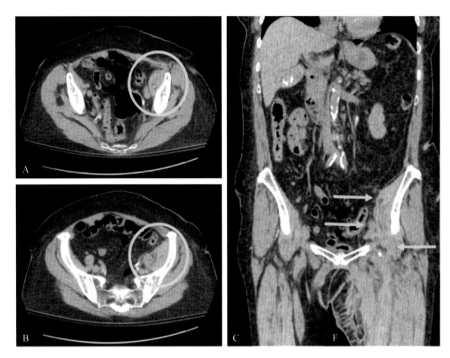

图 26.1　腹膜后血肿，一种危险的通路相关并发症。腹部和骨盆的轴位（A 和 B）和冠状位（C）CT 显示左侧股动脉穿刺通路封闭后左侧腹股沟及腹膜后血肿

透视＞30min（1.47）。有经验的医师出现 ASC 的总体概率仍然很低（3.5%），其中 0.9% 需要各种治疗。大多数神经血管内治疗中需要使用肝素，在没有封堵器的情况下使用肝素会导致 4.2% 的患者发生 ASC，而使用封堵器后仅为 2.4%。

26.2.5　抗血小板治疗

动脉瘤血管内治疗的并发症大多数因血栓栓塞导致，术中使用的每个装置都可能诱发血栓形成。在使用器械和建立合适的血管通路时需要完成导丝或导管的操作，这些操作都有可能引起医源性的血管损伤。此外，在弹簧圈输送、支架置入或血管成形术时，血小板活化和聚集有可能被启动，因此有必要在术前和术后都行抗血小板治疗。Yamada 等研究显示，术前 / 术后均接受抗血小板治疗的患者 60 天内血栓栓塞并发症（卒中或 TIA）发生率为 1.9%，而仅接受术后抗血小板治疗的患者为 2.3%，未接受抗血小板治疗的患者为 16%（Yamada 等，2007）。阿司匹林和噻吩吡啶在血小板抑制方面具有协同作用，前者可以抑制血栓素 A_2 的前体 - 前列腺素 H 合成酶（Eikelboom 等，2008；Undas 等，2007）。氯吡格雷通过与血小板表面 ADP 受体结合并拮抗凝血级联反应而不可逆地抑制血小板聚集（Zhang 等，2017）。为了评估血栓栓塞的风险，有必要了解给药后血小板抑制的开始时间。负荷剂量的阿司匹林在大约 60min 内启动抗血小板活性，并持续 7 天；而 300mg 负荷剂量的氯吡格雷在给药后 2h 启动抗血小板作用，但有可能在给药后数小时至数天内都不会产生完全的效果。因此为了避免栓塞，术前即给予抗血小板药物的给药方式优于仅术中联用阿司匹林和氯吡格雷的方法。对于择期手术，常规于术前 4 天或更长时间给予抗血小板药物是合适的，而血流导向治疗的患者需提前 2 周使用抗血小板药物并行耐药性检测。接受血管内治疗的患者对于阿司匹林的耐药性差异很大，不同报道中耐药率为 5% ～ 60% 不等，而氯吡格雷的耐药率为 5% ～ 30%（Piotin 等，2010）。

并没有证据支持阿司匹林剂量的增加会提高其抗血小板效能，实际上只会增加药物的全身副作用；但是，氯吡格雷确实有剂量效应，甚至可以通过一定的方法来治疗其血小板抵抗，包括加倍剂量、重复抗血小板抵抗试验，以及在严重情况下重复给以负荷剂量，如其抑制率仍然＜20% 应被视为耐药（Nordeen 等，2013），可以考虑开刀手术治疗或使用其他替代药物，如普拉格雷或替格瑞洛。急诊手术

时，应考虑应用 GP Ⅱ b/Ⅲ a 抑制剂，如阿昔单抗［手术开始10min内团注剂量0.25mg/kg，然后12h内泵注0.125mg/（kg•min）］或依替菲肽［手术开始时团注0.2 mg/kg，然后在23h内再泵注2mg/（kg•min）］（Sedat等，2015）。术后第1天开始每天口服阿司匹林、普拉格雷或替格瑞洛。

26.2.6　血栓栓塞并发症

非择期动脉瘤血管内手术的血栓栓塞发生率为4.7% ~ 12.5%（Henkes等，2004；Ross和Dhillon，2005；van Rooij等，2006）。每25名患者中就有1人因缺血相关并发症导致永久性神经功能障碍。破裂动脉瘤中直径大于10mm、颈宽超过4mm及吸烟者发生血栓栓塞的概率更高（Pierot等，2010；van Rooij等，2006）。球囊和支架辅助弹簧圈栓塞术中并发症的发生率无显著差异，后者的血栓栓塞率为4.6%（Yahia等，2008）。2011年发表的一组择期病例报道显示，21.5%的球囊辅助栓塞患者MRI弥散加权成像异常，其中3.8%为症状性病变（Spiotta等，2011）。多项研究对择期动脉瘤手术的并发症进行了分析，ATENA研究中未破裂动脉瘤的血栓栓塞发生率为7.1%（Pierot等，2008）。虽然瘤颈大小、动脉瘤位置与血栓栓塞的发生率没有显著相关性，但在大型动脉瘤中发生率高是明确的。并发血栓栓塞的患者死亡率为4.1%，24.5%会出现永久性神经功能障碍（Pierot等，2008）。

总体而言，动脉瘤血管内治疗的残死率较低，但必须考虑其潜在复发的特点。一项8000枚动脉瘤的荟萃分析显示，多达20%的动脉瘤在常规随访时发现有局部复发，其中大约10%需要重新治疗。该组患者的即刻闭塞率为91%。再治疗的风险因素包括非SAH、>10mm的后循环动脉瘤（Ferns等，2009）。动脉瘤再治疗中约5%会再次出血，这与血栓栓塞的比例大致相同（5%）。再治疗中出现各种临床症状的概率约为2.7%，与首次手术基本一致。然而，另一项研究显示，弹簧圈栓塞后复发病例再治疗的残死率为1.9%，低于首次治疗（Ringer等，2009）。总体而言，无论择期、非择期或再治疗手术，吸烟、大于10mm的动脉瘤患者并发症发生率都升高。

26.3　术中血栓栓塞并发症的处理

26.3.1　一般注意事项

在特定的手术中，应该最大限度地减少并发症发生的可能性，可以在术前适当地给予抗血小板治疗，也可以在术中给予负荷剂量。术者应该清醒地意识到患者血流中的所有装置都是可能致栓的因素，使用肝素化生理盐水冲洗动脉鞘、指引导管和微导管可最大限度地降低导管相关栓塞事件。此外，术中为了构建到达病变部位的"工作平台"，各种管路进入血管会导致血流受限、血管受损和痉挛，这些都是需要充分考虑的。动脉粥样硬化或大直径的动脉鞘可能会导致外周血管的并发症，在年轻患者会诱发血管痉挛。主动脉弓动脉粥样硬化是缺血性卒中的独立风险因素。因此，为了将风险降到最低，尤其是老年患者，需要选择适合主动脉弓的导管（Amarenco等，1994）。各种新型技术均依赖远端的大腔通路导管，特别是在动脉的颅底水平或入颅以后，所以应多次注射对比剂以检测血流是否受到影响。支撑导管通常位于颈总动脉远端或颈内动脉近端，在发现血流缓慢或血流停止后，应该后撤责任导管直到血流恢复。对于血管迂曲的情况，可以通过同轴方式在颅内指引导管中走行中间导管或利用辅助导丝来增强稳定性。

所有病例均应全身适当肝素化。不同医疗机构使用肝素的经验不同，关于介入手术中确切的抗凝水平也缺乏可靠的数据。最近的数据较为一致，冲洗盐水中肝素浓度为1000 ~ 3000U/L，最常用浓度为1000U，复杂介入手术常用5000U肝素静脉团注（Durran和Watts，2012）。一项5000例心脏介入手术的数据显示，活化凝血时间（ACT）在350 ~ 375s之间时，7天的缺血事件发生率最低，较ACT

在171～295s间的缺血事件发生率降低34%。虽然大多数介入医师不太可能将ACT值提高到350s以上，但是文献还是支持应将ACT调整至225～300s内。经验用药为50U/kg的肝素用量可将ACT调整至＞200s，70U/kg将使ACT＞225s。动脉瘤介入治疗中，应将ACT调整至250～300s，并额外给予肝素，持续监测ACT（Harrigan和Deveikis，2013）。

一旦明确有血栓事件发生，应立即检测ACT，并追加肝素，使ACT达到300s或以上。在全身麻醉下，低血压是一个常见的重要问题，可能会出现平均动脉压下降超过40%、平均动脉压＜70mmHg或平均动脉压＜60mmHg持续0～10min。高达13.3%的全麻诱导后低血压患者可能遭受长时间住院，重残，甚至死亡。下述情况时常存在低血压风险：ASA Ⅲ～Ⅴ、基线平均动脉压＜70mmHg、年龄＞50岁、使用丙泊酚诱导及增加芬太尼剂量的患者（Reich等，2005）。低血压造成血栓形成的治疗措施包括机械性取栓、碎栓，血管成形术，静脉或动脉内注射糖蛋白Ⅱb/Ⅲa受体拮抗剂。对于术前未接受抗血小板治疗的患者，应考虑服用阿司匹林和氯吡格雷。由于绝大多数介入相关血栓是血小板介导形成的，故溶栓药物对于这类血栓的作用值得商榷（Gralla等，2008），而Ⅱb/Ⅲa受体拮抗剂可使栓塞后再通率增加高达80%（Bruening等，2006；Cronqvist等，1998；Ries等，2009）。

弹簧圈移位是血栓栓塞的一个原因，这种移位可以是局部疝出或挤出，进而导致血流中断和血栓形成；也可以是弹簧圈从微导管或圈丝团块中逃逸并滞留在下游血管。可能每20个病例中就会有一个因弹簧圈移位而使问题变得非常复杂（White等，2008）。对局部弹簧圈移位的治疗各不相同，涉及多种技术，包括以额外的弹簧圈或微导管来调整弹簧圈团，利用塑型球囊将弹簧圈"推"回弹簧圈团中，以及通过颅内支架将挤出的弹簧圈固定在载瘤血管壁上（Fessler等，2000）。当然，也可以从局部弹簧圈团块或远端循环中捕获弹簧圈。与预防任何潜在的血栓栓塞一样，适当的ACT、血压和抗血小板治疗都不可忽视。

26.3.2　支架内血栓形成

在已发表的支架辅助弹簧圈栓塞文献中，支架内血栓发生率（图26.2）从0.7%～19%不等（Yahia等，2008），其中与血流导向装置相关的发生率较低。已知的支架相关并发症包括支架内血栓形成、载瘤血管闭塞和远端血管闭塞。最近的一系列研究表明，术中血栓形成相关并发症率为3.1%～8.0%（Daou

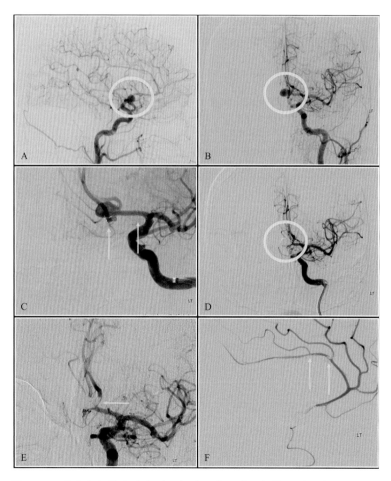

图26.2　动脉瘤血管内治疗时支架内血栓形成。侧位和前后位（AP）（A和B）脑血管造影示左侧前交通动脉（ACA）大型宽颈动脉瘤。支架辅助（C，箭头）弹簧圈栓塞治疗后动脉瘤完全闭塞（D）。术后患者出现右侧偏瘫，紧急送血管内治疗室，发现支架内血栓（E）和胼周动脉远端栓塞（F）。持续依替菲肽输注治疗

等，2016；Rangel-Castilla等，2015）。一项1451例患者、1654枚动脉瘤的血流导向治疗荟萃分析显示总缺血性卒中发生率为6%（Brinjikji等，2013）。血流导向装置、传统支架和新型血管重建装置相关的血栓性并发症术中处理相似，依赖于充分的围手术期抗血小板治疗、术中应用IIb/IIIa受体拮抗剂、处理血流相关问题，以及升高血压。

26.3.3　出血性并发症

血管内治疗围手术期出血性并发症非常危险，有两种类型：一种是动脉瘤栓塞前的再破裂（图26.3），另一种是栓塞中的再破裂，即医源性破裂（图26.4）。了解动脉瘤破裂后的SAH自然病史非常重要，在首次破裂24h内，4.0%～13.6%的动脉瘤会发生再次出血，其中2～12h内的再出血风险最高，而50%的再次SAH发生在6h内（Hillman等，2002；Kassell和Torner，1983；Naidech等，2005；Ohkuma等，2001；Tanno等，2007）。因此，由于可以预见的再次SAH发生，在患者到达医院第1h内就应尝试积极治疗。脑室造瘘术和外引流对SAH患者的作用不容忽视，可以控制颅内压、缓解脑积水，为动脉瘤治疗提供宝贵的时间。

动脉瘤穿孔方式有多种：①微导丝进入或反复进入时穿孔；②微导管进入或弹簧圈伸出时穿孔；③成篮弹簧圈选择不当，后续圈夹在成篮圈和瘤壁之间致穿孔。从技术角度看，对所有的导丝操作提出一些忠告：导丝远端应该永远可视，包括从股动脉进入弓的泥鳅导丝和颅底平面上方的微导丝。虽然有些动脉瘤是非常复杂的，但大多数其实并不复杂，正确的使用路图能够协助微导管和微导丝安全操作。微导管通常被推送至载瘤动脉远端，然后通过轻轻向后拉并以较小的前向推力促进其进入动脉瘤腔，这样可以大幅度降低穿孔的风险。

微导丝或微导管穿出动脉瘤外通常可在路图上显示出来，当发现微导丝或微导管位于动脉瘤外时，术者本能倾向于退出微导管或导丝，但其实应该更耐心地进行调整。通过快速的血管造影明确微导管/导丝是否确定在动脉瘤外，有时是因为患者头位移动造成路图无效给术者造成的错觉，同时也可以明确是否存在SAH。对于未行脑室造瘘术的择期患者，这尤为重要。因为SAH会迅速升高ICP，导致脑积水。而对于没有活动性SAH或已行脑室造瘘术的患者，这种评估在"某种程度上"并不那么急迫。动脉瘤穿孔后的治疗步骤：①中和肝素，1mg鱼精蛋白可以中和100U肝素。但需要知道的是鱼精蛋白也是一种弱的抗凝剂，应避免过量使用鱼精蛋白（Kresowik等，1988）；②降低平均动脉压；③准备各种型号的弹簧圈，最好是快速解脱的弹簧圈；④如果有脑室引流管，应在ICP达20mmHg时打开引流；⑤如果正在进行球囊辅助操作，球囊应保持充盈状态。如果此时并无活动性SAH，可以将微导管抵靠

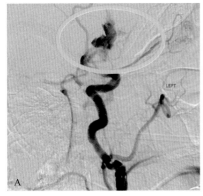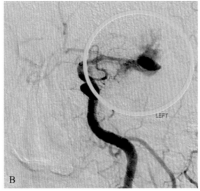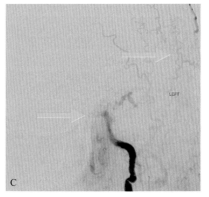

图26.3　脑血管造影中发生SAH。患者头痛剧烈，MAP迅速升高。血管造影显示对比剂外渗（A，B），提示蛛网膜下腔出血，在患者镇静稳定后给以气管插管。AP位显示：左颈总动脉造影中期，无颅内血流，颈外动脉分支显影（C，箭头）

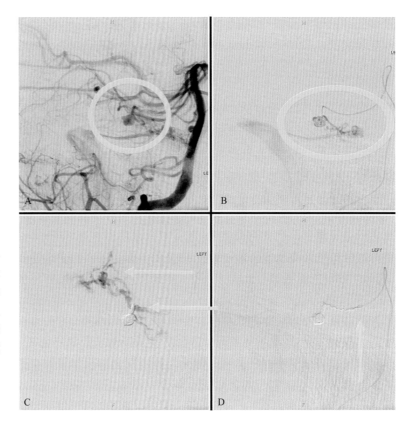

图 26.4　动脉瘤血管内治疗中出血。一名患者行脑血管造影术时发生 SAH，诊断为右侧小脑上动脉动脉瘤伴脑干动静脉畸形（AVM）。椎动脉造影（A）显示 5mm×4mm 的 SCA 动脉瘤。选择性 SCA 造影（B）示脑干 AVM。弹簧圈栓塞（C，箭头）时发现对比剂外渗，提示术中破裂，需要牺牲载瘤血管（D，箭头）以闭塞动脉瘤

或穿过动脉瘤壁，取出微导丝并推送弹簧圈。弹簧圈应正好通过并抵达动脉瘤外间隙，然后将动脉瘤包绕起来并迅速填塞，直到出血停止。如果有活动性 SAH，则可采用球囊辅助技术，迅速推送球囊阻塞血流。然而，在抗凝状态逆转的情况下，球囊封堵血流本身也存在风险，快速、明确地推送弹簧圈是最好的办法。在某些情况下，动脉瘤壁或底部会发生巨大的破裂，弹簧圈会出现在病变之外。如果造影显示颅内没有血流，说明颅内压已经快速上升，这很常见，并不一定意味着不可挽救的临床结局（图 26.3C）。因此，弹簧圈的应用非常有技巧，栓塞顺序应该从瘤顶到瘤体，最终封闭瘤颈；也通常应该在测量动脉瘤数据后选出所有预期的弹簧圈，而不是每次在放置一个弹簧圈后再考虑后续的弹簧圈选择。在出现意外情况时，需要可以随时使用各种合适的弹簧圈，要为 SAH 等复杂情况做好充分准备。图 26.5 总结了动脉瘤穿孔时的微导管和微导丝处理。

　　微导管穿孔处理类似于微导丝穿孔（参见表 26.5），此时不可将微导管从动脉瘤中拔出，应从微导管所在位置开始填塞弹簧圈。微导管穿孔是一种技术性错误，通常是因在移除已解脱弹簧圈推送导丝过程中推动微导管，或者尝试微导管进入更深部动脉瘤腔时前向力量过大引起。随着弹簧圈的增加和中和肝素，出血通常会迅速停止。

　　动脉瘤腔内首枚弹簧圈成篮为随后的弹簧圈栓塞奠定了基础。当成篮弹簧圈最后一环在动脉瘤内发生旋转时，应该被认为是成篮弹簧圈尺寸选择过小。在这种情况下，应该选择大号弹簧圈。尺寸过小的成篮弹簧圈将允许血液在瘤壁和弹簧圈团之间流动，也不能干扰进入动脉瘤入口的血液，并允许较小弹簧圈进入这个潜在的空间，从而易导致动脉瘤破裂和术中 SAH。如上所述，随着肝素中和、弹簧圈的不断推送，出血通常会自限。在我们的手术室，SAH 患者会统一在全身麻醉下放置脑室引流管。如果不需要立即插管，我们会对处于清醒镇静状态的患者进行临床监测。

　　血流导向装置植入术后也存在围手术期破裂风险，约 4% 发生在术后 30d 内，2% 发生在晚期。大型和巨大型动脉瘤的围手术期 SAH 发生率有所增加，联合弹簧圈栓塞可在一定程度上降低 SAH 发生率。无论是采用夹闭还是弹簧圈补充栓塞，血流导向治疗后的 SAH 应与其他复发性 SAH 的处理原则一样。

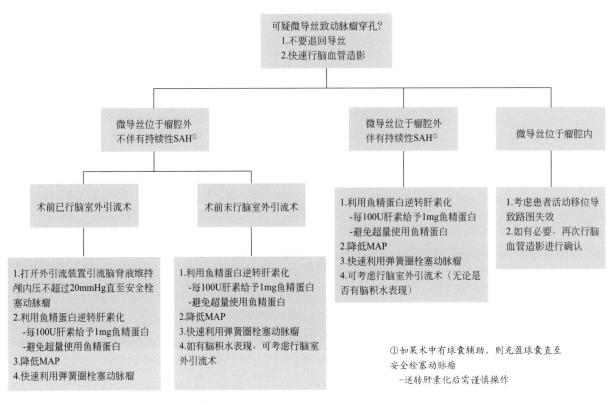

图 26.5　微导丝致动脉瘤穿孔治疗总结

　　早期（小于30d）SAH复发的风险因素包括前交通动脉动脉瘤、直径＜6mm、初始不完全栓塞、邻近血肿和Hunt-Hess评分Ⅲ～Ⅴ（van Rooij等，2006）。ISAT等试验证实，1.4%的弹簧圈栓塞后动脉瘤出现复发性SAH（Molyneux等，2002）。有趣的是，动脉瘤夹闭术后的长期随访显示复发性SAH可达3.2%（Ferns等，2009），10年内复发性SAH的比率大约是普通人群的22倍，其风险因素包括年龄（每10年的风险比为0.5）、吸烟和多发动脉瘤。因此，对所有动脉瘤患者进行长期无创随访是有必要的。

26.4　结论

　　无论是择期还是急诊，对于各种血管内手术潜在并发症的处理在手术开始前就应该形成充分的预案。并发症评估、总体风险预判、书面知情同意、术前充分的抗血小板治疗，以及避免气道或麻醉相关并发症都是至关重要的，而及时发现并确诊这些并发症会使得处理更加有的放矢。对特定阶段可能的并发症和治疗方案的动态考虑会确保"意外事件"不在意料之外，可以最大限度地保证患者的良好预后。

（译者：吕　超　李　剑　张洪晨）

参考文献

Amarenco, P., Cohen, A., Tzourio, C., Bertrand, B., Hommel, M., Besson, G., et al. (1994). Atherosclerotic disease of the aortic arch and the risk of ischemic stroke. *The New England Journal of Medicine*, *331*(22), 1474-1479. https://doi.org/10.1056/NEJM199412013312202.

Brinjikji, W., Murad, M. H., Lanzino, G., Cloft, H. J., & Kallmes, D. F. (2013). Endovascular treatment of intracranial aneurysms with flow diverters: A meta-analysis. *Stroke*, *44*(2), 442-447. https://doi.org/ 10.1161/STROKEAHA.112.678151.

Bruening, R., Mueller-Schunk, S., Morhard, D., Seelos, K. C., Brueckmann, H., Schmid-Elsaesser, R., et al. (2006). Intraprocedural thrombus formation during coil placement in ruptured intracranial aneurysms: Treatment with systemic application of the glycoprotein IIb/IIIa antagonist tirofiban. *American Journal of Neuroradiology*, *27*(6), 1326-1331.

Cronqvist, M., Pierot, L., Boulin, A., Cognard, C., Castaings, L., & Moret, J. (1998). Local intraarterial fibrinolysis of thromboemboli occurring during endovascular treatment of intracerebral aneurysm: A comparison of anatomic results and clinical outcome. *American Journal of Neuroradiology*, *19*(1), 157-165.

Daou, B., Starke, R. M., Chalouhi, N., Barros, G., Tjoumakaris, S., Rosenwasser, R. H., et al. (2016). P2Y12 reaction units: Effect on hemorrhagic and thromboembolic complications in patients with cerebral aneurysms treated with the pipeline embolization device. *Neurosurgery*, *78*(1), 27-33. https://doi. org/10.1227/NEU.0000000000000978.

De Jong, A., Molinari, N., Pouzeratte, Y., Verzilli, D., Chanques, G., Jung, B., et al. (2015). Difficult intubation in obese patients: Incidence, risk factors, and complications in the operating theatre and in intensive care units. *British Journal of Anaesthesia*, *114*(2), 297-306. https://doi.org/10.1093/bja/ aeu373.

Durran, A. C., & Watts, C. (2012). Current trends in heparin use during arterial vascular interventional radiology. *Cardiovascular and Interventional Radiology*, *35*(6), 1308-1314. https://doi.org/10.1007/ s00270-011-0337-1.

Eikelboom, J. W., Hankey, G. J., Thom, J., Bhatt, D. L., Steg, P. G., Montalescot, G., et al. (2008). Incomplete inhibition of thromboxane biosynthesis by acetylsalicylic acid: Determinants and effect on cardiovascular risk. *Circulation*, *118*(17), 1705-1712. https://doi.org/10.1161/ CIRCULATIONAHA.108.768283.

Ferns, S. P., Sprengers, M. E. S., van Rooij, W. J., Rinkel, G. J. E., van Rijn, J. C., Bipat, S., et al. (2009). Coiling of intracranial aneurysms: A systematic review on initial occlusion and reopening and retreatment rates. *Stroke*, *40*(8), e523-529. https://doi. org/10.1161/STROKEAHA.109.553099.

Fessler, R. D., Ringer, A. J., Qureshi, A. I., Guterman, L. R., & Hopkins, L. N. (2000). Intracranial stent placement to trap an extruded coil during endovascular aneurysm treatment: Technical note. *Neurosurgery*, *46*(1), 248-253.

Gralla, J., Rennie, A. T. M., Corkill, R. A., Lalloo, S. T., Molyneux, A., Byrne, J. V., et al. (2008). Abciximab for thrombolysis during intracranial aneurysm coiling. *Neuroradiology*, *50*(12), 1041-1047. https:// doi.org/10.1007/s00234-008-0457-8.

Harrigan, M. R., & Deveikis, J. P. (2013). *Handbook of cerebrovascular disease and neurointerventional technique.* New York: Humana Press.

Haynes, A. B., Weiser, T. G., Berry, W. R., Lipsitz, S. R., Breizat, A.-H. S., Dellinger, E. P., et al. (2009). A surgical safety checklist to reduce morbidity and mortality in a global population. *The New England Journal of Medicine*, *360*(5), 491-499. https://doi.org/10.1056/NEJMsa0810119.

Henkes, H., Fischer, S., Weber, W., Miloslavski, E., Felber, S., Brew, S., et al. (2004). Endovascular coil occlusion of 1811 intracranial aneurysms: Early angiographic and clinical results. *Neurosurgery*, *54*(2), 268-280-285.

Hillman, J., Fridriksson, S., Nilsson, O., Yu, Z., Saveland, H., & Jakobsson, K.-E. (2002). Immediate administration of tranexamic acid and reduced incidence of early rebleeding after aneurysmal subarachnoid hemorrhage: A prospective randomized study. *Journal of Neurosurgery*, *97*(4), 771-778. https://doi.org/10.3171/jns.2002.97.4.0771.

Hyder, J. A., Reznor, G., Wakeam, E., Nguyen, L. L., Lipsitz, S. R., & Havens, J. M. (2016). Risk prediction accuracy differs for emergency versus elective cases in the ACS-NSQIP. *Annals of Surgery*, *264*(6), 959-965. https://doi.org/10.1097/ SLA.0000000000001558.

Kassell, N. F., & Torner, J. C. (1983). Aneurysmal rebleeding: A preliminary report from the cooperative aneurysm study. *Neurosurgery*, *13*(5), 479-481.

Kresowik, T. F., Wakefield, T. W., Fessler, R. D., & Stanley, J. C. (1988). Anticoagulant effects of protamine sulfate in a canine model. *The Journal of Surgical Research*, *45*(1), 8-14.

Le Manach, Y., Collins, G., Rodseth, R., Le Bihan-Benjamin, C., Biccard, B., Riou, B., et al. (2016). Preoperative score to predict postoperative mortality (POSPOM): Derivation and validation. *Anesthesiology*, *124*(3), 570-579. https://doi. org/10.1097/ALN.0000000000000972.

Lundstrøm, L. H., Vester-Andersen, M., Møller, A. M., Charuluxananan, S., L'hermite, J., Wetterslev, J., et al. (2011). Poor prognostic value of the modified Mallampati score: A meta-analysis involving 177 088 patients. *British Journal of Anaesthesia*, *107*(5), 659-667. https://doi.org/10.1093/bja/aer292.

Molyneux, A., Kerr, R., Stratton, I., Sandercock, P., Clarke, M., Shrimpton, J., et al. (2002). International Subarachnoid Aneurysm Trial (ISAT) of neurosurgical clipping versus endovascular coiling in 2143 patients with ruptured intracranial aneurysms: A randomised trial. *Lancet*, *360*(9342), 1267-1274.

Naidech, A. M., Janjua, N., Kreiter, K. T., Ostapkovich, N. D., Fitzsimmons, B.-F., Parra, A., et al. (2005). Predictors and impact of aneurysm rebleeding after subarachnoid hemorrhage. *Archives of Neurology*, *62*(3), 410-416. https://doi.org/10.1001/ archneur.62.3.410.

Nordeen, J. D., Patel, A. V., Darracott, R. M., Johns, G. S., Taussky, P., Tawk, R. G., et al. (2013). Clopidogrel resistance by P2Y12 platelet function testing in patients undergoing neuroendovascular procedures: Incidence of ischemic and

hemorrhagic complications. *Journal of Vascular and Interventional Neurology*, *6*(1), 26-34.

Ohkuma, H., Tsurutani, H., & Suzuki, S. (2001). Incidence and significance of early aneurysmal rebleeding before neurosurgical or neurological management. *Stroke*, *32*(5), 1176-1180.

Ortiz, D., Jahangir, A., Singh, M., Allaqaband, S., Bajwa, T. K., & Mewissen, M. W. (2014). Access site complications after peripheral vascular interventions: Incidence, predictors, and outcomes. *Circulation. Cardiovascular Interventions*, *7*(6), 821-828. https://doi.org/10.1161/ CIRCINTERVENTIONS.114.001306.

Peersman, G., Laskin, R., Davis, J., Peterson, M. G. E., & Richart, T. (2008). ASA physical status classification is not a good predictor of infection for total knee replacement and is influenced by the presence of comorbidities. *Acta Orthopaedica Belgica*, *74*(3), 360-364.

Pierot, L., Cognard, C., Anxionnat, R., Ricolfi, F., & CLARITY Investigators. (2010). Ruptured intracranial aneurysms: Factors affecting the rate and outcome of endovascular treatment complications in a series of 782 patients (CLARITY study). *Radiology*, *256*(3), 916-923. https://doi.org/10.1148/ radiol.10092209.

Pierot, L., Spelle, L., & Vitry, F. (2008). ATENA: The first prospective, multicentric evaluation of the endovascular treatment of unruptured intracranial aneurysms. *Journal of Neuroradiology [Journal de Neuroradiologie]*, *35*(2), 67-70. https://doi.org/10.1016/j.neurad.2008.02.006.

Pierot, L., Spelle, L., Vitry, F., & ATENA Investigators. (2008).Immediate clinical outcome of patients harboring unruptured intracranial aneurysms treated by endovascular approach: Results of the ATENA study. *Stroke*, *39*(9), 2497-2504. https://doi.org/10.1161/STROKEAHA.107.512756.

Piotin, M., Blanc, R., Spelle, L., Mounayer, C., Piantino, R., Schmidt, P. J., et al. (2010). Stent-assisted coiling of intracranial aneurysms: Clinical and angiographic results in 216 consecutive aneurysms. *Stroke*, *41*(1), 110-115. https://doi.org/10.1161/ STROKEAHA.109.558114.

Rangel-Castilla, L., Cress, M. C., Munich, S. A., Sonig, A., Krishna, C., Gu, E. Y., et al. (2015). Feasibility, safety, and periprocedural complications of pipeline embolization for intracranial aneurysm treatment under conscious sedation: University at Buffalo neurosurgery experience. *Neurosurgery*, *11* (Suppl 3), 426-430. https://doi.org/10.1227/ NEU.0000000000000864.

Reich, D. L., Hossain, S., Krol, M., Baez, B., Patel, P., Bernstein, A., et al. (2005). Predictors of hypotension after induction of general anesthesia. *Anesthesia and Analgesia*, *101*(3), 622-628. table of contents (2005). https://doi.org/10.1213/01. ANE.0000175214.38450.91.

Ries, T., Siemonsen, S., Grzyska, U., Zeumer, H., & Fiehler, J. (2009). Abciximab is a safe rescue therapy in thromboembolic events complicating cerebral aneurysm coil embolization: Single center experience in 42 cases and review of the literature. *Stroke*, *40*(5), 1750-1757. https://doi.org/10.1161/ STROKEAHA.108.539197.

Ringer, A. J., Rodriguez-Mercado, R., Veznedaroglu, E., Levy, E. I., Hanel, R. A., Mericle, R. A., et al. (2009). Defining the risk of retreatment for aneurysm recurrence or residual after initial treatment by Endovascular Coiling: A multicenter study. *Neurosurgery*, *65*(2), 311-315. https://doi. org/10.1227/01.NEU.0000349922.05350.96.

Ross, I. B., & Dhillon, G. S. (2005). Complications of endovascular treatment of cerebral aneurysms. *Surgical Neurology*, *64*(1), 12-18-19. https://doi.org/10.1016/j.surneu.2004.09.045.

Saklad, M. (1941). Grading of patients for surgical procedures. *Anesthesiology*, *2*(5), 281-284.

Sedat, J., Chau, Y., Gaudard, J., Suissa, L., Lachaud, S., & Lonjon, M. (2015). Administration of eptifibatide during endovascular treatment of ruptured cerebral aneurysms reduces the rate of thromboembolic events. *Neuroradiology*, *57*(2), 197-203. https://doi.org/10.1007/s00234-014-1452-x.

Seldinger, S. I. (1953). Catheter replacement of the needle in percutaneous arteriography; a new technique. *Acta Radiologica*, *39*(5), 368-376.

Spiotta, A. M., Bhalla, T., Hussain, M. S., Sivapatham, T., Batra, A., Hui, F., et al. (2011). An analysis of inflation times during balloon-assisted aneurysm coil embolization and ischemic complications. *Stroke*, *42*(4), 1051-1055. https://doi.org/10.1161/ STROKEAHA.110.602276.

Tanno, Y., Homma, M., Oinuma, M., Kodama, N., & Ymamoto, T. (2007). Rebleeding from ruptured intracranial aneurysms in North Eastern Province of Japan. A cooperative study. *Journal of the Neurological Sciences*, *258*(1-2), 11-16. https://doi.org/10.1016/j.jns.2007.01.074.

Teleb, M. S., Pandya, D. J., Castonguay, A. C., Eckardt, G., Sweis, R., Lazzaro, M. A., et al. (2014). Safety and predictors of aneurysm retreatment for remnant intracranial aneurysm after initial endovascular embolization. *Journal of NeuroInterventional Surgery*, *6*(7), 490-494. https://doi.org/10.1136/ neurintsurg-2013-010836.

Undas, A., Brummel-Ziedins, K. E., & Mann, K. G. (2007). Antithrombotic properties of aspirin and resistance to aspirin: Beyond strictly antiplatelet actions. *Blood*, *109*(6), 2285-2292. https://doi.org/ 10.1182/blood-2006-01-010645.

van Rooij, W. J., Sluzewski, M., Beute, G. N., & Nijssen, P. C. (2006). Procedural complications of coiling of ruptured intracranial aneurysms: Incidence and risk factors in a consecutive series of 681 patients. *American Journal of*

Neuroradiology, *27*(7), 1498-1501.

Wani, S., Azar, R., Hovis, C. E., Hovis, R. M., Cote, G. A., Hall, M., et al. (2011). Obesity as a risk factor for sedation-related complications during propofol-mediated sedation for advanced endoscopic procedures. *Gastrointestinal Endoscopy*, *74*(6), 1238-1247. https://doi.org/10.1016/j.gie.2011.09.006.

White, P. M., Lewis, S. C., Nahser, H., Sellar, R. J., Goddard, T., Gholkar, A., et al. (2008). HydroCoil Endovascular Aneurysm Occlusion and Packing Study (HELPS trial): Procedural safety and operator-assessed efficacy results. *AJNR. American Journal of Neuroradiology*, *29*(2), 217-223. https://doi.org/10.3174/ajnr.A0936.

Wolters, U., Wolf, T., Stützer, H., Schröder, T., & Pichlmaier, H. (1997). Risk factors, complications, and outcome in surgery: A multivariate analysis. *The European Journal of Surgery*, *163*(8), 563-568.

Yahia, A. M., Gordon, V., Whapham, J., Malek, A., Steel, J., & Fessler, R. D. (2008). Complications of Neuroform stent in endovascular treatment of intracranial aneurysms. *Neurocritical Care*, *8*(1), 19-30. https://doi.org/10.1007/s12028-007-9001-7.

Yamada, N. K., Cross, D. T., Pilgram, T. K., Moran, C. J., Derdeyn, C. P., & Dacey, R. G. (2007). Effect of antiplatelet therapy on thromboembolic complications of elective coil embolization of cerebral aneurysms. *American Journal of Neuroradiology*, *28*(9), 1778-1782. https://doi.org/10.3174/ajnr.A0641.

Zhang, Y.-J., Li, M.-P., Tang, J., & Chen, X.-P. (2017). Pharmacokinetic and pharmacodynamic responses to clopidogrel: Evidences and perspectives. *International Journal of Environmental Research and Public Health*, *14*(3), 301. https://doi.org/10.3390/ijerph14030301.

第 **27** 章

血管内治疗并发症的预防与处理

Isaac J. Abecassis[1]；Christopher C. Young[1]；
Michael R. Levitt[1][2][3]；Louis J. Kim[1][2]

摘 要

颅内动脉瘤血管内治疗效果良好，已经在全球范围内被广泛应用，但仍然存在一系列潜在的并发症。在此，我们回顾了可能的血栓或出血性并发症病因，分析了验证并发症风险因素的标志性研究，提出并发症预防的重要建议，通过实践案例归纳了药物和手术治疗策略。最后，讨论了适用于所有神经血管内手术的通路相关并发症的预防和治疗。

关键词

血管内；并发症；风险因素；动脉瘤；弹簧圈

[1] 美国华盛顿州西雅图市华盛顿大学神经外科。

[2] 美国华盛顿州西雅图市华盛顿大学放射科。

[3] 美国华盛顿州西雅图市华盛顿大学机械工程系。

27.1　引言

　　尽管几项大型试验已经证实经血管内弹簧圈栓塞治疗颅内动脉瘤的安全性和有效性（McDougall 等，2012；Molyneux 等，2002、2005；Spezler 等，2015），但血管造影显示动脉瘤的长期闭塞和稳定并不是最理想的，仍存在缺陷（Raymond 等，2003）。球囊和支架辅助技术（Moret 等，1997）、血流导向装置（Fiorella 等，2009）以及瘤内导流装置（Armoiry 等，2016）的出现和应用，降低了动脉瘤栓塞后复发率，并使得血管内技术可以用于宽颈和大型动脉瘤治疗。

　　血管内治疗的一系列潜在并发症通常分为血栓性（4.5% ～ 11.2%）或出血性（4.5% ～ 9%）两大类（Johnson 等，2015；Park 等，2016；Phan 等，2016）。大多数研究表明，与弹簧圈栓塞类似，无论对于破裂动脉瘤还是未破裂动脉瘤，球囊辅助栓塞（BAC）均是一种有效的血管内治疗方法（Pierot 等，2009；Pierot 等，2011）。另一方面，支架辅助栓塞（SAC）的死亡率为 1.4%，总体并发症率为11.7% ～ 12.2%（Johnson 等，2015；Phan 等，2016）。

　　虽然新一代血管内治疗装置（如血流导向装置）对于困难病变的治疗更有前景，但也存在很高的并发症风险。例如，PED治疗动脉瘤的预计死亡率和主要并发症率分别为1.5% ～ 3.4%和3.5% ～ 14%（Briganti 等，2015；D'Urso 等，2011；Leung 等，2012）。本章中，我们将继续探讨血管内治疗并发症的潜在原因和防治策略。

27.2　血栓栓塞性并发症

　　血栓栓塞性并发症（TEC）可以有多种临床症状和放射影像学表现。据报道，高达57%的破裂动脉瘤和43%的未破裂动脉瘤在术后磁共振弥散成像中有局限性梗死表现，但大多数为无症状性，只有2.1%的患者会出现永久性神经功能障碍（Seo 等，2014）。诱发TEC栓子形成的原因包括各种血管内装置（导管、导丝、弹簧圈或支架）表面的静态血流所致或诱发、血管内装置引起的血流停滞、动脉粥样硬化斑块破裂、医源性血管损伤导致动脉夹层形成、术中血小板抗凝效果不佳或空气栓塞（Mamourian 等，2001；Rahme 等，2014）等。因此，谨慎操作并努力预防TEC对于血管内治疗的安全至关重要。

　　随访造影发现血流导向治疗后约15.8%的患者出现分支血管闭塞，虽然由于侧支循环的存在多数未表现出神经功能障碍，但意识到这一点并与其他来源的TEC区分开来是非常重要的（Rangel-Castilla 等，2017）。

27.2.1　风险因素

　　多项研究表明，与未破裂动脉瘤相比，破裂动脉瘤血管内治疗后TEC和其他并发症发生率更

高（Brooks等，2008；Pierot等，2009、2011）。前瞻性、多中心破裂颅内动脉瘤临床解剖学登记研究（CLARITY）结果显示，13.3%的患者发生TEC，3.2%有永久性神经功能障碍，死亡率为1%，吸烟、大型（＞10mm）以及宽颈（＞4mm）动脉瘤患者的TEC发生率更高（Cognard等，2011；Pierot等，2010）。与其他部位动脉瘤相比，大脑中动脉动脉瘤死亡率更高。

宽颈动脉瘤之所以TEC发生率高，可能与弹簧圈疝出或从瘤腔内突入到载瘤动脉有关，多因素分析证明这是TEC的独立预测因素（Derdeyn等，2002）。Duan等用多因素Logistic回归分析法建立模型用于预测弹簧圈栓塞、BAC或SAC治疗破裂动脉瘤（RIA）的并发症（术中破裂、TEC，以及30天内再出血）发生率（Duan等，2017），结果显示高血压、高Hunt-Hess分级、高Fisher分级、宽颈动脉瘤、合并子囊，以及血泡样动脉瘤都是并发症率升高的独立预测因素（表27.1和图27.1）。Edwards等回顾分析了169枚破裂和未破裂动脉瘤（UIA），分别以单纯弹簧圈栓塞或BAC治疗，筛选了6个TEC的预测因素，包括宽颈、弹簧圈突出、载瘤动脉直径＜1.5mm、分支血管从动脉瘤囊发出、术中血栓形成和载瘤动脉粥样硬化（Edwards等，2017）。

表 27.1　并发症率（30d）的风险因素

风险因素		评分
高血压	是	2
	否	0
Hunt-Hess 分级	1～3	0
	4 或 5	3
Fisher 分级	1 或 2	0
	3 或 4	2
宽颈	是	2
	否	0
是否合并子囊	是	3
	否	0
动脉瘤大小 /mm	大型（＞10）	0
	中型（3～10）	1
	小型（＜3）	4
	总分	0～16

未破裂动脉瘤血管内治疗（ATENA）研究显示，TEC发生率为7.1%，永久性神经功能障碍发生率为1.7%，死亡率为0.29%（Pierot等，2008）。这项研究中动脉瘤直径（7～15mm *vs* ＜7mm）是TEC的唯一风险因素，其他包含RIA和UIA病例的队列研究也证实了这一点（Cai等，2016；Derdeyn等，2002）。此外，吸烟和高脂血症也与未破裂动脉瘤的TEC相关（Kang等，2010）。

与单纯弹簧圈栓塞相比，血流导向治疗相关的TEC发生率略高。Tan等分析了74例PED的治疗结果，TEC发生率为6.8%，术后MRI弥散成像阳性率为50.9%。研究证实，手术时间延长（＞116min）和多个PED植入是症状性TEC的风险因素（Tan等，2015）。最新的一项231枚动脉瘤的队列研究中，Daou等发现TEC发生率为5.6%，P2Y12反应单位（PRU）＞240是TEC的预测因素（Daou等，2015）；而Raychev等的多因素分析认为，仅有手术时间延长（＞52min）是TEC的预测因素（Raychev等，2016）。

27.2.2　预防/避免

所有接受介入治疗的动脉瘤患者都应全身肝素化（Lim Fat等，2013），活化凝血酶原时间（ACT）

图 27.1　并发症率（30d）用于 RIA 总风险评分的作用和功能（Duan 等，2017）

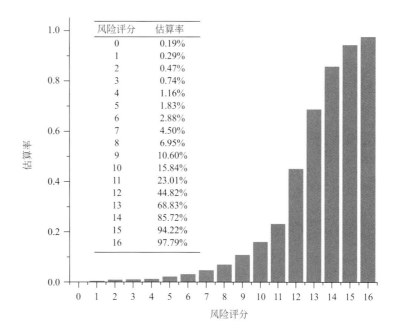

风险评分	估算率
0	0.19%
1	0.29%
2	0.47%
3	0.74%
4	1.16%
5	1.83%
6	2.88%
7	4.50%
8	6.95%
9	10.60%
10	15.84%
11	23.01%
12	44.82%
13	68.83%
14	85.72%
15	94.22%
16	97.79%

在250～350s时为达标，且术中每30min复查一次。全身肝素化对于破裂动脉瘤患者也是安全的，包括行脑室外引流（EVD）者。然而，也有术者只在动脉瘤囊内至少放置一个弹簧圈之后，才开始全身肝素化（Hoh 等，2005）。间歇行血管造影，可以对比评估解剖结构，确保及时发现TEC。

未破裂动脉瘤栓塞前后应用抗血小板药物可降低TEC发生率，尽管出血风险增加，但收益大于风险（Hwang 等，2010；Kang 等，2010；Yamada 等，2007）。相关研究推荐每日服用100mg阿司匹林联合75mg氯吡格雷的双重抗血小板疗法（DAPT），而对阿司匹林或氯吡格雷耐药的患者可以给予300mg阿司匹林或加用200mg西洛他唑进行有效的替代治疗（Hwang 等，2015）。对于接受SAC和血流导向装置植入的患者，可预先使用81mg或325mg阿司匹林和75mg氯吡格雷行DAPT，维持3～6个月，之后停用氯吡格雷，长期使用阿司匹林。一项PED治疗动脉瘤的荟萃分析显示，最佳的DAPT包括阿司匹林（＞300mg）和氯吡格雷（75mg）至少联用6个月，可同时降低出血和血栓风险（Skukalek 等，2016）。

虽然围手术期肝素化、单抗或双联抗血小板治疗都能降低合并脑积水的破裂动脉瘤患者发生TEC的风险，但理论上增加了EVD出血的可能性。Edwards 等发现，使用阿司匹林会导致EVD相关微出血（＜1cm）的发生率升高，但并不诱发动脉瘤再出血、症状性颅内出血和EVD相关大量出血的显著增加（Edwards 等，2017）。类似地，Leschke 等研究也证实无论是围手术期肝素化还是抗血小板治疗，都没有显著增加EVD相关的出血率（Leschke 等，2017）。这一发现与更广泛的EVD相关性出血研究结果一致，而不仅仅局限于SAH（Gardner 等，2009）。最近的一项系统回顾和荟萃分析发现，术前放置EVD的患者出血性并发症发生率为2.37%，而术后放置者发生率为9.61%（Zhu，2017）。这提示，即便没有立即行EVD，但对于SAH合并脑积水患者的治疗也应在动脉瘤处理前，虽然大多数出血是无症状的。

值得注意的是，在支架植入前需通过血小板反应性检测来确定术前的DAPT是否产生了足够的抗血小板活性。如果患者对氯吡格雷耐药，可以用普拉格雷或替格瑞洛替代噻吩吡啶（Sedat 等，2017）。如果术前无法进行DAPT或术中非计划使用支架，可静脉或动脉团注糖蛋白IIb/IIIa抑制剂，如依替巴肽、替罗非班或阿昔单抗，这并不会增加TEC的发生率（Levitt 等，2016）。患者可在术后继续接受DAPT，并按上述方法持续3～6个月。

27.2.3　药物治疗

如果血管内治疗中有血栓形成，第一步措施是药物溶栓。通过脑梗死溶栓量表（TICI）（表27.2

可以量化血管再通的技术成功程度。一般来说，TICI 2b和3级可以认为是成功的再通（Kleine等，2017）。当然，也可以通过血栓远端的微导管造影来评估血流灌注程度，如有必要，应检查ACT并静脉补充注射肝素。阿昔单抗或重组组织纤溶酶原激活剂可以全身给药，也可以经动脉在血栓部位给药（Velat等，2006）。完全负荷剂量的阿昔单抗可能导致出血增加（Martinez-Perez等，2017）（心脏介入的给药剂量为0.25μg/kg），推荐动脉内阿昔单抗给药剂量为0.125μg/kg（Fiorella等，2004）。每5～10min造影1次，以评估血栓溶解情况。如有必要，可给予额外的阿昔单抗。依替巴肽和替罗非班与阿昔单抗有相似的疗效，但半衰期略短（大约4h），在紧急手术时比阿昔单抗更有优势（Dornbos等，2017）。

表 27.2　脑梗死溶栓治疗（TICI）量表

血流等级	描述
0	梗阻以远无再灌注血流
1	再灌注血流可以越过初始梗阻位置，但远端分支充盈不良
2a	远端分支部分或不完全再灌注，小于或等于血管分布面积的1/3
2b	远端分支部分或不完全再灌注，大于血管分布面积的1/3
3	远端分支完全充盈或再灌注

如果药物治疗后再次造影显示血栓稳定或体积较小但仍未溶解，可给予小剂量肝素静脉滴注24h，控制部分凝血活酶时间（PTT）为60～80s。考虑到围手术期肝素化的影响，非常重要的是应将股动脉鞘保持在原位，直到PTT正常化，并在术后检查PTT值之前保持约4～6h。神经功能研究发现，尽管只有在血管完全再通的情况下才表现出正相关性，但TEC很少发生少量、稳定的血栓残留（Jun等，2016）。

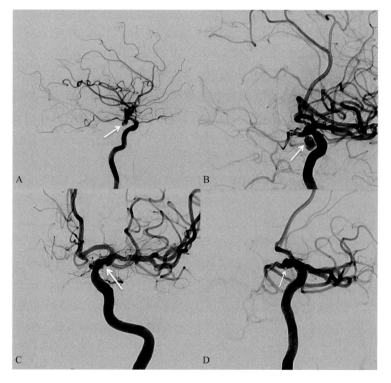

图 27.2　侧位和斜位血管造影显示未破裂后交通动脉动脉瘤（白色箭头）（A，B）。栓塞中载瘤血管内出现血栓（白色箭头）（C）。（D）在IA注射阿昔单抗后，血栓缩小（白色箭头），连续血管造影显示血流保持稳定

27.2.4　案例

患者，53岁，女性，新发不全性左侧动眼神经麻痹，左侧PComA未破裂动脉瘤（图27.2A和图27.2B），BAC治疗。置入6F股动脉鞘，全身肝素化并测量ACT＞250s。6F指引导管置于颈内动脉远端，4mm×7mm顺应性球囊越过动脉瘤颈，栓塞微管置于动脉瘤腔内，弹簧圈完全闭塞动脉瘤。造影显示弹簧圈团和动脉瘤颈交界处一小块血栓形成（图27.2C），在确认ACT＞250s后，动脉内注射1/2复合剂量的阿昔单抗（0.125μg/kg）。间断造影显示血栓缩小，40min内保持稳定（图27.2D）。患者拔管后无任何神经功能障碍，每日服用阿司匹林325mg。

27.2.5　外科治疗

如果药物溶栓失败或者不能再给予额外的抗凝治疗时，应考虑机械方法开通血管，这些方法包括球囊成形术、机械取栓术（使用抽吸装置或取栓支架）和永久性支架植入术。

球囊成形术可以沿着动脉壁通过压缩血栓体积达到血管再通的目的，但也可能引发血栓脱落致远端血管栓塞。此外，在载瘤血管中或邻近动脉瘤处充盈球囊也可能致动脉瘤破裂，因此球囊成形术并不是用于TEC治疗的常规方法。

当血管已经闭塞或接近闭塞且药物溶栓和/或球囊成形术不能恢复血管通畅时，机械取栓术可能是治疗TEC的有效办法。首先需将微导丝和微导管推送至闭塞处以远，同轴向前推送较大直径的再通导管，直到楔入血栓内。取出微导管，用大容量注射器（50mL）或抽吸泵持续抽吸，同时将再通导管撤出体外，这种技术被称为首过直接抽吸技术（ADAPT），已被广泛用于缺血性卒中的治疗，且效果明确（Turk等，2014）。在抽吸时，应确保导管尖端与血栓接触，因为抽吸导管的不准确定位可能会减少灌注困难区域内的侧支血流（Lally等，2016）。

支架取栓术是将微导管推送到闭塞处以远，然后从闭塞远端开始释放支架，并确保支架覆盖整个血栓区域。将支架缓慢退出体外，也可通过中间导管或指引导管联合抽吸。选择机械取栓术时，患者的血管解剖和动脉弯曲度是重要的考量因素，因为在动脉成角点（Kim等，2016）和分叉处，支架取出血栓并再通血管的概率较高（Okada等，2017）。

如果球囊成形术、血栓抽吸术和支架取栓术均不能使血管再通，可以考虑沿血栓轴线植入永久性支架，但术后DAPT给药是必需的。如果尚未给药，可在支架植入期间或之后立即动脉内注射阿昔单抗（Levitt等，2016）。

27.3　出血性并发症

动脉瘤血管内治疗中最凶险的出血性并发症是术中破裂（IOR），这使得患者出现脑积水并需要行永久性脑脊液分流手术的可能性显著增高、住院时间延长，症状性血管痉挛的发生率更高（Stapleton等，2015）。IOR的原因包括微导丝、微导管或弹簧圈穿透动脉瘤壁或颈部；球囊过度充盈致动脉瘤或载瘤动脉撕裂；自发性再破裂（SAH后的前24h内风险最高）；对比剂注射或弹簧圈栓塞致动脉瘤内压力增加（Pierot等，2010）。尽管一项未破裂动脉瘤研究（Pierot等，2008）显示IOR与死亡率/残疾率显著相关（分别为16.7%和27.8%），但对于破裂动脉瘤的影响甚微（Pierot等，2010）。这种差异可能是因为该研究使用球囊作为载瘤动脉的暂时闭塞手段（Brisman等，2005；Elijovich等，2008），而且破裂动脉瘤患者已接受脑室造瘘术，能够迅速诊断和治疗IOR后颅内压升高。

27.3.1　风险因素

CLARITY研究中的IOR为4.4%（Pierot等，2010），而ATENA研究为2.6%（Pierot等，2008）。球囊或支架的使用并不意味着IOR发生率升高，但对于较小（1～6mm）的未破裂动脉瘤以及未合并高血压的宽颈破裂动脉瘤IOR发生率有所增加。

接受血流导向治疗的动脉瘤患者中出血性并发症的发生率为1.4%～8.5%（Cruz等，2012；Fargen等，2012；Tan等，2015），出血灶常位于PED植入同侧的脑实质内（Cruz等，2012；Fargen等，2012）。一项793例血流导向治疗患者的回顾性分析显示，出血性并发症发生率为2.5%，大多数（75%）在治疗后30天内发生（Brinjikji等，2015）。出血会显著增加死亡（45%）和神经功能障碍（50%）的风险，其

发生可能与破裂动脉瘤的状态和一次植入三枚或更多支架有关，也可能与对DAPT（通常是噻吩吡啶成分，如氯吡格雷）的高反应性有关（Daou等，2015；Delgado Almandoz等，2013）。较为奇怪的是，迟发性动脉瘤破裂很少在血流导向支架植入后几天、几周或几个月内发生（约1%），但与延迟性脑实质内出血一样预后较差。迟发性动脉瘤破裂多见于巨大动脉瘤，其机制尚不清楚。据推测，是因为在动脉瘤内血栓形成致瘤囊闭塞之前瘤腔内血流停滞，血小板过度激活，从而导致瘤壁退化和破裂所致（Pierot和Wakhloo，2013；Rouchaud等，2016）。随访发现，辅助填塞弹簧圈可以提高动脉瘤闭塞率（Lin等，2015），最大限度地降低血流导向治疗后动脉瘤破裂的风险。非常重要的是，不要将动脉瘤囊填塞太实，次全填塞可降低占位效应和弹簧圈疝出及支架内狭窄的风险（Nossek等，2015）。微导管剪切血管壁以及瘤壁也可能产生栓子，并进而导致出血转化（Hu等，2014）。

27.3.2　预防/避免

鉴于大多数出血性并发症与动脉瘤或载瘤血管穿透有关，所以应谨慎操作，避免过度的"机械暴力"，这是预防出血的基石。由于输送导管技术的改进，血流导向支架的推送和植入更加简单易行。例如，与早期的Marksman（美敦力）导管相比，Phenom（美敦力）或XT27（史赛克）的0.027英寸管径设计更加简单。PED改进为可回收版本的Pipeline Flex，也显著降低了并发症发生率（Lin等，2017）。此外，监测患者的DAPT反应性，必要时调整给药方案，将一次植入的血流导向支架限制在3个以内均可降低出血风险。

27.3.3　药物治疗

鱼精蛋白中和肝素有助于减少或停止活动性出血。静脉注射甘露醇或高渗盐水可有效降低颅内压，其用量可以通过脑室造瘘后颅内压监测来指导。

27.3.4　外科治疗

阻断IOR或载瘤动脉破裂后活动性出血的最有效方法是在载瘤动脉内充盈球囊（Santillan等，2012）。球囊可以在原位至少保持几分钟，如造影发现仍有血液渗漏，则最长可持续充盈30min。此时如还未完成栓塞，应迅速用弹簧圈闭塞动脉瘤，先将突破瘤囊的弹簧圈袢留在蛛网膜下腔，然后将栓塞导管退回至瘤腔内完成剩余填塞。如果上述操作仍不能阻断活动性出血，则必须考虑牺牲载瘤血管。栓塞完成后有顽固性颅内压升高，必须考虑手术减压。

27.3.5　案例

患者，69岁，女性，前交通动脉动脉瘤破裂后SAH，Hunt-Hess 3级，Fisher 3级（图27.3A）。脑室外引流术后血管内栓塞动脉瘤，植入6F股动脉鞘，将6F指引导管推送至颈内动脉远端。患者全身肝素化，一枚3mm×10mm的顺应性球囊越过动脉瘤颈（图27.3B），瘤囊内置入微导管。在栓塞过程中，第一枚弹簧圈似乎从动脉瘤中穿出（图27.3C），血管造影显示对比剂渗出。充盈球囊并静脉注射甘露醇，继续行弹簧圈栓塞，直到动脉瘤完全消失。球囊释放张力后注意到颅内压迅速升高，造影显示大脑前动脉A1段破裂（图27.3D），原因是球囊过度充盈。再次充盈球囊，同时注射甘露醇和鱼精蛋白。此时，决定牺牲破裂的A1，用弹簧圈栓塞动脉瘤至ICA分叉（图27.3E）。最后血管造影显示，大脑中动脉和PCA侧支向右侧ACA远端区域逆向供血（图27.3F）。术后患者表现为左上肢和左下肢远端力弱，运动障碍。6个月随访，患者神经功能完全恢复，没有任何运动障碍。

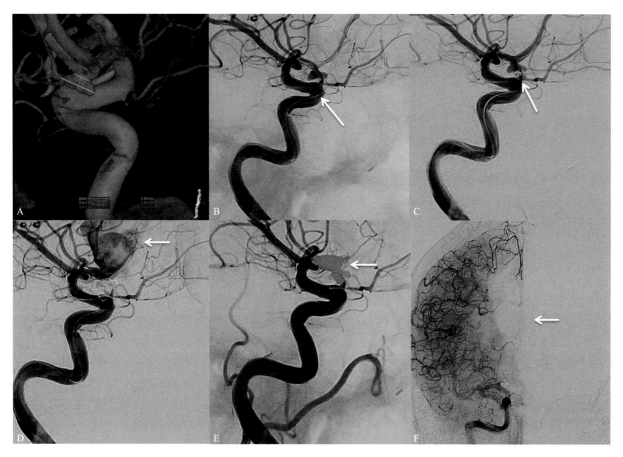

图 27.3　（A）诊断性脑血管造影三维重建显示前交通动脉动脉瘤。（B）工作角度视图见球囊（白色箭头）位于动脉瘤颈部。（C）弹簧圈解脱后，圈丝在动脉瘤外（白色箭头）。（D）血管破裂继发对比剂外渗。（E）弹簧圈栓塞后牺牲同侧 A1 载瘤血管（白色箭头标记弹簧圈）。（F）AP 位造影显示 ACA 区域灌注缺损（白色箭头），大脑中动脉皮质支吻合

27.4　手术装置相关并发症

27.4.1　弹簧圈相关并发症

偶尔，弹簧圈袢会疝入载瘤动脉，可能与下面因素相关：弹簧圈形状和动脉瘤不匹配；弹簧圈过早解脱。弹簧圈疝入会成为诱发血栓形成的巢，严重者甚至会机械性阻挡远端血流。研究显示，330 个未破裂动脉瘤中 13.3% 发生弹簧圈疝入，其中 BAC 组的发生率为 10%。轻、中度弹簧圈疝入可在围手术期应用肝素并给予 DAPT 治疗，而严重或形成占位者需使用血管内抓捕器取出。多因素分析显示，弹簧圈成篮不足是疝入的独立风险因素，但术后 MRI 显示新发脑梗死的唯一风险因素是手术时间延长（＞2h）。值得注意的是，预防性 DAPT 可能是弹簧圈疝入后 TEC 降低的原因。弹簧圈疝入可根据其程度和形态进行分类（图

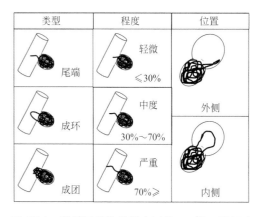

类型	程度	位置
尾端	轻微 ≤30%	外侧
成环	中度 30%～70%	
成团	严重 70%≥	内侧

图 27.4　弹簧圈疝的分级（Ishihara 等，2015）

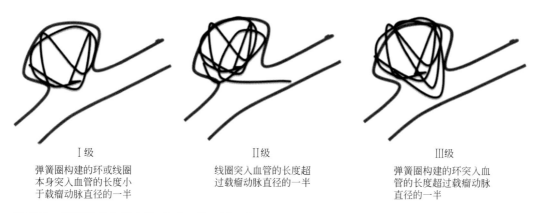

Ⅰ级
弹簧圈构建的环或线圈
本身突入血管的长度小
于载瘤动脉直径的一半

Ⅱ级
线圈突入血管的长度超
过载瘤动脉直径的一半

Ⅲ级
弹簧圈构建的环突入血
管的长度超过载瘤动脉
直径的一半

图 27.5 弹簧圈疝分级（Abdihalim 等，2011）

27.4；Ishihara 等，2015）；另一项独立研究将弹簧圈疝入的程度量化为Ⅰ～Ⅲ级（图27.5），其中Ⅰ、Ⅱ级仅服用阿司匹林，Ⅲ级需要支架和DAPT（Abdihalim 等，2011）。

弹簧圈移位是一种有别于弹簧圈疝的独立术中并发症，表现为整个弹簧圈（或弹簧圈的一个游离片段）释放在正常血管中而不是动脉瘤腔内。据报道，其发生概率在2%～6%之间，与高TEC风险相关；若弹簧圈移位导致血流中断，常需额外治疗（He 等，2016），包括血管内取出术、支架植入术或显微外科手术取出术。血管内取出术可以通过微导丝操作（Lee，2011；Standard 等，1994），也可以用鹅颈式抓捕器（ev3-Covidien，Irvine，California）（Fiorella 等，2005；Prestigiacomo 等，1999）、鳄鱼嘴型抓捕器（Henkes 等，2006），或血栓抽吸装置（例如ADAPT技术）（Masahira 等，2016），以及取栓支架（Hopf-Jensen 等，2013；Leslie-Mazwi 等，2013；Liuden 等，2014；Nas 等，2016；O'Hare 等，2009；O'Hare 等，2010；Vora 等，2008）来实现。He 等最近介绍了一种手工制作的微导丝抓捕装置，可以在手术台上用丝线和微导丝制造，在没有上述装置可用的情况下是一种低成本的选择（He 等，2016）。

如果取出不成功，也可以永久性植入一枚支架，将移位的弹簧圈固定于血管壁上（Janjua 等，2014），但需要桥接DAPT；而开颅并显微外科切开动脉取出弹簧圈是最后的手段（Kim 等，2009；Shin 等，2000）。

27.4.2 案例

患者，女性，44岁，SAH，Hunt-Hess 3级，Fisher 3级。CTA和血管造影证实双侧颈内动脉末端动脉瘤，右侧动脉瘤更大且形状不规则。置入6F股动脉鞘，将6F指引导管推送至颈内动脉颈段的远端，全身肝素化。右侧动脉瘤以BAC法栓塞，无并发症发生。随后栓塞左侧颈内动脉末端动脉瘤，微导管推送至瘤囊，超顺应性球囊越过动脉瘤颈（图27.6A）。释放第一枚小弹簧圈后（图27.6B），在推送第二枚弹簧圈时第一枚弹簧圈从动脉瘤腔内移位到颈动脉末端，即刻随血流漂移到左侧大脑中动脉远端分支（M3）。静脉注射肝素，使用3mm抓捕器抓捕移行的弹簧圈，将其从大脑中动脉分支取出（图27.6C）。移除弹簧圈后，受累动脉出现中度的医源性血管痉挛（图27.6D），给予尼卡地平动脉内泵注（图27.6E）。患者苏醒，无神经功能障碍。1年后造影随访，显示动脉瘤残腔大小稳定（图27.6F）。

27.4.3 支架相关并发症

支架移位可发生在SAC或血流导向治疗中（Pan 等，2010）。对于大型动脉瘤，支架也可能因自发性短缩或操作不当而脱垂到瘤腔内，尤其常见于血流导向治疗中。与支架脱垂相关的因素包括近端或远端

图 27.6　左侧颈内动脉末端动脉瘤（白色箭头），球囊越过瘤颈到位（A）。成功放置并解脱第一枚弹簧圈（B）。在放置并解脱第二枚弹簧圈时，第一枚弹簧圈移位到大脑中动脉远端 M3 分支（白色箭头），用微导管和抓捕器捕获该弹簧圈（C）。经动脉内给药后医源性血管痉挛改善（白色箭头）（D，E）。1 年后随访，显示左侧颈内动脉末端动脉瘤稳定（F）

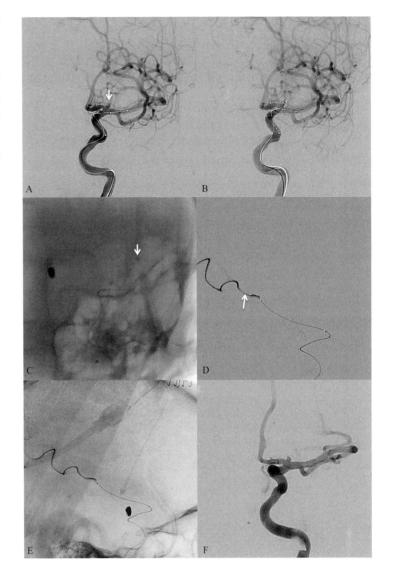

覆盖长度较短、回撤支架导管时过度拖拽（Martinez-Galdamez等，2017）。抢救性治疗措施包括支架内桥接支架（Kerl等，2012）或球囊锚定技术（Martinez-Galdamez等，2017）。

　　血流导向装置的应用有其独特的并发症，包括打开失败、支架套叠和扭转等。如果不能正常打开，通常可以通过微导丝或微导管"撞击"支架的未打开部分，或者通过球囊血管成形术来解决（Navarro等，2015）。不过，如果之前该部位已放置有支架，应谨慎行事，因为若支架对该处血管径向支持力过强或微导丝勾住先前放置支架的尖端则可能导致毁灭性的血管损伤（Gentric等，2016）。避免血流导向装置不能完全打开的另一个关键操作是将0.021英寸或0.027英寸微导管穿过先前放置的整个支架，以确保血流导向装置在原先放置的支架内，而不是被夹在支架尖齿中来回"进出"（Mascitelli等，2016）。在有一段"扭曲的"部分未完全打开的血流导向支架中，将球囊导管推送到扭转段的远侧并部分充盈球囊，然后将球囊通过扭转段缓慢收回，可以使该装置"解扭"并使其充分展开，尤其当直接球囊血管成形术无效时这种操作是有效的。研究表明，颈内动脉海绵窦段的弯曲度与血流导向装置的高并发症率相关（Lin等，2015），尤其是在计划外使用该装置的情况下。"软木塞"是一种通过远端推送杆/捕获线圈将已部分释放的血流导向装置锁紧在0.027英寸微导管上并整体取出的方法，该方法可作为移除整个装置的抢救策略（Colby等，2013）。

27.4.4　案例

　　患者，男性，75岁，进行性左侧第Ⅲ颅神经麻痹，影像显示一个巨大的未破裂颈内动脉海绵窦段动脉瘤（图27.7A）。在放置7F股动脉鞘后，将6F指引导管推送至颈内动脉远端，患者全身肝素化，0.058英寸中间导管作为支撑导管，将0.027英寸微导管越过动脉瘤推送至同侧大脑中动脉。将第二根栓塞微导管放置于动脉瘤腔中，PED从近端M1置入颈内动脉海绵窦段，横跨动脉瘤颈（图27.7B）。通过栓塞微导管对动脉瘤进行部分（约70%）弹簧圈栓塞（图27.7C）。患者醒后无神经功能障碍，颅神经症状有所改善。5个月后，患者第Ⅲ颅神经麻痹症状复发，造影显示先前放置的PED短缩，支架远端疝入动脉瘤腔内（图27.7D），动脉瘤充盈增大（图27.7E）。将第二枚PED放置于大脑中动脉更远的位置，并使用球囊扩张，采用"支架内桥接支架"的方法（图27.7F～H）。

27.4.5　其他并发症

　　非常罕见且仅限于个案报道的情况是微导管或导丝被卡住，此时可将其留置于原位并在股动脉处切断近端，在尽可能多地去除游离部分后固定于股动脉筋膜，随后行长期密切的放射学随访。这种策略是有争议的，因为可能会导致导管或导丝多发断裂，有报道发现断裂部分迁移到胸腔等手术计划外区域并导致直接肺损伤或气胸（Koo等，2017）。

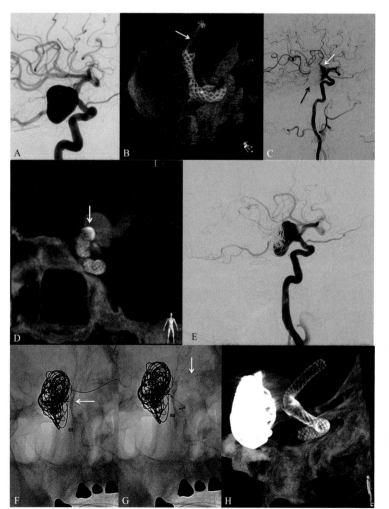

图27.7　诊断性血管造影示巨大颈内动脉动脉瘤（A）。3D重建显示穿过动脉瘤颈部向M1段（白色箭头）放置的PED（白色星号）（B）。随后通过栓塞微管栓塞动脉瘤（黑色箭头），有部分残留（白色箭头）（C）。6个月后随访造影显示PED远端短缩至动脉瘤腔内（白色箭头）（D）。侧位血管造影显示动脉瘤腔充盈增加（E）。X线透视片显示短缩的PED未完全覆盖动脉瘤颈部（白色箭头）（F）。第二枚PED放置后的X线透视片（白色箭头）（G）。3D重建示支架内桥接支架的方法完全覆盖动脉瘤颈部（H）

27.5　手术通路相关并发症

　　大多数神经血管内手术是通过股动脉穿刺完成的（图27.8A和图27.8B）。穿刺部位并发症包括腹股沟或腹膜后血肿、股动脉血管夹层、假性动脉瘤或动脉血栓、远端缺血以及感染。

　　穿刺部位血肿相对常见，大多数为轻微、自限性的，除了连续监测和手动按压外不需要额外的干预措施（Wagenbach等，2010；Wong等，2012）。因此，文献报道的发病率很可能偏低，大约为1%（Wagenbach等，2010），与介入心脏病学的文献报道一致（Doyle等，2008）。以下情况被认为是严重的穿刺部位出血：①红细胞压积下降＞10%和/或血红蛋白水平下降＞3g；②需要输血；③心动过速、低血压等血流动力学不稳定；④需长期住院观察或手术治疗的腹膜后血肿；⑤血管夹层或假性动脉瘤形成。

　　由于血管直径较小，严重的动脉损伤和缺血性并发症在儿科患者中更常见（Gross和Orbach，2014；Lin等，2015）。在成人中，受损血管表现为假性动脉瘤或夹层，较少出现动静脉瘘（Lin等，2001）。常规使用超声影像来辅助穿刺股动脉可降低血管损伤的概率，这是因为在股动脉可视化的情况下，初次穿刺成功率提高，尝试次数减少（图27.8C；Kurisu等，2016）。血管封堵器（VCD）的广泛使用缩短了住院时间，但对穿刺点并发症率的影响仍存在争议（图27.9A；Cox等，2015；Robertson等，2016）。

　　桡动脉通路可用于诊断性血管造影或选择性介入治疗，主要适用于预计行右椎动脉导管置入以治疗后循环病变或股动脉通路建立困难时（Bendok等，2005；Layton等，2006；Matsumoto等，2001；Satti等，2016）。桡动脉通路的安全性已经在大型心脏介入手术中得到验证，在神经介入手术中也是安全的（Goland等，2017；Matsumoto等，2001）；但是，检验尺动脉的侧支血流（Allen或Barbeau试验）是重要的，因为由于血管直径较小和单壁穿刺困难，桡动脉损伤可能导致手部缺血。

27.5.1　风险因素与诊断

　　从介入心脏病学文献推断，神经血管内手术穿刺部位并发症的风险因素包括患者因素和操作因素。患者因素：①老年和儿科患者；②合并内科病；③全身抗凝，使用单抗或DAPT，或同时进行溶栓治疗。

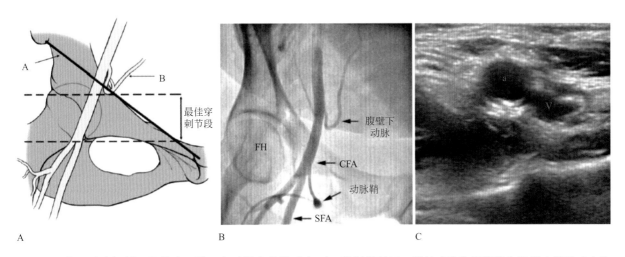

图27.8　右股动脉解剖示股骨头、髋臼和耻骨支的关系（A）。理想情况下，股总动脉位于腹股沟韧带（箭头A）和腹壁下动脉（箭头B）下方，股动脉分叉上方（Pitta等，2011）。股动脉造影显示"理想"的股动脉鞘位置（B）。CFA—股总动脉；FH—股骨头；SFA—股浅动脉（Bose和Schussler，2011）。与可压缩的股静脉（v）相邻的股动脉（a）超声轴位图（C）

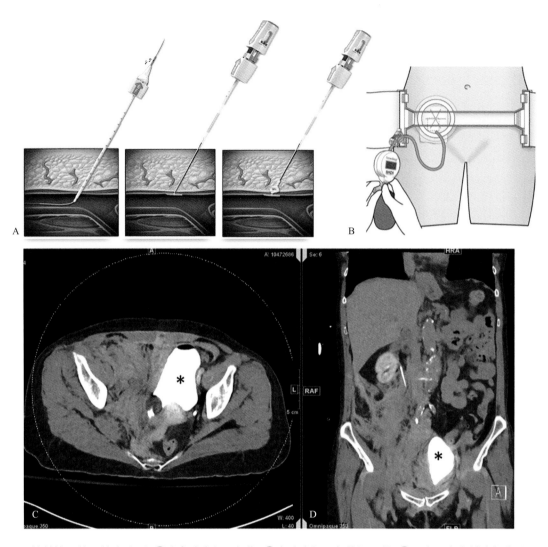

图 27.9   血管封堵器使用技术（A）:①确定动脉切开部位;②在动脉切开部位设置锚;③用胶原塞密封该部位（Terumo Medical Corporation，New Jersey，United States）。止血装置（B）:在拔除动脉鞘后，气动球囊在动脉切开处膨胀到所需压力以压迫动脉（St. Jude Medical Inc.，Minnesota，United States）。经 6F 股动脉鞘治疗右侧复发性 PComA 动脉瘤后，行腹部和盆腔 CT 平扫显示腹膜后大血肿（C）

*请注意，膀胱是侧向移位的。患者服用阿司匹林和氯吡格雷行DAPT，血压较低，需要液体复苏和输血

操作因素：①鞘的大小；②动脉入路位置；③入路技术，包括触诊、透视和超声；④手术时间；⑤VCD 的使用。

27.5.1.1   患者因素

在对内科合并症进行多因素分析后，年龄仍然是一个独立风险因素。60岁以上，尤其是80岁以上的患者，血管内治疗后穿刺部位并发症率较高（Dick 等，2008）。而一项4952例的小儿动脉插管连续性回顾研究中，动脉血流减少的发生率为3.3%（Lin 等，2001；Silva Marques 和 Gonçalves，2014）。最近一项接受神经介入手术的394名儿童连续病例报道中腹股沟血肿发生率＜1%，有1例出现短暂性股动脉搏动减弱、无长期后遗症，但这个并发症率有可能被低估（Gross 和 Orbach，2014；Lin 等，2015）。

合并凝血功能异常（如肾、肝功能障碍）的患者穿刺部位出血率增加。接受心脏介入手术的慢性3期肾脏病患者中，30%出现穿刺部位出血，其出血原因很可能是尿毒症所致的血小板功能障碍，而肾功能正常的患者中这一比例为6%（Aziz 等，2010）。此外，股动脉解剖困难的肥胖患者并发症率也较高

（Jacobi等，2009）。

接受完全抗凝（活化凝血时间＞250s）、DAPT或溶栓剂治疗的患者出血并发症的风险较高。抗凝可能是治疗本身的需要，理论上伴随着抗凝、抗血小板治疗的术后出血并发症率会增加，但是大规模研究中经股动脉穿刺仍然是安全可行的（Akins等，2014；Doyle等，2008；Shah等，2016；Shahi等，2016）。

尽管糖尿病和高血糖似乎不是独立的风险因素，但在免疫抑制和外周循环不良的患者中可以看到较高的穿刺部位感染率。一项2918例围手术期未使用抗生素的脑血管造影研究中感染率为0.1%（3/2918），提示股动脉穿刺部位感染率很低，预防性抗生素使用并非必需（Kelkar等，2013）。

27.5.1.2 操作因素

股动脉穿刺最常用的方法是Seldinger技术，可以通过触诊、透视骨性标志物或超声引导进行定位。股动脉穿刺位置与血管并发症相关，如穿刺点在股动脉分叉下方或腹壁下动脉上方则血管并发症可能性大（18% vs 4%）（Pitta等，2011；图27.8B）。超声引导下股动脉穿刺优于透视或触诊下穿刺，可以更好地完成高位股动脉分叉置管术，提高首次穿刺成功率（83% vs 46%），减少穿刺次数（1.3 vs 3.0）和静脉损伤风险（2.4% vs 15.8%），减少穿刺部位并发症（Kalish等，2015；Seto等，2010）。

鞘管直径越大，出血并发症率越高。在心脏介入手术中，如将鞘管大小从8F减少到6F，即便同时使用糖蛋白IIb/IIIa拮抗剂，股动脉出血率仍然从8.4%降低至3.5%（Doyle等，2008）。鞘直径＞6F与术中股动脉穿刺并发症的增加有关（Kalish等，2015；Shah等，2016）。然而，也有报告显示血栓清除术中虽使用较大直径的鞘管（7～9F），但其出血率非常低（Akins等，2014；Shah等，2016）。

桡动脉入路的出血风险低于股动脉入路，因其位置表浅、易于压迫，不大可能导致大量出血和血肿形成（Layton等，2006）。仔细的术前评估与Allen或Barbeau试验是至关重要的，以确保掌弓通畅和足够的侧支血液供应。最近的经验表明，桡动脉入路是神经血管手术的一种可行选择，无明显并发症（Satti等，2016；Sur等，2017）。

动脉鞘拔除后手动压迫或使用VCD会影响股动脉出血率。使用VCD，包括AngioSeal、VasoSeal、StarClose和Mynx，已被证明是安全有效的，至少可以与标准的手动压迫相媲美（图27.9A；Cox等，2015；Robertson等，2016；Schulz-Schüpke等，2014；Wong等，2013）。穿刺部位明显出血表现为局部腹股沟区肿胀，伴/不伴有局部压痛。对于肥胖患者，在明显血肿形成之前可能已经大量失血。腹膜后血肿可能很难诊断，血流动力学不稳定，包括心动过速和低血压可能是其早期表现。血管内手术后应密切监测患者血流动力学，必要时通过腹部和盆腔CT平扫帮助诊断腹膜后血肿。血管损伤在查体或造影中表现为搏动性血肿（假性动脉瘤）或股动脉及远端脉搏缺失（夹层和闭塞）。密切的临床监测，定期检查足背和胫后动脉搏动情况，必要时辅以超声检查，有助于早期诊断和及时干预。股动脉彩色多普勒超声有助于检测血管通畅度和假性动脉瘤。CT血管造影可用于评估血管完整性，确诊假性动脉瘤、血管夹层/闭塞等。

27.5.2 案例

患者，女性，58岁，10月前发现右侧PComA动脉瘤，弹簧圈栓塞后复发。第一次穿刺在超声引导下用18号针刺入股总动脉，采用Seldinger技术置入6F动脉鞘。整个手术过程肝素化，ACT＞250s，手术结束时未逆转。患者每天服用阿司匹林325mg和氯吡格雷75mg，成功实施SAC。拔除动脉鞘，AngioSeal缝合股动脉，然后手动按压。最后一次股动脉造影中，有对比剂外渗迹象。治疗结束后，患者出现低血压和心动过速，实验室化验显示急性贫血（血细胞比容从31%降至20%）。腹部和骨盆CT显示腹膜后大血肿，未见腹股沟血肿，股动脉和足背动脉搏动正常。患者经液体复苏和输血，症状改善；

由于已经植入颅内支架，故继续抗血小板药物治疗。患者红细胞压积恢复正常，血流动力学稳定，术后第2天出院。

27.5.3　预防/避免

了解上述相关风险因素并采取措施，可最大限度地减少穿刺部位并发症。患者因素虽然较难控制，但对其充分掌握可以帮助临床医师预测潜在的并发症风险并优化治疗措施；通过对解剖学的良好理解，也可以优化操作因素。

股动脉穿刺应在超声引导下进行，使用21G微穿刺针并没有显示出好于18G针的优势（Ben-Dor等，2012）；然而，许多术者发现微穿刺针在儿科病例中明显获益。对于既定的操作，应使用最小规格的动脉鞘，以便有效安全地完成操作，必要时给予抗凝剂和抗血小板治疗，可能的情况下手术结束时逆转抗凝。

在儿科病例中，应注意避免动脉痉挛风险，这种痉挛甚至可诱导血栓形成和肢体缺血；同时应避免室温和患者体温过低，积极升温。血管周围应皮下注射利多卡因（不含肾上腺素），穿刺前5～10min局部使用硝酸甘油软膏（硝酸糊剂）（Erba等，1989）。

VCD已经广泛普及，它在股动脉闭合方面的效果已获得多学科验证（Cox等，2015；Grandhi等，2014；Modi等，2013；Robertson等，2016；Schulz-Schüpke等，2014；Wong等，2013）。目前有多项研究仍在比较不同闭合装置的效果以及其是否确实优于手动压迫（Cakici等，2017）。研究显示，VCD可能与延迟性股动脉并发症有关，包括血管狭窄和假性动脉瘤（Fargen等，2013；Grandhi等，2015）。皮肤表面可应用辅助止血敷料，如V+Pad™，有助于减少轻微皮下出血。然而，必须承认的是在动脉穿刺部位进行准确和充分的（约20min）手动压迫仍然是有效止血的基石。术后通过定期神经血管检查、密切监测血液动力学状态，可以早期发现并发症并及时治疗。如果存在血肿，可能需要额外的手动压迫。对于接受抗凝和抗血小板治疗的患者，需要延长压迫时间，甚至需要使用外部压迫装置，如FemoStop和ClampEase等（图27.9B）。

少数情况下，尽管采取了保守措施但仍存在明显的血管损伤或持续出血，可能需要对股动脉进行血管内或开放手术修复（Mlekusch等，2016）。大多数病例对抗凝有反应，部分病例可能需要手术干预，包括血栓切除和搭桥手术（Lin等，2001；Silva Marques和Gonçalves，2014）。假性动脉瘤和动静脉瘘通常是自限性的，但对于持续不改善或病变较大者需要注射纤维蛋白胶（Mlekusch等，2016）。

27.6　结论

颅内动脉瘤血管内治疗的并发症可分为血栓性和出血性。较大尺寸和宽颈动脉瘤通常被确认为并发症的预测因素。临床上重要的是区分无症状性和症状性TEC，治疗方案包括动脉内溶栓、球囊血管成形术、机械血栓取出术和永久性支架植入术。出血性并发症较少发生，通常与IOR有关，除非在血流导向治疗中观察到自发延迟性IPH。通过实验室检测并了解患者对DAPT的反应性是预防这些并发症的基石。弹簧圈疝出或支架移位通常需要使用回收抓捕装置进行血管内介入治疗，以防止载瘤动脉血栓形成，尽管偶尔需要放置支架或支架内桥接支架策略作为纾困措施。穿刺部位并发症很少见，但在儿科患者中发生尤其令人担忧。

资助申明

两位作者公开申明　Dr.Michael R.Levitt：①获得美国国立卫生研究院国家神经疾病与卒中研究所的

联邦基金；②获得火山公司提供的不受限教育基金；③获得科惠公司提供的不受限设备资助。Dr. Louis J. Kim：①获得美国国立卫生研究院国家神经疾病与卒中研究所的联邦基金；②与Microvention公司签订顾问协议；③是SPI Surgical，Inc.的联合创始人和股东。

（译者：吕　超　李　剑　张洪晨）

参考文献

Abdihalim, M., Kim, S. H., Maud, A., Suri, M. F., Tariq, N., & Qureshi, A. I. (2011). Short- and intermediate-term angiographic and clinical outcomes of patients with various grades of coil protrusions following embolization of intracranial aneurysms. *AJNR. American Journal of Neuroradiology*, 32 (8), 1392-1398. https://doi.org/10.3174/ajnr.A2572.

Akins, P. T., Amar, A. P., Pakbaz, R. S., Fields, J. D., & Investigators, S. (2014). Complications of endovascular treatment for acute stroke in the SWIFT trial with solitaire and Merci devices. *AJNR. American Journal of Neuroradiology*, 35(3), 524-528. https://doi.org/10.3174/ajnr.A3707.

Armoiry, X., Turjman, F., Hartmann, D. J., Sivan-Hoffmann, R., Riva, R., Labeyrie, P. E.,et al. (2016). Endovascular treatment of intracranial aneurysms with the web device: a systematic review of clinical outcomes. *AJNR. American Journal of Neuroradiology*, 37(5), 868-872. https://doi.org/10.3174/ ajnr.A4611.

Aziz, E. F., Pulimi, S., Coleman, C., Florita, C., Musat, D., Tormey, D., et al. (2010). Increased vascular access complications in patients with renal dysfunction undergoing percutaneous coronary procedures using arteriotomy closure devices. *The Journal of Invasive Cardiology*, 22(1), 8-13.

Ben-Dor, I., Maluenda, G., Mahmoudi, M., Torguson, R., Xue, Z., Bernardo, N., et al. (2012). A novel, minimally invasive access technique versus standard 18-gauge needle set for femoral access. *Catheterization and Cardiovascular Interventions: Official Journal of the Society for Cardiac Angiography & Interventions*, 79(7), 1180-1185. https://doi.org/10.1002/ ccd.23330.

Bendok, B. R., Przybylo, J. H., Parkinson, R., Hu, Y., Awad, I. A., & Batjer, H. H. (2005). Neuroendovascular interventions for intracranial posterior circulation disease via the transradial approach: technical case report. *Neurosurgery*, 56(3), E626. https://doi.org/10.1227/01.NEU.0000154820.28342.38.

Bose, R., & Schussler, J. M. (2011). Use of angio-seal closure device when the arteriotomy is above or below the common femoral artery. *Clinical Cardiology*, 34(11), 700-702. https://doi.org/10.1002/ clc.20961.

Briganti, F., Leone, G., Marseglia, M., Mariniello, G., Caranci, F., Brunetti, A., et al. (2015). Endovascular treatment of cerebral aneurysms using flow-diverter devices: a systematic review. *The Neuroradiology Journal*, 28(4), 365-375. https://doi. org/10.1177/1971400915602803.

Brinjikji, W., Leone, G., Cloft, H. J., Siddiqui, A. H., & Kallmes, D. F. (2015). Risk factors for hemorrhagic complications following pipeline embolization device treatment of intracranial aneurysms: results from the international retrospective study of the pipeline embolization device. *AJNR. American Journal of Neuroradiology*, 36(12), 2308-2313. https://doi.org/10.3174/ ajnr.A4443.

Brisman, J. L., Niimi, Y., Song, J. K., & Berenstein, A. (2005). Aneurysmal rupture during coiling: low incidence and good outcomes at a single large volume center. *Neurosurgery*, 57(6), 1103-1109 [discussion 1103-1109].

Brooks, N. P., Turk, A., Niemann, D. B., Aagaard-Kienitz, B., Pulfer, K., & Cook, T. (2008). Frequency of thromboembolic events associated with endovascular aneurysm treatment: retrospective case series. *Journal of Neurosurgery*, 108(6), 1095-1100. https://doi.org/10.3171/JNS/2008/108/6/1095.

Cai, K., Zhang, Y., Shen, L., Ni, Y., & Ji, Q. (2016). Comparison of stent-assisted coiling and balloon- assisted coiling in the treatment of ruptured wide-necked intracranial aneurysms in the acute period. *World Neurosurgery*, 96, 316-321. https://doi. org/10.1016/j.wneu.2016.09.029.

Cakici, M., Yazicioglu, L., Baran, C., Ozcinar, E., Ozgur, A., Soykan, C., et al. (2017). A retrospective analysis of surgical femoral artery closure techniques: conventional vs. purse suture technique. *Annals of Vascular Surgery*, 44, 103-112. https:// doi.org/10.1016/j.avsg.2017.04.032.

Cognard, C., Pierot, L., Anxionnat, R., Ricolfi, F., & Clarity Study Group. (2011). Results of embolization used as the first treatment choice in a consecutive nonselected population of ruptured aneurysms: clinical results of the Clarity GDC study. *Neurosurgery*, 69(4), 837-841. discussion 842. https://doi.org/10.1227/NEU.0b013e3182257b30.

Colby, G. P., Gomez, J. F., Lin, L. M., Paul, A. R., & Coon, A. L. (2013). In situ removal of the pipeline embolization device: the `corking' and `pseudo-corking' techniques. *Journal of NeuroInterventional Surgery*, 5(2). https://doi.org/10.1136/

neurintsurg-2011-010234.

Cox, T., Blair, L., Huntington, C., Lincourt, A., Sing, R., & Heniford, B. T. (2015). Systematic review of randomized controlled trials comparing manual compression to vascular closure devices for diagnostic and therapeutic arterial procedures. *Surgical Technology International*, *27*, 32-44.

Cruz, J. P., Chow, M., O'Kelly, C., Marotta, B., Spears, J., Montanera, W., et al. (2012). Delayed ipsilateral parenchymal hemorrhage following flow diversion for the treatment of anterior circulation aneurysms. *AJNR. American Journal of Neuroradiology*, *33*(4), 603-608. https://doi.org/10.3174/ajnr.A3065.

Lee, C. Y. (2011). Use of wire as a snare for endovascular retrieval of displaced or stretched coils: rescue from a technical complication. *Neuroradiology*, *53*(1), 31-35. https://doi.org/10.1007/s00234-010- 0679-4.

D'Urso, P. I., Lanzino, G., Cloft, H. J., & Kallmes, D. F. (2011). Flow diversion for intracranial aneurysms: a review. *Stroke*, *42*(8), 2363-2368. https://doi.org/10.1161/STROKEAHA.111.620328.

Daou, B., Starke, R. M., Chalouhi, N., Tjoumakaris, S., Khoury, J., Hasan, D., et al. (2015). The use of the pipeline embolization device in the management of recurrent previously coiled cerebral aneurysms. *Neurosurgery*, 77(5), 692-697. discission 697. https://doi.org/10.1227/NEU.0000000000000901.

Delgado Almandoz, J. E., Crandall, B. M., Scholz, J. M., Fease, J. L., Anderson, R. E., Kadkhodayan, Y., et al. (2013). Pre-procedure P2Y12 reaction units value predicts perioperative thromboembolic and hemorrhagic complications in patients with cerebral aneurysms treated with the pipeline embolization device. *Journal of NeuroInterventional Surgery*, 5(Suppl. 3), iii3-10. https://doi.org/10.1136/ neurintsurg-2012-010582.

Derdeyn, C. P., Cross, D., Moran, C. J., Brown, G. W., Pilgram, T. K., Diringer, M. N., et al. (2002). Postprocedure ischemic events after treatment of intracranial aneurysms with Guglielmi detachable coils. *Journal of Neurosurgery*, *96*(5), 837-843. https://doi.org/10.3171/jns.2002.96.5.0837.

Dick, P., Barth, B., Mlekusch, W., Sabeti, S., Amighi, J., Schlager, O., et al. (2008). Complications after peripheral vascular interventions in octogenarians. *Journal of Endovascular Therapy: An Official Journal of the International Society of Endovascular Specialists*, *15*(4), 383-389. https://doi.org/10.1583/08- 2459.1.

Dornbos, D., Katz, J. S., Youssef, P., Powers, C. J., & Nimjee, S. M. (2017). Glycoprotein IIb/IIIa inhibitors in prevention and rescue treatment of thromboembolic complications during endovascular embolization of intracranial aneurysms. *Neurosurgery*. https://doi.org/10.1093/neuros/nyx170.

Doyle, B. J., Ting, H. H., Bell, M. R., Lennon, R. J., Mathew, V., Singh, M., et al. (2008). Major femoral bleeding complications after percutaneous coronary intervention: incidence, predictors, and impact on long-term survival among 17,901 patients treated at the Mayo Clinic from 1994 to 2005. *JACC. Cardiovascular Interventions*, *1*(2), 202-209. https://doi.org/10.1016/ j.jcin.2007.12.006.

Duan, G., Wen, W., Zuo, Q., Yang, P., Zhang, L., Hong, B., et al. (2017). Development and validation of the procedure-related neurologic complications risk score for elderly patients with ruptured intracranial aneurysm undergoing endovascular treatment. *World Neurosurgery*, *100*, 648-657. e642. https://doi.org/10.1016/j.wneu.2017.01.085.

Edwards, N. J., Jones, W., Sanzgiri, A., Corona, J., Dannenbaum, M., & Chen, P. R. (2017). Antiplatelet therapy for the prevention of peri-coiling thromboembolism in high-risk patients with ruptured intracranial aneurysms. *Journal of Neurosurgery*, *127*, 1326-1332. https://doi.org/10.3171/2016.9. JNS161340.

Elijovich, L., Higashida, R. T., Lawton, M. T., Duckwiler, G., Giannotta, S., Johnston, S. C., et al. (2008). Predictors and outcomes of intraprocedural rupture in patients treated for ruptured intracranial aneurysms: the CARAT study. *Stroke*, *39*(5), 1501-1506. https://doi.org/10.1161/ STROKEAHA.107.504670.

Erba, M., Jungreis, C., & Horton, J. A. (1989). Nitropaste for prevention and relief of vascular spasm. *AJNR. American Journal of Neuroradiology*, *10*(1), 155-156.

Fargen, K. M., Velat, G. J., Lawson, M. F., Ritchie, C. A., Firment, C., Hoh, B. L., et al. (2013). Occurrence of angiographic femoral artery complications after vascular closure with Mynx and AngioSeal. *Journal of NeuroInterventional Surgery*, *5*(2), 161-164. https://doi.org/10.1136/neurintsurg-2011-010217.

Fargen, K. M., Velat, G., Lawson, M. F., Mocco, J., & Hoh, B. L. (2012). Review of reported complications associated with the pipeline embolization device. *World Neurosurgery*, *77*(3-4), 403-404. https://doi. org/10.1016/j.wneu.2012.02.038.

Fiorella, D., Albuquerque, F., Deshmukh, V. R., & McDougall, C. G. (2005). Monorail snare technique for the recovery of stretched platinum coils: technical case report. *Neurosurgery*, *57*(1 Suppl), E210 [discussion E210].

Fiorella, D., Albuquerque, F., Han, P., & McDougall, C. G. (2004). Strategies for the management of intraprocedural thromboembolic complications with abciximab (ReoPro). *Neurosurgery*, *54*(5), 1089-1097 [discussion 1097-1088].

Fiorella, D., Lylyk, P., Szikora, I., Kelly, M. E., Albuquerque, F. C., McDougall, C. G., et al. (2009). Curative cerebrovascular

reconstruction with the pipeline embolization device: the emergence of definitive endovascular therapy for intracranial aneurysms. *Journal of NeuroInterventional Surgery, 1*(1), 56-65. https://doi.org/10.1136/jnis.2009.000083.

Gardner, P. A., Engh, J., Atteberry, D., & Moossy, J. J. (2009). Hemorrhage rates after external ventricular drain placement. *Journal of Neurosurgery, 110*(5), 1021-1025. https://doi.org/10.3171/2008.9. JNS17661.

Gentric, J. C., Fahed, R., Darsaut, T. E., Salazkin, I., Roy, D., & Raymond, J. (2016). Fatal arterial rupture during angioplasty of a flow diverter in a recurrent, previously Y-stented giant MCA bifurcation aneurysm. *Interventional Neuroradiology, 22*(3), 278-286. https://doi.org/10.1177/1591019916631147.

Goland, J., Doroszuk, G. F., Garbugino, S. L., & Ypa, M. P. (2017). Transradial approach to treating endovascular cerebral aneurysms: case series and technical note. *Surgical Neurology International, 8*, 73. https://doi.org/10.4103/sni.sni_393_16.

Grandhi, R., Kanaan, H., Shah, A., Harrison, G., Bonfield, C., Jovin, T., et al. (2014). Safety and efficacy of percutaneous femoral artery access followed by Mynx closure in cerebral neurovascular procedures: a single center analysis. *Journal of NeuroInterventional Surgery, 6*(6), 445-450. https:// doi.org/10.1136/neurintsurg-2013-010749.

Grandhi, R., Zhang, X., Panczykowski, D., Choi, P., Hunnicutt, C. T., Jadhav, A. P., et al. (2015). Incidence of delayed angiographic femoral artery complications using the EXOSEAL vascular closure device. *Interventional Neuroradiology, 21*(3), 401-406. https://doi.org/10.1177/1591019915581776.

Gross, B. A., & Orbach, D. B. (2014). Addressing challenges in 4 F and 5 F arterial access for neurointerventional procedures in infants and young children. *Journal of NeuroInterventional Surgery, 6*(4), 308-313. https://doi.org/10.1136/ neurintsurg-2012-010610.

He, C., Chen, J., Hussain, M., Ding, Y., & Zhang, H. (2016). Retrieval of a migrated coil with a handmade microwire-snare device. *Acta Neurochirurgica, 158*(8), 1539-1543. https://doi.org/10.1007/s00701- 016-2857-6.

Henkes, H., Lowens, S., Preiss, H., Reinartz, J., Miloslavski, E., & Kuhne, D. (2006). A new device for endovascular coil retrieval from intracranial vessels: alligator retrieval device. *AJNR. American Journal of Neuroradiology, 27*(2), 327-329.

Hoh, B. L., Nogueira, R., Ledezma, C. J., Pryor, J. C., & Ogilvy, C. S. (2005). Safety of heparinization for cerebral aneurysm coiling soon after external ventriculostomy drain placement. *Neurosurgery, 57*(5), 845-849 [discussion 845-849].

Hopf-Jensen, S., Hensler, H., Preiss, M., & Muller-Hulsbeck, S. (2013). Solitaire(R) stent for endovascular coil retrieval. *Journal of Clinical Neuroscience, 20*(6), 884-886. https://doi.org/ 10.1016/j.jocn.2012.06.012.

Hu, Y. C., Deshmukh, V. R., Albuquerque, F. C., Fiorella, D., Nixon, R. R., Heck, D. V., et al. (2014). Histopathological assessment of fatal ipsilateral intraparenchymal hemorrhages after the treatment of supraclinoid aneurysms with the pipeline embolization device. *Journal of Neurosurgery, 120*(2), 365-374. https://doi.org/10.3171/2013.11.JNS131599.

Hwang, G., Huh, W., Lee, J. S., Villavicencio, J. B., Villamor, R. B., Ahn, S. Y., et al. (2015). Standard vs modified antiplatelet preparation for preventing thromboembolic events in patients with high on-treatment platelet reactivity undergoing coil embolization for an unruptured intracranial aneurysm: a randomized clinical trial. *JAMA Neurology, 72*(7), 764-772. https:// doi.org/10.1001/ jamaneurol.2015.0654.

Hwang, G., Jung, C., Park, S. Q., Kang, H. S., Lee, S. H., Oh, C. W., et al. (2010). Thromboembolic complications of elective coil embolization of unruptured aneurysms: the effect of oral antiplatelet preparation on periprocedural thromboembolic complication. *Neurosurgery, 67*(3), 743-748 [discussion 748]. https://doi.org/10.1227/01.NEU.0000374770.09140.FB.

Ishihara, H., Ishihara, S., Niimi, J., Neki, H., Kakehi, Y., Uemiya, N., et al. (2015). Risk factors for coil protrusion into the parent artery and associated thrombo-embolic events following unruptured cerebral aneurysm embolization. *Interventional Neuroradiology, 21*(2), 178-183. https://doi.org/ 10.1177/1591019915582375.

Jacobi, J. A., Schussler, J., & Johnson, K. B. (2009). Routine femoral head fluoroscopy to reduce complications in coronary catheterization. *Proceedings (Baylor University Medical Center), 22*(1), 7-8.

Janjua, N., Bulic, S., Tan, B. C., Panichpisal, K., & Miller, J. (2014). Salvage of distal non-target coil embolization with stent placement and intravenous eptifibatide in a ruptured, unsecured, atypical aneurysm. *Journal of NeuroInterventional Surgery, 6*(3). https://doi.org/10.1136/neurintsurg-2012- 010535.rep.

Johnson, A. K., Munich, S., Tan, L. A., Heiferman, D. M., Keigher, K. M., & Lopes, D. K. (2015). Complication analysis in nitinol stent-assisted embolization of 486 intracranial aneurysms. *Journal of Neurosurgery, 123*(2), 453-459. https://doi. org/10.3171/2014.10.JNS141361.

Jun, H. S., Ahn, J., Kim, J. H., Oh, J. K., Song, J. H., & Chang, I. B. (2016). Thrombus remnant despite intra- arterial thrombolysis for thrombus formation during endovascular treatment of ruptured cerebral aneurysms: does it harm? *Interventional Neuroradiology, 22*(4), 407-412. https://doi.org/ 10.1177/1591019916641314.

Kalish, J., Eslami, M., Gillespie, D., Schermerhorn, M., Rybin, D., Doros, G., et al. (2015). Routine use of ultrasound guidance in femoral arterial access for peripheral vascular intervention decreases groin hematoma rates. *Journal of Vascular Surgery,*

61(5), 1231-1238. https://doi.org/10.1016/j. jvs.2014.12.003.

Kang, H. S., Han, M., Kwon, B. J., Jung, C., Kim, J. E., Kwon, O. K., et al. (2010). Is clopidogrel premedication useful to reduce thromboembolic events during coil embolization for unruptured intracranial aneurysms? *Neurosurgery*, *67*(5), 1371-1376. discussion 1376. https://doi.org/10.1227/NEU.0b013e3181efe3ef.

Kelkar, P. S., Fleming, J., Walters, B. C., & Harrigan, M. R. (2013). Infection risk in neurointervention and cerebral angiography. *Neurosurgery*, *72*(3), 327-331. https://doi.org/10.1227/ NEU.0b013e31827d0ff7.

Kerl, H. U., Al-Zghloul, M., Groden, C., & Brockmann, M. A. (2012). Endovascular repositioning of a pipeline embolization device dislocated from the vertebral into the basilar artery using a stent-in- stent technique. Practical and technical considerations. *Clinical Neuroradiology*, *22*(1), 47-54. https://doi.org/10.1007/s00062-011-0128-8.

Kim, Y. B., Lee, K., Lee, J. W., Huh, S. K., Yoon, P. H., & Kim, D. I. (2009). Rescue microsurgery in coil herniation causing thromboembolic occlusion of parent artery. *Acta Neurochirurgica*, *151*(12), 1609-1616. https://doi.org/10.1007/s00701-009-0437-8.

Kim, Y. W., Son, S., Kang, D. H., Hwang, Y. H., & Kim, Y. S. (2016). Endovascular thrombectomy for M2 occlusions: comparison between forced arterial suction thrombectomy and stent retriever thrombectomy. *Journal of NeuroInterventional Surgery*, *9*, 626-630. https://doi.org/10.1136/ neurintsurg-2016-012466.

Kleine, J. F., Wunderlich, S., Zimmer, C., & Kaesmacher, J. (2017). Time to redefine success? TICI 3 versus TICI 2b recanalization in middle cerebral artery occlusion treated with thrombectomy. *Journal of NeuroInterventional Surgery*, *9*(2), 117-121. https://doi.org/10.1136/neurintsurg-2015-012218.

Koo, H. W., Park, W., Yang, K., Park, J. C., Ahn, J. S., Kwon, S. U., et al. (2017). Fracture and migration of a retained wire into the thoracic cavity after endovascular neurointervention: report of 2 cases. *Journal of Neurosurgery*, *126*(2), 354-359. https://doi.org/10.3171/2015.12.JNS152381.

Kurisu, K., Osanai, T., Kazumata, K., Nakayama, N., Abumiya, T., Shichinohe, H., et al. (2016). Ultrasound-guided femoral artery access for minimally invasive neuro-intervention and risk factors for access site hematoma. *Neurologia Medico-Chirurgica (Tokyo)*, *56*(12), 745-752. https://doi.org/ 10.2176/nmc.oa.2016-0026.

Lally, F., Soorani, M., Woo, T., Nayak, S., Jadun, C., Yang, Y., et al. (2016). In vitro experiments of cerebral blood flow during aspiration thrombectomy: potential effects on cerebral perfusion pressure and collateral flow. *Journal of NeuroInterventional Surgery*, *8*(9), 969-972. https://doi.org/10.1136/ neurintsurg-2015-011909.

Layton, K. F., Kallmes, D. F., & Cloft, H. J. (2006). The radial artery access site for interventional neuroradiology procedures. *AJNR. American Journal of Neuroradiology*, *27*(5), 1151-1154.

Leschke, J. M., Lozen, A., Kaushal, M., Oni-Orisan, A., Noufal, M., Zaidat, O., et al. (2017). Hemorrhagic complications associated with ventriculostomy in patients undergoing endovascular treatment for intracranial aneurysms: a single-center experience. *Neurocritical Care*, *27*(1), 11-16. https://doi. org/10.1007/s12028-016-0350-y.

Leslie-Mazwi, T. M., Heddier, M., Nordmeyer, H., Stauder, M., Velasco, A., Mosimann, P. J., et al. (2013). Stent retriever use for retrieval of displaced microcoils: a consecutive case series. *AJNR. American Journal of Neuroradiology*, *34*(10), 1996-1999. https://doi.org/10.3174/ajnr.A3552.

Leung, G. K., Tsang, A., & Lui, W. M. (2012). Pipeline embolization device for intracranial aneurysm: a systematic review. *Clinical Neuroradiology*, *22*(4), 295-303. https://doi.org/10.1007/s00062-012-0178- 6.

Levitt, M. R., Moon, K., Albuquerque, F. C., Mulholland, C. B., Kalani, M. Y., & McDougall, C. G. (2016). Intraprocedural abciximab bolus versus pretreatment oral dual antiplatelet medication for endovascular stenting of unruptured intracranial aneurysms. *Journal of NeuroInterventional Surgery*, *8*(9), 909-912. https://doi.org/10.1136/neurintsurg-2015-011935.

Lim Fat, M. J., Al-Hazzaa, M., Bussiere, M., dos Santos, M. P., Lesiuk, H., & Lum, C. (2013). Heparin dosing is associated with diffusion weighted imaging lesion load following aneurysm coiling. *Journal of NeuroInterventional Surgery*, *5*(4), 366-370. https://doi.org/10.1136/neurintsurg-2011-010225.

Lin, L. M., Colby, G., Jiang, B., Uwandu, C., Huang, J., Tamargo, R. J., et al. (2015). Classification of cavernous internal carotid artery tortuosity: a predictor of procedural complexity in pipeline embolization. *Journal of NeuroInterventional Surgery*, *7*(9), 628-633. https://doi.org/10.1136/neurintsurg-2014- 011298.

Lin, L. M., Colby, G. P., Bender, M. T., Xu, R., Huang, J., Tamargo, R. J., et al. (2017). Use of the 0.027-inch VIA microcatheter for delivery of pipeline flex: a technical note. *Journal of NeuroInterventional Surgery*, *9*(7), 689-693. https://doi.org/10.1136/ neurintsurg-2016-012971.

Lin, N., Brouillard, A. M., Krishna, C., Mokin, M., Natarajan, S. K., Sonig, A., et al. (2015). Use of coils in conjunction with the pipeline embolization device for treatment of intracranial aneurysms. *Neurosurgery*, *76*(2), 142-149. https://doi.org/10.1227/ NEU.0000000000000579.

Lin, N., Smith, E. R., Scott, R. M., & Orbach, D. B. (2015). Safety of neuroangiography and embolization in children: complication analysis of 697 consecutive procedures in 394 patients. *Journal of Neurosurgery Pediatrics*, *16*(4), 432-438. https://doi.org/10.3171/2015.2.PEDS14431.

Lin, P. H., Dodson, T. F., Bush, R. L., Weiss, V. J., Conklin, B. S., Chen, C., et al. (2001). Surgical intervention for complications caused by femoral artery catheterization in pediatric patients. *Journal of Vascular Surgery*, *34*(6), 1071-1078. https://doi.org/10.1067/mva.2001.119043.

Liu, K. C., Ding, D., Starke, R. M., Geraghty, S. R., & Jensen, M. E. (2014). Intraprocedural retrieval of migrated coils during endovascular aneurysm treatment with the Trevo Stentriever device. *Journal of Clinical Neuroscience*, *21*(3), 503-506. https://doi.org/10.1016/j.jocn.2013.10.012.

Mamourian, A. C., Weglarz, M., Dunn, J., Cromwell, L. D., & Saykin, A. J. (2001). Injection of air bubbles during flushing of angiocatheters: an in vitro trial of conventional hardware and techniques. *AJNR. American Journal of Neuroradiology*, *22*(4), 709-712.

Martinez-Galdamez, M., Ortega-Quintanilla, J., Hermosin, A., Crespo-Vallejo, E., Ailagas, J. J., & Perez, S. (2017). Novel balloon application for rescue and realignment of a proximal end migrated pipeline flex embolization device into the aneurysmal sac: complication management. *Journal of NeuroInterventional Surgery*, *9*(1). https://doi.org/10.1136/neurintsurg-2016-012263.rep.

Martinez-Perez, R., Lownie, S., & Pelz, D. (2017). Intra-arterial use of Abciximab in thromboembolic complications associated with cerebral aneurysm coiling: the London Ontario experience. *World Neurosurgery*, *100*, 342-350. https://doi.org/10.1016/j.wneu.2017.01.023.

Masahira, N., Ohta, T., Fukui, N., Yanagawa, T., Kondou, Y., Morimoto, M., et al. (2016). A direct aspiration first pass technique for retrieval of a detached coil. *Journal of NeuroInterventional Surgery*, *8* (11). https://doi.org/10.1136/neurintsurg-2015-012039.rep.

Mascitelli, J. R., Wei, D., Oxley, T. J., Kellner, C. P., Shoirah, H., De Leacy, R. A., et al. (2016). A technical consideration when using flow diversion for recurrent aneurysms following stent-assisted coiling. *Journal of NeuroInterventional Surgery*, *9*, e24. https://doi.org/10.1136/neurintsurg-2016-012783.rep.

Matsumoto, Y., Hongo, K., Toriyama, T., Nagashima, H., & Kobayashi, S. (2001). Transradial approach for diagnostic selective cerebral angiography: results of a consecutive series of 166 cases. *AJNR. American Journal of Neuroradiology*, *22*(4), 704-708.

McDougall, C. G., Spetzler, R., Zabramski, J. M., Partovi, S., Hills, N. K., Nakaji, P., et al. (2012). The barrow ruptured aneurysm trial. *Journal of Neurosurgery*, *116*(1), 135-144. https://doi.org/ 10.3171/2011.8.JNS101767.

Mlekusch, W., Mlekusch, I., & Sabeti-Sandor, S. (2016). Vascular puncture site complications-diagnosis, therapy, and prognosis. *VASA. Zeitschrift fur Gefasskrankheiten*, *45*(6), 461-469. https://doi.org/ 10.1024/0301-1526/a000551.

Modi, S., Gadvi, R., & Babu, S. (2013). Initial experience with Angioseal: safety and efficacy of the endovascular closure device. *The Indian Journal of Radiology & Imaging*, *23*(2), 134-138. https://doi. org/10.4103/0971-3026.116566.

Molyneux, A., Kerr, R., International Subarachnoid Aneurysm Trial Collaborative Group, Stratton, I., Sandercock, P., Clarke, M., et al. (2002). International subarachnoid aneurysm trial (ISAT) of neurosurgical clipping versus endovascular coiling in 2143 patients with ruptured intracranial aneurysms: a randomized trial. *Journal of Stroke and Cerebrovascular Diseases*, *11*(6), 304-314. https://doi.org/ 10.1053/jscd.2002.130390.

Molyneux, A. J., Kerr, R., Yu, L. M., Clarke, M., Sneade, M., Yarnold, J. A., et al. (2005). International subarachnoid aneurysm trial (ISAT) of neurosurgical clipping versus endovascular coiling in 2143 patients with ruptured intracranial aneurysms: a randomised comparison of effects on survival, dependency, seizures, rebleeding, subgroups, and aneurysm occlusion. *Lancet*, *366*(9488), 809-817. https://doi.org/10.1016/S0140-6736(05)67214-5.

Moret, J., Cognard, C., Weill, A., Castaings, L., & Rey, A. (1997). The "remodelling technique" in the treatment of wide neck intracranial aneurysms. Angiographic results and clinical follow-up in 56 cases. *Interventional Neuroradiology*, *3*(1), 21-35. https://doi.org/10.1177/159101999700300103.

Nas, O. F., Kac¸ar, E., Kaya, A., Erdogan, C., & Hakyemez, B. (2016). Retrieval of a dislocated coil and stent-assisted coiling by solitaire((R)) stent during endovascular treatment of an intracranial aneurysm. *Diagnostic and Interventional Imaging*, *97*(3), 381-384. https://doi.org/10.1016/j.diii.2015.09.004.

Navarro, R., Yoon, J., Dixon, T., Miller, D. A., Hanel, R. A., & Tawk, R. G. (2015). Retrograde trans- anterior communicating artery rescue of unopened pipeline embolization device with balloon dilation: complication management. *Journal of NeuroInterventional Surgery*, *7*(2). https://doi.org/10.1136/ neurintsurg-2013-011009.rep.

Nossek, E., Chalif, D. J., Chakraborty, S., Lombardo, K., Black, K. S., & Setton, A. (2015). Concurrent use of the pipeline embolization device and coils for intracranial aneurysms: technique, safety, and efficacy. *Journal of Neurosurgery*, *122*(4), 904-911. https://doi.org/10.3171/2014.12.JNS141259.

O'Hare, A., Brennan, P., & Thornton, J. (2009). Retrieval of a migrated coil using an X6 MERCI device. *Interventional Neuroradiology*, *15*(1), 99-102. https://doi.org/10.1177/159101990901500116.

O'Hare, A. M., Rogopoulos, A., Stracke, P. C., & Chapot, R. G. (2010). Retrieval of displaced coil using a solitaire((R)) stent. *Clinical Neuroradiology*, *20*(4), 251-254. https://doi.org/10.1007/s00062-010-0020- y.

Okada, H., Matsuda, Y., Chung, J., Crowley, R. W., & Lopes, D. K. (2017). Utility of a Y-configured stentriever technique as a rescue method of thrombectomy for an intractable rooted thrombus located on the middle cerebral artery bifurcation: technical note. *Neurosurgical Focus*, *42*(4). https://doi.org/ 10.3171/2017.1.FOCUS16511.

Pan, L., Hum, B., David, C., & Lee, S. K. (2010). Management of intraprocedural spontaneous stent migration into target aneurysm during stent-assisted coiling procedure. *Journal of NeuroInterventional Surgery*, *2*(4), 352-355. https://doi.org/10.1136/jnis.2010.003194.

Park, S. J., Lee, C., & Chung, S. S. (2016). Surgical results of metastatic spinal cord compression (MSCC) from non-small cell lung cancer (NSCLC): analysis of functional outcome, survival time, and complication. *The Spine Journal*, *16*(3), 322-328. https://doi.org/10.1016/j.spinee.2015.11.005.

Phan, K., Huo, Y., Jia, F., Phan, S., Rao, P. J., Mobbs, R. J., et al. (2016). Meta-analysis of stent-assisted coiling versus coiling-only for the treatment of intracranial aneurysms. *Journal of Clinical Neuroscience*, *31*, 15-22. https://doi.org/10.1016/j.jocn.2016.01.035.

Pierot, L., Cognard, C., Anxionnat, R., Ricolfi, F., & Clarity Investigators. (2010). Ruptured intracranial aneurysms: factors affecting the rate and outcome of endovascular treatment complications in a series of 782 patients (CLARITY study). *Radiology*, *256*(3), 916-923. https://doi.org/10.1148/ radiol.10092209.

Pierot, L., Cognard, C., Anxionnat, R., Ricolfi, F., & Clarity Investigators. (2011). Remodeling technique for endovascular treatment of ruptured intracranial aneurysms had a higher rate of adequate postoperative occlusion than did conventional coil embolization with comparable safety. *Radiology*, *258* (2), 546-553. https://doi.org/10.1148/radiol.10100894.

Pierot, L., Spelle, L., Leclerc, X., Cognard, C., Bonafe, A., & Moret, J. (2009). Endovascular treatment of unruptured intracranial aneurysms: comparison of safety of remodeling technique and standard treatment with coils. *Radiology*, *251*(3), 846-855. https://doi.org/10.1148/radiol.2513081056.

Pierot, L., Spelle, L., Vitry, F., & Atena Investigators. (2008). Immediate clinical outcome of patients harboring unruptured intracranial aneurysms treated by endovascular approach: results of the ATENA study. *Stroke*, *39*(9), 2497-2504. https://doi.org/10.1161/STROKEAHA.107.512756.

Pierot, L., & Wakhloo, A. K. (2013). Endovascular treatment of intracranial aneurysms: current status. *Stroke*, *44*(7), 2046-2054. https://doi.org/10.1161/STROKEAHA.113.000733.

Pitta, S. R., Prasad, A., Kumar, G., Lennon, R., Rihal, C. S., & Holmes, D. R. (2011). Location of femoral artery access and correlation with vascular complications. *Catheterization and Cardiovascular Interventions: Official Journal of the Society for Cardiac Angiography & Interventions*, *78*(2), 294-299. https://doi. org/10.1002/ccd.22827.

Prestigiacomo, C. J., Fidlow, K., & Pile-Spellman, J. (1999). Retrieval of a fractured Guglielmi detachable coil with use of the goose neck snare "twist" technique. *Journal of Vascular and Interventional Radiology*, *10*(9), 1243-1247.

Rahme, R. J., Zammar, S., El Ahmadieh, T. Y., El Tecle, N. E., Ansari, S. A., & Bendok, B. R. (2014). The role of antiplatelet therapy in aneurysm coiling. *Neurological Research*, *36*(4), 383-388. https://doi. org/10.1179/1743132814Y.0000000317.

Rangel-Castilla, L., Munich, S., Jaleel, N., Cress, M. C., Krishna, C., Sonig, A., et al. (2017). Patency of anterior circulation branch vessels after pipeline embolization: longer-term results from 82 aneurysm cases. *Journal of Neurosurgery*, *126*(4), 1064-1069. https://doi.org/10.3171/2016.4.JNS16147.

Raychev, R., Tateshima, S., Vinuela, F., Sayre, J., Jahan, R., Gonzalez, N., et al. (2016). Predictors of thrombotic complications and mass effect exacerbation after pipeline embolization: the significance of adenosine diphosphate inhibition, fluoroscopy time, and aneurysm size. *Interventional Neuroradiology*, *22*(1), 34-41. https://doi.org/10.1177/1591019915609125.

Raymond, J., Guilbert, F., Weill, A., Georganos, S. A., Juravsky, L., Lambert, A., et al. (2003). Long-term angiographic recurrences after selective endovascular treatment of aneurysms with detachable coils. *Stroke*, *34*(6), 1398-1403. https://doi.org/10.1161/01.STR.0000073841.88563.E9.

Robertson, L., Andras, A., Colgan, F., & Jackson, R. (2016). Vascular closure devices for femoral arterial puncture site haemostasis. *The Cochrane Database of Systematic Reviews*, *3*. https://doi.org/ 10.1002/14651858.CD009541.pub2.

Rouchaud, A., Brinjikji, W., Lanzino, G., Cloft, H. J., Kadirvel, R., & Kallmes, D. F. (2016). Delayed hemorrhagic

complications after flow diversion for intracranial aneurysms: a literature overview. *Neuroradiology*, *58*(2), 171-177. https://doi.org/10.1007/s00234-015-1615-4.

Santillan, A., Gobin, Y., Greenberg, E. D., Leng, L. Z., Riina, H. A., Stieg, P. E., et al. (2012). Intraprocedural aneurysmal rupture during coil embolization of brain aneurysms: role of balloon- assisted coiling. *AJNR. American Journal of Neuroradiology*, *33*(10), 2017-2021. https://doi.org/ 10.3174/ajnr.A3061.

Satti, S. R., Vance, A. Z., & Sivapatham, T. (2016). Radial access for cerebrovascular procedures: case report and technical note. *Interventional Neuroradiology*, *22*(2), 227-235. https://doi.org/ 10.1177/1591019915617314.

Schulz-Schüpke, S., Helde, S., Gewalt, S., Ibrahim, T., Linhardt, M., Haas, K., et al. (2014). Comparison of vascular closure devices vs manual compression after femoral artery puncture: the ISAR-CLOSURE randomized clinical trial. *JAMA*, *312*(19), 1981-1987. https://doi.org/10.1001/jama.2014.15305.

Sedat, J., Chau, Y., Gaudart, J., Sachet, M., Beuil, S., & Lonjon, M. (2017). Prasugrel versus clopidogrel in stent-assisted coil embolization of unruptured intracranial aneurysms. *Interventional Neuroradiology*, *23*(1), 52-59. https://doi.org/10.1177/1591019916669090.

Seo, D. H., Yoon, S., Park, H. R., Shim, J. J., Bae, H. G., & Yun, I. G. (2014). Thromboembolic event detected by diffusion weighted magnetic resonance imaging after coil embolization of cerebral aneurysms. *The Journal of Cerebrovascular and Endovascular Neurosurgery*, *16*(3), 175-183. https://doi.org/ 10.7461/jcen.2014.16.3.175.

Seto, A. H., Abu-Fadel, M. S., Sparling, J. M., Zacharias, S. J., Daly, T. S., Harrison, A. T., et al. (2010). Real-time ultrasound guidance facilitates femoral arterial access and reduces vascular complications: FAUST (femoral arterial access with ultrasound trial). *JACC. Cardiovascular Interventions*, *3*(7), 751-758. https://doi.org/10.1016/j.jcin.2010.04.015.

Shah, V. A., Martin, C. O., Hawkins, A. M., Holloway, W. E., Junna, S., & Akhtar, N. (2016). Groin complications in endovascular mechanical thrombectomy for acute ischemic stroke: a 10-year single center experience. *Journal of NeuroInterventional Surgery*, *8*(6), 568-570. https://doi.org/10.1136/ neurintsurg-2015-011763.

Shahi, V., Brinjikji, W., Murad, M. H., Asirvatham, S. J., & Kallmes, D. F. (2016). Safety of uninterrupted warfarin therapy in patients undergoing cardiovascular endovascular procedures: a systematic review and meta-analysis. *Radiology*, *278*(2), 383-394. https://doi.org/10.1148/radiol.2015142531.

Shin, Y. S., Lee, K., Kim, D. I., Lee, K. S., & Huh, S. K. (2000). Emergency surgical recanalisation of A1 segment occluded by a Guglielmi detachable coil. *Journal of Clinical Neuroscience*, *7*(3), 259-262. https://doi.org/10.1054/jocn.1999.0207.

Silva Marques, J., & Gonc¸alves, C. (2014). Post-catheterisation arterial thrombosis in children— pathophysiology, prevention, and treatment. *Cardiology in the Young*, *24*(5), 767-773. https://doi. org/10.1017/S1047951114000171.

Skukalek, S. L., Winkler, A., Kang, J., Dion, J. E., Cawley, C. M., Webb, A., et al. (2016). Effect of antiplatelet therapy and platelet function testing on hemorrhagic and thrombotic complications in patients with cerebral aneurysms treated with the pipeline embolization device: a review and meta-analysis. *Journal of NeuroInterventional Surgery*, *8*(1), 58-65. https://doi.org/10.1136/ neurintsurg-2014-011145.

Spetzler, R. F., McDougall, C., Zabramski, J. M., Albuquerque, F. C., Hills, N. K., Russin, J. J., et al. (2015). The barrow ruptured aneurysm trial: 6-year results. *Journal of Neurosurgery*, *123*(3), 609-617. https:// doi.org/10.3171/2014.9.JNS141749.

Standard, S. C., Chavis, T., Wakhloo, A. K., Ahuja, A., Guterman, L. R., & Hopkins, L. N. (1994). Retrieval of a Guglielmi detachable coil after unraveling and fracture: case report and experimental results. *Neurosurgery*, *35*(5), 994-998 [discussion 999].

Stapleton, C. J., Walcott, B. P., Butler, W. E., & Ogilvy, C. S. (2015). Neurological outcomes following intraprocedural rerupture during coil embolization of ruptured intracranial aneurysms. *Journal of Neurosurgery*, *122*(1), 128-135. https://doi.org/10.3171/2014.9.JNS14616.

Sur, S., Snelling, B., Khandelwal, P., Caplan, J. M., Peterson, E. C., Starke, R. M., et al. (2017). Transradial approach for mechanical thrombectomy in anterior circulation large-vessel occlusion. *Neurosurgical Focus*, *42*(4), E13. https://doi.org/10.3171/2017.1.FOCUS16525.

Tan, L. A., Keigher, K., Munich, S. A., Moftakhar, R., & Lopes, D. K. (2015). Thromboembolic complications with pipeline embolization device placement: impact of procedure time, number of stents and pre- procedure P2Y12 reaction unit (PRU) value. *Journal of NeuroInterventional Surgery*, *7*(3), 217-221. https://doi.org/10.1136/neurintsurg-2014-011111.

Turk, A. S., Frei, D., Fiorella, D., Mocco, J., Baxter, B., Siddiqui, A., et al. (2014). ADAPT FAST study: a direct aspiration first pass technique for acute stroke thrombectomy. *Journal of NeuroInterventional Surgery*, *6*(4), 260-264. https://doi.org/10.1136/neurintsurg-2014-011125.

Velat, G. J., Burry, M., Eskioglu, E., Dettorre, R. R., Firment, C. S., & Mericle, R. A. (2006). The use of abciximab in the

treatment of acute cerebral thromboembolic events during neuroendovascular procedures. *Surgical Neurology*, *65*(4), 352-358. [discussion 358-359]. https://doi.org/10.1016/j.surneu.2005.08.024.

Vora, N., Thomas, A., Germanwala, A., Jovin, T., & Horowitz, M. (2008). Retrieval of a displaced detachable coil and intracranial stent with an L5 Merci retriever during endovascular embolization of an intracranial aneurysm. *Journal of Neuroimaging*, *18*(1), 81-84. https://doi.org/10.1111/j.1552- 6569.2007.00165.x.

Wagenbach, A., Saladino, A., Daugherty, W. P., Cloft, H. J., Kallmes, D. F., & Lanzino, G. (2010). Safety of early ambulation after diagnostic and therapeutic neuroendovascular procedures without use of closure devices. *Neurosurgery*, *66*(3), 493-496. discussion 496-497. https://doi.org/10.1227/01.NEU.0000359532.92930.07.

Wong, H. F., Lee, C. W., Chen, Y. L., Wu, Y. M., Weng, H. H., Wang, Y. H., et al. (2013). Prospective comparison of angio-seal versus manual compression for hemostasis after neurointerventional procedures under systemic heparinization. *AJNR. American Journal of Neuroradiology*, *34*(2), 397-401. https://doi.org/10.3174/ajnr.A3226.

Wong, J. M., Ziewacz, J., Panchmatia, J. R., Bader, A. M., Pandey, A. S., Thompson, B. G., et al. (2012). Patterns in neurosurgical adverse events: endovascular neurosurgery. *Neurosurgical Focus*. *33*(5) https://doi.org/10.3171/2012.7.FOCUS12180.

Yamada, N. K., Cross, D. T., Pilgram, T., Moran, C. J., Derdeyn, C. P., & Dacey, R. G. (2007). Effect of antiplatelet therapy on thromboembolic complications of elective coil embolization of cerebral aneurysms. *AJNR. American Journal of Neuroradiology*, *28*(9), 1778-1782. https://doi.org/10.3174/ajnr. A0641.

Zhu, X. (2017). The hemorrhage risk of prophylactic external ventricular drain insertion in aneurysmal subarachnoid hemorrhage patients requiring endovascular aneurysm treatment: a systematic review and meta-analysis. *Journal of Neurosurgical Sciences*, *61*(1), 53-63. https://doi.org/10.23736/S0390- 5616.16.03244-6.

第 5 部分

动脉瘤治疗专论

第 28 章

前交通动脉动脉瘤

Justin Mascitelli❶；Jay U. Howington❷

摘　要

　　前交通动脉是颅内动脉瘤最常见的发生部位之一。前交通动脉动脉瘤的解剖结构差异很大，其载瘤动脉迂曲、含有多个分支和穿支动脉、多数体积较小、易于破裂并表现出严重的神经功能缺损和精神症状，治疗难度大。即使对于经验丰富的术者来说，该部位动脉瘤的治疗也是一种挑战，并没有统一的显微外科或血管内治疗标准可以遵循。在本章中，我们将分析血管内和显微外科治疗的一些细微差别，用于指导治疗方式选择。

关键词

　　前交通动脉动脉瘤；显微手术夹闭；血管内治疗

---

❶ 美国纽约西奈山伊坎医学院神经外科。

❷ 美国佐治亚州萨凡纳神经和脊柱研究所。

28.1　流行病学

前交通动脉是颅内动脉瘤形成的最常见位置之一。前交通动脉动脉瘤约占全部未破裂动脉瘤的10%（Wiebers等，2003），占破裂动脉瘤的45%（Molyneux等，2002），且极易破裂，需积极治疗（Greving等，2014）。前交通动脉动脉瘤破裂常导致大脑纵裂SAH，也可能在额叶底部形成脑内血肿（呈"火焰"形），或出血突破终板进入第三脑室形成脑室内积血。前交通动脉与垂体、下丘脑、视神经、视交叉等结构相邻，动脉瘤破裂后损伤上述结构可出现中枢性尿崩、下丘脑功能紊乱以及视力障碍等。

28.2　解剖

大脑前动脉（ACA）起始于颈内动脉（ICA）末端，向内跨过视神经走行于中线区域，给大脑内侧供血（图28.1）。ACA分为以下节段：A1（交通段前），从ICA末端至前交通动脉发出处；A2（交通段后），从前交通动脉发出至胼胝体嘴；A3（胼胝体前），胼胝体膝部周围；A4（胼胝体上），胼胝体体部前上方；A5（胼胝体后），胼胝体体部后上方。前交通动脉位于视神经上方，平均约有8支豆纹动脉由A1段顶壁发出，供血区域为前穿质、额叶底部、下丘脑、前连合、透明隔和嗅旁结构。Heubner回返动脉是最内侧的豆纹动脉，通常起源于A2段的外侧壁（也可以起源于A1段或A1、A2段的交界区域），于A1段上方向后走行，供血区域为尾状核头、壳核、苍白球外段和内囊前肢。

前交通动脉复合体在中线处与双侧大脑前动脉A1段相连，双侧A2段在大脑纵裂中走行。穿支动脉由前交通动脉复合体发出，供应下丘脑、嗅旁正中核、胼胝体膝部、穹窿柱、透明隔和前穿质。ACA在解剖学上存在诸多变异，最常见的变异类型是发育不良的A1，它在前交通动脉动脉瘤人群中发现的比例越来越高；其他变异包括开窗前交通动脉、副前交通动脉、副A2、单侧大脑前动脉和双裂ACA。由于血流改变参与了前交通动脉动脉瘤的形成，因此在前交通动脉动脉瘤人群中ACA解剖结构变异所占比例越来越高。

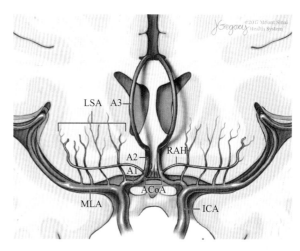

图28.1　前交通动脉复合体的解剖
双侧大脑前动脉起源于双侧颈内动脉，于视神经、视交叉上方向内侧走行，由前交通动脉所连接后共同走行于大脑纵裂中。Heubner回返动脉通常起源于A2段的外侧壁，于A1段上方向外侧走行，后与其他豆纹动脉相汇合。RAH—回返动脉；MCA—大脑中动脉；ICA—颈内动脉；ACoA—前交通动脉；LSA—豆纹动脉。Mount Sinar Health System授权引用

28.3　显微外科治疗

显微外科治疗包括动脉瘤夹闭重建载瘤动脉和搭桥孤立动脉瘤。由于动脉瘤位于中线，任意一侧都可以作为手术入路。优势侧A1是选择手术入路最重要的参考因素。大部分前交通动脉动脉瘤患者都会存在优势侧A1和发育不良A1。为了在动脉瘤显露过程中可以实现早期近端控制，通常选取A1优势侧

作为入路侧。对于破裂动脉瘤而言，这一因素更为重要，因为在这种情况下，早期近端控制更为必要。通常，前交通动脉复合体会在轴位上扭曲或在冠状位倾斜。因此，在术前血管造影中观察这种扭曲或倾斜非常重要，可以预测术中哪些血管是完全可见，而哪些血管是隐藏在额叶下方或纵裂内（Lawton等，2011）。发育不良型A1可以加重这种扭转和倾斜，其他影响手术入路侧别选择的因素包括动脉瘤是否为多发以及动脉瘤的朝向。例如，利用一侧手术入路可以同时处理同侧的其他动脉瘤；指向手术入路侧的动脉瘤更容易在术中观察到，而指向手术入路方向以外的动脉瘤则由于被前交通动脉复合体遮挡很难观察到。在其他条件相同的情况下，倾向于选择非优势半球侧以避免损害语言功能。

28.3.1　夹闭

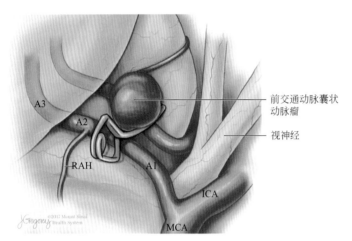

图 28.2　显微手术夹闭示意图

朝向前方的前交通动脉动脉瘤用一个简单的直夹来夹闭。此类动脉瘤通常会遮盖对侧的A1、A2交界。ICA—颈内动脉；MCA—大脑中动脉；RAH—回返动脉。Mount Sinar Health System 授权引用

显微外科夹闭（图28.2和图28.3）是一种可靠的前交通动脉动脉瘤治疗方法，更倾向于夹闭的因素包括年轻患者、未破裂动脉瘤、SAH导致的严重脑内血肿，以及存在妨碍血管内治疗的动脉瘤近心端血管结构。是否选择开颅手术也要考虑术者的治疗经验。标准的翼点入路足以满足大多数前交通动脉动脉瘤的手术需要，能提供良好的视野以显露所有相关的重要解剖结构。对于复杂或巨大的前交通动脉动脉瘤，可能需要选择显露更加充分的眶颧入路。也可以根据动脉瘤解剖特点和术者的经验选择更微创的手术入路，如小翼点入路或经眉弓眶上入路等。对于已破裂的前交通动脉动脉瘤，标准翼点入路是首选，方便释放脑脊液促进术中脑组织松弛、塌陷。

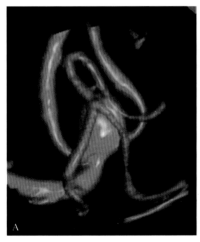
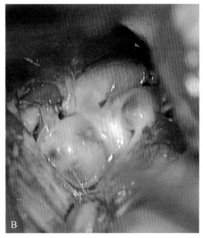
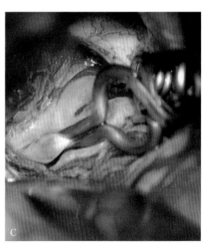

图 28.3　显微外科夹闭病例

患者为年轻女性，因头痛行检查发现颅内巨大动脉瘤（A），3D-DSA检查结果显示双侧A2由宽颈动脉瘤发出。考虑到患者年轻，动脉瘤未破裂，颈宽，给予手术夹闭治疗。术中可见动脉瘤突向上方的半球间裂，瘤体遮挡对侧A2（B）。选用开窗直夹夹闭动脉瘤（C）。选取开窗夹不是为了跨越动脉，而是为了改善视野、增加夹闭力量，夹闭后对侧A2显露良好

本书前面章节已经介绍了动脉瘤分离显露的基础解剖知识。对于前交通动脉动脉瘤，分离显露的重点应是识别双侧A1、A2和Heubner回返动脉。通常情况下，位于A1上方的Heubner回返动脉会首先被看到，保留Heubner回返动脉非常必要，因为其损伤后脑缺血可能导致严重的神经功能缺陷。此外，术中可以打开终板，以释放脑脊液，使大脑松弛、塌陷。

术前血管造影明确动脉瘤的朝向非常重要，因为它会影响预期的分离显露和动脉瘤夹闭方案（Lawton，2011）。朝向下方的动脉瘤通常会遮挡对侧A1，可以用简单的直夹夹闭。朝向前方的动脉瘤会遮挡对侧A1与A2的交界部位，亦可用简单的直夹夹闭。朝向上方的动脉瘤会隐藏在大脑半球间的裂隙内，遮挡对侧A2，因此需要采用更加复杂的动脉瘤夹进行夹闭，如多个直夹并排夹闭或一个开窗夹子夹闭。朝向后方的动脉瘤会给术者带来更大的挑战，因为通常躲藏在前交通动脉复合体之后，并且遮挡穿支血管，因此需要选用更加复杂的动脉瘤夹，如能够避开同侧A1的开窗夹。

前交通动脉动脉瘤显微外科夹闭术后神经心理功能可能下降，一直以来备受关注（Andrea等，2017；Chan等，2002）。如前文所述，来自前交通动脉复合体的穿支主要供应下丘脑前部、透明隔、扣带回前部、穹窿柱以及胼胝体前部。损伤这些穿支动脉会引起一系列神经功能障碍，包括记忆障碍、人格改变、虚构症、动机减弱和持续症。这些细小穿支动脉的损伤与否可能是显微手术夹闭与血管内治疗临床效果差异的原因（O'Neill等，2016），在决定前交通动脉动脉瘤治疗方案时，应考虑这些潜在风险。

28.3.2 动脉瘤孤立和血管搭桥

动脉瘤孤立联合血管搭桥的术式临床很少使用，主要用于治疗其他方式无法处理的、巨大而复杂的前交通动脉动脉瘤（图28.4）。理想的方案是，术前体位摆放就应使患者处于可行搭桥手术的最佳体位，术中充分准备好潜在的吻合部位。尽管术中临时将手术夹闭更换为血管搭桥可能会带来很多的困难和风险，但是术者应当始终将其作为一种可能，纳入术前的方案设计之中。如果一例巨大的前交通动脉动脉瘤具有一支优势A1和一支发育不良的A1，或者在A1与A2连接处存在较宽的瘤颈，无法获得满意的夹闭角度，术者应当考虑联合应用血管搭桥术。术中应考虑血管搭桥的其他因素包括靠近A2流出端的动脉瘤、血管腔内血栓形成、因动脉粥样硬化导致瘤颈夹闭不完全、穿支动脉和RAH保护困难、长时间的暂时性血管闭塞以及潜在的缺血性事件等。需要特别强调的是手术夹闭联合血管搭桥术治疗前交通动脉动脉瘤会大大增加穿支动脉损伤的风险。

Abla和Lawton回顾了10例颅内到颅内（IC-IC）搭桥手术治疗的复杂大脑前动脉瘤，其中一半是前交通动脉动脉瘤（Abla和Lawton，2014）。由于患者数量少、病变种类多，该研究对于制订完整精确的前交通动脉动脉瘤治疗策略并没有非常重要的意义。如果术中一支A2血流可以保留，那么双侧A3之间的搭桥是适用的。如果术中动脉瘤夹闭时双侧A2的血流都被阻断，则需要采用双血管移植术。笔者倾向于选择两次手术分别从纵裂入路和额下入路完成治疗，而不是通过更大范围的开颅手术一次解决。

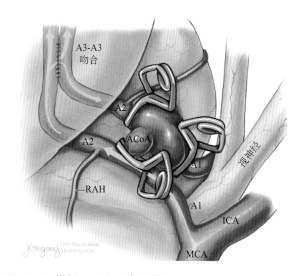

图 28.4　搭桥 + 孤立手术示意图
巨大、不规则、梭状动脉瘤累及A1、A2和AComA复合体，采用动脉瘤孤立＋A3-A3侧侧吻合术式。血运重建后对侧ACA的血流不仅供应患侧吻合口远端ACA区域，还供应吻合口近端ACA区域直至RAH起始部（黄色箭头）

28.4 血管内治疗

自2002年国际蛛网膜下腔动脉瘤试验（the international subarachnoid aneurysm trial，ISAT）结果发表以来，血管内治疗变得越来越普遍。该试验表明对于因动脉瘤破裂而接受血管内治疗的患者，1年后临床疗效显著好于接受动脉瘤夹闭血流重建手术的患者（Molyneux等，2002）。传统的血管内治疗方案包括弹簧圈直接栓塞、球囊辅助栓塞（BAC）和支架辅助栓塞（SAC）。最近几年又发展起来数项新技术和新装置，包括血流导向装置（FD）、"瘤腔内导流"装置Woven EndoBridge（WEB）（Seons Medical，Aliso Viejo，CA）和pCONus支撑支架装置（phenox GmbH，Bochum，Germany）。载瘤动脉闭塞（parent vessel occlusion，PVO）很少使用，除非是在前交通动脉复合体有许多分支/穿支血管或出血无法控制的紧急情况下。血管内介入手术治疗前交通动脉动脉瘤的效果通常与动脉瘤本身的解剖关系不大，但与其近端解剖结构关系密切。对于任何颅内病变的血管内治疗，术者对微导管/微导丝的控制程度和定位送达能力与血管的解剖结构密切相关，屈曲的血管形态会使得微导管/微导丝的控制程度和定位送达能力下降，甚至无法进入动脉瘤。前交通动脉动脉瘤的解剖不同于颈内动脉（ICA）和大脑中动脉（MCA）动脉瘤，在ICA与大脑前动脉（ACA）交界处有一额外的反曲结构。对于主动脉弓和颈内动脉迂回弯曲的患者，即使从ICA进入ACA也很困难。而且，一旦导管进入ACA后，术者也基本失去了对其的控制能力，在进入ICA-ACA交界处积累的能量将会随微导管传递至动脉瘤内，增加术中破裂风险。克服血管弯曲解剖的策略包括使用支持性更佳的导管，桥接一个远端通路导引导管（DAC），以及利用各种类型微导管/微导丝进行组合。如果直接进入ACA不可行，则可以选择在MCA近端置入球囊，将微导丝送入A2段后回撤，利用反弹将其送入ACA起始部。

28.4.1 单纯弹簧圈栓塞和球囊辅助弹簧圈栓塞

单纯弹簧圈栓塞（图28.5和图28.6）可用于瘤颈无分支的窄颈动脉瘤。血管内治疗通常经优势侧A1进行。如果存在共优势的对侧A1，那么根据动脉瘤的解剖结构和投影方向，两侧A1都可使用。球囊辅助栓塞（图28.7和图28.8）是治疗宽颈动脉瘤的一种选择，尤其是伴有SAH的患者，因为这些患者最好能避免双重抗血小板治疗，而双重抗血小板治疗对于支架辅助栓塞或血流导向治疗是必需的。在球囊辅助栓塞治疗中，根据瘤颈解剖结构，球囊可以置入同侧A2，也可以穿过前交通动脉复合体置入对侧A2。

Fang等对1552例血管内治疗的前交通动脉动脉瘤进行荟萃分析，其中大部分病例采用单纯栓塞治疗（Fang等，2014）。血管造影显示术后即刻和长期的完全/近全闭塞率分别为88%和85%，术中破裂率为4%，围手术期残死率为3%，手术相关残疾率和死亡率分别为6%和3%，再出血率为2%，二次治疗率为7%，其中破裂和未破裂动脉瘤的治疗效果无显著差别。Gonzalez等对181例弹簧圈栓塞的动脉瘤进行评估，以确定哪些因素对血管造影结果有正面或负面影响（Gonzalez等，2008）。结果发现动脉瘤直径较小（＜10mm）、颈宽较小（＜4mm）、瘤顶朝向前与治疗结果良好相关；而动脉瘤直径＞10mm、瘤颈位于前交通动脉复合体、瘤顶朝向后以及首次弹簧圈栓塞不完全等与动脉瘤复发有关。当然也有研究表明，较小的前交通动脉动脉瘤术中破裂风险更高（Schuete等，2011）。

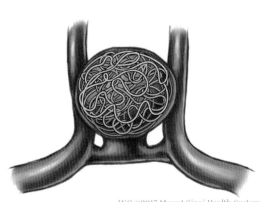

JKG ©2017 Mount Sinai Health System

图 28.5 单纯血管内栓塞治疗示意图
该方法用于治疗一例窄颈动脉瘤。Mount Sinai Health System 授权引用

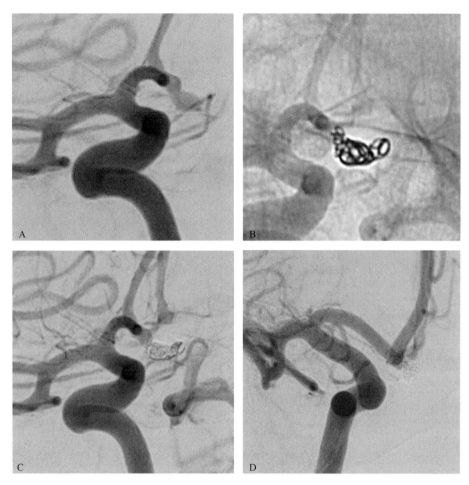

图 28.6　单纯血管内栓塞的治疗病例

患者，中年女性，SAH，发现一小的、向下、窄颈动脉瘤，起源于前交通动脉（A）。动脉瘤破裂且瘤颈狭窄，接受单纯血管内栓塞治疗（B），术后即刻可见动脉瘤完全闭塞（C），随访造影动脉瘤未见显影（D）

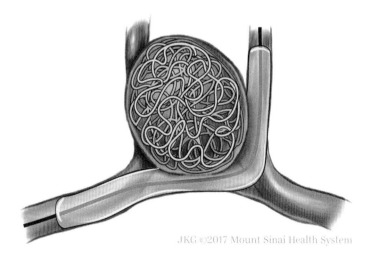

图 28.7　球囊辅助栓塞示意图

一例宽颈动脉瘤治疗中，球囊从同侧A1横跨前交通动脉复合体进入对侧A2。Mount Sinai Health System 授权引用

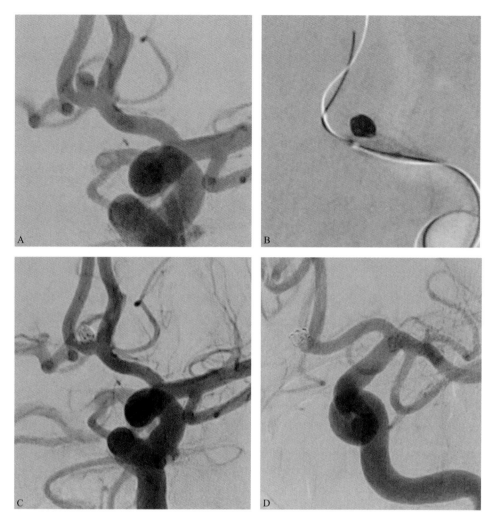

图 28.8　球囊辅助栓塞的治疗病例
患者，老年男性，SAH，诊断发现一小的、突出、低纵横比动脉瘤（A）。考虑到动脉瘤破裂且颈宽，接受球囊辅助栓塞治疗（B），术后即刻动脉瘤完全闭塞（C），随访时动脉瘤未复发（D）

28.4.2　支架辅助弹簧圈栓塞

　　支架辅助弹簧圈栓塞（图28.9和图28.10）是治疗未破裂宽颈前交通动脉动脉瘤的理想选择。通常情况下，单个支架既可以穿过前交通动脉复合体进入对侧A2，也可以直接进入同侧A2，具体取决于动脉瘤的解剖结构。前交通动脉复合体的独特解剖结构也需要更多可供选择的支架类型，包括Y、X和H型支架。患者应在接受支架辅助栓塞治疗前的几天内接受双重抗血小板治疗。

　　支架辅助栓塞亦可用于破裂动脉瘤，但双重抗血小板治疗会增加出血风险。另外，如果需要

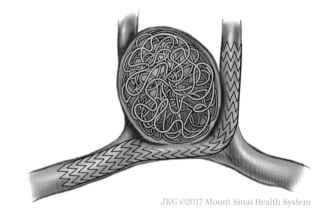

JKG ©2017 Mount Sinai Health System

图 28.9　支架辅助栓塞的示意图。
支架辅助栓塞治疗宽颈动脉瘤中，支架横跨同侧A1，穿过前交通动脉复合体进入对侧A2。Mount Sinai Health System 授权引用

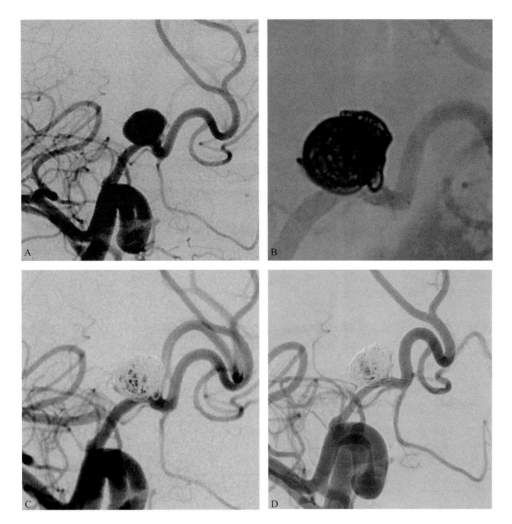

图 28.10 支架辅助栓塞病例

患者，中年女性，头痛行 DSA 检查发现 A1-A2 段巨大、未破裂、宽颈动脉瘤（A）。考虑到动脉瘤未破裂且瘤颈较宽，采用支架辅助栓塞治疗（B）。栓塞后复查造影见动脉瘤顶仍有部分显影（C），后期造影随访可见填塞的弹簧圈中心仍有少量显影（D），但对于整体治疗效果影响不大

联合实施其他治疗方案或手术，如脑室腹腔分流术等，支架辅助栓塞会增加相关的出血风险。

Johnson 报道了采用支架辅助栓塞治疗 64 例前交通动脉动脉瘤的经验（Johnson 等，2013），其中 4 例为破裂急性期，其余为未破裂或很久之前发生过破裂，治疗相关并发症发生率和死亡率均为 1.6%。血管造影显示即刻完全闭塞率为 50%，后期随访完全闭塞率为 70.9%，需再次治疗率为 5.5%。Fan（2016）比较了单纯弹簧圈栓塞与支架辅助栓塞治疗前交通破裂动脉瘤的优劣，发现支架辅助栓塞的并发症率较高，而术后即刻完全闭塞率较低。

28.4.3 血流导向治疗

FD（图 28.11）治疗的又一超适应证应用是难以用其他血管内或显微外科技术治疗的复杂、宽颈、未破裂并曾接受过治疗的前交通动脉动脉瘤。FD 装置通常放置入同侧 A2（而不是穿过前交通动脉进入对侧 A2），也可以采用双侧 FD 装置以构建 H 型通道。与其他支架辅助栓塞技术一样，患者需在治疗前

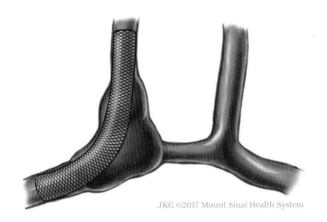

图 28.11　血流导向装置示意图
FD装置被用于治疗一例复杂A1-A2交界处的梭形动脉瘤，装置横跨同侧A1至A2段。Mount Sinai Health System授权引用

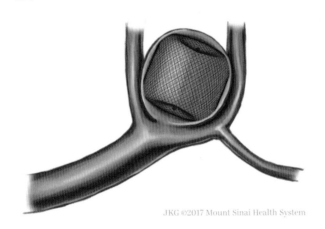

图 28.12　WEB 装置示意图
采用WEB装置治疗一例巨大宽颈动脉瘤，其中两组A2血管均起源于该动脉瘤瘤颈。Mount Sinai Health System授权引用

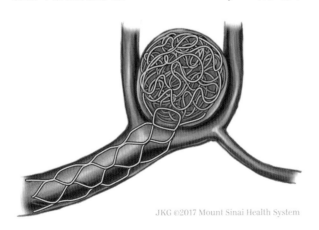

图 28.13　pCONus 装置示意图
使用pCONus治疗一例巨大宽颈动脉瘤，其中两组A2均起源于动脉瘤瘤颈。pCONus可放置于同侧A1，其远端花瓣样结构用于支撑填充在瘤内的弹簧圈。Mount Sinai Health System授权引用

接受双重抗血小板治疗。Colby等回顾了41例接受FD治疗的前交通动脉动脉瘤或A1-A2段动脉瘤（Colby等，2017），其中44%有SAH病史，一半的患者有过其他治疗经历。结果显示96%的病例FD植入成功，4%的病例辅助弹簧圈栓塞。手术相关并发症包括一例卒中，两例出血，无死亡病例。术后即刻完全闭塞率为81%，随访远期完全闭塞率为85%。

28.4.4　新型治疗装置

新型治疗装置已经用于累及A2起始段的宽颈动脉瘤血管内治疗。WEB（图28.12）是一种由两层镍钛合金网编织成桶状的自膨式血管内治疗装置，也被称为"瘤腔内导流装置"。许多研究和系统综述已经报告了新型WEB在各种宽颈动脉动脉瘤中的应用效果。Gherasim等发表了目前唯一一项WEB治疗前交通动脉动脉瘤的研究结果（Gherasim等，2015），10例未破裂动脉瘤的治疗成功率为70%，1例发生血栓，短期随访中6例获得满意疗效（3例完全闭塞，3例颈部残留）。WEB既可以用于破裂动脉瘤，也可以用于未破裂动脉瘤，且不需要双重抗血小板治疗。

许多新型载瘤动脉支架也在不断开发中。最近，Labeyrie等报道了一组采用pCONus装置治疗前交通动脉动脉瘤的早期临床经验（图28.13）。该装置是一种自膨式血管内支架，远端带有花瓣样结构，使用时将其支架部分置于传入动脉内（例如前交通动脉动脉瘤中的优势侧A1），远端的花瓣式支撑结构在动脉瘤近心端支撑填充在瘤内的弹簧圈。该组病例共36例，其中7例发生SAH，手术相关致残率和致死率分别为11%和0%。术后即刻血管造影结果示完全闭塞率为56%，瘤颈残留率为25%，瘤体残留率为19%；随访示动脉瘤再通率为9%，二次治疗率为11%。

28.5 治疗策略

目前临床上尚无前交通动脉动脉瘤的标准治疗方案，不同病例之间的一些细微差别可能有助于指导治疗（图28.14）。基于ISAT（Molyneux等，2002）和BRAT（Spebler等，2015）两组研究，血管内治疗可以优先考虑用于破裂动脉瘤，其中窄颈动脉瘤可选用单纯弹簧圈栓塞。如果瘤颈较宽，可选择球囊辅助栓塞。如果破裂动脉瘤同时具有以下特点，包括宽颈、年轻、Hunt-Hess分级良好、伴有脑出血和/或存在血管内治疗的解剖障碍等，可以选择显微手术夹闭。考虑到双重抗血小板治疗的风险，动脉瘤破裂的急性期应尽量避免采用支架辅助栓塞和血流导向治疗。

未破裂前交通动脉动脉瘤有更多的治疗选择。简单的窄颈动脉瘤可用单纯血管内栓塞；而宽颈动脉瘤根据患者年龄、手术风险和是否需要双重抗血小板治疗等因素，可选择球囊辅助栓塞、支架辅助栓塞或显微外科夹闭。瘤颈累及双侧A2起始部且不适用传统技术的宽颈动脉瘤，可以选择更加复杂的支架辅助栓塞（如Y型、X型或H型）或其他新型治疗装置，比如WEB或pCONus支架。复杂的、非囊状和复发动脉瘤也是FD治疗的适应证，无法采用FD治疗的大型/巨型非囊状动脉瘤可选择孤立+血管搭桥。当然，每个病例都是独特的，需制订最佳的个体化治疗方案。

O'Neill等（2016）发表了对比显微外科夹闭、血管内弹簧圈栓塞和支架辅助栓塞治疗未破裂前交通动脉动脉瘤的系统分析报告。单纯栓塞的并发发病症率（0.8%）明显低于手术夹闭（4.4%）和支架辅助栓塞组（7.9%）。单纯栓塞的死亡率（0.0%）也明显低于手术夹闭（0.3%）和支架辅助栓塞组（1.1%）。

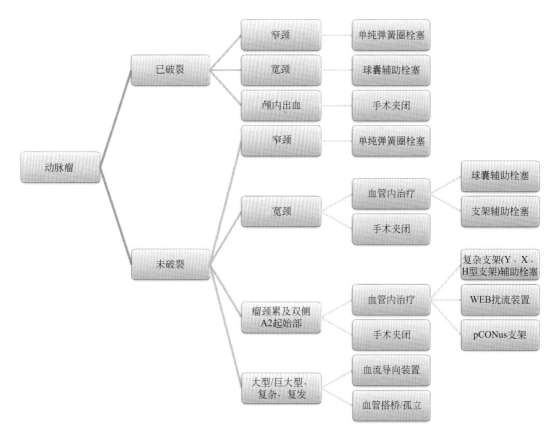

图 28.14 治疗方案选择流程图

对于前交通动脉动脉瘤的治疗没有统一的标准。不同病例之间的一些细微差别可能有助于指导治疗

但是，手术夹闭组的复发率（0.0%）显著低于栓塞组（7.2%）和支架辅助栓塞组（12.3%）；手术夹闭组的再次治疗率（0.0%）也低于栓塞组（4.9%）和支架辅助栓塞组（6.8%）。尽管数据不完善且可能存在偏倚，上述结果仍然提示血管内栓塞能够带来更好的临床结果，而显微夹闭能够带来更确实的动脉瘤修复效果。相比之下，支架辅助栓塞的治疗风险较高，且不能降低动脉瘤复发率，似乎更加适合复杂难治的动脉瘤病例。

28.6　结论

前交通动脉是颅内动脉瘤最常见的发生部位。各个病例之间千差万别，因此临床上存在各种各样的显微外科手术或血管内治疗方案。显微外科夹闭会带来更高的穿支血管损伤和神经功能障碍风险，血管内治疗会带来更高的动脉瘤复发风险。在选择不同的治疗方法时，术者必须考虑患者和动脉瘤的具体特质性因素，以及自身对该种治疗方式的熟悉程度。

（译者：贺亚龙　张丹琦）

参考文献

Abla, A. A., & Lawton, M. T. (2014). Anterior cerebral artery bypass for complex aneurysms: An experience with intracranial-intracranial reconstruction and review of bypass options. *Journal of Neurosurgery*, *120*(6), 1364-1377. https://doi.org/10.3171/2014.3.JNS132219.

Andrea, P., Sokol, T., & Antonino, R. (2017). Clinical and neuropsychological outcome after microsurgical and endovascular treatment of ruptured and unruptured anterior communicating artery aneurysms: A single-enter experience. *Acta Neurochirurgica. Supplement*, *124*, 173-177. https://doi.org/ 10.1007/978-3-319-39546-3_27.

Chan, A., Ho, S., & Poon, W. S. (2002). Neuropsychological sequelae of patients treated with microsurgical clipping or endovascular embolization for anterior communicating artery aneurysm. *European Neurology*, *47*(1), 37-44.

Colby, G. P., Bender, M. T., Lin, L. M., Beaty, N., Huang, J., Tamargo, R., et al. (2017). Endovascular flow diversion for treatment of anterior communicating artery region cerebral aneurysms: A single-center cohort of 50 cases. *Journal of NeuroInterventional Surgery*. https://doi.org/10.1136/neurintsurg-2016- 012946.

Fan, L., Tan, X., Xiong, Y., Zheng, K., Li, Z., Liu, D., et al. (2016). Stent-assisted coiling versus coiling alone of ruptured anterior communicating artery aneurysms: A single-center experience. *Clinical Neurology and Neurosurgery*, *144*, 96-100. https://doi.org/10.1016/j.clineuro.2016.03.020.

Fang, S., Brinjikji, W., Murad, M. H., Kallmes, D. F., Cloft, H. J., & Lanzino, G. (2014). Endovascular treatment of anterior communicating artery aneurysms: A systematic review and meta-analysis. *American Journal of Neuroradiology*, *35*(5), 943-947. https://doi.org/10.3174/ajnr.A3802.

Gherasim, D. N., Gory, B., Sivan-Hoffmann, R., Pierot, L., Raoult, H., Gauvrit, J. Y., et al. (2015). Endovascular treatment of wide-neck anterior communicating artery aneurysms using WEB-DL and WEB-SL: Short-term results in a multicenter study. *American Journal of Neuroradiology*, *36*(6), 1150-1154. https://doi.org/10.3174/ajnr.A4282.

Gonzalez, N., Sedrak, M., Martin, N., & Vinuela, F. (2008). Impact of anatomic features in the endovascular embolization of 181 anterior communicating artery aneurysms. *Stroke*, *39*(10), 2776-2782. https://doi.org/10.1161/STROKEAHA.107.505222.

Greving, J. P., Wermer, M. J., Brown, R. D., Jr., Morita, A., Juvela, S., Yonekura, M., et al. (2014). Development of the PHASES score for prediction of risk of rupture of intracranial aneurysms: A pooled analysis of six prospective cohort studies. *Lancet Neurology*, *13*(1), 59-66. https://doi.org/10.1016/ S1474-4422(13)70263-1.

Johnson, A. K., Munich, S. A., Heiferman, D. M., & Lopes, D. K. (2013). Stent assisted embolization of 64 anterior communicating artery aneurysms. *Journal of NeuroInterventional Surgery*, *5*(Suppl 3), iii62-iii65. https://doi.org/10.1136/ neurintsurg-2012-010503.

Labeyrie, P. E., Gory, B., Aguilar-Perez, M., Pomero, E., Biondi, A., Riva, R., et al. (2017). The pCONus device for treatment of complex wide-neck anterior communicating artery aneurysms. *World Neurosurgery*. https://doi.org/10.1016/ j.wneu.2017.02.045.

Lawton, M. T. (2011). *Seven aneurysms: Tenets and techniques for clipping*. New York: Thieme.

Molyneux, A., Kerr, R., Stratton, I., Sandercock, P., Clarke, M., Shrimpton, J., et al. (2002). International Subarachnoid Aneurysm Trial (ISAT) of neurosurgical clipping versus endovascular coiling in 2143 patients with ruptured intracranial aneurysms: A randomised trial. *Lancet*, *360*(9342), 1267-1274.

O'Neill, A. H., Chandra, R. V., & Lai, L. T. (2016). Safety and effectiveness of microsurgical clipping, endovascular coiling, and stent assisted coiling for unruptured anterior communicating artery aneurysms: A systematic analysis of observational studies. *Journal of NeuroInterventional Surgery*. https:// doi.org/10.1136/neurintsurg-2016-012629.

Schuette, A. J., Hui, F. K., Spiotta, A. M., Obuchowski, N. A., Gupta, R., Moskowitz, S. I., et al. (2011). Endovascular therapy of very small aneurysms of the anterior communicating artery: Five-fold increased incidence of rupture. *Neurosurgery*, *68*(3), 731-737. discussion 737. https://doi.org/10.1227/NEU.0b013e3182077373.

Spetzler, R. F., McDougall, C. G., Zabramski, J. M., Albuquerque, F. C., Hills, N. K., Russin, J. J., et al. (2015). The barrow ruptured aneurysm trial: 6-year results. *Journal of Neurosurgery*, *123*(3), 609-617. https://doi.org/10.3171/2014.9.JNS141749.

Wiebers, D. O., Whisnant, J. P., Huston, J., 3rd, Meissner, I., Brown, R. D., Jr., Piepgras, D. G., et al. (2003). Unruptured intracranial aneurysms: Natural history, clinical outcome, and risks of surgical and endovascular treatment. *Lancet*, *362*(9378), 103-110.

第 29 章

颈内动脉动脉瘤概述

Mandy J. Binning❶

摘 要

　　颅内或硬膜内的颈内动脉动脉瘤包括了从颈动脉窝到颈动脉末端的所有动脉瘤。根据发病位置、局部解剖特点、发病机制以及治疗方案，不同动脉瘤可以分成不同临床亚型。下面章节将详细介绍颈动脉窝、床突旁、后交通动脉和颈动脉末端动脉瘤的解剖特征和治疗方式。血管内治疗技术的快速发展极大地改变了现有的治疗选择，但并不能完全替代开颅手术。不同颈内动脉动脉瘤病例之间差异很大，每一例都需要制订最佳的个体化治疗方案。

关键词

颈内动脉；动脉瘤；血流导向；后交通；眼科

　　颈内动脉硬膜内动脉瘤可以发生在不同位置，通常见于血管分叉处，呈囊状，但也有梭形和血泡样动脉瘤，占所有颅内动脉瘤的30% ～ 50%（ISUIA Investigators，1998）。有研究表明颈内动脉动脉瘤呈明显多样性，好发于50 ～ 60岁的女性群体，大约一半表现为SAH或瘤体压迫症状，而另一半则多是偶然发现（ISUIA Investigators，1998；Day，1990）。

　　尽管手术显露有一定难度，但总体而言颈内动脉动脉瘤较后循环动脉瘤更易手术。为了规避复杂的显露操作过程，早期对于耐受球囊闭塞试验的患者选择血管闭塞或颈内动脉结扎。其他外科技术，如动脉瘤夹闭和搭桥术则应用于巨大动脉瘤和破裂血泡样动脉瘤。对于硬膜内ICA近端动脉瘤，即使磨除前床突依然无法完成载瘤动脉近端控制，通常需要显露颈部颈内动脉。眼段和垂体上段动脉瘤颈的远端暴露较容易完成，然而其瘤顶和瘤颈近端的显露有时非常困难，特别是垂体上动脉瘤常钻入鞍旁硬脑膜并遮挡给视神经和垂体供血的微小穿通动脉。此外，对于颈内动脉眼段动脉瘤，术中显露视神经（常覆盖或遮挡动脉瘤的基底部分）可能会引起视力下降，偶有失明，这些损伤可能因磨除前床突时的振动效应和热效应引起，甚至即使小心操作仍无法完全显露动脉瘤颈（Drake等，1968）。

　　弹簧圈栓塞技术的出现为到达动脉瘤提供了直接通路，避免了动脉瘤显露过程中对周围骨质和神经

❶ 美国宾夕法尼亚州费城德雷塞尔大学医学院神经科学研究所神经外科。

血管的解剖。早期血管内治疗主要包括两种：一是对耐受球囊闭塞试验的巨大动脉瘤或血泡样动脉瘤进行颈内动脉闭塞；二是对没有视神经或动眼神经压迫症状的窄颈动脉瘤行弹簧圈栓塞。

由于普遍认为弹簧圈的占位效应可能加重神经功能缺损或妨碍神经功能恢复；因此，对于已经出现占位效应性神经功能缺损的动脉瘤常选择手术夹闭。虽然许多研究证实栓塞或血管闭塞后颅神经功能也能恢复（Gaberel等，2016；Hassan和Hamimi，2013；McCracken等，2015），但多数恢复效果不如夹闭并切除动脉瘤。基于此，对于压迫颅神经且出现相应症状的动脉瘤，无论破裂与否传统上都被认为适应于开放手术治疗（Gaberel等，2016；McCracken等，2015）。

颅内支架和球囊的出现拓宽了宽颈动脉瘤的血管内治疗路径，但依旧没有解决动脉瘤的占位效应，也无法治疗伴有腔内血栓形成的巨大动脉瘤。然而，血流导向治疗成功解决了这一难题。Pipline栓塞装置（PED）是FDA批准的首个专门用于治疗大或巨大型宽颈颈内动脉动脉瘤的器械，适用于岩骨段到垂体上动脉段的ICA动脉瘤。超适应证用于眼段和后交通段ICA动脉瘤的相关内容将在下面章节中讨论。巨大ICA动脉瘤常出现颅神经病变，一篇纳入45例动脉瘤的回顾性综述显示不同颅神经症状在出现后1个月内治疗，神经功能可百分之百改善。与开放手术和弹簧圈栓塞相比，PED治疗后1年的神经功能总体改善程度相当（Brown等，2016）。

血流导向治疗的不足包括需双重抗血小板药物准备和维持、可发生缺血和出血事件、动脉瘤内瘘可能导致瘤体进展或破裂。尽管PED和其他类似装置的前期应用经验已经缩小了开放手术的适应证，但仍有特定患者需要开放手术治疗。有趣的是，通过对比血管内和开放手术适应证的变化，我们发现早期血管内治疗适应证范围小，仅适用于某些特定患者；而现在开颅夹闭手术的适应证大大缩小。但某些宽颈、大或巨大动脉瘤因存在视神经压迫或血管内治疗后可能复发，仍最适合开放手术。此外，抗血小板治疗依存性低或存在抗血小板治疗禁忌的患者也适合开放手术。

以下章节将详细介绍硬膜内ICA各节段动脉瘤的流行病学、解剖学、治疗选择和适应证，这些内容都是由兼备显微外科和血管内治疗技术的神经外科医师所撰写。我们只有熟悉动脉瘤治疗基本原则，并掌握显微外科手术和血管内治疗技术，才能为每位动脉瘤患者选择最安全有效的治疗方案。具有丰富临床经验的作者们将在下述章节中展示他们日常工作中为动脉瘤患者制订的个体化方案。

（译者：贺亚龙）

参考文献

Brown, B. L., Lopes, D., Miller, D. A., Tawk, R. G., Brasiliense, L. B. C., Ringer, A., et al. (2016). The fate of cranial neuropathy after flow diversion for carotid aneurysms. *Journal of Neurosurgery*, *124*, 1107-1113.

Day, A. L. (1990a). Aneurysms of the ophthalmic segment. A clinical and anatomical analysis. *Journal of Neurosurgery*, *72*, 677-691.

Day, A. L. (1990b). Clinicoanatomic features of supraclinoid aneurysms. *Clinical Neurosurgery*, *36*, 256-274.

Drake, C. G., Vanderlinden, R. G., & Amacher, A. L. (1968). Carotid-ophthalmic aneurysms. *Journal of Neurosurgery*, *29*, 24-31.

Gaberel, T., Borha, A., di Palma, C., & Emery, E. (2016). Clipping versus coiling in the management of posterior communicating artery aneurysms with third nerve palsy: A systematic review and meta- analysis. *World Neurosurgery*, *87*, 498-506.

Hassan, T., & Hamimi, A. (2013). Successful endovascular management of brain aneurysms presenting with mass effect and cranial nerve palsy. *Neurosurgical Review*, *36*, 87-97.

McCracken, D. J., Lovasik, B. P., McCracken, C. E., Caplan, J. M., Turan, N., Nogueira, R. G., et al. (2015). Resolution of oculomotor nerve palsy secondary to posterior communicating artery aneurysms: Comparison of clipping and coiling. *Neurosurgery*, *77*, 931-939.

The International Study of Unruptured Intracranial Aneurysm Investigators. (1998). Unruptured intracranial aneurysms-risk of rupture and risk of surgical intervention. *The New England Journal of Medicine*, *339*, 1725-1733.

第 30 章

颈内动脉床突旁段动脉瘤

Kenneth Liebman❶；Hirad S. Hedayat❶；
Adam Elwood❶

摘 要

本章中，我们介绍了颈内动脉（ICA）床突旁段的解剖和该部位动脉瘤的分类，继而回顾了相关的外科解剖、显微外科治疗选择及相应手术入路，最后讨论了血管内治疗的选择、技术及预后。

关键词

床突旁；颈内动脉；动脉瘤；血管内；血流导向；开颅手术；外科

---

❶ 美国宾夕法尼亚州费城德雷克塞尔大学医学院德雷克塞尔神经科学研究所神经外科。

30.1　流行病学

床突旁动脉瘤是指发生在前床突（ACP）附近的颈内动脉（ICA）动脉瘤。广义的床突旁动脉瘤包括那些起源于颈内动脉海绵窦段、床突段、眼段以及后交通段的动脉瘤（Barami等，2003；Sharma等，2010；Zhao等，2006）。鉴于其定义宽泛，该类型动脉瘤的发病率各家报道也各不相同。第一项ISUIA研究（回顾性）报道ICA动脉瘤的发病率占所有颅内动脉瘤的28.5%（ISUIA Investigators，1998），而第二项ISUIA研究（前瞻性）中ICA动脉瘤发病率为30%（ISUIA Investigators，1998）。最早的一项关于未破裂动脉瘤自然史的研究中床突旁动脉瘤的发病率为5.4%（ISUIA Investigators，1998）。而最新研究报道，该类动脉瘤约占所有颅内动脉瘤的1.5%～11%（Oh等，2013）。

30.2　解剖

Batjer等（1994）将床突旁动脉瘤描述为起源于ICA床突段（C5）并延伸至眼段（C6）的动脉瘤。上述对"床突旁"的定义也是目前最常用的，本章内容也将以此为标准。从本质上讲，它们是起源于ICA海绵窦顶壁水平（ICA硬膜远环）与后交通动脉起始部（PComA）之间的动脉瘤（Barami等，2003；Sharma等，2010；Zhao等，2006）。根据颈内动脉造影结果，对颈内动脉有不同的解剖学命名方法，最常用的是Bouthillier（1996）提出的分类系统，即依据解剖标志将颈内动脉分为7段（图30.1）。

颈段（C1）始于颈总动脉分叉处，止于颈内动脉进入颞骨的颈动脉管。岩段（C2）始于颈动脉管入口，止于破裂孔和颈动脉管交界处，也称为水平段。破裂孔段（C3）穿过破裂孔，止于岩舌韧带。海绵窦段（C4）始于岩舌韧带，穿过海绵窦，止于近端硬膜环。床突段（C5）始于近端脑膜环，止于远端硬膜环。眼（床突上）段（C6）始于远端硬膜环，止于PComA起点近心端。最后，交通（终端）段（C7）始于PComA起点近心端，止于Willis环（Bouthillier等，1996）。

30.2.1　解剖分类

多个分类系统描述了床突旁动脉瘤，例如Batjer等将其分为3组：①颈内动脉眼段动脉瘤，起源于眼动脉以远，朝向上方或内上方；②垂体上动脉瘤，起源于颈内动脉的内侧或下壁，朝向内侧；③颈内动脉近端后部（腹侧ICA）动脉瘤，它起源于颈动脉的后壁或后外侧壁，与血管起源无关（Batjer等，1994）。Day将床突旁动脉瘤分为2类：一类是起源于眼动脉起始部远端的颈内动脉眼动脉瘤；另一类是垂体上动脉瘤，后者又分为床突旁型（朝向下方）和鞍上型（朝向内侧或上正中）（Day，1990）。Barami等（2003年）根据

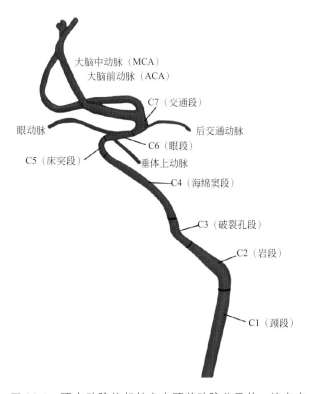

大脑中动脉（MCA）
大脑前动脉（ACA）
C7（交通段）
眼动脉
后交通动脉
C6（眼段）
C5（床突段）
垂体上动脉
C4（海绵窦段）
C3（破裂孔段）
C2（岩段）
C1（颈段）

图30.1　颈内动脉的起始点在颈总动脉分叉处，终点在Willis环。眼动脉、垂体上动脉、大脑前动脉和大脑中动脉等是其重要的分支

血管造影结果将该部位动脉瘤分为4大类。Ⅰ型起源于C6段背侧壁，Ⅰa型位于眼动脉起始部，Ⅰb型与血管分支无关。Ⅱ型起源于C6段的腹侧壁，与动脉分支无关。Ⅲ型动脉瘤从C5、C6的内侧壁发出，其中Ⅲa从C6的内侧壁发出，可能压迫鞍隔；Ⅲb从C5的内侧壁发出，位于鞍隔下方，可压迫垂体。Ⅳ型为大型动脉瘤，同时累及C5和C6段，在其生长过程中逐渐使远端硬膜环增宽。

本章讨论了起源于颈内动脉C5～C6段的动脉瘤，这部分动脉瘤周围解剖结构复杂，包括神经血管、颅骨和硬脑膜，与起源于ICA更远段的动脉瘤相比，手术更具挑战性。由于难以对载瘤动脉近端进行血流控制，操作空间狭小，手术夹闭失败率、致死率和致残率都相对较高（Barami等，2003；Batjer等，1994；Bouthillier等，1996；D'Urso等，2012；Zhao等，2006）。相反，随着血管内治疗技术迅猛发展，且由于不受解剖位置影响，这类动脉瘤更倾向于选择血管内治疗（D'Urso等，2012；Lanzino等，2012；Thornton等，2000）。血管内治疗的难度主要取决于血管近端迂曲程度、动脉瘤的复杂程度以及动脉瘤与载瘤血管和分支血管的解剖关系。

30.3 显微外科治疗

30.3.1 手术适应证

术后视觉功能恢复是该类动脉瘤选择治疗方式的一个主要考虑因素。如果动脉瘤有显著的占位效应、压迫视神经且伴随视野缺损，则显微手术更合适，因为可以更快地解除视神经压迫。术前已有视力损害的患者可通过手术夹闭后抽吸或切除动脉瘤来解除占位效应，促使视力恢复，而血管内治疗后视力恢复相对较差（Colli等，2014；Moon等，2014；Moret等，1997；Parkinson等，2006；Yadla等，2011）。如果床突旁动脉瘤同时伴有远端动脉瘤，且无法进行血管内治疗，也是显微外科开颅夹闭的适应证，但该类手术相对复杂。

30.3.2 手术解剖

术前通过研究血管造影结果，不仅要了解动脉瘤的结构，而且要分析动脉瘤与ACP或远端海绵窦的关系。全面掌握这些解剖关系有助于术者预判是否在手术夹闭视野中可以直接实现载瘤动脉近端控制，还是需要通过颈部切口来实现近端控制。MRI对于了解动脉瘤与神经（视神经、垂体）、硬脑膜以及骨质的关系很有价值。

眼动脉和垂体上动脉是起源于C6段的两个ICA分支，在这些动脉瘤的显微外科治疗中具有重要的意义。眼动脉走行于视神经管中的视神经下方，供应眼眶和眼组织。垂体上动脉从ICA发出后向内侧延伸，供应下丘脑和腺垂体。如上一节所述，床突旁动脉瘤的分类取决于病变与这些动脉的关系。

由于ICA周围的解剖结构复杂，导致床突旁动脉瘤的手术治疗具有较高致残率。颈内动脉穿过海绵窦后，在ACP水平穿过远端硬膜环，与视神经紧密相邻。当视神经进入视神经管时，它被镰状韧带所包裹，镰状韧带是由硬脑膜反折所形成，连接ACP外侧与颅底内侧。为了在这个区域安全操作而不损伤眼动脉，需要锐性切断镰状韧带，这样可解除视神经管的限制，增强神经及动脉的游离范围。

颈内动脉外侧受到蝶骨翼限制，内侧被ACP所限。ICA与视神经之间由视柱隔开，视柱是连接ACP和蝶窦侧壁的骨桥。切除ACP是到达ICA近端进行血流控制和显露动脉瘤的关键手术操作。前床突切除可以在硬膜外或硬膜下进行。硬膜外切除时，将硬脑膜与颅底骨面分离，朝向内侧颈内动脉逐步深入，然后使用金刚砂磨钻或超声骨刀去除ACP。一旦ACP与蝶骨小翼以及视柱的连接部完全分离后，那么前床突切除就完成了。硬膜内实施ACP切除的优点是在整个过程中可以完全显示床突旁动脉瘤和术区硬膜

下组织。

前床突切除后，围绕海绵窦外侧壁的硬脑膜内层可以牵向外侧，从而进入海绵窦实现ICA的近端控制。但由于该区域空间狭小、操作困难，完成上述操作实现近端控制难度较大。相比较而言，在颈部施以另一切口，从颈总动脉分叉后对ICA实施近端控制会更加容易，潜在的并发症发生率也更低。

30.3.3　动脉瘤夹闭

开放手术治疗该类型动脉瘤时，如果没有脑室外引流的情况下，需首先放置腰大池引流。通过脑脊液引流可以使脑组织张力减低，从而减少对脑组织的牵拉。然后将股动脉鞘置入，肝素溶液冲洗，并作为动脉导管进行有创血压监测。同时，动脉鞘需要保持无菌，以便术中进行血管造影。将患者头部用可透过射线的Mayfield头架固定，选取翼点入路可以使用硬膜外、硬膜下或两者相结合的路径到达ACP（Thornton等，2000）。采取硬膜外还是硬膜下路径没有明显的优劣差别，但我们更喜欢选择硬膜下路径，因为这样做可以探查动脉瘤，以便了解ACP需要切除的范围。

术前依据前述的动脉瘤分类方法明确动脉瘤与颅底解剖的毗邻情况非常重要，可以帮助我们更好地预判在术区能否直接实现ICA的近端控制，是否需要在颈部另做切口显露ICA。实现近端控制的另一种选择是通过血管内途径，在颈内动脉的颈段（C1）放置一个指引导管和球囊，对动脉瘤周围进行解剖时在荧光显微镜观察下充盈球囊，并通过导管抽吸减压使动脉瘤张力减低，从而可以更好地探查动脉瘤颈（Parkinson等，2006），按照标准手术方案以及前述的解剖分离技巧完成动脉瘤分离和夹闭（图30.2）。

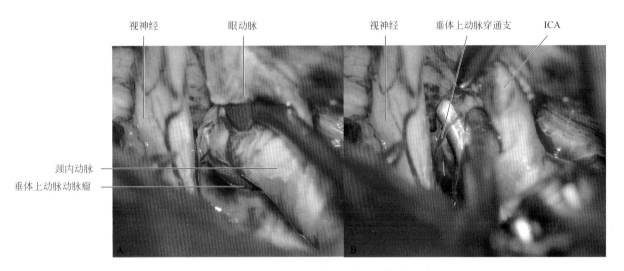

图 30.2　偶然发现的右侧垂体上动脉瘤合并后交通宽颈动脉瘤行显微外科手术治疗
A.显微镜下视图；B.术中选择开窗直角动脉瘤夹进行夹闭，注意保护走向内侧的垂体上动脉穿支

30.3.4　血管搭桥

对于一些特殊的床突旁动脉瘤，血管搭桥术仍然是一种可行的、必要的治疗方法。如果患者可以耐受BTO，且动脉瘤不适合血管内治疗，那么可直接孤立动脉瘤或进行颈内动脉的闭塞而不需要提供额外的血流供应。如果患者不能耐受BTO，在孤立动脉瘤或闭塞颈内动脉的同时需要通过搭桥术来增加血流供应，一般是在闭塞血管之前搭桥，然后以血管内的方法闭塞血管。根据患者对血流量的要求，可进行颞浅动脉-大脑中动脉远端的低流量搭桥或利用桡动脉或大隐静脉作为桥接血管实施颈外动脉-桥接血管-大脑中动脉的高流量搭桥（Xu等，2010）。

30.4　血管内治疗

血管内治疗包括弹簧圈栓塞、支架辅助弹簧圈栓塞、球囊辅助弹簧圈栓塞、血流导向或血管闭塞等。选取何种血管内治疗技术在很大程度上取决于动脉瘤的形状和大小、瘤颈宽窄以及体-颈比（Wang等，2013），其他重要因素包括症状、占位效应所导致的神经功能缺损（如视力障碍）和是否有蛛网膜下腔出血。另一个重要的考虑是该治疗是初次还是再次。

30.4.1　弹簧圈栓塞

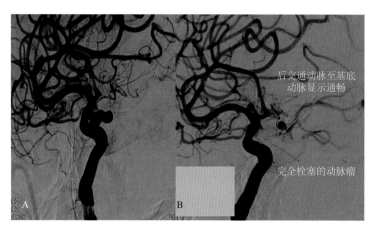

图 30.3　以 SAH 为临床表现的窄颈动脉瘤行血管内治疗
A. 右侧颈内动脉造影示垂体上动脉瘤，具有良好的体-颈比。B. 弹簧圈栓塞治疗后动脉瘤完全闭塞

如果动脉瘤颈窄（<4mm），体-颈比适合（如2∶1或更大），则弹簧圈栓塞常作为首选治疗方法（图30.3A和图30.3B）。线圈的选择非常重要，可以选择裸铂金线圈或涂层线圈。根据术者偏好，最初置入的线圈通常是成篮线圈，随后是填充线圈，最后是收尾圈。成篮线圈往往比填充线圈或收尾线圈更硬，具有更强大的形状记忆功能，这些特征使其成为最初"框架化"动脉瘤更理想的线圈，尤其是那些宽颈动脉瘤。

由于弹簧圈本身是"不可操纵的"，因此就需要利用固定的管道对其进行引导，这就是微导管。微导管在动脉中的前进由微导丝引导，首先对导丝进行塑形，然后将其送入动脉瘤，再把导管引入动脉瘤中（图30.4）。由于床突旁动脉瘤的载瘤动脉近心端走行和瘤颈呈锐角，特别是垂体上动脉瘤，有时需要使用预成形的微导管（图30.5），或者使用塑形针或蒸汽将直的微导管进行塑形。

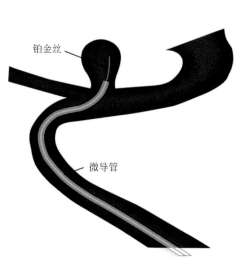

图 30.4　导丝被送入动脉瘤，然后引导微导管进入动脉瘤

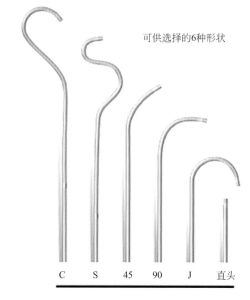

图 30.5　预成形微导管，Stryker Neurovascular

30.4.2　支架辅助弹簧圈栓塞

支架辅助弹簧圈栓塞对复杂动脉瘤的治疗产生了深远的影响。因为支架可以对载瘤血管进行支撑、保护，防止弹簧圈脱出到血管中，这项技术使得体-颈比不佳（小于2∶1）或宽颈（＞4mm）动脉瘤也可进行血管内治疗，而且降低了血管内血栓的发生率，有助于实现动脉瘤的更致密栓塞（图30.6A）。

支架辅助弹簧圈栓塞时首先将支架跨过动脉瘤后释放并覆盖瘤颈，接着将微导管送达支架并穿过其网眼置于动脉瘤腔内进行弹簧圈栓塞（图30.6B）。如果动脉瘤与载瘤动脉呈锐角，则微导管很难从支架内部穿过其

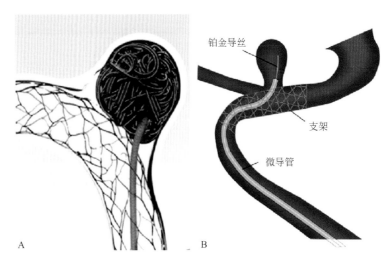

图 30.6　支架可以防止弹簧圈脱出到载瘤动脉中，并允许更致密的填塞，以减少动脉瘤复发（A）。支架释放后，微导管穿过支架网眼（B）

网眼进入瘤腔，对于较小的动脉瘤尤其如此。因此，更可行的方法是先将微导管置入动脉瘤腔，并调整其在腔内的位置以利于填塞，然后再将支架横跨动脉瘤颈部后释放展开，最后经固定于瘤腔内的微导管进行弹簧圈栓塞。

为了防止血栓栓塞，对于支架辅助的患者，应提前给予双重抗血小板治疗。从支架植入前5～7d开始，采用"选择性"非紧急治疗预处理方案，即每天给予氯吡格雷75mg和阿司匹林81mg。虽然目前对于应用血小板聚集试验来评估抗血小板药物的耐药性仍有争议，但我们制订治疗方案时仍需参考两种药物的血小板反应结果（Gandhi等，2014）。急性破裂动脉瘤也可以使用支架辅助弹簧圈栓塞进行治疗，术中一旦置入并释放支架，立即通过鼻胃管或口胃管给予氯吡格雷600mg和阿司匹林325mg。

30.4.3　球囊辅助弹簧圈栓塞

球囊辅助弹簧圈栓塞的原理与支架辅助相同，既保证了更加致密的动脉瘤栓塞，也避免了弹簧圈疝入载瘤动脉管腔。球囊再塑形（球囊辅助瘤颈成形）技术最早由Moret等（1997年）提出，是在弹簧圈栓塞过程中将不可脱球囊置于载瘤动脉中覆盖瘤颈后进行充盈，可以防止弹簧圈脱出瘤腔进入载瘤动脉。该技术有助于致密栓塞、保护载瘤动脉。

30.4.4　血管闭塞

上述2种技术是动脉瘤性SAH的理想治疗方案，可以迅速保护动脉瘤，防止再破裂。如果无法实施上述方案，则必须考虑闭塞载瘤动脉，尤其是破裂动脉瘤。在永久闭塞ICA之前，应进行BTO，确认患者是否存在有效的侧支循环。BTO应在局麻清醒状态下进行，同时行包括体感诱发电位（SSEP）和脑电图（EEG）在内的神经电生理监测。

术中使用的球囊导管是双腔系统。将导管放置在颈内动脉中，直接透视下充盈球囊并注射对比剂，直至顺向血流阻滞后停止充盈以避免球囊充盈过度，降低血管损伤可能性。此时需再次血管造影确认无血流从球囊旁边漏过，术中全程行神经生理监测，同时持续检查患者神经功能。球囊需持续充盈30min，在充盈15min后进行血管造影以确认没有顺行血流。我们发现，如果患者出现血压代偿性升高，即便能

够耐受BTO，也很可能发生迟发性缺血。

若患者耐受BTO，则可在全麻下行血管永久性闭塞。将微导管送入动脉瘤腔内以弹簧圈栓塞，完毕后将导管退回ICA，并继续填塞弹簧圈，直到ICA近全闭塞。接着注射Onyx胶来填充弹簧圈之间残留的间隙，从而实现完全闭塞，再次造影证实血流无法通过栓塞部位，最后常规行对侧颈内动脉造影明确是否存在侧支循环使动脉瘤显影。

30.4.5　血流导向治疗

血流导向是最新的血管内治疗方法，适用于床突旁未破裂动脉瘤，尤其为一些特殊病例的治疗提供了成功经验。这些动脉瘤往往通过常规手段无法或难以治疗，体积大、宽颈或呈梭形，复发率高。

血流导向装置置于载瘤动脉内，而不是动脉瘤腔内，其自动扩张的设计与支架类似，且与普通支架相比孔隙更小、金属覆盖率更高。这种结构特性改变了动脉瘤-载瘤动脉间的血流动力学，随着时间的推移动脉瘤腔内会逐渐形成血栓（Fiorella等，2009；Xiang等，2015），此后的炎症反应和内皮生长逐渐促使动脉瘤收缩、血管壁愈合、载瘤动脉管腔重建。尤为关键的是，该装置的多孔设计可以保持穿支和侧支通畅（Alderazi等，2014）。尽管多项研究已经证明了该装置的安全性和有效性（Chalouhi等，2015；Chan等，2014；Lin等，2015），但由于需要双重抗血小板治疗，在绝大多数情况下不能将其作为SAH急性期动脉瘤治疗的首选（Kerolus等，2015；Zanaty等，2014）。

Silk（Balt Extrusion，Montmorency，Franc）和Pipeline（PED；Covidien，Irvine，CA）是最早用于临床的血流导向装置（Tähtinen等，2012）。后者于2011年4月获得FDA批准，目前是美国唯一获批的血流导向装置。Surpass（Stryker Neurovascular，Fremont，CA）于2011年在欧洲获批，在美国仍处于临床试验阶段（Colby等，2016）。FRED（FRED，Micro Vention，Tustin，CA）目前正在美国进行临床试验（Möhlenbruch等，2015）。

PED的成分包括25%的铂和75%的镍钴铬合金，网孔率为65%～70%（Nelson等，2011），有多种直径和长度可供选择，批准用于颈内动脉岩骨段到床突旁段大于10mm的动脉瘤。目前正在临床评价PED治疗颈内动脉末端小于7mm动脉瘤的安全性和有效性。

PED释放时径向扩张、纵向缩短，理解这一点很重要，需充分应用其特性以保证释放时贴近动脉瘤颈，有时也需要在第一个PED内套叠另一个PED以保证足够的动脉瘤颈支架覆盖（图30.6A）。

起源于PComA和ICA C5段之间的床突旁动脉瘤适合PED治疗，术中PED通常会覆盖眼动脉开口，其中高达25%的病例会出现延迟闭塞（Matsumaru等，2016）。由于此类闭塞是一个渐进的过程，且眼部多有来自颈外动脉（ECA）的供血，所以视力损伤或丧失非常罕见（Puffer等，2012）。

单臂多中心的前瞻性临床研究——PUFS对PED的安全性和有效性进行了评估（Becske等，2013），该研究纳入标准为岩骨段至垂体上段直径＞10mm、颈宽＞4mm，不适合弹簧圈栓塞或弹簧圈栓塞失败的ICA动脉瘤，主要终点指标为动脉瘤完全闭塞，且无重要载瘤血管狭窄。研究共纳入108例动脉瘤，支架释放成功率为99%，术后6个月动脉瘤闭塞率为73.6%（Sonig等，2016），术后12个月完全闭塞率为86.8%，同侧严重卒中及神经源性死亡率为5.6%。其他同类研究中术后6个月血管造影随访显示动脉瘤完全闭塞率为76.2%～91.6%，无一例完全闭塞后复发。欧洲也有PED治疗颅内动脉瘤的单臂临床试验（PITA），纳入了中小型动脉瘤，允许辅助栓塞，入组条件为动脉瘤颈＞4mm，体-颈比＜1.5，或曾经行弹簧圈栓塞治疗失败。研究结果显示术后动脉瘤闭塞率为93.3%，无死亡，两例发生缺血性卒中（6.5%）。最近的病例研究也有PED在各种前循环和后循环动脉瘤中运用的系列报道（Fischer等，2012；Lylyk等，2009；Phillips等，2012；Szikora等，2010）。

与其他血管内支架手术一样，血流导向治疗需双重抗血小板药物准备来降低血栓栓塞风险。大多数中心给药标准为每天阿司匹林100～325mg、氯吡格雷75mg。患者在术前数天接受双重抗血小板药物

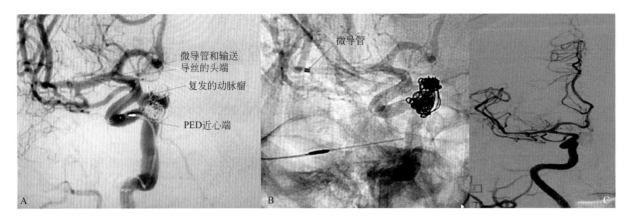

图 30.7　破裂垂体上动脉瘤患者，最初行弹簧圈栓塞治疗，初始效果良好。随访造影显示明显复发，行 PED 治疗（A）。术中血管造影见动脉瘤无明显改变（B），术后 6 个月随访造影示动脉瘤完全闭塞（C）

预处理，或在术前数小时顿服阿司匹林 325 ～ 500mg、氯吡格雷 300 ～ 600mg，术后继续双重抗血小板药物 6 个月（Becske 等，2013；Lylyk 等，2009；Nelson 等，2011；Sonig 等，2016）。阿司匹林通常需长期服用，而氯吡格雷可根据造影结果及临床治疗效果决定是否停药。本中心治疗方案是在血管内治疗前 5 ～ 7d 开始服用阿司匹林 325mg 和氯吡格雷 75mg。如前文所述，血小板聚集试验尚有争议，但我们采用了这些试验并根据结果调整药物剂量以获得最优治疗效果。

　　血管造影是评估动脉瘤栓塞后残留的金标准。使用血流导向治疗，动脉瘤完全闭塞可能需要长达 12 个月（Kocer 等，2014）。我们的随诊方案是在术后 6 个月行 MRA 和血管造影以评估二者之间的相关性，随后将 MRA 作为随访手段，直到术后 2 年再行造影复查，期间依据术后 6 个月时 MRA 与造影结果的相关性决定是否行额外的脑血管造影（图 30.7）。

30.5　治疗策略

　　目前，床突旁动脉瘤有多种治疗方法，对于评估后必须治疗的该类动脉瘤首先要决定开放式手术还是血管内治疗（图 30.8）。如前所述，由于血管内治疗手术风险较低，目前已成为主要的治疗手段，其具体技术的选择取决于术者偏好、临床表现、是否出现 SAH、动脉瘤解剖结构和复杂程度、与分支血管的关系以及是否曾接受过治疗等。血流导向是最新的血管内治疗方法，并非直接针对瘤腔治疗，而是通过改变血流方向使其远离动脉瘤，从而将动脉瘤与血液循环完全隔绝。

　　开颅手术治疗床突旁动脉瘤通常选取标准翼点入路，常规磨除 ACP。至于选取硬膜外、硬膜内还是硬膜内 / 外联合磨除的方式需依据术者个人偏好。如何进行近端控制对于该类手术至关重要，可以选择开颅术中直接近端控制或通过另做切口显露颈内动脉颈段控制。后一种方法更为常用，因为在床突旁水平对 ICA 的控制涉及海绵窦段，易导致相关并发症；也可以选取复合技术，在开颅术中用球囊阻断的方法控制 ICA 近端。

30.6　结论

　　对于床突旁动脉瘤的治疗，最关键的是需要术者全面掌握开放手术和血管内治疗技术，只有经过全面培训的神经外科医师才能为患者制订最适合的治疗方案。

（译者：贺亚龙）

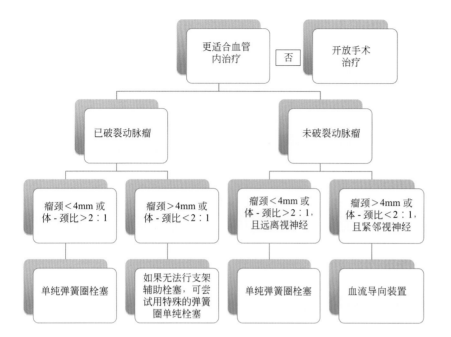

图 30.8 床突旁动脉瘤血管内治疗路径

参考文献

Alderazi, Y. J., Shastri, D., Kass-Hout, T., Prestigiacomo, C. J., & Gandhi, C. D. (2014). Flow diverters for intracranial aneurysms. *Stroke Research and Treatment*, *2014*, 415653.

Barami, K., Hernandez, V. S., Diaz, F. G., & Guthikonda, M. (2003). Paraclinoid carotid aneurysms: Surgical management, complications, and outcome based on a new classification scheme. *Skull Base*, *13* (1), 31-41.

Batjer, H. H., Kopitnik, T. A., Giller, C. A., & Samson, D. S. (1994). Surgery for paraclinoidal carotid artery aneurysms. *Journal of Neurosurgery*, *80*(4), 650-658.

Becske, T., Kallmes, D. F., Saatci, I., McDougall, C. G., Szikora, I., Lanzino, G., et al. (2013). Pipeline for uncoilable or failed aneurysms: Results from a multicenter clinical trial. *Radiology*, *267*(3), 858-868.

Bouthillier, A., van Loveren, H. R., & Keller, J. T. (1996). Segments of the internal carotid artery: A new classification. *Neurosurgery*, *38*(3), 425-432.

Chalouhi, N., Zanaty, M., Whiting, A., Tjoumakaris, S., Hasan, D., Ajiboye, N., et al. (2015). Treatment of ruptured intracranial aneurysms with the pipeline embolization device. *Neurosurgery*, *76*(2), 165-172.

Chan, R. S. K., Mak, C. H. K., Wong, A. K. S., Chan, K. Y., & Leung, K. M. (2014). Use of the pipeline embolization device to treat recently ruptured dissecting cerebral aneurysms. *Interventional Neuroradiology: Journal of Peritherapeutic Neuroradiology, Surgical Procedures and Related Neurosciences*, *20*(4), 436-441.

Colby, G. P., Lin, L. M., Caplan, J. M., Jiang, B., Michniewicz, B., Huang, J., et al. (2016). Flow diversion of large internal carotid artery aneurysms with the surpass device: impressions and technical nuance from the initial North American experience. *Journal of NeuroInterventional Surgery*, *8*(3), 279-286.

Colli, B. O., Carlotti, C. G., Assirati, J. A., Abud, D. G., Amato, M. C. M., & Dezena, R. A. (2013). Results of microsurgical treatment of paraclinoid carotid aneurysms. *Neurosurgical Review*, *36*(1), 99-114. discussion 114-115.

D'Urso, P. I., Karadeli, H. H., Kallmes, D. F., Cloft, H. J., & Lanzino, G. (2012). Coiling for paraclinoid aneurysms: Time to make way for flow diverters? *American Journal of Neuroradiology*, *33*(8), 1470-1474.

Day, A. L. (1990). Aneurysms of the ophthalmic segment. A clinical and anatomical analysis. *Journal of Neurosurgery*, *72*(5), 677-691.

Fiorella, D., Lylyk, P., Szikora, I., Kelly, M. E., Albuquerque, F. C., McDougall, C. G., et al. (2009). Curative cerebrovascular reconstruction with the pipeline embolization device: The emergence of definitive endovascular therapy for intracranial aneurysms. *Journal of NeuroInterventional Surgery*, *1*(1), 56-65.

Fischer, S., Vajda, Z., Aguilar Perez, M., Schmid, E., Hopf, N., Bäzner, H., et al. (2012). Pipeline embolization device (PED) for neurovascular reconstruction: Initial experience in the treatment of 101 intracranial aneurysms and dissections. *Neuroradiology*, *54*(4), 369-382.

Gandhi, C. D., Bulsara, K. R., Fifi, J., Kass-Hout, T., Grant, R. A., Delgado Almandoz, J. E., et al. (2014). Platelet function

inhibitors and platelet function testing in neurointerventional procedures. *Journal of NeuroInterventional Surgery, 6*(8), 567-577.

International Study of Unruptured Intracranial Aneurysms Investigators (1998). Unruptured intracranial aneurysms—Risk of rupture and risks of surgical intervention. *The New England Journal of Medicine, 339*(24), 1725-1733.

Jeon, J. S., Ahn, J. H., Huh, W., Son, Y. J., Bang, J. S., Kang, H. S., et al. (2014). A retrospective analysis on the natural history of incidental small paraclinoid unruptured aneurysm. *Journal of Neurology, Neurosurgery, and Psychiatry, 85*(3), 289-294.

Kerolus, M., Kasliwal, M. K., & Lopes, D. K. (2015). Persistent aneurysm growth following pipeline embolization device assisted coiling of a fusiform vertebral artery aneurysm: A word of caution!. *Neurointervention, 10*(1), 28-33.

Kocer, N., Islak, C., Kizilkilic, O., Kocak, B., Saglam, M., & Tureci, E. (2014). Flow re-direction endoluminal device in treatment of cerebral aneurysms: Initial experience with short-term follow- up results. *Journal of Neurosurgery, 120*(5), 1158-1171.

Lanzino, G., Crobeddu, E., Cloft, H. J., Hanel, R., & Kallmes, D. F. (2012). Efficacy and safety of flow diversion for paraclinoid aneurysms: A matched-pair analysis compared with standard endovascular approaches. *American Journal of Neuroradiology, 33*(11), 2158-2161.

Lin, N., Brouillard, A. M., Keigher, K. M., Lopes, D. K., Binning, M. J., Liebman, K. M., et al. (2015). Utilization of Pipeline embolization device for treatment of ruptured intracranial aneurysms: US multicenter experience. *Journal of NeuroInterventional Surgery, 7*(11), 808-815.

Locksley, H. B. (1966). Natural history of subarachnoid hemorrhage, intracranial aneurysms and arteriovenous malformations. *Journal of Neurosurgery, 25*(3), 321-368.

Lylyk, P., Miranda, C., Ceratto, R., Ferrario, A., Scrivano, E., Luna, H. R., et al. (2009). Curative endovascular reconstruction of cerebral aneurysms with the pipeline embolization device: The Buenos Aires experience. *Neurosurgery, 64*(4), 632-642.

Matsumaru, Y., Amano, T., & Sato, M. (2016). Use of a flow re-direction endoluminal device (FRED) for wide-neck large/giant cerebral aneurysms. *Journal of Neuroendovascular Therapy, 11*(3), 153-159.

Möhlenbruch, M. A., Herweh, C., Jestaedt, L., Stampfl, S., Schönenberger, S., Ringleb, P. A., et al. (2015). The FRED flow-diverter stent for intracranial aneurysms: Clinical study to assess safety and efficacy. *American Journal of Neuroradiology, 36*(6), 1155-1161.

Moon, K., Albuquerque, F. C., Ducruet, A. F., Webster Crowley, R., & McDougall, C. G. (2014). Treatment of ophthalmic segment carotid aneurysms using the pipeline embolization device: Clinical and angiographic follow-up. *Neurological Research, 36*(4), 344-350.

Moret, J., Cognard, C., Weill, A., Castaings, L., & Rey, A. (1997). The "remodelling technique" in the treatment of wide neck intracranial aneurysms. Angiographic results and clinical follow-up in 56 cases. *Interventional Neuroradiology: Journal of Peritherapeutic Neuroradiology, Surgical Procedures and Related Neurosciences, 3*(1), 21-35.

Nelson, P. K., Lylyk, P., Szikora, I., Wetzel, S. G., Wanke, I., & Fiorella, D. (2011). The pipeline embolization device for the intracranial treatment of aneurysms trial. *American Journal of Neuroradiology, 32* (1), 34-40.

Oh, S., Kim, M. J., Kim, B. M., Lee, K. S., Kim, B. S., & Shin, Y. S. (2013). Angiographic characteristics of ruptured paraclinoid aneurysms: Risk factors for rupture. *Acta Neurochirurgica, 155*(8), 1493-1499.

Parkinson, R. J., Bendok, B. R., Getch, C. C., Yashar, P., Shaibani, A., Ankenbrandt, W., et al. (2006). Retrograde suction decompression of giant paraclinoid aneurysms using a No. 7 French balloon- containing guide catheter. Technical note. *Journal of Neurosurgery, 105*(3), 479-481.

Phillips, T. J., Wenderoth, J. D., Phatouros, C. C., Rice, H., Singh, T. P., Devilliers, L., et al. (2012). Safety of the pipeline embolization device in treatment of posterior circulation aneurysms. *American Journal of Neuroradiology, 33*(7), 1225-1231.

Puffer, R. C., Kallmes, D. F., Cloft, H. J., & Lanzino, G. (2012). Patency of the ophthalmic artery after flow diversion treatment of paraclinoid aneurysms. *Journal of Neurosurgery, 116*(4), 892-896.

Sharma, B. S., Kasliwal, M. K., Suri, A., Sarat Chandra, P., Gupta, A., & Mehta, V. S. (2010). Outcome following surgery for ophthalmic segment aneurysms. *Journal of Clinical Neuroscience, 17*(1), 38-42.

Sonig, A., Hopkins, L. N., Snyder, K. V., Levy, E. I., & Siddiqui, A. H. (2016). Paraclinoid aneurysms: Flow diverters and endovascular treatment. In E. Veznedaroglu (Ed.), *Controversies in Vascular Neurosurgery* (pp. 17-53). Switzerland: Springer International Publishing.

Szikora, I., Berentei, Z., Kulcsar, Z., Marosfoi, M., Vajda, Z. S., Lee, W., et al. (2010). Treatment of intracranial aneurysms by functional reconstruction of the parent artery: The Budapest experience with the pipeline embolization device. *American Journal of Neuroradiology, 31*(6), 1139-1147.

Tähtinen, O. I., Manninen, H. I., Vanninen, R. L., Seppänen, J., Niskakangas, T., Rinne, J., et al. (2012). The silk flow-diverting stent in the endovascular treatment of complex intracranial aneurysms: Technical aspects and midterm results in 24 consecutive patients. *Neurosurgery, 70*(3), 617-623.

Thornton, J., Aletich, V. A., Debrun, G. M., Alazzaz, A., Misra, M., Charbel, F., et al. (2000). Endovascular treatment of paraclinoid aneurysms. *Surgical Neurology, 54*(4), 288-299.

Wang, Y., Li, Y., Jiang, C., Wu, Z., Jiang, F., Meng, H., et al. (2013). Could the types of paraclinoid aneurysm be used as a criterion in choosing endovascular treatment? Neuro-radiologists' view. *Acta Neurochirurgica, 155*(11), 2019-2027.

Wiebers, D. O., Whisnant, J. P., Huston, J., 3rd, Meissner, I., Brown, R. D., Jr., Piepgras, D. G., et al. (2003). Unruptured intracranial aneurysms: Natural history, clinical outcome, and risks of surgical and endovascular treatment. *Lancet, 362*(9378), 103-110.

Xiang, J., Damiano, R. J., Lin, N., Snyder, K. V., Siddiqui, A. H., Levy, E. I., et al. (2015). High-fidelity virtual stenting: Modeling of flow diverter deployment for hemodynamic characterization of complex intracranial aneurysms. *Journal of Neurosurgery, 123*(4), 832-840.

Xu, B. N., Sun, Z. H., Romani, R., Jiang, J. L., Wu, C., Zhou, D. B., et al. (2010). Microsurgical management of large and giant paraclinoid aneurysms. *World Neurosurgery, 73*(3), 137-146.

Yadla, S., Campbell, P. G., Grobelny, B., Jallo, J., Gonzalez, L. F., Rosenwasser, R. H., et al. (2011). Open and endovascular treatment of unruptured carotid-ophthalmic aneurysms: Clinical and radiographic outcomes. *Neurosurgery, 68*(5), 1434-1443.

Zanaty, M., Chalouhi, N., Tjoumakaris, S. I., Rosenwasser, R. H., Gonzalez, L. F., & Jabbour, P. M. (2014). Flow-diversion panacea or poison? *Frontiers in Neurology, 5*, 21.

Zhao, J., Wang, S., Zhao, Y., Sui, D., Zhang, Y., Tang, J., et al. (2006). Microneurosurgical management of carotid-ophthalmic aneurysms. *Journal of Clinical Neuroscience, 13*(3), 330-333.

第 31 章

颈内动脉交通段动脉瘤

Clemens M. Schirmer❶；Christoph J. Griessenauer❶

摘 要

颈内动脉后交通段动脉瘤占前循环动脉瘤的很大一部分，其诊断和治疗被认为是血管神经外科的基础。该部位动脉瘤既可以血管内治疗，也可以开放外科手术治疗。本章将探讨其自然病史、解剖学，以及术者选择治疗方案时的具体思考。

关键词

动脉瘤；前循环；交通段；颈动脉

目 录

---

❶ 美国宾夕法尼亚州盖辛格卫生中心神经外科和神经科学研究所。

虽然这是血管神经外科医师最常遇到的动脉瘤，但这些"简单"的动脉瘤不应该让神经外科医师忽视动脉瘤手术的基本指南。

——J. Tew

31.1 流行病学

后交通动脉（PComA）是颅内动脉瘤最常发生的部位之一，也是ICA动脉瘤最常见的发生部位（Clarke等，2005）。第一项关于未破裂颅内动脉瘤的国际研究（ISUIA）报道，PComA动脉瘤约占有SAH病史动脉瘤的17%，占无SAH病史动脉瘤的13.9%（International Study of Unruptured Intracranial Aneurysms Investigators，1998）。脉络膜前动脉（AChA）动脉瘤仅占颅内动脉瘤的4%，其体积通常较小，瘤体直径平均4mm（Piotin等，2004）。另一项临床研究ISAT报道，PComA是仅次于前交通动脉（45.4%）排名第二的动脉瘤好发部位（25%）（Molyneux等，2002）。

31.2 解剖

颈内动脉（ICA）交通段起自后交通动脉起始部远达颈内动脉分叉处。PComA起源于ICA后内侧壁，走行指向大脑后动脉（PCA），并与其相接，汇合处将PCA分为P1和P2段。颈内动脉交通段的第二个主要分支是脉络膜前动脉（AChA），它从ICA更远端的后外侧壁发出。ICA交通段是颅内动脉瘤最常见的部位之一，起源于该部位的动脉瘤部分是偶然被发现，部分表现为典型的蛛网膜下腔出血、动眼神经麻痹或非创伤性硬膜下血肿。本章重点讨论与ICA交通段动脉瘤治疗相关的内容。

31.2.1 颈内动脉交通段

颈内动脉交通段分为后交通段和脉络膜前段，后交通段平均长度为4mm，脉络膜前段平均长度为5.6mm。后交通段的穿通支很少，供应结构的顺序从高到低为视束、第三脑室底的乳头体前部、视交叉、漏斗、前后穿质。脉络膜前段的穿支较常见，平均4支，供应结构的顺序从高到低为前穿质、视束和钩部（Gibo等，1981）。认识ICA交通段及其分支的变异对于开放手术和血管内治疗都有重要意义。

31.2.2 后交通动脉

PComA位于眼动脉远端9.6mm，颈动脉分叉近端9.7mm，平均直径1.4mm，长度12mm。PComA的穿通支平均7～8支，走行可经过第三脑室底、后穿质、脚间窝、视束、垂体柄、视交叉，抵达丘脑、下丘脑、丘脑底核和内囊，也被称为前丘脑穿通体，其中最大的穿通支与乳头体相邻，被称为"乳头体前动脉"或"前丘脑穿通动脉"（Gibo等，1981）。

PComA最常见的变异是胚胎型PComA，约20%～30%的患者存在，其管径与PCA的P2段相等，而通常同侧P1段发育不良（Bisaria，1984；Harrigan和Deveikis，2013）。无论开放手术还是血管内治疗，保留PComA至关重要，因为它是PCA供血区域的主要血运来源。其他变异类型包括PComA发育不全、缺失和开窗（Harrigan和Deveikis，2013）。另一种常见解剖变异是PComA漏斗，6.6%的患者存在该种变异，且随年龄增长出现概率逐步升高（Salbman，1959）。对称性漏斗型PComA起始部管径扩张最大约3mm，无瘤颈，尖端逐渐变细发出正常管径的动脉。

后交通动脉动脉瘤的瘤颈通常累及PComA起始部，起源于ICA交通段侧壁未累及PComA起始部或严格起源于PComA的动脉瘤（所谓的"真性"后交通动脉动脉瘤）较少见。有研究报道，"真性"PComA动脉瘤占全部PComA动脉瘤的13%，且PComA较同侧PCA的P1段粗大，瘤体较小。"真性"PComA动脉瘤发生aSAH的概率与其他动脉瘤无差别（He等，2010）。另一项系统回顾和荟萃分析中，"真性"PComA动脉瘤占所有PComA动脉瘤的6.8%，且90%为破裂动脉瘤，其是否破裂与患者年龄、形态无关（He等，2011）。

PComA动脉瘤顶的朝向对临床表现和治疗有重要意义，突向前外侧的动脉瘤可能会遮挡PComA起始部，并附着于前床突；突向上外侧的动脉瘤位于蝶骨小翼附近，破裂后可导致非创伤性硬膜下血肿；朝向后外侧的动脉瘤可突入颞叶，破裂后常致颞叶实质血肿和颞角脑室内出血；朝向下后外侧的动脉瘤可穿透Liliequist膜并发生动眼神经麻痹（Golshani等，2010）。

31.2.3　脉络膜前动脉

AChA最常起源于ICA交通段的后外侧壁，平均直径1mm，在视束下方、后交通动脉上方向后走行，穿过脉络膜裂到达侧脑室颞角和中庭。其发出分支到达视束、大脑脚、外侧膝状体、钩回和颞叶（数量递减），供血区域为视辐射、苍白球、中脑、丘脑、豆状核后部和内囊后肢的后部（Gibo等，1981）。

AChA变异可异位起源于大脑中动脉、大脑后动脉或PComA近端，也可能缺失或增粗，甚至供应部分PCA供血区域（Harrigan和Deveikis，2013）。因侧支代偿不足，AChA闭塞后易导致脉络膜前动脉综合征，表现为偏瘫、偏身感觉障碍和偏盲。大多数AChA动脉瘤起源于ICA的AChA起始部附近，有研究报道包括起源于ICA同时累及AChA起始部的动脉瘤和严格起源于AChA的"真性"AChA动脉瘤共占18%，这类患者发生AChA梗塞的风险高达44%，因此对于小动脉瘤最好进行观察。而AChA动脉瘤治疗中，总的AChA梗塞率为16%，常导致运动功能障碍（Friedman等，2001）。AChA是术中必须保留的终末动脉，这使得AChA动脉瘤与PComA动脉瘤的治疗原则存在重要区别。PComA只有在胚胎型的情况下才必须保留，而在其他大多数情况下仅作为交通动脉提供代偿血流。但这种代偿血流也不容忽视，因为这种从后循环向前循环的代偿血流可能会影响PComA动脉瘤是否能够完全闭塞。

31.3　显微外科治疗

众多论著介绍了动脉瘤治疗的外科技术，下面将关注ICA交通段动脉瘤开放手术治疗的特殊之处。患者取仰卧位，头部向对侧旋转45°。标准翼点开颅，显露额叶、颞叶，动脉瘤处理完毕后常规关颅。

动脉瘤夹闭前分离显露的基本原则：锐性分离蛛网膜，避免过度牵拉脑组织，近端血流控制，沿正常血管走行朝瘤颈方向逐步分离显露。下面我们将概述这类动脉瘤手术显露的步骤和原则。我们建议短时间临时阻断载瘤动脉近端以降低动脉瘤张力，使术者有机会识别并保护邻近的穿通动脉和AChA。如果AChA在动脉瘤顶附近且被包裹，则需细致耐心地分离解剖动脉瘤，彻底显露动脉瘤的解剖结构，建立无视野遮挡的手术夹闭通道。需要注意的是在充分暴露瘤颈之前放置永久性动脉瘤夹可能会导致夹闭不充分、穿通支损伤，甚至动脉瘤破裂。

31.3.1　技巧和并发症避免

术者必须近乎完整地探查动脉瘤颈部，尤其探查深部瘤颈时极具挑战。颈动脉高流量的血流冲击会使动脉瘤产生剧烈搏动，妨碍术中观察，此时不应轻易释夹，而应该在彻底探查瘤颈的前提下精准

夹闭。

球形或大型动脉瘤可能导致PComA起始部难以分辨，附着于瘤顶远端的穿通支也会阻碍瘤颈的显露，此时需扩大侧裂分离显露范围，暴露ICA分叉以确定AChA起源。一旦确定了PComA的起始部和绕行动脉瘤下极的路径，就可以选取一个直夹平行于ICA轴线方向夹闭瘤颈。若垂直夹闭，在瘤壁较厚或伴有动脉粥样硬化的情况下，常会出现夹闭不全、瘤腔内湍流及动脉瘤破裂等危险状况。

一般情况下，在获得近端血流控制之前，应严格避免牵拉颞叶，最后的瘤颈分离显露可在载瘤动脉临时阻断后进行。PComA起始部也可能被误认为是动脉瘤颈，因此须仔细分离解剖，明确PComA起始部，避免误夹致其闭塞。直夹可以用于绝大多数PComA动脉瘤，但对于不典型形态或宽颈PComA动脉瘤则需要选取成角度的开窗夹，释夹时调整其叶片平行于ICA。巨大动脉瘤需要孤立并穿刺抽吸减压后才能分离解剖夹闭瘤颈、重塑载瘤动脉。当然，在瘤腔减压时应考虑到未闭塞的PComA可能会向动脉瘤快速灌注这一风险。

31.4 血管内治疗

ICA交通段动脉瘤的血管内治疗与其他起源于颈动脉侧壁的动脉瘤相类似，可以采用支架或球囊等辅助栓塞。通常选取标准导引导管和微导管作为通道，将头端塑形的微导管送入动脉瘤腔内，并为递送弹簧圈提供一个稳定的通道。当从已填塞完毕的弹簧圈团中撤回头端成形的微导管时需要加倍小心，特别是宽颈动脉瘤，此时弹簧圈可能被拉入载瘤动脉中从而导致血栓形成。尽管在动脉瘤破裂情况下，必须平衡血栓栓塞和EVD部位颅内出血的风险，但如果弹簧圈已明显突入ICA腔内，则需使用支架将其固定于血管壁上（图31.1）。

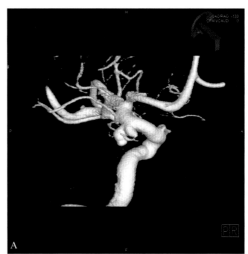

31.4.1 血流导向治疗

横跨AChA或PComA动脉瘤的血流导向治疗难点是动脉瘤颈远端ICA长度有限，因此释放调整过程可能会花费较长时间且极具挑战性。如果血流导向装置无法越过瘤颈远端足够距离，则会影响导流效果。虽然血流导向装置必要时可以覆盖大脑中动脉（MCA）或大脑前动脉（ACA）起始部，但不应作为首选方案。

31.4.2 术后及随访时应注意的问题

偏瘫是一种严重的并发症，通常因AChA或PComA发出的穿通支闭塞所致，应尽全力避免这种不良预后。如果后交通动脉两端存在双重血运，则可以有效避免穿通支闭塞。PComA的近段通常没有穿通支发出，因此如果后循环代偿充足，夹闭瘤颈时闭塞PComA一般是可行的，术后仅需常规治疗。推荐使用抗癫痫药物，术后1周逐渐减

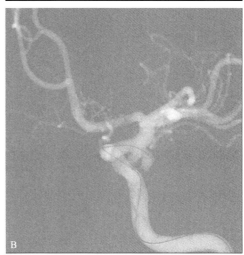

图 31.1 瘤顶分叶的复杂PComA动脉瘤（A），SAH，微导管只能栓塞其中一叶（B），因此更适合手术夹闭

量，而血管内治疗患者不作推荐。ISUIA研究中，PComA动脉瘤与其他位置动脉瘤致残、致死率无差异（International Study of Unruptured Intracranial Aneurysms Investigators，1998）。

31.5　治疗策略

31.5.1　未破裂动脉瘤的介入治疗适应证

未破裂动脉瘤治疗前需对其自然破裂风险及治疗风险进行评估，以实现个体化治疗的目标。无aSAH病史的后交通动脉动脉瘤与其他部位动脉瘤相比破裂风险为8.0（P=0.02）（International Study of Unruptured Intracranial Aneurysms Investigators，1998）。在第2项ISUIA研究中，PComA动脉瘤占观察组病例的14.5%，瘤体最大径＜7mm、7～12mm、13～24mm和＞24mm的动脉瘤组年破裂率分别为0.5%（无aSAH）、0.68%（aSAH）、2.9%、3.68%和10%。与其他ICA动脉瘤相比，PComA动脉瘤破裂的相对风险为2.1（95%可信区间1.1～4.2，P=0.02）（Wiebers等，2003）。

日本一项未破裂颅内动脉瘤的自然病程研究（UCAS）中，观察组PComA动脉瘤占15.5%，体积为3～4mm、5～6mm、7～9mm和10～24mm的动脉瘤年破裂率分别为0.41%、1%、3.19%和6.12%。PComA与MCA动脉瘤的破裂风险比为1.9（95%可信区间1.12～3.21，P=0.02）（UCAS Japan Investigators等，2012）。

上述研究也纳入了大量未治疗患者。在第2项ISUIA中，4060名患者中有1692名（41.7%）未接受治疗（Wiebers等，2003）。在UCAS中，6697名患者中有3647名（54.5%）仅行随访未给予任何干预（UCAS Japan Investigators等，2012），该研究中的动脉瘤低破裂率一直备受争议，可能与明显的病例选择偏倚相关；对于仅接受观察的低风险患者，随访过程中修正了相关风险因素，包括戒烟或血压控制。ISUIA第2项研究中将PComA动脉瘤划入后循环动脉瘤的分组方法受到了严厉批评，有研究认为PComA动脉瘤的年破裂率代表的是前循环动脉瘤的破裂率，而不是后循环动脉瘤（Clarke等，2005）。然而，ISUIA和UCAS均认为与其他部位动脉瘤相比，PComA动脉瘤破裂风险逐渐增加。有研究统计了动脉瘤破裂时的大小，发现39.6%的PComA动脉瘤破裂时瘤体最长径＜5mm，47.9%为6～10mm（Forget等，2001）。

除非发生aSAH，不然AChA动脉瘤很难检出，很少偶然或因动眼神经麻痹被发现（Harrigan和Deveikis，2013）。累及AChA或"真性"AChA动脉瘤出现脉络膜前动脉综合征的风险极高，如未破裂且无症状建议保守治疗（Friedman等，2001）。

31.5.2　破裂动脉瘤的介入治疗适应证

PComA动脉瘤最常导致典型的基底池SAH，也可能出现颞叶血肿、脑室颞角积血或侧裂池血肿，尤其是穿窿后外侧血肿（Golshani等，2010）。虽然并不常见，但颅内动脉瘤也可诱发非创伤性急性硬膜下血肿（Mrfla等，2013），其中PComA动脉瘤就会造成硬膜下血肿（Gelabert-Gonzalez等，2004）。一项研究发现，与年龄增长、前兆性头痛和脑出血一样，PComA动脉瘤是急性硬膜下血肿的独立风险因素（Biesbroek等，2012），部分PComA动脉瘤破裂后血液进入内外两层硬膜间，甚至延伸到脊髓硬膜外间隙（Bartoli等，2011）。

31.5.3　后交通动脉动脉瘤致动眼神经麻痹的治疗

20%的PComA动脉瘤会诱发动眼神经麻痹（Feely和Kapoor，1987），90%的动脉瘤相关动眼神

麻痹是由 PComA 动脉瘤引起的（Leivo 等，1996），半数以上的动眼神经麻痹与 aSAH 相关（Leivo 等，1996）。无 aSAH 的动眼神经麻痹可能表明动脉瘤形态发生改变，预示即将破裂，从动眼神经麻痹症状出现到动脉瘤破裂的平均时间间隔通常不到 1 个月（Okawara，1973），而且 70% 表现为完全性动眼神经麻痹（Leivo 等，1996）。瞳孔反射是鉴别外因性（如动脉瘤）和内因性动眼神经麻痹的重要标志，副交感神经纤维分布在动眼神经外周，容易受到外部病变影响，因此 PComA 动脉瘤压迫最初可导致瞳孔对光反射减弱，病情持续进展则表现出上睑下垂和眼外肌麻痹。然而，也有研究报道指出合并动眼神经麻痹的 PComA 动脉瘤患者中有 14% 的瞳孔对光反射功能未受影响（Kissel 等，1983）。

历史上早有手术夹闭治疗的 PComA 动脉瘤患者术后眼球运动恢复的记录。1996 年的一篇综述提出手术时机对于动眼神经麻痹的 PComA 动脉瘤患者预后至关重要。64% 的起病 14d 内接受手术的患者完全康复，而 30d 后接受手术的患者康复比率下降到 14%（Leivo 等，1996）。该综述最主要的局限是其所纳入的研究对于完全康复的定义并不相同（Golshani 等，2010）。1989 年发表的另一项研究并未揭示手术时机和动眼神经功能恢复具有相关性，而发现动眼神经麻痹的严重程度和其功能康复之间存在关联（Kyriakides 等，1989）。但是，这 2 项研究都明确了无需通过切除或电凝缩小瘤体对动眼神经直接减压，仅仅阻止动脉瘤搏动就可能足以恢复其功能，这一观点在血管内治疗时代得到了证实。多项 PComA 动脉瘤的血管内治疗病例研究表明，不全性动眼神经麻痹的患者治疗后神经功能有一定程度恢复（Birchall 等，1999；Hanse 等，2008；Stiebel-Kalish 等，2002）。也有研究表明，动眼神经功能恢复与弹簧圈栓塞之间存在时间关联，而 aSAH 是另一个与预后相关的重要因素（Kassis 等，2010）。

一项研究比较了显微手术夹闭和血管内栓塞对于 PComA 动脉瘤患者术后动眼神经功能恢复的作用，至少随访一年，结果发现所有夹闭治疗的患者神经功能完全恢复，而只有 50% 的弹簧圈栓塞治疗患者完全恢复（Chen 等，2006）。然而，也有个别研究显示不同治疗方式对于神经功能康复并无任何差异性作用，高龄、完全性动眼神经麻痹、糖尿病和延误治疗是不良预后的相关因素（Ahn 等，2006）。

最近的系统综述和荟萃分析认为：aSAH 和动眼神经麻痹患者可能从显微夹闭手术中获益，接受夹闭手术的患者中 83.6% 动眼神经功能完全恢复，而接受栓塞手术的患者中该比例为 42.5%，这一优势尤其在破裂动脉瘤患者中更为明显（Gaberel 等，2016）。但是，也存在相反结论，Zheng 等（2017 年）报道 2 种治疗方法对于患者动眼神经麻痹的恢复总体上无统计学上差异，但夹闭手术对于合并动眼神经麻痹的破裂动脉瘤患者恢复更为有利。有报道显示后交通动脉动脉瘤如果弹簧圈栓塞密度超过 50% 也会导致医源性动眼神经麻痹，类似于开放手术术中过度操作所致的动眼神经麻痹，可能部分患者对类固醇激素治疗有效。

31.5.4 治疗方法的选择

近几十年来，血管内治疗动脉瘤的数量大幅度增加。与开放手术相比，血管内治疗具有诸多优势，包括高龄、因内科疾病不适合开放手术、既往曾行开颅手术、良好的血管通路、动脉瘤形态特定（例如，高体 - 颈比、动脉瘤钙化）、后循环动脉瘤的患者，均适合接受血管内治疗。而以下因素，包括血管通路不良（如股动脉或主动脉闭塞，主动脉弓延长）、血管疾病（如动脉硬化、闭塞、夹层、纤维肌肉发育不良）、动脉瘤内血栓、无法耐受碘对比剂或抗血栓药物（如肝素、抗血小板药物）、无法进行影像学随访等，都会增加血管内治疗的复杂程度。

更具体地说，动脉瘤和载瘤动脉的几何形态有时是血管内治疗的重要制约因素，也是对治疗结果进行预判的重要依据。对于血管内治疗，动脉瘤突起与载瘤血管的相对角度和方位是最重要的；而对于外科治疗，动脉瘤与颅骨的绝对解剖位置关系是非常重要的，因为它决定了最佳的手术入路（图 31.2）。

在治疗 PComA 动脉瘤时，需优先考虑保留胚胎型 PComA，而对于发育不良的 PComA 则不一定必须保留。拟以血管内方法治疗起源于发达的胚胎型 PCA 的 PComA 动脉瘤时，术前如计划行载瘤血管重建

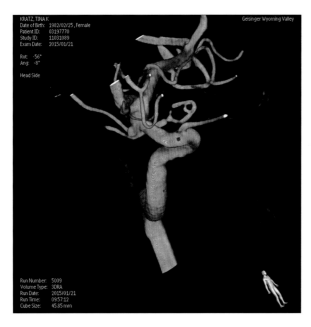

图31.2　一位青年患者，多发动脉瘤，首次 SAH 后数年的血管造影像。拟血流导向治疗多个新发动脉瘤，对侧眶上入路夹闭复发的 AChA 动脉瘤，显露动脉瘤的同时可以观察到 AChA。左侧 ICA 造影后 3D 重建图像显示动脉瘤夹

或支架辅助栓塞时，需明确载瘤动脉通常是 PCA 而不是 ICA。在个别病例中，这种分叉甚至可以被认为是一种对称分叉，类似于典型的颈内动脉末端或基底动脉末端。

相反，AChA 则必须常规保留。尽管使用血流导向装置覆盖 AChA 起始部后是否影响其血流目前仍无明确结论，但仍应尽量避免。同理，对于手术夹闭 AChA 动脉瘤也一样，术中需小心保护 AChA，并尽可能减少过度操作，避免血管痉挛和术后神经功能缺损。

有证据表明，如果 PComA 动脉瘤颈部发出粗壮的胚胎型 PComA，由于其血流持续进入瘤腔，血流导向装置很难发挥导流作用。此类病例最理想状态是将导管从后循环送入瘤腔内进行治疗；但如果胚胎型循环不完全，P1 细小，则导管很难通过。接受血流导向治疗的动脉瘤长期预后还不明确，也有证据支持仅进行临床观察而无须干预。

少数研究发现，PComA 动脉瘤血管内治疗后动眼神经麻痹是由弹簧圈栓塞过度所引起的。甚至在罕见病例中弹簧圈侵蚀并穿透动脉瘤直接压迫或

刺入动眼神经引起迟发性动眼神经麻痹，类似于开放夹闭术中操作损伤或动脉瘤夹错位所致的动眼神经麻痹（图31.3）。

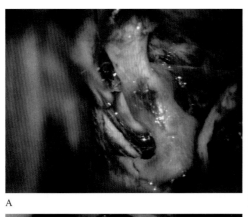

A

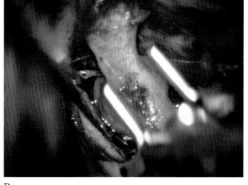

B

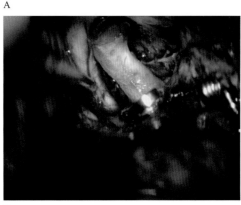

C

图31.3　患者，男性，右侧后交通动脉动脉瘤，打开侧裂和蛛网膜下腔后见动脉瘤顶远离术者（A），需使用开窗夹（B）将 ICA 置于开窗部分内（C）

31.6 结论

综上所述，颈内动脉交通段动脉瘤，特别是AChA和PComA动脉瘤，上述2种方法都可以治疗，最好根据患者及动脉瘤特点进行个体化选择，但同时也应结合术者的专业擅长情况。2种治疗都能够获得良好的预后，但目前的研究结果还无法对二者的优越性进行推荐，也没有涉及二者的改进和发展。

（译者：贺亚龙）

参考文献

Ahn, J. Y., Han, I. B., Yoon, P. H., Kim, S. H., Kim, N. K., Kim, S., et al. (2006). Clipping vs coiling of posterior communicating artery aneurysms with third nerve palsy. *Neurology*, *66*(1), 121-123. https://doi.org/10.1212/01. wnl.0000191398.76450.c4.

Bartoli, A., Kotowski, M., Pereira, V. M., & Schaller, K. (2011). Acute spinal epidural hematoma and cranial interdural hematoma due to a rupture of a posterior communicating artery aneurysm: Case report. *Neurosurgery*, *69*(4), E1000-E1004. discussion E1004. https://doi.org/10.1227/NEU.0b013e318223bc0c.

Biesbroek, J. M., Rinkel, G. J. E., Algra, A., & van der Sprenkel, J. W. B. (2012). Risk factors for acute subdural hematoma from intracranial aneurysm rupture. *Neurosurgery*, *71*(2), 264-269. https:// doi.org/10.1227/ NEU.0b013e318256c27d.

Birchall, D., Khangure, M. S., & McAuliffe, W. (1999). Resolution of third nerve paresis after endovascular management of aneurysms of the posterior communicating artery. *American Journal of Neuroradiology*, *20*(3), 411-413.

Bisaria, K. K. (1984). Anomalies of the posterior communicating artery and their potential clinical significance. *Journal of Neurosurgery*, *60*(3), 572-576. https://doi.org/10.3171/jns.1984.60.3.0572.

Chen, P. R., Amin-Hanjani, S., Albuquerque, F. C., McDougall, C., Zabramski, J. M., & Spetzler, R. F. (2006). Outcome of oculomotor nerve palsy from posterior communicating artery aneurysms: Comparison of clipping and coiling. *Neurosurgery*, *58*(6), 1040-1046. https://doi.org/10.1227/01. NEU.0000215853.95187.5E.

Clarke, G., Mendelow, A. D., & Mitchell, P. (2005). Predicting the risk of rupture of intracranial aneurysms based on anatomical location. *Acta Neurochirurgica*, *147*(3), 259-263. discussion 263. https://doi.org/10.1007/s00701-004-0473-3.

Feely, M., & Kapoor, S. (1987). Third nerve palsy due to posterior communicating artery aneurysm: The importance of early surgery. *Journal of Neurology, Neurosurgery, and Psychiatry*, *50*(8), 1051-1052.

Forget, T. R., Benitez, R., Veznedaroglu, E., Sharan, A., Mitchell, W., Silva, M., et al. (2001). A review of size and location of ruptured intracranial aneurysms. *Neurosurgery*, *49*(6), 1322-1326.

Friedman, J. A., Pichelmann, M. A., Piepgras, D. G., Atkinson, J. L., Maher, C. O., Meyer, F. B., et al. (2001). Ischemic complications of surgery for anterior choroidal artery aneurysms. *Journal of Neurosurgery*, *94*(4), 565-572. https://doi. org/10.3171/jns.2001.94.4.0565.

Gaberel, T., Borha, A., di Palma, C., & Emery, E. (2016). Clipping versus coiling in the management of posterior communicating artery aneurysms with third Nerve palsy: A systematic review and meta- analysis. *World Neurosurgery*, *87*, 498-506.e4. https://doi.org/10.1016/j.wneu.2015.09.026.

Gelabert-Gonzalez, M., Iglesias-Pais, M., & Fernández-Villa, J. (2004). Acute subdural haematoma due to ruptured intracranial aneurysms. *Neurosurgical Review*, *27*(4), 259-262. https://doi.org/10.1007/ s10143-004-0333-x.

Gibo, H., Lenkey, C., & Rhoton, A. L. (1981). Microsurgical anatomy of the supraclinoid portion of the internal carotid artery. *Journal of Neurosurgery*, *55*(4), 560-574. https://doi.org/10.3171/ jns.1981.55.4.0560.

Golshani, K., Ferrell, A., Zomorodi, A., Smith, T. P., & Britz, G. W. (2010). A review of the management of

posterior communicating artery aneurysms in the modern era. *Surgical Neurology International*, *1*, 88. https://doi.org/10.4103/2152-7806.74147.

Hanse, M. C. J., Gerrits, M. C. F., van Rooij, W. J., Houben, M. P. W. A., Nijssen, P. C. G., & Sluzewski, M. (2008). Recovery of posterior communicating artery aneurysm-induced oculomotor palsy after coiling. *American Journal of Neuroradiology*, *29*(5), 988-990. https://doi.org/10.3174/ajnr. A1019.

Harrigan, M., & Deveikis, J. (2013a). Essential neurovascular anatomy. In *Handbook of cerebrovascular disease and neurointerventional technique* (2nd ed., pp. 3-98). New York: Humana Press, Springer.

Harrigan, M., & Deveikis, J. (2013b). Intracranial aneurysms and subarachnoid hemorrhage. In *Handbook of cerebrovascular disease and neurointerventional technique* (2nd ed., pp. 483-569). New York: Humana Press, Springer.

He, W., Gandhi, C. D., Quinn, J., Karimi, R., & Prestigiacomo, C. J. (2011). True aneurysms of the posterior communicating artery: A systematic review and meta-analysis of individual patient data. *World Neurosurgery*, *75*(1), 64-72. discussion 49. https://doi.org/10.1016/j.wneu.2010.09.012.

He, W., Hauptman, J., Pasupuleti, L., Setton, A., Farrow, M. G., Kasper, L., et al. (2010). True posterior communicating artery aneurysms: Are they more prone to rupture? A biomorphometric analysis. *Journal of Neurosurgery*, *112*(3), 611-615. https://doi.org/10.3171/2009.8.JNS08731.

International Study of Unruptured Intracranial Aneurysms Investigators (1998). Unruptured intracranial aneurysms—Risk of rupture and risks of surgical intervention. *The New England Journal of Medicine*, *339*(24), 1725-1733. https://doi.org/10.1056/NEJM199812103392401.

Kassis, S. Z., Jouanneau, E., Tahon, F. B., Salkine, F., Perrin, G., & Turjman, F. (2010). Recovery of third nerve palsy after endovascular treatment of posterior communicating artery aneurysms. *World Neurosurgery*, *73*(1), 11-16. discussion e2. https://doi.org/10.1016/j.surneu.2009.03.042.

Kissel, J. T., Burde, R. M., Klingele, T. G., & Zeiger, H. E. (1983). Pupil-sparing oculomotor palsies with internal carotid-posterior communicating artery aneurysms. *Annals of Neurology*, *13*(2), 149-154. https://doi.org/10.1002/ana.410130207.

Kyriakides, T., Aziz, T. Z., & Torrens, M. J. (1989). Postoperative recovery of third nerve palsy due to posterior communicating aneurysms. *British Journal of Neurosurgery*, *3*(1), 109-111.

Leivo, S., Hernesniemi, J., Luukkonen, M., & Vapalahti, M. (1996). Early surgery improves the cure of aneurysm-induced oculomotor palsy. *Surgical Neurology*, *45*(5), 430-434.

Molyneux, A., Kerr, R., Stratton, I., Sandercock, P., Clarke, M., Shrimpton, J., et al. (2002). International Subarachnoid Aneurysm Trial (ISAT) of neurosurgical clipping versus endovascular coiling in 2143 patients with ruptured intracranial aneurysms: A randomised trial. *The Lancet*, *360*(9342), 1267-1274.

Mrfka, M., Pistracher, K., Augustin, M., Kurschel-Lackner, S., & Mokry, M. (2013). Acute subdural hematoma without subarachnoid hemorrhage or intraparenchymal hematoma caused by rupture of a posterior communicating artery aneurysm: Case report and review of the literature. *The Journal of Emergency Medicine*, *44*(6), e369-373. https://doi.org/10.1016/j.jemermed.2012.11.073.

Okawara, S.-H. (1973). Warning signs prior to rupture of an intracranial aneurysm. *Journal of Neurosurgery*, *38*(5), 575-580. https://doi.org/10.3171/jns.1973.38.5.0575.

Piotin, M., Mounayer, C., Spelle, L., Williams, M. T., & Moret, J. (2004). Endovascular treatment of anterior choroidal artery aneurysms. *American Journal of Neuroradiology*, *25*(2), 314-318.

Saltzman, G. F. (1959). Infundibular widening of the posterior communicating artery studied by carotid angiography. *Acta Radiologica*, *51*(6), 415-421.

Stiebel-Kalish, H., Setton, A., Nimii, Y., Kalish, Y., Hartman, J., Huna Bar-On, R., et al. (2002). Cavernous sinus dural arteriovenous malformations: Patterns of venous drainage are related to clinical signs and symptoms. *Ophthalmology*, *109*(9), 1685-1691.

UCAS Japan Investigators, Morita, A., Kirino, T., Hashi, K., Aoki, N., Fukuhara, S., et al. (2012). The natural course of unruptured cerebral aneurysms in a Japanese cohort. *The New England Journal of Medicine*, *366*(26), 2474-2482. https://doi.org/10.1056/NEJMoa1113260.

Wiebers, D. O., Whisnant, J. P., Huston, J., Meissner, I., Brown, R. D., Piepgras, D. G., et al. (2003). Unruptured intracranial aneurysms: Natural history, clinical outcome, and risks of surgical and endovascular treatment. *The Lancet, 362*(9378), 103-110.

Zheng, F., Dong, Y., Xia, P., Mpotsaris, A., Stavrinou, P., Brinker, G., et al. (2017). Is clipping better than coiling in the treatment of patients with oculomotor nerve palsies induced by posterior communicating artery aneurysms? A systematic review and meta-analysis. *Clinical Neurology and Neurosurgery, 153*, 20-26. https://doi.org/10.1016/j.clineuro.2016.11.022.

第 32 章

颈动脉末端动脉瘤

Joseph G. Adel[1]

摘 要

颈动脉末端动脉瘤比较罕见，约占颅内动脉瘤的5%。这一类动脉瘤的治疗需要掌握颈动脉末端的解剖学知识，包括血管主干以及多个血管穿支及分支。未破裂动脉瘤的治疗比较复杂，但是动脉瘤本身、患者状况，以及风险因素综合评估可以指导决策。颈动脉末端动脉瘤可以开颅手术夹闭也可以血管内栓塞，新研发的设备已经用于分叉部位动脉瘤治疗，初步经验是令人满意的。目前来看，这类动脉瘤容易通过显微外科手术治疗，而血管内方法具有较高的复发率和再次治疗率。在大的神经外科中心，同时具备开颅及血管内治疗条件，可通过谨慎评估，合理指导患者治疗。

关键词

颈动脉末端；脑池；穿支；动脉瘤夹；微侵袭显微手术；新血管内治疗模式

目 录

---

[1] 美国密歇根州阿森松岛圣玛丽学院菲尔德神经科学研究所脑血管神经外科。

32.1　流行病学

颈动脉末端动脉瘤比较罕见，占全部颅内动脉瘤的5%（Konczalla等，2015；La Pira等，2016；Morales-Valero等，2014），破裂后临床表现并不总是蛛网膜下腔出血，往往表现为额叶脑实质内血肿，且血肿多位于经典的高血压丘脑出血前下方。通常，这一类出血伴发单侧颈动脉动脉瘤的概率较高（Samson和Batjer，1990）。

32.2　解剖

颈内动脉自前床突内侧、视神经下方进入硬膜，在蛛网膜下腔内向后、上和外侧走行1.5～2cm，在视交叉外侧、前穿质下方的侧裂内距离中线大约2cm的位置分叉（Rhoton，2002；Samson和Batjer，1990；Samson等，2012）。分叉较高者向侧方延伸至侧裂，而低分叉者终止于颈动脉池后方（Samson等，2012）。

颈内动脉分叉前的脉络膜段或终末段发出穿支血管，平均4支，进入前穿质、视束和钩回（Rhoton，2002）。来自大脑中动脉（MCA）的穿支血管分为3组，与颈动脉末端相关的是内侧组，称为豆纹动脉。豆纹动脉并不总是起源于近端MCA（M1）的后上方，数量为1～5支不等，发出后向上方走行进入前穿质（Rhoton，2002）。此外，平均会有8支穿支血管起源于大脑前动脉近端（A1），分别终止于前穿质、视交叉、下丘脑、视束、视神经、外侧裂等（Rhoton，2002）（图32.1）。

颈内动脉末端动脉瘤主要起源于分叉部位，也可能起源于A1、M1或者同时涉及分叉、A1及M1（Konczalla等，2015；Samson等，2012），一般指向上方或上后方（Samson和Batjer，1990）。然而，当动脉瘤累及A1时，瘤体则常指向眶回皮质；位于M1近端的瘤体通常向背侧指向颈动脉池后方，与脉络膜前动脉粘连，在手术暴露时多见位于颈内动脉后方或深面（Samson等，2012）（图32.2）。

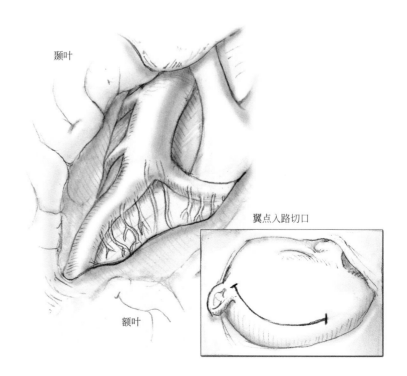

图 32.1　颈内动脉末端及周围解剖，经左侧侧裂视角所见穿支血管

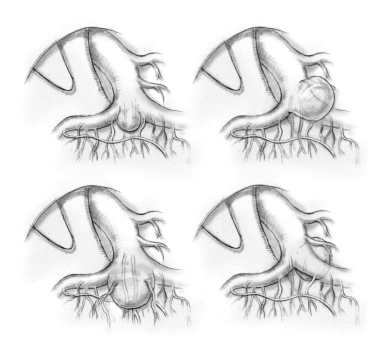

图 32.2　经右侧侧裂显示各种颈动脉末端动脉瘤常见指向

32.3　显微外科治疗

32.3.1　体位

患者常规取仰卧位，一侧肩部垫高，连接电生理监测（IONM），用Mayfield三钉头架固定头部，向对侧旋转不超过30°。患者最佳体位需结合其解剖特点，很大程度依赖于术者"透视眼"一样的解剖学知识。颈部伸展程度取决于患者额底与术者眼睛的连线，合理的体位摆放可以使得额叶眶部皮质在重力作用下与前颅底骨质间形成手术间隙。头部旋转程度取决于外侧裂的方向，以使得颞极在重力作用下离开颅底，术者有充分空间进入颈动脉池远端以及侧裂和终板池。

32.3.2　开颅

该部位动脉瘤可以使用各种切口及入路，但针对大多数前循环动脉瘤，我们尽量采取相同的切口及入路。标准翼点入路：以翼点为中心的小骨窗开颅，肌肉与头皮同时翻开，不需要预留缝合颞肌的肌蒂，术闭通过颞上线的颅骨筋膜缝合肌肉。颧弓根部和额颧缝下方的额骨颧突需要常规暴露，在颧弓根部、关键孔以及颞上线后缘钻三孔。关键孔可暴露眶筋膜，向前上方可显露额底，自颅骨剥离硬膜，同时从颧弓根部触及中颅窝底。铣刀铣开颅骨，在颞肌下方斜45°角铣开颞肌下方骨质，显露中颅窝底，不需要额外磨除颞骨骨质。用剥离子触及中颅窝底之后，在关键孔内平行于眶顶向中线部位铣2cm，然后向下倾斜135°，转向后方颞上线后缘的骨孔以显露眶顶及前颅窝底，不需要进一步磨除多余骨质，回置骨瓣时可达到美容效果。这种显露对于开始的解剖分离和夹闭并非必需，但是对于显露颈内动脉后壁的穿支血管，特别是暴露朝向后方的动脉瘤提供了很好的手术视角。在蝶骨嵴的位置铣刀无法汇合，可以通过骨凿或摆锯切除蝶骨嵴处骨质，取下骨瓣，悬吊硬膜。剥离子将硬膜自蝶骨嵴分离，显露并电凝切断眶脑膜带，M8的钻头将蝶骨嵴磨至眶顶和眶外侧壁水平。半弧形切开硬膜，翻向蝶骨嵴方向。对于此入路，文献报道有各种改良，不一定统一，达到显露效果即可（图32.3）。

图 32.3　右侧翼点开颅

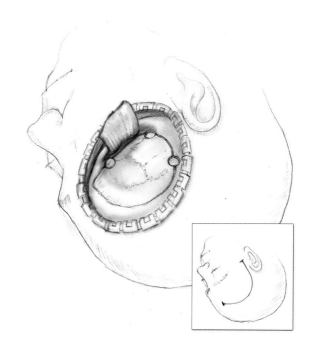

32.3.3　显微镜下显露和解剖分离

结合术前脑血管造影和CTA，术者应该充分掌握动脉瘤的位置、指向、对侧A1长度、前交通动脉开放程度、同侧脉络膜前动脉走行、Heubner回返动脉走行，以及M1段豆纹动脉位置等解剖变异（Samson等，2012）。

各种入路均可到达颈内动脉末端，其中2个主要入路是额下入路和经侧裂入路，前者可以早期进行近端控制，后者对蛛网膜解剖较少，且牵拉较轻。术中对额叶的牵拉，以及动脉瘤指向上方是早期破裂的相关因素。我们在额下入路时常规不使用脑压板，找到嗅神经，锐性解剖额叶与视神经之间的蛛网膜，然后向侧方锐性开放颈动脉池，这样可以释放脑脊液，使得脑组织松弛。如果需要进一步松弛，可开放终板池释放更多脑脊液。至此，颈内动脉近端已得到控制，根据动脉瘤的大小以及颈动脉末端的高度决定解剖外侧裂内侧份的程度。开放外侧裂可以让我们沿着颈内动脉识别后交通动脉、脉络膜前动脉。颈内动脉完全显露后找出最佳的临时阻断点，临时阻断夹需放置在脉络膜前动脉远端。外科医师应该牢记颈动脉直径3～5mm，因此7～9mm的临时阻断夹可以实现有效临时阻断。如果有必要，开放终板进一步松弛脑组织，接着沿A1下方进入前纵裂，也可沿M1下方向远端分离外侧裂。沿M1上方锐性分离可清楚显示动脉瘤颈以及近端豆纹动脉位置，此时可找出临时阻断位置；或者在术中动脉瘤破裂时补救夹闭以阻断颈内动脉末端及A1段。沿着A1上方锐性分离可以更加直观地了解动脉瘤远端以及瘤颈上份，最后沿着颈内动脉后壁锐性解剖，找出穿支血管及动脉瘤近端瘤颈。

32.3.4　瘤夹的应用

动脉瘤夹闭时需要注意避免误夹穿支血管和正常载瘤动脉，有意识地尽量接近正常内膜结构，保证正常血流。一般的夹闭规则适用于大多数动脉瘤，但也应根据具体的血管构筑进行调整。临时阻断脉络膜前动脉远端颈内动脉可以软化动脉瘤瘤体，更有利于解剖分离，也使得最终的夹闭变得简单有效。单纯的颈动脉末端窄颈动脉瘤可以沿着M1的轴向用直夹夹闭，或者用刺刀形夹子夹闭，这样有利于观察

动脉瘤周围结构（Samson等，2012）。对于部分瘤颈与颈内动脉末端后壁融合的动脉瘤，可以使用弯夹子向下滑动至颈内动脉后壁进行夹闭（Samson和Batjer，1990）。对于起源于颈内动脉后壁，经眶上外侧入路充分解剖颈内动脉的后内方时，术野会有所增加，可以在脉络膜前动脉与大脑中动脉之间沿着颈内动脉后壁使用角度夹夹闭（Samson和Batjer，1990），也可以使用有角度的开窗夹夹闭。末端涉及MCA起始段的动脉瘤需使用有角度的开窗夹夹闭，其中M1位于窗内，瘤夹尖端与M1平行（Samson和Batjer，1990）。涉及A1和M1的巨大宽颈动脉瘤可使用颈内动脉眼段动脉瘤夹，深部尖端可在脉络膜段穿支血管与瘤颈之间调整（Samson等，2012）。如果前交通动脉解剖允许，可以用弯的瘤夹同时阻断动脉瘤及A1，以一排串联直夹进行A1夹闭（Samson等，2012）。

32.3.5 术中破裂的处理

动脉瘤术中破裂发生率高达5% ～ 10%（Lawton，2011），会增加死亡风险。手术不同时期的破裂率不同，通常发生在最后阶段。由于颈内动脉末端血流每分钟可达250 ～ 300mL，因此动脉瘤破裂时即刻告知麻醉医师非常重要（Samson和Batjer，1990）。请记住"动脉瘤破裂不会死人，但外科医师不恰当的操作会导致患者死亡"。此时，需要紧急实施一系列技术操作，包括填塞、抽吸、近端临时夹闭，可能的话远端也需要临时夹闭，然后永久性夹闭动脉瘤（Lawton，2011）。我们的经验是：助手通过大口径吸引器保证术野干净或术者使用双吸引器找到动脉瘤破裂出血部位，然后以非优势手持较小吸引器将活动性出血吸除，显露动脉瘤。如果解剖清楚且动脉瘤已显露良好，则可使用永久动脉瘤夹夹闭；如果解剖不清楚，可先用临时动脉瘤夹将出血动脉瘤夹闭，这其实是将急性破裂动脉瘤转变为择期手术病例。术者可从容清理术野，解剖分离动脉瘤，最终进行夹闭。我们的第二个选择是使用小棉片放于动脉瘤出血部位，直到出血停止，然后继续小心解剖并分离动脉瘤，最终夹闭。迫不得已的情况下可以在脉络膜前动脉的远端临时阻断颈内动脉，这需要麻醉医师加深麻醉深度，脑电图出现暴发抑制，同时控制血压。如果仍然持续大量出血，需要临时阻断同侧A1，避免AComA供血，偶尔也需要临时阻断M1，然后快速分离并夹闭动脉瘤，恢复血流。

32.3.6 微创手术入路

单侧开颅夹闭双侧动脉瘤已被广泛报道，通常夹闭对侧MCA分叉部动脉瘤是有挑战的，但对侧颈动脉末端一般容易暴露（Rajesh等，2010）。在适当条件下，如果解剖充分可考虑该技术。眶上锁孔入路已广泛用于颅内动脉瘤夹闭，也常用于颈内动脉末端动脉瘤。Yagmurlu等（2016）报告了用于到达颈内动脉末端的微小翼点入路，采用眶上外侧切口，以蝶骨嵴为中心取约3cm×3cm大小骨瓣，可以充分实现硬膜下暴露。在过去十年中，内镜技术飞速发展，已有大量经鼻内镜夹闭动脉瘤的报道，但均未用于颈内动脉末端动脉瘤。Heiferman等（2015）回顾性报道了9例经鼻内镜夹闭的动脉瘤，无1例颈动脉末端动脉瘤。Szentirmai等（2016）认为床突旁动脉瘤、前交通动脉瘤和部分基底动脉干动脉瘤适用经鼻内镜下夹闭术，而颈内动脉末端动脉瘤并不适合，可能是因为床突旁颈内动脉和视神经阻挡所致。

32.3.7 血运重建方案

尽管随着血管内治疗的发展，搭桥手术逐渐减少，但仍不失为颅内动脉瘤治疗的一种有效选择，其技术已经由颅外-颅内搭桥发展到颅内-颅内搭桥（Sanai等，2009），并用于颈动脉末端动脉瘤（Sanai等，2009）。但是，颈内动脉末端动脉瘤本身较为罕见，且其他治疗可能更简单，使得显微外科治疗的相关报道非常少。

32.4　血管内治疗

2014年，Morales-Valero等对颈动脉末端动脉瘤的血管内治疗进行综述并发表自己的经验：158例患者有163枚动脉瘤，60%为未破裂动脉瘤，术后即刻完全/近全闭塞率为88%，未破裂动脉瘤优于破裂动脉瘤；术中破裂率为3%，未破裂动脉瘤手术相关并发症发生率为6%，破裂动脉瘤并发症发生率为9%；未破裂动脉瘤手术相关死亡率为4%，破裂动脉瘤手术相关死亡率为6%。

Konczalla等（2015）报告了58例颈动脉末端动脉瘤的开颅夹闭和血管内治疗经验，尽管术前认真评估并筛选，仍有10%的患者先被分配接受弹簧圈栓塞而后又被迫转为手术夹闭。所有血管内治疗均采用单纯弹簧圈栓塞，96%完全/近全闭塞，无手术相关死亡或致残。2016年，LaPira等报告了61例颈动脉末端动脉瘤的治疗经验，22例接受血管内治疗，45%完全/近全栓塞。

32.4.1　单纯弹簧圈栓塞

动脉瘤血管内治疗采用局麻还是全麻是一个有争议的话题，通常取决于术者所接受的培训和临床中心的习惯，我们均采用结合IONM的全身麻醉。患者取仰卧位，双侧腹股沟准备，从病变对侧穿刺股动脉。若有穿刺禁忌证，可选择桡动脉或尺动脉通路。所有导管均连接持续加压的肝素化盐水冲洗，7F短鞘固定于皮肤。90cm长的6F指引导管沿导引导丝滑入颈动脉岩骨垂直段。若血管迂曲，可利用125cm长的6F诊断导管将90cm长的6F长鞘引导入颈内动脉岩骨垂直段。如果解剖结构非常迂曲，可以使用中间导管，但这将限制其中微导管的通过能力。

择期病例中，可以在微导管到位之前给予肝素，使得活化凝血时间（ACT）达到基线的2倍水平或250s左右。对于破裂病例，目前还没有肝素应用的指南或共识，我们的经验是在成功释放成篮圈后开始推注肝素，此时弹簧圈微导管已经在微导丝的导引下进入动脉瘤。根据动脉瘤大小选择首枚成篮圈，在路图下依次填充成篮圈和填充圈，不断减小动脉瘤体积，最后通过"俄罗斯套娃"技术以收尾圈结束栓塞。在每次解脱弹簧圈之前应行血管造影以确保载瘤动脉通畅，同样的技术也可引导第二根微导管进入以对复杂的多分叶或巨大动脉瘤进行分区填塞，减少常见于末端动脉瘤的微导管"踢管"风险。

32.4.2　支架辅助弹簧圈栓塞

对于计划采用支架辅助栓塞的病例，应先接受双联抗血小板治疗，肝素化至目标ACT为250～300s。破裂动脉瘤的治疗中应尽量避免使用支架，主要是因为抗血小板处理会影响后续手术的止血操作。对于计划外或必需的支架置入，可使用Ⅱb/Ⅲa抑制剂，并导入第二根微导管用于颅内支架释放。

支架辅助弹簧圈栓塞有多种方式：一种是Jailing技术，即将支架微导管越过动脉瘤颈至载瘤动脉远端，将第二根栓塞微管置于动脉瘤囊内，部分推出初始弹簧圈，逐步释放支架，在固定栓塞微管后继续导入弹簧圈栓塞。当解剖允许时，可以充分利用Willis环结构完成支架辅助栓塞，即将一根导引导管置于对侧ICA，支架微管通过AComA进入同侧（动脉瘤侧）MCA，然后将支架跨过瘤颈从MCA至ACA释放，弹簧圈微管可经位于同侧ICA的导引导管穿过支架进入动脉瘤腔并输送弹簧圈（图32.4）。

32.4.3　血流导向治疗

PED血流导向装置在颅内动脉瘤治疗中的应用越来越广泛，有报告使用PED治疗颈动脉终末动脉瘤，但似乎并不是最常用的技术。

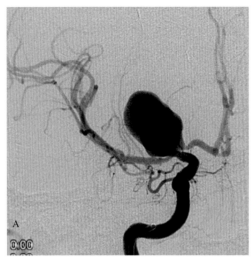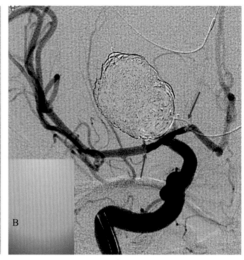

图 32.4　血管造影 AP 投射位显示 ICA 末端破裂动脉瘤（A）。支架从右侧 MCA 至右侧 ACA 跨越动脉瘤颈释放，动脉瘤成功栓塞（B）

32.4.4　术中并发症

严重术中并发症包括动脉夹层、弹簧圈移位、弹簧圈解旋和动脉瘤破裂等，其中大多数可以采用血管内方法治疗，罕见的情况下需要开放手术干预。根据严重程度和位置不同，动脉夹层可以通过抗凝血药物或支架植入治疗。弹簧圈移位可以通过下列方法处理：①使用抗凝血药物；②机械回收，包括圈套器或支架回收；③利用支架将弹簧圈固定于血管壁上；④如果发生大血管闭塞或血管内治疗无效，需即刻开放手术治疗。

弹簧圈栓塞过程中发生动脉瘤破裂时中和抗凝非常重要，如果只有弹簧圈丝穿破动脉瘤，建议继续填塞直至动脉瘤致密栓塞。如果微导管穿破动脉瘤壁，需部分推出弹簧圈同时小心将微管拉回至动脉瘤腔内，用弹簧圈栓塞剩余部分。我们的经验是在全身麻醉下，动脉瘤破裂时患者会有生命体征或IONM变化，此时应开放脑室外引流，如果术前未行外引流则需在动脉瘤安全栓塞后紧急实施。

32.4.5　新型治疗模式

近年，血管内治疗器械不断发展，其中一些新型器械专为分叉部动脉瘤设计。筒形血管重塑系统（Medtronic，Minneapolis，MN）是一种自膨式支架，中心外凸，有利于瘤颈覆盖，适用于分叉部动脉瘤。已经有该支架用于颈动脉分叉部动脉瘤的早期经验报道，死亡率和致残率均很低（Muhl-Benninghaus等，2016）。PulseRider是另一种新型的可回收自膨式镍钛合金支架，可在动脉瘤颈处架桥，同样适用于分叉部动脉瘤。Gory 等报告了 19 例初步经验，其中 2 例为颈动脉末端动脉瘤，随访 6 个月见 Raymond Ⅰ级的栓塞效果很好保持（Gory 等，2016）。

编织型 EndoBridge（WEB，Sequent Medical，Aliso Viejo，CA）动脉瘤栓塞系统避免在载瘤动脉中放置支架，适合分叉部宽颈动脉瘤。Pierot 等（2016）报告了多中心的 113 例 WEB 使用经验，其中 12 例为颈动脉末端动脉瘤，1 年期完全闭塞率为 56%，完全/次全闭塞率为 82%。

32.4.6　随访和复发

颈动脉分叉部血流量大，弹簧圈受到的剪切力大，血管内治疗复发率高。163 例颈动脉末端动脉瘤

栓塞治疗结果显示，平均随访31.2±9.7个月，其中34%复发，14%的未破裂动脉瘤和22%的破裂动脉瘤再次治疗，6%的破裂动脉瘤在术后随访期再次破裂（Morales-Valero等，2014）。Konczalla等报告了26例颈动脉末端动脉瘤的30个月随访结果，复发率达42%，作者认为指向上方和大于10mm的动脉瘤倾向复发（Konczalla等，2015）。总体而言，颈动脉末端动脉瘤被认为较易复发，目前尚没有该类型动脉瘤随访时间间隔的指南或共识，但是建议至少每年随访一次。

32.5　治疗策略

颈内动脉末端未破裂动脉瘤的治疗决策较为复杂，目前的研究结论也各不相同，根据2015年指南（Thompson等，2015）的意见，该类动脉瘤的治疗决策基于以下因素共同制订：动脉瘤特性（包括尺寸、位置、形态和生长方向）、患者因素（年龄，是否有合并症）和其他风险因素（SAH病史、家族史、其他血管病或易感因素的遗传病等）。显微夹闭术和血管内手术均有效，但前者手术时间更长，后者死亡率和并发症较低（Thompson等，2015），未破裂颅内动脉瘤治疗评分（UIATS）有助于其治疗决策形成（Etminan等，2015）。

对于颈内动脉末端的破裂动脉瘤，BRAT研究认为血管内与开颅夹闭手术的结果相当，但是有42%的患者术中将治疗方案由弹簧圈栓塞改为夹闭术（Speler等，2015）。我们同意这一结论，建议该类型动脉瘤应该在能够同时实现2种技术的中心接受治疗。

32.6　结论

颈动脉分叉部动脉瘤较为罕见，适合通过各种标准显微外科或微创开颅手术夹闭，也适合微创血管内治疗。但是，血管内治疗后的复发率较高，而开放手术可能更易致残，临床中应该仔细权衡2种手术的风险和获益。

（译者：李三中　贺亚龙）

参考文献

Chalouhi, N., Bovenzi, C. D., Thakkar, V., Dressler, J., Jabbour, P., Starke, R. M., et al. (2014). Long-term catheter angiography after aneurysm coil therapy: Results of 209 patients and predictors of delayed recurrence and retreatment. *Journal of Neurosurgery*, *121*(5), 1102-1106. https://doi.org/ 10.3171/2014.7.JNS132433.

Etminan, N., Brown, R. D., Jr., Beseoglu, K., Juvela, S., Raymond, J., Morita, A., et al. (2015). The unruptured intracranial aneurysm treatment score: A multidisciplinary consensus. *Neurology*, *85* (10), 881-889. https://doi.org/10.1212/ WNL.0000000000001891.

Gory, B., Spiotta, A. M., di Paola, F., Mangiafico, S., Renieri, L., Consoli, A., et al. (2016). The PulseRider(R) for the treatment of wide-neck bifurcation intracranial aneurysms: 6 months results. *World Neurosurgery*, *99*, 605-609. https://doi.org/10.1016/ j.wneu.2016.12.065.

Heiferman, D. M., Somasundaram, A., Alvarado, A. J., Zanation, A. M., Pittman, A. L., & Germanwala, A. V. (2015). The endonasal approach for treatment of cerebral aneurysms: A critical review of the literature. *Clinical Neurology and Neurosurgery*, *134*, 91-97. https://doi.org/10.1016/j. clineuro.2015.04.018.

Konczalla, J., Platz, J., Brawanski, N., Guresir, E., Lescher, S., Senft, C., et al. (2015). Endovascular and surgical treatment of internal carotid bifurcation aneurysms: Comparison of results, outcome, and mid-term follow-up. *Neurosurgery*, *76*(5), 540-550. discussion 550-541. https://doi.org/10.1227/NEU.0000000000000672.

La Pira, B., Brinjikji, W., Burrows, A. M., Cloft, H. J., Vine, R. L., & Lanzino, G. (2016). Unruptured internal carotid artery bifurcation aneurysms: General features and overall results after modern treatment. *Acta Neurochirurgica*, *158*(11), 2053-

2059. https://doi.org/10.1007/s00701-016-2958-2.

Lawton, M. T. (2011). *Seven aneurysms.* New York: Thieme.

Morales-Valero, S. F., Brinjikji, W., Murad, M. H., Wald, J. T., & Lanzino, G. (2014). Endovascular treatment of internal carotid artery bifurcation aneurysms: A single-center experience and a systematic review and meta-analysis. *American Journal of Neuroradiology, 35*(10), 1948-1953. https://doi.org/ 10.3174/ajnr.A3992.

Muhl-Benninghaus, R., Simgen, A., Reith, W., & Yilmaz, U. (2016). The barrel stent: New treatment option for stent-assisted coiling of wide-necked bifurcation aneurysms-results of a single-center study. *Journal of NeuroInterventional Surgery.* https://doi.org/10.1136/neurintsurg-2016-012718.

Pierot, L., Spelle, L., Molyneux, A., Byrne, J., & Webcast, & French Observatory, Investigators. (2016). Clinical and anatomical follow-up in patients with aneurysms treated with the WEB device: 1-year follow-up report in the cumulated population of 2 prospective, multicenter series (WEBCAST and french observatory). *Neurosurgery, 78*(1), 133-141. https://doi.org/10.1227/ NEU.0000000000001106.

Rajesh, A., Praveen, A., Purohit, A. K., & Sahu, B. P. (2010). Unilateral craniotomy for bilateral cerebral aneurysms. *Journal of Clinical Neuroscience, 17*(10), 1294-1297. https://doi.org/10.1016/j. jocn.2009.10.042.

Rhoton, A. L., Jr. (2002). The supratentorial arteries. *Neurosurgery, 51*(4 Suppl), S53-S120.

Samson, D. S., & Batjer, H. H. (1990). *Intracranial aneurysm surgery: Techniques.* Mount Kisco, NY: Futura Publishing Company, Inc.

Samson, D. S., Batjer, H. H., White, J., Trammell, J. T., & Eddleman, C. S. (2012). *Intracranial aneurysm surgery: Basic principles and techniques.* New York, Stuttgart: Thieme.

Sanai, N., Zador, Z., & Lawton, M. T. (2009). Bypass surgery for complex brain aneurysms: An assessment of intracranial-intracranial bypass. *Neurosurgery, 65*(4), 670-683. discussion 683. https://doi.org/10.1227/01.NEU.0000348557.11968.F1.

Spetzler, R. F., McDougall, C. G., Zabramski, J. M., Albuquerque, F. C., Hills, N. K., Russin, J. J., et al. (2015). The barrow ruptured aneurysm trial: 6-year results. *Journal of Neurosurgery, 123*(3), 609-617. https://doi. org/10.3171/2014.9.JNS141749.

Szentirmai, O., Hong, Y., Mascarenhas, L., Salek, A. A., Stieg, P. E., Anand, V. K., et al. (2016). Endoscopic endonasal clip ligation of cerebral aneurysms: An anatomical feasibility study and future directions. *Journal of Neurosurgery, 124*(2), 463-468. https://doi.org/10.3171/2015.1.JNS142650.

Thompson, B. G., Brown, R. D., Jr., Amin-Hanjani, S., Broderick, J. P., Cockroft, K. M., Connolly, E. S., Jr., et al. (2015). Guidelines for the management of patients with unruptured intracranial aneurysms: A guideline for healthcare professionals from the American Heart Association/American Stroke Association. *Stroke, 46*(8), 2368-2400. https://doi.org/10.1161/ STR.0000000000000070.

Yagmurlu, K., Safavi-Abbasi, S., Belykh, E., Kalani, M. Y., Nakaji, P., Rhoton, A. L., Jr., et al. (2016). Quantitative anatomical analysis and clinical experience with mini-pterional and mini-orbitozygomatic approaches for intracranial aneurysm surgery. *Journal of Neurosurgery*, 1-14. https://doi.org/10.3171/2016.6.JNS16306.

第 33 章

大脑中动脉动脉瘤

Hirad S. Hedayat[1]；Mandy J. Binning[1]；
ErolVeznedaroglu Drexel[1]

摘 要

在本章中，我们回顾总结了不同类型大脑中动脉动脉瘤的发病率、常见特征和相关解剖学内容，讨论其监测和非手术治疗方案，介绍了开放外科手术入路、技术和预后，以及血管内手术技术选择及结果，总结了复合手术在大脑中动脉动脉瘤治疗中的意义。

关键词

大脑中动脉；动脉瘤；血管内；开颅手术；外科手术

目 录

---

[1] 美国宾夕法尼亚州费城德雷克塞尔大学医学院神经科学研究所神经外科。

33.1 流行病学

大脑中动脉（MCA）是动脉瘤易发部位之一，文献报道该部位动脉瘤占全部动脉瘤的14%～43%（Zaidat等，2014）。MCA动脉瘤中60.6%为单发，9.8%为多发，19.6%伴有其他部位动脉瘤，其中三分之二的多发动脉瘤为双侧镜像动脉瘤（Rinne等，1996）。大部分MCA动脉瘤位于分叉处，通常指向外侧（61%～88%），其次位于M1近端（7.7%～22%），较少位于MCA远端（4.3%～27%）（Zaidat等，2014）。所有的aSAH患者中10%为家族性，而分叉处MCA动脉瘤发生SAH的概率高达22%（Rinne等，1996）。

MCA动脉瘤可能偶然发现，但更常表现为SAH。芬兰的数据显示43%以上的该部位动脉瘤伴发≥2.5cm的脑内血肿（Rinne等，1996），超过其他任何部位动脉瘤；伴发脑室内出血的比率高达24%，且巨大动脉瘤高发，这就可以解释为什么MCA分叉部动脉瘤患者就诊时Hunt-Hess分级往往更高。随着多模态成像模式（包括CT、CTA、MRI、MRA和DSA）应用的增加，越来越多的未破裂动脉瘤被检出（Kalb和Speler，2015）。在制订MCA动脉瘤治疗策略时，两项大宗未破裂动脉瘤病例的队列研究常被引用，即国际未破裂颅内动脉瘤研究（ISUIA）和日本未破裂颅内动脉瘤研究（UCAS）。基于ISUIA数据，无SAH病史的MCA动脉瘤5年累积破裂率分别为0%（瘤体小于7mm）、2.6%（瘤体7～12mm）、14.5%（瘤体13～24mm）和40%（瘤体25mm或以上）（Wiebers等，2003）。UCAS的年破裂率数据如下：瘤体3～4mm为0.23（0.09～0.54），5～6mm者为0.31（0.10～0.96），7～9mm者为1.56（0.74～3.26），10～24mm者为4.11（2.22～7.66），25mm以上为16.87（2.38～119.77）（UCAS Japan Investigators等，2012）。研究者还注意到，与瘤壁光滑的动脉瘤相比，带有子瘤者更易破裂；当瘤体长轴位于载瘤动脉中轴线的延长线方向或DSA显示子瘤与主瘤尺寸相当时，动脉瘤也更易于破裂（Sadatomo等，2008）。此外，CTA数据显示多数MCA破裂动脉瘤的特点如下：7～14mm、瘤壁不规则或体-颈比＞1（Elsharkawy等，2013）。

开颅夹闭术一直是MCA动脉瘤治疗的传统模式，但随着血管内技术的进步，微创治疗的MCA动脉瘤越来越多。然而，血管内技术的应用并不是没有限制，需要与夹闭技术反复权衡。

33.2 解剖

MCA是颈内动脉（ICA）向侧方的延续，在ICA末端与大脑前动脉形成三分叉，主要为外侧大脑半球（岛叶、豆状核和内囊）供血（Hedayat和Wolfe，2016）。根据解剖结构，MCA分为4段，依其逐步行经的结构命名：M1蝶骨段、M2岛叶段、M3岛盖段和M4皮质段。

M1开始于ICA末端的Sylvian池，在侧裂远端沿着蝶骨嵴水平走行，然后在岛阈周围急转向后，进入岛池。M1于此处分叉为两个M2分支，在岛叶表面向后走行。随后，M2s向外侧翻转并通过侧裂的盖部走行，称为M3分支。M3最后呈90°角翻转走向皮质侧，称为M4分支。

M1有非常重要的分支，即外侧豆纹动脉和颞前动脉（ATA），二者通常起源于M1相对的2个侧壁，其中豆纹动脉位于头侧，而ATA位于尾侧。豆纹动脉经前穿质进入脑实质，并在M2分叉前方向上走行，供应无名质、豆状核、尾状核、内囊、额叶盖部和前纵裂的内侧份。因此，豆纹动脉闭塞会导致明显残疾。

MCA近端内侧壁动脉瘤通常起源于颞极动脉或ATA，突向邻近的颞叶，起源于MCA内份的豆纹动脉往往位于动脉瘤对面。该位置动脉瘤也常与豆纹动脉的起始段有关，朝向额叶基底的外侧面。ATA在

大脑侧裂池内沿颞叶上行，始终位于M1的前面或下面，偶尔覆盖动脉瘤，如果未充分解剖分离M1远端，可能被误认为是早期分出的颞叶M2主干。M1双干很罕见，第二支M1起自大脑前动脉，看上去很像Heubner回返动脉。MCA水平段分支模式：78%～90%为双分叉，12%为三分叉，10%为多分叉（Zaidat等，2014）。

M1的长度和弧度对于外科手术操作很关键，M1较短时手术分离具有挑战性，因为位于侧裂深部，此时豆纹动脉可能更加远离三分叉；而M1较长时手术视野相对表浅，多位于颞极平面。M1向上或弓向前常导致分叉部动脉瘤嵌入颞叶，而向下或弓向后则使动脉瘤突入额叶。

M2在环岛沟水平M3之前分为8～12个分支，这些分支的位置因M1的长度而定。通常有一支主要的M2主干在M1～M2分叉后再分为2支，形成三分叉外观，此种解剖构筑可能使术者从侧裂远端向近端分离时产生困惑。MCA分叉部动脉瘤通常指向3个方向：前上朝向大脑侧裂，于两支M2之间向后，或向下朝向岛叶（Sauvageau和Hanel，2017）。

M3多走行于侧裂的额侧或颞侧，尽管可能会与蛛网膜粘连，但通常不会交叉，可以锐性解剖分离。M4穿出侧裂后位于大脑半球外侧面（图33.1）。

大脑侧裂的静脉结构变化很大，侧裂浅静脉是MCA动脉瘤解剖过程中遇到的最主要静脉。它起始于侧裂后份，几乎总是走行于侧裂颞侧，并有一个或多个支流最终汇入蝶顶窦或直接进入海绵窦。侧裂浅静脉常有多支，不同的浅静脉之间不存在交通支，引流邻近盖部皮质的血流，解剖时往往需在静脉间分离。横跨额颞叶的小静脉分支可电凝切断以便锐性分离进入侧裂深部，但静脉主干需保留，以避免静脉性梗死，必要的情况下颞极小静脉是可以牺牲的。

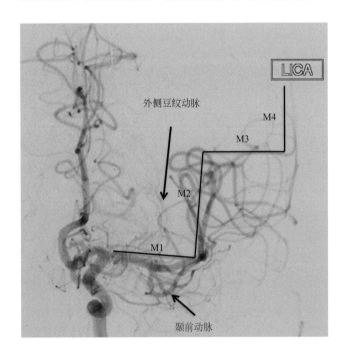

图 33.1　脑动脉造影（左侧 ICA 前后位）

33.3　显微外科治疗

显微外科手术夹闭MCA动脉瘤仍然是值得尝试的选择，文献报道的完全夹闭率和术后残死率均可以接受。26项研究中的2295个未破裂动脉瘤分别接受手术夹闭或栓塞治疗，其中1530例夹闭，765例弹簧圈栓塞，夹闭组完全闭塞率为97.0%（95%可信区间：92.6%～98.8%），弹簧圈栓塞组为49.4%（95%可信区间：45.1%～53.7%）；夹闭组功能不良发生率为2.1%（95%可信区间：1.3%～3.3%），而

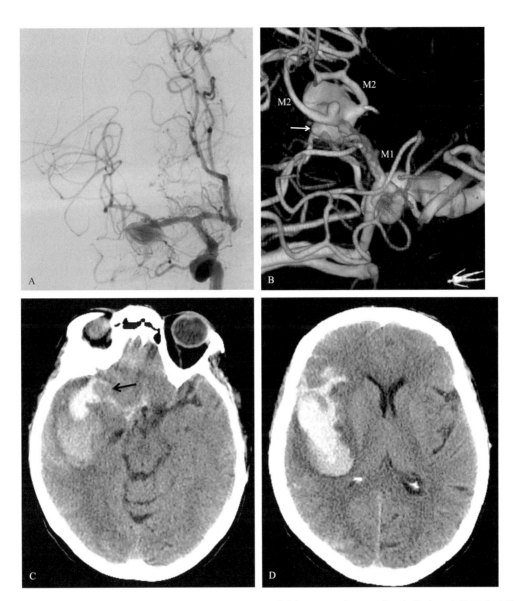

图 33.2　患者, 66 岁, 女性, Hunt-Hess 分级 3 级, DSA 显示右侧 ICA M1 与 M2 分叉部指向下方的巨大动脉瘤（A）。三维重建示宽颈、多叶动脉瘤，箭头所示为子瘤（B）。轴位 CT 示外侧裂血肿，箭头为动脉瘤轮廓（C）。患者接受了右侧开颅血肿清除 + 显微外科夹闭术（D）

弹簧圈栓塞组为 6.5%（95% 可信区间：4.5% ~ 9.3%）（Smith 等, 2015）。另一组显微手术治疗的 631 例 MCA 动脉瘤，其中 11.4% 行血栓切除或搭桥手术，92% 结局良好（Rodriguez-Hernandez 等, 2013）。临床不良结局的风险因素包括动脉瘤破裂、高 Hunt-Hess 分级、巨大动脉瘤和接受去骨瓣减压术，而简单、未破裂 MCA 动脉瘤的结局多数良好（Rodriguez-Hernandez 等, 2013）（图 33.2A ~ D）。

显微外科手术的复杂性取决于多因素，包括动脉瘤尺寸、形态、瘤颈 / 瘤体是否存在钙化、瘤颈 / 瘤体是否存在血栓（尤其在血管内，如发生栓子逃逸需更紧急的手术治疗）、动脉瘤与 MCA 分支的关系，以及豆纹动脉位置（尤其是 M1 动脉瘤）等（Brasiliense 等, 2017）。在累及一根或多根穿支动脉的 MCA 近端动脉瘤手术中，外科医师需掌握多种技术，包括夹闭重建、血栓切除和血管搭桥。

翼点或额颞开颅是暴露 MCA 动脉瘤的理想手术入路。患者取仰卧位，颈部轻微伸展，头部向动脉瘤对侧旋转约 30° 使大脑侧裂垂直于地面。磨除蝶骨翼外侧份，但额下分离和眶顶板切除并非必须。在初始暴露期间，如果预期可能需要搭桥，保留颞浅动脉非常重要。通过测量 ICA 分叉到 M1 末端的长度

以及动脉瘤到颧骨的垂直距离，就可以大体确定外侧裂分离的范围，避免不必要的暴露。对于未破裂动脉瘤，可以考虑微创开颅术；但是对于破裂动脉瘤，需要做一个足够大的切口，允许近端控制，并适应各个角度的夹闭，也可在脑水肿或血肿范围较大时做减压处理。

不同的医师对于侧裂分离有不同的偏好，但一般可分为近端-远端或远端-近端。SAH患者应先行近端颈动脉池开放，释放脑脊液，松弛炎性脑组织，并获得近端控制，然后沿ICA顺行解剖至MCA分叉部。如果脑张力高，可在Paine点穿刺脑室，松弛脑组织。如果术前影像显示大脑饱满或有脑积水，可及早行Kocher点脑室引流或腰椎外引流。

侧裂内SAH可致脑盖部与软脑膜表面粘连，为侧裂分离带来额外的技术挑战。轻轻向蛛网膜下腔内灌注生理盐水有助于扩张Sylvian池，辨认正常脑组织，清除血肿，进而无创分离侧裂。一旦M1暴露且认为近端控制充分可顺行解剖直达动脉瘤颈，某些情况需要移位M2主干来释放足够的空间用于临时阻断M1。M2颞干可能埋藏在颞盖下甚至隐藏在动脉瘤下方，临时阻断M1有助于移位动脉瘤并将颞干自瘤颈解剖出来有效夹闭。此时需注意识别并保护分叉后方的豆纹动脉，避免在没有临时阻断的情况下粗暴操作动脉瘤。同样，在手术早期应尽量避免牵拉包裹动脉瘤的脑叶（通常是颞叶）以防止动脉瘤破裂。大或巨大动脉瘤可能需要抽吸以使动脉瘤塌陷或行瘤内血栓切除以便于更好夹闭。术前影像学检查可以明确M1钙化斑块，术中临时阻断时应尽量避开或直接阻断ICA。此外，最好通过应用丙泊酚等将平均动脉压维持在90～100mmHg，麻醉处于暴发抑制的情况下实施临时阻断，同时需要脑电图（EEG）和体感诱发电位（SSEP）的监控以提醒术者何时停止阻断。

在M1和M2充分显露后需用微型多普勒探头测量血流作为基线，最终夹闭后还要再次测量以对比。如果动脉瘤在近端阻断之前破裂，应紧急用大口径吸引器吸除出血暴露破口，同时用棉片压迫出血点。考虑到可能的缺血风险，术者应与麻醉团队密切沟通，升高血压以维持灌注，必要时输血。此时静脉注射腺苷诱导短期心脏静止，便于快速分离瘤颈，观察破裂点，尽快夹闭动脉瘤。

如果动脉瘤颈粥样硬化/钙化或瘤内钙化严重时，单枚动脉瘤夹无法可靠夹闭，此时需在主夹基础上追加一个夹子加固或以多个夹子堆叠，夹子应尽量选用夹持力更高的开窗夹。如果钙化斑位于瘤颈且术前判断夹闭后载瘤动脉闭塞可能性大或破裂动脉瘤伴有颅内血肿时，应选择开颅夹闭；如果血肿占位效应明显或中线偏移，则需要大骨瓣开颅甚至去骨瓣减压术。对于大量颞叶血肿，选择颞中回或颞下回前方4cm处切开皮质清除血肿，对于额叶血肿需避开Broca区取额中回进入清除。血肿清除不必要非常彻底，只需大部分清除达到脑组织松弛的目的即可，这样可以避免动脉瘤再次破裂。在脑组织获得有效松弛后即可继续分离侧裂，按部就班夹闭动脉瘤。如果血肿量不大，无明显占位效应、脑移位或早期脑疝，可先分离侧裂，夹闭动脉瘤后再清除血肿。此时，可以经动脉瘤顶或破裂处进入血肿腔，而不需要经皮质造瘘，避免对皮质的进一步损伤。

33.4　血管内治疗

血管内治疗已经成为大多数颅内动脉瘤的首选治疗方式。由于解剖结构独特，MCA动脉瘤并非血管内治疗的最佳适应证，即便最有经验的血管内治疗专家也不可能完全避免围手术期的血栓、栓塞和血管损伤（Smith等，2015）。一项244例MCA破裂动脉瘤研究显示，血管内治疗中再次破裂率为5%，血栓栓塞率为5.7%，早期再出血率为1%（Mortimer等，2014）。此外，较开颅夹闭而言，血管内治疗的再治疗率更高，达到1.8%～17.4%，因此需要更频繁的影像学随访（Zaidat等，2014）。Barrow神经外科研究所历时6年的破裂动脉瘤研究证明，夹闭组和血管内治疗组的不良预后率无显著差异，但夹闭组的完全闭塞率高于血管内治疗组（96% vs 48%），再治疗率低于血管内治疗组（4.6% vs 16.4%）（Speltzer

等，2015）。12项MCA动脉瘤血管内治疗研究的系统分析显示，未破裂动脉瘤的死亡率和永久致残率为5.1%，破裂动脉瘤的死亡率和永久致残率为6%，完全闭塞率为82.4%，动脉瘤复发的预测因素包括年轻、破裂和宽颈（Brinjikji等，2011；Jin等，2013）。

MCA动脉瘤患者的选择对于手术安全是至关重要的，随着同时掌握血管内治疗和开放外科手术技术的医师越来越多，以往"一刀切"式的动脉瘤治疗模式将彻底成为历史，微导管和辅助器械的应用也使得血管内治疗的MCA动脉瘤越来越多。但是，MCA由于分支众多，经常难以在无分支血管遮挡的前提下实现动脉瘤颈的良好可视，这是影响血管内治疗可行性和安全性的重要问题（Brasiliense等，2017），其他不利于血管内治疗的因素包括M1狭窄，宽颈，体-颈比＜2，MCA三分叉，以及困难主动脉弓或迂曲颈动脉等（Brasiliense等，2017）。尽管如此，新型血管内治疗辅助器械的应用显著改善了宽颈和复杂形状MCA动脉瘤的疗效。一项161例MCA动脉瘤的研究中，34%采用了支架辅助弹簧圈栓塞术，9%采用球囊成形术（Zaidat等，2014）。血流导向治疗动脉瘤已获得广泛认可，但用于MCA动脉瘤必须谨慎地评估。1组15例小型MCA动脉瘤经PED治疗后完全闭塞率为80%，但有明显的缺血并发症，永久性神经功能障碍发生率为27%（Briganti等，2016）；其他也有血流导向治疗后早期和/或延迟性动脉瘤破裂出血和双联抗血小板治疗加重远端出血的报道（Daou和Jabbour，2016）。研究显示，PED治疗MCA动脉瘤后的总体和手术相关死亡/永久性致残率分别为10.3%和3.5%，与ICA其他部位动脉瘤相当（Daou和Jabbour，2016）。

梭形动脉瘤的治疗对于神经外科医师非常具有挑战，越来越多的研究证实血流导向治疗对于梭形动脉瘤有效，与其他血管内和开放手术相比具有明显优势。虽然MCA动脉瘤中梭形病变仅占0.6%，而在其他动脉中该比例可达3%（Zaidat等，2014），但是血流导向治疗的完全闭塞率可达75%（Topcuoglu等，2016）。

33.5　治疗策略

对于MCA动脉瘤，血管内和显微外科治疗可作为独立的治疗方式，也可联合使用，最重要的是针对每个动脉瘤制订最安全有效的个体化治疗方案。破裂动脉瘤如伴有脑实质内血肿，可在清除血肿前先以弹簧圈栓塞，能够防止开颅和打开硬脑膜时动脉瘤再次破裂。一项300例MCA动脉瘤的研究中，20例伴发脑实质血肿者先行弹簧圈栓塞再清除血肿，40%的患者预后良好（Tawk等，2010）。因此，大多数情况下如果患者入院时状态并非极差，可以联合应用弹簧圈栓塞和开刀手术。开放手术和血管内治疗的其他联合方式提供了复杂MCA动脉瘤治疗的替代方案，如一项9例巨大/梭形动脉瘤病例研究中3例行弹簧圈栓塞术，6例行血管搭桥＋弹簧圈闭塞，只有1例出现轻微神经功能障碍（Shi等，2009）。

33.6　结论

过去五十年，神经外科进入显微时代，大脑中动脉动脉瘤的治疗有了重大发展，显微外科手术成为MCA动脉瘤治疗的标准方法。随着器材的进步，MCA动脉瘤治疗中血管内方法极有可能取代开放手术。此外，血管内治疗提供的工具也允许复合手术用于MCA动脉瘤的治疗，脑血管外科医师可以应用目前所有的治疗手段为患者提供最佳治疗方案，而不仅仅使用自己熟悉的方法。

（译者：李三中　贺亚龙）

参考文献

Brasiliense, L., Aguilar-Salinas, P., Sauvageau, E., & Hanel, R. A. (2017a). Evolution of middle cerebral artery aneurysm treatment: The role of microsurgery in the endovascular era—Part I. *Contemporary Neurosurgery, 39*(2), 1-5.

Brasiliense, L., Aguilar-Salinas, P., Sauvageau, E., & Hanel, R. A. (2017b). Evolution of middle cerebral artery aneurysm treatment: The role of microsurgery in the endovascular era—Part II. *Contemporary Neurosurgery, 39*(2), 6-10.

Briganti, F., Delehaye, L., Leone, G., Sicignano, C., Buono, G., Marseglia, M., et al. (2016). Flow diverter device for the treatment of small middle cerebral artery aneurysms. *Journal of NeuroInterventional Surgery, 8*(3), 287-294.

Brinjikji, W., Lanzino, G., Cloft, H. J., Rabinstein, A., & Kallmes, D. F. (2011). Endovascular treatment of middle cerebral artery aneurysms: A systematic review and single-center series. *Neurosurgery, 68*(2), 397-402.

Daou, B., & Jabbour, P. (2016). Flow diversion for treating middle cerebral artery aneurysms. *World Neurosurgery, 90*, 627-629.

Elsharkawy, A., Lehecka, M., Niemela, M., Kivelev, J., Billon-Grand, R., Lehto, H., et al. (2013). Anatomic risk factors for middle cerebral artery aneurysm rupture: Computed tomography angiography study of 1009 consecutive patients. *Neurosurgery, 73*(5), 825-837.

Hedayat, H. S., & Wolfe, S. Q. (2016). *Middle cerebral artery aneurysm.* The Neurosurgical Atlas. http://www.neurosurgicalatlas.com/volumes/cerebrovascular-surgery/aneurysms/middle- cerebral-artery-aneurysm/middle-cerebral-artery-aneurysm.

Jin, S. C., Kwon, O. K., Oh, C. W., Bang, J. S., Hwang, G., Park, N. M., et al. (2013). Simple coiling using single or multiple catheters without balloons or stents in middle cerebral artery bifurcation aneurysms. *Neuroradiology, 55*(3), 321-326.

Kalb, S., & Spetzler, R. F. (2015). Middle cerebral artery bifurcation aneurysms: When and how to treat asymptomatic unruptured aneurysms. *World Neurosurgery, 84*(3), 620-622.

Mortimer, A. M., Bradley, M. D., Mews, P., Molyneux, A. J., & Renowden, S. A. (2014). Endovascular treatment of 300 consecutive middle cerebral artery aneurysms: Clinical and radiologic outcomes. *American Journal of Neuroradiology, 35*(4), 706-714.

Rinne, J., Hernesniemi, J., Niskanen, M., & Vapalahti, M. (1996). Analysis of 561 patients with 690 middle cerebral artery aneurysms: Anatomic and clinical features as correlated to management outcome. *Neurosurgery, 38*(1), 2-11.

Rodriguez-Hernandez, A., Sughrue, M. E., Akhavan, S., Habdank-Kolaczkowski, J., & Lawton, M. T. (2013). Current management of middle cerebral artery aneurysms: Surgical results with a "clip first" policy. *Neurosurgery, 72*(3), 415-427.

Sadatomo, T., Yuki, K., Migita, K., Taniguchi, E., Kodama, Y., & Kurisu, K. (2008). Morphological differences between ruptured and unruptured cases in middle cerebral artery aneurysms. *Neurosurgery, 62*(3), 602-609.

Shi, Z. S., Ziegler, J., Duckwiler, G. R., Jahan, R., Frazee, J., Ausman, J. I., et al. (2009). Management of giant middle cerebral artery aneurysms with incorporated branches: Partial endovascular coiling or combined extracranial-intracranial bypass—A team approach. *Neurosurgery, 65*(6 Suppl), 121-129.

Smith, T. R., Cote, D. J., Dasenbrock, H. H., Hamade, Y. J., Zammar, S. G., El Tecle, N. E., et al. (2015). Comparison of the efficacy and safety of endovascular coiling versus microsurgical clipping for unruptured middle cerebral artery aneurysms: A systematic review and meta-analysis. *World Neurosurgery, 84*(4), 942-953.

Spetzler, R. F., McDougall, C. G., Zabramski, J. M., Albuquerque, F. C., Nk, H., Russin, J. J., et al. (2015). The barrow ruptured aneurysm trial: 6-year results. *Journal of Neurosurgery, 123*(3), 609-617.

Tawk, R. G., Pandey, A., Levy, E., Liebman, K., Rosenwasser, R., Hopkins, L. N., et al. (2010). Coiling of ruptured aneurysms followed by evacuation of hematoma. *World Neurosurgery, 74*(6), 626-631.

Topcuoglu, O. M., Akgul, E., Daglioglu, E., Topcuoglu, E. D., Peker, A., Akmangit, I., et al. (2016). Flow diversion in middle cerebral artery aneurysms: Is it really an all-purpose treatment? *World Neurosurgery, 87*, 317-327.

UCAS Japan Investigators, Morita, A., Kirino, T., Hashi, K., Aoki, N., Fukuhara, S., et al. (2012). The natural course of unruptured cerebral aneurysms in a Japanese cohort. *The New England Journal of Medicine, 366*(26), 2474-2482.

Wiebers, D. O., Whisnant, J. P., Huston, J., 3rd, Meissner, I., Brown, R. D., Jr., Piepgras, D. G., et al. (2003). Unruptured

intracranial aneurysms: Natural history, clinical outcome, and risks of surgical and endovascular treatment. *Lancet*, *362*(9378), 103-110.

Zaidat, O. O., Castonguay, A. C., Teleb, M. S., Asif, K., Gheith, A., Southwood, C., et al. (2014). Middle cerebral artery aneurysm endovascular and surgical therapies: Comprehensive literature review and local experience. *Neurosurgery Clinics of North America*, *25*(3), 455-469.

第 34 章

椎动脉和小脑后下动脉动脉瘤

M. Reid Gooch❶；John C. Dalfino❶；
Junichi Yamamoto❶；AlanS. Boulos❶

摘 要

椎动脉和小脑后下动脉（posterior inferior cerebellar artery，PICA）动脉瘤发生率低，形态复杂，分为囊状、梭形或夹层3种，常伴有出血。对于可夹闭的动脉瘤，传统手术多采用远外侧入路；而对于不适合夹闭者，一般选择枕动脉–PICA或PICA–PICA搭桥孤立术。近年来，血管内治疗取得巨大成功，在避免脑干和低位颅神经损害方面具有显著优势。椎动脉和PICA动脉瘤的治疗应选择合适方法，或者是血管内治疗或者是显微外科手术，必要时可将两者结合。

关键词

椎动脉动脉瘤；PICA动脉瘤；夹层动脉瘤

❶ 美国纽约州奥尔巴尼医学中心。

34.1　流行病学

　　椎动脉颅内段和小脑后下动脉动脉瘤病理表现多样，位置深在，周围毗邻重要结构。本章内容主要包括除椎-基底动脉延长扩张症以外的椎动脉和PICA动脉瘤的解剖结构、自然病史及治疗策略。与其他动脉瘤相似，治疗方案主要包括保守治疗、开放手术和血管内治疗等。下面我们将探讨此类病变的评估和治疗，并提供一些代表性病例用于详细阐述相关理念。

　　椎动脉和PICA动脉瘤代表了一类少见的动脉瘤类型，通常认为占所有颅内动脉瘤的3%。然而，日本一项1230例连续病例的前瞻性研究发现，57例患者中有73个动脉瘤，其中7个（9.6%）为PICA动脉瘤，提示其发生率可能高于以往报道数据（Iwamoto等，1999）。许多学者将发生在这2条动脉上的动脉瘤分为不同的组别，使用的术语也各不相同，常造成混淆（Bertalanffy等，1998；Hudgins等，1983；Ogilvy和Quinones-Hinojosa，1998；Salcman等，1990）。

34.2　解剖

　　两侧椎动脉在枕骨大孔处入颅后向上、向内、向前走行，并向内下方发出脊髓前动脉，然后发出穿支向脑干供血，继而发出粗大的小脑动脉，最终在椎基底干交界处汇合。PICA在向小脑下及后方走行过程中发出脑干穿支动脉，Lister（1982年）等根据PICA相对于延髓和小脑的位置将其分为5段：延髓前段、延髓外侧段、扁桃体延髓段、扁桃体上段和皮质段（图34.1）。延髓前段以下橄榄体的突出部为界，从血管起始部发出，沿脑干前侧走行，经过舌下神经根至延髓外侧，一旦经过下橄榄体突出部即称为延髓外侧段，终止于橄榄前沟，此处有第IX、X和XI对颅神经。然后动脉绕过延髓背面，围绕小脑扁桃体下极向下走行，并在形成一个"尾环"后向上翻转，该段称为扁桃体延髓段。从侧面观察小脑扁桃体，动脉走行方向是上升的，因此PICA的这一段终止于小脑扁桃体的中点。扁桃体上段继续沿腹侧方向朝第四脑室顶端走行，继而转向后下方形成"颅襻"，其顶点被称为"脉络点"，随之返回背侧，并位于相关结构形成的裂隙中，这一裂隙外侧为扁桃体和小脑半球，内侧为小脑蚓部，动脉走行于其中时通常稍向外突出，最后形成分叉并向小脑蚓部和半球表面发出分支，即为皮质段。

　　需要注意的是，PICA从起始段开始即有很大变异，越早从VA发出，其在后颅窝的位置越靠外侧，因此可能缺乏"延髓前段"，甚至同时缺乏"延髓外侧段"，这些情况下延髓的血供直接来自VA穿支。Lister等在1982年发表的文献中描述了25具尸检、50例小脑半球的解剖结果，共发现49条椎动脉，42个小脑半球有PICA，发自椎动脉的位置从枕骨大孔（7/42，17%）至椎基底结合部，其中40%（17/42）缺乏延髓前段。PICA的任何节段在走行上均可能有显著变异，因此强调在干预治疗前需仔细行影像学检查。

　　此外，PICA与颅神经的关系也复杂多变。本章暂不就解剖展开详细讨论，但熟悉迷走神经-副神经三角的结构有助于该区域的手术解剖。正如Rodriguez-Hernandez和Lawton所述，该三角由上舌下神经三角和下舌下神经三角组成（图34.2），在采用远外侧入路进入该区域时，显露小脑延髓裂可见一个三角形结构，上方为迷走神经，内侧为延髓，外侧为副神经。如前所述，第X、XI对颅神经由橄榄前沟发出走行于上述视野深部，第XII对颅神经穿过迷走神经-副神经三角后向舌下神经管外侧走行，同时将该三角分为上下两部分。Lawton等的病例研究发现，51例PICA动脉瘤中有43例（84%）位于迷走神经-副神经三角中，其中19例位于下舌下神经三角，22例位于上舌下神经三角，2例在二者之间、舌下神经下方。通常情况下，Lister等的描述能够与这些解剖三角相对应，即大部分位于上舌下神经三角的动脉

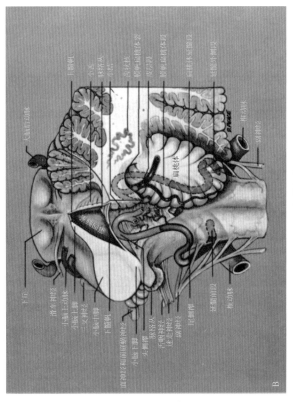

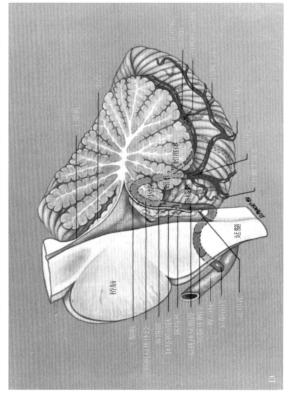

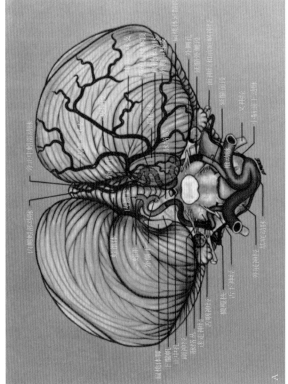

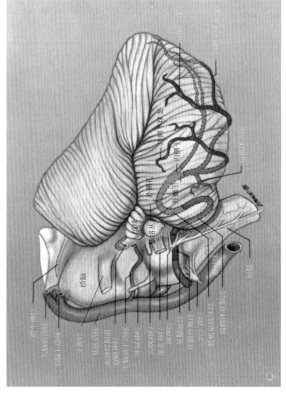

图 34.1　小脑后下动脉（PICA）走行及 Lister 等 1982 年发表的原始文献中所述之分段示意图

A. 前面观；B. 后面观；C. 侧面观；D. 矢状剖面。版权为《Neurosurgery》所有，已授权

瘤也位于延髓前区，位于下舌下神经三角的动脉瘤也位于延髓外侧区，而三角外的动脉瘤位于扁桃体延髓区或其他区域。

如果术中损伤血管可引起相应的卒中综合征。VA闭塞可致延髓内侧综合征，并累及内侧丘系（对侧本体感觉和触觉）、锥体束（对侧上肢和下肢无力）和第XII对颅神经（同侧舌无力伴萎缩）。Wallenberg综合征或延髓外侧综合征常由VA或PICA闭塞引起，累及以下结构：脊髓丘脑束（对侧痛温觉减退）、第V对颅神经降支（同侧面部感觉受损）、前庭核（眩晕、眼球震颤、复视、恶心）、小脑半球和脊髓小脑束（同侧肢体共济失调）、第IV、X、XI对颅神经（声音嘶哑、咽反射减弱、吞咽困难、耸肩减弱）、下行交感神经束（同侧Horner综合征）（Adams等，1997）。

椎动脉和PICA动脉瘤可依据其位置（PICA，VA-PICA交界，椎-基底动脉交界）和病理特征（囊状、梭形、夹层）分类。Yamaura对94例椎动脉及其分支发出的动脉瘤进行综述，按照位置包括VA-PICA交界（77/94，82%）、PICA（13/94，14%）及椎-基底动脉交界（4/94，4%）3种，按照病理特征包括囊状（56例，60%）、夹层（26例，28%）及梭形动脉瘤（12例，13%）3种，其中67%为破裂动脉瘤，81%的夹层动脉瘤临床表现为SAH（Yamaura，1988）。此外，Hudgins等的综述表明PICA动脉瘤最常发生在VA-PICA交界处，21例中有17例位于此处，而另外4例均为远端动脉瘤，有2例与小脑AVM有关（Hudgins等，1983）。PICA动脉瘤合并其他血管病变并不罕见，近期一篇综述中12例PICA远端动脉瘤中有5例并发小脑AVM（Case等，2017）。正是由于PICA动脉瘤的这种独特表现，标准的诊断性血管造影是必不可少的。

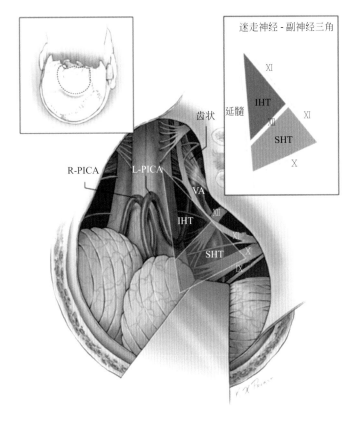

图 34.2　经远外侧入路显露 PICA 动脉瘤所涉及的解剖三角

迷走神经-副神经三角内侧界为延髓，外侧界为第XII对颅神经，上界为第 X 对颅神经。第XII对颅神经在该区域深处将迷走神经-副神经三角横向分为下舌下神经三角（IHT）和上舌下神经三角（SHT）。版权所有《Journal of Neurosurgery》，授权引用

夹层动脉瘤是一种治疗相当困难的疾病，可表现为偶发的缺血、疼痛或典型的SAH，有观点认为未出血的病变最好仅给予药物治疗。Kitanaka等对6例椎动脉夹层动脉瘤进行了综述，均表现为脑干缺血，接受了血压控制结合卧床休息的治疗方案，其中5例未使用任何抗血小板或抗凝血药物，在1～2.5年的随访中所有患者均获得临床康复；对5例患者进行连续血管造影随访，可见1例VA闭塞（104d），1例残留微小的梭形动脉瘤（128d），3例夹层完全消失（52d、95d及193d）。研究发现，夹层动脉瘤即便在首诊时未见SAH，仍一定存在着出血风险，因此提倡密切随访、严格控制血压，尽可能减少使用血液稀释剂（Kitanaka等，1994）。另一方面，当夹层动脉瘤伴有出血时，再出血的风险会明显增加，因此应尽可能地治疗。Isokangas等对12例血管内治疗的PICA动脉瘤进行了综述，10例因出血就诊，7例为夹层动脉瘤，其中3例分别在治疗前18d、10d和6h再次破裂，5例在治疗前的二次血管造影均显示病变进展（Isokangas等，2008）。然而，这类病变的治疗通常会有挑战，由于破裂点十分脆弱，无法直接夹闭，可能需要搭桥手术。也可以选择血管内支架重建，但术后需使用大量抗血小板药物，有急性期再出血风险。某些情况下，血管阻断或闭塞也是一种治疗选择。

大多数VA和PICA动脉瘤破裂表现为SAH和/或脑室出血，其中脑室出血多累及第四脑室，因此必须妥善处理脑积水。夹层动脉瘤可能会出现缺血症状，较大的梭形或囊状动脉瘤会产生占位效应，如压迫颅神经可致功能障碍及Horner综合征，表现为呼吸和吞咽困难，往往需要气管切开和经皮置入饲管（Ogilvy和Quinones-Hinojosa，1998；Williamson等，2015）。

34.3 显微外科治疗

外科手术是治疗椎动脉和PICA动脉瘤的经典方法，有助于清除血肿、缓解占位效应，针对脑肿胀可去骨瓣减压，必要时还可行旁路搭桥。椎动脉和近端PICA动脉瘤多采用最早由Heros正式提出的远外侧入路，而当动脉瘤位置更靠前、接近中线或在VA远端时，则需其他更复杂的颅底手术入路（Day等，1997）。骨瓣需要根据病变位置确定，应特别保护VA、髁后导静脉、舌下神经管、乙状窦远端内缘及颈静脉结节的硬脑膜入口（Bertalanffy等，1995）。采用远外侧入路在枕骨大孔外缘钻孔时应特别注意硬膜反折，如有必要可进一步摘除枕骨髁或髁上部骨质以便更好地显露（Matsushima等，2001）。如果动脉瘤位于PICA远端、延髓后方，则建议采用更直接的枕下入路。

外科手术术式也应根据动脉瘤类型进行调整，囊状动脉瘤通常可夹闭，梭形和夹层动脉瘤需要包裹、孤立/搭桥或近端血管结扎等（Berger和Wilson，1984；Yamaura等，1990）。在制订手术方案时，非常重要的是明确夹层动脉瘤相对于PICA的位置、对侧VA存在与否，以及脑干穿支的粗细和位置等。如果需要搭桥，可选择枕动脉-PICA或PICA-PICA搭桥。对于部分动脉瘤，如果PICA长度足够，则可以切除动脉瘤后在PICA上行端-端吻合或直接将PICA与VA吻合（Lawton，2011；Nussbaum等，2003）。

34.4 血管内治疗

血管内治疗的优势在于避免对重要神经组织的手术骚扰，具体方法包括单纯弹簧圈栓塞、支架辅助弹簧圈栓塞、球囊辅助弹簧圈栓塞、血流导向治疗和血管闭塞等。与显微外科手术一样，治疗方案的确定需充分考虑病变位置和病理类型。一般认为，脉络点以远的任何PICA动脉瘤均可通过闭塞血管来治疗，因为已经远离脑干穿支且小脑组织可通过小脑前下动脉、小脑上动脉或对侧PICA的代偿获得良好的血供。囊状动脉瘤可以行弹簧圈栓塞，如有必要可结合球囊或支架辅助，二者是进入PICA还是保留在VA中取决于动脉瘤的位置和血管的管径。

血管内治疗的材料如何到达PICA取决于它从VA发出的方向，通常经同侧椎动脉，但某些情况下PICA与椎动脉成锐角，此时从另一侧椎动脉进入PICA可能会更容易（Crowley等，2012）。外科医师可以使用的最后一个工具是BTO，可帮助判断血管闭塞前是否需搭桥，特别对于夹层动脉瘤因球囊或血管夹无法直接到达，BTO对于制订治疗策略尤其有用。例如，对于PICA近端或远端的夹层动脉瘤，BTO可在血管造影同时进行，以在术前明确血管内方法孤立动脉瘤后是否有足够的侧支血供。值得一提的是，血管内支架植入治疗夹层动脉瘤日益为人们所接受，该方法没有建立新的血管，也没有完全闭塞血管，而是通过修复损伤血管来治疗动脉瘤（Lylyk等，2001；Wang等，2014）。

34.4.1 预后

由于患病人数少、病变类型和治疗多样，VA和PICA动脉瘤的预后评估十分复杂。尽管低位颅神

经麻痹的发生率相对较高（48%～66%），但总体效果令人满意，大部分颅神经麻痹在术后一段时间内会得到改善（Al-khayat等，2005；Horowitz等，1998）。D'Ambrosio等回顾了经远外侧入路治疗的20例VA-PICA交界处或延髓前段/外侧段PICA动脉瘤，结果表明所有未破裂动脉瘤以及93%的破裂动脉瘤预后良好，术后并发症包括2例（10%）声带麻痹和2例（15%）脑脊液漏。作者认为经远外侧入路时切除C1有助于更好地显露，减少对低位颅神经的干扰（D'Ambrosio等，2004）。Horiuchi等综述了24例PICA远端动脉瘤，发现80%以上的患者恢复良好，但研究将所有位于PICA上的动脉瘤均视为PICA远端动脉瘤，可能有一定分歧（Horiuchi等，2003）。2005年，Orakcioglu等也采取类似方法分析了18例PICA远端动脉瘤，其中15例破裂（Hunt-Hess分级：2级6例，3级3例，4级4例，5级2例），1例接受血管内栓塞，14例行开颅手术，12例（75%）长期预后良好。

　　Lehto研究纳入了迄今为止样本量最大的远端PICA动脉瘤病例，91例动脉瘤中85%破裂，15例保守治疗（9例再破裂），1例行弹簧圈栓塞，其余均行开颅手术。破裂动脉瘤中59%小于7mm，59%为囊状动脉瘤，41%为梭形动脉瘤，59%位于左侧。术后19%发生喉神经麻痹，其中85%部分或完全恢复。18例术后存活不超过1年，生存1年以上患者中91%具有独立生活能力。

　　目前来看，PICA动脉瘤的血管内治疗结果是令人鼓舞的（Sanai等，2008），其主要关注点是防止术中动脉瘤破裂和保护PICA及重要穿支动脉（Chalouhi等，2013；Cho等，2013；Juszkat等，2016）。Chalouhi等开展了迄今为止病例量最大的PICA动脉瘤血管内治疗研究，回顾性分析了76例近端（54例，VA-PICA交界处或延髓前段）和远端（19例，延髓前段以外）PICA动脉瘤，75%为SAH，3例远端动脉瘤和2例近端动脉瘤无法介入治疗而行显微外科手术，9例（12.7%）发生手术相关并发症，其中3例术中破裂，6例卒中（2例无症状，3例一过性轻微症状，1例严重并发症）。48例血管造影随访，11例（22.9%）复发，其中9例（18.8%）再次治疗。需要注意的1例远端PICA动脉瘤初次栓塞约90%的瘤体，术后15天再出血，最终致严重残疾。作者认为血管内介入治疗PICA动脉瘤是可行并安全且有效的，但需要造影随访（Chalouhi等，2013）。

　　新近的研究直接比较了血管内和显微外科治疗对于椎动脉和PICA动脉瘤的效果。Bohnstedt等回顾了102例椎动脉和PICA动脉瘤的治疗、并发症及长期预后，64%的患者行显微外科手术，37例介入治疗，其中2例二次手术，1例再出血，均死亡。显微外科手术者均未复发，但发生神经功能障碍的可能性更高。2种治疗的长期预后无显著差异，Hunt-Hess评分和年龄是预后相关因素（Bohnstedt等，2015）。另一项类似研究中，21例VA和PICA动脉瘤中有16例为破裂囊状动脉瘤，11例介入治疗，10例显微手术治疗，2种治疗的神经功能预后无显著差异。介入治疗患者中，1例发生PICA卒中致"中度小脑综合征"，3例复发并再次治疗。显微外科手术者中，3例术后吞咽困难，其中1例症状未缓解，1例接受二次治疗（Aboukais等，2016）。

34.5　治疗策略

　　我们中心有3名同时受过开颅和介入技术培训的神经外科医师负责动脉瘤治疗，通常更倾向于介入，尤其对于未破裂动脉瘤。血流导向支架（图34.4）或普通支架（图34.5）辅助弹簧圈栓塞并结合双联抗血小板药物治疗均可获得满意效果。

34.5.1　典型病例

　　病例1（图34.3）　患者，女性，50岁，Hunt-Hess 3级、Fisher 4级SAH就诊，发现右侧PICA延髓外侧段一破裂梭形动脉瘤，行显微外科手术治疗，拟采取远外侧入路枕动脉 -PICA搭桥并孤立动脉瘤。

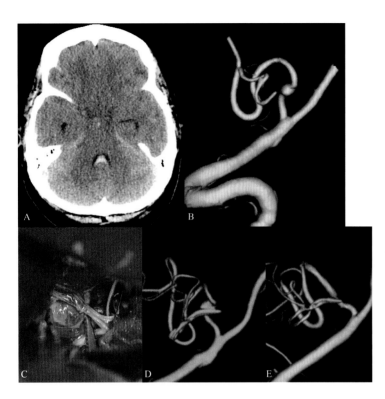

图34.3　患者，女性，50岁，诊断为破裂梭形PICA动脉瘤，行手术和介入联合治疗
CT扫描示第四脑室SAH和IVH（A）。3D血管造影显示PICA延髓外侧段梭形动脉瘤（B）。术中照片显示永久夹闭包括破裂点在内的病变节段，将第Ⅺ对颅神经根部铺在动脉瘤上。PICA近端右侧可见临时动脉瘤夹，未见动脉其余部分有病理改变（C）。术后3D造影显示PICA持续性梭形扩张，在脑室 - 腹腔分流术后1周将LVIS Jr.支架跨病变区域植入（D）。介入术后3个月3D造影显示PICA正常（E）

显微镜直视下见动脉瘤形态趋于囊状，术中将其夹闭，其余PICA部分未发现病变且重要脑干穿支邻近动脉瘤，因此未行颅外 - 颅内搭桥，也未闭塞PICA。术后血管造影显示PICA形态仍有异常，在置入脑室 - 腹腔分流管后患者开始服用阿司匹林＋氯吡格雷，跨梭形节段植入LVIS Jr.支架，3个月后造影显示血管恢复正常。

病例2（图34.4）　患者，男性，37岁，因高血压致右侧基底节出血就诊。血管成像偶然发现起源于VA-PICA交界处的不规则宽颈动脉瘤。脑实质出血痊愈后行血管内治疗，术后CTA随访显示动脉瘤闭塞，PICA通畅。

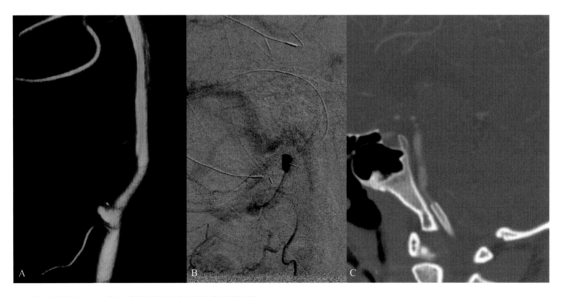

图34.4　患者男性，37岁，偶然发现左椎动脉动脉瘤
3D血管造影显示动脉瘤起源于椎动脉 -PICA起始部（A）。B.植入PED后即刻椎动脉造影静脉晚期相显示动脉瘤囊内对比剂淤滞（B）。CT血管造影随访示PED通畅，动脉瘤无充盈（C）

病例3（图34.5）　患者，女性，56岁，主因严重头痛就诊，有肌纤维发育不良病史，发现右侧VA上PICA近端夹层动脉瘤，植入Enterprise支架。3个月后随访显示动脉瘤内血流减少，遂行支架辅助下弹簧圈栓塞术，造影随访示动脉瘤完全消失。

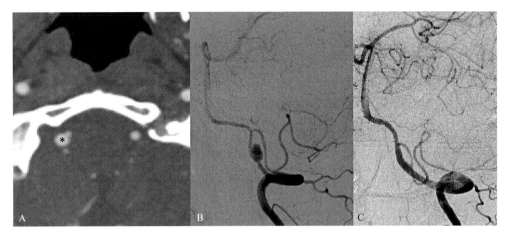

图34.5　患者女性，56岁，头痛，偶然发现右侧椎动脉夹层动脉瘤
CT血管造影显示PICA和椎动脉旁假性动脉瘤（A）。血管造影示动脉瘤与PICA起源完全分离（B）。支架辅助弹簧圈栓塞术后3年复查，动脉瘤闭塞，血管正常（C）

34.6　结论

椎动脉和小脑后下动脉动脉瘤的治疗方法仍在不断发展，与其他颅内血管病变一样，血管内技术已在很大程度上取代了传统外科手术。尽管外科手术可以将动脉瘤可靠闭塞，但相关的手术并发症发生率越来越被视为不可接受，尤其是在有更好的替代方案时。然而，血管内技术并非没有局限性，其中之一是无法可靠地预防未来出血。尽管在很多病例中血管内治疗的疗效非常持久，但是影像学随访仍是相当重要的。无论如何，在治疗椎动脉和PICA动脉瘤时需要清楚地意识到这类病变相对罕见，治疗更加复杂，即使是最有经验的医师也有可能缺乏足够的经验。

（译者：戴淑慧　贺亚龙）

参考文献

Aboukais, R., Zairi, F., Boustia, F., Bourgeois, P., Leclerc, X., & Lejeune, J. P. (2016). Vertebral artery- posterior inferior cerebellar artery convergence aneurysms treated by endovascular or surgical treatment: Mid- and long-term outcome. *Neurochirurgie*, *62*(2), 72-77. https://doi.org/10.1016/j. neuchi.2015.12.002.

Adams, R. D., Victor, M., & Ropper, A. H. (1997). *Principles of neurology* (6th ed.). New York: McGraw- Hill, Health Professions Division.

Al-khayat, H., Al-Khayat, H., Beshay, J., Manner, D., & White, J. (2005). Vertebral artery-posteroinferior cerebellar artery aneurysms: Clinical and lower cranial nerve outcomes in 52 patients. *Neurosurgery*, *56*(1), 2-10. discussion 11.

Berger, M. S., & Wilson, C. B. (1984). Intracranial dissecting aneurysms of the posterior circulation. Report of six cases and review of the literature. *Journal of Neurosurgery*, *61*(5), 882-894. https://doi.org/ 10.3171/jns.1984.61.5.0882.

Bertalanffy, H., Gilsbach, J. M., Mayfrank, L., Kawase, T., Shiobara, R., & Toya, S. (1995). Planning and surgical strategies for early management of vertebral artery and vertebrobasilar junction aneurysms. *Acta Neurochirurgica*, *134*(1-2), 60-65.

Bertalanffy, H., Sure, U., Petermeyer, M., Becker, R., & Gilsbach, J. M. (1998). Management of aneurysms of the vertebral artery-posterior inferior cerebellar artery complex. *Neurologia Medico-Chirurgica (Tokyo)*, *38*(Suppl), 93-103.

Bohnstedt, B. N., Ziemba-Davis, M., Edwards, G., Brom, J., Payner, T. D., Leipzig, T. J., et al. (2015). Treatment and outcomes

among 102 posterior inferior cerebellar artery aneurysms: A comparison of endovascular and microsurgical clip ligation. *World Neurosurgery, 83*(5), 784-793. https://doi. org/10.1016/j.wneu.2014.12.035.

Case, D., Kumpe, D., Cava, L., Neumann, R., White, A., Roark, C., et al. (2017). Ruptured distal posterior inferior cerebellar artery (PICA) aneurysms associated with cerebellar arterial venous malformations (AVMs): A case series and review of the literature demonstrating the need for angiographic evaluation and feasibility of endovascular treatment. *World Neurosurgery, 97*, 751.e7-751.e13. https:// doi.org/10.1016/j.wneu.2016.10.081.

Chalouhi, N., Jabbour, P., Starke, R. M., Tjoumakaris, S. I., Gonzalez, L. F., Witte, S., et al. (2013). Endovascular treatment of proximal and distal posterior inferior cerebellar artery aneurysms. *Journal of Neurosurgery, 118*(5), 991-999. https://doi. org/10.3171/2012.12.JNS121240.

Chalouhi, N., Tjoumakaris, S., Dumont, A. S., Gonzalez, L. F., Randazzo, C., Starke, R. M., et al. (2013). Treatment of posterior circulation aneurysms with the pipeline embolization device. *Neurosurgery, 72* (6), 883-889. https://doi.org/10.1227/NEU.0b013e31828ba984.

Cho, Y. D., Kang, H. S., Lee, W. J., Kim, K. M., Kim, J. E., & Han, M. H. (2013). Stent-assisted coil embolization of wide-necked posterior inferior cerebellar artery aneurysms. *Neuroradiology, 55*(7), 877-882. https://doi.org/10.1007/s00234-013-1178-1.

Crowley, R. W., Albuquerque, F. C., Ducruet, A. F., Williamson, R. W., & McDougall, C. G. (2012). Technical considerations in the endovascular management of aneurysms of the posterior inferior cerebellar artery. *Neurosurgery, 71*(2 Suppl Operative), 204-217. discussion ons217-208. https://doi.org/10.1227/NEU.0b013e31826920b4.

D'Ambrosio, A. L., Kreiter, K. T., Bush, C. A., Sciacca, R. R., Mayer, S. A., Solomon, R. A., et al. (2004). Far lateral suboccipital approach for the treatment of proximal posteroinferior cerebellar artery aneurysms: Surgical results and long-term outcome. *Neurosurgery, 55*(1), 39-50. discussion 50-34.

Day, J. D., Fukushima, T., & Giannotta, S. L. (1997). Cranial base approaches to posterior circulation aneurysms. *Journal of Neurosurgery, 87*(4), 544-554. https://doi.org/10.3171/jns.1997.87.4.0544.

Heros, R. C. (1986). Lateral suboccipital approach for vertebral and vertebrobasilar artery lesions. *Journal of Neurosurgery, 64*(4), 559-562. https://doi.org/10.3171/jns.1986.64.4.0559.

Horiuchi, T., Tanaka, Y., Hongo, K., Nitta, J., Kusano, Y., & Kobayashi, S. (2003). Characteristics of distal posteroinferior cerebellar artery aneurysms. *Neurosurgery, 53*(3), 589-595. discussion 595-586.

Horowitz, M., Kopitnik, T., Landreneau, F., Krummerman, J., Batjer, H. H., Thomas, G., et al. (1998). Posteroinferior cerebellar artery aneurysms: Surgical results for 38 patients. *Neurosurgery, 43*(5), 1026-1032.

Hudgins, R. J., Day, A. L., Quisling, R. G., Rhoton, A. L., Jr., Sypert, G. W., & Garcia-Bengochea, F. (1983). Aneurysms of the posterior inferior cerebellar artery. A clinical and anatomical analysis. *Journal of Neurosurgery, 58*(3), 381-387. https://doi. org/10.3171/jns.1983.58.3.0381.

Iihara, K., Sakai, N., Murao, K., Sakai, H., Higashi, T., Kogure, S., et al. (2002). Dissecting aneurysms of the vertebral artery: A management strategy. *Journal of Neurosurgery, 97*(2), 259-267. https://doi.org/ 10.3171/jns.2002.97.2.0259.

Isokangas, J. M., Siniluoto, T., Tikkakoski, T., & Kumpulainen, T. (2008). Endovascular treatment of peripheral aneurysms of the posterior inferior cerebellar artery. *AJNR. American Journal of Neuroradiology, 29*(9), 1783-1788. https://doi. org/10.3174/ajnr.A1218.

Iwamoto, H., Kiyohara, Y., Fujishima, M., Kato, I., Nakayama, K., Sueishi, K., et al. (1999). Prevalence of intracranial saccular aneurysms in a Japanese community based on a consecutive autopsy series during a 30-year observation period. The Hisayama study. *Stroke, 30*(7), 1390-1395.

Juszkat, R., Kram, P., Stanislawska, K., Jankowski, R., Stachowska-Tomczak, B., Nowak, S., et al. (2016). Ten years of experience in endovascular treatment of ruptured aneurysms of the posterior inferior cerebellar artery. *Interventional Neuroradiology, 22*(2), 129-137. https://doi.org/ 10.1177/1591019915622164.

Kitanaka, C., Tanaka, J., Kuwahara, M., Teraoka, A., Sasaki, T., Takakura, K., et al. (1994). Nonsurgical treatment of unruptured intracranial vertebral artery dissection with serial follow-up angiography. *Journal of Neurosurgery, 80*(4), 667-674. https:// doi.org/10.3171/jns.1994.80.4.0667.

Lawton, M. T. (2011). *Seven aneurysms tenets and techniques for clipping (pp. 1 online resource (xiii, 224 p.)). Retrieved from.* http://encompass.library.cornell.edu/cgi-bin/checkIP.cgi?access=gateway_standard%26url= http://lib.myilibrary.com?id=305573.

Lehto, H., Harati, A., Niemela, M., Dashti, R., Laakso, A., Elsharkawy, A., et al. (2014). Distal posterior inferior cerebellar artery aneurysms: Clinical features and outcome of 80 patients. *World Neurosurgery, 82*(5), 702-713. https://doi.org/10.1016/j.wneu.2014.06.012.

Lister, J. R., Rhoton, A. L., Jr., Matsushima, T., & Peace, D. A. (1982). Microsurgical anatomy of the posterior inferior cerebellar artery. *Neurosurgery, 10*(2), 170-199.

Lylyk, P., Cohen, J. E., Ceratto, R., Ferrario, A., & Miranda, C. (2001). Combined endovascular treatment of dissecting

vertebral artery aneurysms by using stents and coils. *Journal of Neurosurgery*, *94*(3), 427-432. https://doi.org/10.3171/jns.2001.94.3.0427.

Matsushima, T., Matsukado, K., Natori, Y., Inamura, T., Hitotsumatsu, T., & Fukui, M. (2001). Surgery on a saccular vertebral artery-posterior inferior cerebellar artery aneurysm via the transcondylar fossa (supracondylar transjugular tubercle) approach or the transcondylar approach: Surgical results and indications for using two different lateral skull base approaches. *Journal of Neurosurgery*, *95*(2), 268-274. https://doi.org/10.3171/jns.2001.95.2.0268.

Nussbaum, E. S., Mendez, A., Camarata, P., & Sebring, L. (2003). Surgical management of fusiform aneurysms of the peripheral posteroinferior cerebellar artery. *Neurosurgery*, *53*(4), 831-834; discussion 834-835.

Ogilvy, C. S., & Quinones-Hinojosa, A. (1998). Surgical treatment of vertebral and posterior inferior cerebellar artery aneurysms. *Neurosurgery Clinics of North America*, *9*(4), 851-860.

Orakcioglu, B., Schuknecht, B., Otani, N., Khan, N., Imhof, H. G., & Yonekawa, Y. (2005). Distal posterior inferior cerebellar artery aneurysms: Clinical characteristics and surgical management. *Acta Neurochirurgica*, *147*(11), 1131-1139. discussion 1139. https://doi.org/10.1007/s00701-005-0599-y.

Rodriguez-Hernandez, A., & Lawton, M. T. (2011). Anatomical triangles defining surgical routes to posterior inferior cerebellar artery aneurysms. *Journal of Neurosurgery*, *114*(4), 1088-1094. https://doi. org/10.3171/2010.8.JNS10759.

Salcman, M., Rigamonti, D., Numaguchi, Y., & Sadato, N. (1990). Aneurysms of the posterior inferior cerebellar artery-vertebral artery complex: Variations on a theme. *Neurosurgery*, *27*(1), 12-20. discussion 20-11.

Sanai, N., Tarapore, P., Lee, A. C., & Lawton, M. T. (2008). The current role of microsurgery for posterior circulation aneurysms: A selective approach in the endovascular era. *Neurosurgery*, *62*(6), 1236-1249; discussion 1249-1253. https://doi.org/10.1227/01.neu.0000333295.59738.de.

Wang, Y., Zhao, C., Hao, X., Wang, C., & Wang, Z. (2014). Endovascular interventional therapy and classification of vertebral artery dissecting aneurysms. *Experimental and Therapeutic Medicine*, *8*(5), 1409-1415. https://doi.org/10.3892/etm.2014.1961.

Williamson, R. W., Wilson, D. A., Abla, A. A., McDougall, C. G., Nakaji, P., Albuquerque, F. C., et al. (2015). Clinical characteristics and long-term outcomes in patients with ruptured posterior inferior cerebellar artery aneurysms: A comparative analysis. *Journal of Neurosurgery*, *123*(2), 441-445. https://doi.org/10.3171/2014.10.JNS141079.

Yamaura, A. (1988). Diagnosis and treatment of vertebral aneurysms. *Journal of Neurosurgery*, *69*(3), 345-349. https://doi. org/10.3171/jns.1988.69.3.0345.

Yamaura, A., Watanabe, Y., & Saeki, N. (1990). Dissecting aneurysms of the intracranial vertebral artery. *Journal of Neurosurgery*, *72*(2), 183-188. https://doi.org/10.3171/jns.1990.72.2.0183.

第 35 章

基底动脉动脉瘤概述

Mandy J. Binning❶

摘 要

　　基底动脉动脉瘤在解剖、发病机制和治疗选择方面代表了一组不同的病变。本章将围绕基底动脉末端、大脑后动脉/小脑上动脉和基底动脉主干动脉瘤进行讨论。一直以来，这类动脉瘤的治疗对于神经外科医师而言是一种挑战。随着临床诊疗技术的日益成熟，可供选择的个体化治疗方式越来越多，显著提高了基底动脉动脉瘤的治疗安全性和有效性。

关键词

基底动脉；动脉瘤；基底动脉末端；基底动脉干

❶ 美国宾夕法尼亚州费城德雷塞尔大学医学院德雷塞尔神经科学研究所神经外科。

后循环动脉瘤约占颅内动脉瘤的15%。基底动脉动脉瘤主要位于基底动脉顶端至椎-基底动脉交界处，形态多样，解剖和病因差异较大，通常统称为基底动脉动脉瘤，这样一方面有助于认识和理解特定的病理生理学改变，另一方面有助于制订和选择合适的治疗方案。1965年，Drake通过对14个破裂基底动脉动脉瘤的手术描述发现动脉瘤多发生于基底动脉分叉处或沿动脉主干发展。Peerless和Drake撰写的1200例后循环动脉瘤研究文章中，大多数位于基底动脉末端，其次是上段基底动脉干、下段基底动脉干和椎-基底动脉交界处（Peerless和Drake，1996）。

本章将基底动脉动脉瘤分为3类：基底动脉末端动脉瘤、大脑后动脉（PCA）/小脑上动脉（SCA）动脉瘤、基底动脉干动脉瘤，围绕每类动脉瘤的解剖结构和治疗策略展开讨论。

35.1 基底动脉末端动脉瘤

通常被称为基底动脉顶端、基底动脉末端或基底动脉分叉处动脉瘤，是最常见的基底动脉动脉瘤，位于乳头体背部的脚间池内。这类动脉瘤治疗的关键点是解剖分离和保护起源于基底动脉末端的微小穿支动脉及供应中脑和丘脑的PCA。Charles Drake是外科治疗这类动脉瘤的先驱，他终身致力于完善手术技巧，实现当时能够获得的最佳疗效。Drake早期治疗基底动脉末端动脉瘤的效果并不理想，7例破裂动脉瘤中5例死亡，1例预后不佳，1例出现运动性失语（Drake，1965）。Drake评论说："目前，只有在仔细考虑治疗的风险后，才能对这类动脉瘤进行手术。在不了解更多情况之前，明智的做法可能是仅对瘤体较小、前方结构易于保护和瘤颈显露良好的动脉瘤进行手术。"Drake发现，显露是成功夹闭基底动脉顶端动脉瘤的关键，几乎所有的手术并发症都与动脉瘤颈部和穿支血管的显露不良有关。斜坡和岩骨的局部解剖关系，颅神经与动脉的毗邻情况，以及瘤体本身等都是导致动脉瘤颈和关键穿支动脉显露困难的原因。Hunterian动脉结扎术早期曾用于治疗这类动脉瘤，以避免潜在的显露危险。然而，随着显微镜的出现和显微技术的发展，手术暴露基底动脉顶端成为可能。1990年，Drake报道了545例基底动脉顶端动脉瘤的治疗结果，有效率高达87%（Peerless和Drake，1990）。

尽管Drake在基底动脉顶端动脉瘤治疗方面造诣深厚，对手术解剖和治疗策略做出了巨大贡献，但随着血管内治疗技术的出现，这种更为直接的方法使得基底动脉顶端动脉瘤患者受益更大。与Drake的手术经验一样，早期弹簧圈栓塞仅针对"颈部良好"的基底动脉末端动脉瘤。如今，由于介入技术快速发展，各种形态和颈部宽度的基底动脉末端动脉瘤均可进行栓塞治疗。

随着介入治疗效果的不断改善，血管内栓塞术已成为这类动脉瘤的首选治疗方法，仅对于不适合血管内治疗的动脉瘤才考虑开颅夹闭手术。

35.2 大脑后动脉/小脑上动脉动脉瘤

位于基底动脉外侧，包括起源于PCA/SCA-基底动脉主干交界处的动脉瘤是次常见的后循环动脉瘤，也可更准确地描述为基底动脉干外侧动脉瘤。然而，真正的远端PCA动脉瘤并不常见，发病率仅为0.7%～2.2%（Drake和Amacher，1969；Hamada等，2005；Qin等，2017），多位于P2远端（36%），其次为P2近端（20%）、P1-P2交界处（16%）和P1处（15%）（Zeal和Rhoton，1978），形态可以是囊状、夹层或梭形，也可以是巨大动脉瘤（Drake，1965）。起源于SCA的远端动脉瘤非常罕见，发病率低至0.2%（Piepgras，1993；Zenteno等，2007）。虽然不常见，但其发病机制和形态多样，个体化血管内治疗需求更大。无论是单纯弹簧圈栓塞、支架辅助弹簧圈栓塞、WADA检测后的血管闭塞术，还是应用较少的血流导向治疗，均随着介入技术的进步发生了翻天覆地的变化。尽管如此，仍有一些动脉瘤需要行

开颅手术夹闭、搭桥或动脉瘤夹闭血管重建术，以最大限度减轻缺血并发症，解除占位效应。在后续章节中，将详细阐述既能开颅夹闭又可以介入治疗的神经外科医师如何处理这类动脉瘤。

35.3　基底动脉主干动脉瘤

如前所述，Peerless和Drake发现16%的后循环动脉瘤位于上段基底动脉干，8%位于下段基底动脉干，7%位于椎-基底动脉交界处，自然病史较差，5年发病率和死亡率可高达80%（Saliou等，2015）。其局部解剖特征包括穿通动脉丰富、手术通道狭窄、与颅神经关系密切，以及病变呈梭形等，这都使开颅夹闭手术异常艰巨和危险。血管内技术的出现为这类病变的治疗带来了革命性变化，已成为显微手术夹闭、Hunterian结扎、孤立术和血管搭桥的理想替代方法。和前循环动脉瘤一样，囊状、外侧和位于基底动脉主干等易显露位置的动脉瘤，通常使用弹簧圈栓塞治疗也较为容易；而梭形动脉瘤治疗有多种选择方案，如支架辅助弹簧圈栓塞和血流导向治疗等，但存在复发、出血和缺血的风险。相信随着手术技术的不断进步，并发症将显著减少，治疗效果将进一步提高。

35.4　结论

神经外科医师一直在探索和创新最为有效和安全的治疗方式，基底动脉动脉瘤的治疗演变过程很好地印证了这一点。Drake早在1965年的手稿中就描述了腔内技术："通过哺乳动物鬃毛和电位差在瘤体内形成血栓可闭塞大动脉瘤，但目前处于初步研究阶段。"Knighton通过向基底动脉-小脑上动脉交界处巨大动脉瘤腔内注入14根马鬃毛，成功诱导血栓形成，1个月后复查造影显示远端四分之三的动脉瘤腔闭塞。但在第2例患者中，瘤腔内未见血栓形成。

自马鬃毛时代以来，我们已经取得了长足的进步，但仍在努力创新最好的设备，使治疗更加安全有效。基底动脉动脉瘤的治疗对于神经外科医师一直充满挑战，尽管诊疗技术和设备发展迅速，但仍存在很多需要深思熟虑的地方。治疗策略的发展和演变意味着我们可以根据患者的实际情况制订个体化治疗方案，以实现最安全有效的治疗。相信随着时间的推移和经验的积累，每位患者和每个动脉瘤的治疗都将不同，"一刀切"的方法将成为历史。在后续章节中，将详细介绍受过全面训练的神经外科医师如何为每位患者量身定制治疗方案。

（译者：李　剑　贺亚龙）

参考文献

Drake, C. G. (1965). Surgical treatment of ruptured aneurysms of the basilar artery experience with 14 cases. *Journal of Neurosurgery, 23*, 457-473.

Drake, C. G., & Amacher, A. L. (1969). Aneurysms of the posterior cerebral artery. *Journal of Neurosurgery, 30*, 468-474.

Hamada, J., Morioka, M., Yano, S., Todaka, T., Kai, Y., & Kuratsu, J. (2005). Clinical features of aneurysms of the posterior cerebral artery: A 15-year experience with 21 cases. *Neurosurgery, 56*, 662-670.

Peerless, S., & Drake, C. (1990). Management of aneurysms of the posterior circulation. In J. Youmans (Ed.), *Neurological surgery. A comprehensive reference guide to the diagnosis and management of neurosurgical problems* (3rd ed., pp. 1764-1806). Philadelphia: WB Saunders.

Peerless, S. J., & Drake, C. G. (1996). Posterior circulation aneurysms. In R. H. Wilkins, & S. S. Rengachary (Eds.), *Vol. 2. Neurosurgery* (pp. 2341-2356). New York: McGraw-Hill.

Piepgras, D. G. (1993). Posterior cerebral and superior cerebellar artery aneurysms. In M. L. J. Apuzzo (Ed.), *Brain surgery* (pp.

1083-1111). New York: Churchill Livingstone.

Qin, X., Xu, F., Maimaiti, Y., Zheng, Y., Xu, B., Leng, B., et al. (2017). Endovascular treatment of posterior cerebral artery aneurysms: A single center's experience of 55 cases. *Journal of Neurosurgery*, *126*, 1094-1105.

Saliou, G., Sacho, R. H., Power, S., Kostynskyy, A., Willinsky, R. A., Tymianski, M., et al. (2015). Natural history and management of basilar trunk artery aneurysms. *Stroke*, *46*(4), 948-953.

Zeal, A., & Rhoton, A. (1978). Microsurgical anatomy of the posterior cerebral artery. *Journal of Neurosurgery*, *48*, 534-559.

Zenteno, M., Santos-Franco, J., Aburto-Murrieta, Y., Modenesi-Freitas, J. M., Ramírez-Guzmán, G., Gómez-Llata, S., et al. (2007). Superior cerebellar artery aneurysms treated using the sole stenting approach: Technical note. *Journal of Neurosurgery*, *107*, 860-864.

第 **36** 章

基底动脉主干动脉瘤

Pedro Aguilar-Salinas❶; Roberta Santos❶; Leonardo BC. Brasiliense❷;
Amin Aghaebrahim❶; Eric Sauvageau❶; Ricardo A. Hanel❶

摘 要

影像学研究和尸检结果表明普通人群的颅内动脉瘤（IAS）患病率在 2% ~ 4% 之间。后循环动脉瘤占所有 IAS 的 15%，与前循环动脉瘤相比，后循环动脉瘤的破裂风险更高。基底动脉干位于椎-基底动脉连接处和小脑上动脉之间，该部位的动脉瘤极为罕见，仅占全部 IAS 的不到 1%。在本章中，我们将围绕其解剖特征、病理生理机制进行讨论。目前，关于基底动脉干病变的最佳治疗方式，尚未达成共识，但根据其他部位动脉瘤的治疗结果，可以进行推断和验证。

关键词

颅内动脉瘤；基底动脉干；外科手术；血管内

目 录

❶ 美国佛罗里达州杰克逊维尔浸信会神经研究所神经外科。

❷ 美国亚利桑那州图森市亚利桑那大学神经外科。

36.1　流行病学

影像学研究和尸检结果表明普通人群的颅内动脉瘤（IA）患病率约为2%～4%。其中，后循环动脉瘤占15%，总体上比前循环动脉瘤的破裂风险更高（Vernooij等，2007；Vlakden，2011；Wiebers等，2003）。基底动脉干（BT）是基底动脉（BA）起点至小脑上动脉起点之间的一段血管，位于该段的动脉瘤极为罕见，仅占全部IA不到1%。Peerless和Drake的大宗显微外科治疗病例报道显示1767例后循环动脉瘤中BT动脉瘤仅有144例（Drake等，1996）。这类动脉瘤的数据不多，对其自然病史的了解甚少（Pandey等，2007）。总体而言，BT动脉瘤预后不良，并发症发生率和死亡率极高，关于其治疗策略的争论一直在持续（Higa等，2009；Sachs等，1969；Schievink等，1995；Shapiro等，2014）。本章将就目前BT动脉瘤治疗的相关证据进行总结分析。

36.2　解剖

BA始于桥脑腹侧面，由2条椎动脉形成，终止于大脑后动脉分叉处（Stojanovic等，2016）。BA沿途有3类主要分支：供应脑干的穿支动脉、供应小脑下表面的小脑前下动脉（AICA）和供应小脑上表面的小脑上动脉（SCA）（Marinkovic和Gibo，1993）。BT是BA起始点至SCA起始点之间的一段血管，位于岩骨包绕的狭小区域内，包含颅神经和穿通动脉等重要结构。

BT囊状动脉瘤与前循环囊状动脉瘤具有相同的病理生理机制，通常位于高壁剪切力（WSS）区域，如BT分支或分叉部位；而梭形动脉瘤则会表现为较短或较长节段的扩张（Munarriz等，2016）。

IA形成的因素较多，包括遗传易感性、血流动力学应力与内弹性膜（IEL）细胞或分子失衡。IEL主要由弹性蛋白和胶原蛋白组成，负责维持动脉壁的完整性。研究表明，对血管壁施加一定程度的应力是有益的，可促进内皮细胞存活；然而，如果血流动力学应力和IEL完整性之间失衡，则可导致血管重塑和弱化（Munarriz等，2016；Pico等，2015）。造成这种不平衡的因素包括创伤、炎症、感染和遗传因素等。WSS是指动脉血流引起的血管振动，与流体黏度和速率成正比，在IA病因中起着重要作用。当血管壁暴露在物理应力下，会引起蛋白质合成或降解增加，参与该过程的主要蛋白质是金属蛋白酶（MMP）家族，MMP可降解血管中膜的多种蛋白质，如弹性蛋白和胶原蛋白。MMP异常分泌是IEL退化和减弱的原因，增加了动脉瘤形成的可能性（Pico等，2015）。

遗传易感性也会损害IEL的结构。与普通人群相比，一些遗传性疾病与IA发病率增加有关。常染色体显性遗传性多囊肾病是最常见的颅内囊状动脉瘤相关的遗传疾病；此外，多发性内分泌肿瘤Ⅰ型、遗传性出血性毛细血管扩张症、Ehler-Danlos综合征Ⅳ型、马方综合征和Ⅰ型神经纤维瘤病等都与动脉瘤发生有关。马方综合征与中膜弹性纤维受损有关，而代谢性疾病（Fabry's病和Pompe病）则破坏平滑肌细胞（Brown和Broderick，2014；Pico等，2015）。有趣的是，HIV感染患者梭形动脉瘤的发病率有所增加。HIV和其他病原体导致血管损伤的确切机制尚不完全清楚，组织病理学研究发现其动脉中层纤维化、肌层丢失，IEL破坏，但没有任何炎症迹象（Goldstein等，2010）。

目前对IA发病机制的认识还不完全清楚。上述因素均会导致血管血流动力学紊乱，产生剪切力，导致血管重塑和BT动脉瘤形成。

36.2.1　基底动脉干动脉瘤的分类

目前，为了更好地了解BT动脉瘤的自然病史和临床意义，已引入了2种分型标准（表36.1）。

Mizutani 等（1999年）根据IEL的病理特点和内膜情况，将BT动脉瘤分为4种不同的类型。最近的一项研究中，Saliou 等（2015年）应用Mizutani分型描述了52例BT动脉瘤的治疗经验。鉴于这类动脉瘤随时间推移而不断增大，且SAH发生率较高，建议对Mizutani 1型和2型患者介入治疗。Nasr等应用Flemming分型分析了152例BT非状性动脉瘤（Flemming等，2005；Nasr等，2016），发现其进展与梭形或过渡性形态密切相关。动脉瘤的大小与生长和破裂率成正比，虽然对于这些病变的最佳治疗方案还没有达成共识，但研究建议对高危患者进行影像随访以监测其进展（动脉瘤≥10mm，形态呈梭形和移行状，附壁血栓，有无合并子囊）。

表 36.1　基底动脉干动脉瘤的分类建议

类型	特征
Mizutani 分型（1999 年）	
类型 1：典型夹层动脉瘤	广泛 IEL 破裂，无内膜增厚
类型 2：节段性扩张症	IEL 延展或碎裂，内膜中度增厚
类型 3：延长扩张型	IEL 碎裂，增厚内膜多发性剥离
类型 4：起源于动脉干的囊状动脉瘤	IEL 破坏程度最低，无内膜增厚
Flemming 分型（2005 年）	
梭形	动脉瘤样扩张达正常直径的 1.5 倍，无明确颈部，累及动脉一部分，可以有任何程度曲折
延长扩张型	动脉呈均匀的瘤样扩张，超过正常 1.5 倍，累及整个基底动脉或椎动脉，或两者都有不同程度的曲折
交界型	动脉呈均匀瘤样扩张，超过正常 1.5 倍，累及椎动脉或基底动脉或两者均累及，并伴有部分受累动脉的重叠扩张

36.2.2　临床表现

一些可变的和不可变的风险因素与BT动脉瘤的发生有关。不可变风险因素包括年龄、性别和遗传因素。可变风险因素包括吸烟和高血压。BT动脉瘤的临床表现包括偶发性脑梗死或短暂性脑缺血发作（TIA）、占位效应、脑内或蛛网膜下腔出血（SAH）。占位效应包括脑干或局部颅神经受压，以及第三脑室受压引起的梗阻性脑积水。

36.3　显微外科治疗

BT动脉瘤包含了一组不同类型的病变，需要不同的技术将病变与正常血管分离开。根据患者和动脉瘤特征，对治疗风险和获益仔细评估后作出决策。一般来说，大于5mm的未破裂动脉瘤可以考虑治疗，有临床症状（如颅神经症状、缺血症状、占位效应等）且影像学随访见动脉瘤增长或破裂动脉瘤应积极治疗。治疗前需获得准确的血管影像资料，熟悉解剖结构以制订合适的策略。CT血管造影可对动脉瘤即时评估，明确其与周围骨性结构的毗邻关系。磁共振成像可对动脉瘤壁、是否合并血栓及邻近脑组织作出精准评估。

脑血管造影是评估血管解剖、侧支循环和优势椎动脉的金标准，而三维（3D）血管造影重建提供了动脉瘤形态、大小和载瘤血管的详细信息。多学科团队应基于更有效、更持久、更安全的原则，为患者制订个体化治疗策略。由于BT位置特殊，该部位动脉瘤在手术治疗时挑战性很大，通常被较厚的颞骨、

多条血管、颅神经和有限的蛛网膜下腔所包围。显微外科治疗动脉瘤的一般原则是：①最小的脑组织牵拉；②近端和远端血管控制；③保留分支和穿支血管；④动脉瘤闭塞。尽管颅底入路在治疗BT动脉瘤方面取得了不小的进展，但操作术野有限，存在脑干损伤的风险。

Peerless和Drake在治疗144个BT动脉瘤中积累了丰富的经验，59%的患者临床效果良好，最终死亡率13.9%（20/144）（Drake等，1996）。多数情况下，当动脉瘤位于斜坡中三分之一以上时，采用颞下经小脑幕入路，如低于该水平则采用枕下入路。对于大多数囊状动脉瘤，Drake采用夹闭术；而对于非囊状动脉瘤（梭形和夹层）采用包裹、孤立和Hunterian结扎等技术。其他神经外科医师试图复制该治疗策略，但结果欠佳。

BT动脉瘤主要治疗方法：①颞下-内侧岩骨切除术（Kawase等，1985）；②眶颧/翼点经外侧裂-海绵窦入路（Dolenc等，1987）；③枕下入路（扩大乙状窦后入路、远外侧入路或联合入路）；④经岩骨入路（迷路后入路、经迷路入路或经耳蜗入路）。尽管每种入路都有其优缺点，但血管控制和避免穿支闭塞是任何颅底入路都必须重点考虑的问题（表36.2）。此外，经鼻-斜坡和经口-斜坡入路的技术难度大，手术显露困难，相关并发症发生率高，在BT动脉瘤治疗中应用较少（Chou和Ortiz-Suarez，1974；Hayakawa等，1981）。

表 36.2　基底动脉干动脉瘤不同手术入路优缺点

手术入路	优点	缺点
颞下-内侧岩骨切除入路[①]	对基底动脉顶部、中段动脉瘤，以及AICA显露有效	手术空间有限 需要更多的颅骨钻孔 岩上窦结扎 颞叶牵拉 CN Ⅳ损伤（环池解剖） CN Ⅴ损伤（Meckel's间隙解剖） 耳蜗损伤（岩部切除）
眶颧/翼点经外侧裂-海绵窦入路	对SCA起始处动脉瘤与基底动脉和穿支显露有效	手术空间有限 无法治疗起源于AICA或VBJ的动脉瘤 CN Ⅵ损伤（经海绵窦解剖）
枕下入路	对VBJ、基底动脉中部和AICA动脉瘤有效，并更容易获得近端血管控制	手术空间有限 实现充分的远端血管控制较难 CN Ⅶ、Ⅷ损伤
经岩骨入路	直接显露基底动脉中段	手术空间有限 Labbé静脉的损伤 近端血管控制难 听力损失（迷路后入路除外） CN Ⅶ损伤

① 也被称为 Kawase 入路。

AICA—小脑前下动脉；CN—颅神经；SCA—小脑上动脉；VBJ—椎-基底动脉交界处。

手术入路选择取决于动脉瘤特征与手术策略。每一例显微血管外科手术均需神经电生理监测，包括运动诱发电位、体感诱发电位、脑干听觉诱发电位以及脑电图和选择性颅神经刺激。术中低温心脏停搏和使用苯巴比妥类药物进行脑保护可降低瘤体张力，有助于BT显露和动脉瘤的安全解剖，然而其成功应用需要依赖经验丰富的脑血管治疗团队。

1988年，Spetzler首次报告了采用辅助策略治疗7例后循环动脉瘤的经验，总体效果良好。来自Barrow的更大宗病例分析了62例后循环动脉瘤术中深低温停循环的安全性，其手术并发发病症率和死亡率分别为13.3%和8.3%（Lawton等，1998）。另一项104例动脉瘤（大多数位于后循环）的大宗病例报道显示，术中采用深低温停循环的辅助策略后永久性并发症发生率和死亡率分别为18%和14%。团队

经验、患者术前状态、低温深度、循环停止时间、巴比妥类药物使用以及血流控制等是影响这一辅助治疗策略效果的主要因素（表36.3）。

表 36.3　基底动脉干动脉瘤外科治疗病例总结

作者（时间）	病例数	囊状动脉瘤	非囊状动脉瘤[①]	手术入路	治疗技术	良好预后率 /%[②]	全因死亡率 /%
Jamieson（1964 年，1968 年）	7	6	1	颞下入路：4 额颞入路：2 枕下入路：1	夹闭术：6 探查术：1	28.6	42.9
Chou 等（1974 年）	5	5	0	颞下入路：1 枕下入路：1 经斜坡入路：3	夹闭术：2 硅胶加固术：1 包裹术：1 粘连术：1	80	20
Wilson 等（1976 年）Wright 等（1979 年）	6	6	0	枕下入路：6	夹闭术：6	100	0
Sugita 等（1987 年）	10	8	2	颞下入路：9 经外侧裂入路：1	夹闭术：8 包裹术：2	70	20
Giannotta 等（1988 年）	3	3	0	经迷路后 - 内听道入路：3	夹闭术：3	100	0
Kashiwagi 等（1988 年）	2	2	0	颞下入路：2	夹闭术：2	100	0
Origitano 等（1993 年）	3	3	0	经岩骨入路：2 远外侧经髁入路：1	夹闭术：2 包裹术：1	66.6	0
Mizoi 等（1994 年）	5	5	0	颞下入路：3 经岩骨入路：1 幕上下联合入路：1	夹闭术 + 临时球囊阻断：3	100	0
Kawase 等（1996 年）	4	4	0	经岩骨入路：4	夹闭术：3 夹闭 + 包裹术：1	100	0
Anson 等（1996 年）	8	0	8	远外侧 / 枕下入路	血栓切除 / 动脉瘤切除术：2 夹闭血管重建术：1 STA-SCA 搭桥术：2 抗凝治疗：2 转流术：1	37.5	37.5
Drake 等（1996 年）Cumulative 1959 ～ 1992 年	144	96	48	颞下 / 枕下入路	夹闭术：72 包裹术：7 Hunterian 结扎术：44 Silk 结扎术：2 孤立术：10 探查术：6 切除术：2 血管内治疗：1	76.4	13.9
Taki 等（1998 年）	3	2	1	枕下入路：3	Hunterian 结扎术：2 Hunterian 结扎 + 搭桥术：1	33.3	0
Aziz 等（1999 年）	11	11	0	颞下入路：11	夹闭术：11	63.6	0

续表

作者（时间）	病例数	囊状动脉瘤	非囊状动脉瘤[①]	手术入路	治疗技术	良好预后率 /%[②]	全因死亡率 /%
Seifert 等（2001 年）	15	13	2	翼点入路：1 眶颧入路：1 枕下入路：13	夹闭术：13 夹闭血管重建术：2	66.6	13.3
Sanai 等（2008 年）	5	5	0	扩大乙状窦后入路：3 扩大眶颧入路：2	夹闭术：5	80	0
Higa 等（2009 年）	11	11	0	翼点入路：2 颞下入路：5 经岩骨入路：2 经髁入路：1 经颞入路：1	夹闭术：11	54.5	9
Shi 等（2013 年）	6	5	1	枕下经髁联合入路：6	夹闭术：5 夹闭血管重建+IMA-P2 搭桥：1	83	16.7
Lawton 等（2016 年）[③]	16	0	16	经眶颧 / 颞下入路：5 经枕下 / 颞下入路：3 经眶颧 / 颞前入路：8	STA-SCA 搭桥：3 STA-PCA 搭桥：1 ECA-SCA（大隐静脉移植）：1 VA-SCA 搭桥：3 MCA-PCA 搭桥：8	12.5	75

① 非囊状动脉瘤：梭形、夹层和 / 或指状扩张型。
② 自判结果：每个病例样本的临床结果各不相同，不同研究之间可能不具有可比性。
③ 手术死亡率为 50%（8/16）。
STA—颞浅动脉；SCA—小脑上动脉；IMA—颌内动脉；P2—大脑后动脉 P2 段；PCA—大脑后动脉；ECA—颈外动脉；VA—椎动脉；MCA—大脑中动脉。

　　BT 囊状动脉瘤显微手术夹闭前在分离蛛网膜间隙时应尽量减少脑牵拉，保留小分支动脉和颅神经；夹闭时仔细解剖和辨认瘤顶，选择合适动脉瘤夹，使用吲哚氰绿造影评估载瘤血管通畅性与夹闭程度。此外，术中多普勒超声是一种有价值的周围动脉评估方法。在不能确定动脉瘤是否完全夹闭的情况下，应行术中脑血管造影。一旦动脉瘤夹闭完善，严密缝合硬脑膜，重建颅骨，术后在神经重症监护室监测血管痉挛。

　　对于非囊状 BT 动脉瘤，显微外科手术治疗极具挑战性，推荐血管内治疗作为首选方式。保守治疗并持续影像学随访，也是一种选择，但统计显示高达 43% 的非囊状 BT 动脉瘤会增大。在平均 11 年的随访周期中，大约 60% 的病例会新发缺血或出血症状（Passero 和 Rossi，2008）。目前，非囊状动脉瘤的治疗术式包括包裹术、夹层血管重建术、动脉瘤修补术和搭桥术（Seifert 等，2001；Sugita 等，1987；Taki 等，1998）。有限的空间显露导致手术操作非常困难，颅底入路也可能诱导相关并发症。此外，非囊状病变（梭形、夹层或指状扩张型动脉瘤）通常涉及椎 - 基底动脉系统的数个节段，一种入路常无法完成整个治疗。

　　非囊状 BT 动脉瘤的显微血管外科疗效报道较少。Anson 等采用联合技术（动脉瘤修补、血栓切除、保守治疗和 / 或 STA-SCA 搭桥术）治疗了 8 例 BT 指状扩张型动脉瘤，术后效果均不理想（Anson 等，1996）。最近，Lawton 报道了 37 例 BT 指状扩张型动脉瘤的治疗结果，其中 16 例行血管搭桥（Lawton 等，2016），手术死亡率为 50%，全因死亡率高达 75%。尽管结果不佳，但我们需要为这种复杂病变寻找更好的治疗措施，特别是探索有效、安全和可重复的手术方法。

36.4　血管内治疗

自20世纪90年代初，神经血管内技术迅速发展为安全有效的手术方式（Guglielmi 等，1991）。国际蛛网膜下腔动脉瘤试验（ISAT）和巴罗破裂动脉瘤试验（BRAT）等研究结果表明，血管内治疗比显微外科手术更受青睐，尤其对于后循环动脉瘤（Molyneux 等，2002；Spezler 等，2015）。然而，由于BT动脉瘤较为罕见，大型队列研究的代表性不强，血管内治疗的经验仍局限于小样本病例。其中，囊状动脉瘤的效果良好，而梭形或指状扩张型动脉瘤效果不确定（表36.4）。

表 36.4　基底动脉主干动脉瘤血管内治疗病例总结

作者（时间）	病例数	囊状动脉瘤	非囊状动脉瘤[①]	治疗技术	完全或近全栓塞/%	优良临床预后/%[②]	全因死亡率/%
Uda 等（2001 年）	16	16	0	弹簧圈栓塞术：16	87.5	87.5	12.5
Van 等（2003 年）	8	8	0	弹簧圈栓塞术：8	87.5	87.5	12.5
Pandey 等（2007 年）	23	23	0	弹簧圈栓塞术：17 支架辅助弹簧圈栓塞术：6	91	95	0
Qu 等（2009 年）	4	4	0	支架治疗：1 弹簧圈栓塞术：2 支架辅助弹簧圈栓塞术：1	75	50	50
Yu 等（2010 年）	10	10	0	弹簧圈栓塞术：9 支架辅助弹簧圈栓塞术：1	100	100	0
Zhang 等（2010 年）	14	4	11	弹簧圈栓塞术：5 支架辅助弹簧圈栓塞术：5 支架治疗：4 基底动脉闭塞术：1	71.4	71.4	28.6
Byme 等（2010 年）	4	2	1	血流导向治疗	不详	0	50
Raphaeli 等（2011 年）	7	0	7	支架辅助弹簧圈栓塞术：2 支架治疗：2 血流导向治疗：3	14	71	29
Chung 等（2011 年）	4	4	0	弹簧圈栓塞术：1 支架辅助弹簧圈栓塞术：3	100	100	0
Higa 等（2011 年）	14	14	0	弹簧圈栓塞术：14	100	50	50
Siddiqui 等（2012 年）	7	0	7	血流导向治疗	43	29	57
Chalouhi 等（2014 年）	1	0	1	血流导向治疗	0	0	0
Peschillo 等（2016 年）	3	3	0	血流导向治疗	10	33.3	0
Fischer（2014 年）	17	0	17	血流导向治疗	不详	不详	不详
Toth 等（2015 年）	2	1	1	血流导向治疗	50	50	50
Ertl 等（2014 年）	2	0	2	血流导向治疗	0	0	50
Monteith 等（2014 年）	4	0	4	血流导向治疗	25	50	25
Albuquerque 等（2015 年）	6	6	0	血流导向治疗	83	100	0

① 非囊状动脉瘤：梭形、夹层和/或指状扩张型。

② 自判结果：临床结果评分因病例样本不同而不同，在不同研究之间可能不具有可比性。

由于BA走行平直且内径较大，导管置入较易，研究报道平均血管内手术时间仅为61min（Van Rooij等；2003）。由于穿通动脉闭塞可导致高危并发症，所以血管内治疗策略应根据病变大小、形态和位置仔细选择。对于窄颈动脉瘤（体-颈比＞2），单纯弹簧圈栓塞是一种有效的治疗策略，总体效果令人满意，但复发率可能高达15%～25%（Pandey等，2007；Uda等，2001）。

使用支架或血流导向装置时，双重抗血小板治疗是降低血栓形成或栓塞风险的重要保证（Heer等，2009）。阿司匹林和氯吡格雷最为常用，推荐作为首选用药；但是，应分析P2Y12受体抑制程度，以评估患者对氯吡格雷的反应，预防其抵抗相关并发症。Accumetric's VerifyNow（San Diego，CA）检测可获得定量的P2Y12百分比抑制反应单元（PRU），当抑制百分比≥30%或＜210PRU时，考虑为阳性（Gasparyan，2010；Prabhakaran等，2008）。如果患者对氯吡格雷反应差，应使用普拉格雷或替格瑞洛等（Hanel等，2014）。

支架辅助栓塞或血流导向治疗的患者，术前至少5天起给予阿司匹林（325mg/d）和氯吡格雷（75mg/d）的双重抗血小板治疗。如需更快抑制血小板功能，可给以负荷剂量氯吡格雷（300～600mg），2～6h内即可起效（Hochholzer等，2005；Nordeen等，2013）。介入治疗通常在全麻下进行，静脉输注肝素以维持活化凝血酶原时间≥200s，3D造影精确测量血管，在透视下释放支架或血流导向装置。如需辅助栓塞，应在释放支架前将栓塞微管推送至动脉瘤腔或子囊内，栓塞后以造影评估栓塞程度和载瘤血管通畅性。双抗药物治疗通常持续3～6个月，随后长期单用阿司匹林。总体而言，抗血小板治疗应根据植入的血管内装置数量、动脉瘤大小和形态，以及患者症状个体化实施。

血流导向装置带来了前循环大动脉瘤的全新治疗模式（Becske等，2017），尽管在BT动脉瘤治疗中已被推广使用，但效果尚无定论，主要风险在于高金属覆盖率导致的穿支动脉闭塞。使用Pipeline血流导向装置（PED；ev3-Covidien, Irvine, CA）治疗后循环动脉瘤的初步结果显示其安全性良好（Chalouhi等，2013），但对于非囊状动脉瘤的临床效果可能较差（Munich等，2014；Siddiqui等，2012；Taschner等，2017）。目前最大宗的病例研究中56例患者共计58个非囊状动脉瘤，血流导向治疗后41例临床预后良好

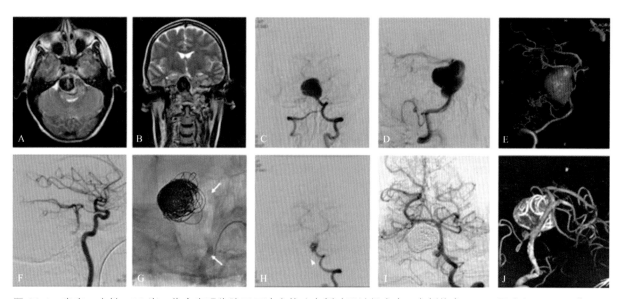

图 36.1　患者，女性，39岁，临床表现为脑干压迫症状（左侧动眼神经麻痹，左侧偏瘫，吞咽困难）。MRI T_2 像显示巨大动脉瘤，矢状（A）和冠状位（B）核磁显示病变累及基底动脉并压迫脑干形成占位效应。脑血管造影评估血管与动脉瘤特征，正位（C）、侧位（D）和3D重建（E）显示基底动脉干动脉瘤，形态复杂，大小21mm×28mm，颈长约15mm。Alcock试验仅显示一支完好的后交通动脉（F）。手术采用PED（白色箭头）和弹簧圈栓塞（G）治疗。Scepter球囊辅助，保护小脑前下动脉（AICA）不受弹簧圈疝出影响。治疗一周后造影（H）显示动脉瘤稳定，右侧AICA（箭头）通畅。术后第18个月脑血管造影和3D重建显示动脉瘤完全闭塞（I和J）

（73.2%，mRS 0～2），动脉瘤闭塞率为57.4%，死亡率仅为16%（9/56）（Bhogal等，2017）。

单个装置能够覆盖整个病变时使用一个血流导向装置即可，若动脉瘤累及椎-基底动脉数节段或单个装置不足以覆盖整个动脉瘤时，应联合释放第二个血流导向装置以保证充分的血管重建。血流导向治疗后，需严格双联抗血小板维持，并确认疗效。图36.1是单个血流导向装置和弹簧圈栓塞治疗的巨大BT动脉瘤病例。

显微外科或介入手术闭塞BT是另外的非囊状动脉瘤治疗策略，二者的应用需考虑同侧后交通动脉优势与否（流向大脑后动脉和逆行流向基底动脉），以及动脉瘤的形态。慢性非囊状动脉瘤可能部分形成血栓，侧支循环也可能供应穿通动脉区域，少数文献报道采用上述策略治疗总体效果良好，但存在中期缺血并发症的可能，因此需在排除其他策略后谨慎使用（Steinberg等，1993；Wenderoth等，2003）。

36.5　治疗策略

血管内治疗已成为BT动脉瘤的首选方法，但仍需进一步探索更新的技术以提高非囊状动脉瘤治疗的有效性和安全性，尤其是通过流体力学模拟计算，更好地认识血流、脑灌注和血管解剖等（Varble等，2016）。

36.6　结论

BT动脉瘤治疗方案应由显微外科手术和介入治疗经验丰富的多学科团队讨论后共同决定。这类病变目前尚无标准术式，治疗成功与否，很大程度上取决于术者经验和动脉瘤解剖学特征。将来研发的理想血管内装置，应该既能重建载瘤血管又可完全闭塞动脉瘤。

（译者：李　剑　贺亚龙）

参考文献

Albuquerque, F. C., Park, M. S., Abla, A. A., Crowley, R. W., Ducruet, A. F., & McDougall, C. G. (2015). A reappraisal of the Pipeline embolization device for the treatment of posterior circulation aneurysms. *Journal of NeuroInterventional Surgery*, 7(9), 641-645.

Anson, J. A., Lawton, M. T., & Spetzler, R. F. (1996). Characteristics and surgical treatment of dolichoectatic and fusiform aneurysms. *Journal of Neurosurgery*, 84(2), 185-193. https://doi.org/ 10.3171/jns.1996.84.2.0185.

Aziz, K. M., van Loveren, H. R., Tew, J. M., Jr., & Chicoine, M. R. (1999). The Kawase approach to retrosellar and upper clival basilar aneurysms. *Neurosurgery*, 44(6), 1225-1234 discussion 1234-1236.

Becske, T., Brinjikji, W., Potts, M. B., Kallmes, D. F., Shapiro, M., Moran, C. J., et al. (2017). Long-term clinical and angiographic outcomes following pipeline embolization device treatment of complex internal carotid artery aneurysms: Five-year results of the pipeline for uncoilable or failed aneurysms trial. *Neurosurgery*, 80(1), 40-48. https://doi.org/10.1093/neuros/nyw014.

Bhogal, P., Perez, M. A., Ganslandt, O., Bazner, H., Henkes, H., & Fischer, S. (2017). Treatment of posterior circulation non-saccular aneurysms with flow diverters: A single-center experience and review of 56 patients. *Journal of NeuroInterventional Surgery*, 9(5), 471-481. https://doi.org/10.1136/ neurintsurg-2016-012781.

Brown, R. D., Jr., & Broderick, J. P. (2014). Unruptured intracranial aneurysms: Epidemiology, natural history, management options, and familial screening. *Lancet Neurology*, 13(4), 393-404. https://doi. org/10.1016/S1474-4422(14)70015-8.

Byrne, J. V., Beltechi, R., Yarnold, J. A., Birks, J., & Kamran, M. (2010). Early experience in the treatment of intra-cranial aneurysms by endovascular flow diversion: a multicentre prospective study. *PLoS One*, 5(9).

Chalouhi, N., Tjoumakaris, S., Dumont, A. S., Gonzalez, L. F., Randazzo, C., Starke, R. M., et al. (2013). Treatment of posterior circulation aneurysms with the pipeline embolization device. *Neurosurgery*, 72 (6), 883-889. https://doi.org/10.1227/ NEU.0b013e31828ba984.

Chalouhi, N., Jabbour, P., Starke, R. M., Zanaty, M., Tjoumakaris, S., Rosenwasser, R. H., et al. (2014). Treatment of a basilar

trunk perforator aneurysm with the pipeline embolization device: case report. *Neurosurgery*, *74*(6), E697-E701 discussion 701.

Chou, S. N., & Ortiz-Suarez, H. J. (1974). Surgical treatment of arterial aneurysms of the vertebrobasilar circulation. *Journal of Neurosurgery*, *41*(6), 671-680. https://doi.org/10.3171/jns.1974.41.6.0671.

Chung, J., Park, H., Lim, Y. C., Hyun, D. K., & Shin, Y. S. (2011). Endovascular treatment of basilar artery trunk aneurysms. *Acta Neurochirurgica*, *153*(11), 2137-2145.

Dolenc, V. V., Skrap, M., Sustersic, J., Skrbec, M., & Morina, A. (1987). A transcavernous-transsellar approach to the basilar tip aneurysms. *British Journal of Neurosurgery*, *1*(2), 251-259.

Drake, C. G. (1975). Ligation of the vertebral (unilateral or bilateral) or basilar artery in the treatment of large intracranial aneurysms. *Journal of Neurosurgery*, *43*(3), 255-274. https://doi.org/10.3171/ jns.1975.43.3.0255.

Drake, C. G., Peerless, S. J., & Hernesniemi, J. A. (1996). *Surgery of vertebrobasilar aneurysms: London, Ontario experience on 1767 patients* (1st ed.). Vienna: Springer-Verlag Wien.

Ertl, L., Holtmannspotter, M., Patzig, M., Bruckmann, H., & Fesl, G. (2014). Use of flow-diverting devices in fusiform vertebrobasilar giant aneurysms: a report on periprocedural course and long-term follow-up. *American Journal of Neuroradiology*, *35*(7), 1346-1352.

Fischer, S., Perez, M. A., Kurre, W., Albes, G., Bazner, H., & Henkes, H. (2014). Pipeline embolization device for the treatment of intra- and extracranial fusiform and dissecting aneurysms: initial experience and long-term follow-up. *Neurosurgery*, *75*(4), 364-374 discussion 374.

Flemming, K. D., Wiebers, D. O., Brown, R. D., Jr., Link, M. J., Huston, J., 3rd, McClelland, R. L., et al. (2005). The natural history of radiographically defined vertebrobasilar nonsaccular intracranial aneurysms. *Cerebrovascular Diseases*, *20*(4), 270-279. https://doi.org/10.1159/000087710.

Gasparyan, A. Y. (2010). Aspirin and clopidogrel resistance: Methodological challenges and opportunities. *Vascular Health and Risk Management*, *6*, 109-112.

Giannotta, S. L., & Maceri, D. R. (1988). Retrolabyrinthine transsigmoid approach to basilar trunk and vertebrobasilar artery junction aneurysms. Technical note. *Journal of Neurosurgery*, *69*(3), 461-466.

Goldstein, D. A., Timpone, J., & Cupps, T. R. (2010). HIV-associated intracranial aneurysmal vasculopathy in adults. *The Journal of Rheumatology*, *37*(2), 226-233. https://doi.org/10.3899/ jrheum.090643.

Guglielmi, G., Vinuela, F., Dion, J., & Duckwiler, G. (1991). Electrothrombosis of saccular aneurysms via endovascular approach. Part 2: Preliminary clinical experience. *Journal of Neurosurgery*, *75*(1), 8-14. https://doi.org/10.3171/ jns.1991.75.1.0008.

Hanel, R. A., Taussky, P., Dixon, T., Miller, D. A., Sapin, M., Nordeen, J. D., et al. (2014). Safety and efficacy of ticagrelor for neuroendovascular procedures. A single center initial experience. *Journal of NeuroInterventional Surgery*, *6*(4), 320-322. https://doi.org/10.1136/neurintsurg-2013-010699.

Hayakawa, T., Kamikawa, K., Ohnishi, T., & Yoshimine, T. (1981). Prevention of postoperative complications after a transoral transclival approach to basilar aneurysms. *Journal of Neurosurgery*, *54* (5), 699-703. https://doi.org/10.3171/ jns.1981.54.5.0699.

Heer, T., Juenger, C., Gitt, A. K., Bauer, T., Towae, F., Zahn, R., et al. (2009). Efficacy and safety of optimized antithrombotic therapy with aspirin, clopidogrel and enoxaparin in patients with non-ST segment elevation acute coronary syndromes in clinical practice. *Journal of Thrombosis and Thrombolysis*, *28*(3), 325-332. https://doi.org/10.1007/s11239-008-0294-y.

Higa, T., Ujiie, H., Kato, K., Kamiyama, H., & Hori, T. (2009). Basilar artery trunk saccular aneurysms: Morphological characteristics and management. *Neurosurgical Review*, *32*(2), 181-191. discussion 191.https://doi.org/10.1007/s10143-008-0163-3.

Higa, T., Ujiie, H., Kato, K., Ono, Y., & Okada, Y. (2011). Endovascular treatment of basilar trunk saccular aneurysms. *The Neuroradiology Journal*, *24*(5), 687-692.

Hochholzer, W., Trenk, D., Frundi, D., Blanke, P., Fischer, B., Andris, K., et al. (2005). Time dependence of platelet inhibition after a 600-mg loading dose of clopidogrel in a large, unselected cohort of candidates for percutaneous coronary intervention. *Circulation*, *111*(20), 2560-2564. https://doi.org/ 10.1161/01.CIR.0000160869.75810.98.

Jamieson, K. G. (1964). Aneurysms of the vertebrobasilar system: surgical intervention in 19 cases. *Journal of Neurosurgery*, *21*, 781-797.

Jamieson, K. G. (1968). Aneurysms of the vertebrobasilar system. Further experience with nine cases. *Journal of Neurosurgery*, *28*(6), 544-555.

Kashiwagi, S., Tew, J. M., Jr., van Loveren, H. R., & Thomas, G. (1988). Trapping of giant basilar trunk aneurysms. Report of two cases. *Journal of Neurosurgery*, *69*(3), 442-445.

Kawase, T., Toya, S., Shiobara, R., & Mine, T. (1985). Transpetrosal approach for aneurysms of the lower basilar artery. *Journal of Neurosurgery*, *63*(6), 857-861. https://doi.org/10.3171/jns.1985.63.6.0857.

Kawase, T., Bertalanffy, H., Otani, M., Shiobara, R., & Toya, S. (1996). Surgical approaches for vertebro- basilar trunk aneurysms located in the midline. *Acta Neurochirurgica*, *138*(4), 402-410.

Lawton, M. T., Abla, A. A., Rutledge, W. C., Benet, A., Zador, Z., Rayz, V. L., et al. (2016). Bypass surgery for the treatment of dolichoectatic basilar trunk aneurysms: A work in progress. *Neurosurgery*, *79*(1), 83-99. https://doi.org/10.1227/ NEU.0000000000001175.

Lawton, M. T., Raudzens, P. A., Zabramski, J. M., & Spetzler, R. F. (1998). Hypothermic circulatory arrest in neurovascular surgery: Evolving indications and predictors of patient outcome. *Neurosurgery*, *43*(1), 10-20 discussion 20-1.

Marinkovic, S. V., & Gibo, H. (1993). The surgical anatomy of the perforating branches of the basilar artery. *Neurosurgery*, *33*(1), 80-87.

Mizoi, K., Yoshimoto, T., Takahashi, A., & Ogawa, A. (1994). Direct clipping of basilar trunk aneurysms using temporary balloon occlusion. *Journal of Neurosurgery*, *80*(2), 230-236.

Mizutani, T., Miki, Y., Kojima, H., & Suzuki, H. (1999). Proposed classification of nonatherosclerotic cerebral fusiform and dissecting aneurysms. *Neurosurgery*, *45*(2), 253-259 discussion 259-260.

Molyneux, A., Kerr, R., International Subarachnoid Aneurysm Trial Collaborative, G., Stratton, I., Sandercock, P., Clarke, M., et al. (2002). International Subarachnoid Aneurysm Trial (ISAT) of neurosurgical clipping versus endovascular coiling in 2143 patients with ruptured intracranial aneurysms: a randomized trial. *Journal of Stroke and Cerebrovascular Diseases*, *11*(6), 304-314. https://doi. org/10.1053/jscd.2002.130390.

Monteith, S. J., Tsimpas, A., Dumont, A. S., Tjoumakaris, S., Gonzalez, L. F., Rosenwasser, R. H., et al. (2014). Endovascular treatment of fusiform cerebral aneurysms with the Pipeline Embolization Device. *Journal of Neurosurgery*, *120*(4), 945-954.

Munarriz, P. M., Gomez, P. A., Paredes, I., Castano-Leon, A. M., Cepeda, S., & Lagares, A. (2016). Basic principles of hemodynamics and cerebral aneurysms. *World Neurosurgery*, *88*, 311-319. https://doi. org/10.1016/j.wneu.2016.01.031.

Munich, S. A., Tan, L. A., Keigher, K. M., Chen, M., Moftakhar, R., & Lopes, D. K. (2014). The pipeline embolization device for the treatment of posterior circulation fusiform aneurysms: Lessons learned at a single institution. *Journal of Neurosurgery*, *121*(5), 1077-1084. https://doi.org/10.3171/2014.7. JNS132595.

Nasr, D. M., Brinjikji, W., Rouchaud, A., Kadirvel, R., Flemming, K. D., & Kallmes, D. F. (2016). Imaging characteristics of growing and ruptured vertebrobasilar non-saccular and dolichoectatic aneurysms. *Stroke*, *47*(1), 106-112. https://doi. org/10.1161/STROKEAHA.115.011671.

Nordeen, J. D., Patel, A. V., Darracott, R. M., Johns, G. S., Taussky, P., Tawk, R. G., et al. (2013). Clopidogrel resistance by P2Y12 platelet function testing in patients undergoing neuroendovascular procedures: Incidence of ischemic and hemorrhagic complications. *Journal of Vascular and Interventional Neurology*, *6*(1), 26-34.

Origitano, T. C., Anderson, D. E., Tarassoli, Y., Reichman, O. H., & Al-Mefty, O. (1993). Skull base approaches to complex cerebral aneurysms. *Surgical Neurology*, *40*(4), 339-346.

Pandey, A. S., Koebbe, C., Rosenwasser, R. H., & Veznedaroglu, E. (2007). Endovascular coil embolization of ruptured and unruptured posterior circulation aneurysms: review of a 10-year experience. *Neurosurgery*, *60*(4), 626-636. discussion 636-627. https://doi.org/10.1227/01.NEU.0000255433.47044.8F.

Passero, S. G., & Rossi, S. (2008). Natural history of vertebrobasilar dolichoectasia. *Neurology*, *70*(1), 66-72. https://doi. org/10.1212/01.wnl.0000286947.89193.f3.

Peschillo, S., Caporlingua, A., Cannizzaro, D., Resta, M., Burdi, N., Valvassori, L., et al. (2016). Flow diverter stent treatment for ruptured basilar trunk perforator aneurysms. *Journal of NeuroInterventional Surgery*, *8*(2), 190-196.

Pico, F., Labreuche, J., & Amarenco, P. (2015). Pathophysiology, presentation, prognosis, and management of intracranial arterial dolichoectasia. *Lancet Neurology*, *14*(8), 833-845. https://doi.org/ 10.1016/S1474-4422(15)00089-7.

Ponce, F. A., Spetzler, R. F., Han, P. P., Wait, S. D., Killory, B. D., Nakaji, P., et al. (2011). Cardiac standstill for cerebral aneurysms in 103 patients: an update on the experience at the Barrow Neurological Institute Clinical article. *Journal of Neurosurgery*, *114*(3), 877-884. https://doi.org/10.3171/2010.9. JNS091178.

Prabhakaran, S., Wells, K. R., Lee, V. H., Flaherty, C. A., & Lopes, D. K. (2008). Prevalence and risk factors for aspirin and clopidogrel resistance in cerebrovascular stenting. *American Journal of Neuroradiology*, *29*(2), 281-285. https://doi. org/10.3174/ajnr.A0818.

Qu, S., Lv, X., & Wu, Z. (2009). Clinical outcomes of basilar artery aneurysms. *The Neuroradiology Journal*, *22*(2), 228-238.

Raphaeli, G., Collignon, L., De Witte, O., & Lubicz, B. (2011). Endovascular treatment of posterior circulation fusiform aneurysms: single-center experience in 31 patients. *Neurosurgery*, *69*(2), 274-283.

Sachs, M., Hirsch, J. F., & David, M. (1969). Ruptured saccular aneurysms of the vertebro-basilar system. Review of 19 personal and 88 published cases. *Acta Neurochirurgica*, *20*(2), 105-122.

Saliou, G., Sacho, R. H., Power, S., Kostynskyy, A., Willinsky, R. A., Tymianski, M., et al. (2015). Natural history and management of basilar trunk artery aneurysms. *Stroke*, *46*(4), 948-953. https://doi.org/ 10.1161/STROKEAHA.114.006909.

Sanai, N., Tarapore, P., Lee, A. C., & Lawton, M. T. (2008). The current role of microsurgery for posterior circulation aneurysms: a selective approach in the endovascular era. *Neurosurgery*, *62*(6), 1236-1249 discussion 1249-1253.

Schievink, W. I., Wijdicks, E. F., Piepgras, D. G., Chu, C. P., O'Fallon, W. M., & Whisnant, J. P. (1995). The poor prognosis of ruptured intracranial aneurysms of the posterior circulation. *Journal of Neurosurgery*, *82*(5), 791-795. https://doi. org/10.3171/jns.1995.82.5.0791.

Seifert, V., Raabe, A., & Stolke, D. (2001). Management-related morbidity and mortality in unselected aneurysms of the basilar trunk and vertebrobasilar junction. *Acta Neurochirurgica*, *143*(4), 343-348. discussion 348-349.

Shapiro, M., Becske, T., Riina, H. A., Raz, E., Zumofen, D., & Nelson, P. K. (2014). Non-saccular vertebrobasilar aneurysms and dolichoectasia: A systematic literature review. *Journal of NeuroInterventional Surgery*, *6*(5), 389-393. https://doi.org/10.1136/neurintsurg-2013-010793.

Shi, X., Qian, H., Singh, K. C. K. I., Zhang, Y., Zhou, Z., Sun, Y., et al. (2013). Surgical management of vertebral and basilar artery aneurysms: a single center experience in 41 patients. *Acta Neurochirurgica*, *155*(6), 1087-1093.

Siddiqui, A. H., Abla, A. A., Kan, P., Dumont, T. M., Jahshan, S., Britz, G. W., et al. (2012). Panacea or problem: flow diverters in the treatment of symptomatic large or giant fusiform vertebrobasilar aneurysms. *Journal of Neurosurgery*, *116*(6), 1258-1266. https://doi.org/10.3171/2012.2.JNS111942.

Spetzler, R. F., Hadley, M. N., Rigamonti, D., Carter, L. P., Raudzens, P. A., Shedd, S. A., et al. (1988). Aneurysms of the basilar artery treated with circulatory arrest, hypothermia, and barbiturate cerebral protection. *Journal of Neurosurgery*, *68*(6), 868-879. https://doi.org/10.3171/jns.1988.68.6.0868.

Spetzler, R. F., McDougall, C. G., Zabramski, J. M., Albuquerque, F. C., Hills, N. K., Russin, J. J., et al. (2015). The barrow ruptured aneurysm trial: 6-year results. *Journal of Neurosurgery*, *123*(3), 609-617. https://doi.org/10.3171/2014.9.JNS141749.

Steinberg, G. K., Drake, C. G., & Peerless, S. J. (1993). Deliberate basilar or vertebral artery occlusion in the treatment of intracranial aneurysms. Immediate results and long-term outcome in 201 patients. *Journal of Neurosurgery*, *79*(2), 161-173. https://doi.org/10.3171/jns.1993.79.2.0161.

Stojanovic, B., Vasovic, L., Vlajkovic, S., Trandafilovic, M., & Mladenovic, M. (2016). Variation of some arteries of the vertebrobasilar system: case report. *Surgical and Radiologic Anatomy*. https://doi.org/ 10.1007/s00276-016-1764-0.

Sugita, K., Kobayashi, S., Takemae, T., Tada, T., & Tanaka, Y. (1987). Aneurysms of the basilar artery trunk. *Journal of Neurosurgery*, *66*(4), 500-505. https://doi.org/10.3171/jns.1987.66.4.0500.

Taki, W., Nakahara, I., Sakai, N., Irie, K., Murao, K., Ohkata, N., et al. (1998). Large and giant middle to lower basilar trunk aneurysms treated by surgical and interventional neuroradiological methods. *Neurologia Medico-Chirurgica (Tokyo)*, *38*(12), 826-834. discussion 834-825.

Taschner, C. A., Vedantham, S., de Vries, J., Biondi, A., Boogaarts, J., Sakai, N., et al. (2017). Surpass flow diverter for treatment of posterior circulation aneurysms. *American Journal of Neuroradiology*, *38*(3), 582-589. https://doi.org/10.3174/ajnr.A5029.

Toth, G., Bain, M., Hussain, M. S., Moskowitz, S., Masaryk, T., Rasmussen, P., et al. (2015). Posterior circulation flow diversion: a single-center experience and literature review. *Journal of NeuroInterventional Surgery*, *7*(8), 574-583.

Uda, K., Murayama, Y., Gobin, Y. P., Duckwiler, G. R., & Vinuela, F. (2001). Endovascular treatment of basilar artery trunk aneurysms with Guglielmi detachable coils: Clinical experience with 41 aneurysms in 39 patients. *Journal of Neurosurgery*, *95*(4), 624-632. https://doi.org/10.3171/ jns.2001.95.4.0624.

Van Rooij, W. J., Sluzewski, M., Menovsky, T., & Wijnalda, D. (2003). Coiling of saccular basilar trunk aneurysms. *Neuroradiology*, *45*(1), 19-21. https://doi.org/10.1007/s00234-002-0882-z.

Varble, N., Xiang, J., Lin, N., Levy, E., & Meng, H. (2016). Flow instability detected by high-resolution computational fluid dynamics in fifty-six middle cerebral artery aneurysms. *Journal of Biomechanical Engineering*, *138*(6), 061009. https://doi.org/10.1115/1.4033477.

Vernooij, M. W., Ikram, M. A., Tanghe, H. L., Vincent, A. J., Hofman, A., Krestin, G. P., et al. (2007). Incidental findings on brain MRI in the general population. *The New England Journal of Medicine*, *357*(18), 1821-1828. https://doi.org/10.1056/NEJMoa070972.

Vlak, M. H., Algra, A., Brandenburg, R., & Rinkel, G. J. (2011). Prevalence of unruptured intracranial aneurysms, with emphasis on sex, age, comorbidity, country, and time period: A systematic review and meta-analysis. *Lancet Neurology*, *10*(7), 626-636. https://doi.org/10.1016/S1474-4422(11)70109-0.

Wenderoth, J. D., Khangure, M. S., Phatouros, C. C., & ApSimon, H. T. (2003). Basilar trunk occlusion during endovascular treatment of giant and fusiform aneurysms of the basilar artery. *American Journal of Neuroradiology*, *24*(6), 1226-1229.

Wiebers, D. O., Whisnant, J. P., Huston, J., 3rd, Meissner, I., Brown, R. D., Jr., Piepgras, D. G., et al. (2003). Unruptured intracranial aneurysms: Natural history, clinical outcome, and risks of surgical and endovascular treatment. *Lancet*, *362*(9378), 103-110.

Wilson, C. B., & Sang, U. H. (1976). Surgical treatment for aneurysms of the upper basilar artery. *Journal of Neurosurgery*, *44*(5), 537-543.

Wright, D. C., & Wilson, C. B. (1979). Surgical treatment of basilar aneurysms. *Neurosurgery*, *5*(3), 325-333.

Yu, J. L., Wang, H. L., Xu, N., Xu, K., Wang, B., & Luo, Q. (2010). Endovascular treatment of aneurysms arising from the basilar artery trunk and branches. *Interventional Neuroradiology*, *16*(4), 369-383.

Zhang, J., Zhang, R., Wu, Z., Lv, X., & Liu, B. (2010). Results of endovascular management for mid- basilar artery aneurysms. *Interventional Neuroradiology*, *16*(3), 249-254.

第 37 章

基底动脉末端动脉瘤

Douglas L. Stofo❶；Glenn Pollock❶

摘 要

基底动脉分叉部解剖变异较大，发出向间脑和脑干等重要结构供血的穿支动脉，如发生闭塞可能会引起严重的并发症，甚至导致死亡。经侧裂入路和颞下入路夹闭基底动脉顶端动脉瘤是一种经典术式，不需密集随访，再出血风险较低，但手术并发症较多。目前，血管内治疗已成为基底动脉顶端动脉瘤的首选治疗方法，而且在传统方法的基础上已经衍生出多种辅助技术以适用于不同特征的动脉瘤，极大地提高了治疗安全性，但长期效果仍需进一步评估。

关键词

基底动脉顶端；基底动脉末端；颅内动脉瘤；支架辅助弹簧圈栓塞；基底动脉尖；
宽颈；球囊辅助弹簧圈栓塞

---

❶ 美国田纳西州诺克斯维尔藤诺瓦地区医疗中心神经科学部神经外科。

37.1　流行病学

颅内动脉瘤生长和破裂的风险因素：位于颅底深在位置、血管末端、＞40岁、女性、家族史、结缔组织疾病、吸烟、高血压和酗酒等。后循环动脉瘤占所有颅内动脉瘤的10%～18%，其中50%～65%位于血管分叉处（Drake，1965、1979）。

37.2　解剖

基底动脉分叉胚胎学起源复杂，血管和血流动力学变异多样，是基底动脉顶端动脉瘤形成和破裂的重要原因。神经血管系统从胚胎开始，经过血管生成过程，在中胚层血管母细胞遗传信号的驱动下逐渐分化形成（Sabin，1917）。一旦血液流动形成，会选择经某些血管流动，无血液流通的血管细胞会发生凋亡进而迅速退化（Kaiser等，1997）。血管融合是血管生成的必要过程，结局是成对的腹侧纵向神经动脉消失，形成脊髓腹侧动脉、基底动脉和奇动脉（Lasjaunias等，2001）。正常情况下，融合主要发生在血管腔汇合处。腹侧纵向动脉在中线融合可能导致基底动脉顶部形态异常或者动脉瘤形成（Canham和Finlay，2004；Meng等，2007）。血管形成会伴随生成的过程，包括萌芽、分裂和重塑等（Risau，1997），而剪切力可激活血管重塑的遗传程序（Lasjaunias等，2001）。从胚胎学看，基底动脉分叉由颈内动脉尾侧分支融合到一对神经纵向动脉形成，而三叉动脉退变的时机将影响该融合过程，晚期退化有利于形成颈内动脉循环主导的大脑后动脉血流，并形成胚胎型后交通动脉。实际上，后交通动脉和大脑后动脉的P1段来自颈内动脉系统尾端，而大脑后动脉P2、P3和P4段则代表真正的大脑后动脉系统。后交通动脉、大脑后动脉P1段和基底动脉远端系统在发育过程中相互连接，所发出穿支整体处于平衡状态。

基底动脉分叉部融合与动脉瘤的形成密切相关，而胚胎型大脑后动脉与基底动脉分叉动脉瘤形成的相关性较低（Diogo等，2016）。解剖学研究表明，动脉瘤的高发病率与后交通动脉发育不良（血管直径小于1mm）有关（Alpers和Berry，1963；Diogo等，2016）。不同患者的动脉融合节段、动脉分叉高度与后床突结构等可能存在较大差异，需要采用不同手术入路，详见后续章节。在侧位或矢状位影像上，70%患者的基底动脉分叉平齐或高于床突平行线（Caruso等，1990）。动脉分叉的左/右不对称与血流动力学改变和动脉瘤的形成相关（Campos等，1998）。脑干和间脑穿支动脉虽小，但为重要结构供血，且往往是末端动脉。在基底动脉顶端水平有3组穿支动脉：短脚动脉、间脑动脉和中脑动脉。后两者可能起源于大脑后动脉的P1段，约60%～80%的穿支动脉在脚间窝吻合（Brassier等，1998）。基底动脉为对称融合时，穿通动脉向两侧供血；非对称融合时，大脑后动脉P1段腹侧发出穿支供应乳头体和丘脑，而另一段P1可能发出穿支供应同侧乳头体、第Ⅲ对颅神经和大脑脚分支。78%的尸体解剖标本中大脑后动脉和基底动脉P1段穿支动脉为同侧分布，22%为双侧或对侧供血（Pedroza等，1986）。该区域穿支动脉供血结构：下丘脑、内囊后肢、丘脑、大脑脚、丘脑底核、视神经束和内侧膝状体。与前循环动脉瘤相比，手术治疗基底动脉顶端动脉瘤时，由于穿支血管向间脑和脑干供血，并发症发生率和死亡率均较高（图37.1）。

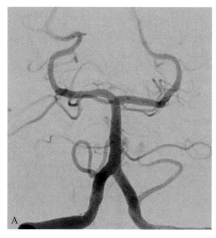
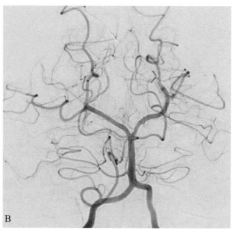

图 37.1　造影图显示正常基底动脉分叉的头端融合（A）和尾端融合（B）

37.3　显微外科治疗

基底动脉分叉左右不对称时，动脉瘤可能偏向一侧，需选择手术入路侧别。虽然首选非优势半球侧设计手术入路，但经优势半球侧也可施术。基底动脉顶端高度也是决定手术入路的关键因素。桥前池和脚间池神经血管密集，邻近沿小脑幕走行的第Ⅲ、Ⅳ对颅神经，分布着供血脑干和间脑深部的基底动脉及穿支动脉，部位深在，手术空间狭窄，治疗风险极高。

1963年，Herbert 等报道了基底动脉动脉瘤夹闭手术。Charles 开创性采用颞下入路处理基底动脉动脉瘤，而 Yasargil 在1976年也发表了翼点开颅经侧裂入路手术的系列研究（Drake，1961；Yasargil 等，1976）。基底动脉顶端动脉瘤夹闭主要经颞下和侧裂入路，以及其拓展和改良入路。近年来，虽然越来越多病变可以采用介入治疗，但显微手术夹闭仍然具有重要作用，特别对于介入无法完全闭塞的宽颈动脉瘤（图37.2）。

37.3.1　经颞下入路

经颞下入路可从侧面暴露基底动脉顶端，除部分高于后床突的病变之外，绝大多数病变均可采用此入路。目前，公认的"高跨"动脉瘤是指位于后床突上方3～10mm，部分非常高的分叉甚至位于后床突上方1cm以上。本入路优点是可直视动脉瘤后方丘脑穿支动脉，若基底动脉显露更低，近端血管更容

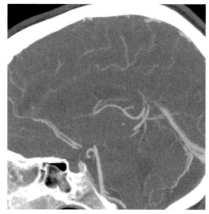
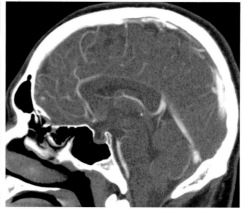

图 37.2　CTA 显示高位基底动脉分叉（A）和低位基底动脉分叉（B）

易控制；如切开小脑幕并通过缝合或小动脉瘤夹将幕缘固定于中颅窝底，可显露斜坡中1/3部（Drake，1979；Hernesniemi等，2005）。但是，由于动眼神经与大脑后动脉关系紧密，颞下入路易导致动眼神经麻痹（Tjahjadi等，2016）。此外，该入路需要抬高颞叶，可能导致脑组织牵拉伤和水肿等，难以显露高跨型动脉瘤，也很难观察到对侧大脑后动脉P1段，其辅助手术方式包括切除颧弓、磨除岩尖、阻断后交通动脉、切开海绵窦以及在特殊情况下切断第Ⅳ对颅神经。

37.3.2 经外侧裂入路

Yasargil首创的经外侧裂入路为大多数神经外科医师熟知，常用于前循环动脉瘤夹闭和肿瘤切除（Yasargil等，1976）。该入路可以很好显露基底动脉顶部和脚间池，夹闭鞍背至后床突上方1cm的动脉瘤，其缺点是对动脉瘤顶端后方穿支动脉显露不佳，尤其是动脉瘤向后方生长时更是如此。临时阻断基底动脉对动脉瘤减张可在一定程度上解决这一问题，有助于对穿支动脉进行可视化操作，但通常较难观察到动脉瘤夹尖端。需要注意的是，临时阻断穿支动脉很可能对这些小动脉造成永久性损伤。

经外侧裂入路的辅助手术方式：打开眶、切除颧弓、切除前后床突和开放海绵窦。向海绵窦注射纤维蛋白胶可使静脉窦显露清晰且不会持续出血，手术变得更加容易。

37.3.3 经颧骨颞前入路

以翼点开颅为基础，该入路需要在颧弓下钻孔，虽然会延长开颅时间，但颞肌可在不切断颧弓的情况下实现低位翻转，这一点和眶颧入路类似。钻孔应与中颅窝底平齐，磨除蝶骨棘和前床突，硬膜外切开海绵窦侧壁并在其中注射纤维蛋白胶。一旦打开硬膜，则可同时从硬膜内外观察动眼神经，以这种方式游离第Ⅲ对颅神经可减少对其的牵拉，有效避免麻痹风险。此外，还可通过磨除后床突和切断后交通动脉，增加显露范围（De Oliveira等，1995；Krisht等，2007）。

37.3.4 其他手术入路

其他手术入路还包括颞下联合经外侧裂入路（Kopitnik等，1994），其改良术式被描述为扩大经外侧裂入路，与传统经外侧裂入路相比可提供更多的基底动脉顶部外侧面显露（Bendok等，2004）。广泛分离侧裂，电凝和分离蝶腭静脉，松解动眼神经与钩突之间的蛛网膜粘连，可使颞叶充分向后外侧牵开。外科辅助手段的最新进展体现在以下方面：评估穿支血管的吲哚氰绿荧光造影术（De Oliveira等，2007）、改善CT和MR血管造影图像质量、麻醉状态下血管3D重建，以及利用腺苷使心脏停搏（Nussbaum等，2000）等。这些技术和设备的进步显著提高了动脉瘤治疗的安全性，而当夹闭巨大动脉瘤或基底动脉顶部发育不良时则可能需要行中等流量搭桥。

37.3.5 结果

系列报道显示，基底动脉顶端动脉瘤手术夹闭死亡率为2%～14%（Lawton，2002；Lozier等，2004；Morcos和Heros，1997；Nanda等，2014；Peerless等，1996；Samson等，1999；Sanai等，2008；Sekhar等，2013；Sundt，1990；Tjahjadi等，2016），影像学方法量化的穿支动脉损伤率可高达19%（Tjahjadi等，2016），临床指标量化的穿支动脉损伤率为2%～8%（Nanda等，2014；Samson等，1999；Sanai等，2008；Sekhar等，2013），预后良好率67%～88%。基底动脉分叉处动脉瘤夹闭术后，再出血风险较低，随访复查要求也相应降低（Sanai等，2008）；但是，动眼神经损伤风险高，有文献报道甚至高达46%，尤其在颞下入路时更为常见，但永久性麻痹仅占6%。

37.4   血管内治疗

随着技术和材料的不断发展，血管内治疗已广泛用于基底动脉顶端动脉瘤。对于大多数窄颈动脉瘤，可以完全闭塞瘤体并保留神经功能，但对于宽颈动脉瘤仍面临不少挑战。

弹簧圈栓塞是治疗基底动脉顶端动脉瘤的首选方法，既可避免服用抗血小板药物，也可减少多种导管的组合使用，缩短手术时间，降低并发症率（图37.3）。

对于基底动脉顶端宽颈动脉瘤，弹簧圈易疝入载瘤血管，多种辅助技术应运而生（Limbucci等，2016；Pierot等，2011；Pierot等，2012；Pierot等，2009；Yavuz等，2013），其使用依赖于动脉瘤状态、椎动脉直径和迂曲程度等诸多因素。破裂动脉瘤如单纯弹簧圈栓塞无法完成治疗时，可考虑使用球囊辅助技术（Pierot等，2009）。

1974年，Serbinenko首先报道了颅内血管球囊的使用，随后Higashida等将可解脱球囊用于后循环动脉瘤封堵（Higashida等，1989；Serbinenko，1974）。近年来，球囊辅助栓塞宽颈动脉瘤的技术逐步被支架辅助技术所替代，对于破裂动脉瘤更加安全有效（Pierot等，2009、2011、2012）。通过球囊的临时支撑，成篮弹簧圈与动脉瘤壁贴合，为致密填塞创造稳定空间。对于部分基底动脉顶端动脉瘤，如仅累及单侧PCA的动脉瘤，可使用单一顺应性球囊辅助栓塞（Shapiro等，2008）。一般情况下，较大直径的导引导管可保证球囊和栓塞微管同时进入，如口径和/或弯曲度不允许，则可使用较小直径导引导管分别进入双侧椎动脉，微导管和球囊分别通过不同导管到达指定位置。同轴双腔球囊微导管（Scepter C和Scepter XC，Microvention，Tustin，CA）的发明可避免大直径导引导管和更多数量微导管的使用。

当宽颈动脉瘤累及双侧PCA时，有报道称可同时使用2个顺应性球囊，也称为"双球囊对吻"技术（Arat和Cil，2005），但该方法需要更大的导引导管或双侧椎动脉置管，其中一侧导引导管输送栓塞微管和球囊，另一侧容纳第二枚球囊。术中先将栓塞微管置于动脉瘤腔内，一球囊置于基底动脉顶端，而另一球囊置于对侧PCA。值得警惕的是，球囊同时充盈会增加血栓栓塞风险，也可能诱发动脉损伤和夹层，甚至血管破裂和/或动脉瘤破裂。

当双侧椎动脉入路不可行时，可使用连续球囊辅助技术。先在同侧PCA中放置球囊辅助栓塞动脉瘤一侧，然后将球囊再放置到对侧PCA中栓塞剩余部分动脉瘤（Khateri等，2013）。跨循环技术是治疗基底动脉顶端宽颈动脉瘤的另一种选择，将球囊通过后交通动脉进入同侧P1，并穿过基底动脉顶部进入对侧PCA。这项技术需要双导引导管，一根在椎动脉，另一根在颈内动脉（Albuquerque等，2011）。

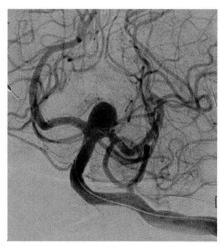
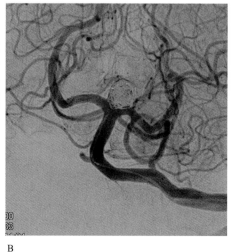

图 37.3   基底动脉顶端破裂宽颈动脉瘤术前 Townes 位图（A）和弹簧圈栓塞术后 Townes 位图（B）

A

B

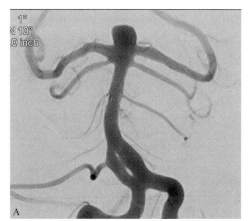
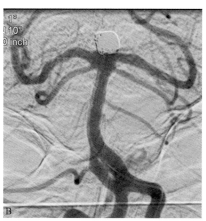

图 37.4 基底动脉顶端未破裂宽颈动脉瘤术前Townes位视图，一支架从右侧PCA释放至基底动脉（A）。术后影像示动脉瘤闭塞，支架内和双侧PCA通畅（B）

　　另一种血管内治疗方法是支架辅助栓塞（Bendok等，2004；Lylyk等，2002；Zenteno等，2008），与球囊辅助相似，通过支架覆盖动脉瘤颈为弹簧圈栓塞提供稳定支撑。栓塞微管可以被"固定"在动脉瘤腔内，也可通过支架网眼进入动脉瘤腔。常用支架包括闭环式和开环式2种，一般单个支架足以重塑载瘤动脉并辅助弹簧圈闭塞动脉瘤，但很多情况需要双支架辅助。临床治疗中，应尽量减少支架使用数量，以降低并发症风险（图37.4）。

　　基底动脉顶端宽颈动脉瘤累及双侧PCA时，可采用Y型支架辅助（Bendok等，2004；Lylyk等，2002；Zenteno等，2008）。第一枚支架一般为开环支架，以允许第二枚支架穿行打开，后者可以是开环也可以是闭环。同样，栓塞微管可以"固定"于动脉瘤腔内，也可穿过网眼置于动脉瘤腔。对于累及双侧PCA的动脉瘤，"肩部"支架可防止弹簧圈脱出，如果向前推挤施压可使支架释放角度更大，最终在瘤颈部产生更大覆盖范围（图37.5）。

　　对于基底动脉顶端宽颈动脉瘤，也可将自膨式支架直接置入载瘤动脉指向瘤顶，支架远端置于瘤颈，近端置于载瘤血管内以降低弹簧圈脱出风险，这种技术称为华夫饼技术（WCT）（Sychra等，2011）。可以用于该技术的支架种类繁多，包括Solitaire AB（Medtronic Neurovascular，Irvine，CA），以及最近研发的pCONUS和PulseRider等（Aguilar-Perez等，2014；Spiotta等，2016）。

　　血流导向装置治疗颈内动脉宽颈大动脉瘤效果良好，但对于后循环动脉瘤的临床疗效仍存在争议（Becske等，2013；Fiorella等，2009；Lubicz等，2010；Lylyk等，2009；Pierot，2012；Siddiqui等，

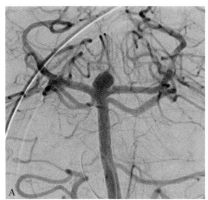
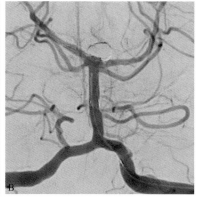
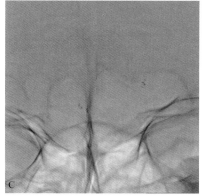

图 37.5 术前Townes视图显示基底动脉顶端未破裂宽颈动脉瘤，在左侧PCA成功置入单个支架（A）。术后视图显示动脉瘤闭塞、PCA血流通畅（B）。使用"肩部技术"展开支架所形成的角度（C）

2012；Szikora等，2010）。作为一种密网孔支架，金属覆盖率高，可通过减少载瘤血管和动脉瘤之间血流动力学交换最终诱导瘤内血栓形成（Pierot，2012）。Pipeline（Medtronic/Covidien，Irvine，CA）是美国FDA批准用于巨大宽颈动脉瘤治疗的唯一血流导向装置，其他可在欧洲和南美临床应用的装置包括Silk（Balt EXtrusion，Montmorency，France）、FRED（MicroVention，Tustin，CA）、Surpass（Stryker Neurovascular，Kalamazoo，MI）和p64（Phenox，Bochum，Germany）等。早期，基底动脉巨大宽颈动脉瘤的血流导向治疗前景曾被看好（Fiorella等，2009），但随后研究发现穿支动脉闭塞发生率高，可诱导脑干缺血（Rouchaud等，2016；Siddiqui等，2012）。

最新研发的治疗装置原理是动脉瘤腔内血流导向作用，以诱导瘤内血栓形成，该类装置包括WEB（Woven EndoBridge，Sequent Medical，Aliso Viejo，CA）和Luna（Medtronic/Covidien，Irvine，CA）。另一种治疗策略是同时闭塞动脉瘤及载瘤动脉，但术前需通过BTO试验评估患者是否耐受血管闭塞。对于体积迅速增大的梭形动脉瘤如能耐受BTO，且其他治疗效果欠佳时可尝试该种策略。

37.5　治疗策略

基底动脉顶端动脉瘤只占全部颅内动脉瘤的7%～8%，但形态和解剖学特殊，治疗上具有非常大的挑战（Da Ros等，2017）。无论是血管内还是显微外科治疗，其治疗目标均是既防止动脉瘤破裂，又在保留神经功能的前提下完全闭塞瘤体。与显微外科手术相比，血管内治疗的并发症发生率低，是后循环动脉瘤的首选治疗方法（Sekhar等，2013），但复发率较高是该种治疗的主要缺陷（Jin等，2009）。为有效降低其复发率，衍生出多种血管内治疗的辅助技术（Aguilar-Perez等，2014；Albuquerque等，2011；Becske等，2013；Bendok等，2007；Campos等，1998；Limbucci等，2016；Lubicz等，2010；Lylyk等，2002；Pierot等，2009；Spiotta等，2016；Sychra等，2011；Szikor等，2010；Yavuz等，2013；Zenteno等，2008）。Yavuz和Limbuci等对Y型支架技术的回顾性研究显示，并发症发生率分别为2.7%和4.2%，死亡率分别为0.5%和2.1%，动脉瘤完全闭塞率分别为95.7%和93.6%（Limbucci等，2016；Yavuz等，2013）。

37.6　结论

基底动脉顶端宽颈动脉瘤只占颅内动脉瘤很少一部分，其复杂的解剖和形态特征促进了多种血管内辅助治疗技术的发展，包括球囊和支架辅助技术、血流导向技术等，极大地提高了治疗安全性，但其长期效果仍有待进一步评估。

（译者：李　剑　贺亚龙）

参考文献

Aguilar-Perez, M., Kurre, W., Fischer, S., Baznar, H., & Henkes, H. (2014). Coil occlusion of wide-neck bifurcation aneurysms assisted by the novel intra- to extra-aneurysmatic neck-bridging device (pCONus); initial experience. *American Journal of Neuroradiology*, *35*, 965-971.

Albuquerque, F. C., Gonzalez, L. F., Hu, Y. C., Newman, C. B., & McDouglass, C. G. (2011). Transcirculation endovascular treatment of complex cerebral aneurysms: Technical considerations and preliminary results. *Neurosurgery*, *68*(3), 820-829.

Alpers, B. J., & Berry, R. G. (1963). Circle of Willis in cerebral vascular disorders. The anatomical structure. *Archives of Neurology*, *8*, 398-402.

Arat, A., & Cil, B. (2005). Double-balloon remodeling of wide-necked aneurysms distal to the circle of Willis. *American Journal of Neuroradiology, 26*(7), 1768-1771.

Becske, T., Kallmes, D. F., Saatci, I. , et al. (2013). Pipeline for uncoilable or failed aneurysms: Results from a multicenter clinical trial. *Radiology, 267*, 858-868.

Bendok, B. R., Getch, C. G., Parkinson, R. J., O'Shaughnessy, B. A., & Batjer, H. H. (2004). Extended lateral transsylvian approach for basilar artery bifurcation aneurysms. *Neurosurgery, 55*, 174-178.

Bendok, B. R., Parkinson, R. J., Hage, Z. A., Adel, J. G., & Gounis, M. J. (2007). The effect of vascular reconstruction device-assisted coiling on packing density, effective neck coverage, and angiographic outome: An in vitro study. *Neurosurgery, 61*(4), 835-840.

Brassier, G., Morandi, X., Fournier, D., Velut, S., & Mercier, P. (1998). Origin of the perforating arteries of the interpeduncular fossa in relation to the termination of the basilar artery. *Interventional Neuroradiology, 4*, 109-120.

Campos, C., Churojana, A., Rodesch, G., Alvarez, H., & Lasjaunias, P. (1998). Basilar tip aneurysm and basilar tip anatomy. *Interventional Neuroradiology, 4*, 121-125.

Canham, P., & Finlay, H. (2004). Morphometry of medial gaps of human brain artery branches. *Stroke, 35*, 1153-1157.

Caruso, G., Vincentelli, F., Giudicelli, G., Grisoli, F., Xu, T., & Gouaze, A. (1990). Perforating branches of the basilar bifurcation. *Journal of Neurosurgery, 73*, 259-265.

Da Ros, V., Caroff, J., Rouchaud, A., Mihalea, C., Ikka, L., Moret, J. , et al. (2017). Large basilar apex aneurysms treated with flow-diverter stents. *American Journal of Neuroradiology, 38*(6), 1156-1162.

De Oliveira, E., Tedeschi, H., Siqueira, M. G., & Peace, D. A. (1995). The pretemporal approach to the interpeduncular and petroclival regions. *Acta Neurochirurgica, 136*, 204-211.

De Oliveira, J. G., Beck, J., Seifert, V., Teixeira, M. J., & Raabe, A. (2007). Assessment of flow in perforating arteries during intracranial aneurysm surgery using intraoperative near-infrared indocyanine green videoangiography. *Neurosurgery, 61*(3 Suppl), 62-72.

Diogo, M., Fragata, I., Dias, S., Nunes, J., Pamplona, J., & Reis, J. (2016). Low prevalence of fetal-type posterior cerebral artery in patients with basilar tip aneurysms. *Journal of NeuroInterventional Surgery, 0*, 1-4.

Drake, C. G. (1961). Bleeding aneurysms of the basilar artery. Direct surgical management in four cases. *Journal of Neurosurgery, 18*, 230-238.

Drake, C. G. (1965). Surgical treatment of ruptured aneurysms of the basilar artery. Experience with 14 cases. *Journal of Neurosurgery, 23*(5), 457-473.

Drake, C. G. (1979). The treatment of aneurysms of the posterior circulation. *Clinical Neurosurgery, 26*, 96-144.

Fiorella, D., Kelly, M. E., Alburquerque, F. C. , et al. (2009). Curative reconstruction of a giant midbasilar trunk aneurysm with the pipeline embolization device. *Neurosurgery, 64*, 212-217. discussion 217.

Hernesniemi, J., Ishii, K., Karatas, A., Kivipelto, L., Niemela, M., Nagy, L. , et al. (2005). *Neurosurgery, 57* (4 Suppl), E408. discussion E408.

Hetts, S. W., Turk, A., English, J. D. , et al. (2014). Stent-assisted coiling versus coiling in unruptured intracranial aneurysms in the Matrix and Platinum Science trial: Safety, efficacy, and the mid-term outcomes. *American Journal of Neuroradiology, 35*, 698-705.

Higashida, R. T., Halbach, V. V., Cahan, L. D., Hieshima, G. B., & Konishi, Y. (1989). Detachable balloon embolization therapy of posterior circulation intracranial aneurysms. *Journal of Neurosurgery, 71*, 512-519.

Hook, O., Norlen, G., & Guzman, J. (1963). Saccular aneurysms of the vertebral-basilar arterial system. A report of 28 cases. *Acta Neurologica Scandinavica, 39*, 271-304.

Jin, S. C., Ahn, J. S., Kwun, B. D. , et al. (2009). Analysis of clinical and radiological outcomes in microsurgical and endovascular treatment of basilar apex aneurysms. *Journal of Korean Neurosurgical Association, 45*, 224-230.

Kaiser, D., Freyberg, M. A., & Friedl, P. (1997). Lack of hemodynamic forces triggers apoptosis in vascular endothelial cells. *Biochemical and Biophysical Research Communications, 231*, 586-590.

Khateri, R., Cordina, D. M., Hassan, A. E., Gigoryan, M., Rodriguez, G. J. , et al. (2013). *Journal of Vascular and Interventional Neurology, 6*(1), 7-9.

Kopitnik, T. A., Batjer, H. H., & Samson, D. S. (1994). Combined transsylvian-subtemporal exposure of cerebral aneurysms involving the basilar apex. *Microsurgery, 15*(8), 534-540.

Krisht, A., Krayenbuhl, N., Sercl, D., Bikmaz, K., & Kadri, P. (2007). Results of microsurgical clipping of 50 high complexity basilar apex aneurysms. *Neurosurgery, 60*, 242-252.

Lasjaunias, P., Berenstein, A., & Ter Brugge, K. G. (Eds.), (2001a). Surgica neuroangiography. In *Vol. 1. Intradural arteries: The caudal internal carotid artery division* (2nd ed., pp. 521-537). Berlin: Springer- Verlag.

Lasjaunias, P., Berenstein, A., & Ter Brugge, K. G. (Eds.), (2001b). Surgical neuroangiography. In *Vol. 1. Vascular anatomy and biological processes* (2nd ed., pp. 1-25). Berlin: Springer-Verlag.

Lawton, M. (2002). Basilar apex aneurysms: Surgical results and perspectives from an initial experience. *Neurosurgery, 50*, 1-10.

Limbucci, N., Renieri, L., Nappini, S. , et al. (2016). Y-stent assisted coiling of bifurcation aneurysms with Enterprise stent: Long-term follow-up. *Journal of NeuroInterventional Surgery, 8*, 158-162.

Lozier, A. P., Kim, G. H., Sciacca, R. R., Connolly, E. S., Jr., Solomon, R. A. , et al. (2004). *Neurosurgery, 54* (2), 286-296. discussion 296-299.

Lubicz, B., Collignon, L., Raphaeli, G. , et al. (2010). Flow divertor stent for the endovascular treatment of intracranial aneurysms: A prospective study in 29 patients with 34 aneurysms. *Stroke, 41*, 2247-2253.

Lylyk, P., Cohen, J. E., Ceratto, R., Ferrario, A., & Miranda, C. (2002). Endovascular reconstruction of intracranial arteries by stent placement and combined techniques. *Journal of Neurosurgery, 97*(6), 1306-1313.

Lylyk, P., Miranda, C., Ceratto, R. , et al. (2009). Curative endovascular reconstruction of cerebral aneurysms with the Pipeline embolization device: The Buenos Aires experience. *Neurosurgery, 64*, 632-642.

Meng, H., Wang, Z., Hoi, Y., Gau, L., Metaxa, E., Swartz, D. , et al. (2007). Complex hemodynamics at the apex of an arterial bifurcation induces vascular remodeling resembling cerebral aneurysm initiation. *Stroke, 38*, 1924-1931.

Morcos, J., & Heros, R. C. (1997). Distal basilar artery aneurysm: Surgical techniques. In H. H. Batjer, L. Caplan, L. Friberg, R. J. Greenlee, T. J. Kopitnik, & W. Young (Eds.), *Cerebrovascular disease* (pp. 1055- 1077). Philadelphia, PA: Lippincott-Raven.

Nanda, A., Sonig, A., Banerjee, A. D., & Javalkar, V. K. (2014). Microsurgical management of basilar artery apex aneurysms: A single surgeon's experience from Louisiana State University, Shreveport. *World Neurosurgery, 82*(1-2), 118-129.

Nussbaum, E. S., Sebring, L. A., Ostanny, I., & Nelson, W. B. (2000). Transient cardiac standstill induced by adenosine in the management of intraoperative aneurysmal rupture: Technical case report. *Neurosurgery, 47*, 240-243.

Pedroza, A., Dujovny, M., Ausman, J. L., Diaz, F. G., Cabezudo, A. J., Berman, S. K. , et al. (1986). *Journal of Neurosurgery, 64*(3), 484-493.

Peerless, S., Hernesniemi, J. A., & Drake, C. (1996). Posterior circulation aneurysms. In R. Wilkins & S. S. Rengachary (Eds.), *Neurosurgery* (pp. 2341-2356). New York: McGraw-Hill.

Pierot, L. (2012). Flow diverter stents in the treatment of intracranial aneurysms: Where are we? *Journal of Neuroradiology, 33*, 159-163.

Pierot, L., & Biondi, A. (2016). Endovascular techniques for the management of wide-neck intracranial bifurcation aneurysms: A critical review of the literature. *Journal of Neuroradiology, 43*(3), 167-175.

Pierot, L., Cognard, C., Anxionnat, R., & Ricolfi, F. (2011). The remodeling technique for endovascular treatment of ruptured intracranial aneurysms is more efficacious than standard coiling with a similar safety. *Radiology, 258*, 546-553.

Pierot, L., Cognard, C., Spelle, L., & Moret, J. (2012). Safety and efficacy of balloon remodeling technique during endovascular treatment of intracranial aneurysms: Critical review of the literature. *American Journal of Neuroradiology*, 12-15.

Pierot, L., Spelle, L., Leclerc, X., Cognard, C., Bonafe, A., & Moret, J. (2009). Endovascular treatment of unruptured intracranial aneurysms: Comparison of safety of remodeling technique and standard treatment with coils. *Radiology, 251*, 846-855.

Piotin, M., Blanc, R., Spelle, L. , et al. (2010). Stent-assisted coiling of intracranial aneurysms: Clinical and angiographic results in 216 consecutive aneurysms. *Stroke, 41*, 110-115.

Risau, W. (1997). Mechanisms of angiogenesis. *Nature, 386*, 671-674.

Rouchaud, A., Brinjikji, W., Lanzino, G. , et al. (2016). Delayed hemorrhagic complications after flow diversion for intracranial aneurysms: A literature review. *Neuroradiology, 58*, 171-177.

Sabin, F. R. (1917). Origin and development of the primitive vessels of the chick and of the pig. *Contributions to Embryology, 6*, 61-124.

Samson, D., Batjer, H. H., & Kopitnik, T. A. (1999). Current results of the surgical management of aneurysms of the basilar apex. *Neurosurgery, 44*(4), 697-702.

Sanai, N., Tarapore, P., Lee, A. C., & Lawton, M. T. (2008). The current role of microsurgery for posterior circulation aneurysms: A selective approach in the endovascular era. *Neurosurgery, 62*(6), 1236-1249. discussion 1249-1253.

Sekhar, L. N., Tariq, F., Morton, R. P., Ghodke, B., Hallam, D. K., Barber, J. , et al. (2013). Basilar tip aneurysms: A microsurgical and endovascular series of 100 patients. *Neurosurgery, 72*(2), 284-298. discussion 298-299.

Serbinenko, F. A. (1974). Balloon catheterization and occlusion of major cerebral vessels. *Journal of Neurosurgery, 41*, 125-145.

Shapiro, M., Babb, J., Becske, T., & Nelson, P. K. (2008). Safety and efficacy of adjunctive balloon remodeling during endovascular treatment of intracranial aneurysms: A literature review. *American Journal of Neuroradiology, 29*(9), 1777-1781.

Siddiqui, A. H., Abla, A. A., Kan, P. , et al. (2012). Panacea or problem: Flow diverters in the treatment of symptomatic large or giant fusiform vertebrobasilar aneurysms. *Journal of Neurosurgery, 116*, 1258-1266.

Spiotta, A. M., Chaudry, M. I., Turk, A. S., & Turner, R. D. (2016). Initial experience with the PulseRider for the treatment of

bifurcation aneurysms: Report of the first three cases in the USA. *Journal of NeuroInterventional Surgery*, 8, 186-189.

Sundt, T. J. (1990). Results of surgical management. In C. Brown (Ed.), *Surgical techniques for saccular and giant intracranial aneurysms* (pp. 19-23). Baltimore, MD: Williams and Wilkins.

Sychra, V., Klisch, J., Werner, M. , et al. (2011). Waffle-cone technique with Solitaire AB remodeling device: Endovascular treatment of highly selected complex cerebral aneurysms. *Neuroradiology*, 53, 961-972.

Szikora, I., Berentei, Z., Kulcsar, Z. , et al. (2010). Treatment of intracranial aneurysms by functional reconstruction of the parent artery: The Budapest experience with Pipeline embolization device. *American Journal of Neuroradiology*, 31, 1139-1147.

Tjahjadi, M., Kivelev, J., Serrone, J., Maekawa, H., Kerro, O., Jharomi, B. R. , et al. (2016). Factors determining surgical approaches to basilar bifurcation aneurysms and its surgical outcomes. *Neurosurgery*, 78, 181-191.

Yasargil, M. G., Antic, J., Laciga, R., Jain, K. K., Hodosh, R. M., & Smith, R. D. (1976). *Surgical Neurology*, 6(2), 83-91.

Yavuz, K., Geyik, S., Cekirge, S., & Saatchi, I. (2013). Double stent-assisted coil embolization treatment for bifurcation aneurysms: Immediate treatment results and long term angiographic outcomes. *American Journal of Neuroradiology*, 34, 1778-1784.

Zenteno, M. A., Santos-Franco, J. A., Freitas-Modenesi, J. M. , et al. (2008). Use of the sole stenting technique for the management of aneurysms in the posterior circulation in prospective series of 20 patients. *Journal of Neurosurgery*, 108(6), 1104-1118.

第 38 章

大脑后动脉/小脑上动脉动脉瘤

Rashid M. Janjua ❶

摘 要

　　大脑后动脉（PCA）和小脑上动脉（SCA）的动脉瘤相对少见，大多数研究将其划分为其他类型后循环动脉瘤。该部位动脉瘤周围解剖结构复杂，神经血管密集，给临床治疗带来了巨大挑战。早期主要由经验丰富的神经外科医师通过开颅手术夹闭治疗，近年来逐渐被血管内治疗替代，并发症发生率和死亡率显著下降，但仍有部分学者倡导显微外科手术夹闭治疗。本章将讨论PCA和SCA动脉瘤的解剖特征、外科夹闭和血管内治疗技术，以及如何选择治疗策略。

关键词

大脑后动脉动脉瘤；小脑上动脉动脉瘤

目 录

---

❶ 美国北卡罗来纳州温斯顿 - 塞勒姆诺文特医疗保健中心。

38.1　流行病学

大脑后动脉（PCA）和小脑上动脉（SCA）动脉瘤相对少见。SCA动脉瘤占后循环动脉瘤的15%，占所有颅内动脉瘤的比例低于2%（Kim等，2014；Velioglu等，2015）。PCA动脉瘤占所有颅内动脉瘤的0.7%～2.3%（Qin等，2016）。PCA动脉瘤和SCA动脉瘤在某些情况下被定义为偏心性基底动脉分叉处动脉瘤。

38.2　解剖

87%的基底动脉分叉部与鞍背距离小于1cm，19%低于鞍背，51%与鞍背同一水平，30%高于鞍背（Hardy等，1980）。SCA分为4段：①桥脑前段；②桥脑外侧段；③小脑段；④皮质段。桥脑前段起始于动眼神经下方的基底动脉，至脑干前外侧缘，该节段穿支动脉较少，偶有数支（Garcia-Gonzalez等，2012）。桥脑外侧段沿滑车神经向外侧和后方走行，形成一个从三叉神经根到小脑-中脑沟的尾侧环。小脑段在小脑上脚上方的小脑叶之间向后走行，直到小脑前上缘，并发出最后一段（Hardy等，1980）。14%的SCA会发出2个主干，其中上干向小脑半球和蚓部上表面供血，下干向小脑半球侧面供血。约1/4的患者存在供应小脑幕的脑膜分支（Umeoka等，2015），当发生硬脑膜动静脉瘘或小脑幕脑膜瘤时，该血管为重要供血血管。

PCA也分为4段：①P1从基底动脉分叉延伸至后交通动脉（PComA）交界处；②P2位于基底池和环池内，延伸至中脑的后侧，可进一步分为2段；③P3始于中脑后部，从枕叶外侧向后延伸至四叠体池，终止于距状裂前缘，即P4段起点（Zeal和Rhoton，1978）。P1段通常发出直达脑干的穿支或回旋支。丘脑后穿通动脉通常有4条，均来自P1段，丘脑膝状体动脉和大脑脚穿动脉均来自P2段。Percheron动脉是一种罕见变异，起源于P1段（Percheron，1973），作为双侧丘脑和中脑供血主干，具有重要的临床意义。

SCA动脉瘤破裂引起蛛网膜下腔出血时，可压迫动眼神经出现相应症状。临床上以动眼神经麻痹为主症的动脉瘤更常见于PComA，需与SCA动脉瘤鉴别。此外，巨大动脉瘤还可引起脑干或中脑导水管受压，导致脑积水和头痛。

38.3　显微外科治疗

本节将简要概述基底动脉上端和邻近血管动脉瘤的治疗策略。

38.3.1　经外侧裂入路

1976年，Yasargil首次报道的经外侧裂入路已成为基底池血管性或肿瘤性病变的主要手术入路。患者头部需用三钉头架固定，向对侧旋转15°～30°，上抬20°～30°，以使侧裂垂直于地面易于分离，避免对额叶或颞叶的过分牵拉。弧形切开头皮，皮瓣向前翻转，颞肌从颞骨鳞部剥离，向下后翻转。对于低位基底动脉分叉或基底动脉干病变，可使用多种改良术式，如经海绵窦入路穿过海绵窦外侧壁多个三角间隙（Dolenc等，1987；Figueiredo等，2006），或磨除前床突和后床突以充分显露（Youssef和van Loveren，2009）。近年来，随着血管内治疗技术的发展，开颅夹闭手术在PCA/SCA动脉瘤治疗中的应用逐渐减少。

硬膜切开后，分离外侧裂，显露颈内动脉（ICA）、大脑中动脉（MCA）和大脑前动脉（ACA）。充分解剖基底池并释放脑脊液，打开从乳头体延伸至后床突的Lillequist膜，显露位于P1-P2交界处的PComA，以及基底动脉、SCA和部分P1、P2。通常，在动眼神经进入海绵窦外侧壁处，经颈内动脉（ICA）和动眼神经之间的间隙可获得最佳手术视角；有时，也通过颈内动脉分叉上方或视神经-颈动脉三角内侧获得不同视角。如显露不足，可选择性结扎PComA，但需仔细评估是否有较大的穿支动脉起源于PComA。经外侧裂入路可同时观察PCA和SCA，无须牵拉动眼神经或滑车神经。该入路视野较颞下入路更深，最大的不足是夹闭基底动脉分叉处动脉瘤时穿支血管被遮挡，为避免夹闭时视角倾斜过度，可换用直角夹操作。

38.3.2　经颞下入路

经颞下入路适用于PCA动脉瘤，尤其是位于P2段及更远端的动脉瘤。Drake（1961年）率先采用该入路治疗基底动脉顶端破裂动脉瘤，术中可更好地观察基底动脉所发出的穿支血管，并从侧面观察鞍背下方和环池内动脉瘤。该入路于耳屏前3cm处作垂直切口，小骨瓣开颅显露中颅窝底部，需注意避免损害Labbé静脉。腰大池引流有利于脑组织塌陷和颞叶抬高，显露并切开小脑幕边缘，沿滑车神经剪开蛛网膜，依次显露SCA、基底动脉干和PCA。该入路的缺点是手术通道狭窄，可能会影响PCA动脉瘤夹闭操作。

38.3.3　联合入路

上述两种入路的联合应用首先由Sano（1980年）提出，也称为"Half-and-Half"。Dolenc等（1987年）后来也进行了该入路的改良和扩展，Heros等（1993年）将其进一步推广应用。在经外侧裂入路中，通过向后牵拉颞极接近基底动脉顶端，除了可获得经外侧裂术野外，还可获得颞下入路的侧位术野。

38.4　血管内治疗

前面介绍的后循环动脉瘤血管内治疗原则，也适用于PCA/SCA动脉瘤。无论有无球囊/支架辅助，大多数动脉瘤都可通过弹簧圈栓塞治疗（图38.1）。研究表明，约82%的PCA动脉瘤（囊状、梭形和夹层）可通过血管内治疗（Qin等，2016；van Rooij等，2006）。Qin等研究中49%的巨大动脉瘤和58%的梭形或夹层动脉瘤血管内治疗结果与先前文献一致（图38.2）。

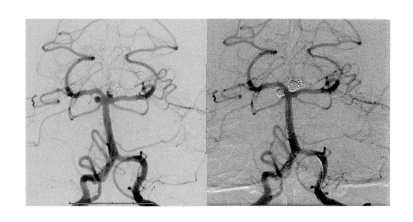

图38.1　基底动脉顶端破裂动脉瘤栓塞后复发，合并右侧SCA动脉瘤，采用支架辅助弹簧圈栓塞治疗

图38.2　患者，女性，34岁，PCA夹层动脉瘤（虚线箭头）（A和B）BTO试验后为保留P1段穿支血管，行P1远端闭塞术（C）。左侧PCA使用弹簧圈闭塞，箭头表示血管闭塞点近端和远端弹簧圈（D和E）。DWI示皮质小梗塞灶（星号），枕叶血供保留，患者出现一过性上象限偏盲（F）

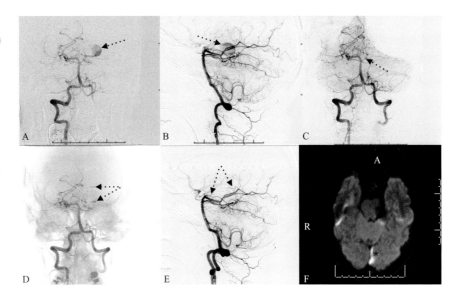

　　SCA动脉瘤的血管内治疗策略取决于动脉瘤与SCA和基底动脉的关系，根据动脉瘤位置和瘤顶朝向，目前已提出了相关分类标准（Lee等，2008；Patra等，2016），这对于开颅夹闭手术同样具有指导意义。血管内治疗时，根据累及血管的特点和动脉瘤成角，可将SCA动脉瘤分为3种类型（Kim等，2014）。图38.3在该分类基础上，进一步扩展为4种类型。A型：SCA起源于基底动脉，可行单纯弹簧圈或球囊/支架辅助栓塞；B型：动脉瘤和SCA起源相同，支架保护SCA效用小，球囊保护效果较好；C型：动脉瘤起源于SCA近端，与B型治疗方式相似；D型：SCA起源于动脉瘤顶端，治疗困难，需在球囊保护下行弹簧圈不全栓塞。如果患者不能耐受BTO试验，须行动脉瘤夹闭和血管重建（图38.4）。

图38.3　SCA动脉瘤分型示意图

A.动脉瘤与SCA起源于BA不同位点；B.动脉瘤与SCA共同起源于BA；C.动脉瘤起源于SCA近端；D.SCA起源于动脉瘤顶端

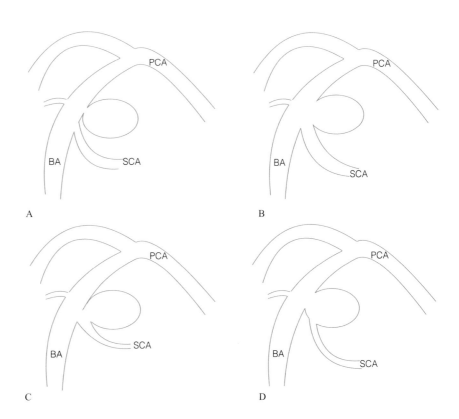

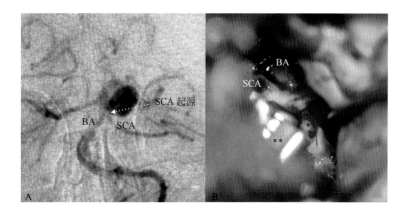

图 38.4　左侧 SCA 起始点在破裂动脉瘤近端顶部附近，无同侧 AICA，SCA 球囊闭塞试验失败（出现偏瘫）（A）。（B）术中可见近端基底动脉和 SCA 起源于动脉瘤。单星号表示夹闭后维持 SCA 通畅所需的残颈

38.5　治疗策略

有学者更倾向于采用开颅夹闭术治疗后循环动脉瘤，认为通过动眼神经三角容易接近动脉瘤颈，且周围无重要血管穿支，不会因穿支或载瘤动脉闭塞而导致严重后果（Birk 和 Lawton，2017；Patra 等，2016；Sanai 等，2008）。与血管内治疗的早期结果相比，显微外科夹闭的复发率更低。近年，血管内治疗后循环动脉瘤的安全性和有效性显著提高，已经成为夹闭治疗的理想替代方式（Kim 等，2014；Velioglu 等，2015）。无论如何，后循环动脉瘤的治疗应该尽量在经验丰富的大中心实施。SCA 动脉瘤的夹闭适应证包括巨大/部分血栓形成、多次血管内治疗后复发、瘤顶有 SCA 起源，以及一次手术可同时夹闭的多发动脉瘤（图 38.4）。

38.6　结论

PCA 动脉瘤和 SCA 动脉瘤的治疗应由经验丰富的神经外科医师完成。随着材料和技术的进步，血管内治疗变得更加容易，并发症发生率和死亡率显著降低；然而，仍有部分医者倡导开颅夹闭治疗，特别是对于 SCA 动脉瘤。

（译者：李　剑　贺亚龙　周跃飞）

参考文献

Birk, H., & Lawton, M. T. (2017). The superior cerebellar artery aneurysm: A posterior circulation aneurysm with favorable microsurgical outcomes. *Neurosurgery*, *80*(6), 908-916. https://doi.org/ 10.1093/neuros/nyw111.

Dolenc, V. V., Skrap, M., Sustersic, J., Skrbec, M., & Morina, A. (1987). A transcavernous-transsellar approach to the basilar tip aneurysms. *British Journal of Neurosurgery*, *1*(2), 251-259. Retrieved from http://www.ncbi.nlm.nih.gov/pubmed/3267289.

Drake, C. G. (1961). Bleeding aneurysms of the basilar artery. *Journal of Neurosurgery*, *18*(2), 230-238. https://doi.org/10.3171/ jns.1961.18.2.0230.

Figueiredo, E. G., Zabramski, J. M., Deshmukh, P., Crawford, N. R., Preul, M. C., & Spetzler, R. F. (2006). Anatomical and quantitative description of the transcavernous approach to interpeduncular and prepontine cisterns. *Journal of Neurosurgery*, *104*(6), 957-964. https://doi.org/10.3171/ jns.2006.104.6.957.

Garcia-Gonzalez, U., Cavalcanti, D. D., Agrawal, A., Spetzler, R. F., & Preul, M. C. (2012). Anatomical study on the "perforator-free zone": Reconsidering the proximal superior cerebellar artery and basilar artery perforators. *Neurosurgery*, *70*(3), 764-772. https://doi.org/10.1227/ NEU.0b013e3182351f8e.

Hardy, D. G., Peace, D. A., & Rhoton, A. L. (1980). Microsurgical anatomy of the superior cerebellar artery. *Neurosurgery*, *6*(1), 10-28. Retrieved from http://www.ncbi.nlm.nih.gov/pubmed/7354893.

Heros, R. C., & Lee, S. H. (1993). The combined pterional/anterior temporal approach for aneurysms of the upper basilar complex: Technical report. *Neurosurgery*, *33*(2), 244-250. Retrieved from http://www.ncbi.nlm.nih.gov/pubmed/8367046.

Kim, C. H., Cho, Y. D., Jung, S. C., Ahn, J. H., Kang, H. S., Kim, J. E., et al. (2014). Endovascular treatment for superior cerebellar artery aneurysms: Morphological features, technique, and outcome. *Neuroradiology*, *56*(8), 647-654. https://doi.org/10.1007/s00234-014-1375-6.

Lee, J. J., Li, L., Jung, H., & Zuo, Z. (2008). Postconditioning with isoflurane reduced ischemia-induced brain injury in rats. *Anesthesiology*, *108*(6), 1055-1062.

Patra, D. P., Bir, S. C., Maiti, T. K., Kalakoti, P., Cuellar-Saenz, H. H., Guthikonda, B., et al. (2016). Superior cerebellar artery aneurysms, the "Sui Generis" in posterior circulation: The role of microsurgery in the endovascular era. *World Neurosurgery*, *94*, 229-238. https://doi.org/10.1016/j. wneu.2016.07.007.

Percheron, G. (1973). The anatomy of the arterial supply of the human thalamus and its use for the interpretation of the thalamic vascular pathology. *Zeitschrift fur Neurologie*, *205*(1), 1-13. Retrieved fromhttp://www.ncbi.nlm.nih.gov/pubmed/4126735.

Qin, X., Xu, F., Maimaiti, Y., Zheng, Y., Xu, B., Leng, B., et al. (2016). Endovascular treatment of posterior cerebral artery aneurysms: A single center's experience of 55 cases. *Journal of Neurosurgery*, *126*(April), 1-12. https://doi.org/10.3171/2016.1.JNS152447.

Sanai, N., Lee, A. C., & Lawton, M. T. (2008). The current role of microsurgery for posterior circulation aneurysms: A selective approach in the endovascular era. *Neurosurgery*, *62*(6), 1236-1253. https://doi. org/10.1227/01.NEU.0000316415.51936.AB.

Sano, K. (1980). Temporo-polar approach to aneurysms of the basilar artery at and around the distal bifurcation: Technical note. *Neurological Research*, *2*(3-4), 361-367. Retrieved from http://www.ncbi.nlm.nih.gov/pubmed/6111040.

Umeoka, K., Takusakawa, Y., Kominami, S., Kobayashi, S., & Morita, A. (2015). The meningeal branches of the superior cerebellar artery: A surgical observation study. *Journal of Neurosurgery*, *124*(January), 244-247. https://doi.org/10.3171/2014.12.JNS141190.DISCLOSURE.

van Rooij, W. J., Sluzewski, M., & Beute, G. N. (2006). Endovascular treatment of posterior cerebral artery aneurysms. *American Journal of Neuroradiology*, *27*(2), 300-305. Retrieved from http://www.ncbi.nlm.nih.gov/pubmed/16484397.

Velioglu, M., Selcuk, H., Kizilkilic, O., Basekim, C., Kocer, N., & Islak, C. (2015). Endovascular management of superior cerebellar artery aneurysms: Mid and long-term results. *Turkish Neurosurgery*, *25*(4), 526-531. https://doi.org/10.5137/1019-5149.JTN.8611-13.0.

Yasargil, M. G., Antic, J., Laciga, R., Jain, K. K., Hodosh, R. M., & Smith, R. D. (1976). Microsurgical pterional approach to aneurysms of the basilar bifurcation. *Surgical Neurology*, *6*(2), 83-91. Retrieved from http://www.ncbi.nlm.nih.gov/pubmed/951657.

Youssef, A., & van Loveren, H. (2009). Posterior clinoidectomy: Dural tailoring technique and clinical application. *Skull Base*, *19*(3), 183-191. https://doi.org/10.1055/s-0028-1096196.

Zeal, A. A., & Rhoton, A. L. (1978). Microsurgical anatomy of the posterior cerebral artery. *Journal of Neurosurgery*, *48*(4), 534-559. https://doi.org/10.3171/jns.1978.48.4.0534.

第 39 章

胼周动脉动脉瘤

Thomas Adam Oliver [1]

摘 要

胼周动脉动脉瘤的治疗不同于其他部位动脉瘤，早年主要通过开颅手术夹闭治疗。近年来，随着血管内治疗技术的发展，越来越多的前交通动脉复合体以外的动脉瘤采用血管内治疗。本章将围绕这类动脉瘤的手术技巧和治疗挑战进行讨论。

关键词

胼胝体周围；动脉瘤；大脑前动脉远端；血管内治疗；显微夹闭手术

目 录

---

[1] 美国佛罗里达州塔拉哈西临床神经病中心神经外科。

39.1 流行病学

胼周动脉动脉瘤占颅内动脉瘤的比例低于10%（Cavalcanti等，2013；de Sousa等，1999；Lehecka等，2008；Pandey等，2007），也有文献报道其发病率低于1.5%（Pandey等，2007），通常为未破裂偶然发现居多，其治疗与否取决于大小、形态、临床症状、患者年龄和位置等因素。

39.2 解剖

与其他部位动脉瘤类似，胼周动脉动脉瘤常发生于血管分叉处，先天性和后天性因素在其形成中均起重要作用。少数情况下，动脉瘤形成与大脑前动脉A3、A4段损伤有关，也有报道认为与脑贯通伤有关（Parkinson和West，1980）。胼周动脉瘤这一概念可能无法完全囊括该区域所有动脉瘤，也被称为大脑前动脉远端动脉瘤，即前交通动脉（AComA）复合体以外的其他所有大脑前动脉瘤。大脑前动脉远端分为胼周动脉和胼缘动脉，邻近胼胝体膝部，也会因细菌栓子的播散并侵入血管壁而形成薄壁的真菌动脉瘤（Bingham，1977）（图39.1）。

图 39.1 左侧大脑前动脉 A3 段破裂真菌性动脉瘤（A）；采用弹簧圈栓塞治疗（B）

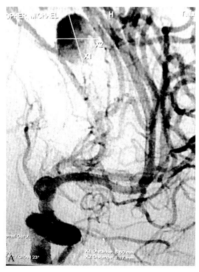
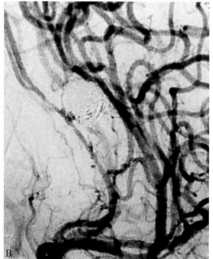

39.3 显微外科治疗

动脉瘤颈较宽或远端血管起源于动脉瘤颈时介入治疗困难，适宜行显微外科手术，可在夹闭动脉瘤的同时重建血管。了解动脉瘤的三维解剖，对于夹闭动脉瘤和重建血管具有重要的意义。

术前通过Mayfield头架定位或者联合立体定向技术有助于手术切口设计。大多数胼周动脉动脉瘤夹闭采用半球间入路，立体定向辅助可规划出动脉瘤、胼胝体膝部和上矢状窦的位置。与其他部位动脉瘤手术一样，在动脉瘤夹闭和血管重建前需考虑近端血流控制。由于近端控制点与动脉瘤通常不在同一平面内，血流控制后对动脉瘤周围脑组织、血凝块和血管应谨慎操作。

前交通动脉复合体远端2cm以内的动脉瘤，可以采用经典翼点入路（Ducruet等，2009）。颧弓应位于最高点，头部根据载瘤动脉方向旋转15°～30°。同时，根据患者颈部柔软度选择合适的肩垫。无论

动脉瘤破裂与否，均需释放脑脊液以促进脑组织塌陷。如已行脑室外引流术（EVD），可直接释放脑脊液。如未行EVD，可通过腰大池置管引流脑脊液。术中推荐使用1个颞叶牵开器和2个额叶牵开器充分暴露手术区域。

对于更远端的动脉瘤，可以头部旋转使上矢状窦平行于地面，利用重力的作用自然牵拉大脑，有利于半球间入路的展开（de Sousa等，1999；Ducruet等，2009；Lawton，2011；Lehecka等，2008）。也可以不旋转头部，使上矢状窦垂直于地面，此时术者操作方向与载瘤血管走行一致，更便于动脉瘤夹闭。一般来说，动脉瘤与近端载瘤血管的关系，决定了头部旋转或后仰的角度。头部抬高有利于静脉引流，降低颅内压。此外，由于术中需显露上矢状窦，麻醉时应准备经胸多普勒或经食管超声，并留置深静脉通道监测。

头皮切口可采用发际后冠状或马蹄形切口，前后范围从冠状缝前2/3至后1/3，需避免损伤面神经分支，充分保留皮质引流静脉，尽可能获得足够大的操作空间。导航有助于手术切口设计，冠状缝是辨认胼胝体膝部的固定标志。由于动脉瘤位于中线区，经非优势半球入路可充分显露；而当巨大动脉瘤嵌入非优势半球内时会阻碍瘤颈显露，需经对侧半球入路手术（de Sousa等，1999）。

无论在矢状缝还是两侧钻孔，铣开骨瓣时应注意避免损伤矢状窦和引流静脉。十字形或C形剪开硬脑膜，向矢状窦翻转，注意保留桥静脉。窦缘的小出血可通过缝合结扎止血，而不是电凝烧灼，以避免硬脑膜边缘收缩，进一步扩大破口。

显微镜下置入自动牵开器时不应放置在中央前回，使用可吸收性止血材料（Ethicon，Johnson and Johnson，Somerville，NJ）和脑棉覆盖于脑表面保护，在皮质引流静脉间牵开大脑半球，形成2～3cm的手术通道。在分离双侧大脑半球向深部探查的过程中，宜采用显微剪锐性分离，尽量减少双极电凝烧灼。显露位于大脑镰下缘下方的双侧扣带回，前后广泛分离，显露胼缘动脉，避免软膜下分离导致出血。扣带回底部存在一层蛛网膜，剪开后进入蛛网膜下腔可显露胼周动脉。术前需仔细辨认血管解剖与走行，一般情况下存在2条远端血管，蛛网膜下腔出血导致大量血凝块堆积会影响术者的方向判断（Ducruet等，2009）。

术中应在不触碰动脉瘤的前提下，充分暴露胼胝体周围血管，并行近端血流控制。导航有助于明确动脉瘤的位置，尤其是存在蛛网膜下腔出血的情况下。动脉瘤通常沿着胼周动脉向上、向前突出，在沿胼周动脉下表面进行解剖时会遇到胼胝体膝部，可切除少量膝部组织以暴露近端血管。部分动脉瘤邻近对侧ACA，需耐心锐性分离以明确瘤颈位置，夹闭前反复辨认动脉瘤颈和周围血管关系。

理想情况下，动脉瘤夹应与载瘤血管平行，以避免远端血管扭曲和闭塞。尤其对于宽颈动脉瘤，如瘤夹垂直放置，可能会导致远端血管闭塞。如需行永久性夹闭，可通过临时夹闭来对较大的复杂动脉瘤进行减压。夹闭后行术中血管造影或超声多普勒，确认远端血管是否通畅和动脉瘤夹闭是否完全。术中显微镜下吲哚氰绿或荧光素钠显影，或者结合超声多普勒可观察术野内血管的显像剂分布情况，不仅显示术野中的血管，还可显示术野外深部的以及被动脉瘤夹遮挡的血管。术中局部罂粟碱浸润可预防血管痉挛，在确认动脉瘤夹闭完全后以4-0丝线连续或间断缝合硬脑膜，复位骨瓣，缝合颞肌、筋膜、皮下组织和头皮，涂抹抗生素软膏，覆盖敷料。中线区开颅可不放置引流管。

39.3.1　术后监测

术后立即行神经功能检查。对于ACA远端动脉瘤，需重点关注肢体运动功能。通常，患者需在神经外科重症监护室接受观察，可能出现的并发症包括牵拉损伤、静脉栓塞和迟发性动脉痉挛等。血管痉挛多由蛛网膜下腔出血或动脉瘤夹刺激所致，可通过血液稀释、3H治疗来改善和缓解。动脉内注射钙通道阻滞剂，是治疗症状性远端血管痉挛的首选方法，不推荐行远端血管球囊成形术，无症状的影像学血管痉挛无须干预。

39.4　血管内治疗

同大多数动脉瘤一样，开颅夹闭是一种经典的外科治疗方法，而血管内介入技术正在迅速发展并用于越来越多的动脉瘤患者治疗，胼周动脉动脉瘤也不例外（Bhogal等，2017；Cavalcanti等，2013；Clarençon等，2017；Dabus等，2017；Keston等，2004；Menovsky等，2002；Nguyen等，2007；Pandey等，2007；Pistocchi等，2012；Vora等，2010；Waldenberger等，2008；Yamazaki等，2013）。即使在远端动脉，血管内治疗也在持续改善手术效果并提高治疗可行性。对于破裂动脉瘤，其术后并发症发生率和死亡率较外科夹闭手术更低（Molyneux等，2002）。

蛛网膜下腔出血患者应行DSA检查，而CTA可用于术前评估，但不能像DSA一样呈现详细的血管情况。麻醉平稳后建立血管通路行选择性血管造影，治疗时导引导管内径应不小于6F以保证球囊或支架导管同时通过。导管后端持续滴注肝素化盐水，另需备用维拉帕米，以防出现导管相关性血管痉挛。当心率＜60次/分时，应暂停输注维拉帕米。对于大脑前动脉远端动脉瘤，可将导引导管放置于岩颈交界处，提供最佳支撑。股动脉鞘虽然支撑力好，但不可将其推送到更高的位置，需使用中间导管行三轴支撑。

为显示动脉瘤治疗的最佳工作角度，应在前后位和侧位同时高分辨率放大成像。3D旋转血管重建可帮助了解动脉瘤的形态与解剖特征，寻找2D平面的最佳工作角度，制订具体治疗方案。对于解剖结构清晰，不需清除血肿的患者，弹簧圈栓塞术是首选治疗方法（图39.2A和图39.2B）。如果能够通过球囊辅助血管重塑，即使对于体-颈比不佳的动脉瘤，也应选择血管内治疗。

使用导引导管或中间导管，在微导丝辅助下将微导管引入至大脑前动脉远端。随着血管直径变窄、血流量减少，即使在采用亲水性导管、维拉帕米和肝素的前提下，远端血管的栓塞风险仍然显著增加。动脉瘤的栓塞微管需跟随导丝进入瘤腔，对于较小的动脉瘤可先将微管头端越过瘤颈然后回拉微管以弹

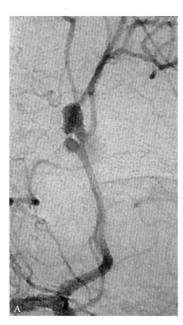
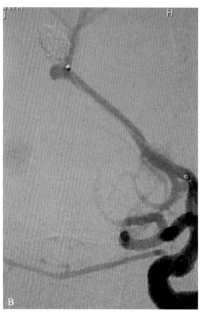

图39.2　左侧A2/A3分叉处分叶状动脉瘤伴蛛网膜下腔出血（A）。动脉瘤较大分叶完全栓塞（Raymond Ⅰ级），较小分叶不完全栓塞（Raymond Ⅱ级）。在完全填塞第一个不规则动脉瘤后，部分填塞较小动脉瘤（B）

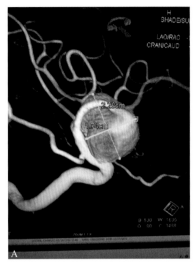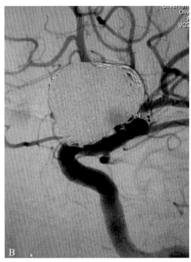

图 39.3 未破裂的左侧大脑前动脉远端动脉瘤（DACA）（A）和支架辅助栓塞后的 DACA 动脉瘤（B），支架内血流通畅，栓塞后远端血管血流显著改善

入瘤腔内。如果需将球囊或支架管与栓塞管并排放置，可先将栓塞管放置到位。胼周/胼缘分叉处血管解剖特殊，该部位动脉瘤可能为梭形，瘤体很小、位置很远，微管推送过程中动脉瘤穿孔发生率较高，需要通过三轴支撑系统提高近端支撑力来规避（Nguyen等，2007；Yamazaki等，2013）。

对于未破裂动脉瘤，足量的抗凝可以扩大可选择支架的范围，甚至使用血流导向装置；而对于破裂动脉瘤应用血流导向装置仍然存在争议。为防止支架内血栓形成，需服用双重抗血小板药物，但可能不利于动脉瘤内血栓形成。阿司匹林和氯吡格雷通常是首选抗血小板药物。

治疗未破裂动脉瘤时，有学者主张在推送微导管前静脉注射肝素。术者可根据ACT值（＞200s）适度抗凝。大脑前动脉远端血管的支架选择取决于血管直径，大多数颅内支架如Neuroform（Stryker，Fremont，CA）和Enterprise（Codman，Johnson和Johnson，Raynham，MA）一般至少需释放在2mm以上直径的血管（图39.3A和图39.3B），而LVIS Jr（Microvention，Tustin，CA）在直径为1.5mm的远端血管中也可正常使用。

39.4.1 血流导向治疗

虽然血流导向装置被批准用于大型海绵窦段和颅底动脉瘤治疗，但实际上已有很多超适应证应用，包括用于远端梭形和宽颈动脉瘤（Bhogal等，2017；Clarençon等，2017；Dabus等，2017；Lehecka等，2008；Lin等，2016；Pistocchi等，2012）。与普通支架相比，血流导向装置的释放需要中间导管提供更坚固的近端支撑。需要注意的是，血流导向装置联合弹簧圈栓塞治疗破裂动脉瘤后瘤内血栓形成时间会延迟，文献报道有用于AComA复合体的病例，但用于DACA动脉瘤的报道很少（Bhogal等，2017；Clarençon等，2017；Dabus等，2017；Lehecka等，2008；Pistocchi等，2012）。

急性蛛网膜下腔出血时，植入支架或血流导向装置较为困难，许多医师倾向于使用球囊辅助治疗宽颈动脉瘤。目前，可供选择的球囊很多，Scepter球囊因其高顺应性和易通过性而备受青睐。球囊不仅可扩张血管，还可对载瘤动脉进行限制，支撑瘤内弹簧圈；其大小应与动脉瘤颈部血管直径匹配。

39.5　治疗策略

有学者认为大脑前动脉远端动脉瘤体积小、易破裂，但尚无大规模研究证实。80岁以下的未破裂动脉瘤如直径大于5mm或者形状不规则应考虑手术治疗。对于破裂动脉瘤如Hunt-Hess分级低于5级应及时治疗，且以血管内治疗作为首选方案。

大型血管病中心可为自发性SAH患者提供最佳的治疗与护理。远端动脉瘤伴发热和菌血症时，应按真菌性动脉瘤进行心脏瓣膜病的相关检查。未破裂真菌性动脉瘤，可考虑抗生素保守治疗和影像随访；一旦发生SAH应及时手术治疗。此外，应重视预防大脑前动脉远端动脉瘤二次出血，SAH患者应积极行气道管理、脑脊液引流、控制血压，必要时给予抗癫痫治疗。

大脑前动脉远端动脉瘤术后脑积水可能性较小，但合并胼胝体内出血时可能发生脑积水，该部位血肿一般不予清除（Pandey等，2007）。患者临床症状、有无出血、神经功能分级、年龄和血管结构是决定治疗效果的关键因素。外科医师的技术和状态也是决定疗效的核心因素，越来越多的美国神经外科医师开始接受显微外科和血管内治疗双重训练，加之血管内治疗技术迅猛发展，目前多数医师倾向于"先栓塞"的治疗策略（图39.4A～E）。

无论开颅夹闭还是血管内治疗，正确的选择均会产生理想的效果。显微外科手术在夹闭动脉瘤的同时可清除血肿、实现减压，但血肿的存在也会影响术中对动脉瘤和载瘤血管的辨识。血管内治疗则不存在上述问题，但是宽颈动脉瘤的血管内治疗需要双重抗血小板与全身抗凝血药物准备和维持，可能会导

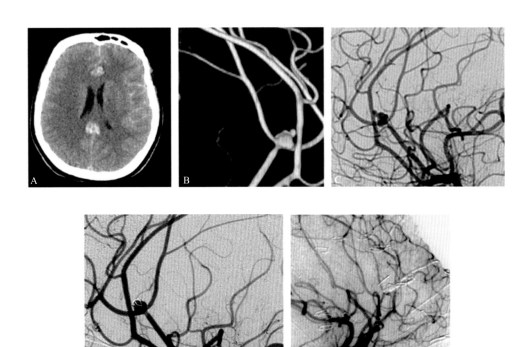

图39.4　患者，女性，52岁，弥漫性蛛网膜下腔和胼胝体出血（A）。3D重建显示胼周动脉宽颈动脉瘤（B）。可能是破裂点的子囊（C）。清除血肿前栓塞子囊以降低术中破裂风险，随后行动脉瘤夹闭和血管重建（D）。术中血管造影显示动脉瘤夹位置和载瘤血管充盈良好（E）

致再出血。对于无症状/未破裂动脉瘤，即使由经验丰富的医师治疗，也可能危及载瘤血管，出现严重并发症。因此，为保证载瘤血管通畅，动脉瘤体栓塞后残留部分瘤颈是可以接受的，但需要持续定期随访观察。

39.6　结论

胼周动脉动脉瘤的治疗仍面临不少挑战，与其他部位动脉瘤一样，显微外科夹闭手术作为一种经典治疗方法可从血管外部夹闭动脉瘤并重建血管。随着介入技术的不断进步，越来越多的动脉瘤将采用血管内治疗，其发展趋势超过显微外科治疗。

（译者：贺亚龙　李　剑）

参考文献

Bhogal, P., Martinez Moreno, R., Ganslandt, O., Bäzner, H., Henkes, H., & Aguilar Perez, M. (2017). Use of flow diverters in the treatment of unruptured saccular aneurysms of the anterior cerebral artery. *Journal of NeuroInterventional Surgery*, *9*(3), 283-289.

Bingham, W. F. (1977). Treatment of mycotic Intracranial aneurysms. *Journal of Neurosurgery*, *46*, 428-437.

Cavalcanti, D. D., Abla, A. A., Martirosyan, N. L., McDougall, C. G., Spetzler, R. F., & Albuquerque, F. C. (2013). Endovascular management of distal ACA aneurysms: Single-institution clinical experience in 22 consecutive patients and literature review. *American Journal of Neuroradiology*, *34*, 1593-1599.

Clarenc¸on, F., Di Maria, F., Gabrieli, J., Shotar, E., Zeghal, C., Nouet, A., et al. (2017). Flow diverter stents for the treatment of anterior cerebral artery aneurysms: Safety and effectiveness. *Clinical Neuroradiology*, *27*(1), 51-56.

Dabus, G., Grossberg, J. A., Cawley, C. M., Dion, J. E., Puri, A. S., Wakhloo, A. K., et al. (2017). Treatment of complex anterior cerebral artery aneurysms with Pipeline flow diversion: Mid-term results. *Journal of NeuroInterventional Surgery*, *9*(2), 147-151.

de Sousa, A. A., Dantas, F. L., de Cardoso, G. T., & Costa, B. S. (1999). Distal anterior cerebral artery aneurysms. *Surgical Neurology*, *52*(2), 128-135.

Ducruet, A. F., Connolly, E. S., & Solomon, R. A. (2009). Distal anterior cerebral artery anerusyms. In R. L. Macdonald (Ed.), *Neurosurgical operative atlas—Vascular neurosurgery* (2nd ed., pp. 30-37). New York: Thieme.

Keston, P., White, P. M., Horribine, L., & Sellar, R. (2004). The endovascular management of pericallosal artery aneurysms. *Journal of Neuroradiology*, *31*, 384-390.

Lawton, M. T. (2011). *Seven aneurysms*. New York: Thieme [chapters 12 and 18].

Lehecka, M., Lehto, H., Niemelä, M., Juvela, S., Dashti, R., Koivisto, T., et al. (2008). Distal anterior cerebral artery aneurysms: Treatment and outcome analysis of 501 patients. *Neurosurgery*, *62*, 590-601.

Lin, N., Lanzino, G., Lopes, D. K., Arthur, A. S., Ogilvy, C. S., Ecker, R. D., et al. (2016). Treatment of distal anterior circulation aneurysms with the pipeline embolization device: A US multicenter experience. *Neurosurgery*, *79*, 14-22.

Menovsky, T., van Rooij, W. J. J., Sluzewski, M., & Wijnalda, D. (2002). Coiling of ruptured pericallosal artery aneurysms. *Neurosurgery*, *50*, 11-14.

Molyneux, A., Kerr, R., Stratton, I., Sandercock, P., Clarke, M., Shrimpton, J., et al. (2002). International Subarachnoid Aneurysm Trial (ISAT) of neurosurgical clipping versus endovascular coiling in 2143 patients with ruptured intracranial aneurysms: A randomised trial. *Lancet*, *360*(9342), 1267-1274.

Nguyen, T. N., Raymond, J., Roy, D., Chagnon, M., Weill, A., Iancu-Gontard, D., et al. (2007). Endovascular treatment of pericallosal aneurysms. *Journal of Neurosurgery*, *107*, 973-976.

Pandey, A., Rosenwasser, R. H., & Veznedaroglu, E. (2007). Management of distal anterior cerebral artery aneurysms: A single institution retrospective analysis (1997-2005). *Neurosurgery*, *61*, 909-916.

Parkinson, D., & West, M. (1980). Traumatic intracranial aneurysms. *Journal of Neurosurgery*, *52*, 11-20.

Pistocchi, S., Blanc, R., Bartolini, B., & Piotin, M. (2012). Flow diverters at and beyond the level of the circle of Willis for the treatment of intracranial aneurysms. *Stroke*, *43*, 1032-1038.

Vora, N., Thomas, A. J., Gupta, R., Gologorsky, Y., Panapitiya, N., Jovin, T., et al. (2010). Endovascular treatment of distal anterior cerebral artery aneurysms: Technical results and review of the literature. *Journal of Neuroimaging, 20*, 70-73.

Waldenberger, P., Petersen, J., Chemelli, A., Schenk, C., Gruber, I., Strasak, A., et al. (2008). Endovascular therapy of distal anterior cerebral artery aneurysms—An effective treatment option. *Surgical Neurology, 70*, 368-377.

Yamazaki, T., Sonobe, M., Kato, N., Kasuya, H., Ikeda, G., Nakamura, K., et al. (2013). Endovascular coiling as the first treatment strategy for ruptured pericallosal artery aneurysms: Results, complications, and followup. *Neurologia Medico-Chirurgica (Tokyo), 53*, 409-417.

第 40 章

远端动脉瘤

Atilio Palma❶；Laura Galarza-Paez❶；Kyle M. Fargen❶；
Jasmeet Singh❶；John A. Wilson❶；Stacey Q. Wolfe❶

摘 要

颅内远端动脉瘤分为真性动脉瘤（囊状和梭形）和假性动脉瘤（霉菌性、外伤性、夹层和肿瘤性），治疗方式各不相同，主要包括血管内治疗和显微外科治疗。真性动脉瘤应保留载瘤动脉，假性动脉瘤通常无法治愈，除非能维持正常血管结构。由于动脉瘤位于血管远端，故可通过血管搭桥、血管吻合或载瘤动脉夹闭等方法治疗。

关键词

颅内远端动脉瘤；假性动脉瘤；霉菌性；感染性；夹层

---

❶ 美国北卡罗来纳州温斯顿塞勒姆市维克森林医学院神经外科。

40.1　流行病学

后天性因素引起的颅内动脉瘤发病率约为2%（Rinkel等，1998）。颅内远端动脉瘤的发病率更低，主要分为2种：真性动脉瘤和假性动脉瘤。明确动脉瘤类型，对治疗方案选择和预后判断非常重要。

40.1.1　远端真性动脉瘤

远端动脉瘤仅占所有颅内动脉瘤的6%（Lehecka等，2014），常呈囊状，较梭形动脉瘤体积更大（Foreman等，2014），其破裂出血率尚不明确，但显著高于其他部位动脉瘤，可达17%或更高（Leheckae等，2014），与动脉瘤/血管径比值较大有关（Kashiwazakir等，2013）。前循环远端动脉瘤更为常见，多数在破裂并出现症状后确诊（Lehecka等，2014），临床表现与近端动脉瘤破裂类似，包括剧烈头痛、恶心、呕吐和意识丧失。

梭形动脉瘤可累及血管周径的180°～360°，无瘤颈，其中48%位于MCA，21%位于ACA，17%位于小脑后下动脉（SafaviAbbasi等，2017）。因发病率较低，无法精确统计其破裂率。

40.1.2　假性动脉瘤

颅内感染性动脉瘤（ⅡA）也称为"霉菌性"动脉瘤，极为少见，约占所有颅内动脉瘤的0.7%～6.5%（Singla等，2016）。儿童发病率偏高，占比约15%（Flores等，2016），常为多发（25%），可合并SAH、脑内血肿和缺血性脑卒中（Kannoth等，2007）。ⅡA多因化脓性栓子阻塞血管引起血管外膜、肌层和内膜炎症所致，好发于MCA远端分支（Gács等，1982；Bohmfalk等，1978），其风险因素包括心脏瓣膜病、免疫功能低下和糖尿病，具体病因可分为血管内（静脉吸毒和心内膜炎）和血管外（脑膜炎、海绵窦血栓性静脉炎、骨髓炎、扁桃体炎、咽炎、鼻窦炎和伤口感染）两大类（Mincheff和Cooler，2008）。

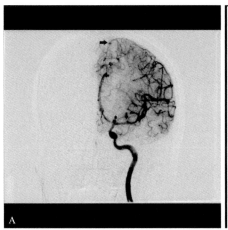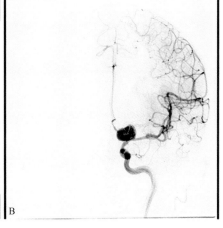

图 40.1　患者，男性，33岁，曾有静脉吸毒史和疣状心内膜炎病史，肝素化后出现aSAH（Fisher 3级，Hunt-Hess 2级）。血管造影显示ICA末端真菌性动脉瘤，直径约6mm，考虑为责任病变。此外，患者还合并M1远端动脉瘤（3mm）和MCA末端动脉瘤（箭头）。ICA末端动脉瘤予以支架辅助栓塞，两个较小的动脉瘤予以抗生素治疗（A）。治疗后6个月血管造影显示左侧ICA假性动脉瘤增大至14mm×17mm×10mm，M1远端和MCA末端动脉瘤消失。最终通过血流导向装置联合弹簧圈栓塞，成功治疗左侧ICA假性动脉瘤（B）

约15%～20%的心内膜炎患者有神经系统并发症，包括感染性动脉瘤、脑膜炎、缺血性脑卒中、脑出血、脑脓肿或败血症相关性脑病（Mirabel等，2014）。金黄色葡萄球菌和绿色链球菌是主要致病菌（占54.3%），其他致病菌包括分枝杆菌、肺炎球菌、假单胞菌和奈瑟菌（Vogkou等，2016）。心内膜炎是ⅡA的最常见病因，约2%～3%的心内膜炎会合并ⅡA，破裂后残死率高达12%～32%（Kannoth和Thomas，2009）。

真菌性动脉瘤较少见，好发于免疫功能低下的颅内感染者，最常见的致病菌是曲霉菌、藻状菌和白念珠菌（Suzuki等，1995）。与细菌性动脉瘤相比，以单发囊状为主，且体积巨大，在近端血管更常见（75%）（Kannoth等，2007）。

总体来讲，ⅡA发病率较低，但危险性大，常危及生命，临床应积极诊治（图40.1）。

外伤性颅内动脉瘤（TICA）占全部颅内动脉瘤的比例小于1%，是假性动脉瘤中最不稳定的类型，死亡率极高，平均破裂时间为21天（Larson等，2000）。如果邻近鼻窦，可能会出现颅内出血及鼻出血。穿透性和非穿透性创伤均可导致TICA，前者可能性更大（Bell等，2010）。儿童颅内血管较成年人更易移位，钝性损伤即可引起TICA（Ventureyra，1994），占小儿颅内动脉瘤的14%～39%，早期颅内易出血（Ventureyra和Higgins，1994）。超过33%的爆震性脑损伤合并TICA（Bell等，2010），颅脑穿通伤和颅底骨折致颈动脉损伤后可直接撕裂血管形成TICA（Kieck和de Villiers，1984）。此外，减速伤引起的横轴剪切力也是TICA的常见原因，多见于ACA远端。TICA一般在伤后2～3周发生迟发性破裂，如果外伤史明确，怀疑存在TICA，应在伤后早期、5～10天和2～3个月行血管造影随访（图40.2）。

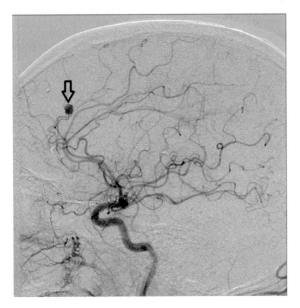

图 40.2　患者，男性，50岁，既往有子弹穿过额窦的枪击伤史，伤后早期CTA正常。2个月后随访示ACA远端动脉瘤，予双额开颅假性动脉瘤夹闭术

40.1.3　夹层动脉瘤

夹层动脉瘤较为罕见，常位于后循环，病因尚不清楚，可能与创伤相关，影像学表现包括血管壁内血肿（50%）和由于内膜瓣分隔形成的真腔与假腔（90%）。约80%的患者在蛛网膜下腔出血3天内出现头痛，可能是血管内膜撕裂所致，也可能表现为脑缺血症状（Debette等，2015）。

40.1.4　肿瘤性动脉瘤

肿瘤性动脉瘤可能是由肿瘤栓子侵犯血管壁和肿瘤放射治疗所致。心脏黏液瘤是最常见的动脉瘤形成相关肿瘤，其病理生理学机制尚不清楚，目前的假说包括血管假性闭塞导致假性动脉瘤或肿瘤细胞直接侵犯血管壁（Sedat等，2007）。多发性黏液瘤性动脉瘤多位于大脑中动脉远端和大脑前动脉分支，也有报道称中央梭形动脉瘤（Sedat等，2007）。

40.1.5　放射性动脉瘤

放射相关性颅内动脉瘤的发生率极低，其发病率和自然病史不清，55%会合并脑出血，约83%为囊

状，9%呈梭形，9%为假性动脉瘤（Nanney等，2014）。研究表明，从接受放射治疗到诊断动脉瘤的中位时间为4个月至50年，其中近距离放疗为20年，全脑放疗为9年，立体定向放疗为6年（Nanney等，2014）。

40.2 解剖

正常脑动脉由3层结构组成：内膜，即内皮层；中膜，由平滑肌细胞构成的肌肉层；外膜，即疏松结缔组织层。中膜和内膜间还存在一个薄层，即内弹性膜。真性动脉瘤包括上述3层结构，多位于血管分叉处，通常是在血流动力学剪切力作用下内弹性膜撕裂所致。假性动脉瘤只有2层结构，肌层缺失或破坏，极易破裂出血且进展迅速，治疗后仍有增大趋势。

ACA远端动脉瘤好发于胼周动脉和胼缘动脉，多与创伤有关。MCA动脉瘤占所有动脉瘤的20%，但MCA远端动脉瘤仅占所有MCA动脉瘤的1%～7%（Baltacioğlu等，2002）。PCA远端动脉瘤罕见，仅占所有动脉瘤的1%，位置深在（Ciceri等，2001）。

颅内动脉瘤诊断的金标准是DSA。近年来，CTA和MRA的诊断敏感性和特异性显著提高，CTA对＞5mm的ⅡA诊断准确率为90%，灵敏度为94%，但对于＜5mm的ⅡA诊断准确率下降至57%（White等，2001）。MRA在检测＞5mm的动脉瘤时准确率接近90%，灵敏度为86%，但在检测＜5mm的动脉瘤时灵敏度仅为35%（White等，2001）。动脉瘤筛查时，通常以Willis环为中心，由于远端动脉瘤位置靠近边缘，诊断敏感性较低。因此，如怀疑远端动脉瘤，应完整扫描整个大脑半球。

40.3 显微外科治疗

40.3.1 远端真性动脉瘤治疗适应证

显微外科治疗动脉瘤的原则是在保证载瘤动脉通畅的前提下将动脉瘤排除在血流循环之外。与假性动脉瘤不同，真性动脉瘤具有完整的动脉管壁结构，其治疗包括保守观察、弹簧圈栓塞或开颅夹闭等3种方式。治疗前应充分权衡患者的获益/风险比，远端血管支配的供血区域较小，缺血性症状少见，但破裂率似乎高于近端动脉瘤，可能与动脉瘤/血管直径比值较大有关（Lehecka，2014；Kashiwazaki，2013）。因此，与近端动脉瘤相比，远端动脉瘤的治疗适应证更广泛。对于小于5mm的囊状动脉瘤，如果形态规则或动脉瘤/血管直径之比较小，可保守治疗和影像学随访；如果形态或动脉瘤大小发生变化，应积极手术治疗。梭形非假性动脉瘤破裂风险较低，如位于血管远端，治疗风险较高，可给予MRA定期随访，每年一次（图40.3）。

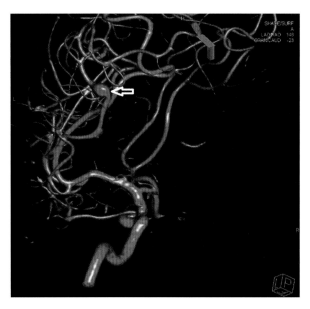

图40.3 患者，女性，66岁，基底动脉顶端动脉瘤破裂引起蛛网膜下腔出血（Hunt-Hess 3级、Fisher 3级）。支架辅助栓塞后意外发现左侧大脑中动脉远端梭形动脉瘤，大小为6mm×5mm×10mm，定期影像随访表现稳定

40.3.2　假性动脉瘤治疗适应证

远端假性动脉瘤生长快速，易破裂出血，也可形成血栓致缺血。所有假性动脉瘤都应积极针对病因进行治疗，以降低破裂后残死率。56%的感染性动脉瘤在保守治疗期间会破裂出血，因此确诊后应立即使用广谱抗生素，且在6周内密切随访血管造影（Kannoth等，2007）。对于需全身抗凝的感染性心内膜炎患者须先行血管成像检查，如存在感染性动脉瘤则应在抗凝治疗之前首先治疗动脉瘤。

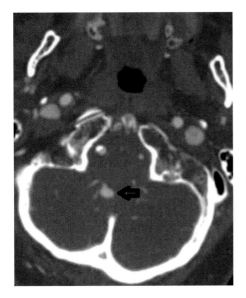

图40.4　患者，女性，79岁，左侧PICA远端动脉瘤（箭头）破裂致SAH，大小约7mm×4mm，宽颈，Hunt-Hess分级3级，枕下开颅夹闭动脉瘤

40.3.3　远端真性动脉瘤显微外科治疗方案

对于远端真性动脉瘤，采用开颅夹闭和血管重建技术。沿脑沟或蛛网膜下腔自然间隙显露动脉瘤，如瘤颈累及载瘤动脉周径小于180°，夹闭较为容易，动脉瘤夹应沿载瘤动脉长轴放置，以避免夹闭后狭窄或闭塞（图40.4）（Petr等，2017）。如果动脉瘤累及血管壁超过180°或载瘤动脉太细且位于脑功能区时，应行血管搭桥。搭桥需确保吻合口正常，如果载瘤动脉可游离长度有限，应采用移植血管吻合，以防止吻合口继发动脉瘤形成或破裂出血。

40.3.4　假性动脉瘤显微外科治疗方案

由于假性动脉瘤壁缺乏完整结构，保留载瘤动脉的夹闭难度较大，术中破裂率可达34.5%。即使呈囊状，夹闭时血管也常被撕裂（图40.5）（Sukuki等，2011）。

如果尝试显微外科夹闭假性动脉瘤，推荐使用微型动脉瘤夹，且应在近端血流控制下行软膜下分离。如果受累血管不向远端皮质或功能区供血，可行血管搭桥，但需确保彻底切除病变血管壁。因此，对于假性动脉瘤可通过动脉瘤夹闭联合血管搭桥术或近端夹闭联合动脉瘤切除治疗。对于感染性或肿瘤性动脉瘤，推荐直接切除。

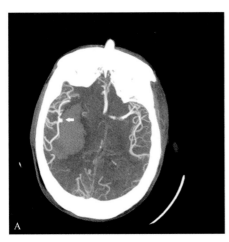
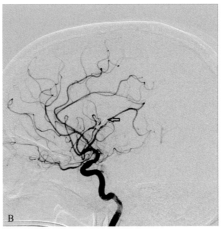

图40.5　患者，男性，35岁，诊断为左侧脑脓肿、右侧脑内血肿、右侧M3真菌性动脉瘤破裂、SAH（Hunt-Hess 4级，Fisher 3级）。开颅清除血肿，试图夹闭动脉瘤时破裂，近端和远端血管病变严重，无法吻合（A）。牺牲远端血管，夹闭并切除动脉瘤（B）

40.4　血管内治疗

40.4.1　远端真性动脉瘤血管内治疗方案

远端真性动脉瘤的血管内治疗需在保持载瘤血管通畅的同时闭塞动脉瘤，远端血管的弯曲程度和长度是影响治疗的关键，也是血栓形成和血管穿孔的风险因素。如果术中无法安全到达动脉瘤，应停止血管内治疗，转为开颅手术。对于囊状动脉瘤，无论有无球囊辅助，弹簧圈栓塞确定比开放手术的创伤小，术中出血率（7.7%）也显著低于开颅夹闭（34.5%）。若球囊因血管直径较细无法到达，可使用第二根微管保护分支动脉，重塑瘤颈（Suzuki 等，2011）。

支架辅助栓塞术后载瘤动脉能否通畅很大程度上取决于血管内径，远端血管管径小于 1.5 mm 时血栓形成可能性显著增加。位于 A2 ～ A3、M2 ～ M3 或 P2 ～ P3 段的真性远端动脉瘤，载瘤动脉内径足以容纳支架时可行支架辅助栓塞术（Lin 等，2016；Zumofen 等，2015），但应慎用于破裂动脉瘤。

40.4.2　假性动脉瘤血管内治疗方案

假性动脉瘤的死亡率较高，应完全栓塞整个病变动脉，特别对于终末动脉的病变，牺牲血管是最便捷和有效的治疗方法（图40.6）。

Singla 等研究中37%的感染性动脉瘤选择显微外科夹闭，63%选择弹簧圈栓塞（Singla 等，2016）。血管内治疗可用永久性栓塞材料闭塞血管，包括液体栓塞胶或弹簧圈。需注意的是，微导管在曲折的血管内行进时存在穿孔和/或血栓的风险，如无法安全到达动脉瘤，应及时改变治疗策略，切不可在动脉瘤近端栓塞动脉。

破裂假性动脉瘤血管内治疗时须谨慎肝素化，通常给予亚治疗剂量直至栓塞结束。如果术中动脉瘤破裂，可使用鱼精蛋白进行逆转，同时需防止导管在远端血管停留时间过长诱发血栓。

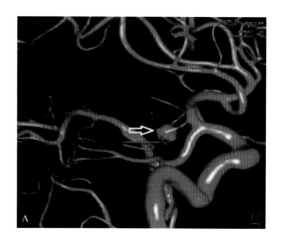

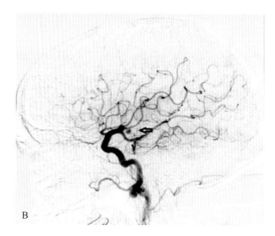

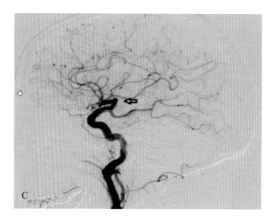

图 40.6　患者，女性，72 岁，右侧脉络膜前动脉动脉瘤部分血栓形成致卒中，弹簧圈栓塞术后保留脉络膜前动脉，影像随访显示血管通畅、动脉瘤增大（A）。3 个月后影像随访显示动脉瘤继续增大（箭头）合并血管夹层，血管内治疗导管进入困难（B）。随后行显微手术治疗，术中牺牲脉络膜前动脉，1 年后影像随访结果良好（C）

40.5　治疗策略

　　远端动脉瘤治疗取决于动脉瘤的病因和部位，治疗策略包括动脉瘤修补术、动脉瘤夹闭术、闭塞载瘤血管以及搭桥分流术。手术方式包括显微外科或血管内治疗。特别需要注意的是，假性动脉瘤壁薄弱，缺乏肌层，栓塞或夹闭术中易破裂，病变血管壁残留也极可能导致动脉瘤复发，因此往往需要闭塞和/或牺牲载瘤血管。此外，对于破裂引起颅内压增高的动脉瘤和大脑凸面动脉瘤，首选显微外科手术治疗（图40.7）。对于多发动脉瘤、脑实质内动脉瘤和分级较低的动脉瘤，首选血管内治疗，并发症较少，患者获益较大（Matsubara等，2015）。

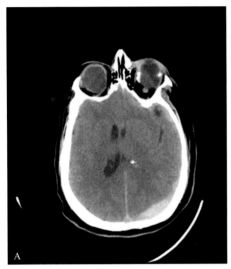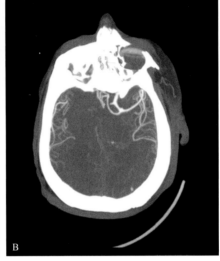

图40.7　患者，女性，58岁，自发性左侧硬膜下血肿（A）。CTA显示大脑中动脉动脉瘤，直径约3mm。开颅清除硬膜下血肿，并在影像引导下定位切除动脉瘤（B）

40.6　结论

　　远端动脉瘤发病率较低，病理特性多样，其治疗方案的选择应根据病因、位置、形态特征等综合决策，可以单独显微外科手术，或单独血管内治疗，也可二者联合。

（译者：贺亚龙　李　剑）

参考文献

Baltacioglu, F., Cekirge, S., Saatci, I., Oztürk, H., Arat, A., Pamir, N., et al. (2002). Distal middle cerebral artery aneurysms. Endovascular treatment results with literature review. *Interventional Neuroradiology*, *8*, 399-407.

Bell, R. S., Ecker, R. D., Severson, M. A., Wanebo, J. E., Crandall, B., & Armonda, R. A. (2010). The evolution of the treatment of traumatic cerebrovascular injury during wartime: A review. *Neurosurgical Focus*, *28*, E5.

Bohmfalk, G. L., Story, J. L., Wissinger, J. P., & Brown, W. E. (1978). Bacterial intracranial aneurysm. *Journal of Neurosurgery*, *48*, 369-382.

Ciceri, E. F., Klucznik, R. P., Grossman, R. G., Rose, J. E., & Mawad, M. E. (2001). Aneurysms of the posterior cerebral artery: Classification and endovascular treatment. *AJNR*, *22*, 27-34.

Debette, S., Compter, A., Labeyrie, M. A., Uyttenboogaart, M., Metso, T. M., Majersik, J. J., et al. (2015). Epidemiology, pathophysiology, diagnosis, and management of intracranial artery dissection. *Lancet Neurology, 14*, 640-654.

Flores, B. C., Patel, A. R., Braga, B. P., Weprin, B. E., & Batjer, H. H. (2016). Management of infectious intracranial aneurysms in the pediatric population. *Child's Nervous System, 32*, 1205-1217.

Foreman, P. M., Griessenauer, C. J., Falola, M., & Harrigan, M. R. (2014). Extracranial traumatic aneurysms due to blunt cerebrovascular injury. *Journal of Neurosurgery, 120*, 1437-1445.

Gács, G., Merei, F. T., & Bodosi, M. (1982). Balloon catheter as a model of cerebral emboli in humans. *Stroke, 13*, 39-42.

Kannoth, S., Iyer, R., Thomas, S. V., Furtado, S. V., Rajesh, B. J., Kesavadas, C., et al. (2007). Intracranial infectious aneurysm: Presentation, management and outcome. *Journal of the Neurological Sciences, 256*, 3-9.

Kannoth, S., & Thomas, S. V. (2009). Intracranial microbial aneurysm (infectious aneurysm): Current options for diagnosis and management. *Neurocritical Care, 11*, 120-129.

Kashiwazaki, D., Kuroda, S., & The Sapporo SAH Study Group. (2013). Rupture risk in intracranial small (<5 mm) aneurysms. *Stroke, 44*, 2169-2173.

Kieck, C. F., & de Villiers, J. C. (1984). Vascular lesions due to transcranial stab wounds. *Journal of Neurosurgery, 60*, 42-46.

Larson, P. S., Reisner, A., Morassutti, D. J., Abdulhadi, B., & Harpring, J. E. (2000). Traumatic intracranial aneurysms. *Neurosurgical Focus, 8*, .

Lehecka, M., Dashti, R., Lehto, H., Kivisaari, R., Niemelä, M., & Hernesniemi, J. (2014). Distal anterior cerebral artery aneurysms. *Acta Neurochirurgica. Supplement, 107*, 15-26.

Lin, N., Lanzino, G., Lopes, D. K., Arthur, A. S., Ogilvy, C. S., Ecker, R. D., et al. (2016). Treatment of distal anterior circulation aneurysms with the pipeline embolization device: A US multicenter experience. *Neurosurgery, 79*, 14-22.

Matsubara, N., Miyachi, S., Izumi, T., Yamanouchi, T., Asai, T., Ota, K., et al. (2015). Results and current trends of multimodality treatment for infectious intracranial aneurysms. *Neurologia Medico- Chirurgica, 55*, 155-162.

Mincheff, T. V., & Cooler, A. W. (2008). Ruptured mycotic aneurysm presenting initially with bacterial meningitis. *The American Surgeon, 74*, 73-75.

Mirabel, M., Sonneville, R., Hajage, D., Novy, E., Tubach, F., Vignon, P., et al. (2014). Long-term outcomes and cardiac surgery in critically ill patients with infective endocarditis: The ENDOREA prospective multicenter study. *European Heart Journal, 35*, 1195-1204.

Nanney, A. D., El Tecle, N. E., El Ahmadieh, T. Y., Daou, M. R., Bit Ivan, E. N., Marymont, M. H., et al. (2014). Intracranial aneurysms in previously irradiated fields: Literature review and case report. *World Neurosurgery, 81*, 511-519.

Petr, O., Coufalová, L., Bradáč, O., Rehwald, R., Glodny, B., & Beneš, V. (2017). Safety and efficacy of surgical and endovascular treatment for distal anterior cerebral artery aneurysms: A systematic review and meta-analysis. *World Neurosurgery, 100*, 557-566.

Rinkel, G. J., Djibuti, M., Algra, A., & van Gijn, J. (1998). Prevalence and risk of rupture of intracranial aneurysms: A systematic review. *Stroke A Journal of Cerebral Circulation, 29*, 251-256.

Safavi-Abbasi, S., Kalani, M. Y., Frock, B., Sun, H., Yagmurlu, K., Moron, F., et al. (2017). Techniques and outcomes of microsurgical management of ruptured and unruptured fusiform cerebral aneurysms. *JNS, 10*, 1-8.

Sedat, J., Chau, Y., Dunac, A., Gomez, N., Suissa, L., & Mahagne, M. H. (2007). Multiple cerebral aneurysms caused by cardiac myxoma: A case report and present state of knowledge. *Interventional Neuroradiology, 13*, 179-184.

Singla, A., Fargen, K., Blackburn, S., Neal, D., Martin, T. D., Hess, P. J., et al. (2016). National treatment practices in the management of infectious intracranial aneurysms and infective endocarditis. *Journal of Neurointerventional Surgery, 8*(7), 741-746.

Suzuki, K., Iwabuchi, N., Kuramochi, S., Nakanoma, J., Suzuki, Y., Serizawa, H., et al. (1995). *Aspergillus aneurysm* of the middle cerebral artery causing a fatal subarachnoid hemorrhage. *Internal Medicine, 34*, 550-553.

Suzuki, S., Kurata, A., Yamada, M., Iwamoto, K., Nakahara, K., Sato, K., et al. (2011). Outcomes analysis of ruptured distal anterior cerebral artery aneurysms treated by endosaccular embolization and surgical clipping. *Interventional Neuroradiology, 17*, 49-57.

Ventureyra, E. C., & Higgins, M. J. (1994). Traumatic intracranial aneurysms in childhood and adolescence. Case reports and review of the literature. *Child's Nervous System, 10*, 361-379.

Vogkou, C. T., Vlachogiannis, N. I., Palaiodimos, L., & Kousoulis, A. A. (2016). The causative agents in infective endocarditis:

A systematic review comprising 33,214 cases. *European Journal of Clinical Microbiology and Infectious Diseases*, 1-19.

White, P. M., Teasdale, E. M., Wardlaw, J. M., & Easton, V. (2001). Intracranial aneurysms: CT angiography and MR angiography for detection—Prospective blinded comparison in a large patient cohort. *Radiology, 219*, 739-749.

Zumofen, D. W., Shapiro, M., Becske, T., Raz, E., Potts, M. B., Riina, H. A., et al. (2015). Endoluminal reconstruction for nonsaccular aneurysms of the proximal posterior cerebral artery with the pipeline embolization device. *AJNR, 36*, 1299-1302.

第 6 部分

非典型动脉瘤

第 **41** 章

颅内夹层动脉瘤

Yahia M. Lodi❶；Justin G. Thomas❷；
Richard D. Fessler❸

摘 要

　　神经血管内手术治疗颅内夹层动脉瘤（DIA）是一项具有挑战性的工作。众所周知，未经治疗的SAH患者可能会继发严重的并发症或再出血。本章将依照解剖部位讨论前循环和后循环两类DIA的诊断和治疗，重点结合文献对其解剖和血管内重建治疗进行阐述。

关键词

　　颅内夹层动脉瘤；破裂颅内夹层动脉瘤；椎 – 基底动脉夹层动脉瘤；颈内动脉夹层动脉瘤；
神经血管内手术；血管内栓塞治疗；血管内重建治疗；小儿颅内夹层动脉瘤；
支架辅助修复；血流导向治疗

目 录

❶ 美国纽约州约翰逊市上州医科大学威尔逊医学中心卒中和神经血管中心。

❷ 美国密西西比州南菲尔德市密歇根州立大学医学院普罗维登斯公园医院外科。

❸ 美国密歇根州底特律市圣约翰医院神经外科。

41.1 引言

颅内夹层动脉瘤相对少见，约占所有颅内动脉瘤的3%（Santos-Franco等，2008），其诊断取决于患者的临床表现（图41.1），破裂的DIA表现为SAH，而未破裂DIA通常表现为TIA或缺血性卒中（IS），有时是因怀疑颅内动脉夹层（ID）而偶然发现。有关椎-基底动脉DIA的病例研究较前循环DIA更多，这可能是因为前者发生率高于后者。文献显示颈内或椎动脉未破裂DIA发生破裂致SAH的概率较低（Byoun等，2016；Meling等，2008），而出血型DIA如未经手术治疗其5年内死亡率高达80%。因此，破裂的颅内DIA（rDIA）应早期血管内（图41.2）或外科手术治疗，以改善其不良预后（Mizutani等，1995；Nakatomi等，1997；Yamaura等，1990）。

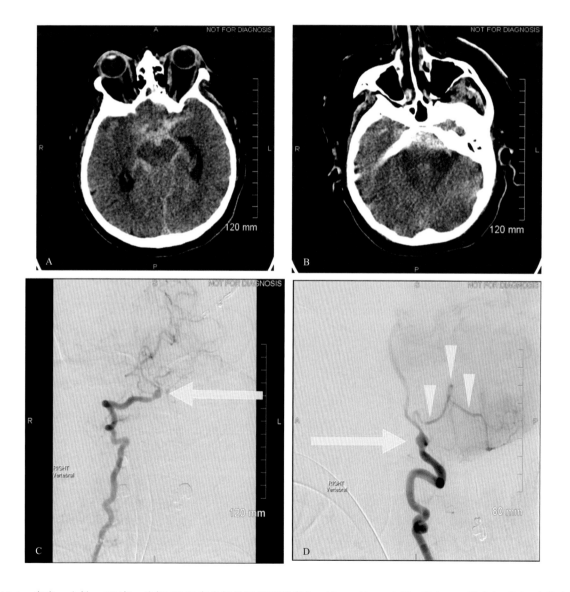

图41.1 患者，女性，56岁，头颅CT示自发性蛛网膜下腔出血，Hunt-Hess 4级，Fisher 4级（A，B）。全脑血管造影显示右侧椎动脉夹层动脉瘤，大小约5.8mm，位于小脑后下动脉下方（C，D）

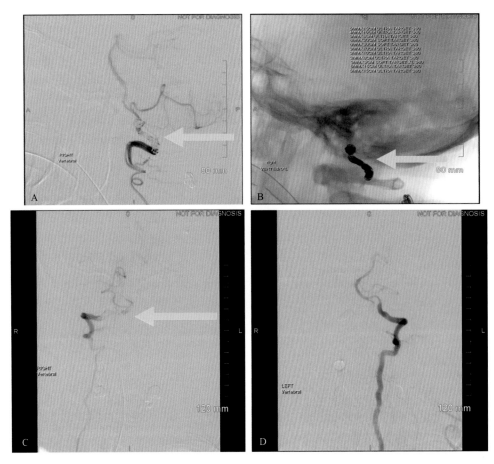

图 41.2　侧位图（A）和骨窗相（B）示弹簧圈闭塞右侧椎动脉 DIA 和载瘤动脉，闭塞位置刚好位于 PICA 起点下方（C），造影示左侧椎动脉通过椎 – 基底动脉结合部向右侧 PICA 供血（D）

椎动脉 DIA 在正常人群的发病率为 0.001% ～ 0.0015%，约 3% 的自发性 SAH 是因其破裂所诱发，71.4% 的椎动脉 DIA 会发生反复 SAH，死亡率达 46% ～ 80%（Mizutani 等，1995；Santos-Franco 等，2008）。如果未经治疗，椎动脉 DIA 在首次破裂后 24h 至 7 天内再出血的可能性极高，因此应早期治疗。

少量病例报道显示儿童也会发生 DIA，大多数表现为占位效应、TIA 或 IS（与成人相似）。儿童 DIA 多位于椎动脉，且以大/巨大型动脉瘤为主，这与成年人群 DIA 的常见形态明显不同（Zhang 等，2016）。

41.2　病因学和病理生理学

动脉中膜和弹力肌层的先天性或后天性异常（如埃勒斯-当洛斯综合征、肌纤维发育不良）易诱发夹层动脉瘤，然而大多数 DIA 并没有同时罹患结缔组织病。少数患者，特别是有 DIA 家族史者常可检测到抗胰蛋白酶缺乏或胶原合成相关基因的突变。偏头痛患者常并发 DIA，可能与头痛发作时血管壁水肿诱导动脉壁撕裂有关。另外，头颈部动脉的突然或异常牵拉也会诱发夹层形成，这与动脉壁是否存在潜在异常并无很大关系。DIA 形成的风险因素包括高血压、吸烟、炎症、遗传易感性、肌纤维发育不良、胶原纤维性疾病和创伤；临床表现包括占位效应、缺血或 SAH（表 41.1）（Linden 等，1987；Wolman，1959）。

表 41.1　颅内 DIA 临床表现

临床表现	特征
无症状	偶有影像学表现
有症状	缺血：TIA/ 卒中 出血：SAH 占位效应：颅内压升高，脑积水，抽搐，头痛

DIA血管造影特征包括（表41.3）：①双腔征；②狭窄伴扩张（串珠征）；③狭窄不伴扩张（细线征）；④锥形闭塞；⑤初始血管造影见长段狭窄，但无节段性狭窄；⑥随访造影发现狭窄或闭塞缓解；⑦不伴有狭窄的扩张（壁内血肿导致对比剂停滞）。

颅内外动脉的组织学差异很大，颅内动脉具有中膜和外膜，其厚度仅为颅外动脉的三分之一，而颅外动脉的内皮下弹力肌层中含有大量的弹性纤维，这种差异是颅内外DIA自然病史明显不同的根本原因。DIA的病理特征是血液穿透内膜致内皮层和内弹性膜破坏，并沿动脉轴向传播，进而在内弹性膜/中膜之间，或仅中膜层，或在中膜/外膜之间形成假腔。假腔可能再次汇入动脉真腔，也可以盲端终止于动脉壁内或穿透外膜导致血管破裂出血（Linden等，1987；Wolman，1959）。这种病理特征具有明显的临床意义，内膜/中膜剥离和内膜下血栓聚集均可能产生占位效应，挤占动脉腔空间，导致血流动力学变化，患者表现为脑缺血；如果是中膜/外膜间发生解离，则可能导致外膜膨出，呈梭形扩张，若外膜仅被蛛网膜包围且破裂，则会导致SAH。

41.3　分类

可根据解剖部位、影像学特征和临床表现进行分类（表41.2）。

表 41.2　颅内 DIA 病理机制及影像特征

病因	机制	影像特征
自发性	病因不明	梭形扩张
创伤性	穿透性或钝性损伤（刀伤、摔伤等） 剧烈运动（举重、铲雪等） 颈部按摩	串珠样改变 水泡样改变 内膜瓣形成 不规则管腔狭窄

41.3.1　解剖定位

DIA于前循环或后循环均可发生，其中后循环DIA约占全部病例的90%。颈内动脉DIA最易发于颅底，其余依次好发于岩颈段、岩骨海绵窦段和眼段周围（图41.3），大脑中动脉和大脑前动脉也可能发生（Hashimoto等，1999；Kunze，1971）。椎基底DIA的常见部位：椎动脉硬膜段、基底动脉主干、椎-基

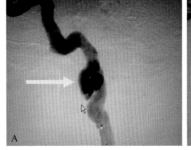
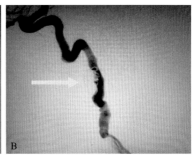

图 41.3　患者，女性，55 岁，滑雪旅行中突然出现右侧偏身感觉异常。患者新近诊断为中度肌纤维发育不良，脑血管造影显示左侧颈内动脉DIA（A）。采用支架辅助弹簧圈栓塞，4 周后随访显示动脉瘤闭塞，载瘤动脉修复良好（B）

底动脉交界处、基底动脉尖-P1结合部，以及小脑后下动脉。儿童DIA好发于基底动脉主干和PCA，成人中较为少见（de Barros-Faria等，2011）。

41.4　临床表现

DIA的临床表现主要包括SAH、IS/TIA或头痛（Uhl等，2003），不同患者因动脉瘤形态和位置的差异，临床表现也会不同。表41.1列出了成人DIA的典型症状，但是患者就诊时可能有也可能没有症状。儿童DIA常为大型或巨大型，临床症状多因占位效应所致（Zhang等，2016）。

DIA最常见的非局灶性症状是头痛，可能是在外伤或其他临床事件之后发生，也可能无任何诱因。实际上，临床中很大一部分DIA是在偶然的影像学检查中发现的。Kobayshi等的一项研究显示113例未破裂椎动脉DIA患者就诊时均无IS/TIA，随访3年残疾率为3%。2例因占位加重而病情恶化，1例DIA体积增大后发生IS伴SAH（Kobayashi等，2014）。

DIA破裂所致的残疾率并不完全清楚，有研究认为椎基底DIA（VBADA）破裂后Hunt-Hess分级差，但也有研究认为前循环DIA破裂后Hunt-Hess分级更差。但可以明确的是，VBADA破裂后更易反复出血，其再出血率高达71.4%（Byoun等，2016；Ohkuma等，2002；Sakata等，2000）。

41.5　影像学评估和诊断

大多数DIA是在诊断其他疾病的影像学检查时偶然发现的，这些检查包括MRI、MRA、CT和CTA，对于确诊或疑似DIA的患者会转诊至有条件的医院行DSA检查。阳性DSA结果见表41.3，最常见的是血管扩张（67%），其次是扩张和狭窄交替（26%），单纯血管狭窄占7%。3T高分辨磁共振对于DIA的诊断非常有意义，阳性结果见表41.4，包括管壁内血肿（61%）、双腔征（50%）和内膜瓣（42%）（Wang等，2014）。DSA除了诊断DIA本身外，还可评估对侧循环、穿支血管等，对于治疗方案的确定有重要价值。

表41.3　DIA的血管造影表现
DIA的血管造影表现
血管梭形扩张
串珠征
不规则管腔狭窄
内膜瓣
水泡样改变

表41.4　DIA的磁共振成像特征
DIA的磁共振成像特征
管壁内血肿（61%）
双腔征（50%）
内膜瓣（42%）

41.6　治疗

本章后面内容将从血管内角度聚焦DIA的治疗（图41.4～图41.9），但是必须强调的是需要保证必要显微外科治疗装备的完善准备。对于SAH，除启动标准内科治疗程序外还需制订完善的动脉瘤修复计划（Rabinov等，2003），特别对于所有疑似DIA的病例应迅速评估。Rabinov等报道保守治疗的后循环破裂DIA患者30天死亡率可达50%，而接受血管内治疗患者的死亡率下降至20%。如果破裂DIA再出

血，死亡率可达47%～80%，因此必须快速评估后给予血管内治疗（Mizutani 等，1995；Santos-Franco 等，2008）。

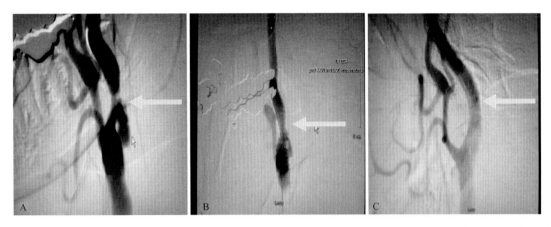

图 41.4　患者，男性，67 岁，右颈内动脉狭窄伴自发性 DIA（A），接受自膨式颈动脉支架治疗（B），3 个月随访时脑血管造影示动脉瘤完全消失（C）

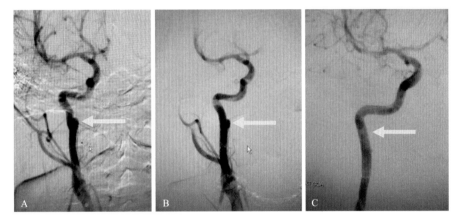

图 41.5　患者，女性，25 岁，车祸受伤后头痛。颈总动脉 DSA 显示右侧 ICA 外伤性 DIA（箭头）（A）。患者接受自膨式颈动脉支架治疗，4 年随访时造影显示动脉瘤完全修复（C）

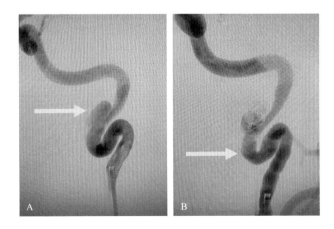

图 41.6　患者，男性，44 岁，因夹层性狭窄接受支架治疗，动脉瘤位于支架着陆区近端（A，箭头所示）。随后，患者接受支架辅助弹簧圈栓塞的血管内重建治疗（B，箭头所示）

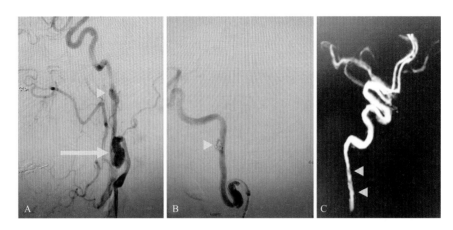

图 41.7 患者，男性，54 岁，右颈内动脉颅底水平复发 DIA（三角箭头）伴近端颈内动脉的梭形 DIA（长箭头）（A）。复发 DIA 采用支架辅助弹簧圈栓塞治疗（B，三角箭头），近端 ICA 夹层动脉瘤以外科手术修复，MRA 随访显示完全消失（C，三角箭头）

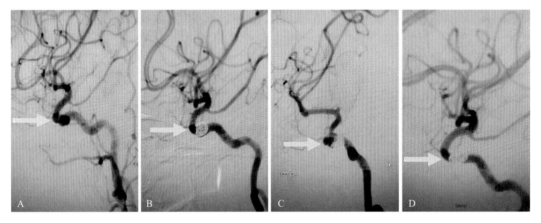

图 41.8 患者，女性，38 岁，患有 ICA 海绵窦段 DIA，（A）和（B）分别为弹簧圈栓塞前和后的造影片。（C）显示 DIA 在原位复发，给予血流导向治疗后血管完全修复（D）

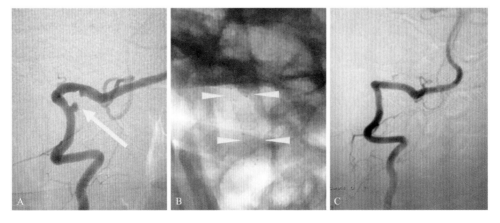

图 41.9 患者，男性，31 岁，右椎动脉 DIA（A，长箭头所示），血流导向支架（B，箭头之间）治疗后，随访造影显示血管完全修复（C）

在血管内治疗时代之前，DIA的修复依赖于手术干预。开放外科手术方法包括夹闭术、孤立术（节段性闭塞）、包裹术（止血纱布、凝胶海绵等）和联合或不联合搭桥的血管闭塞术等。现在，无论是开颅手术还是血管内治疗都很容易获得技术上的成功，而DIA的修复更趋向于依赖血管内技术，大量研究也表明血管内治疗的DIA残死率更低（Gonzalez等，2014；Kocaeli等，2009；Ohkuma等，2002）。外科开放手术残疾率高的原因可能是入路复杂、再出血风险，以及手术操作缺陷（仅在近端闭塞载瘤动脉而未孤立全段病变血管、未联合搭桥）（Ahn等，2005；Chen等，2013；Kurata等，2001；Uhl等，2003）。

血管内技术已经成为DIA的首选治疗方法，早期多采用近端闭塞的方案，现在通过支架辅助技术可以保护绝大多数的载瘤动脉，尤其是血流导向治疗的发展可以在重建载瘤血管的同时闭塞DIA（Lanzino等，1999；Hamasaki等，2014）。血管内治疗包括非重建和重建性2类，非重建性治疗是指直接闭塞载瘤血管，而重建性治疗则要保持载瘤血管通畅。前者适用于对侧血流足够或者DIA累及的动脉节段远端存在优势代偿时，如果患者因抗血小板治疗抵抗或出血期需要接受脑室外引流等有创操作时也应考虑非重建性治疗。事实上，血管内治疗后的双重抗血小板治疗会将同时进行的开颅手术后颅内出血风险提高3倍（Kung等，2011；Mahaney等，2013）。重建性治疗适用于任何可能保持载瘤血管通畅的病例，如需保护病变血管段累及的穿支动脉时也需要选择重建性治疗。

最近一项关于血管内治疗DIA的系统分析共纳入17项研究、478例VBADA，长期闭塞率为87.0%（95% CI：0.74～0.94），复发率为7.0%（95% CI：0.05～0.10），再治疗率为3.0%（95% CI：0.02～0.06），神经功能良好率为84.0%（95% CI：0.65～0.94）。非重建技术组和重建技术组的神经功能预后无显著差异（86.0%，95% CI：0.68～0.95；92.0%，95% CI：0.86～0.95；$P=0.10$），而前者较后者的长期完全闭塞率更高（88.0%，95% CI：0.35～0.99；81.0%，95% CI：0.64～0.91；$P<0.0001$）（Sönmez等，2015）。作者认为重建/非重建的血管内技术都可用于后循环DIA治疗，非重建技术的闭塞率更高，对于神经功能的康复2种技术无显著差异。此外，该研究也可获得如下结论：VBADA接受非重建性治疗有更高的即刻闭塞率（88.0% vs 53.0%，$P<0.001$）和长期闭塞率（88.0% vs 81.0%，$P<0.0001$），接受重建性治疗的围手术期残疾率和死亡率更低（4.0% vs 12.0%，$P=0.04$；4.0% vs 10.0%，$P=0.11$）（Sönmez等，2015）。

进一步将全组病例分为破裂组和未破裂组分析，破裂组接受非重建治疗有较高的即刻闭塞率（94.0% vs 43.0%，$P<0.0001$）和长期闭塞率（95.0% vs 83.0%，$P=0.02$），2种治疗的围手术期残疾率（14.0% vs 7.0%，$P=0.82$）和死亡率（13.0% vs 7.0%，$P=0.82$）无统计学差异，再出血（9.0% vs 7.0%，$P=0.75$）和预后（83.0% vs 88.0%，$P=0.19$）也相似。未破裂组接受非重建治疗同样具有更高的即刻闭塞率（94.0% vs 57%，$P\leqslant0.001$）和长期闭塞率（97% vs 68%，$P=0.02$），2种治疗的围手术期残疾率（7.0% vs 7.0%，$P=0.57$）、死亡率（4.0% vs 5.0%，$P=1.00$），以及长期神经功能结果（93.0% vs 94.0%，$P=1.0$）也相似（Sönmez等，2015）。

对于影像学检查偶然发现的DIA通常会保守治疗，Kobayashi等随访了113例该类DIA，未见卒中或TIA，5例体积增大，其中2例因占位效应、1例因SAH伴卒中致神经功能残疾。全组无死亡，3%发生神经功能残疾。但是，该研究规模有限，仅涉及日本的一个地区，因此不应推广普及到其他人群（Kobayashi等，2014）。

41.6.1 儿童DIA

与成人DIA一样，儿童患者同样适用外科治疗和血管内治疗2种治疗方法，具体方法依不同病例而定，但目前可检索的大量病例研究均更倾向于血管内治疗（Ahn等，2006；Debette等，2015；Fischer等，2014；Nass等，1982；Rizzi等，2012；Saraf等，2012；Songsaeng等，2009；Zhang等，2016）。最近的

病例系列研究纳入26例患儿、31个夹层动脉瘤，分别接受了血管内、开放外科或保守治疗，患儿以男性为主，65%的DIA为大型或巨大型。14例接受非重建性治疗，6例接受重建性治疗。与成人患者相似，2种治疗的残死率无显著差异，重建性治疗组的复发率为33%，非重建治疗组的复发率仅为7%。

41.7　结论

对于发生SAH、TIA/IS和ID的患者鉴别诊断中，应充分考虑DIA，且最好能够明确病变如何累及前循环或后循环动脉。对于明确诊断为DIA的患者应该首选接受非重建性或重建性的血管内治疗，不能接受血管内治疗或血管内治疗失败的患者才考虑采用开放外科手术。发生SAH的患者应尽早治疗，而对于偶然发现的DIA可以观察或保守治疗。

（译者：刘　伟　李　亮）

参考文献

Ahn, J. Y., Chung, S. S., Lee, B. H., Kim, S. H., Yoon, P. H., Joo, J. Y., et al. (2005). Treatment of spontaneous arterial dissections with stent placement for preservation of the parent artery. *Acta Neurochirurgica*, *147*(3), 265-273 [discussion 273]. https://doi.org/10.1007/s00701-004-0436-8.

Ahn, J. Y., Han, I. B., Kim, T. G., Yoon, P. H., Lee, Y. J., Lee, B.-H., et al. (2006). Endovascular treatment of intracranial vertebral artery dissections with stent placement or stent-assisted coiling. *AJNR. American Journal of Neuroradiology*, *27*(7), 1514-1520.

Byoun, H. S., Yi, H. J., Choi, K. S., Chun, H. J., Ko, Y., & Bak, K. H. (2016). Comparison of endovascular treatments of ruptured dissecting aneurysms of the intracranial internal carotid artery and vertebral artery with a review of the literature. *Journal of Korean Neurosurgical Society*, *59*(5), 449-457. https:// doi.org/10.3340/jkns.2016.59.5.449.

Chen, Y.-A., Qu, R.-B., Bian, Y.-S., Zhu, W., Zhang, K.-P., & Pang, Q. (2013). Stent placement to treat ruptured vertebral dissecting aneurysms. *Interventional Neuroradiology: Journal of Peritherapeutic Neuroradiology, Surgical Procedures and Related Neurosciences*, *19*(4), 479-482. https://doi.org/ 10.1177/159101991301900412.

de Barros Faria, M., Castro, R. N., Lundquist, J., Scrivano, E., Ceratto, R., Ferrario, A., et al. (2011). The role of the pipeline embolization device for the treatment of dissecting intracranial aneurysms. *AJNR. American Journal of Neuroradiology*, *32*(11), 2192-2195. https://doi.org/10.3174/ajnr.A2671.

Debette, S., Compter, A., Labeyrie, M.-A., Uyttenboogaart, M., Metso, T. M., Majersik, J. J., et al. (2015). Epidemiology, pathophysiology, diagnosis, and management of intracranial artery dissection. *The Lancet. Neurology*, *14*(6), 640-654. https://doi.org/10.1016/S1474-4422(15)00009-5.

Fischer, S., Perez, M. A., Kurre, W., Albes, G., Bäzner, H., & Henkes, H. (2014). Pipeline embolization device for the treatment of intra- and extracranial fusiform and dissecting aneurysms: initial experience and long-term follow-up. *Neurosurgery*, *75*(4), 364-374 [discussion 374]. https://doi.org/10.1227/NEU.0000000000000431.

Gonzalez, A. M., Narata, A. P., Yilmaz, H., Bijlenga, P., Radovanovic, I., Schaller, K., et al. (2014). Blood blister-like aneurysms: single center experience and systematic literature review. *European Journal of Radiology*, *83*(1), 197-205. https://doi.org/10.1016/j.ejrad.2013.09.017.

Hamada, J., Kai, Y., Morioka, M., Yano, S., Todaka, T., & Ushio, Y. (2003). Multimodal treatment of ruptured dissecting aneurysms of the vertebral artery during the acute stage. *Journal of Neurosurgery*, *99* (6), 960-966. https://doi.org/10.3171/jns.2003.99.6.0960.

Hamasaki, O., Ikawa, F., Hidaka, T., Kurokawa, Y., & Yonezawa, U. (2014). Treatment of ruptured vertebral artery dissecting aneurysms. A short report. *Interventional Neuroradiology: Journal of Peritherapeutic Neuroradiology, Surgical Procedures and Related Neurosciences*, *20*(3), 304-311. https:// doi.org/10.15274/INR-2014-10024.

Hashimoto, H., Iida, J., Shin, Y., Hironaka, Y., & Sakaki, T. (1999). Subarachnoid hemorrhage from intracranial dissecting aneurysms of the anterior circulation. Two case reports. *Neurologia Medico- Chirurgica*, *39*(6), 442-446.

Iihara, K., Sakai, N., Murao, K., Sakai, H., Higashi, T., Kogure, S., et al. (2002). Dissecting aneurysms of the vertebral artery: a management strategy. *Journal of Neurosurgery*, *97*(2), 259-267. https://doi. org/10.3171/jns.2002.97.2.0259.

Kitanaka, C., Sasaki, T., Eguchi, T., Teraoka, A., Nakane, M., & Hoya, K. (1994). Intracranial vertebral artery dissections:

clinical, radiological features, and surgical considerations. *Neurosurgery, 34*(4), 620-626 [discussion 626-7].

Kobayashi, N., Murayama, Y., Yuki, I., Ishibashi, T., Ebara, M., Arakawa, H., et al. (2014). Natural course of dissecting vertebrobasilar artery aneurysms without stroke. *AJNR. American Journal of Neuroradiology, 35*(7), 1371-1375. https://doi.org/10.3174/ajnr.A3873.

Kocaeli, H., Chaalala, C., Andaluz, N., & Zuccarello, M. (2009). Spontaneous intradural vertebral artery dissection: a single-center experience and review of the literature. *Skull Base: Official Journal of North American Skull Base Society ... [et al.], 19*(3), 209-218. https://doi.org/10.1055/s-0028-1114296.

Kung, D. K., Policeni, B. A., Capuano, A. W., Rossen, J. D., Jabbour, P. M., Torner, J. C., et al. (2011). Risk of ventriculostomy-related hemorrhage in patients with acutely ruptured aneurysms treated using stent-assisted coiling. *Journal of Neurosurgery, 114*(4), 1021-1027. https://doi.org/10.3171/2010.9. JNS10445.

Kunze, S., & Schiefer, W. (1971). Angiographic demonstration of a dissecting aneurysm of the middle cerebral artery. *Neuroradiology, 2*(4), 201-206.

Kurata, A., Ohmomo, T., Miyasaka, Y., Fujii, K., Kan, S., & Kitahara, T. (2001). Coil embolization for the treatment of ruptured dissecting vertebral aneurysms. *AJNR. American Journal of Neuroradiology, 22*(1), 11-18.

Lanzino, G., Wakhloo, A. K., Fessler, R. D., Hartney, M. L., Guterman, L. R., & Hopkins, L. N. (1999). Efficacy and current limitations of intravascular stents for intracranial internal carotid, vertebral, and basilar artery aneurysms. *Journal of Neurosurgery, 91*(4), 538-546. https://doi.org/10.3171/ jns.1999.91.4.0538.

Linden, M. D., Chou, S. M., Furlan, A. J., & Conomy, J. P. (1987). Cerebral arterial dissection. A case report with histopathologic and ultrastructural findings. *Cleveland Clinic Journal of Medicine, 54*(2), 105-114.

Lylyk, P., Ceratto, R., Hurvitz, D., & Basso, A. (1998). Treatment of a vertebral dissecting aneurysm with stents and coils: technical case report. *Neurosurgery, 43*(2), 385-388.

Mahaney, K. B., Chalouhi, N., Viljoen, S., Smietana, J., Kung, D. K., Jabbour, P., et al. (2013). Risk of hemorrhagic complication associated with ventriculoperitoneal shunt placement in aneurysmal subarachnoid hemorrhage patients on dual antiplatelet therapy. *Journal of Neurosurgery, 119*(4), 937-942. https://doi.org/10.3171/2013.5.JNS122494.

Meling, T. R., Sorteberg, A., Bakke, S. J., Slettebø, H., Hernesniemi, J., & Sorteberg, W. (2008). Blood blister-like aneurysms of the internal carotid artery trunk causing subarachnoid hemorrhage: treatment and outcome. *Journal of Neurosurgery, 108*(4), 662-671. https://doi.org/10.3171/JNS/2008/108/ 4/0662.

Mizutani, T., Aruga, T., Kirino, T., Miki, Y., Saito, I., & Tsuchida, T. (1995). Recurrent subarachnoid hemorrhage from untreated ruptured vertebrobasilar dissecting aneurysms. *Neurosurgery, 36*(5), 905-911 [discussion 912-3].

Nakatomi, H., Nagata, K., Kawamoto, S., & Shiokawa, Y. (1997). Ruptured dissecting aneurysm as a cause of subarachnoid hemorrhage of unverified etiology. *Stroke, 28*(6), 1278-1282.

Nass, R., Hays, A., & Chutorian, A. (1982). Intracranial dissecting aneurysms in childhood. *Stroke, 13*(2), 204-207.

Ohkuma, H., Nakano, T., Manabe, H., & Suzuki, S. (2002). Subarachnoid hemorrhage caused by a dissecting aneurysm of the internal carotid artery. *Journal of Neurosurgery, 97*(3), 576-583. https:// doi.org/10.3171/jns.2002.97.3.0576.

Rabinov, J. D., Hellinger, F. R., Morris, P. P., Ogilvy, C. S., & Putman, C. M. (2003). Endovascular management of vertebrobasilar dissecting aneurysms. *AJNR. American Journal of Neuroradiology, 24*(7), 1421-1428.

Ramgren, B., Cronqvist, M., Romner, B., Brandt, L., Holtås, S., & Larsson, E.-M. (2005). Vertebrobasilar dissection with subarachnoid hemorrhage: a retrospective study of 29 patients. *Neuroradiology, 47*(2), 97-104. https://doi.org/10.1007/ s00234-005-1346-z.

Rizzi, M., De Benedictis, A., Marras, C. E., Palma, P., Desiderio, F., & Rollo, M. (2012). Ruptured dissecting vertebrobasilar aneurysm in childhood: what is the therapeutic strategy? *Pediatric Neurosurgery, 48*(5), 313-318. https://doi.org/10.1159/000351578.

Sakata, N., Takebayashi, S., Kojima, M., Masawa, N., Suzuki, K., & Takata, M. (2000). Pathology of a dissecting intracranial aneurysm. *Neuropathology: Official Journal of the Japanese Society of Neuropathology, 20*(1), 104-108.

Santos-Franco, J. A., Zenteno, M., & Lee, A. (2008). Dissecting aneurysms of the vertebrobasilar system. A comprehensive review on natural history and treatment options. *Neurosurgical Review, 31*(2), 131-140 [discussion 140]. https://doi.org/10.1007/s10143-008-0124-x.

Saraf, R., Shrivastava, M., Siddhartha, W., & Limaye, U. (2012). Intracranial pediatric aneurysms: endovascular treatment and its outcome. *Journal of Neurosurgery. Pediatrics, 10*(3), 230-240. https:// doi.org/10.3171/2012.5.PEDS1210.

Schievink, W. I. (2001). Spontaneous dissection of the carotid and vertebral arteries. *The New England Journal of Medicine, 344*(12), 898-906. https://doi.org/10.1056/NEJM200103223441206.

Songsaeng, D., Srivatanakul, K., Toulgoat, F., Saliou, G., Ozanne, A., & Lasjaunias, P. (2009). Repair process in spontaneous intradural dissecting aneurysms in children: report of eight patients and review of the literature. *Child's Nervous System: ChNS: Official Journal of the International Society for Pediatric Neurosurgery, 25*(1), 55-62. https://doi.org/10.1007/s00381-008-0698-1.

Sönmez, Ö., Brinjikji, W., Murad, M. H., & Lanzino, G. (2015). Deconstructive and reconstructive techniques in treatment of Vertebrobasilar dissecting aneurysms: a systematic review and meta-analysis. *AJNR. American Journal of Neuroradiology*, *36*(7), 1293-1298. https://doi.org/10.3174/ajnr.A4360.

Uhl, E., Schmid-Elsaesser, R., & Steiger, H.-J. (2003). Ruptured intracranial dissecting aneurysms: management considerations with a focus on surgical and endovascular techniques to preserve arterial continuity. *Acta Neurochirurgica*, *145*(12), 1073-1083 [discussion 1083-4]. https://doi.org/10.1007/s00701-003-0122-2.

Wang, Y., Lou, X., Li, Y., Sui, B., Sun, S., Li, C., et al. (2014). Imaging investigation of intracranial arterial dissecting aneurysms by using 3 T high-resolution MRI and DSA: from the interventional neuroradiologists' view. *Acta Neurochirurgica*, *156*(3), 515-525. https://doi.org/10.1007/s00701-013-1989-1.

Wolman, L. (1959). Cerebral dissecting aneurysms. *Brain: A Journal of Neurology*, *82*, 276-291.

Yamaura, A., Watanabe, Y., & Saeki, N. (1990). Dissecting aneurysms of the intracranial vertebral artery. *Journal of Neurosurgery*, *72*(2), 183-188. https://doi.org/10.3171/jns.1990.72.2.0183.

Yonekawa, Y., Zumofen, D., Imhof, H. G., Roth, P., & Khan, N. (2008). Hemorrhagic cerebral dissecting aneurysms: surgical treatments and results. *Acta Neurochirurgica. Supplement*, *103*, 61-69.

Zhang, Y.-S., Wang, S., Wang, Y., Tian, Z.-B., Liu, J., Wang, K., et al. (2016). Treatment for spontaneous intracranial dissecting aneurysms in childhood: a retrospective study of 26 cases. *Frontiers in Neurology*, *7*, 224. https://doi.org/10.3389/fneur.2016.00224.

第 42 章

梭形动脉瘤

Lincoln Jimenez❶；Joseph C. Serrone❷；
Norberto O. Andaluz1❶；Andrew J. Ringer❶

摘 要

椎-基底动脉梭形动脉瘤被定义为有独立流入道和流出道的一类血管病变，临床上通常表现为脑干缺血或脑干、小脑、颅神经的压迫症状。对于以压迫症状为主要表现的椎-基底动脉病变来说，效果最持久的治疗方法是减少或隔绝瘤腔内血流，但实施这一策略依赖于后交通动脉充分的侧支循环。血流导向装置在有压迫症状且后交通发育不良的情况下推荐使用，而对于仅有缺血性卒中而无压迫症状的病例则推荐抗凝治疗。

关键词

动脉瘤；冗长扩张；夹层；梭形；蛇形

目 录

---

❶ 美国俄亥俄州辛辛那提市好撒玛利亚医院健康神经科学研究所梅菲尔德诊所。

❷ 美国伊利诺伊州芝加哥市洛约拉大学神经外科。

42.1 引言

椎-基底动脉梭形动脉瘤是脑血管外科中最具风险的病变之一，命名多样，诸如巨大蛇形、巨大梭形、S形、巨结肠基底动脉、冗长扩张动脉、移行性动脉瘤等，但其定义一般都包含独立流入道和流出道的特征。本章我们将回顾椎-基底动脉梭形动脉瘤的发病率、临床表现、自然病史和病理生理学，并在此基础上提出其相应的治疗方案。

42.2 背景

基底动脉冗长扩张综合征被认为是关于椎-基底动脉梭形动脉瘤最早的描述，大多数病例表现为脑神经病变，但多数未经脑血管造影证实（Boeri和Passerini，1964）。1922年，Wells对一位第Ⅵ～Ⅷ对颅神经麻痹合并梗阻性脑积水的患者行外科手术探查，首次观察并描述了基底动脉梭形动脉瘤。Walter Dandy医师也在1944年报道并描述了一种所谓的S形动脉瘤。1954年，Greit和Lofstedt报告了5例基底动脉扩张，其临床表现多为与梭形动脉瘤病变相关的压迫或缺血症状，从此以后的相关报道极大地扩展了研究者们对该类病变的认识（Kocaeli等，2009；Mizutani等，1999；Pozzati等，1994；Rabinov等，2003；Yoshimoto等，2005）。

42.3 发病率

椎-基底动脉梭形动脉瘤较为少见，在自然人群中的发生率估计＜0.05%（Casas等，1995），而在一项2265例卒中患者的造影中阳性检出132例（5.8%），另一项CT/MRA研究中387例卒中患者中有10例（2.6%）呈椎-基底动脉冗长扩张表现（Resta等，1998；Yu等，1982；Ince等，1998）。当然，也有一些研究显示的发病率较低，1914—1956年哥伦比亚大学的尸检报告其检出率为0.10%（6/5762），弗吉尼亚州一家医院尸检的检出率仅为0.07%（5/7500）（Housepian和Pool，1958；Hayes等，1967；Pia，1979）。

上述研究中发病率的差异可能与梭形动脉瘤的定义不一致有关，实际上高血压和有吸烟史的人群中发病率可能增加（Yu等，1982），而儿童中发病率会很低，这一结论已经得到尸检证实（Gandolfo，2012；Holmin等，2007；Housepian等，1958；Massimi等，2003）。

42.4 病因学和病理生理学

由于发病率极低，早期梭形动脉瘤的研究主要聚焦于典型病理学特征上，缺乏临床证据描述（Boeri和Passerini，1964）。一项研究纳入408例病例，男性占70%以上，发病年龄从5～87岁不等，平均确诊年龄为60岁，显著高于囊状动脉瘤（表42.1和表42.2）（Flemming等，2005）。

表 42.1 基底动脉梭形动脉瘤临床数据分析

作者（时间）	患者数	男性人数（比率/%）	占位效应	缺血事件	SAH	
Flemming等（2005年）	159	118（74%）	35	44	5	63（偶然发现）
Drake和Peerless（1997年）	61	30（49%）	35	15	无记录	11（头痛）

续表

作者（时间）	患者数	男性人数（比率/%）	占位效应	缺血事件	SAH	
Coertetal 等（2007 年）	39	NR	8	5	26	
Milandre 等（1991 年）	23	16（76%）	13	9	1	
Nishizaki 等（1986 年）	23	19（82%）	6	11	2	2（偶然发现）；1（颅内出血）
Herpers 等（1983 年）	22	11（50%）	9	9	1	2（偶然发现）；1（痴呆）
Anson 等（1996 年）	20	17（85%）	10	5	4	
Echivemi 等（1989 年）	13	11（85%）	4	9	1	
Boeri 和 Passerini（1964 年）	10	7（70%）	8	无记录	2	
Kalani（2013 年）	7	6（86%）	6	1	0	
Pessin 等（1989 年）	7	5（71%）	0	7	0	
Giang 等（1988 年）	6	5（83%）	3	2	0	1（偶然发现）
Meckel 等（2013 年）	5	4（80%）	3	2	0	
Nakatomi 等（2000 年）	4	3（75%）	3	1	0	
Sluzewski 等（2001 年）	3	3（100%）	1	1	1	
Wenderoth 等（2003 年）	2	2（100%）	0	1	1	
Binning 等（2011 年）	1	1（100%）	1	0	0	
Cohen 等（2012 年）	1	1（100%）	0	1	0	
Greenberg 等（2007 年）	1	1（100%）	0	0	1	
Islak,Kocer 和 Albayram（2002 年）	1	0（0%）	0	0	1	

表 42.2 梭形动脉瘤治疗统计（5 例以上文献）

作者（时间）	治疗时间	例数	部位	动脉瘤类型	治疗 /%	良好预后（按部位）[1]
Drake 和 Peerless（1997 年）	1965—1992	61	基底动脉（37） 椎 - 基底动脉汇合部（10） 椎动脉（14）	梭形	血流减流（18）；血流逆转（64）；孤立（10）；包裹（7）；夹闭重建（2）	基底动脉（73） 椎 - 基底动脉汇合部（60） 椎动脉（64）
Coert 等（2007 年）	1991—2005	39	基底动脉 / 椎 - 基底动脉汇合部（18） 椎动脉 / 小脑后下动脉（21）	梭形 / 延长扩张	外科手术（26）；栓塞（67）；外科手术 + 栓塞（8）	基底动脉 / 椎 - 基底动脉汇合部（39） 椎动脉 / 小脑后下动脉（62）
Anson 等（1996 年）	1986—1994	19	基底动脉（8） 椎 - 基底动脉汇合部（5） 椎动脉（6）	梭形（13）；延长扩张（6）	多种方式治疗：血栓切除 + 动脉瘤缝合，远近端血管闭塞，搭桥，抗凝，瘤颈塑形，夹闭	基底动脉（28） 椎 - 基底动脉汇合部（80） 椎动脉（83）
Leibowitz 等（2003 年）	1997—2000	10	基底动脉（1） 椎 - 基底动脉汇合部（5） 椎动脉（4）	梭形	血管内球囊或弹簧圈闭塞	基底动脉（28）/ 椎 - 基底动脉汇合部（80）[2] 椎动脉（83）[3]
Aymand 等（1991 年）	不详	9	基底动脉（3） 椎 - 基底动脉汇合（3） 椎动脉（3）	梭形	血管内球囊闭塞	基底动脉 / 椎 - 基底动脉汇合部（16） 椎动脉 / 小脑后下动脉（62）

[1] mRS ≥ 2，GOS ≥ 4，或者报告为"好"或"正常"。
[2] 所有病例动脉瘤均闭塞，67% 死亡。
[3] 所有动脉瘤彻底闭塞，mRS 改善。

梭形动脉瘤的合并症包括高血压（31%～69%）、糖尿病（10%～15%）、高脂血症（40%）、冠状动脉疾病（23%～28%）和吸烟（50%）（Echiveri等，1989；Flemming等，2005；Giang等，1988）。目前关于结缔组织病中的梭形动脉瘤数据非常缺乏，仅在梅奥团队的研究中有所揭示，4%的梭形动脉瘤患者确诊有结缔组织疾病，包括Fabry病和常染色体显性多囊肾病等（Flemming等，2005；Mangrum等，2005）。考虑到血管扩张的机制和家族史在动脉瘤形成中的作用，这是一个奇怪的现象（Kissela等，2002；Nakatomi等，2000）。

42.5　临床表现

椎-基底动脉动脉瘤的临床表现主要包括缺血、占位和破裂出血，其中缺血性卒中最常见，占比超过44%（表42.1）。缺血的临床表现包括TIA和闭锁综合征相关性桥脑缺血等（Anson等，1996；Flemming等，2005），最常累及桥脑（Echiveri等，1989；Flemming等，2005；Nishizaki等，1986；Pessin等，1989）。Flemming等也描述了这类脑梗死的分布，分别是桥脑（50%）、外侧髓质（9%）、小脑半球（7%）、中脑/丘脑（4.5%）和枕叶（4.5%）。

占位效应通常继发于扩张血管对脑干和小脑的压迫，表现为颅神经麻痹、非交通性脑积水和腔隙性脑梗死等（Boeri和Passerini，1964；Echiverri等，1989；Nishizaki等，1986）。颅神经麻痹最常累及面神经、三叉神经和外展神经，Ⅸ～Ⅻ对颅神经受损的报道较少（Anson等，1996；Boeri和Passerini，1964；Kalani等，2013；Nishizaki等，1986；Pessin等，1989；Sluzewski等，2001）。尽管动脉瘤的位置不同，但梗阻性脑积水一直被认为是脑干压迫的并发症（Coert等，2007；Echiverri等，1989；Flemming等，2005），主要症状是头痛（Echiveri等，1989）。据我们的经验，虽然占位性症状进展缓慢，但言语的突然恶化通常是终末期表现，与MRI中明显的壁内出血或微血管夹层等影像表现相印证（图42.1）。

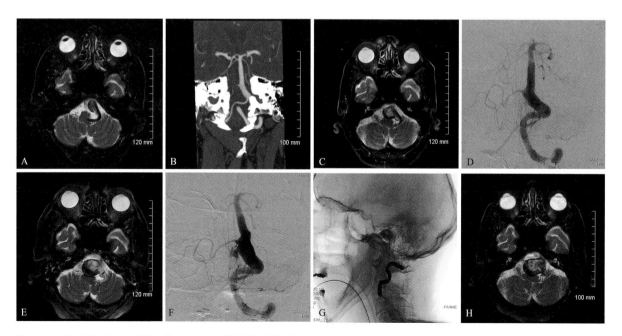

图42.1　患者男性，69岁，椎－基底动脉梭形动脉瘤5年。2008年2月（A、B）、2012年1月（C、D）和2013年5月（E、F）的轴位MRI和CT血管造影或数字减影血管造影显示梭形动脉瘤体积逐渐增大，伴有脑干压迫症状。2013年5月行左侧椎动脉血管内弹簧圈闭塞术（G），2013年8月随访MRI发现动脉瘤轻微扩张（H）

与巨大囊状动脉瘤不同，椎-基底动脉梭形动脉瘤较少发生瘤体破裂（Drake，1979），主要表现为突发性头痛，可伴/不伴有局灶性神经症状，13%的患者会发生SAH（Flemming等，2005）。既往研究中破裂动脉瘤所占比例不同，斯坦福研究组为67%，Anson研究组为23%破裂，而Flemming研究仅为3%；不同组的预后也不尽相同，斯坦福研究组39%的患者治疗后Hunt-Hess分级为1～2级，61%的患者治疗后分级为3～4级（Coert等，2007）。

42.6　自然病史

椎-基底动脉梭形动脉瘤的自然病史取决于其临床症状，通常表现为缺血、占位效应及相关的颅神经麻痹、脑积水等，平均年破裂率为1.7%（Kiyofuji等，2017）。

研究者根据影像学特征将其分为3个亚型。Ⅰ型：受累血管偏心性梭形动脉瘤样扩张；Ⅱ型：受累血管肠管样均匀扩张；Ⅲ型：受累血管过度均匀扩张。一项159例椎-基底动脉梭形动脉瘤的完整纵向评估研究随访12年，获得719份随访资料，其中57%为肠管样扩张，25%为过度扩张，18%为梭形动脉瘤样扩张，21%伴发不明类型动脉瘤。过度扩张型或梭形动脉瘤较肠管样动脉瘤更易出现临床症状。Kiyofuji等研究证实，过度扩张型动脉瘤的自然病史最差，年进行性生长率和破裂率分别为15.8%和3.5%（Kiyofuji等，2017）。

研究发现，梭形动脉瘤发生缺血性卒中的风险高于出血性卒中，确诊后1年、5年、10年随访脑梗死发生率分别为6.1%、17.3%和25.4%，与动脉瘤相关的脑梗死发生率分别为2.7%、11.3%和15.9%（Flemming等，2005）。梅奥诊所的研究揭示卒中风险因素包括早期出现临床症状、有动脉瘤诱发的缺血病史和过度扩张型动脉瘤，风险比分别为16.2、3.88和3.3；该研究的患者中位生存期为7.8年，与接受抗血小板治疗的患者相比，接受抗凝治疗的患者卒中复发率更低（Echiverri等，1989）。

42.7　压迫症状

在Flemming等的研究中，35例患者（22%）出现脑干受压、脑积水或颅神经症状（Flemming等，2005），1年随访中46%的患者有轻度残疾或无残疾，25%为中度残疾，25%为重度残疾或死亡；5年随访有18%的患者轻度残疾或无残疾，50%的患者有重度残疾或死亡。入组患者中有12例（7.5%）首发无压迫症状而在随访期出现症状。

压迫症状与动脉瘤生长相关，梅奥研究中的159例患者中有52例（48%）影像学检测见动脉瘤生长，横截面直径年增大1.3mm。首诊时即有症状性压迫、过度扩张型或梭形动脉瘤，以及直径较大（15mm vs 8mm）是预测病变生长的因素。MRI T_1 像上体积增大的动脉瘤发生壁内出血的风险高于未增大者，但二者间无统计学差异。进行性生长的动脉瘤患者5年死亡率为56.5%，而无进行性生长的动脉瘤患者仅为3.7%（Mangrum等，2005）。

42.8　出血

梅奥研究的12年随访显示所有椎-基底动脉梭形动脉瘤的年破裂风险为0.9%，其中梭形偏心动脉瘤和过度扩张型动脉瘤的年破裂风险为2.3%，肠管样扩张型动脉瘤的年破裂风险为0.4%，且该风险随动脉瘤扩大而增加。Flemming等研究发现，所有破裂动脉瘤的直径均超过10mm，而未破裂病例中动

脉瘤直径超过10mm的仅占34%，但也有个别直径30～40mm的大动脉瘤腔内存在大量血栓且未破裂（Flemming等，2004）。另一组研究中Mizutani等对8例基底动脉梭形动脉瘤随访观察1～5年，其中3例（38%）并发致命性SAH（Mizutani等，1999）。

未破裂症状性动脉瘤的自然病程表现为压迫或缺血症状的进行性加重，抗凝治疗比抗血小板治疗能更有效地降低再发缺血的风险；相反，无症状的扩张型动脉瘤患者病史多为良性，5年随访发生SAH的风险仅为2.6%（Wolters等，2013）。

42.9 病理

椎-基底动脉是脑内唯一的两条动脉合并成一条大动脉的系统，形成动脉瘤的病理生理学机制相对独特，但与颅内其他动脉分叉处的动脉瘤形成机理可能在一定程度上相似，即动脉内弹性膜缺失和继发血管扩张的结果（Krex等，2001）。Meng等报道在椎-基底动脉梭形动脉瘤的组织学标本中发现了动脉瘤形成的典型组织学改变，即高侧壁剪切力梯度区域的内弹性膜和中膜变薄（Krex等，2001；Meng等，2007）。此外，Hegedus对2名基底动脉扩张症患者的尸检中也发现了内弹性膜破坏和中膜网状纤维的丢失，但未见动脉粥样硬化的证据（Hegedus，1985）。

Nakatomi等通过梭形动脉瘤的尸检研究进一步揭示了其4种不同的组织学特征：内膜内弹性膜断裂增生、内膜内新生血管生成、壁内出血和腔内血栓，以及瘤内血栓内的新生血管形成（Nakatomi等，2000；Boeri和Passerini，1964；Wells，1922；Dandy，1944；Greitz和Lofstedt，1954）。其中，内膜新生血管生成仅见于＞12mm的动脉瘤，而壁内出血仅见于＞28mm的动脉瘤。

42.10 关于粥样硬化的争论

动脉粥样硬化与囊状动脉瘤的形成有关（Caro等，1971；Cunningham和Gotleib，2005；Malek等，1999）；然而，其在椎-基底动脉梭形动脉瘤形成或发展中的作用目前存在争议。早期研究认为动脉粥样硬化是梭形动脉瘤形成的潜在原因（Dandy，1944；Greitz和Lofstedt，1954；Hayes等，1967；Housepian和Pool，1958）。然而，随后的研究提出了相反结论的组织学证据（Mizutani等，1999；Sacks和Lindenburg，1969；Shokunbi等，1988）。梭形动脉瘤的主要病理改变发生在内弹性膜，而动脉粥样硬化的主要病理改变是内皮损伤和斑块形成。1969年的一项研究检测了8例扩张型颅内动脉瘤标本，发现内弹性膜存在多个间隙，而管腔内的斑块样隆起组织被肥大细胞替代（Sacks和Lindenburg，1969）。Hulten等在对4例基底动脉梭形动脉瘤标本的检测中也发现了内弹性膜破裂，这些改变可能先前被误认为动脉粥样硬化所致（Hulten等，1959）。在120例梭形动脉瘤的大样本研究中，Drake和Peerless认为其中仅有6例动脉瘤发生与动脉粥样硬化直接相关（Drake和Peerless，1997）。

虽然椎基底梭形动脉瘤（尤其老年患者）可能会出现一定程度的动脉粥样硬化，但不太可能是动脉瘤发生/发展的主要机制。动脉粥样硬化多发生于低剪切力区（＜5dyn/cm），导致内皮功能障碍、活性氧增加、白细胞黏附增加、渗透性和炎症反应提高（Wells，1922；Caro等，1971；Cunningham和Gotleib，2005；Malek等，1999）。支持动脉粥样硬化的研究发现，23例基底动脉梭形动脉瘤中有10例发现动脉粥样硬化，且多发生于低剪切力的基底动脉内弯侧，而27个囊状动脉瘤中没有1例存在粥样硬化改变（Kim等，2012；Nijensohn等，1974）。因此认为，动脉粥样硬化可能继发于长段低剪切力，但相关的壁弹性降低和壁内炎症可能是导致扩张型改变的原因。

42.11　动脉瘤生长

　　梭形动脉瘤形成后逐渐发展，症状和体征持续恶化（Flemming 等，2005；Mangrum 等，2005；Mizutani 等，1999）。当讨论动脉瘤生长时，界定动脉瘤腔和壁的生长是非常重要的。根据 MRA 流体力学模拟结果，动脉瘤腔生长可能与低剪切力有关。Boussel 等针对 7 例无附壁血栓且形态不适合夹闭或栓塞的动脉瘤进行随访，将侧壁剪切力与径向剪切力相关的瘤壁位移作为动脉瘤生长的间接标志，研究发现在低侧壁剪切力区域的瘤壁径向位移更大（Boussel 等，2008），且容易出现内皮功能障碍，包括血管舒张物质减少、收缩物质增多，内皮通透性增加，白细胞黏附分子表达增加，血栓表面分子增多等，进一步导致附壁血栓形成、白细胞经内皮细胞迁移，以及金属蛋白酶介导的细胞外基质化（Kaiser 等，1997；Korenaga 等，1997；Malek 等，1999；Nagahiro 等，1995；Rieder 等，1997；Rubanyi 等，1986）。上述因素中的任何一个都可能导致动脉瘤生长。根据以上研究推测：动脉瘤的初始形成发生在高剪切力区，而管腔生长发生在低剪切力区。

　　然而，侧壁剪切力在椎 - 基底动脉梭形动脉瘤形成中的作用机理目前还不明晰。Nakatomi 等通过对尸检标本的分析发现梭形动脉瘤瘤周血管内膜增生伴新生血管生成、瘤壁出血，附壁血栓伴血管新生，以及瘤壁反复出血等系列组织学表现，认为瘤壁出血是动脉瘤壁生长的原因（Nakatomi 等，2000）。同一系列病例的磁共振检查发现 9 例症状性患者中，8 例有动脉瘤壁增强和壁内出血，而 7 例无症状患者中有 6 例无上述影像特征。同样，在 Schubiger 等的研究中 4 例增长性巨大动脉瘤的影像学表现可见病灶强化与术中新发出血相关（Schubiger 等，1987）。上述研究让我们有理由推测，新生血管形成和复发性出血可能导致病变扩大，这与慢性硬膜下血肿的发生过程相似。

　　此外，也有研究支持微型血管夹层促进动脉瘤壁生长的结论。Mizutani 等将动脉瘤分为 4 种类型，其中椎 - 基底动脉梭形动脉瘤为 III 型，血管造影显示管腔不规则，组织学上可见内膜剥离、层状血栓和内弹性膜碎裂等（Mizutani 等，1999）。Anson 等检查的病例中也见血管内膜撕裂（Anson 等，1996），这些证据都提示微型血管夹层可能是瘤壁生长的另一种机制。

　　上述动脉瘤壁的病理变化在某种条件可诱导动脉瘤破裂。2016 年的一项研究中，Nasr 等报告了 152 例患者的影像学随访（平均 3.6±3.5），其中 45 例（29.6%）为梭形动脉瘤，75 例（49.3%）为冗长扩张症，32 例（21.1%）为肠管样扩张，结果显示 35 个（23%）动脉瘤进行性生长（6.5%），8 个（5.3%）动脉瘤破裂（1.5%/）（Nasr 等，2016）。应用单变量分析显示，动脉瘤生长和破裂的相关因素包括直径＞ 10mm、子囊和附壁血栓。在研究终点，26.7% 的梭形动脉瘤、9.3% 的肠管样扩张型动脉瘤和 59.4% 的过度冗长扩张型动脉瘤生长或破裂，唯一与破裂独立相关的变量是过度冗长扩张型动脉瘤（P=0.003）（Nasr 等，2016）。

42.12　治疗

　　Drake 等最早报道了椎 - 基底动脉梭形动脉瘤的手术治疗，方法包括减流、血流隔绝和附壁血肿减压术（Drake，1979；Drake 和 Peerless，1997；Steinberg、Drake 和 Peerless，1993），选择何种治疗需要考虑后循环侧支代偿是否充分，急性占位效应是否存在，患者的一般情况是否支持。通过闭塞或 Hunterian 结扎单侧椎动脉减少血流，63% 的病例临床预后优秀 / 良好；通过血流隔绝，74% 的患者可获得优秀 / 良好的结局；而采用动脉瘤夹闭术，71% 的患者预后良好。Drake 和 Peerless 也对围手术期并发症进行了详细描述，结论是并发症的发生率与受累血管的长度和动脉粥样硬化程度相关（Drake 和 Peerless，1997）。

因此，作者建议将控制血压和抗血小板作为一线治疗。

Steinberg等回顾性分析了201例后循环动脉瘤Hunterian结扎术治疗的效果，其中34例为梭形动脉瘤，术后61%的患者病情好转。研究发现患者预后与后交通动脉发育和代偿直接相关，至少存在一侧粗大后交通动脉（＞1mm）和双侧后交通动脉均细小（＜1mm）的患者群脑干缺血发生率分别为6.7%和43%（Lanzino等，1999）。对于侧支循环不良的患者，Kalani等尝试行旁路血管搭桥术，术后1个月内死亡率达45%，mRS从术前的2.1升高至术后的2.5（Nishizaki等，1986）。

血管内微创技术在椎-基底动脉梭形动脉瘤的治疗中发挥了重要作用，但不同治疗的效果不同。Uda等报道了闭塞椎动脉治疗5例椎-基底动脉动脉瘤的经验，其中3例为SAH，治疗后2例载瘤动脉并动脉瘤完全闭塞，2例载瘤动脉不全闭塞，1例动脉瘤颈残留，5例患者中4例临床预后良好或极好（Uda等，2001）。Leibowitz等的研究中纳入13例椎-基底动脉梭形动脉瘤，其中6例通过载瘤动脉完全闭塞实现了动脉瘤的血栓性闭塞，患者术后Rankin评分均改善，3例患者预后良好或极好；另外7例动脉瘤因位于椎-基底动脉交界处或基底动脉而无法实现动脉瘤的完全性闭塞，仅行血流限制性治疗，结果4例死亡，1例病情恶化，1例病情稳定。因此，作者认为通过载瘤动脉闭塞治疗椎基底结合部或基底动脉梭形动脉瘤可能并非是一种有效的治疗方式（Leibowitz等，2003）。

Aymard等尝试用球囊闭塞一侧椎动脉治疗梭形动脉瘤，若随访期内动脉瘤没有明显缩小则计划在氙气CT球囊闭塞试验的基础上闭塞对侧椎动脉（Aymard等，1991）。结果显示，10例梭形动脉瘤中8例（80%）血管造影治愈，90%临床症状好转或恢复正常，1例在闭塞小脑后下动脉远端椎动脉后病情加重，该研究结论与Leibowitz等的结果并不一致。

也有弹簧圈栓塞闭塞基底动脉治疗巨大梭形动脉瘤的报告，3例患者均能耐受手术且无神经系统并发症，可能是因为慢性血栓形成已经导致基底动脉梭形膨大节段对脑干和小脑的侧支供血作用已经丧失（Wenderoth等，2003）。

支架辅助弹簧圈成形术适用于侧支代偿不良、不能耐受载瘤血管闭塞的梭形动脉瘤治疗。Higashida等首次报道了应用支架辅助弹簧圈栓塞实施血流重建治疗基底动脉梭形病变（Higashida等，1997），其他也有许多类似研究，均展示了理想的影像学和临床预后（Lanzino等，1999；Uda等，2001）。

血流导向装置是一种低孔隙率支架，它允许血流在载瘤动脉中流动，在保留治疗节段内分支血流的同时限制血液进入动脉瘤腔，对于复杂前循环病变具有很高的闭塞率（Nelson等，2011）。Meckel等报告了10例复杂椎-基底动脉动脉瘤患者使用血流导向治疗的经验，6例预后良好（mRS 0 ～ 2），4例死亡（Meckel等，2013），其他研究也报告了血流导向支架治疗后循环梭形动脉瘤的良好结果（Binning等，2011；Cohen等，2012；Fiorella等，2008；Tan等，2013）。然而，也有研究指出血流导向治疗后循环病变的并发症率很高且长期预后不良，建议谨慎应用（Siddiqui等，2012）。对于血流导向治疗椎-基底动脉梭形动脉瘤，仍需要更多后续研究，以获得更强的证据支持。

42.13　药物治疗

虽然手术和介入治疗对于部分患者效果良好，但并不适用于所有患者，尤其对于不能耐受外科治疗的老年患者，建议将药物治疗作为该人群的一线治疗方法。具体来说，药物治疗对于有附壁血栓形成的生长型梭形动脉瘤引起的脑干压迫症状有一定作用。Echiveri等报道，华法林治疗的7例患者均无复发性脑缺血发生，9例服用阿司匹林的患者中4例出现复发性卒中，目前的药物治疗也可应用新型抗凝血药物或二联抗血小板方案（如氯吡格雷和阿司匹林）（Echiveri等，1989）。

血管炎症和适应性重塑过程广泛依赖于基质金属蛋白酶（MMP）的活性，非特异性MMP抑制剂，包括多西环素、氯沙坦和罗红霉素等已在临床中被证实可降低主动脉瘤生长率（Mosorin等，2001；

Vammen等，2001）。与囊性脑动脉瘤相比，主动脉瘤的生物学特征更不稳定，其生长和破裂与附壁血栓、动脉粥样硬化和瘤壁炎症反应关系更密切（Humphrey和Taylor，2008）。在这方面，脑梭形动脉瘤的表现类似主动脉瘤，可能对MMP导向疗法有良好反应（Aymard等，1991；Lou和Caplan，2010；Passero和Rossi，2008）。

根据本章讨论和文献回顾，我们提出了一种基于临床表现的症状性椎-基底动脉梭形动脉瘤治疗流程（图42.2）（Serrone等，2014）。

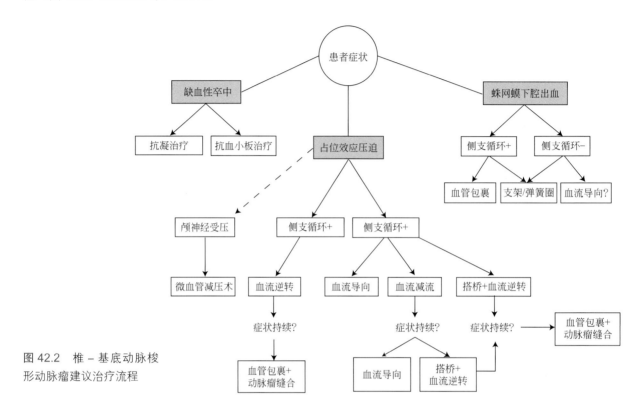

图42.2 椎-基底动脉梭形动脉瘤建议治疗流程

42.14 结论

椎-基底动脉系统的梭形动脉瘤在解剖学、病理生理学和症状学方面对治疗提出了特殊的挑战，其自然病史通常为进展性、高危性，这就促使对于症状性患者需尽快治疗。然而，一个有效治疗方案的设计和实施需要清晰了解病变的病理和病因，并结合患者自身特点综合形成。

（译者：刘 伟 李 亮）

参考文献

Anson, J. A., Lawton, M. T., & Spetzler, R. F. (1996). Characteristics and surgical treatment of dolichoectatic and fusiform aneurysms. *Journal of Neurosurgery*, *84*, 185-193.

Aymard, A., Gobin, Y. P., Hodes, J. E., et al. (1991). Endovascular occlusion of vertebral arteries in the treatment of unclippable vertebrobasilar aneurysms. *Journal of Neurosurgery*, *74*, 393-398.

Binning, M. J., Natarajan, S. K., Bulsara, K. R., et al. (2011). SILK flow-diverting device for intracranial aneurysms. *World Neurosurgery*, *76*(5). 477.e1-6.

Boeri, R., & Passerini, A. (1964). The megadolichobasilar anomaly. *Journal of the Neurological Sciences*, *11*, 475-484.

Boussel, L., Rayz, V., McCulloch, C., et al. (2008). Aneurysm growth occurs at region of low wall shear stress: patient-specific

correlation of hemodynamics and growth in a longitudinal study. *Stroke, 39,* 2997-3002.

Caro, C. G., Fitz-Gerald, J. M., & Schroter, R. C. (1971). Atheroma and arterial wall shear: observation, correlation and proposal of a shear dependent mass transfer mechanism for atherogenesis. *Proceedings of the Royal Society of London— Series B: Biological Sciences, 177,* 109-159.

Casas, P. I., Abruzzi, M., Lehkuniec, E., et al. (1995). Dolichoectatic intracranial arteries. Advances in images and therapeutics. *Medicina (B Aires), 55*(1), 59-68.

Coert, B. A., Chang, S. D., & Do, H. M. (2007). Surgical and endovascular management of symptomatic posterior circulation fusiform aneurysms. *Journal of Neurosurgery, 106,* 855-865.

Cohen, J. E., Gomori, J. M., Moscovici, S., et al. (2012). Successful endovascular treatment of a growing megadolichoectasic vertebrobasilar artery aneurysm by flow diversion using the "diverter-in-stent" technique. *Journal of Clinical Neuroscience, 19*(1), 166-170.

Cunningham, K. S., & Gotlieb, A. I. (2005). The role of shear stress in the pathogenesis of atherosclerosis. *Laboratory Investigation, 85*(1), 9-23.

Dandy, W. E. (1944). *Intracranial arterial aneurysms.* Comstock: Ithaca, NY.

Drake, C. G. (1979). Giant intracranial aneurysms: experience with surgical treatment in 174 patients. *Clinical Neurosurgery, 26,* 12-95.

Drake, C. G., & Peerless, S. J. (1997). Giant fusiform intracranial aneurysms: review of 120 patients treated surgically from 1965 to 1992. *Journal of Neurosurgery, 87,* 141-162.

Echiverri, H. C., Rubino, F. A., Gupta, S. R., et al. (1989). Fusiform aneurysm of the vertebrobasilar arterial system. *Stroke, 20,* 1741-1747.

Ferguson, C. D., Clancy, P., Bourke, B., et al. (2010). Association of statin prescription with small abdominal aortic aneurysm progression. *American Heart Journal, 159*(2), 307-313.

Fiorella, D., Woo, H. H., Albuquerque, F. C., et al. (2008). Definitive reconstruction of circumferential, fusiform intracranial aneurysms with the pipeline embolization device. *Neurosurgery, 62,* 1115-1121.

Flemming, K. D., Wiebers, D. O., Brown, R. D., et al. (2004). Prospective risk of hemorrhage in patients with vertebrobasilar fusiform intracranial aneurysm. *Journal of Neurosurgery, 101,* 82-87.

Flemming, K. D., Wiebers, D. O., Brown, R. D., et al. (2005). The natural history of radiographically defined vertebrobasilar fusiform intracranial aneurysm. *Cerebrovascular Diseases, 20,* 270-279.

Gandolfo, C. (2012). Giant vertebrobasilar aneurysm in a child: a challenging management. *Neuroradiology, 54*(5), 505-506.

Giang, D. W., Perlin, S. J., Monajati, A., et al. (1988). Vertebrobasilar dolichoectasia: assessment using MR. *Neuroradiology, 30*(6), 518-523.

Greenberg, E., Katz, J. M., Janardhan, V., et al. (2007). Treatment of giant vertebrobasilar artery aneurysm using stent grafts. *Journal of Neurosurgery, 107,* 165-168.

Greitz, T., & Lofstedt, S. (1954). The relationship between the third ventricle and the basilar artery. *Acta Radiologica, 42*(2), 85-100.

Hayes, W. T., Bernhardt, H., & Young, J. M. (1967). Fusiform arteriosclerotic aneurysm of the basilar artery. Five cases including two ruptures. *Journal of Vascular Surgery, 1,* 171-178.

Hegedus, K. (1985). Ectasia of the basilar artery with special reference to possible pathogenesis. *Surgical Neurology, 24,* 463-469.

Herpers, M., Lodder, J., Janevski, B., et al. (1983). The symptomatology of megadolicho basilar artery. *Clinical Neurology and Neurosurgery, 85*(4), 203-212.

Higashida, R. T., Smith, W., Gress, D., et al. (1997). Intravascular stent and endovascular coil placement for a ruptured fusiform aneurysm of the basilar artery. Case report and review of the literature. *Journal of Neurosurgery, 87*(6), 944-949.

Holmin, S., Ozanne, A., Zhao, W. Y., et al. (2007). Association of cervical internal carotid artery aneurysm with ipsilateral vertebrobasilar aneurysm in two children: a segmental entity? *Child's Nervous System, 23,* 791-798.

Housepian, E. M., & Pool, J. L. (1958). A systematic analysis of intracranial aneurysms from the autopsy file of the Presbyterian Hospital, 1914 to 1956. *Journal of Neuropathology and Experimental Neurology, 17,* 409-423.

Hulten-Gyllensten, I. L., Lofstedt, S., & von Reis, G. (1959). Observations on generalized arteriectasis. *Acta Medica Scandinavica, 163*(2), 125-130.

Humphrey, J. D., & Taylor, C. A. (2008). Intracranial and abdominal aortic aneurysms: similarities, differences, and need for a new class of computational models. *Annual Review of Biomedical Engineering, 10,* 221-246.

Hurks, R., Hoefer, I. E., Vink, A., et al. (2010). Different effects of commonly prescribed statins on abdominal aortic aneurysm wall biology. *European Journal of Vascular and Endovascular Surgery, 39*(5), 569-576.

Ince, B., Petty, G. W., Brown, R. D., Jr., et al. (1998). Dolichoectasia of the intracranial arteries in patients with first ischemic stroke: a population-based study. *Neurology, 50*(6), 1694-1698.

Islak, C., Kocer, N., & Albayram, S. (2002). Bare stent-graft technique: a new method of endoluminal vascular reconstruction for the treatment of giant and fusiform aneurysms. *American Journal of Neuroradiology*, *23*, 1589-1595.

Kaiser, D., Freyberg, M. A., & Friedl, P. (1997). Lack of hemodynamic forces triggers apoptosis in vascular endothelial cells. *Biochemical and Biophysical Research Communications*, *231*, 586-590.

Kalani, M. Y., Zabramski, J. M., Nakaji, P., et al. (2013). Bypass and flow reduction for complex basilar and vertebrobasilar junction aneurysms. *Neurosurgery*, *72*(4), 763-776.

Kim, C., Sohn, J. H., & Choi, H. C. (2012). Vertebrobasilar angulation and its association with sudden sensorineural hearing loss. *Medical Hypotheses*, *79*(2), 202-203.

Kissela, B. M., Sauerbeck, L., Woo, D., et al. (2002). Subarachnoid hemorrhage: a preventable disease with a heritable component. *Stroke*, *33*(5), 1321-1326.

Kiyofuji, S., Graffeo, C. S., Perry, A., et al. (2017). Meta-analysis of treatment outcomes of posterior circulation non-saccular aneurysms by flow diverters. *Journal of Neurointerventional Surgery*, *0*, 1-7. Published Online First: 30 September 2017. https://doi.org/10.1136/neurintsurg-2017-013312.

Kocaeli, H., Chaalala, C., Andaluz, N., et al. (2009). Spontaneous intradural vertebral artery dissection: a single-center experience and review of the literature. *Skull Base*, *19*(3), 209-218.

Korenaga, R., Ando, J., Kosaki, K., et al. (1997). Negative transcriptional regulation of the vcam-1 gene by fluid shear stress in murine endothelial cells. *The American Journal of Physiology*, *273*, C1506-15.

Krex, D., Schackert, H. K., & Schackert, G. (2001). Genesis of cerebral aneurysms—an update. *Acta Neurochirurgica*, *143*, 429-449.

Lanzino, G., Wakhloo, A. K., Fessler, R. D., et al. (1999). Efficacy and current limitations of intravascular stents for intracranial internal carotid, vertebral, and basilar artery aneurysms. *Journal of Neurosurgery*, *91*, 538-546.

Leibowitz, R., Do, H. M., Marcellus, M. L., et al. (2003). Parent vessel occlusion for vertebrobasilar fusiform and dissecting aneurysms. *AJNR American Journal of Neuroradiology*, *24*, 902-907.

Lou, M., & Caplan, L. R. (2010). Vertebrobasilar dilatative arteriopathy (dolichoectasia). *Annals of the New York Academy of Sciences*, *1184*, 121-133.

Malek, A. M., Alper, S. L., & Izumo, S. (1999). Hemodynamic shear stress and its role in atherosclerosis. *JAMA*, *282*, 2035-2042.

Mangrum, W. I., Huston, J., Link, M. J., et al. (2005). Enlarging vertebrobasilar fusiform intracranial aneurysms: frequency, predictors, and clinical outcome of growth. *Journal of Nursing Scholarship*, *102*, 72-79.

Massimi, L., Moret, J., Tamburrini, G., et al. (2003). Dissecting giant vertebra-basilar aneurysms. *Child's Nervous System*, *19*, 204-210.

Meckel, S., McAuliffe, W., Fiorella, D., et al. (2013). Endovascular treatment of complex aneurysms at the vertebrobasilar junction with flow-diverting stents: initial experience. *Neurosurgery*, *73*(3), 386-394.

Meng, H., Wang, Z., Hoi, Y., et al. (2007). Complex hemodynamics at the apex of an arterial bifurcation induces vascular remodeling resembling cerebral aneurysm initiation. *Stroke*, *38*, 1924-1931.

Milandre, L., Bonnefoi, B., Pestre, P., et al. (1991). Vertebrobasilar arterial dolichoectasia. Complications and prognosis. *Revue Neurologique (Paris)*, *147*(11), 714-722.

Mitsias, P., & Levine, S. R. (1996). Cerebrovascular complications of Fabry's disease. *Annals of Neurology*, *40*(1), 8-17.

Mizutani, T., Miki, Y., & Kojima, H. (1999). Proposed classification of nonatherosclerotic cerebral fusiform and dissecting aneurysms. *Neurosurgery*, *45*(2), 253.

Mosorin, M., Juvonen, J., Biancari, F., et al. (2001). Use of doxycycline to decrease the growth rate of abdominal aortic aneurysms: a randomized, double-blind, placebo-controlled pilot study. *Journal of Vascular Surgery*, *34*, 606-610.

Nagahiro, S., Takada, A., Goto, S., et al. (1995). Thrombosed growing giant aneurysms of the vertebral artery: growth mechanism and management. *Journal of Neurosurgery*, *82*(5), 796-801.

Nakatomi, H., Segawa, H., Kurata, A., et al. (2000). Clinicopathological study of intracranial fusiform and dolichoectatic aneurysms: insight on the mechanism of growth. *Stroke*, *31*(4), 896-900.

Nasr, D. M., Brinjikji, W., Rouchaud, A., Kadirvel, R., Flemming, K. D., & Kallmes, D. F. (2016). Imaging characteristics of growing and ruptured vertebrobasilar non-saccular and dolichoectatic aneurysms. *Stroke*, *47*, 106-112.

Nelson, P. K., Lylyk, P., Szikora, I., et al. (2011). The pipeline embolization device for the intracranial treatment of aneurysms trial. *AJNR. American Journal of Neuroradiology*, *32*(1), 34-40.

Nijensohn, D. E., Saez, R. J., & Feagan, T. J. (1974). Clinical significance of basilar artery aneurysms. *Neurology*, *24*(4), 301-305.

Nishizaki, T., Tamaki, N., Takeda, N., et al. (1986). Dolichoectatic basilar artery: a review of 23 cases. *Stroke*, *17*, 1277-1281.

Passero, S. G., & Rossi, S. (2008). Natural history of vertebrobasilar dolichoectasia. *Neurology*, *70*, 66-72.

Pessin, M. S., Chimovitz, M. I., Levine, S. R., et al. (1989). Stroke in patients with fusiform vertebrobasilar aneurysms.

Neurology, 39, 16-21.

Pia, H. W. (1979). Classification of vertebro-basilar aneurysms. *Acta Neurochirurgica, 47*, 3-30.

Pozzati, E., Andreoli, A., Limoni, P., et al. (1994). Dissecting aneurysms of the vertebrobasilar system: study of 16 cases. *Surgical Neurology, 41*(2), 119-124.

Rabinov, J. D., Hellinger, F. R., Morris, P. P., et al. (2003). Endovascular management of vertebrobasilar dissecting aneurysms. *AJNR. American Journal of Neuroradiology, 24*, 1421-1428.

Resta, M., Gentile, M. A., Di Cuonzo, F., et al. (1998). Clinicalangiographic correlations in 132 patients with megadolichovertebrobasilar anomaly. *Neuroradiology, 26*, 213-216.

Rieder, M. J., Carmona, R., Krieger, J. E., et al. (1997). Suppression of angiotensin-converting enzyme expression and activity by shear stress. *Circulation Research, 80*, 312-319.

Rubanyi, G. M., Romero, J. C., & Vanhoutte, P. M. (1986). Flow-induced release of endothelium-derived relaxing factor. *The American Journal of Physiology, 250*, H1145-1149.

Sacks, J. G., & Lindenburg, R. (1969). Dolicho-ectatic intracranial arteries: symptomatology and pathogenesis of arterial elongation and distention. *The Johns Hopkins Medical Journal, 125*(2), 95-106.

Schubiger, O., Valavanis, A., & Wichmann, W. (1987). Growth-mechanism of giant intracranial aneurysms: demonstration by CT and MR imaging. *Neuroradiology, 29*, 266-271.

Serrone, J. C., Gozal, Y. M., Grossman, A. W., Andaluz, N., Abruzzo, T., Zuccarello, M., et al. (2014). Vertebrobasilar fusiform aneurysms. *Neurosurgery Clinics of North America, 25*, 471-484. https:// doi.org/10.1016/j.nec.2014.04.006.

Shokunbi, M. T., Vinters, H. V., & Kaufmann, J. C. (1988). Fusiform intracranial aneurysms. Clinicopathologic features. *Surgical Neurology, 29*(4), 263-270.

Siddiqui, A. H., Abla, A. A., Kan, P., et al. (2012). Panacea or problem: flow diverters in the treatment of symptomatic large or giant fusiform vertebrobasilar aneurysms. *Journal of Neurosurgery, 116*(6), 1258-1266.

Sluzewski, M., Brilstra, E. H., van Rooij, W. J., et al. (2001). Bilateral vertebral artery balloon occlusion for giant vertebrobasilar aneurysms. *Neuroradiology, 43*, 336-341.

Steinberg, G. K., Drake, C. G., & Peerless, S. J. (1993). Deliberate basilar or vertebral artery occlusion in the treatment of intracranial aneurysms. *Journal of Neurosurgery, 79*, 161-173.

Tan, L. A., Moftakhar, R., & Lopes, D. K. (2013). Treatment of a ruptured vertebrobasilar fusiform aneurysm using pipeline embolization device. *The Journal of Cerebrovascular and Endovascular Neurosurgery, 15*(1), 30-33.

Uda, K., Murayama, Y., Gobin, P., et al. (2001). Endovascular treatment of basilar artery trunk aneurysms with Guglielmi detachable coils: clinical experience with 41 aneurysms in 39 patients. *Journal of Neurosurgery, 95*, 624-632.

Vammen, S., Lindholt, J. S., Ostergaard, L., et al. (2001). Randomized double-blind controlled trial of roxithromycin for prevention of abdominal aortic aneurysm expansion. *The British Journal of Surgery, 88*, 1066-1072.

Wells, H. G. (1922). Intracranial aneurysms of the vertebral artery. *Archives of Neurology and Psychiatry, 1*, 311.

Wenderoth, J. D., Khangure, M. S., Phatouros, C. C., et al. (2003). Basilar trunk occlusion during endovascular treatment of giant and fusiform aneurysms of the basilar artery. *AJNR. American Journal of Neuroradiology, 24*(6), 1226-1229.

Wolters, F. J., Rinkel, G. J., & Vergouwen, M. D. (2013). Clinical course and treatment of vertebrobasilar dolichoectasia: a systematic review of the literature. *Neurological Research, 35*(2), 131-137.

Yoshimoto, Y., Hoya, K., Tanaka, Y., et al. (2005). Basilar artery dissection. *Journal of Neurosurgery, 102*, 476-481.

Yu, Y. L., Moseley, I. F., Pullicino, P., et al. (1982). The clinical picture of ectasia of the intracerebral arteries. *Journal of Neurology, Neurosurgery, and Psychiatry, 45*, 29-36.

第 43 章

霉菌性颅内动脉瘤
（感染性颅内动脉瘤）

Arvin R. Wali❶；Robert C. Rennert❶；Jeffrey A. Steinberg❶；
David S. Dieppa❶；Jeffrey S. Pannell❶；Alexander Khalessi❶

摘 要

　　霉菌性颅内动脉瘤（感染性颅内动脉瘤）是一种罕见的由栓塞性血管内感染或血管周围感染直接扩散侵犯血管的神经外科并发症。由于该类疾病危险性高，及时诊断和治疗非常重要。本章回顾了现有文献，并讨论了感染性动脉瘤的临床表现、诊断和治疗策略以及如何改善患者预后的策略。

关键词

霉菌性颅内动脉瘤；感染性动脉瘤；蛛网膜下腔出血；颅内动脉瘤血管内治疗；感染性心内膜炎

目 录

---

❶ 美国加州大学圣地亚哥分校神经外科。

43.1　简介和背景

霉菌性动脉瘤（感染性动脉瘤）仅占颅内动脉瘤的4%，但具有极高的致残率和死亡率（Frazee等，1980）。在抗生素出现之前的19世纪，Osler首次提出了"霉菌性动脉瘤"这一概念，指的不仅仅是由真菌感染引起的动脉瘤，而是囊括了所有感染性致病原所引起的动脉瘤，也被称为"感染性动脉瘤"。该类型疾病在后抗生素时代主要由左心细菌性心内膜炎所引起。确切来说，心脏细菌性心内膜炎是高达86%的颅内感染性动脉瘤的来源（Peters等，2006）。其他导致颅内感染性动脉瘤的因素包括脑膜炎、神经外科手术后感染、脑炎、海绵窦血栓性静脉炎和副鼻窦感染（Bohmfalk等，1978）。

43.2　病因学和病理生理学

霉菌性颅内动脉瘤可由血管内感染源（如感染性心内膜炎引起的脓毒性血栓）或血管外感染源（如脑膜炎）引起。血管内感染（如细菌性心内膜炎）引发神经系统疾病风险很大，不仅限于霉菌性动脉瘤（Heiro等，2000）。高达30%的细菌性心内膜炎患者有显著的神经系统症状，如脓毒症栓塞性卒中或脑脓肿形成，2%～4%的患者进展为霉菌性动脉瘤（Peters等，2006）。脓毒性血栓导致动脉瘤形成的机制是动脉炎进展导致感染累及并弱化颅内血管壁。血管壁不断变薄，致使霉菌性动脉瘤形成并最终破裂，发生脑内或蛛网膜下腔出血。细菌性心内膜炎引起神经系统并发症的最常见病原体是金黄色葡萄球菌和绿色链球菌，这2种感染性微生物所致动脉瘤占所有霉菌性动脉瘤的57%～91%。霉菌性动脉瘤（感染性动脉瘤）由细菌性心内膜炎或其他血管内感染所引起，因此这些动脉瘤有可能发生在远端血管。已有研究证实，霉菌性动脉瘤易发生在大脑中动脉远端部位（Peters等，2006）。

此外，血管外感染源是引起霉菌性动脉瘤的另一重要病因，其机制为血管周围细菌从血管外膜直接侵犯血管壁导致动脉瘤形成。这些血管外的感染可源于外科手术相关感染、颅内脓肿、脑膜炎或其他从邻近结构（如副鼻窦）扩散入颅的感染，最终侵犯局部血管系统。感染侵及血管壁使其发生炎性改变，致使动脉壁弱化并最终导致动脉瘤形成（Barrow和Prats，1990）。

43.3　风险因素

大多数霉菌性动脉瘤是细菌性心内膜炎的并发症，因此细菌性心内膜炎的风险因素（如药物静脉注射操作、心脏瓣膜异常、生物瓣膜或机械瓣膜植入等）都与霉菌性动脉瘤形成的风险有关（Strom等，2000）。与细菌性心内膜炎无关的风险因素包括神经外科手术后感染、免疫功能低下、脑膜炎、既往颅内脓肿治疗不彻底或副鼻窦感染（Patir等，1992；Xiao等，2005）。

43.4　临床表现

霉菌性动脉瘤的症状个体差异大，因患者而异。通常，患者首先出现与感染源相关的症状，随后通过临床辅助检查发现霉菌性动脉瘤。感染性心内膜炎的患者，常出现发热、寒战、食欲不振和体重减轻等症状（Habib等，2009）。通过体格检查可听到心脏杂音，并发现心功能不全的体征。这些霉菌性动脉

瘤患者常因感染症状就诊于急诊科或普通科室，诊断为菌血症。细菌性心内膜炎的典型体征：瘀点、指甲下线状出血、手指远端Osler结节、手掌和脚底的Janeway损害或视网膜出血。患者出现发热且合并上述任一症状时应考虑细菌性心内膜炎的可能（Bayer等，1994）。脓毒性血栓是感染性心内膜炎导致霉菌性动脉瘤形成的基础，会引发脑脓肿、TIA、缺血性或出血性卒中，因此患者可能会出现继发性急性神经功能缺损。利用CTA和DSA对这些患者脑血管进一步检查，可能发现合并SAH的单个或多个霉菌性颅内动脉瘤，也可能伴有脑实质出血、脑梗死或脑炎（Bayer等，1998；Tunkel，1993）。

另有部分脓毒性栓塞病例无明显临床症状，首发表现为动脉瘤占位效应所导致的头痛或局灶性神经功能缺损（Peters等，2006）。因此，这类霉菌性动脉瘤通常只有在动脉瘤破裂发生SAH或伴有脑室或脑实质内出血后才能确诊。SAH的常见临床表现包括突发的严重头痛（最严重的炸裂样头痛）、颈部僵硬、畏光、视力改变和突发意识丧失（Suarez等，2006）。

43.5　诊断

霉菌性动脉瘤的早期诊断和治疗至关重要。对于未破裂霉菌性动脉瘤患者，在发生破裂前确诊并采取针对感染源的治疗是预防动脉瘤破裂，降低其致残、致死率的关键。对于已破裂霉菌性动脉瘤患者，及时诊断对于积极启动抗感染治疗和及时的动脉瘤手术治疗至关重要。与非感染性颅内动脉瘤相同，CTA、DSA和MRA都是诊断合并SAH或脑出血的破裂霉菌性动脉瘤和未破裂霉菌性动脉瘤的有效检查方法（Karamessini等，2004；Okahara等，2002）。考虑到霉菌性动脉瘤更易形成于脑血管系统远端，因此上述3种检查方法中DSA仍然是诊断霉菌性动脉瘤的金标准（Peters等，2006）。其次，因为脑远端血管在典型的MRA上显影不佳，CTA检查优于MRA，但MRI成像有助于评估脑实质。

该疾病的诊断检查必须同时针对细菌性心内膜炎，并应包括全面的体格检查，特别是应该发现异常的心脏杂音、瘀点和视网膜出血。实验室检查应明确是否有白细胞增多、贫血和/或炎症标志物升高，尿液分析应评估是否有血尿。影像学检查应通过经胸心脏超声或经食管心脏超声明确心脏瓣膜是否存在感染性赘生物（Habib等，2009）。

43.6　治疗策略

尚无随机对照试验指导霉菌性动脉瘤的治疗，目前治疗策略通常为抗生素结合血管内治疗或开放手术干预（Chun等，2001）。未破裂霉菌性动脉瘤的治疗与非霉菌性动脉瘤截然不同，因为有研究报道抗生素应用可使直径达10mm的霉菌性动脉瘤完全消退（Peters等，2006）。考虑到该类动脉瘤单纯药物治疗有效、开放手术干预风险高，以及动脉瘤壁易碎，因此药物治疗结合血管造影随访通常是未破裂霉菌性动脉瘤的一线治疗方案。

针对霉菌性动脉瘤感染源的治疗对于防止新动脉瘤的形成和控制全身系统性并发症（如感染性心内膜炎病例中的心功能不全）至关重要（Mills和Utley，1974）；而对于病情复杂，尤其是感染性心内膜炎患者，则需依赖包括感染学科、心脏内科以及心胸外科在内的多学科协作治疗。

若霉菌性动脉瘤破裂或体积增大，或给予药物治疗后瘤体保持不变，则应行开放手术或血管内治疗。回顾性荟萃分析表明，上述治疗均可改善破裂霉菌性动脉瘤患者的临床预后（Chapot等，2002；Peters等，2006）。

43.7　血管内治疗的优势

霉菌性动脉瘤与普通动脉瘤相比，瘤壁和载瘤动脉管壁薄弱且脆性高，急性破裂期手术夹闭重塑难度大。而且该类患者多合并其他系统疾病，因此血管内治疗通常是首选治疗方法（Zanaty 等，2013）。血管内治疗时间短，麻醉风险低，且无抗凝禁忌，因此术后即可行心胸外科手术治疗心内膜炎累及的瓣膜病变，这是其另一优势所在。血管内治疗的目的是通过弹簧圈栓塞防止动脉瘤再次破裂出血、避免神经功能缺损加重，具体术式还包括利用栓塞剂或弹簧圈闭塞载瘤血管。在闭塞血管前，通过超选的Wada 试验可将与载瘤血管闭塞相关的缺血性卒中风险降至最低（Chun 等，2001；Fusco 等，2016）。注入的栓塞剂应限制在动脉瘤瘤腔内，避免将栓塞剂扩散到载瘤动脉近端和远端的血管网，以控制医源性卒中风险。

43.8　开放手术的优势

如果霉菌性动脉瘤通过血管内治疗未能完全闭塞，且患者一般情况稳定可耐受手术时，选择开放手术是有益的。另一种倾向于开放手术的情况是动脉瘤破裂合并体积较大的脑内血肿，这样仅需要一次开放手术就可完成血肿清除和动脉瘤的处理（Chun 等，2001）。由于显微外科手术术后无法进行双重抗血小板治疗，这可能会推迟后续相关治疗（如心胸外科手术）或增加其风险。但在上述情况下，开放手术获益可能超过其带来的心脏麻醉风险和技术挑战。

开放手术的主要目的是保护动脉瘤的破裂部位，防止其再次破裂出血。该类动脉瘤载瘤血管通常已发生异常改变，很少适合夹闭重建，因此与血管内治疗相似，开放手术也可以通过闭塞血管的方法来阻断载瘤血管血流。但在一些特殊情况下，如为了避免因血管闭塞导致大脑功能区缺血而需要保留载瘤血管时，则应在动脉瘤孤立后进行血运重建。将动脉瘤及异常的载瘤动脉节段孤立后，既可通过端-端吻合将动脉瘤远端血管与正常的供血动脉相接，也可以直接将孤立血管的两端进行血管搭桥实现血运重建。其他治疗策略，如利用自体或人工材料包裹物加固病变节段以防止动脉瘤再次破裂和相关的神经功能损害也可以采用（Chun 等，2001；Nakahara 等，2006）。

43.9　病例展示

为了强调霉菌性动脉瘤的临床表现、诊断、风险因素和治疗策略，我们展示了下述病例（Rennert 等，2015）。

患者，男性，29 岁，既往有静脉注射毒品、细菌性心内膜炎和生物瓣膜植入病史，因头痛、发热、寒战等不适于急诊科就诊。查体及辅助检查发现有一过性失语，血液培养显示溶血葡萄球菌，给予广谱抗生素治疗。CT 和 MRA 检查显示左侧大脑中动脉 M2-M3 交界处有一个 9mm×11mm 的动脉瘤，周围合并 SAH（图 43.1）。由于合并脓毒症和严重的充血性心力衰竭，该患者不适合手术治疗。患者双侧股动脉多处血栓栓塞，左侧颈内动脉和颈外动脉多处血栓限制了血管内

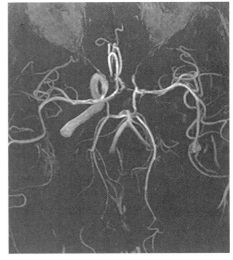

图 43.1　MRA 重建显示左侧 M2-M3 交界处有一个 9mm×11mm 大小的动脉瘤

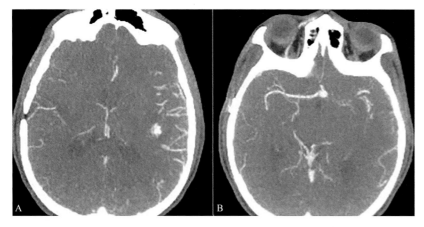

图 43.2　轴 位 CTA 显 示 左 侧 M2–M3 交 界 处 9mm × 11mm 的 MCA 动脉瘤较前无明显变化，新 发 7mm × 7mm 的 AComA 动脉瘤（A、B）

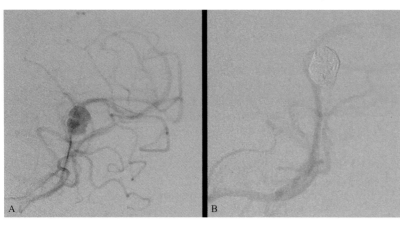

图 43.3　诊断性脑血管造影显示 左大脑中动脉远端霉菌性动脉瘤经 血管内弹簧圈栓塞前后（A 和 B）

治疗和搭桥血运重建。6天后的CTA扫描显示左侧大脑中动脉动脉瘤稳定，尽管给予抗生素治疗，但仍有新的7mm×7mm的前交通动脉动脉瘤形成（图43.2A和图43.2B）。

　　由于二尖瓣关闭不全，患者充血性心力衰竭加重，需尽快行二尖瓣修复手术。该手术需抗凝治疗，但在原有动脉瘤破裂且新发霉菌性动脉瘤快速生长的情况下直接抗凝是不安全的，故需先以血管内方法治疗。穿刺右侧颈内动脉、置管，微导管横跨AComA到达左侧MCA，以3枚弹簧圈单纯致密栓塞左侧M2-M3交界处动脉瘤（图43.3A和图43.3B），而AComA动脉瘤由于邻近的血管病变使得微管无法接近，4d后行右侧眶外侧入路开颅动脉瘤夹闭术，术后6d行二尖瓣修复手术，后转入专业护理机构康复。该病例表明，虽然抗生素结合血管内治疗通常可成功处理霉菌性动脉瘤，但开放手术对于部分特殊患者仍有作用。

43.10　结论

　　霉菌性动脉瘤较为罕见，但是一种致死性疾病，通常与细菌性心内膜炎关系密切。破裂霉菌性动脉瘤具有高致残、致死率，因此多学科协作下的及时诊断治疗是改善患者预后的关键。对于未破裂霉菌性动脉瘤，药物治疗结合影像学随访即可满足针对原发感染灶和动脉瘤的治疗需求。在动脉瘤发生破裂或持续增大的情况下，给予药物治疗的同时仍需要进行血管内治疗或开放手术干预。对于合并血肿并产生占位效应的病例可优先选择开放手术，其余病例通常应首选血管内治疗。

（译者：李　亮　朱　莲）

参考文献

Barrow, D. L., & Prats, A. R. (1990). Infectious intracranial aneurysms: comparison of groups with and without endocarditis. *Neurosurgery*, *27*(4), 562-573.

Bayer, A. S., Bolger, A. F., Taubert, K. A., Wilson, W., Steckelberg, J., Karchmer, A. W., et al. (1998). Diagnosis and management of infective endocarditis and its complications. *Circulation*, *98*(25), 2936-2948.

Bayer, A. S., Ward, J. I., Ginzton, L. E., & Shapiro, S. M. (1994). Evaluation of new clinical criteria for the diagnosis of infective endocarditis. *The American Journal of Medicine*, *96*(3), 211-219.

Bohmfalk, G. L., Story, J. L., Wissinger, J. P., & Brown, W. E., Jr. (1978). Bacterial intracranial aneurysm. *Journal of Neurosurgery*, *48*(3), 369-382.

Chapot, R., Houdart, E., Saint-Maurice, J.-P., Aymard, A., Mounayer, C., Lot, G., et al. (2002). Endovascular treatment of cerebral mycotic aneurysms 1. *Radiology*, *222*(2), 389-396.

Chun, J. Y., Smith, W., Halbach, V. V., Higashida, R. T., Wilson, C. B., & Lawton, M. T. (2001). Current multimodality management of infectious intracranial aneurysms. *Neurosurgery*, *48*(6), 1203-1214.

Frazee, J. G., Cahan, L. D., & Winter, J. (1980). Bacterial intracranial aneurysms. *Journal of Neurosurgery*, *53*(5), 633-641.

Fusco, M. R., Stapleton, C. J., Griessenauer, C. J., Thomas, A. J., & Ogilvy, C. S. (2016). Endovascular treatment of intracranial infectious aneurysms in eloquent cortex with super-selective provocative testing: case series and literature review. *Interventional Neuroradiology*, *22*(2), 148-152.

Habib, G., Hoen, B., Tornos, P., Thuny, F., Prendergast, B., Vilacosta, I., et al. (2009). Guidelines on the prevention, diagnosis, and treatment of infective endocarditis (new version 2009). *European Heart Journal*, *30*(19), 2369-2413.

Heiro, M., Nikoskelainen, J., Engblom, E., Kotilainen, E., Marttila, R., & Kotilainen, P. (2000). Neurologic manifestations of infective endocarditis: a 17-year experience in a teaching hospital in Finland. *Archives of Internal Medicine*, *160*(18), 2781-2787.

Karamessini, M. T., Kagadis, G. C., Petsas, T., Karnabatidis, D., Konstantinou, D., Sakellaropoulos, G. C., et al. (2004). CT angiography with three-dimensional techniques for the early diagnosis of intracranial aneurysms. Comparison with intra-arterial DSA and the surgical findings. *European Journal of Radiology*, *49*(3), 212-223.

Mills, J., & Utley, J. (1974). Heart failure in infective endocarditis: predisposing factors, course, and treatment. *Chest*, *66*(2), 151-157.

Nakahara, I., Taha, M. M., Higashi, T., Iwamuro, Y., Iwaasa, M., Watanabe, Y., et al. (2006). Different modalities of treatment of intracranial mycotic aneurysms: report of 4 cases. *Surgical Neurology*, *66* (4), 405-409.

Okahara, M., Kiyosue, H., Yamashita, M., Nagatomi, H., Hata, H., Saginoya, T., et al. (2002). Diagnostic accuracy of magnetic resonance angiography for cerebral aneurysms in correlation with 3D-digital subtraction angiographic images. *Stroke*, *33*(7), 1803-1808.

Patir, R., Mahapatra, A., & Banerji, A. (1992). Risk factors in postoperative neurosurgical infection. *Acta Neurochirurgica*, *119*(1), 80-84.

Peters, P. J., Harrison, T., & Lennox, J. L. (2006). A dangerous dilemma: Management of infectious intracranial aneurysms complicating endocarditis. *The Lancet Infectious Diseases*, *6*(11), 742-748.

Rennert, R. C., Santiago-Dieppa, D. R., Pannell, J. S., & Khalessi, A. A. (2015). Management of ruptured and rapidly progressive mycotic cerebral aneurysms in the setting of unilateral carotid occlusion and endocarditis with valve failure. *Journal of Neurological Surgery Reports*, *76*(02), e222-e226.

Strom, B. L., Abrutyn, E., Berlin, J. A., Kinman, J. L., Feldman, R. S., Stolley, P. D., et al. (2000). Risk factors for infective endocarditis. *Circulation*, *102*(23), 2842-2848.

Suarez, J. I., Tarr, R. W., & Selman, W. R. (2006). Aneurysmal subarachnoid hemorrhage. *New England Journal of Medicine*, *354*(4), 387-396.

Tunkel, A., & Kaye, D. (1993). Neurologic complications of infective endocarditis. *Neurologic Clinics*, *11* (2), 419-440.

Xiao, F., Tseng, M.-Y., Teng, L.-J., Tseng, H.-M., & Tsai, J.-C. (2005). Brain abscess: Clinical experience and analysis of prognostic factors. *Surgical Neurology*, *63*(5), 442-449.

Zanaty, M., Chalouhi, N., Starke, R. M., Tjoumakaris, S., Gonzalez, L. F., Hasan, D., et al. (2013). Endovascular treatment of cerebral mycotic aneurysm: A review of the literature and single center experience. *BioMed Research International*, *2013*.

第 **44** 章

创伤性颅内动脉瘤

Usman A. Khan❶；Jeffrey A. Steinberg❶；Robert C. Rennert❶；
Jeffrey S. Pannell❶；Vincent Cheung❶；Alexander Khalessi❶

摘 要

创伤性颅内动脉瘤占全部颅内动脉瘤不到1%，由血管壁直接或间接损伤引起。与囊状或梭形动脉瘤不同，大多数创伤性动脉瘤没有真正的血管壁，被受损血管周围的组织所包裹。创伤性动脉瘤破裂会导致高致残率和死亡率，从最初受伤到出现动脉破裂症状之间的间隔从几天到几个月不等。本章将概述该类病变的发病率、病理生理学、自然病史、临床表现和治疗。

关键词

创伤性动脉瘤；假性动脉瘤；夹层；蛛网膜下腔出血

目 录

---

❶ 美国加州大学圣地亚哥分校神经外科。

44.1　引言

　　创伤性颅内动脉瘤的形成是由血管直接损伤或间接拉伸所致，是颅脑外伤后蛛网膜下腔和脑实质出血的潜在来源。大多数情况下动脉壁全层破裂形成假性动脉瘤，因此其组织学呈混合性改变，包含破裂血管外血肿以及包裹血肿的周围组织。另有少数创伤性颅内动脉瘤的形成是由外伤致血管壁弱化部位扩张所致，在组织学上只表现为血管内膜的断裂及血管弹力层不同程度的损伤。

　　尽管创伤性动脉瘤占所有颅内动脉瘤不到1%（Benoit等，1973；Holmes和Harbaugh，1993；Larson等，2000；Yazbak等，1995），但其破裂出血和再出血，进而致残或致死的概率很高（Krings和Choi，2010）。创伤性动脉瘤可在颅脑外伤后即刻或迟发形成，临床表现多样，可为缺血性脑损伤、颅内出血或占位效应导致的突发精神障碍或局灶性神经功能缺损；可通过常规影像学或脑血管相关影像检查偶然发现，并利用CTA、MRA等无创血管造影或有创DSA评估其病情。创伤性动脉瘤的治疗是具有挑战性的，血管内治疗主要包括单纯弹簧圈栓塞或联合使用支架或血流导向装置重建载瘤血管，以及使用弹簧圈或其他介入材料闭塞血管。开放手术治疗包括夹闭重塑载瘤血管、直接闭塞载瘤血管或血管搭桥后动脉瘤孤立等。

44.2　发病率和自然病史

　　创伤性颅内动脉瘤的确切发病率尚不清楚，据估计占所有颅内动脉瘤的比例不超过1%（Benoit和Wortman，1973；Holmes和Harbaugh，1993；Larson等，2000；Yazbak等，1995），有不到10%的穿通性颅脑损伤会伴发创伤性动脉瘤（Aarabi，1995；Amirjamshidi等，1996；Cohen等，2008；Golshani等，2011）。然而，创伤性动脉瘤比其他脑动脉瘤破裂风险更高，约有10%的患者发生破裂致SAH（Osborn等，2016）。此外，由于其迟发形成的特点，只有10%～20%的创伤性动脉瘤会在破裂前被发现（Talamonti等，2012）。

　　特定的损伤类型和患者自身原因是创伤性动脉瘤形成的高危因素，非穿通性创伤比穿通性创伤诱导创伤性动脉瘤形成的风险低。低速颅脑穿通伤，尤其是刺伤或累及眼眶和面部的损伤是创伤性动脉瘤形成的最高危因素（Aarabi，1995；Amirjamshidi等，1996；Cohen等，2008；Golshani等，2011）。大脑穿通性损伤，若弹道穿过中线或横贯侧裂、纵裂等血管丰富区域，或者弹道周围有颅骨骨折，都是形成创伤性颅内动脉瘤的高风险因素（Aarabi，1995；Cohen等，2008；Horowitz等，2001；Lanzino等，2015）。高血压或血管性疾病（包括纤维肌发育不良、Ehlers-Danlos综合征、马方综合征和多囊肾等疾病）患者也易在颅脑外伤后形成动脉瘤（Harbaugh等，2015）。

44.3　临床表现

　　创伤性动脉瘤的临床表现形式多样，从无明显症状到单一头痛再至急性破裂的各种严重症状皆有可能（Almeida等，1977；Buckingham等，1988；Endo等，1980；Talamonti等，2012）。累及颈内动脉和后循环的创伤性动脉瘤可因局部占位效应而出现颅神经麻痹，或因血管栓塞及血流阻断引起脑缺血性神经功能缺损（Araki等，1965；Han等，1994；Handa和Handa，1976；Maurer等，1961；Shallat等，1981；Spurling，1953）。未确诊的创伤性动脉瘤最常表现为动脉瘤破裂导致的急性神经功能缺损，头部

外伤后7周时创伤性动脉瘤破裂率最高（Lanzino和Meyer，2015），常导致患者直接死亡（Fleischer等，1975；Holmes和Harbaugh，1993；Larson等，2000；Parkinson和West，1980）。

创伤性动脉瘤常合并动脉夹层，也称之为假性夹层动脉瘤。假性夹层动脉瘤可表现为头痛、局灶性神经功能缺损、颅神经麻痹、脑出血或缺血。早期通常只表现为头痛，但由于随后可能发生破裂、血管闭塞、局部占位效应以及血栓栓塞等，迅速出现严重的神经功能障碍。对于该类动脉瘤，尤其是后循环病变，头痛通常是破裂出血的前兆症状（Mizutani，2011）。

44.4　病理生理学

"创伤性动脉瘤"并不是描述单一病理实体的定义，而是包含了组织学上2种不同血管病亚型的概念（即真性动脉瘤和假性动脉瘤），它们通常分别由钝挫伤挤压血管或穿通伤直接损伤血管引起。

真性动脉瘤的特征是血管壁基本完整，仅内膜和中膜的内弹性膜受损、弱化，外膜保留完整（Larson等，2000），动脉局部呈梭形扩张。而假性创伤性动脉瘤（或假性动脉瘤）血管壁的内、中、外膜三层结构都发生破裂，由此产生动脉瘤样囊/血肿，并被周围组织包裹（Larson等，2000）。了解确切的动脉瘤壁成分需要进行组织病理学检查，而常规血管造影通常不能区分真性和假性动脉瘤。

虽然真性和假性动脉瘤在颅内所有主要动脉中均有发生（Asari等，1977），但是在前循环中最为常见。钝性伤致血管损伤是颅骨上相应受力部位将外力传导至颅内不同部位所引起，也与受累动脉-颅内固定结构的相对位移有关。例如，创伤性颈内动脉海绵窦段动脉瘤和基底动脉动脉瘤的发生常与颅底骨折有关，而创伤性大脑前动脉瘤的形成可能因大脑镰切割血管所致（Acosta等，1972）。类似地，大脑后动脉的远端分支在受到小脑幕切迹冲击时，可因挤压损伤而形成创伤性动脉瘤（Golshani等，2011）。大脑中动脉远端皮质支和大脑前动脉远端分支的创伤性动脉瘤可发生于线性或凹陷性颅骨骨折、颅骨穿通伤或挤压伤局部（Aarabi，1995；Acosta等，1972；Golshani等，2011；Han等，1994；Lempert等，1998；Uzan等，1998）。

由钝性创伤引起的创伤性夹层假性动脉瘤是不同于真性和假性创伤性动脉瘤的第3个组织病理学亚型。通常，创伤性假性夹层动脉瘤是由血管壁内血肿纵向延伸撕裂血管内膜所致（Kring和Choi，2010；Mizutani，2011），多见于后循环和老年患者（Peluso等，2008）。具体而言，它们最常发生于小脑后下动脉（PICA）起源处或附近的椎动脉V4段，很少累及基底动脉主干（Jin等，2009；Peluso等，2008）。前循环创伤性假性夹层动脉瘤最常见于床突段远端的颈内动脉以及大脑中动脉分叉处。

44.5　检查、处置和治疗

与CTA相比，时间飞跃序列磁共振（Time-Of-Flight MRA）提供了满意的分辨率，且不需要注射对比剂。对于存在局灶性神经功能缺损，尤其是涉及颅神经损伤或合并栓塞的夹层患者，需要进行MRI检查。血管造影术是诊断创伤性动脉瘤的金标准，如有需要，这一过程可以很容易地转换为血管内治疗。在CTA检查结果不明确或呈阴性，但损伤机制高度怀疑创伤性或夹层动脉瘤的情况下，应考虑行诊断性血管造影；若首次血管造影检查阴性，则通常应在损伤后7～10天及3个月后再次检查并评估。

治疗破裂创伤性动脉瘤和自发性动脉瘤应遵循相同的标准和原则。由于破裂风险相对较高，且难以通过影像学检查鉴别真性还是假性，所以对未破裂创伤性动脉瘤通常给予积极治疗（Larson等，2000），但非常具有挑战性。选择开放手术还是血管内介入手术治疗应充分考虑动脉瘤位置、血管侧支循环、患者自身因素（如年龄）、可能的并发症等要素。由于能够降低动脉瘤和载瘤血管破裂风险，血管内治疗

已经在很大程度上取代了开放手术。

创伤性假性动脉瘤的开放手术包括动脉瘤包裹和瘤体夹闭重塑载瘤动脉2种。在保留血管远端灌注的同时，对破裂的载瘤血管进行夹闭并重塑具有较高挑战性。虽然栓塞或夹闭受累血管可避免再出血，但若累及无侧支代偿的血管，则需行血管搭桥术来保证远端灌注、防止缺血。当然，在闭塞血管前可通过球囊闭塞试验来评估侧支循环以及患者的耐受程度以确定是否需要搭桥。

创伤性假性动脉瘤的血管内治疗包括动脉瘤栓塞、血流导向或血管闭塞。对于窄颈的创伤性假性动脉瘤可采用弹簧圈栓塞治疗，在保证载瘤动脉通畅的前提下，将弹簧圈送入假性瘤腔内进行填塞。然而由于弹簧圈可能被压缩至瘤周软组织间隙，单纯弹簧圈栓塞治疗的复发风险较高。支架辅助弹簧圈栓塞可用于宽颈动脉瘤，能够避免弹簧圈突入载瘤动脉；然而，这种治疗需要使用抗血小板药物，急性出血时应避免使用（Cohen等，2008；Lanzino和Meyer，2015）。使用血流导向支架重建血管腔是治疗宽颈假性动脉瘤或长节段夹层动脉瘤的另一种选择，不但可保证载瘤动脉通畅，还可促进损伤血管壁的内皮化修复。然而，该治疗仍然需要使用双重抗血小板药物（Talamonti等，2012；Uzan等，1998），因此最适合未破裂动脉瘤。若没有其他可行的治疗方案，载瘤动脉血管内闭塞是最终的办法。与外科手术夹闭类似，在闭塞血管前必须考虑远端灌注，必要时需行搭桥。可通过激发试验来检验闭塞血管的安全性，具体方法为将微导管送入载瘤动脉，使微导管头端靠近假性动脉瘤，给予异戊巴比妥等药物后进行评估。

44.6 结论

创伤性颅内动脉瘤是一种罕见的、组织病理结构多样的颅脑外伤并发症，可通过脑血管影像检查确诊；其破裂率高，如未确诊，会导致严重的致残率和死亡率。未破裂和破裂的创伤性动脉瘤都建议积极治疗，且越来越依赖血管内技术。

病例1 创伤性椎动脉夹层动脉瘤（图44.1～图44.3）

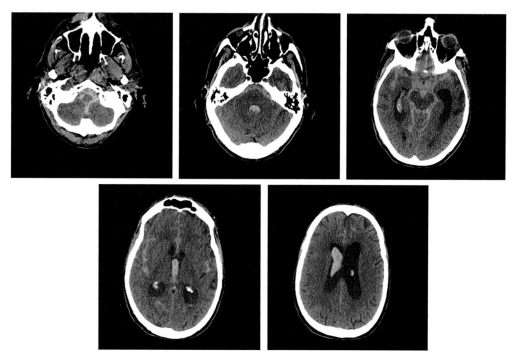

图44.1 颅脑钝性伤患者，轴位CT显示SAH、Fisher 4级，延髓池、桥前池和基底池广泛出血，伴脑室扩张。脑积水显著，行脑室外引流术。CT表现符合动脉瘤性出血，且有外伤史，考虑创伤性动脉瘤破裂

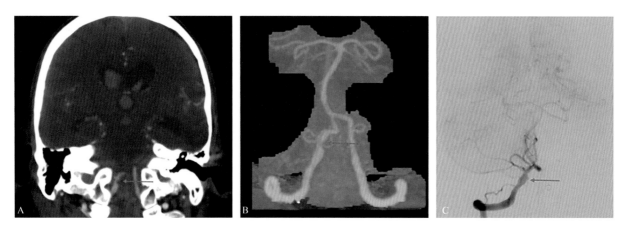

图 44.2　头颅 CTA 冠状位（A）和冠状位三维重建（B）示：右侧椎动脉 V4 段创伤性夹层动脉瘤（红色箭头）；右侧 VA 血管造影示：右侧 VA 近小脑后下动脉处假性夹层动脉瘤（红色箭头）（C）

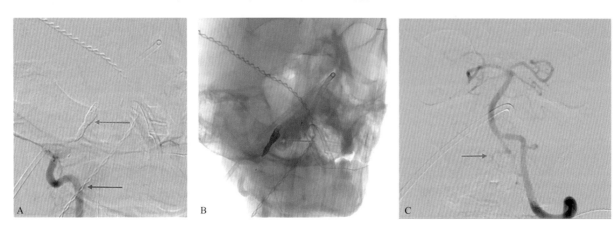

图 44.3　右侧 VA（蓝色箭头）血管造影右前斜位显示弹簧圈栓塞后右侧 VA 完全闭塞（红色箭头），V4 段创伤性夹层假性动脉瘤未显影（A）。骨窗位造影显示弹簧圈栓塞影（红色箭头）（B）。左侧 VA 血管造影显示基底动脉通畅，右侧 VA 逆行充盈左侧小脑后下动脉，假性动脉瘤未显影（C）

病例2　钉刺伤后继发创伤性假性动脉瘤❶（图44.4～图44.6）

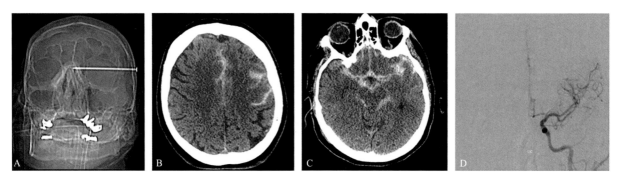

图 44.4　62 岁男性、头部钉刺伤。CT 定位片显示一枚钉子穿过左侧半球（A）。轴位 CT 显示创伤性 SAH（B，C）。左侧 ICA 血管造影显示，未发现动脉瘤（取钉之前检查，以确保取出前没有假性动脉瘤）（D）

---

❶ 病例以修改后的格式发布，可根据公共知识共享许可协议在此复制（Rennert 等，2016）。

图 44.5　3 个月后复查头颅 CTA
（分流术后），评估是否形成迟发
性假性动脉瘤。轴位和冠状位显
示左侧额叶近外侧裂（钉刺伤部
位）假性动脉瘤形成（A，B）

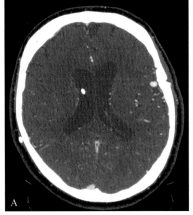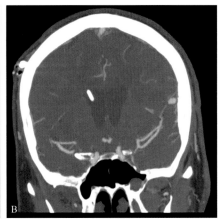

图 44.6　左侧颈内动脉造影显示
大脑中动脉 M4 段创伤性假性动
脉瘤（红色箭头）（A）。尝试对
假性动脉瘤进行单纯弹簧圈栓塞，
但载瘤动脉夹层结构阻碍弹簧圈
成篮。后采用 NBCA 胶栓塞载瘤
动脉作为最终治疗方法。术后临
床检查和影像学复查，无相关梗
死发生（B）

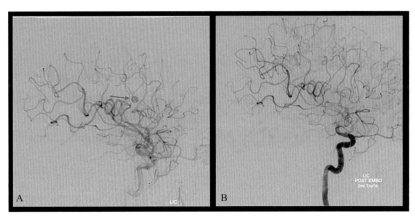

（译者：李　亮　朱　莲）

参考文献

Aarabi, B. (1995). Management of traumatic aneurysms caused by high-velocity missile head wounds. *Neurosurgery Clinics of North America*, 6(4), 775-797.

Acosta, C., Williams, P. E., Jr., & Clark, K. (1972). Traumatic aneurysms of the cerebral vessels. *Journal of Neurosurgery*, 36(5), 531-536. https://doi.org/10.3171/jns.1972.36.5.0531.

Almeida, G. M., Pindaro, J., Plese, P., Bianco, E., & Shibata, M. K. (1977). Intracranial arterial aneurysms in infancy and childhood. *Child's Brain*, 3(4), 193-199.

Amirjamshidi, A., Rahmat, H., & Abbassioun, K. (1996). Traumatic aneurysms and arteriovenous fistulas of intracranial vessels associated with penetrating head injuries occurring during war: principles and pitfalls in diagnosis and management. A survey of 31 cases and review of the literature. *Journal of Neurosurgery*, 84(5), 769-780. https://doi.org/10.3171/jns.1996.84.5.0769.

Araki, C., Handa, H., Handa, J., & Yoshida, K. (1965). Traumatic aneurysm of the intracranial extradural portion of the internal carotid artery. Report of a case. *Journal of Neurosurgery*, 23(1), 64-67. https://doi.org/10.3171/jns.1965.23.1.0064.

Asari, S., Nakamura, S., Yamada, O., Beck, H., & Sugatani, H. (1977). Traumatic aneurysm of peripheral cerebral arteries. Report of two cases. *Journal of Neurosurgery*, 46(6), 795-803. https://doi.org/10.3171/jns.1977.46.6.0795.

Benoit, B. G., & Wortzman, G. (1973). Traumatic cerebral aneurysms. Clinical features and natural history. *Journal of Neurology, Neurosurgery, and Psychiatry*, 36(1), 127-138.

Buckingham, M. J., Crone, K. R., Ball, W. S., Tomsick, T. A., Berger, T. S., & Tew, J. M., Jr. (1988). Traumatic intracranial aneurysms in childhood: two cases and a review of the literature. *Neurosurgery*, 22 (2), 398-408.

Cohen, J. E., Gomori, J. M., Segal, R., Spivak, A., Margolin, E., Sviri, G., et al. (2008). Results of endovascular treatment

of traumatic intracranial aneurysms. *Neurosurgery*, *63*(3), 476-485 [discussion 485-476]. https://doi.org/10.1227/01. NEU.0000324995.57376.79.

Endo, S., Takaku, A., Aihara, H., & Suzuki, J. (1980). Traumatic cerebral aneurysm associated with widening skull fracture. Report of two infancy cases. *Child's Brain*, *6*(3), 131-139.

Fleischer, A. S., Patton, J. M., & Tindall, G. T. (1975). Cerebral aneurysms of traumatic origin. *Surgical Neurology*, *4*(2), 233-239.

Golshani, K., Britz, G. W., Yoo, A., & West, G. A. (2011). Traumatic cerebral aneurysms secondary to penetrating intracranial injuries. In *Vol. 4. Youman's neurological surgery* (6th ed., pp. 4000-4003). Philadelphia, PA: W.B. Saunders.

Han, M. H., Sung, M. W., Chang, K. H., Min, Y. G., Han, D. H., & Han, M. C. (1994). Traumatic pseudoaneurysm of the intracavernous ICA presenting with massive epistaxis: imaging diagnosis and endovascular treatment. *Laryngoscope*, *104*(3 Pt 1), 370-377. https://doi.org/10.1288/00005537- 199403000-00021.

Handa, J., & Handa, H. (1976). Severe epistaxis caused by traumatic aneurysm of cavernous carotid artery. *Surgical Neurology*, *5*(4), 241-243.

Harbaugh, R. E., Shaffrey, C. I., Couldwell, W. T., & Berger, M. S. (2015). *Neurosurgery knowledge update: a comprehensive review.* New York, NY: Thieme Publishers, Inc.

Holmes, B., & Harbaugh, R. E. (1993). Traumatic intracranial aneurysms: a contemporary review. *The Journal of Trauma*, *35*(6), 855-860.

Horowitz, M., Albright, A. L., Jungreis, C., Levy, E. I., & Stevenson, K. (2001). Endovascular management of a basilar artery false aneurysm secondary to endoscopic third ventriculostomy: case report. *Neurosurgery*, *49*(6), 1461-1464 [discussion 1464-1465].

Jin, S. C., Kwon, D. H., Choi, C. G., Ahn, J. S., & Kwun, B. D. (2009). Endovascular strategies for vertebrobasilar dissecting aneurysms. *AJNR. American Journal of Neuroradiology*, *30*(8), 1518-1523. https://doi.org/10.3174/ajnr.A1621.

Krings, T., & Choi, I. S. (2010). The many faces of intracranial arterial dissections. *Interventional Neuroradiology*, *16*(2), 151-160. https://doi.org/10.1177/159101991001600206.

Lanzino, G., & Meyer, F. B. (2015). Traumatic and dissecting intracranial aneurysms. In R. F. Spetzler, M. Y. S. Kalani, & P. Nakaji (Eds.), *Vol. 1. Neurovascular surgery* (2nd ed., pp. 698-709).

Larson, P. S., Reisner, A., Morassutti, D. J., Abdulhadi, B., & Harpring, J. E. (2000). Traumatic intracranial aneurysms. *Neurosurgical Focus*, *8*(1), e4.

Lempert, T. E., Halbach, V. V., Higashida, R. T., Dowd, C. F., Urwin, R. W., Balousek, P. A., et al. (1998). Endovascular treatment of pseudoaneurysms with electrolytically detachable coils. *AJNR. American Journal of Neuroradiology*, *19*(5), 907-911.

Maurer, J. J., Mills, M., & German, W. J. (1961). Triad of unilateral blindness, orbital fractures and massive epistaxis after head injury. *Journal of Neurosurgery*, *18*, 837-840. https://doi.org/10.3171/ jns.1961.18.6.0837.

Mizutani, T. (2011). Natural course of intracranial arterial dissections. *Journal of Neurosurgery*, *114*(4), 1037-1044. https://doi. org/10.3171/2010.9.JNS10668.

Osborn, A. G., Jhaveri, M. D., & Salzman, K. L. (2016). *Diagnostic imaging. Brain* (3rd ed). Philadelphia, PA: Elsevier Publishing.

Parkinson, D., & West, M. (1980). Traumatic intracranial aneurysms. *Journal of Neurosurgery*, *52*(1), 11-20. https://doi. org/10.3171/jns.1980.52.1.0011.

Peluso, J. P., van Rooij, W. J., Sluzewski, M., Beute, G. N., & Majoie, C. B. (2008). Endovascular treatment of symptomatic intradural vertebral dissecting aneurysms. *AJNR. American Journal of Neuroradiology*, *29*(1), 102-106. https://doi. org/10.3174/ajnr.A0771.

Rennert, R. C., Steinberg, J. A., Sack, J., Pannell, J. S., & Khalessi, A. A. (2016). Ventricular tract hemorrhage following intracranial nail removal: utility of real-time endovascular assistance. *Frontiers in Neurology*, *7*, 112. https://doi.org/10.3389/ fneur.2016.00112.

Shallat, R. F., Taekman, M. S., & Nagle, R. C. (1981). Delayed complications of craniocerebral trauma: case report. *Neurosurgery*, *8*(5), 569-573.

Spurling, R. G. (1953). *Practical neurological diagnosis, with special reference to the problems of neurosurgery* (5th ed.). Springfield, IL: Thomas.

Talamonti, G., D'Aliberti, G., & Collice, M. (2012). Management of traumatic intracranial aneurysms. In A. Quiñones-Hinojosa,

& H. H. Schmidek (Eds.), *Vol. 2. Schmidek & sweet operative neurosurgical techniques: Indications, methods, and results* (6th ed., pp. 1611-1618). Philadelphia, PA: Elsevier/Saunders.

Uzan, M., Cantasdemir, M., Seckin, M. S., Hanci, M., Kocer, N., Sarioglu, A. C., et al. (1998). Traumatic intracranial carotid tree aneurysms. *Neurosurgery, 43*(6), 1314-1320 [discussion 1320-1312].

Yazbak, P. A., McComb, J. G., & Raffel, C. (1995). Pediatric traumatic intracranial aneurysms. *Pediatric Neurosurgery, 22*(1), 15-19.

第 45 章

血泡样动脉瘤

Waleed Brinjikji❶；Giuseppe Lanzino❶

摘 要

颈内动脉床突上段血泡样动脉瘤瘤壁薄弱、尺寸微小、瘤颈不清，无论是血管内治疗还是外科手术都较有挑战。处理此类病变的外科手术有血管搭桥术、包裹术以及夹闭术；血管内治疗方法有载瘤动脉闭塞、支架辅助弹簧圈栓塞以及血流导向装置植入。过去十年中，血管内治疗因为并发症率低、完全/次全闭塞率高，已成为此类疾病的主要治疗方式。特别是血流导向装置的应用彻底改变了该类病变的治疗，因为它不仅可以重建床突上段载瘤动脉，而且还避免了导管或导丝在瘤腔内的操作。然而，因为患者必须接受双重抗血小板治疗，尤其是在蛛网膜下腔出血的情况下，导致这种治疗方法仍然存在多种并发症。

关键词

血泡样动脉瘤；弹簧圈；血流导向装置；外科手术

目 录

---

❶ 美国明尼苏达州罗彻斯特市梅奥诊所放射和神经外科。

45.1　引言

血泡样动脉瘤是指位于颈内动脉床突上段背侧壁、与分支血管无关的动脉瘤，占全部破裂动脉瘤的1%～4%（Gonzalez等，2014）。外科学和组织病理学研究显示，血泡样动脉瘤本质上是床突上段动脉夹层性撕裂或撕裂后破口处的一层菲薄、凸出的纤维外膜（Ishikawa等，1997）。因为其脆弱性，通常认为容易急性扩大，并且较其他破裂动脉瘤具有更高的再出血率和术中破裂率（Gonzalez等，2014）。血泡样动脉瘤血管构筑独特、瘤顶浅而脆弱、颈部宽阔，外科手术和血管内治疗都面临严峻挑战（Ishikawa等，1997）。本章中，我们将讨论血泡样动脉瘤的临床和影像学特征，以及外科手术和血管内治疗方法。多年来，术语"泡状"一词也被不恰当地用于表示非常小的动脉瘤或其他非颈内动脉（ICA）的血管破裂点，这些病变不在本章叙述之列。

45.2　临床表现与流行病学

由于血泡样动脉瘤实质上是动脉壁的直接撕裂，这些病变常出现严重的蛛网膜下腔出血，其中约70%的患者WFNS分级＞3级（Gonzalez等，2014）。值得注意的是，在破裂的一侧常有蛛网膜下腔的非对称性异常增宽（与浆果动脉瘤破裂相比）（图45.1）。相当大比例的血泡样动脉瘤与动脉夹层有关，因此在破裂前可能发生缺血事件（Gonzalez等，2014），表现为前哨性头痛的患者在初次就诊时评估可能并不详细。与囊状动脉瘤相比，血泡样动脉瘤的患者女性更多，更年轻，更有可能合并高血压（Gonzalez等，2014）。

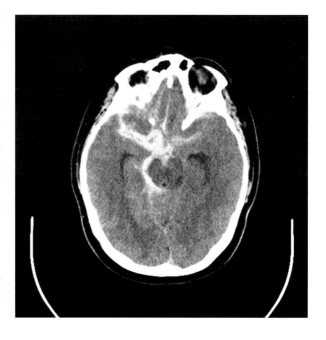

图45.1　许多继发于ICA血泡样动脉瘤的蛛网膜下腔出血（SAH），在CT上具有独特的出血分布特征，与破裂的浆果状动脉瘤相比，破裂侧血凝块呈非对称性异常增厚

45.3　影像学特征

由于尺寸微小，血泡样动脉瘤很难通过常规断层成像来识别。大约1/3～1/2的血泡样动脉瘤在CT血管成像（CTA）上是隐匿的，很难将这些病变的宽颈和1～2mm高的圆顶与床突上段ICA轻度粥样硬化后的不光滑表现区分开来（Gaughen等，2010）。

如果在鞍上池前部和一侧出现致密蛛网膜下腔出血，且CTA为阴性，常提示有血泡样动脉瘤的存在。如有这种蛛网膜下腔出血分布的特征且CTA为阴性，应立即进行血管造影，因为有再次破裂和病变迅速增大的倾向（图45.2；Gaughen等，2010）。第一次血管造影通常很难确诊，因为血泡样动脉瘤可能表现为位于床突上段ICA的宽基底三角形"斑块"。在其他病例中，它表现为宽基底的囊状结构，通常

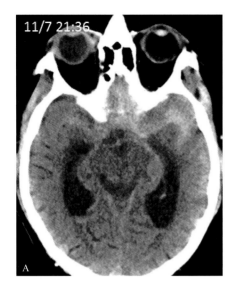

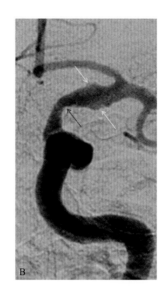

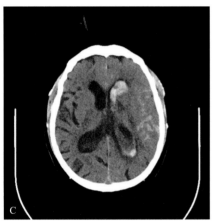

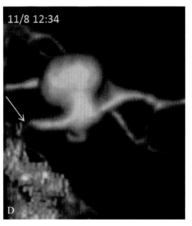

图45.2　血泡样动脉瘤的快速演变和生长。患者，77岁，突发短暂性失语，几天后突然头痛，CT显示弥漫性SAH（A）。脑血管造影显示床突上段ICA的全周径"扩张"（黄色箭头），近端区域轻度狭窄（红色箭头）（B）。几小时后突然意识丧失，复查CT显示脑室扩大、再出血（C）。CTA显示血泡样动脉瘤急剧扩大，近端狭窄更明显（黄色箭头）。近端狭窄的存在表明至少有一些血泡样动脉瘤可能是床突上ICA夹层所致（D）

位于脉络膜前动脉和/或后交通动脉起点的对侧，并且与眼动脉起点至ICA分叉之间的任何分支血管无关。对于单纯的ICA夹层，也可能存在扩张前狭窄。在未治疗或治疗不完全的病例中，后续血管造影上的快速增大是其特征。

45.4　血管内治疗

血泡样动脉瘤的血管内治疗包括载瘤动脉闭塞术和重建术，其中重建可使用支架辅助弹簧圈栓塞或应用血流导向装置（Peschillo等，2016；Rouchaud等，2015；Szmuda等，2016）。每种技术都有其优缺点，下文将详细描述。最后，由于这类动脉瘤再出血风险高，尽快治疗是这些患者获得良好结局的关键（Peschillo等，2016；Rouchaud等，2015；Szmuda等，2016）。

45.4.1　非重建技术

载瘤动脉非重建治疗是指通过闭塞动脉瘤近端和远端载瘤动脉段将动脉瘤从脑循环中排除。文献报道，非重建治疗时可使用血管塞、球囊和弹簧圈等（Rouchaud等，2015）。在进行载瘤动脉非重建治疗之前，要确保患者可以耐受床突上段ICA的闭塞试验。鉴于此，球囊闭塞试验（BTO）至少持续20min

以上。在球囊闭塞试验时，神经系统查体非常重要，同时要进行椎动脉和控制侧颈内动脉造影以确保有足够血流支持。当进行BTO时，要尽可能闭塞动脉瘤处或接近动脉瘤处的动脉段，因为患者有可能依赖动脉瘤对侧的粗大后交通动脉或脉络膜前动脉供血。虽然在BTO期间，对患者进行系统的神经系统查体是合适的，但对大多数GCS较低的患者，可能无法查体（Kim等，2014）。同时，要考虑到许多继发于血泡样动脉瘤的急性蛛网膜下腔出血患者都很年轻，并且出血量较大，在出血后5～12天发生血管痉挛的风险高。如果有血管痉挛的风险存在，即使患者可以耐受BTO和有发达的侧支代偿，也不宜选择载瘤动脉闭塞的治疗方案，因为后期一旦出现血管痉挛，将可能导致脑缺血。

如果患者不耐受BTO，则应在闭塞载瘤动脉之前进行颅内外血管搭桥（通常行颞浅动脉-大脑中动脉搭桥）。一般载瘤动脉闭塞可在搭桥当日进行，闭塞载瘤动脉时需要考虑以下问题。首先，不能简单地在颈内动脉起始部闭塞。因为一级和二级代偿血可逆向充盈颈内动脉，进而导致动脉瘤的持续充盈和再出血。理想状态下应当栓塞载瘤动脉段，同时避免闭塞脉络膜前动脉。其次，应该避免在眼动脉发出处栓塞颈内动脉。如果后交通动脉较细小且同侧P1较粗大，则栓塞后交通动脉通常安全。如果动脉瘤正对胚胎型大脑后动脉，则需考虑其他技术方法。Kim等用非重建技术治疗的一系列血泡样动脉瘤病例中，约60%可以保留后交通动脉（Kim等，2014）。对于后交通动脉无法保留的患者，梗塞仅发生于存在胚胎型PCA的患者。此外，Kim等报道，用弹簧圈栓塞眼动脉开口的患者比保持眼动脉通畅的患者有更好的血管造影结果。

与所有动脉瘤一样，对于牺牲载瘤动脉的病例，建议进行临床和血管造影的密切随访。即使患者"通过"了最初的BTO，也可能面临因灌注不足而出现症状性缺血的风险。术后必须严密监测血压，避免低血压。在所有通过BTO且最终牺牲载瘤动脉的患者中，迟发型脑缺血发生率约为10%（Roski等，1981）。如前所述，由于存在迟发性血管痉挛的风险，在急性出血后的前2周内禁止牺牲载瘤动脉，所以牺牲载瘤动脉只在亚急性期病例中考虑使用。同时，也要密切关注动脉瘤的情况，进行血管造影随访，以确保动脉瘤腔内没有血流残留。如有血流残留，可以进行更密集的弹簧圈栓塞或用血管塞或液体栓塞剂闭塞。

最近一项关于血管内非重建技术的荟萃分析显示，治疗后即刻血管造影完全闭塞率为77%，中长期闭塞率超过80%（Rouchaud等，2015）。动脉瘤早期再出血率很低，大约20%的患者需要再次治疗。值得注意的是，围手术期卒中发生率高达30%，其原因有：①BOT假阴性；②血管痉挛时闭塞区灌注不足；③无法有效达到闭塞区的痉挛动脉；④围手术期血栓栓塞事件（Rouchaud等，2015）。

45.4.2　重建技术

血泡样动脉瘤治疗的重建技术包括单纯支架植入术、支架辅助弹簧圈栓塞术以及最近使用的血流导向治疗（Peschillo等，2016；Rouchaud等，2015；Szmuda等，2016）。众多文献指出，因为既可以保留载瘤动脉，同时出血率也较低，重建技术正迅速成为血泡样动脉瘤的首选治疗方法（Peschillo等，2016；Rouchaud等，2015；Szmuda等，2016）。最近的系统评价发现，重建性血管内技术治疗血泡样动脉瘤的比率已超过90%（Peschillo等，2016；Rouchaud等，2015；Szmuda等，2016）。

45.4.2.1　抗血小板治疗

由于所有的重建技术都涉及支架或导流装置的植入，这部分患者在蛛网膜下腔出血的急性期需要接受双重抗血小板治疗。因此，治疗这类患者的第一步是稳定病情。对于存在颅内压增高和/或脑积水者，在实施栓塞手术前应先置入脑室外引流管（EVD）或腰大池引流管，以避免可能继发的出血性并发症（Linfante等，2017）。多种抗血小板方案已经用于这类病变的治疗，在我们中心患者在使用血流导向装置或支架后立即静脉注射阿昔单抗，随后24h内持续静脉滴注。手术后，通过鼻胃管（NG）给予

300mg氯吡格雷和325mg阿司匹林，随后接受每日75mg氯吡格雷和325mg阿司匹林，为期3个月的治疗方案，此后终身服用阿司匹林。即使在蛛网膜下腔出血的情况下，这种抗血小板方案的出血性并发症发生率也较低（Linfante等，2017）。如果患者需要永久性的脑脊液（CSF）分流，建议同一穿刺孔植入分流管（Rammos等，2008）。当患者已经有EVD并正在接受双重抗血小板治疗时，有人也提出了替代方法（Sweeney等，2013）。

45.4.2.2　支架与支架辅助弹簧圈栓塞

在血流导向装置问世之前，多数学者提倡使用支架辅助弹簧圈栓塞的方法。具体操作是：在动脉瘤颈处置入一个栓塞微导管，然后再置入一个支架微导管，采用Jailing技术释放支架，并通过栓塞微导管填塞1或2个小尺寸弹簧圈（Chinchure等，2014；Galal等，2013；Gaughen等，2010；Korja等，2008）。当然，这种操作并不安全，因为动脉瘤瘤体的脆性和瘤颈部血管界面的缺乏，在动脉瘤囊腔内放置弹簧圈时可导致动脉瘤穿孔和急性出血。也有学者主张放置一个支架，并通过支架网孔填塞1个或2个弹簧圈。然而，这种技术导致动脉瘤穿孔的风险依然很大（Chinchure等，2014；Galal等，2013；Gaughen等，2010；Korja等，2008）。支架辅助弹簧栓塞示例见图45.3。

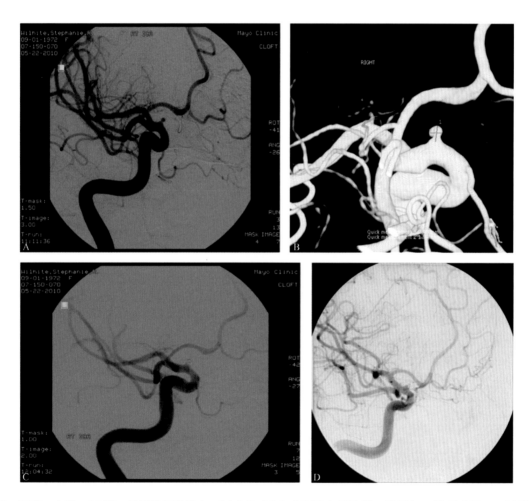

图45.3　患者，女性，38岁，蛛网膜下腔出血，（A）和（B）分别是血管造影二维图与三维重建图，可见颈内动脉床突上段背壁破裂的血泡样动脉瘤，与任何分支血管无关。2.5年后随访的血管造影，可见瘤颈处仍有少许残留（C）。治疗4年后的血管造影，可见动脉瘤已治愈（D）

最近，有学者倾向使用"支架套叠技术"来达到血流导向的作用，从而提高完全闭塞率，改善神经功能预后（Walsh等，2014）。支架网孔的密度与动脉瘤囊内血流动力学高度相关，更高的金属覆盖率会有更好的血管造影结果，因此通过重叠放置多个支架可增加支架的网孔密度和支架厚度，促进支架内皮化和动脉瘤完全闭塞（Song等，2016）。目前关于支架数量与血管造影结果的几项研究正在进行。一般来说，使用2个或2个以上支架重叠，动脉瘤的完全闭塞率为90%，而单个支架仅为70%（Song等，2016；Fang等，2014）。

另一种技术是使用覆膜支架，中国最近发表的2项研究报告表明：使用Willis覆膜支架治疗血泡样动脉瘤，即刻和长期血管造影显示的动脉瘤闭塞率均超过90%，且无再出血或支架内血栓发生（Fang等，2017；Wang等，2016）。Willis颅内支架的覆膜由聚四氟乙烯（PTFE）材料组成，覆盖于一个预装有球囊的钴铬支架外，可使得动脉瘤与颅内血液循环即刻隔离。当然，该支架与设计应用于其他位置的血流导向装置一样，也存在血液渗漏的风险（Fang等，2017；Wang等，2016）。由于支架上覆膜的存在，包括脉络膜前动脉在内的分支动脉将会被永久闭塞。尽管如此，大多数患者仍可以耐受。覆膜支架植入后也需要双重抗血小板治疗（Fang等，2017；Wang等，2016）。临床实践中，随着血流导向装置的出现和应用，这些血管内重建技术已逐渐被取代。

45.4.2.3 血流导向治疗

使用血流导向装置重建载瘤动脉是血泡样动脉瘤治疗模式的重大转变（Aydin等，2015；Kulcsar等，2010；Linfante等，2017；Rouchaud等，2015；图45.4），阻断流入动脉瘤囊的血流，使得动脉瘤内血

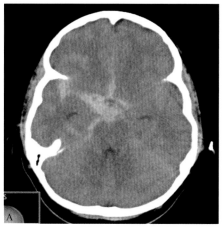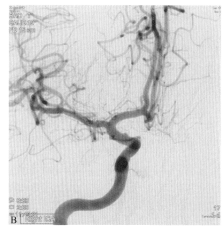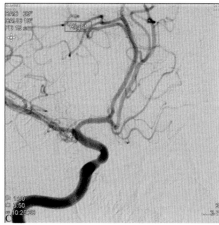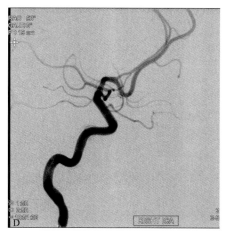

图45.4 患者，女性，34岁，突发剧烈头痛。头颅CT示SAH，血泡样动脉瘤可疑（A）。血管造影示床突上段ICA背侧壁血泡样动脉瘤，使用血流导向装置治疗（B）。术后1个月随访，血管造影示床突上段ICA管壁重塑良好，动脉瘤消失（C）。术后3年随访，血管造影示床突上段ICA轮廓正常（D）

流淤滞和血栓形成，防止动脉瘤再次破裂。随着时间的推移，支架的内皮化可使动脉瘤完全与血液循环隔绝，从而彻底消除其复发和再次破裂的风险（Aydin等，2015；Kulcsar等，2010；Linfante等，2017；Rouchaud等；2015）。

相对于支架辅助弹簧圈栓塞，使用血流导向装置治疗的主要优势在于无任何动脉瘤囊内操作，极大地降低了动脉瘤穿孔的发生率。此外，它可使血流从动脉瘤破裂处转向流入载瘤动脉，这种血流导向作用也可立即降低再出血风险，并随时间的延长诱导动脉瘤完全闭塞。当然，也必须谨记这种技术的不足之处。首先，在蛛网膜下腔出血的情况下需要双重抗血小板治疗。虽然绝大多数治疗团队会倾向于在介入术前行EVD或腰大池置管引流，但继发于SAH的其他并发症可能也需要有创手术干预，如去骨瓣减压、胃造瘘、气管切开等，双重抗血小板治疗会影响这些手术的时机和操作（Aydin等，2015；Kulcsar等，2010；Linfante等，2017；Rouchaud等，2015）。其次，使用血流导向装置治疗破裂动脉瘤是否安全也存在争议。破裂动脉瘤在血流导向装置植入术后的即刻完全闭塞率很低（33%），因为小动脉瘤对血流分流的反应性不如大动脉瘤（Rouchaud等，2015）。理论上，动脉瘤的持续显影预示着急性期再出血率更高，尤其是在SAH的血管痉挛期，因为此时患者血压往往会反应性升高以防止低灌注性脑损伤。然而，许多病例总结和系统评价显示，血泡样动脉瘤使用血流导向装置治疗后再出血率较低，与牺牲载瘤动脉的治疗相比并无差异（Gonzalez等，2014；Peschillo等，2016；Rouchaud等，2015）。一些学者主张使用多个血流导向装置重叠放置以进一步保护动脉瘤（Linfante，2017）。最后，在血管痉挛的情况下，血流导向装置可能会阻碍球囊扩张血管成形术的完成。通常，血流导向装置远端锚定在同侧M1段时，近端会贴住同侧A1段，使球囊无法进入A1管腔内。

总体而言，血流导向装置治疗与长期良好预后和血管造影结果呈正相关。最近发表的一项系统评价显示，与其他重建技术相比，血流导向装置植入术的再出血率显著降低（6% vs 9%）、长期完全闭塞率更高（91% vs 70%），神经系统功能良好预后率明显升高（86% vs 5%）（Rouchaud等，2015）。血流导向重建术的再治疗率明显低于非血流导向重建术（7% vs 27%）。但不同技术的围手术期发病率和死亡率相似（Rouchaud等，2015）。最新研究也报道血流导向治疗后的血管造影动脉瘤闭塞率和神经病学良好预后率超过90%（Cinar等，2013；Linfante等，2017；Yoon等，2014）。

45.5　外科手术方案

血泡样动脉瘤的外科手术并发症率要高于破裂的浆果样动脉瘤，因为其起源于ICA背侧壁，通常与额叶眶部直接接触（Bojanowski等，2015），而在额叶操作以暴露ICA时易发生破裂。此外，由于血泡样动脉瘤的壁非常脆弱，在暴露和/或直接夹闭时也可能直接发生撕裂。面临这些挑战，在处理血泡样动脉瘤时，需要采取特别的防范措施。当可能发生术中破裂或床突上段ICA病变起点紧邻远端硬膜环时，需要在颈部暴露颈动脉颈段以实现近端控制。如果术中考虑夹闭病变所在的ICA段，则应当完善高流量血管搭桥的术前准备。如果要为紧急搭桥术提供潜在供体，解剖和保留颞浅动脉是非常有必要的，并且应防止术中非计划性损伤ICA。

多年来，人们提出了不同的非重建和重建手术策略，这说明没有一种特定的治疗选择是最理想的，手术方案的选择与个人喜好、既往经验和病例具体情况有关。从外科手术角度来看，Bojanowski及其团队描述了4种类型的床突上段ICA血泡样动脉瘤，可能代表同一疾病发展过程中的连续阶段（Bojanowski等，2015）。Ⅰ型动脉瘤是动脉壁的简单隆起，首次血管造影时可能会被遗漏。此时，隆起周围的动脉壁有足够的正常结构，单纯夹闭（包括一个平行ICA的动脉瘤夹和一个软组织条）通常是可行的，尽管夹闭足够多的软组织可能导致血管局部狭窄，但对于防止动脉瘤夹滑脱是非常重要的。Ⅱ型动脉瘤最常见，除了与ICA壁结合处外，它仍具有囊状成分。与Ⅰ型类似，可以通过平行于ICA壁的单

个夹子夹闭动脉瘤瘤体和周围一些健康软组织来根治这种类型的动脉瘤。此外，一些外科医师还提出了包裹夹闭法（所谓的"尿布"技术），但这种方法是否能够防止动脉瘤进一步扩大和破裂仍存在争议。环状瘤夹（sundt clip）是一个非常有用的解决方案，前提是包含血泡样动脉瘤的载瘤动脉节段没有重要分支和/或穿支动脉（Park 和 Meyer，2010）。Ⅲ型动脉瘤所累及的 ICA 段比其直径长，而Ⅳ型动脉瘤则是动脉血管呈全周径扩张，伴或不伴有隆起。在这种情况下，需要更复杂的技术（包括包裹夹闭技术或平行"挤夹"技术）来重建病变节段动脉。另外，闭塞载瘤动脉和/或阻塞受累动脉段也是有效的选择，而是否搭桥则需根据病情确定。

鉴于血泡样动脉瘤的术中破裂率和术后并发症率均很高，且少有预防措施，术中暴露床突上段ICA时必须格外小心。尤其与额叶眶部关系密切的Ⅱ～Ⅳ型，从远侧到近侧的顺序打开外侧裂，沿着颈内动脉的外侧壁逐步向颈动脉池解剖，可能会减少对额叶的操作，降低早期破裂风险（Bojanowski等，2015）。如果在破裂部位存在局灶性凝血块，保留动脉裂孔处的凝血块非常重要，因为许多情况下纤维蛋白和血小板构成的凝血块可能是唯一的堵塞物。如果直接夹闭是首选策略，在夹闭动脉瘤之前应用临时阻断夹阻断近端以减少ICA压力；如果采用"挤夹"技术进行夹闭，术中要使用多普勒检查，以确保足够的血流通过因夹闭而部分狭窄的血管段。

45.6 结论

ICA床突上段的血泡样动脉瘤是破裂动脉瘤的一个特殊亚类，通常累及ICA背侧壁PComA起点对侧。它们不累及颈内动脉各分支、非常脆弱，术中破裂率高。目前并没有明确的治疗策略推荐，无论是血管内治疗还是外科手术都存在一定缺陷，并且并发症发生率高。近期，不同的外科手术和血管内治疗策略纷纷提出，但结果各不相同。

（译者：鲁传豪　李　亮）

参考文献

Aydin, K., Arat, A., Sencer, S., Hakyemez, B., Barburoglu, M., Sencer, A., et al. (2015). Treatment of ruptured blood blister-like aneurysms with flow diverter SILK stents. *Journal of NeuroInterventional Surgery*, 7(3), 202-209, https://doi.org/10.1136/neurintsurg-2013-011090.

Bojanowski, M. W., Weil, A. G., McLaughlin, N., Chaalala, C., Magro, E., & Fournier, J. Y. (2015). Morphological aspects of blister aneurysms and nuances for surgical treatment. *Journal of Neurosurgery*, 123(5), 1156-1165. https://doi.org/10.3171/2014.11.JNS141004.

Chinchure, S. D., Gupta, V., Goel, G., Gupta, A., & Jha, A. (2014). Subarachnoid hemorrhage with blister aneurysms: endovascular management. *Neurology India*, 62(4), 393-399. https://doi.org/ 10.4103/0028-3886.141262.

Cinar, C., Oran, I., Bozkaya, H., & Ozgiray, E. (2013). Endovascular treatment of ruptured blister-like aneurysms with special reference to the flow-diverting strategy. *Neuroradiology*, 55(4), 441-447. https://doi.org/10.1007/s00234-013-1136-y.

Fang, Y. B., Li, Q., Wu, Y. N., Zhang, Q., Yang, P. F., Zhao, W. Y., et al. (2014). Overlapping stents for blood blister-like aneurysms of the internal carotid artery. *Clinical Neurology and Neurosurgery*, 123, 34-39. https://doi.org/10.1016/j.clineuro.2014.04.023.

Fang, C., Tan, H. Q., Han, H. J., Feng, H., Xu, J. C., Yan, S., et al. (2017). Endovascular isolation of intracranial blood blister-like aneurysms with Willis covered stent. *Journal of NeuroInterventional Surgery*, 9(10), 963-968.

Galal, A., Bahrassa, F., Dalfino, J. C., & Boulos, A. S. (2013). Stent-assisted treatment of unruptured and ruptured intracranial aneurysms: clinical and angiographic outcome. *British Journal of Neurosurgery*, 27(5), 607-616. https://doi.org/10.3109/02688697.2012.757292.

Gaughen, J. R., Hasan, D., Dumont, A. S., Jensen, M. E., McKenzie, J., & Evans, A. J. (2010). The efficacy of endovascular stenting in the treatment of supraclinoid internal carotid artery blister aneurysms using a stent-in-stent technique. *American Journal of Neuroradiology*, 31(6), 1132-1138. https://doi. org/10.3174/ajnr.A2016.

Gaughen, J. R., Jr., Raghavan, P., Jensen, M. E., Hasan, D., Pfeffer, A. N., & Evans, A. J. (2010). Utility of CT angiography in the identification and characterization of supraclinoid internal carotid artery blister aneurysms. *AJNR. American Journal of Neuroradiology*, *31*(4), 640-644. https://doi.org/10.3174/ ajnr.A1893.

Gonzalez, A. M., Narata, A. P., Yilmaz, H., Bijlenga, P., Radovanovic, I., Schaller, K., et al. (2014). Blood blister-like aneurysms: single center experience and systematic literature review. *European Journal of Radiology*, *83*(1), 197-205. https://doi.org/10.1016/j.ejrad.2013.09.017.

Ishikawa, T., Nakamura, N., Houkin, K., & Nomura, M. (1997). Pathological consideration of a"blister- like"aneurysm at the superior wall of the internal carotid artery: case report. *Neurosurgery*, *40*(2), 403-405 [discussion 405-406].

Kim, B. C., Kwon, O. K., Oh, C. W., Bang, J. S., Hwang, G., Jin, S. C., et al. (2014). Endovascular internal carotid artery trapping for ruptured blood blister-like aneurysms: long-term results from a single centre. *Neuroradiology*, *56*(3), 211-217. https://doi.org/10.1007/s00234-014-1317-3.

Korja, M., Rautio, R., Valtonen, S., & Haapanen, A. (2008). Primary treatment of ruptured blood blister- like aneurysms with stent-assisted coil embolization: report of two cases. *Acta Radiologica*, *49*(2), 180-183. https://doi.org/10.1080/02841850701675735.

Kulcsar, Z., Wetzel, S. G., Augsburger, L., Gruber, A., Wanke, I., & Rufenacht, D. A. (2010). Effect of flow diversion treatment on very small ruptured aneurysms. *Neurosurgery*, *67*(3), 789-793. https://doi. org/10.1227/01.neu.0000372920.39101.55.

Linfante, I., Mayich, M., Sonig, A., Fujimoto, J., Siddiqui, A., & Dabus, G. (2017). Flow diversion with pipeline embolic device as treatment of subarachnoid hemorrhage secondary to blister aneurysms: dual-center experience and review of the literature. *Journal of NeuroInterventional Surgery*, *9*(1), 29-33. https://doi.org/10.1136/neurintsurg-2016-012287.

Park, P. J., & Meyer, F. B. (2010). The Sundt clip graft. *Neurosurgery*, *66*(6 Suppl. operative), 300-305. [discussion 305]. https://doi.org/10.1227/01.NEU.0000369923.05148.67.

Peschillo, S., Cannizzaro, D., Caporlingua, A., & Missori, P. (2016). A systematic review and meta- analysis of treatment and outcome of blister-like aneurysms. *AJNR. American Journal of Neuroradiology*, *37*(5), 856-861. https://doi.org/10.3174/ajnr. A4606.

Rammos, S., Klopfenstein, J., Augspurger, L., Wang, H., Wagenbach, A., Poston, J., et al. (2008). Conversion of external ventricular drains to ventriculoperitoneal shunts after aneurysmal subarachnoid hemorrhage: effects of site and protein/red blood cell counts on shunt infection and malfunction. *Journal of Neurosurgery*, *109*(6), 1001-1004. https://doi.org/10.3171/ jns.2008.109.12.1001.

Roski, R. A., Spetzler, R. F., & Nulsen, F. E. (1981). Late complications of carotid ligation in the treatment of intracranial aneurysms. *Journal of Neurosurgery*, *54*(5), 583-587. https://doi.org/10.3171/ jns.1981.54.5.0583.

Rouchaud, A., Brinjikji, W., Cloft, H. J., & Kallmes, D. F. (2015). Endovascular treatment of ruptured blister-like aneurysms: a systematic review and meta-analysis with focus on deconstructive versus reconstructive and flow-diverter treatments. *AJNR. American Journal of Neuroradiology*, *36*(12), 2331-2339. https://doi.org/10.3174/ajnr.A4438.

Song, J., Oh, S., Kim, M. J., Chung, J., Lim, Y. C., Kim, B. S., et al. (2016). Endovascular treatment of ruptured blood blister-like aneurysms with multiple (>/=3) overlapping Enterprise stents and coiling. *Acta Neurochirurgica*, *158*(4), 803-809. https://doi.org/10.1007/s00701-016-2721-8.

Sweeney, J. M., Vasan, R., van Loveren, H. R., Youssef, A. S., & Agazzi, S. (2013). Catheter fixation and ligation: a simple technique for ventriculostomy management following endovascular stenting. *Journal of Neurosurgery*, *118*(5), 1009-1013. https://doi.org/10.3171/2013.2.jns121114.

Szmuda, T., Sloniewski, P., Waszak, P. M., Springer, J., & Szmuda, M. (2016). Towards a new treatment paradigm for ruptured blood blister-like aneurysms of the internal carotid artery? A rapid systematic review. *Journal of NeuroInterventional Surgery*, *8*(5), 488-494. https://doi.org/10.1136/neurintsurg- 2015-011665.

Walsh, K. M., Moskowitz, S. I., Hui, F. K., & Spiotta, A. M. (2014). Multiple overlapping stents as monotherapy in the treatment of 'blister' pseudoaneurysms arising from the supraclinoid internal carotid artery: a single institution series and review of the literature. *Journal of NeuroInterventional Surgery*, *6*(3), 184-194. https://doi.org/10.1136/neurintsurg-2013-010648.

Wang, G., Zhang, G. Z., Li, M. Z., He, X. Y., Liu, D., Song, Y., et al. (2016). Efficacy and safety of Willis covered stent for treatment of blood blister-like aneurysm. *Nan Fang Yi Ke Da Xue Xue Bao*, *36*(8), 1165-1168.

Yoon, J. W., Siddiqui, A. H., Dumont, T. M., Levy, E. I., Hopkins, L. N., Lanzino, G., et al. (2014). Feasibility and safety of pipeline embolization device in patients with ruptured carotid blister aneurysms. *Neurosurgery*, *75*(4), 419-429. [discussion 429]. https://doi.org/10.1227/neu.0000000000000487.

中英词汇对照

A

abciximab（Reopro） 阿昔单抗
ABC（airway，breathing，circulation） 通气、呼吸、循环
ACA（anterior cerebral artery） 大脑前动脉
access site complication（ASC） 穿刺点并发症
access site hematoma 穿刺点血肿
access-related complications 穿刺相关并发症
Accreditation Council for Graduate Medical Education（ACGME） 美国研究生医学教育鉴定委员会
acetaminophen 对乙酰氨基酚
acetylsalicylic acid（ASA） 阿司匹林
anterior clinoid process（ACP） 前床突
activated clotting time（ACT） 活化凝血时间
activated partial thromboplastin time（APTT） 活化部分凝血活酶时间
admission hyperglycemia 入院高血糖
airway protection 气道保护
albumin 白蛋白
Allen's test 艾伦试验
alpha-1-antitrypsin gene mutations α-1抗胰蛋白酶基因突变
alteplase 阿替普酶
American Society of Anesthesiologists Physical Status Classification System（ASAPS） 美国麻醉师协会身体状况分类系统
anakinra 阿那白滞素
anastomosis 吻合术
anemia 贫血
aneurysm 动脉瘤
aneurysm clipping 动脉瘤夹闭
aneurysm study of pipeline in an observational registry（ASPIRe） pipeline治疗动脉瘤的注册观察性研究
aneurysmal SAH 动脉瘤蛛网膜下腔出血
angioblasts 成血管细胞
angiogenesis 血管生成
angiography 血管造影术
angiomax（Bivalirudin） 比伐芦定
angiosarcoma 血管肉瘤
antagonists 拮抗剂
anterior choroidal artery（AChA） 脉络膜前动脉
anterior communicating artery 前交通动脉
anterior inferior cerebellar artery（AICA） 小脑前下动脉
anterior thalamoperforators 丘脑前穿动脉
anticoagulant 抗凝剂
antiepileptics 抗癫痫药
antifibrinolytic therapy 抗纤维蛋白溶解治疗
antiplatelet 抗血小板
apelin 配体
apixaban（Eliquis） 阿哌沙班
apparent diffusion coefficient（ADC） 表观扩散系数
argatroban 阿加曲班
Arixtra（fondaparinux） 磺达肝癸钠
armamentarium 医疗设备
arterial capillaries 动脉毛细血管
arterial fenestrations 动脉开窗
arteriovenous malformation（AVM） 动静脉畸形
ASA（Aggrenox） 美国麻醉医师协会
atherosclerosis 动脉粥样硬化
autoregulation 自身调节
autosomal dominant polycystic kidney disease 常染色体显性多囊肾病

B

bacterial endocarditis 细菌性心内膜炎
balloon angioplasty 球囊成形术
balloon catheter 球囊导管
balloon test occlusion（BTO） 球囊闭塞试验
balloon-anchor technique 球囊锚定技术
balloon-assisted coil embolization 球囊辅助弹簧圈栓塞
balloon-assisted coil（BAC） 球囊辅助弹簧圈

balloon-assisted techniques　球囊辅助技术

Barbeau test　巴尔博试验

barbiturates　巴比妥类药物

barrel stent　桶状支架

Barrow Ruptured Aneurysm Trial（BRAT）　巴罗破裂动脉瘤研究

basilar apex aneurysms　基底动脉尖动脉瘤

basilar artery　基底动脉

basilar quadrification　基底动脉缩窄

basilar terminus　基底动脉末端

basilar trunk　基底动脉干

berry aneurysm　浆果状动脉瘤

bifurcation aneurysm　分叉部动脉瘤

blister aneurysms　血泡样动脉瘤

blood pressure　血压

brachial access　肱动脉入路穿刺

brain magnetic resonance imaging（MRI）　颅脑磁共振成像

brain tissue oxygen tension　脑组织氧分压

brainstem auditory evoked potential（BAEP）　脑干听觉诱发电位

Brilinta（ticagrelor）　替格瑞洛

bypass　搭桥

C

C1 hemilaminectomy　C1 半椎板切除术

calcium channel blocker　钙通道阻滞剂

carbon dioxide reactivity　二氧化碳反应性

cardiac myxoma　心脏黏液瘤

carotid access　颈动脉穿刺

carotid artery pseudoaneurysm　颈动脉假性动脉瘤

carotid cave aneurysms　颈动脉窝动脉瘤

carotid-ophthalmic aneurysm　颈 - 眼动脉瘤

carotid-vertebrobasilar anastomoses　颈动脉 - 椎基底动脉吻合

catheter selection　导管选择

cell adhesion molecules（CAM）　细胞黏附分子

cephalic vein graft（CVG）　头静脉移植物

cerebellar arteriovenous malformation　小脑动静脉畸形

cerebral aneurysm　小脑动脉瘤

cerebral angiogram　脑血管造影

cerebral angiography　脑血管造影术

cerebral arterial bifurcations　脑动脉分叉

cerebral blood flow（CBF）　脑血流量

cerebral microdialysis（CMD）monitoring　脑微透析监测

cerebral salt wasting syndrome（CSWS）　脑性耗盐综合征

cerebral vasculature　脑血管构筑

cerebral vasospasm　脑血管痉挛

cerebrovascular disease　脑血管病

charbel microflow probe　微血流探针

cholangiocarcinoma　胆管癌

chronic obstructive pulmonary disease（COPD）　慢性阻塞性肺疾病

cilostazol　西洛他唑

Cincinnati UIA surveillance protocol　辛辛那提未破裂动脉瘤监测工具

cisatracurium　顺式阿曲库铵

clazosentan　克拉生坦

clinoid process　床突

clipping　夹闭

coil embolization　弹簧圈栓塞

coil herniation classification　弹簧圈疝的分类

common carotid artery（CCA）　颈总动脉

common femoral artery（CFA）　股总动脉

compound muscle action potentials（CMAPs）　复合肌肉动作电位

computational fluid dynamics（CFD）　计算流体力学

computed tomographic perfusion（CTP）　计算机断层灌注成像

computed tomography（CT）　计算机断层扫描

cone-beam computed tomography（CBCT）　椎体束计算机断层扫描

continuous electroencephalogram（cEEG）　连续动态脑电图

cortical spreading depolarization（CSD）　皮质播散性去极化

cortical spreading ischemia（CSI）　皮质播散性缺血

Coumadin（warfarin）　华法林

cranial nerve（CN）monitoring　颅神经监测

cranial neuropathy　颅神经病变

craniotomy　开颅术

cyclic adenosine monophosphate（cAMP）　环磷酸腺苷

cyclic guanine monophosphate（cGMP）　环磷酸鸟苷

cyclo oxygenase inhibitors　环氧化酶抑制剂

cyclooxygenase（COX）　环氧化酶

cytokine　细胞因子

hemoglobin　血红蛋白

heparin　肝素

heparinization　肝素化

high-flow bypasses　高流量搭桥

horner's syndrome　Horner综合征

hydralazine　肼屈嗪

hydrocephalus　脑积水

hyoid arches　舌弓

hyperdynamic therapy　高动力性治疗

hyperglycemia　高血糖症

hypertension　高血压

hyperventilation　过度换气

hypocapnia　低碳酸血症

hypoglossal artery　舌下动脉

hyponatremia　低钠血症

hypotension　低血压

hypovolemia　低血容量不足

hypoxia　缺氧

I

ibuprofen　布洛芬

idarucizumab（Praxbind）　艾达赛珠单抗

indocyanine green（ICG）　吲哚菁绿

infectious aneurysms　感染性动脉瘤

infundibulum　漏斗

intensive care unit（ICU）　重症监护室

interleukin（IL）　白介素

internal carotid artery bifurcation　颈内动脉分叉

internal carotid artery（ICA）　颈内动脉

internal elastic lamina（IEL）　内弹性膜

International Study of Unruptured Intracranial Aneurysms（ISUIA）　国际未破裂颅内动脉瘤研究

International Subarachnoid Aneurysm Trial（ISAT）　国际蛛网膜下腔动脉瘤试验

interventional neuroradiology　介入神经放射学

intracerebral hemorrhage（ICH）　脑出血

intracranial aneurysm　颅内动脉瘤

intracranial infectious aneurysms（IIA）　颅内感染性动脉瘤

intracranial pressure（ICP）　颅内压

intraoperative neurophysiologic monitoring（IONM）　术中神经生理监测

intravascular ultrasound　血管内超声

intraventricular hemorrhage（IVH）　脑室内出血

ischemia　缺血

J

jailing technique　jailing技术

K

Keppra　左乙拉西坦

keratin 8　角蛋白8

L

labetolol　拉贝洛尔

lathyrism　山黧豆中毒

left anterior oblique（LAO）position　左前斜位

left ventricular（LV）systolic dysfunction　左心室收缩功能障碍

lumbar puncture（LP）　腰椎穿刺

M

magnesium　镁

magnetic resonance angiography　磁共振血管成像

major histocompatibility complex（MHC）　主要组织相容性复合体

marfan syndrome　马方综合征

matrix metalloproteinases（MMP）　基质金属蛋白酶

maxillomandibular arches　下颌弓

mean arterial pressure（MAP）　平均动脉压

medial medullary syndrome　延髓内侧综合征

mesenchymal cells　间充质细胞

microsurgical deconstruction　显微外科解构

middle cerebral artery aneurysms　大脑中动脉动脉瘤

migraine　偏头痛

milrinone　米力农

minimally invasive open approaches　微侵袭开放手术入路

minimum alveolar concentration（MAC）　最小肺泡浓度

modified Fisher scales　改良的Fisher量表

modified Raymond-Roy classification（MRRC）　改良Raymond-Roy分类

motor evoked potentials　运动诱发电位

mycotic aneurysms　霉菌性动脉瘤

N

narcotics 麻醉剂

National Institutes of Health Stroke Score（NIHSS）美国国立卫生研究院卒中评分

neuroendovascular surgery（NES）training standards 神经血管内科手术培训标准

neurofibromatosis type 1 神经纤维瘤病1型

neurogenic pulmonary edema（NPE）神经源性肺水肿

neurogenic stunned myocardium（NSM）syndrome 神经源性顿抑心肌综合征

neuroinflammation 神经炎症

neutrophils 中性粒细胞

nicardipine 尼卡地平

nimodipine 尼莫地平

nonsteroidal antiinflammatory drugs 非甾体抗炎药

O

occipital artery（OA）枕动脉

oculomotor palsy 动眼神经麻痹

opioids 阿片类药物

optical coherence tomography（OCT）光学相干断层扫描

otic artery 耳动脉

oxidative stress 氧化应激

P

pancreatic elastase 胰弹性蛋白酶

papaverine 罂粟碱

paraclinoid internal carotid artery 床突旁颈内动脉

parametric color coding 参数彩色编码

pediatrics 儿科

pericallosal aneurysms 胼周动脉动脉瘤

pericallosal artery 胼周动脉

pericytes 周细胞

perimesencephalic hemorrhage（pSAH）中脑周围出血

Persantine（dipyridamole）潘生丁

persistent hypoglossal artery 永存舌下动脉

persistent otic artery 永存耳动脉

persistent trigeminal artery（PTA）永存三叉动脉

phenytoin 苯妥英钠

phosphodiesterase inhibitors 磷酸二酯酶抑制剂

platelet inhibitors 血小板抑制剂

polycystic kidney disease 多囊肾病

posterior cerebral artery（PCA）大脑后动脉

posterior circulation aneurysms 后循环动脉瘤

posterior communicating aneurysms 后交通动脉瘤

posterior communicating artery（PCoA）后交通动脉

posterior inferior cerebellar artery（PICA）小脑后下动脉

postoperative care 术后护理

presegmental arteries 节段前动脉

primitive heart 原始心脏

proatlantal intersegmental artery（PISA）寰前节间动脉

pseudoaneurysms 假性动脉瘤

pterional/frontotemporal 翼点的/额颞的

R

rabbit elastase model 兔弹性蛋白酶模型

radial access 桡动脉通路

recombinant tissue plasminogen activator（r-tPA）重组组织纤维蛋白溶酶原激活物

remifentanil 瑞芬太尼

renal hypertension 肾性高血压

Reopro（abciximab）阿昔单抗

resveratrol（RSV）白藜芦醇

retroperitoneal hematoma 腹膜后血肿

revascularization 血管重建

rocuronium 罗库溴铵

S

saphenous vein graft（SVG）大隐静脉搭桥

Savaysa（edoxaban）依杜沙班

seizure 癫痫

sentinel headache 先兆性头痛

single nucleotide polymorphisms（SNP）单核苷酸多态性

single-photon emission computed tomography（SPECT）单光子发射计算机断层扫描

smooth muscle cells（SMC）平滑肌细胞

somatosensory evoked potentials 体感诱发电位

spectrophotometry 分光光度法

stapedial arteries 镫骨动脉

staphylococcus aureus 金黄色葡萄菌球菌

staphylococcus hemolyticus 溶血葡萄球菌

statins 他汀类药物

stent-assisted coil 支架辅助弹簧圈

streptococci viridans 草绿色链球菌

stress cardiomyopathy 应激性心肌病

stress hyperglycemia 应激性高血糖

stroke 卒中

subarachnoid hemorrhage（SAH） 蛛网膜下腔出血

subfrontal approach 额下入路

suboccipital approach 枕下入路

suboccipital craniectomy 枕下开颅术

subtemporal approach 颞下入路

subtemporal-medial petrosectomy（BTA） 颞下 - 内侧经岩骨入路

succinylcholine 琥珀酰胆碱

sufentanil 舒芬太尼

sulfonylurea drug 磺酰脲类药物

superficial temporal artery（STA） 颞浅动脉

superior cerebellar artery（SCA） 小脑上动脉

susceptibility-weighted imaging（SWI） 磁敏感加权成像

systemic heparinization 全身肝素化

T

Takotsubo cardiomyopathy Tako-tsubo 心肌病

temporalis muscle 颞肌

thalamoperforating artery 丘脑穿动脉

thienopyidenes 噻吩吡啶

thrombolysis in cerebral Infarction（TICI）scale 脑梗死溶栓量表

thrombosis 血栓

Ticlid（ticlopidine） 噻氯匹定

tirofiban（Aggrastat） 替罗非班

transcranial Doppler 经颅多普勒

transient ischemic attack（TIA） 短暂性脑缺血发作

transzygomatic pretemporal approach 经颧弓翼点入路

traumatic intracranial aneurysms（TICA） 创伤性颅内动脉瘤

triaxial system 三轴系统

troponin 肌钙蛋白

tumor necrosis factor（TNF） 肿瘤坏死因子

tunica adventitia 外膜

tunica intima 内膜

tunica media 中膜

U

unfractionated heparin 普通肝素

Unruptured Cerebral Aneurysm Study（UCAS） 未破裂脑动脉瘤研究

unruptured intracranial aneurysm treatment score（UIATS） 未破裂颅内动脉瘤治疗评分

V

vascular closure device（VCD） 血管闭合器

vasculogenesis 血管生成

vecuronium 维库溴铵

verapamil 维拉帕米

vertebral artery（VA） 椎动脉

vertebrobasilar artery dissecting aneurysm（VBADA） 椎 - 基底动脉夹层动脉瘤

vertebrobasilar fusiform aneurysm 椎 - 基底动脉梭形动脉瘤

vertebrobasilar nonsaccular aneurysm 椎 - 基底动脉非囊状动脉瘤

vitamin K antagonists 维生素 K 拮抗剂

W

WADA test WADA 试验

wall shear stress（WSS） 血管壁剪应力

warfarin（Coumadin） 华法林

World Federation of Neurological Surgeons（WFNS） 世界神经外科医师联合会

World Health Organization（WHO）Surgical Checklist 世界卫生组织手术核查清单

Woven EndoBridge（WEB）device WEB 装置

X

xanthochromia 黄变症

Xarelto（rivaroxaban） 利伐沙班

（译者：王 凯）